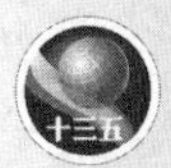


国家卫生健康委员会“十三五”规划教材
全国高等中医药院校研究生教材
供中医药、中西医结合、针灸推拿学等专业用

# 中西医结合神经病学临床研究


主　编　杨文明

副主编　陈志刚　刘　玲　费智敏　邹　伟

编　委（以姓氏笔画排序）

于顾然（南京中医药大学）
王爱梅（山西中医药大学）
刘　君（辽宁中医药大学）
刘　玲（湖北中医药大学）
杜宝新（广州中医药大学）
李桂平（天津中医药大学）
杨文明（安徽中医药大学）
杨东东（成都中医药大学）
邹　伟（黑龙江中医药大学）
张艳慧（河北中医学院）
陈志刚（北京中医药大学）
林亚明（云南中医药大学）
费智敏（上海中医药大学）

秘　书　黄　鹏


人民卫生出版社

图书在版编目(CIP)数据

中西医结合神经病学临床研究 / 杨文明主编. —北京：人民卫生出版社，2019

ISBN 978-7-117-28387-8

Ⅰ. ①中… Ⅱ. ①杨… Ⅲ. ①神经病学 - 中西医结合 - 研究生 - 教材 Ⅳ. ①R741

中国版本图书馆 CIP 数据核字(2019)第 063501 号



中西医结合神经病学临床研究

主　　编：杨文明
出版发行：人民卫生出版社（中继线 010-59780011）
地　　址：北京市朝阳区潘家园南里 19 号
邮　　编：100021
E - mail：pmph @ pmph.com
购书热线：010-59787592　010-59787584　010-65264830
印　　刷：三河市尚艺印装有限公司
经　　销：新华书店
开　　本：787 × 1092　1/16　　印张：33
字　　数：803 千字
版　　次：2019 年 5 月第 1 版　2020 年 8 月第 1 版第 4 次印刷
标准书号：ISBN 978-7-117-28387-8
定　　价：89.00 元

# 出版说明

为了更好地贯彻落实《国家中长期教育改革和发展规划纲要(2010—2020年)》和《医药卫生中长期人才发展规划(2011—2020年)》,进一步适应新时期中医药研究生教育和教学的需要,推动中医药研究生教育事业的发展,经人民卫生出版社研究决定,在总结汲取首版教材成功经验的基础上,开展全国高等中医药院校研究生教材(第二轮)的编写工作。

全套教材围绕教育部的培养目标,国家卫生健康委员会、国家中医药管理局的行业要求与用人需求,整体设计,科学规划,合理优化构建教材编写体系,加快教材内容改革,注重各学科之间的衔接,形成科学的教材课程体系。本套教材将以加强中医药类研究生临床能力(临床思维、临床技能)和科研能力(科研思维、科研方法)的培养、突出传承,坚持创新,着眼学生进一步获取知识、挖掘知识、提出问题、分析问题、解决问题能力的培养,正确引导研究生形成严谨的科研思维方式和严肃认真的求学态度为宗旨,同时强调实用性(临床实践、临床科研中用得上)和思想性(启发学生批判性思维、创新性思维),从内容、结构、形式等各个环节精益求精,力求使整套教材成为中医药研究生教育的精品教材。

本轮教材共规划、确定了基础、经典、临床、中药学、中西医结合5大系列55种。教材主编、副主编和编委的遴选按照公开、公平、公正的原则,在全国40余所高等院校1200余位专家和学者申报的基础上,1000余位申报者经全国高等中医药院校研究生教育国家卫生健康委员会“十三五”规划教材建设指导委员会批准,聘任为主编、主审、副主编和编委。

本套教材主要特色是:

1. 坚持创新,彰显特色　教材编写思路、框架设计、内容取舍等与本科教材有明显区别,具有前瞻性、启发性。强调知识的交叉性与综合性,教材框架设计注意引进创新的理念和教改成果,彰显特色,提高研究生学习的主动性。

2. 重难热疑,四点突出　教材编写紧跟时代发展,反映最新学术、临床进展,围绕本学科的重点、难点、热点、疑点,构建教材核心内容,引导研究生深入开展关于“四点”的理论探讨和实践研究。

3. 培养能力,授人以渔　研究生的培养要体现思维方式的训练,教材编写力求有利于培养研究生获取新知识的能力、分析问题和解决问题的能力,更注重培养研究生的思维方法。注重理论联系实际,加强案例分析、现代研究进展,使研究生学以致用。

4. 注重传承,不离根本　本套研究生教材是培养中医药类研究生的重要工具,使浸含在中医中的传统文化得到大力弘扬,在讲述现代医学知识的同时,中医的辨证论治特色也在教材中得以充分反映。学生通过本套教材的学习,将进一步坚定信念,成为我国伟大的中医药事业的接班人。

5. 认真规划,详略得当　编写团队在开展工作之前,进行了认真的顶层设计,确定教材编写内容,严格界定本科与研究生的知识差异,教材编写既不沿袭本科教材的框架,也不是本科教材内容的扩充。编写团队认真总结、详细讨论了现阶段研究生必备的学科知识,并使其在教材中得以凸显。

6. 纸质数字,相得益彰　本轮教材的编写同时鼓励各学科配备相应的数字教材,此为中医出版界引领风气之先的重要举措,图文并茂、人机互动,提高研究生学以致用的效率和学习的积极性。利用网络等开放课程及时补充或更新知识,保持研究生教材内容的先进性、弥补教材易滞后的局限性。

7. 面向实际,拓宽效用　本套教材在编写过程中应充分考虑硕士层次知识结构及实际需要,并适当兼顾初级博士层次研究生教学需要,在学术过渡、引导等方面予以考量。本套教材还与住院医师规范化培训要求相对接,在规培教学方面起到实际的引领作用。同时,本套教材亦可作为专科医生、在职医疗人员重要的参考用书,促进其学术精进。

本轮教材的修订编写,教育部、国家卫生健康委员会、国家中医药管理局有关领导和相关专家给予了大力支持和指导,得到了全国40余所院校和医院、科研机构领导、专家和教师的积极支持和参与,在此,对有关单位和个人致以衷心的感谢!希望各院校在教学使用中以及在探索课程体系、课程标准和教材建设与改革的进程中,及时提出宝贵意见或建议,以便不断修订和完善,为下一轮教材修订工作奠定坚实的基础。

人民卫生出版社有限公司

2019 年 1 月

# 全国高等中医药院校研究生教育<br>国家卫生健康委员会“十三五”<br>规划教材建设指导委员会名单

# 国家卫生健康委员会“十三五”规划教材<br>全国高等中医药院校研究生教材目录

## 一、基础系列

1 自然辩证法概论（第2版） 主编 崔瑞兰
2 医学统计学 主编 王泓午
3 科研思路与方法（第2版） 主编 季 光 赵宗江
4 医学文献检索（第2版） 主编 高巧林 章新友
5 循证中医药临床研究方法（第2版） 主编 刘建平
6 中医基础理论专论（第2版） 主编 郭霞珍 王 键
7 方剂学专论 主编 李 冀 谢 鸣
8 中药学专论 主编 钟赣生 杨柏灿
9 中医诊断学专论 主编 黄惠勇 李灿东
10 神经解剖学 主编 孙红梅 申国明
11 中医文献学 主编 严季澜 陈仁寿
12 中医药发展史专论 主编 程 伟 朱建平
13 医学英语 主编 姚 欣 桑 珍

## 二、经典系列

14 黄帝内经理论与实践（第2版） 主编 王 平 贺 娟
15 伤寒论理论与实践（第2版） 主编 李赛美 李宇航
16 金匮要略理论与实践（第2版） 主编 姜德友 贾春华
17 温病学理论与实践（第2版） 主编 谷晓红 杨 宇
18 难经理论与实践（第2版） 主编 翟双庆

## 三、临床系列

19 中医内科学临床研究（第2版） 主编 薛博瑜 吴 伟
20 中医外科学临床研究（第2版） 主编 陈红风
21 中医妇科学临床研究（第2版） 主编 罗颂平 刘雁峰
22 中医儿科学临床研究（第2版） 主编 马 融
23 中医骨伤科学临床研究（第2版） 主编 王拥军 冷向阳

24 中医优势治疗技术学 主编 张俊龙
25 中医脑病学临床研究 主编 高 颖
26 中医风湿病学临床研究 主编 刘 维
27 中医肺病学临床研究 主编 吕晓东
28 中医急诊学临床研究（第2版） 主编 刘清泉
29 针灸学临床研究（第2版） 主编 梁繁荣 许能贵
30 推拿学临床研究 主编 王之虹
31 针灸医学导论 主编 徐 斌 王富春
32 经络诊断理论与实践 主编 余曙光 陈跃来
33 针灸医案学 主编 李 瑞
34 推拿流派研究 主编 房 敏
35 针灸流派概论（第2版） 主编 高希言
36 中医养生保健研究（第2版） 主编 蒋力生 马烈光

## 四、中药学系列

37 中药化学专论（第2版） 主编 匡海学
38 中药药理学专论（第2版） 主编 孙建宁 彭 成
39 中药鉴定学专论（第2版） 主编 康廷国 王峥涛
40 中药药剂学专论（第2版） 主编 杨 明 傅超美
41 中药炮制学专论（第2版） 主编 蔡宝昌 龚千锋
42 中药分析学专论 主编 乔延江 张 彤
43 中药药房管理与药学服务 主编 杜守颖 谢 明
44 制药工程学专论 主编 王 沛
45 分子生药学专论 主编 贾景明 刘春生

## 五、中西医结合系列

46 中西医结合内科学临床研究 主编 杨关林 冼绍祥
47 中西医结合外科学临床研究 主编 何清湖 刘 胜
48 中西医结合妇产科学临床研究 主编 连 方 谈 勇
49 中西医结合儿科学临床研究 主编 虞坚尔 常 克
50 中西医结合急救医学临床研究 主编 方邦江 张晓云
51 中西医结合临床研究方法学 主编 刘 萍 谢雁鸣
52 中西医结合神经病学临床研究 主编 杨文明
53 中西医结合骨伤科学临床研究 主编 徐 林 刘献祥
54 中西医结合肿瘤临床研究 主编 许 玲 徐 巍
55 中西医结合重症医学临床研究 主编 张敏州

# 前　言

研究生教育是以研究为主要特征的高等教育最高层次的专业教育，目的是培养精英人才，提高学科专业水平。为了适应我国中医药事业快速发展和全国中医院校研究生招生规模不断扩大的需要，培养更多高层次、高素质、创新性中医药人才，中医研究生的课程体系急需步入规范化的轨道。各院校既往沿用的自编教材因质量参差不齐，已不能满足目前的教学要求。为了切实加强研究生课程建设和教材建设，进一步完善中医研究生教材体系，我们受委托组织编写“十三五”全国高等中医药院校研究生规划教材《中西医结合神经病学临床研究》。

随着人们生活条件改善和生活方式的明显改变，加之迅速到来的人口老龄化，疾病谱发生迁移，神经系统疾病特别是脑血管疾病的发病率越来越高，严重危害人民群众的身心健康。神经病学作为医学模式转变的前沿学科，在医学教育中越来越受到重视，神经病学教育是在校研究生、本科生和临床各科医师继续教育的重要课程。在医学的分科中，神经病学分属二级学科。而在中医的临床学科中，脑病学科还未从中医内科学中独立出来，其中脑系疾病的分类不规范，与临床脱节，影响了教育质量和教学水平的提高。目前已知的神经系统疾患已多达几百种，但大部分疾病的病因和病理尚不明确，治疗难度极大，而中医在神经系统疾病的治疗方面积累了丰富的临床经验。中西医结合取长补短、融洽配合、优势互补，在神经系统疾病诊治方面具有鲜明的特色和优势。从20世纪50年代开始，神经系统疾病的中西医结合研究主要集中在探索和研究神经系统疾病中西医结合诊疗方法及基本规律；运用现代科学技术方法，开展中医药及中西医结合防治神经系统疾病的基础研究，以及中药复方治疗神经系统疾病的药理及药效学研究；研制开发出防治神经系统疾病的系列新药。中西医结合治疗神经系统疾病在继承中发展，在发展中结合，在结合中创新，在创新中突破，取得显著的成果。因此，一本可充分反映当今中西医结合神经病学临床研究最新成果的研究生规划教材的面世，必将在一定程度上促进我国高等医药院校中西医结合神经病学教育事业的发展。

本教材以加强中医药类研究生临床能力和科研能力为培养目标，以突出传承创新为编写理念，注重继承中医传统与发扬中西医结合优势相统一，科学性与实用性并重，系统性与先进性相结合，培养研究生严谨的科研思维方式和严肃认真的治学态度。本书在病种选择上基于临床实际需要及中西医结合特色，不求面面俱到，力求充分突出本学科的重点、热点、难点、疑点。考虑到神经系统疾病的特点以及本科中医教材相关内容的空缺，本教材疾病以西医病名命名，全书重点不在于教授基础知识，在编写体例上与其他同系列教材仍有不同，在疾病的临床表现、诊断、治疗等方面更具完整性，目的是便于研究生理解与学习。在简述病证的历史沿革、病因病机、临床表现、诊断及治疗等内容的基础上加入诊疗热点、中西医结合思路、研究热点及展望，突出中西医结合诊疗思路及优势，以达到学习者思考、激发选题研究灵感、启发科研思维、活跃创新意识的目的。本教材适合全国高等中医药院校和高等医药院校中医学专业、中西医结合专业、针灸推拿学专业等研究生使用，同时也可作为中西医结合专业医师继续教育的教材和研究者参考。

本教材分为上、下两篇，上篇为总论，分别为中西医结合神经病学发展概述、中西医结合治疗神经系统疾病的思路与方法、中西医结合治疗神经系统疾病中医特色优势治疗技术以及神经系统疾病辅助诊断技术。下篇为各论，按具体疾病分别撰写。每个疾病内容中又包括【概述】【病因病机】【临床表现】【诊断】【鉴别诊断】【治疗】【诊疗热点】【中西医结合思路】【研究展望】九部分。【概述】简述西医疾病概念包括疾病定义、临床特征、流行病学资料、相对应的中医病名及源流。【病因病机】简述本病西医病因病机和（或）病理，阐述目前发病机制的研究进展；概括本病中医学病因、病位、病性及病机关键。阐述近现代知名医家、学者的学术观点。【临床表现】归纳本病最有诊断意义及特征性的临床表现。【诊断】【鉴别诊断】概括本病中西医诊断要点，以及与其他西医疾病相鉴别。【治疗】简述最新中西医治疗方法。【诊疗热点】针对疾病的中西医诊断、治疗中的热、难、疑、重点问题进行设问并解答。【中西医结合思路】基于该病的临床及实验研究，提出中西医结合治疗的切入点、拓展临床思路。【研究展望】阐述该病的基础研究进展。为了更好保证教材质量，本书并非按章节分工编写，而是依据各位编委所擅长的研究领域或疾病而分配编写任务，具体每节编写人员见各章节文末署名。

本教材由全国13所高等中医院校中长期从事教学、临床工作的中西医结合神经病学专家精心编撰、倾力合作完成，并得到了各编委所在单位的大力支持，在此，我们一并表示诚挚的谢意。

本教材编写本身就是一个研究性、开创性的工作，不妥或疏漏之处，敬请使用本教材的老师和同学们批评指正，以便再版时得以完善。

编 者

2018年8月

# 目　录

## 上篇　总　论



## 下篇　各　论

# 上篇 总 论

# 第一章 概 论

## 第一节 中西医结合神经病学发展概述

神经病学是研究神经系统疾病及骨骼肌疾病的病因、发病机制、病理、临床表现、诊断、治疗、康复及预防的一门临床学科，它从西医学基础上发展而来。西医学对神经系统疾病的认识，多建立在临床症状或表象的观察描述基础上产生。随着临床认识的不断深入，西医在神经疾病的患者患病或死亡后，通过神经系统解剖、神经病理等多种手段来观察神经系统的形态学变化，并与临床症状进行关联比较研究，逐步确立了神经系统的功能定位，进而建立神经系统疾病的定位诊断。如临床对“失语”的认识，就经历了这样一个典型的过程。1861年法国外科医师Pierre Paul Broca在临床中首先发现并描述了2例失语患者，表现为能够理解别人的语言但自己不能说话，死后经尸体解剖发现造成失语的病变部位在左额叶后下部，此后他又研究了8例相似病例，尸检的结果显示病变均在上述相同的区域。为此他提出了人脑语言中枢在额下回后部，后来该区被称为Broca区，这种失语称为Broca失语，又称为运动性失语或表达性失语。

中医有关神经系统或脑的解剖、生理、病理以及相关疾病的认识早有论述，历代医书均有记载。早在《黄帝内经》时代的中医学即开展了“尸检”工作，如《灵枢·经水》篇云：“若夫八尺之士，皮肉在此，外可度量切循而得之，其死可解剖而视之。”然而，由于受古代哲学、文化的影响，中医一直未能对人体解剖学给予足够的重视，因而通过尸检这一途径来获取脑部疾病的知识相对有限，这也阻碍了对脑部疾病的认识和深入研究。

自明清以来，西学东渐，西方医学随之传入，对中医脑病学的发展起了较大的推动作用。尤其是新中国成立后至今，由于采用多学科、多途径并应用现代科学技术手段和方法对中医理论进行了深入的研究，中医对脑病的认识也取得了快速进展，在脑病的中医、中西医结合治疗上取得较好的临床疗效和系列研究成果。纵观世界神经病学发展史，可以看出其发展经过了漫长的历程。19世纪前的数百年是神经病学的相关基础学科如解剖学、生理学和病理学的准备期，直至19世纪中叶才步入真正意义上的神经病学诞生和发展期，特别是德国物理学家伦琴（Roentgen，1848—1923年）发现X射线及其在医学中的应用,使人类第一次了解有关活体脑的内部结构及其异常。进入20世纪后,随着计算机断层扫描(CT)、磁共振成像(MRI)、正电子发射断层扫描(PET)、单光子发射计算机断层扫描(SPECT)、数字减影血管造影(DSA)、经颅超声多普勒(TCD)等新技术、新设备不断应用到临床,大大提高了神经系统疾病的诊疗水平,临床神经病学得到飞速发展。20世纪末基础医学特别是分子生物学的快速发展、微量检测技术和电子显微镜的应用,使人们能在更加微观的层次来认识疾病、治疗疾病,同时也为中医脑病的研究和中西医结合神经病学的发展桥接了良好的方法学手段,展现了美好的前景。可以说,中西医结合神经病学是中医学和西医学这两个医学体系在中国同时存在的特定背景下产生的。

远古至秦汉这一历史时期,中医学理论逐渐形成,古医书对脑的解剖、生理功能及部分神经系统疾病已有十分明确的记载。秦汉时期的《黄帝内经》是对这一历史时期医学知识的全面总结,该书中有大量关于神经系统疾病的论述。在《素问·至真要大论》的病机十九条中,即有五条涉及神经系统疾患,如“诸风掉眩”“诸躁狂越”“诸暴强直”等。东汉张仲景在《伤寒杂病论》中对某些神经系统疾病的认识更深入了一步。如《金匮要略·中风历节病脉证并治》指出:“邪在于络,肌肤不仁;邪在于经,即重不胜;邪入于腑,即不识人;邪入于脏,舌即难言,口吐涎。”其对中风病病情浅深的论述至今仍有借鉴作用,现今临床将中风分为中经络、中脏腑两个阶段即滥觞于此。其在《金匮要略》中所列的痉病、中风病的病因病机、脉证和治疗方药对后世产生了重大影响,至今仍指导着临床实践。与张仲景同时代的华佗也是一位杰出的医学家,相传他著有《中藏经》,该书中记述了“头目久痛,卒视不明者,死”“病脑痛,其脉缓而大者,死”。这一时期经过漫长的医疗实践,形成了许多治疗原则,这些原则对神经系统疾病的治疗同样具有普遍的指导意义。初步形成了中医治疗脑病的基本理论,从这一时期的医学著作可以看出,虽然以藏象学说为核心的中医理论逐步形成,但是不同的医家对许多疾病的认识尚不一致。

从隋唐到明清的漫长历史中,中医学取得了长足发展,它利用“从外知内”的认识方法来研究人的生理、病理现象。但由于人体解剖学的迟滞不前,中医对神经系统疾病的认识仍属于片金碎玉。尽管如此,随着临床实践的不断深入,脑的生理功能及其与脊髓的联系有了更精细的认识,在此阶段,中医脑病理论得到了丰富和发展。在病因病机方面,隋代巢元方的《诸病源候论》叙述证候784条,对各种症状的描述非常详细,其中包括了许多与神经系统相关的病证;唐代医家孙思邈已认识到“脑主神明”并应用到针灸的临床治疗实践中,如《备急千金要方·灸法门》记载:“头者,诸阳之会也,故头病必宜审之,灸其穴不得乱。”在疾病的认识、治疗方面,金元时期医家对中风病病因病机、治则治法的认识逐步深化。唐宋以前多以“内虚邪中”立论,在治疗上主张祛风散邪,补益正气;唐宋以后,金元四大家开始着眼于“内风”;明清时期对中医脑的认识有所发展,李时珍《本草纲目·辛夷》云:“脑为元神之府”;王清任《医林改错·脑髓说》曰:“灵机记性不在心,在脑”;张锡纯《医学衷中参西录》云:“神明之体藏于脑”。以上论述说明脑具有藏神,主神明之用。

明清后至现代为其体系形成阶段,在这一历史阶段,中医对脑病的认识日趋完善。早在清末民初,一些中医学家就开始接受西医知识,如脑的解剖、生理及其功能等,并开始了中医理论与西医学的逐步结合。近30年来,中医药工作者在继承传统中医理论的同时,积极吸收西医学知识，运用现代科技手段和方法对中医脑病的基础理论和临床诊治进行探讨，取得了丰硕成果，给中医脑病学的发展增添了新的活力。

西方神经病学同样经历了漫长的发展。公元前至中世纪的神经病学初现雏形，主要成就是古希腊时代的希波克拉底（Hippocrates，公元前460—公元前379年），他认为大脑不仅与感觉有关，也是智力的来源，当时他已发现局部脑损害可引起对侧肢体抽搐，并论及肺结核合并脊柱畸形、脊髓压迫症、昏迷、失语、瞳孔不等、视力障碍、面瘫和坐骨神经痛等，记述了最早的钻颅术，描述头痛症状；还有一位罗马帝国时代医学大师盖伦（Galen，130—200年），他被誉为人类早期神经病学发展第二个阶段的主要代表人物，Galen做过详细的动物解剖，并发现大脑及小脑的构造。他主张小脑是感觉中枢，大脑是运动中枢。他还发现了脑室，认为其可能与心室的功能类似，Creutz称他为实验神经生理学奠基者。从盖伦到文艺复兴整整经历了1500年的时间，虽然文艺复兴时期的解剖学使我们对大脑解剖结构了解更加清楚，但对人类的心智所在是心还是脑仍未确定。在文艺复兴时期奠基的人体解剖学后，又经历了17世纪生理学及18世纪的病理解剖学、电生理学及神经组织学的发展。文艺复兴之后的400年间的近代医学被称为实验医学时代，堪称是医学发展史上崭新的一页。19世纪成为西医学史上一个重要的发展时期，现代神经病学的发展是与基础神经科学的建立和发展相伴随的。神经病理学从器官病理学走向细胞病理学，由此将神经病学推向了一个崭新的发展阶段。20世纪后叶，由于整个医学科学理论体系的完善、分子生物学技术的发展和超微结构研究的进步及新的实验技术和方法的出现，西医学的发展进入了全新的时代，神经科学和神经病学的进展也达到其发展史上最辉煌的时期。

据有关医史书籍记载，西方医学知识传入中国是从明代中后期开始。但中西医结合研究的历史，从中西汇通派形成至今仅有100余年，在这100多年的发展过程中，医学界一直在思考和处理中西医的关系问题。新中国自1958年大力提倡中西医结合研究以来，神经系统疾病的中西医结合诊治研究方面已取得了可喜的进展和成就，在我国医药科学发展中有着举足轻重的地位和作用。尤其是近30年来，中医药工作者在继承的同时，积极吸收西医学知识，利用现代科技手段，对神经系统疾病的中医药诊治进行多学科、全面系统的研究，取得了丰硕的成果。如在全国脑病急症协作组及中华中医学会脑病分会的指导组织下，中风病的研究日益深入，利用现代神经病学的生理病理知识，采用量化指标研究方法，进一步阐明中风的病因病机、诊断及治则治法等内容。

（杨文明）

## 第二节　中西医结合治疗神经系统疾病的思路与方法

众所周知，中西医结合在防治神经系统常见病、多发病、疑难病方面具有明显的优势。中西医结合神经病学，是综合运用现代神经病学理论与方法、中医药学理论方法，以及在综合交叉运用中不断创造出的新的理论和方法，研究神经系统的生理、病理，以及疾病的诊断、预防、治疗、康复的一门临床学科。中医药学根源于中华民族灿烂悠久的历史文化，是一门重视经验积累、实践性强的科学。中医临床疗效是中医基础理论完善和创新的主要源泉。中医药学最显著的特点是从整体出发，强调"整体观念"和"辨证论治"，是整体观、系统观、辨证观的高度统一，是中医药学临床思维的基本特征。西医学则是建立在现代自然科学发展基础上的一门人体科学。西医学临床思维的基本特征主要表现在对人体组织结构的解剖学认识，重视研究人体组织的病理生理变化，重视临床实践中病因病原学的检查，诊断方面注重疾病的客观表现与局部组织器官相关的病理损害，将现代生物学、物理学、化学等学科具有的各种先进技术手段和方法运用于疾病的诊治，强调疾病定性定位，局部与整体、结构与功能、内涵与外延一致性，尽可能使反映疾病的有关指标定量化。

中西医结合神经病学的临床研究主要是综合运用西医神经病学知识和中医学理论与方法去认识、治疗和预防神经系统疾病。从现代科学研究的发展趋势及中医理论、方法学的特点看，中西医结合尤其需要确立系统思维方式，立足于分析研究基础上的系统综合以及综合思维能力，同时激发科学的创新精神，发挥创造性思维，不断创新中西医结合防治脑病的新方法、新技术、新理论、新成果，促进中西医结合神经病学的科学、快速发展。故在中西医结合神经病学临床研究工作中，应充分传承和发挥中医理论和方法论的优势，创新中西医结合诊治神经系统疾病的思路与方法，保证中西医结合神经病学的临床研究方法和成果与现代科学技术同步发展。

1. 文献研究　通过对已有文献的搜集、鉴别、整理和总结，形成针对临床疾病进行科学诊治的研究方法。具体地说，在进行神经系统疾病文献研究时，必须掌握大量信息和本专业基础知识，了解研究历史、研究动态、现状和进展，以及存在问题等。另外，文献研究对于开阔学术眼界、扩大临床视野、启发科研思路等都具有重要价值，并为中西医结合理论创新、方法创新、临床实践创新、实验研究创新等源源不断提供灵感。运用文献学方法，对文献进行鉴别、判断，去伪存真；运用哲学、逻辑学方法，对文献已有的概念、原理、原则、理论、方法等进行再认识、再思考，从而发挥文献研究成果对中西医结合临床研究的指导作用、思路的启发作用、方法上的借鉴作用。文献研究的过程包括五个基本环节，即：提出课题或假设、研究设计、搜集文献、整理文献和进行文献综述。文献研究提出的课题或假设是依据现有的理论、事实和需要，对有关文献进行分析整理或重新归类。研究设计首先要建立研究目标，以可操作的定义方式，将课题或假设的内容设计成具体的、可以重复的文献研究活动，它在解决专门的问题时具有一定意义。开展中西医结合神经系统疾病临床研究时，既要重视和加强文献的回顾性研究，同时又要熟知西医学最新研究进展，只有在全面、系统、深入、综合掌握神经系统疾病相关文献信息的前提下，才能更好地开展中西医结合理论研究、实验研究和临床研究。在中医脑病文献研究方面，通过对历代中医药文献中记载的大量有关脑的解剖、生理、病因病机以及防治脑病的经验等知识进行全面系统的整理和研究，能为神经系统疾病中西医结合诊疗研究开拓新的研究思路和方法。如关于出血性脑血管疾病（脑出血）的活血化瘀治疗，便是根据中医文献"离经之血为瘀血"及"祛瘀生新"等理论记载而产生的，在此理论指导下开展活血化瘀法治疗脑出血研究取得了较好的临床疗效，实验研究证实活血化瘀方药具有减轻脑水肿、促进颅内血肿吸收、保护脑细胞等作用，这是临床应用活血化瘀药方物治疗脑出血的现代科学依据。因此，深入系统地开展中医药文献研究可为临床创新治疗方法提供了理论指导和支持。此外，应重视循证医学背景下的文献研究，清晰和准确的理论依据、对中医药学理论概念的准确认识及对中医药学理论概念的内涵、外延的精确界定和精准把握，是循证医学背景下当代中医脑病文献研究必须遵循的准则。

2. 理论研究 中医学理论是建立在古代朴素唯物主义基础上的临床医学体系，限于历史和伦理等因素，中医对脑的认识存在着一定的局限性，而随着现代科学和医学的进步和发展，中医学中有关脑的生理、病理和临床认识将会得到进一步深化和完善。因此，借鉴西医学科学相关理论和实践，按照中医基础理论和中医学自身发展规律，结合临床实践，不断充实，建立系统完善的中医脑病理论体系，是中西医结合神经病学发展的要求。中西医结合神经病学理论研究追求的是两种医学理论知识的解构和重建，是两者的优势互补、观念吸取、特色包容，是两种医学理论精髓的有机整合，是以提高临床疗效为目的，而非简单的中西医两种治病理论、方法的混合。在中医脑病理论研究中，既要对古典医籍中的大量中医文献进行整理，又要借鉴西医学病理生理学知识，同时充分利用现代科学技术手段，来创新丰富中医脑病学的理论内涵。

如对脑的脏腑归属研究方面，中医传统理论认为，脑为“奇恒之腑”，有主管精神、意识、思维和运动感觉等功能，一些学者通过理论研究，提出了脑当为脏说，据此建立了独特的中医脑脏系统，丰富中医脑病证治理论，并用以指导脑病疑难病证的辨证与治疗，取得了较好的临床疗效，为中医脑病学科的分化提供了理论支持。又如近年来受到中医界高度重视和推崇的络病理论是中医学术体系中具有特色和诊疗优势的理论原创，主要研究络病发生发展与诊断治疗规律，然而长期以来未能引起足够的重视。络病理论源于《黄帝内经》，而奠定了络病临床证治基础则首推《伤寒杂病论》。清代叶天士对络病学说的发展做出了巨大贡献，明确提出了“久病入络”“久痛入络”的病机理论和治疗用药，并指出“医家不识络病，则愈究愈穷矣”，但并未形成系统、完整的络病学说体系。中国工程院吴以岭院长创新发展了络病理论，并构建了完整络病理论体系，在中医学术理论界引起较大反响。络病理论的系统整理、深入研究及广泛应用，提高了中医治疗多种内伤疑难杂病和外感重症的临床疗效，同时对血管病变和神经、内分泌、免疫类疾病防治有重要指导价值。促进了中医学理论体系的发展。

3. 名老中医学术思想研究 学术思想以其源于临床，高于临床，并指导临床的特殊性，成为中医学术之核心，同时也是中医临床发展的内在灵魂与动力。名老中医学术思想作为中医学的重要组成部分，凝结了名老中医心血和智慧，在其发展形成过程中也同时被赋予了灵动的个性，是传承与创新的完美结合。名老中医学术思想是他们多年临床实践的高度提炼和总结，是将中医理论与临床实践相结合的典范，既有前人智慧，又有原创性发展，是中医药的宝贵财富，是中医药薪火相传的主轴，也是中医药创新发展的源泉。重视名老中医学术思想的研究工作，整理名医经验，挖掘名医秘方、经验方等，对促进中医药的继承和发展有重大意义。

目前名老中医学术思想整理可通过跟师随诊、临床带教、讲座交流、科研观察、医案医话、阅读文献等形式来实现。利用现代科学技术手段如计算机与统计分析方法进行疾病的辨证分型，探讨名老中医在诊治疾病中的用药思路，找出证与药、病与药等之间的关联性已经成为研究的主要方式。名老中医学术思想研究，已经从最初的运用传统方法阶段进入到尝试各种新的研究方法的阶段，从“课堂、实验、课题、实践”等途径入手继承名老中医临床经验,并上升为理论,更好地指导临床。长期以来,中医脑病领域汇聚了一批中医大家如院士、国医大师等,他们对中医脑病学科建设和发展起到了非常好的引领、示范和推动作用,他们的学术经验是脑病学科不断发展的基础和动力,闪耀着临证的智慧之光。著名中医学家王永炎院士长期从事中医内科学教学、医疗和科研工作,尤擅长诊治脑病,经验十分丰富,不仅在多种脑病的中医理论方面有所创见,如在中风病的临床证候演变规律,中风病的变证、坏病、类证及并病、治则治法等方面成果丰硕,而且还紧密联系临床实践研制了多种用于中医急诊的有效成药,解决了不少理论分歧和临床上的疑难问题。《王永炎院士查房实录》详细地记述了其长期在中医脑病诊治中积累的丰富临床经验,是研究其学术思想的最好的范本之一。国医大师张学文对中风病有独到见解,他将中风病发生发展概括为四期六证,提出了"颅脑水瘀证"的新观点,将瘀、水、热、毒四大病因有机结合为一个整体,创立"化瘀利水、醒脑通窍"法进行治疗,研制系列方药,改变传统中药给药途径,均获得较好的临床疗效。国医大师邓铁涛治疗重症肌无力经验丰富。他认为脾为后天之本,主肌肉四肢,重症肌无力的产生多源于脾胃虚弱,中气下陷,治疗上以补中益气、升阳举陷立法,选用李东垣的补中益气汤随症加减,疗效显著。此外还有一大批国家级名老中医在长期的中西医结合脑病诊治工作形成了自己独特的学术思想、诊治方法和经验,这些都是中医脑病学科的宝贵财富。

4. 实验研究 实验研究是研究者根据一定的目的,运用选定的方法、仪器、设备等,在人工控制的条件下,观察、研究自然现象及其规律性的一种研究方法。在医学科学研究中,实验研究方法的重要性越来越重要,许多重大医学科研成果,都是依靠现代实验研究方法产生出来的。实验动物是医学实验研究的对象,复制理想的疾病动物模型是医学实验研究的关键,掌握熟练的实验技术与方法是医学实验研究的基础。实验研究可以验证我们在临床工作中提出关于某一疾病病因及诊治的新的理论、新的假说、新的治法和新的药物等,而如何塑造理想的动物疾病模型则是中西医结合神经病学实验研究的核心内容,也是能否进一步取得研究成果的关键。病证结合是中医临床的基本诊疗模式,也是中西医结合神经病学临床研究的重要内容。它要求在临床诊疗中既要重视对西医疾病的诊断,又要注重对中医证候的辨别,这样才能实现中西医神经病学两个体系的有机融合。临床上证候的诊断结果存在着一定程度的主观性,因此,通过实验研究寻找中医证候的客观基础,揭示证候的基本内涵和实质,有助于中医临床辨证的准确性和客观性。

在实验研究方面,理想的疾病动物模型既不是西医的疾病模型,也不是中医的证候模型,而是二者复合的病证结合的疾病动物模型,这一动物模型可以准确反映了疾病的中西医临床全貌,其实验结果能经得起中西医两种医学体系的检验和认同。病证结合的疾病动物模型的建立,对阐明中医药治疗神经系统疾病的作用机制、彰显中医药临床治疗效果、揭示中医理论的本质等具有十分重要的价值。此外,随着现代科学技术手段的不断引入,中西医结合神经病学的实验研究的深度得到了进一步加强,研究层次从宏观到微观,从整体和组织水平,不断向细胞和分子水平深入,在研究方法上与现代生命科学与脑科学同步,在更微观的世界里揭示了中医药作用的机制,更好地弘扬中医特色,更有利于中医的继承与发展。

如在中风病的研究中,缺血性中风气虚血瘀病证结合动物模型的研究较为完善。在模型制作过程中，通常围绕着中西医共同的病理基础“瘀血”来进行，先从病因学角度制备具有中医学证候特征的动物模型，然后在此基础上制作西医疾病动物模型，形成了独特的中西医病因病理兼备的病证结合模型。一些学者根据中医“饥则损气”“劳则气耗”及“甘肥贵人，则高梁之疾也”的理论，采用饥饿、劳累、高脂饮食、结扎左侧颈总动脉的方法，选用中老龄大鼠，制作缺血性中风气虚血瘀证模型。通过对一般体征、局部脑组织血流量（regional cerebral blood flow，rCBF）、脑水肿、血液流变学、血浆血栓素$A_2$（thromboxane $A_2$，$TXA_2$）、前列环素（$PGI_2$）的观察，结果显示：模型鼠出现偏瘫症；脑组织含水量显著增高、脑水肿明显；rCBF显著增高，$PGI_2$显著降低，血液呈高度浓、黏、凝、聚状态，符合缺血性中风气虚血瘀证的临床特点。并以此为依托开展中西医结合缺血性中风实验研究，探讨新安医学著名医家益气活血法代表方剂脑络欣通治疗缺血性中风的作用机制。在实验研究中，综合运用光镜电镜、生物化学、分子生物学、免疫组化、原位杂交等多种研究方法，观测缺血性中风病证结合模型大鼠脑缺血再灌注损伤中的脑梗死面积和脑组织超微结构、脑含水量、血管舒缩影响因素、兴奋性氨基酸、NO及NOS、细胞因子、自由基损伤、抗神经细胞凋亡、神经营养因子、炎症反应、神经干细胞增殖分化等多方面指标变化，揭示了中药复方制剂脑络欣通防治缺血性中风的可能机制。显示益气活血法能够多层次、多途径、多靶点、多环节综合作用于缺血性中风的多个病理环节，从而达到改善脑缺血损伤和保护神经细胞的目的。

帕金森病是仅次于痴呆的第二大神经系统疾病，西医虽有多种药物应用于临床，但并不能阻止本病的病程进展，且长期用药后会出现明显的毒副反应。近年来，在重视临床研究的同时，帕金森病的实验研究得到了进一步加强，通过大量的实验研究证实中药可保护中脑黑质细胞、提高神经递质含量、抑制氧化应激反应、降低兴奋性毒性等，从而发挥治疗帕金森病的目的。此外，研究还表明，一些中药可以推迟左旋多巴等西药用药时间，减少西药的药物用量，发挥明显的减毒增效的作用，并显示出中医药良好的干预前景，确立了中医药在帕金森病防治中的优势地位。

5. 临床研究　临床研究是评价药物或治疗方法的安全性和有效性的一类研究。此类研究的对象是病人，方法为群体研究，其目标是研究疾病的病因，从而做出疾病的诊断、治疗的决策及预后的判断，在群体中进行药物测试，以期获得剂量、药物作用、不良反应等相关资料。中西医结合神经病学的临床研究，是以临床疾病为着力点，以中医、中西医结合的临床治疗有机结合为基础，以提高临床疗效为目的来开展研究的。目前常用的临床研究方法有前瞻性研究、回顾性研究和描述性研究等。前瞻性研究包括随机对照研究（RCT）、交叉对照研究、前后对照研究和队列研究；回顾性研究包括meta分析、病例对照研究和横断面研究；描述性研究包括病例分析、病例报道和专家评述等。中西医结合就是两种医学的取长补短，一般而言，中医重视辨证论治，强调整体观念。西医以辨病为主，重视局部性改变和功能变化。因此辨证与辨病相结合，即为中西医结合神经病学临床研究的基本思路。在明确西医诊断的前提下进行中医辨证论治，是目前中西医结合神经病学临床诊治中常用的方法。

病证诊断结合模式，是目前中医临床基本诊断模式，即“双辨诊断”模式，它能较好地适应临床复杂多态的情况，并根据不同的病情做出灵活选择。中西医结合神经病学临床研究既要体现辨病与辨证相结合、宏观辨证与微观辨证相结合的基本思路，又要围绕中西医结合临床研究的总体目标，注重吸取观察、比较、类比、分析、调查等方法的精华，充分运用现代科学理论、方法和技术开展中西医结合临床研究，解决神经系统常见病、多发病及疑难疾病的诊疗问题。

中医学源于临床实践，临床疗效是中医药的优势，更是中医药生存和发展的基础，但由于中医临床研究存在方法学缺陷，导致研究质量不高，许多研究结果得不到科学、客观的评价，致使中医药学徘徊于经验医学阶段，制约着中医药学的发展。

20世纪90年代兴起的循证医学，推动了医学模式由经验医学向循证医学转变，循证医学作为指导临床实践、科学研究和临床决策极其重要的方法学，深刻影响着现今日常的医疗实践。

目前中医药临床研究的重点是在严格的科学技术方法学指导下，证实中医药治疗方法和手段的有效性和安全性，安全有效才是硬道理，而循证医学可以充分满足这一要求。循证医学方法可用于评价中医药疗效、安全性和成本费用指标，并有助于临床疗效评价指标体系的建立。中医脑病的临床试验研究应充分考虑中医药自身特点，同时吸收其他现代科学研究方法，并借鉴循证医学的方法学，使临床研究在现有条件下尽可能地趋向完善，研究质量得到进一步提高。

总之，循证医学方法能够以客观的证据助力中医药与国际接轨，并取得国际上对中医药所治疾病的临床疗效的认同，有效促进中医药的发展。如长期以来，中医一直将中成药用于缺血性脑卒中的临床治疗，并取得了较好的临床疗效，但缺乏高质量的循证医学研究的证据支持。2007年发表于国际著名杂志《Stroke》一项系统评价对中成药治疗缺血性脑卒中给出了肯定的结论，并得到了国际医学界的公认。该项研究共纳入191个临床试验，涉及21种中成药共189个临床试验（19 180例患者）的荟萃分析显示中成药能改善神经功能缺损，并在《中国急性缺血性脑卒中诊治指南2014》中做了推荐。近几年来，应用循证医学证据，一批神经系统疾病的中医、中西医结合的专家共识、诊疗指南相继发布，指导并推动着中西医结合神经病学临床研究的发展和诊疗水平的提高。

6. 转化研究　转化医学是随着基因组遗传学和生物信息的迅猛发展而发展起来的一种医学研究思维方式。它直接联结着基础医学和临床治疗。长期以来，由于基础医学的诸多科技成果未能及时有效地应用到临床，导致传统的基础研究和临床实践之间存在着鸿沟，无法真正发挥基础医学研究的价值。在此背景下，“转化医学”理念应运而生，其致力于打破基础医学科研与临床应用之间的固有屏障，将基础研究与解决临床实际问题结合起来，将基础医学研究的成果迅速有效转化为能够为临床疾病预防、诊断和治疗所使用的新技术，力求为新药研发、临床诊疗实践开辟出具有重大意义的新途径，实现从实验室到床边的转化，又从临床应用中提出新的问题回到实验室，为实验室研究提出新的研究思路，促进医学研究良性循环发展。

与西医学的基础研究与临床研究相脱节的现状相比，中医学的发展始终是理论研究和临床实践相结合，在临床实践过程中对生命客观活动进行规律总结，这是中医学之所以能得以长期存在并且发展的根本原因，这就是中医学的转化医学。中医药的发展模式是一种从临床经验积累到理论升华，再回归指导临床的过程，其开始出现就充分体现了转化医学的理念。中医学的模式虽然没有实验室的研究，但是“临床—理论—临床”这个循环往复、不断提升的模式却与转化医学具有相同的理念和运行轨迹。

在中西医结合神经病学转化研究中，首先应建立中西医结合神经系统疾病转化医学平台，以病人的需求为导向，将神经系统重大疾病进行基础和理论创新，理论是实践的基石，结合西医学方法学，进行中医理论创新，创新治则治法，创新组方，提高临床疗效。采用“系统—系统”的全新研究方法揭示中医药“病证结合、方证对应”治疗神经系统疾病的物质基础和作用机制，探寻转化途径。以中医特色优势技术、中药新药开发和现代科学技术转化、推广应用为核心，以有效链接医学科技的基础与临床两端，使大量高新科技成果转化为有效的临床技术，规范神经系统重大疾病的诊断和治疗，降低神经系统重大疾病的发病率、致死率和致残率，降低医疗费用。

7. 中西医比较研究　中医、西医是两个理论体系完全不同的独立的医学体系，由于其产生的文化背景、哲学思想和社会发展阶段不同，造成了两者差异明显，各具特色，双方都各有其科学性和合理性，但又均非尽善尽美，无绝对的优劣高下之分。开展中西医结合，首先必须进行中西医比较研究，这是中西医结合的前提和基础。西医学是以解剖学为基础、细胞学为切入点来开展人体的研究，而中医学则是以系统的人的整体研究为基础，这是有别于西医学的根本。中西医结合神经病学比较研究可通过基础理论、临床应用和科研方法等方面来实现两种医学体系的融通，达到辨长短，识优劣，知异同，取精华的目的。一是在基础理论方面。虽然中医、西医自成体系，两者在基础理论上截然不同，但彼此各有所长，不能相互替代。中医学产生于经验医学时代，研究内容为阴阳五行、藏象气血、四诊八纲、经络、六淫、七情等，研究方法为观察法、直接领悟和取类比象，特点是注重天人相应、形神合一的整体研究，讲究“因人”“因地”“因时”的辨证论治，指导遣方用药。西医理论建立在实验观察的基础上，研究内容为解剖、生理、病理、病因、诊疗技术等，研究方法为实验分析方法，特点是注重局部和微观研究。中医、西医各有特点，在保障人类健康的历史长河中均发挥着巨大的作用，中医、西医有着共同的研究对象和目的，但两种医学体系差别非常显著，如从脏腑概念来看，中医、西医所说的脏腑虽在名词上完全一致，但其具体的内涵外延有所不同。一般而言，中医学的脏腑不单纯是一个解剖概念，而是包含了其自身在内的某一系统的生理和病理学概念。在比较中医所说的“心”时，我们会发现中医的“心”与西医的心及大脑皮质密切相关，同时还涉及其他脏腑，而非西医单纯的解剖学上的心脏概念，超出我们的一般认知。二是在临床应用方面。由于中医、西医构建的基础理论不同，研究健康与疾病的方法不同，因而提出了不同的临床理论，创造了不同的诊疗技术。中医诊断是建立在中医基本理论的基础上，把人体看成是以“脏腑”为核心的有机整体，以辨证为方法、四诊为手段获取资料；在疾病命名方面，中医诊断包括病名诊断与证型诊断，存在着命名方式的多样性与模糊性；中医治疗着眼于“调整阴阳，扶正祛邪，治病求本”的基本原则，注重功能的恢复，以及新的平衡的建立。西医诊断则是建立在人体解剖学和生理学的基础上，运用西医学科学的知识，通过物理、化学、生物学的实验方法并采用先进的检测仪器、设备，获得引起疾病的病原菌及人体病理改变和各种器官功能状态的资料，结合临床表现进行全面系统的分析，得出疾病的诊断结论；西医对疾病的诊断主要是依据理化检查，西医诊断对病名的定义和专指性较为严格，一个病名，专指一种疾病；西医治病在要求功能恢复的同时，还注重形态、生理、生化、病理等指标的恢复。通过中西医比较研究，探讨中西医病名的对应关系，形成一种新的医学诊断思路，总结中、西医在诊治上的差异与不同，从而促进中医、西医在神经系统疾病诊治中更好地结合。三是在科研方法方面。中医和西医由于其产生的背景和基础理论不同，导致他们有不同的研究方法，在两者的科学研究中，不能机械地套用任其一方的模式，否则会适得其反。注重中西医结合，不断深入开展疾病中医辨证分型规范化指标的研究，提高临床辨证的准确性。进行新的治疗药物临床验证，规范疗效评定标准。建立综合的中医临床疗效评价指标体系，加强中医药临床科学研究文献的系统性评述工作，为临床提供最佳诊疗依据。

8. 传承创新研究　中医学历史悠久，是中华民族的伟大宝库和优秀遗产，是中华文明的重要组成部分，承载着中国古代人民几千年来同疾病做斗争的经验和智慧，是在辩证法思想指导下，通过长期医疗实践逐步形成并发展成熟的完整医学体系。中医学发展到今天正面临着严峻挑战，如何适应社会和时代发展的要求，更好地满足广大人民群众的健康需求是中医学界必须正视，且共同面对的问题。在继承中发展，在传承中创新是当今中医学发展的必然要求。中医学的独特体系能否得以继承和发扬，优势能否得以发挥，中医的临床实践能否与时代的发展相适应，关键在于中医学能否保持自身特色以及中医学术思想和临床实践的传承与创新。

在创新理论认识方面，“心主神明”还是“脑主神明”的理论探讨和研究给我们带了一个良好的传承创新启示。“心主神明”说与“脑主神明”论，均源于中医药学奠基之作《黄帝内经》，两者孰是孰非，争鸣讨论，旷日持久。中医脑病学家基于西医学对脑的解剖、结构以及功能的认识并站在21世纪生命科学和脑科学迅猛发展的制高点上，本着弘扬先进文化、先进学术思想和先进理论的原则，摆脱传统观念的束缚，变革“心主神明”说，确立“脑主神明”论，对中医脑病学的发展具有划时代意义，让中医学原本的“脑主神明”论，与人类脑科学发展保持同步，与时俱进，促进了中医脑病学科创立和快速发展。

在中医传承创新工作中，学术和临床经验传承是中医得以延续发展的重要保证，也是中医理论创新的源泉。浩如烟海的中医典籍积累了大量的古圣先贤的学术和临床诊治经验，大量反复地阅读中医典籍，是了解各式各样案例、掌握各种诊治疾病方法的重要途径，也是学习积累古代医家临证经验的唯一方法。此外，名家名师是学术和临床经验传承的关键环节，名医名师通过口传心授，答疑解惑，为理论和临床水平的快速提升提供了跨越书本和临床困惑的捷径。

在传承名老中医学术思想的过程中，既要善于总结，博采众长、融会贯通、凝练提高，又要敢于突破，大胆创新，才能提出一系列有科学价值的学术见解，其中既有原创性的学术发明，也有继承性的学术发挥，有所创新，有所发展，有所提高。开展中西医结合神经病学研究工作，最重要的是传承中医学术思想，发挥中医诊治脑病的特色优势，结合现代西医学思维方式以及先进的诊疗技术手段，开展中西医结合神经系统疾病诊治工作，在临床中传承，在传承中创新，在创新中不断提高临床疗效。如中风病“毒损脑络”病机假说，是在继承传统中医中风发病理论基础上，针对临床治疗中的难点而提出的新的病机理论，毒邪损伤脑络，破坏脑髓，产生瘀毒、热毒、痰毒等，这些毒性病理产物，继发成为重要的致病因素，累积蕴化日久，不仅参与了脑神经元损伤链的病理过程，而且也是中风病病情险恶、难以治愈的关键病因。在此理论指导下开展中风病的临床诊治，可明显提高中风病治疗与康复效果。

值得关注的是，在中医学发展过程中，由于不同医家所处地域不同，所见病案不同，临床思路及体会亦不同，从而产生了独特的学术观点与主张，并为后世医家推崇、继承和发展，经过师承或学术沿革，形成不同的中医流派。流派的产生强化了中医学术传统特色的传承，推动、促进了中医学术理论不断丰富、发展和完善。如新安医学是中国传统医学的重要组成部分，对中医学的发展做出了卓越的贡献。“新安王氏内科”薪火相传七世，传承独具特色，遵而不泥，融会贯通，一脉相承又历久弥新。新安王氏医学的四位代表性医家如王仲奇、王乐匋等发皇古义，融汇新知，在中风病在诊疗思想、特色治法及临证经验方面同中有异、兼容并蓄，既有一脉相承又有继承发展。近几年来新安医家创新了缺血性中风“气虚血瘀”的病机，运用现代科学技术和方法，开展新安医家治疗中风病的理论研究和临床研究，产生了一系列原创性理论和临床成果，推出了系列治疗中风病的有效方法和药物，提高中风病的临床诊治水平，为中医流派的学术传承与创新工作做出了有重要价值的贡献。

（杨文明）

## 第三节 中西医结合治疗神经系统疾病中医特色优势治疗技术

### 一、针刺技术

刺法，古称“砭刺”，是由砭石刺病发展而来，后来又称“针法”，目前其含义已非常广泛，即指使用不同的针具或非针具，通过一定的手法或方法刺激机体的一定部位，以达到疏通经络、调节脏腑、调和阴阳、祛邪扶正、防治疾病的目的。这种疗法其治疗广泛、见效快、疗效好，不受场所、设备等条件限制，大大方便患者就诊。

#### （一）毫针

1. 方法 临床常用的针具。其技术方法包括毫针刺法和针刺手法两大类。毫针刺法，包括针具的选择和质量检查，针刺前准备，进针、行针、留针和出针的方法。针刺手法采用深浅刺法、多针刺法、透穴刺法等，在不同的腧穴部位，要根据具体情况，应用不同的针刺角度、方向和深浅。

2. 作用 疏通经络、祛邪扶正、调整阴阳。

3. 注意事项

（1）患者在过于饥饿、疲劳、精神紧张时不宜立即进行针刺。对身体瘦弱、气血亏虚的患者，针刺时不宜过强，并应尽量选用卧位。

（2）妇女怀孕3个月以内者，不宜针刺小腹部的腧穴。3个月以上者，腹部、腰骶部不宜针刺。三阴交、合谷、昆仑、至阴等通经活血腧穴，在怀孕期应予禁刺。若妇女行经时，若非为了调经，亦慎用针刺。

（3）小儿囟门未闭时，头顶部的腧穴不宜针刺。

（4）常有自发性出血或损伤后出血不止的患者，不宜针刺。

（5）皮肤感染、溃疡、瘢痕或肿瘤的部位，不宜针刺。

（6）对胸胁腰背脏腑之处不宜直刺、深刺。

（7）针刺眼区穴和项部的风府、哑门等穴以及脊椎部的腧穴，要注意掌握一定的角度，不宜大幅度的提插、捻转和长时间留针，以免伤及重要组织器官。

（8）对尿潴留等患者针刺小腹部腧穴，要掌握适当的针刺方向、角度、深度等，以免误伤膀胱等器官。

**（二）三棱针**

1. 方法　有点刺法、散刺法、刺络法、挑刺法4种。

2. 作用　通经活络、开窍泄热、消肿止痛等作用。

3. 适用范围　各种热证、实证、瘀血、疼痛等，较常用于急症和慢性病，如昏厥、高热、中暑、中风闭证、咽喉肿痛、目赤肿痛、扭挫伤、头痛、丹毒等。

4. 注意事项

（1）对患者要做好必要的解释工作，消除思想顾虑。

（2）严格消毒，防止感染。

（3）点刺手法要轻、稳、准、快，一般出血不宜过多，切勿伤及动脉。

（4）体质虚弱者、孕妇、产后及有出血倾向者，均不宜使用本法。体位要舒适，防止晕针。

（5）每日或隔日治疗1次，1~3次一个疗程，出血量为数滴至3~5ml为宜。

**（三）皮肤针刺**

又称梅花针、七星针、罗汉针。

1. 操作方法　一般分为循经叩刺、穴位叩刺、局部叩刺。头面部、虚证、久病者应轻刺激；压痛点、背部、臀部、实证、新病者应重刺激；一般部位及一般患者应中等刺激。

2. 适用范围　范围较广，如近视、视神经萎缩、急性扁桃体炎、感冒、头痛、失眠、皮神经炎等。

3. 注意事项

（1）针具要经常检查，针尖有无毛钩，针面是否平齐，滚刺筒转动是否灵活。

（2）叩刺轻捷，正直无偏斜。

（3）局部溃疡、破损不宜使用本法，急性传染病和急腹症也不宜使用本法。

（4）叩刺出血者，应进行消毒和清洁，注意防止感染。

（5）滚刺筒不要在骨骼突出部位处滚动，以免产生疼痛或出血。

**（四）电针法**

1. 方法　针刺入穴得气后，在针具上通以接近人体生物电的微量电流，利用针和电两种刺激相结合，以防治疾病的一种方法。

2. 波型

（1）疏密波：疏波、密波自动交替出现的一种波型。可增加代谢及促进血液循环，改善组织营养，消除炎性水肿。常用于扭挫伤、气血运行障碍、坐骨神经痛、面瘫、肌无力等

（2）断续波：是有节律地时断、时续自动出现的一种波型。对横纹肌有良好的刺激收缩作用。常用于治疗痿证、瘫痪等。

（3）连续波：是单冲脉波采用不同方式组合而形成。频率快的叫密波，一般在50~100Hz，常用于止痛、镇痛、缓解肌肉和血管痉挛等；低频率的叫疏波，一般在2~5Hz，常用于治疗痿证和各种肌肉关节、韧带、肌腱的损伤及慢性疼痛等。

3. 作用　止痛、镇痛、促进气血循环、调整肌张力等。

4. 适用范围　各种痛症、痹证和心、胃、肠、胆、膀胱、子宫等器官的功能失调，以及癫狂

和肌肉、韧带的损伤性疾病,并可用于针刺麻醉。

5. 注意事项

(1)电针刺激量大,需要防止晕针,体质虚弱、精神紧张者,尤应注意电流不宜过大。

(2)调节电流时不可突然增大,以防止引起肌肉强烈收缩,造成弯针或折针。

(3)心脏病患者、孕妇慎用,尤其安装心脏起搏器者应禁用电针。

(4)避免电流回路通过心脏。

(5)定期检查电针仪并防止其触电。

**(五)头针**

又称头皮针,是在头部特定的穴线进行针刺防治疾病的一种方法,是脑源性疾病的常用针刺方法。

头皮刺激区的定位和主治

(1)额区

【额中线】

定位:在头前部,额部正中,属督脉。自神庭穴向前透过前发际,沿皮刺1寸。

主治:神志病、鼻病等。

【额旁1线】

定位:在头前部,额中线的外侧,直对目内眦,属足太阳膀胱经。自眉冲向前透过前发际,沿皮刺入1寸。

主治:胸部病、鼻病等。

【额旁2线】

定位:在头前部,额旁1线的外侧,直对瞳孔,属足少阳胆经。自头临泣透过前发际,沿皮刺入1寸。

主治:胸部病、眼病等。

【额旁3线】

定位:在头前部,额旁2线的外侧,自足阳明胃经头维穴内侧0.5寸处向前,透过前发际,沿皮刺入1寸。

主治:功能失调性子宫出血、阳痿、早泄、子宫脱垂、眼病等。

(2)顶区

【顶中线】

定位:在头顶部,当顶部正中,属督脉,自前顶穴向百会穴沿皮刺入1.5寸。

主治:腰腿足病,如瘫痪、麻木和疼痛等病证。

【顶颞前斜线】

定位:在头顶部、头侧部,从顶中线的前神聪穴,沿皮刺向颞部悬厘穴,贯穿督脉、足太阳膀胱经、足少阳胆经、足阳明胃经、手少阳三焦经。

主治:自上而下,分别主治下肢、上肢、头面部的瘫痪。

【顶颞后斜线】

定位:在头顶部、头侧部,从顶中线的百会穴,沿皮刺向颞部曲鬓穴,贯穿督脉、足太阳膀胱经、足少阳胆经、足阳明胃经、手少阳三焦经。

主治:自上而下,分别主治下肢、上肢、头面部的感觉异常。

【顶旁1线】

定位: 在头顶部,顶中线旁开1.5寸,属足太阳膀胱经,自通天穴沿皮向后刺1.5寸。

主治: 腰腿病证,如瘫痪、麻木和疼痛等病证。

【顶旁2线】

定位: 在头顶部,顶旁1线的外侧,顶中线旁开2.25寸,属足少阳胆经,自正营穴沿皮向后刺1.5寸。

主治: 肩、臂、手等病证,如瘫痪、麻木和疼痛等病证。

(3)颞区

【颞前线】

定位: 在颞部鬓角内,属足少阳胆经、手少阳三焦经,自颔厌穴向下,沿皮刺向悬厘穴。

主治: 头、面、颈病证,如瘫痪、麻木、疼痛、失语、齿病和眼病等。

【颞后线】

定位: 在颞部耳上方,属足少阳胆经,自率谷穴向前下方,沿皮刺向曲鬓穴。

主治: 颈项病、耳病、眩晕等。

(4)枕区

【枕上正中线】

定位: 在头后部,为枕外粗隆上方正中的垂直线,属督脉。自强间穴向下沿皮刺1.5寸,达到脑户穴。

主治: 眼病等。

【枕上旁线】

定位: 在头后部,为枕上正中线旁开0.5寸,与枕上正中线平行,属足太阳膀胱经。

主治: 皮层性视力障碍、白内障、近视眼等。

【枕下旁线】

定位: 在头后部,为枕外粗隆两侧向下的垂直线,属足太阳膀胱经,自玉枕穴向下沿皮刺2寸。

主治: 小脑疾病引起的平衡障碍、后头痛等。

方法: 选用1.5~3寸长的毫针,针尖与头皮30°夹角进针,抵达帽状腱膜下层平行进针,刺入0.5~2.5寸。若有抵抗感或是患者疼痛应停止推进,后退改变进针方向。

头针的行针只捻转不提插。频率约200次/分左右。一般捻转2~3分钟,留针20~30分钟,留针期间每隔5分钟,重复捻转1次。可用电针代替手法捻针。可每日或隔日针刺1次,10次一疗程,休息5~7天,再做下一个疗程。

注意事项:

1)因头部有毛发覆盖,故必须严格消毒,以防感染。

2)由于头针刺激时间长,刺激强度大,所以医者应注意观察患者表情,以防治晕针。

3)婴幼儿颅骨骨缝骨化不完全,不宜采用头针。

4)中风患者,如脑出血急性期,有昏迷、血压过高时,暂不宜用头针; 脑血栓形成引起偏瘫者,可及早采用头针; 凡有高热、急性炎症及心力衰竭患者,一般慎用头针。

5)因头皮血管丰富,针刺时易出血,所以出针时须应干棉球按压针孔1~2分钟,以防出血。

三棱针可用以放血、挑刺; 皮肤针可用以叩刺皮肤; 皮内针为埋针的针具,有延长刺激的作用；火针是用火烧红针尖，刺入腧穴，对痹证、痿证和一些皮肤病有特殊作用；芒针深刺经脉腧穴，有透穴强刺激的作用性质。

**（六）水针疗法**

又称穴位注射，是针刺与药物注射相结合的一种外治疗法。其注射的部位是人体的腧穴，用注射器的针头代替针具刺入穴位。

1. 常用药物

（1）维生素类：维生素$B_1$、维生素$B_6$、维生素$B_{12}$、维生素C等。

（2）中草药制剂：丹参注射液、鱼腥草注射液、生脉注射液、葛根注射液等。

（3）其他制剂：5%~10%葡萄糖、生理盐水、地塞米松、氯丙嗪、三磷酸腺苷等。

2. 操作方法　选择一次性的注射器与针头，根据使用药物的剂量的大小及针刺深浅选择不同规格的注射器和针头。抽取适量的药液，在穴位局部消毒后，右手持注射器对准穴位或阳性反应点，快速刺入皮下，然后将针缓慢推进，达到一定深度后，进行和缓的提插，得气后，回抽无血后，再将药物注入。

急性病、体强者可快速推；慢性病、体弱者可缓慢推。如推注药液较多，可采用由深入浅，边推药液边退针，或分几个方向注射药液。

3. 注射剂量　一般以穴位部位来分，耳穴注射0.1ml，面部0.3~0.5ml，四肢1~2ml，胸背0.5~1ml，腰臀2~5ml或5%~10%葡萄糖每次注射10~20ml，特异性药物（如阿托品、抗生素、激素等）一般用量较小，每次用量为常规用量的1/10~1/3，中药注射液的穴位注射常规剂量为1~2ml。

4. 选穴与疗程　宜少而精，每次以1~2个腧穴为宜，最多不超过4个穴位。一般为条索、结节、压痛，以及皮肤的凹陷、隆起、色泽变异等阳性反应的穴位。

每日或隔日注射1次，所选腧穴可交替使用。7~10天为1疗程，疗程间休息3~5日。

5. 适用范围　凡是针灸治疗的适应证大部分都可以用，如痹证、高血压、风疹、小儿麻痹症等。

6. 注意事项

（1）严格无菌操作，预防感染，如出现红肿、发热等，应及时处理。

（2）治疗时应对患者说明治疗特点和注射后的正常反应。如注射后局部有酸胀感，48小时内局部有轻度不适，但一般不超过1日。

（3）注意药物的有效期、药物有无沉淀变质、配伍禁忌、不良反应、过敏反应等。

（4）一般药物不宜注入关节腔、脊髓腔和血管内。应注意穴位注射法避开神经干，以免损伤神经。

（5）孕妇的下腹部、腰骶部和三阴交、合谷等穴不宜用穴位注射，以免引起流产。年老体弱者，选穴要少，药液剂量酌情。

## 二、灸法技术

灸法，古称“艾灸”，是指用艾火治病的方法。广义的灸法即是指采用艾绒等为主烧灼、熏熨体表的方法，又可包括一些非火源的外治疗法。《医学入门》：“凡病，药之不及，针之不到，必须灸之。”

**(一)艾灸法**

以艾绒为灸材施灸的方法。包括艾炷灸、艾条灸、温针灸、温灸器灸等内容。艾炷灸是将艾绒制成圆锥形艾团施灸的方法,有直接灸和间接灸两种。艾条灸是将艾绒用纸包裹成长条形的艾条进行施灸的方法,分为悬起灸和实按灸两种。

**(二)非艾灸法**

是用艾绒以外的灸材进行施灸的方法,包括灯火灸、药线灸、药笔灸等。还有一种用药物敷贴使皮肤发疱的治疗方法,称为天灸。

**(三)作用**

温经散寒,调和气血;温阳补虚,回阳固脱;消肿止痛,解毒生肌;防病保健,养生保命。

**(四)治疗范围**

总的原则以虚证、寒证和阴证为主,一切阳气虚陷、久病、久泄、痰饮、厥冷、痿痹等证。

**(五)施灸注意事项**

选用瘢痕灸法,一定要取得病人同意。一般空腹、过饱、极度疲劳以及惧灸者不宜施灸。

初病体壮,施灸部位皮厚肉多,可大炷多壮;久病体弱,施灸部位皮薄肉少,宜小炷少壮;妇、儿施灸宜小宜少,壮男可大可多。

对实热证、阴虚发热者,一般不宜灸疗。

对颜面、阴部、五官和有大血管的部位以及关节活动部位,不宜采用瘢痕灸。

孕妇的腹部或腰骶部不宜施灸。

**(六)灸后处理**

施灸后的皮肤微红灼热属正常现象。如出现小水疱可令其自然吸收,水疱较大者,可用毫针刺破水疱,放出水液,或用注射针抽出水液,再涂以龙胆紫并用纱布包裹。化脓灸者,在灸疮化脓时,要注意休息,加强营养,以保持局部清洁,并用敷料保护疮面,防止感染,待其自然愈合。如果出现灸疮脓液呈黄绿色或有渗血者,应用消炎药膏或是玉红膏涂敷。

## 三、针刺镇痛和针刺辅助麻醉

**(一)针刺镇痛**

中医治疗严重疼痛(如癌肿疼痛、患肢痛)方法包括:针灸、中药。其中针灸疗效最强。而针灸疗法又包括针刺、艾灸、耳穴、穴位注射,以及以上几个疗法的综合运用。

中西医结合治疗疼痛的优势与不足

(1)中西医治疗疼痛各有优势及不足。止痛药物治疗是西医治疗疼痛的主要手段,疗效确切,但其副作用限制了临床的应用。中医中药治疗副作用小,但起效慢。把中西医结合起来,使患者的疼痛得到迅速缓解,并减少药物的剂量,减轻药物毒副作用,使更多的患者获益。

(2)西医的手术治疗多为毁损治疗,为快速止痛而牺牲相关神经、脊髓、下丘脑的部分甚至全部的功能。目前西医也在转变理念,经皮、经脊髓、经下丘脑的电、磁刺激术就是对疼痛产生、发展机制的再认识和反思,而迅速发展起来的一门新兴技术,与中国传统医学的宝藏——针灸学有异曲同工之妙,并逐渐在临床推广和使用。

(3)有些疾病例如疱疹后神经痛,西医的治疗手段原本有限,除了传统的抗病毒治疗、利多卡因敷贴等治疗,疗效欠佳时,西医治疗往往捉襟见肘,束手无策,或者治疗过程中缺乏大局观、整体观,头痛医头,脚痛医脚。而中西医结合彰显联合治疗的优势,通过抗毒解毒、通络止痛、益气养阴和综合修复4个环节最终达到治愈疱疹、缓解疼痛,并彻底解决复发难题。

**(二)针刺麻醉**

针刺麻醉(acupuncture anesthesia)是根据祖国传统经络理论,结合手术要求循经取穴,辨证运用针刺手法的一种麻醉方法。出现于20世纪50年代,盛行于70年代,是我国中医工作者的首创。现有30多个国家从事针麻的临床应用与研究,包括美国、瑞典、加拿大、日本、新加坡等。因早期单纯的针刺麻醉有三个问题,即镇痛不全、肌肉紧张、内脏牵拉反应,目前发展为针药复合麻醉,根据针刺有镇痛和调整人体生理功能的作用,针药复合麻醉选择适当穴位针刺,配合较小剂量的麻醉剂辅助下进行手术,为解决针麻镇痛不全的难题提供了有效手段。

1. 针药复合麻醉在脑部手术的应用背景　脑部功能区丰富,手术并发症发生率高,尤其是掌管运动和感觉功能中央回皮层及皮层下组织、运动性或感觉性语言中枢、丘脑、胼胝体等附近的重要结构,手术一旦伤及这些功能区将产生严重的并发症,影响患者的生存质量,甚至危及生命。过去对于上述病灶,大部分的医师仅做一活检,或者干脆采取保守治疗,这部分病人的预后极差、病死率极高。人们探索了多种方法,包括神经电生理的术中定位及监测(IOM)、功能磁共振(f-MRI)定位结合神经导航、诱发电位术中监测,各有优势,f-MRI术前定位精准,有利于手术入路的制定,但存在术中飘移的问题,IOM则可有效地解决这一问题,术中可准确进行运动区和感觉区的定位,但结合上述的技术手段仍不能完整保护语言等重要功能,对深部的胼胝体、丘脑肿瘤效果不佳,因此近年来"唤醒手术"逐渐兴起,很多国家和地区尝试应用于临床,患者被施以全麻后手术开颅,暴露皮层组织,术中唤醒病人后拔管,术中嘱病人配合动作,切除功能区病灶,尽可能多地切除肿瘤而不影响患者的主要功能,手术完成后术后再次插管。

2. 针刺穴位　局部循经,采用针刺双侧风池、率谷、颧髎、足临泣、太冲,诱导30分钟,诱导刺激强度1/3mA,频率2~30Hz,持续期刺激强度8mA,频率2/100Hz。切皮前静脉给予氟哌利多5mg加芬太尼0.1mg作为辅助药,上头架和头皮切开处局部注射0.25%罗哌卡因,最大用量不超过200mg。术中维持用持续电针刺激,靶控输注异丙酚镇静,调节舒芬太尼靶控效应,保持术中患者无痛并维持平均动脉压在基础值+10%~-20%范围,保证镇痛效果。需要唤醒时暂停异丙酚输入,使患者逐渐清醒。

3. 针药复合麻醉的优势　术中患者保持清醒状态,配合良好,能按指令完成肢体动作或进行语言交流,以便能最大限度切除肿瘤,保留有效的重要功能;能达到更好的麻醉效果,术中镇痛镇静,麻醉药物的使用剂量小;避免术中多次插管;心、脑血管等脏器生理功能改变较小,具有脏器保护作用。术后患者恢复快,减少了住院天数,节省手术费用,具良好的社会效益和经济效益。

## 四、推拿

在人体上按经络、穴位,用推、拿、提、捏、揉等手法进行治疗。通常是指医者运用推、拿、按、摩、揉、捏、点、拍等形式多样的手法作用于病患的体表、受伤的部位、不适所在、特定腧穴或疼痛的地方，以期达到疏通经络、推行气血、扶伤止痛、祛邪扶正、调和阴阳的疗效。推拿又有“按跷”“跷引”“案杌”诸称号，是一种非药物的自然疗法、物理疗法。

**（一）治疗作用**

1. 疏通经络 《黄帝内经》里说：“经络不通，病生于不仁，治之以按摩”，说明按摩有疏通经络的作用。如按揉足三里，推脾经可增加消化腺的分泌功能等，从西医学角度来看，按摩主要是通过刺激末梢神经，促进血液、淋巴循环及组织间的代谢过程，以协调各组织、器官间的功能，使机体的新陈代谢水平有所提高。

2. 调和气血 明代养生家罗洪在《万寿仙书》里说：“按摩法能疏通毛窍，能运旋荣卫。”这里的运旋荣卫，就是调和气血之意。因为按摩就是以柔软、轻和之力，循经络、按穴位，施术于人体，通过经络的传导来调节全身，借以调和营卫气血，增强机体健康。现代医学认为，推拿手法的机械刺激，通过将机械能转化为热能的综合作用，以提高局部组织的温度，促使毛细血管扩张，改善血液和淋巴循环，使血液黏滞性减低，降低周围血管阻力，减轻心脏负担，故可防治心血管疾病。

3. 调整脏腑功能，增强抗病能力 推拿手法作用于人体在体表上的相应经络腧穴、痛点，并通过经络的连属与传导作用，对内脏功能进行调节，可以达到治疗疾病和增强抗病能力的目的。如小儿痢疾，经推拿治疗后症状可减轻或消失；小儿肺部有干湿性啰音时，按揉小横纹、掌心横纹有效。有人曾在同龄组儿童中并列对照组进行保健推拿，经推拿的儿童组，发病率下降，身高、体重、食欲等皆高于对照组。以上临床实践及其他动物实验皆证明，推拿按摩具有抗炎、退热、提高免疫力的作用，可增强人体的抗病能力。正是由于按摩能够疏通经络、流通气血、保持机体的阴阳平衡，所以按摩后可使患者常感肌肉放松、关节灵活，并使人精神振奋，消除疲劳，对保证身体健康有重要作用。

**（二）手法**

1. 按法 利用指尖或指掌，在患者身体适当部位，有节奏地一起一落按下，叫做按法。通常使用的，有单手按法、双手按法。临床上，在两肋下或腹部，通常应用单手按法或双手按法。背部或肌肉丰厚的地方，还可使用单手加压按法。也就是左手在下，右手轻轻用力压在左手指背上的一种方法；也可以右手在下，左手压在右手指背上。

2. 摩法 摩，就是抚摩的意思。用手指或手掌在患者身体的适当部位，给以柔软的抚摩，叫做摩法。摩法多配合按法和推法，有常用于上肢和肩端的单手摩法，和常用于胸部的双手摩法。

3. 推法 在受术部位做单向的直线推动的手法叫推法。临床常用的有单手或双手两种推摩方法。因为推与摩不能分开，推中已包括有摩，以推摩常配合一起用。两臂两腿肌肉丰厚处，多用推摩。

手指可用推摩手法，因手指面积太小，操作时，我们多用左手握住患者腕部，右手食、拇二指夹持住患者一个手指进行推摩，或者只用右手拇指在患者手指上推摩。中医流传下来的小儿推拿方法，实际上就是用的推摩法。推摩的手法是多样的。把两手集中在一起，使拇指对拇指，食指对食指，两手集中一起往前推动，叫做双手集中推摩法。

4. 拿法 用手把适当部位的皮肤，稍微用力拿起来，叫做拿法。临床常用的有在腿部或肌肉丰厚处的单手拿法。如果患者因情绪紧张、恼怒，突然发生气闷，胸中堵塞，出现类似昏厥的情况，可在锁骨上方肩背相连的地方，用单手拿法，把肌肉抓起来放下，放下再抓起，以每秒钟拿两下的速度，连拿二十次，稍为休息，再连拿二十次，则胸中通畅，气息渐调和。

5. 揉法　用手贴着患者皮肤，做轻微旋转活动的揉拿，叫做揉法。揉法分单手揉和双手揉。像太阳穴等面积小的地方，可用手指揉法，对于背部面积大的部位，可用手掌揉法。另有单手加压揉法，比如揉小腿处，左手按在患者腿肚处，右手则加压在左手背上，进行单手加压揉法。肌肉丰厚的小腿肚上，则可使用下面的双手揉法。揉法具有消瘀去积，调和血行的作用，对于局部痛点，使用揉法十分合适。

6. 捏法　在适当部位，利用手指把皮肤和肌肉从骨面上捏起来，叫做捏法。捏法和拿法，有某些类似之处，但是拿法要用手的全力，捏法则着重在手指上。拿法用力要重些，捏法用力要轻些。捏法是按摩中常用的基本手法，它常常与揉法配合进行。捏法，实际包括了指尖的挤压作用，由于捏法轻微挤压肌肉的结果，能使皮肤、肌腱活动能力加强，能改善血液和淋巴循环。

7. 颤法　用指端或手掌按压治疗部位上做连续不断的有节律的颤动，使治疗部分发生幅度很小而速度较快的振动的手法，叫做颤法。颤法动作要迅速而短促、均匀为合适。要求每秒钟颤动10次左右为宜，也就是一分钟达到600次左右为宜。颤法与动分不开，所以又叫它颤动手法。将大拇指垂直地点在患者痛点，全腕用力颤动，带动拇指产生震颤性的抖动，叫单指颤动法。用拇指与食指，或食指与中指，放在患者疼处或眉头等处，利用腕力进行颤动叫双指颤动法。

8. 打法　打法，又叫叩击法，是指用手或工具叩击体表的手法。临床上多配合在按摩手术后来进行。当然，必要时也可单独使用打法。打法手劲要轻重有准，柔软而灵活。手法合适，能给患者以轻松感，否则就是不得法。打法主要用的是双手。常用手法有侧掌切击法，平掌拍击法，横拳叩击法和竖拳叩击法。

（1）侧掌切击法：把两手掌侧立，大拇指朝上，小指朝下，指与指间，要分开一厘米许，手掌落下时，手指合拢，抬手时又略有分开，一起一落，两手交替进行。

（2）平掌拍击法：两手掌平放在肌肉上，一先一后在节奏地拍打。

（3）横拳叩击法：两手握拳，手背朝上，拇指与拇指相对，握拳时要轻松活泼，指与掌间略留空隙。两拳交替横叩。此法常用于肌肉丰厚处，如腰腿部及肩部。

（4）竖拳叩击法：两手握拳，取竖立姿势，大拇指在上，小拇指在下，两拳相对。握拳同样要轻松活泼，指与掌间要留出空隙。本法常用于背腰部。

以上四种打法，主要用于肌肉较丰厚的地方，如项、肩、背、腰、大腿、小腿等处。叩打的力量，应该先轻后重，再由重而轻。当然，这里所谓重，也不是用极重的力量，而是相对地稍稍加劲的意思。总之，要使患者有舒服感就算合适。在打法的速度上，一般是先慢而后快，慢时一秒钟两下，快时逐渐加到六下或八下。

打法应当软中有硬，刚柔相济，先轻而后逐渐转强。两手掌落下时，既要有力，又要有弹性，使患者感觉舒服。叩打时间一般是1~2分钟。极个别情况下，根据病情，延长或缩短一些时间。这种手法，可在按摩后配合进行，也可同按摩手法夹杂进行。

**（三）适应证**

扭伤，腰肌劳损，肌肉萎缩、偏头痛，前头、后头痛，三叉神经痛，肋间神经痛，股神经痛，坐骨神经痛，腰背神经痛，四肢关节痛（包括肩、肘、腕、膝、踝、指、趾）关节疼痛。面神经麻痹，面肌痉挛，其他如神经性呕吐与神经官能症等，都可考虑使用或配合使用按摩手法。

## 五、中药外敷

### （一）概述

中药外敷法是指将中草药切碎、捣烂，或将中药末加赋形剂调匀成糊状，敷于患处或穴位的方法称敷药法。具有舒筋活络、祛瘀生新、消肿止痛、清热解毒、拔毒等功效。

### （二）适应证

敷药疗法适用范围广泛，主要包括：颈椎病、腰腿痛、三叉神经痛、面瘫、去骨瓣减压手术后的脑水肿等多种病证。

### （三）操作流程

物品准备：治疗盘、治疗碗内盛调制好的药物、油膏刀、棉垫或纱布块、棉纸、胶布、绷带。

### （四）操作方法

1. 敷药局部做清洁处理。
2. 将调制好的药物平摊于棉垫上或纱布上，并在药物上面加一大小相等的棉纸或纱布。
3. 将药物敷于患处，用胶布或绷带固定。

### （五）护理

1. 调制的药物须干湿适中，厚薄均匀，一般以0.2~0.3cm为宜，大小须超出病变处1~2cm为度，对皮肤有腐蚀的药物应限于病变部位以内。
2. 用水或醋调制的药物，容易干燥，可加适量凡士林一起调制，一般1~2天后更换一次。
3. 敷药后应询问病人有无瘙痒难忍感觉，并观察局部有无皮疹、水疱等过敏现象，若有过敏反应，应停止敷药。

### （六）注意事项

1. 在敷药过程中，让病人采取适当的体位。
2. 应对敷药部位进行清洁。
3. 敷药后，包扎固定好，以免药物流撒别处。
4. 妇女孕期禁用有堕胎及致畸作用的药物。
5. 小儿皮肤娇嫩，不宜使用刺激性强的药物，用药时间不宜过长，加强护理，防止小儿将所敷药物抓脱。
6. 有过敏反应者及时对症处理。
7. 如局部出现水疱，应用消过毒的针刺破，外用消毒药物，防止皮肤继发感染。
8. 进行热敷时应把握好温度，以免烫伤皮肤。
9. 敷药疗法虽然相对安全，但对一些特殊病人，如患有严重高血压、心脏病者，要密切注意其敷药后的反应，如有不适感应及时中止治疗，并采取相应的处理措施。
10. 皮肤破损处禁用刺激性药物。
11. 外用药物，严禁内服。
12. 有些病证不能单纯依靠敷药疗法，应配合其他方法治疗，以免耽误病情。

## 六、药棒

药棒疗法是在穴位上浸涂药水后，用特别的木棒进行叩击以治疗疾病的方法。此法是中医学宝库中独具风格的一种外治方法，清代《医宗金鉴》中称为“振挺”，并解释云：“振即振击，挺即木棒”，即用木棒叩击患部以治疗疾病。近代医家多不采用，但民间仍流行，将其称为“神棍”“摩棒”“打棒子”“敲膀子”等。

### （一）主治病症

颈肩腰腿痛、中风后遗症、骨关节病、风湿病等经筋类疾病。

### （二）操作方法

药棒叩击综合治疗包括针灸、药棒、热敷三步骤。

1. 材料

（1）药棒：选用坚质杂木制成长40cm，直径2cm圆柱形木棒，表面光滑处理，一端制成扁圆锥形用于接触叩击部位。

（2）药液：有川乌、草乌、乳香、没药、细辛等十味中药经白酒浸泡一月后，取汁外用。

2. 方法　循经与局部相结合取穴针刺后，患部喷涂特制的活血通络止痛药液，进行药棒叩击。医者右手持棒，以腕力对准治疗部位进行叩击，叩击频率约120次/分左右，叩击力量以患者局部肌肉放松状态下能耐受为度。每一部位叩击10~15分钟，使局部皮肤潮红或患者感觉局部发热为度，从而使气血流通，药达病所。叩击时，以痛点为腧，从点、循经、到面，从轻到重。

## 七、拔罐

拔罐是以罐为工具，利用燃火、抽气等方法产生负压，使之吸附于体表，造成局部瘀血，以达到通经活络、行气活血、消肿止痛、祛风散寒等作用的疗法。拔罐疗法在中国有着悠久的历史，早在成书于西汉时期的帛书《五十二病方》中就有关于“角法”的记载，角法就类似于后世的火罐疗法。

### （一）目前应用于神经系统疾病的方法

闪罐：罐子拔住后，立即起下，反复吸拔多次，至皮肤潮红；多用于面瘫。

刺络拔罐：先用梅花针或三棱针在局部叩刺或点刺出血；再拔罐使罐内出血3~5ml；可用于治疗丹毒、挫伤、乳痈等。

### （二）注意事项

1. 选择适当体位和肌肉丰满的部位。避免骨骼凹凸不平或是毛发较多的部位。

2. 操作时必须动作迅速，才能使罐拔紧、吸附有力。

3. 用火罐避免烫伤皮肤，留罐时间不宜太长，一般10~15分钟。如果皮肤起泡，小的可自行吸收，大的用消毒针将水放出后，涂以龙胆紫药水，用纱布包裹，以防感染。

4. 皮肤有过敏、溃疡、水肿及心脏、大血管分布部位，不宜拔罐。高热抽搐者，以及孕妇的腹部、腰骶部位，亦不宜拔罐。

## 八、太极拳

太极拳作为一种低到中强度的锻炼，能极大地帮助姿势平衡障碍患者恢复平衡稳定的能力，可以改善患者的躯体控制能力、步行能力和姿势稳定性，减少患者的跌倒风险。

## 九、名家治疗中风的针刺经验

### （一）石学敏"醒脑开窍"针刺法

1. 处方

主穴：内关、人中、三阴交。

辅穴：极泉、尺泽、委中。

配穴：吞咽障碍真性延髓性麻痹和假性延髓性麻痹者：加风池、完骨、翳风；语言不利加哑门、廉泉，配合金津、玉液放血；手指握固加合谷透三间；足内翻加丘墟透照海。

2. 操作方法 先刺内关，直刺0.5~1.0寸，采用捻转、提插结合的手法。刺内关1分钟后继刺人中，向鼻中隔方向斜刺0.3~0.5寸，用雀啄法至眼球湿润或流泪为度。再刺三阴交，采用提插补法，以患肢出现抽动为度。极泉取原极泉下2寸，直刺1.0~1.5寸，用提插泻法，以患侧上肢抽动3次为度。取尺泽用提插泻法，以患侧前臂、手指抽动3次为度。委中用提插泻法，以下肢抽动3次为度。风池、翳风、完骨均刺向喉结，进针2.0~2.5寸，采用小幅度高频率捻转补法，每穴施手法1分钟。合谷刺向三间穴，采用提插泻法，以患侧食指抽动或五指自然伸展为度。金津、玉液用三棱针点刺放血，出血1~2ml。每日2次，10天一疗程，持续3~5疗程。

### （二）靳瑞"颞三针"疗法

1. 处方

主穴：头颞侧部，耳尖直上，人发际2寸为颞一针，在颞一针水平向前旁开为颞二针，向后旁开1寸为颞三针。

配穴：四神聪、风府、哑门、合谷、太冲。

2. 针刺操作 病灶侧颞一针，垂直向下并沿头皮平刺1.5寸。针刺颞一针后，于颞一针水平方向向前1寸处针颞二针，垂直向下并沿头皮平刺1.5寸。向后1寸处针颞三针，垂直向下并沿头皮平刺1.5寸。留针30分钟，每隔10分钟平补平泻分别行捻转和提插各1次。每天1次，每周5次，4周1疗程。

随症选穴：

上肢瘫：加曲池、外关、合谷；下肢瘫加足三里、三阴交、悬钟；下肢屈伸不利加膝三针、风市、伏兔；言语不利加舌三针、风府透哑门；口舌㖞斜加地仓透颊车。

（费智敏）

# 第四节 神经系统疾病辅助诊断技术

## 一、脑脊液检查

脑脊液(cerebrospinal fluid,CSF)是存在于脑室及蛛网膜下腔和脊髓中央管内的一种无色透明液体。人体每天约分泌500ml,脑脊髓腔的体积一般为120~130ml,故脑脊液每天要更换3~4次。脑脊液和血液、淋巴液一样不断地被吸收和分泌,并且在它自己的通道内循环不止。除支持和保护中枢神经以外,还有维持内环境,输送代谢产物。通常经腰椎穿刺采集CSF,特殊情况下也可行小脑延髓池穿刺或侧脑室穿刺。

**【腰椎穿刺】**

**(一)适应证**

1. 怀疑任何形式的脑炎或脑膜炎,必须做腰椎穿刺脑脊液检查;
2. 怀疑多发性硬化以及评价痴呆和神经系统变性疾病时,腰穿也是一种有用的检查;
3. 评价炎性神经病和多发性神经根病时,脑脊液检查可提供有价值的信息;
4. 脊髓病变需做脑脊液动力检查;
5. 用于脊髓造影、鞘内药物治疗以及术后释放陈旧性血性脑脊液等;
6. 怀疑蛛网膜下腔出血,特别是颅脑CT尚不能证实时,脑脊液检查可以有助于明确诊断。

**(二)禁忌证**

1. 已知或可疑颅内肿瘤,或存在梗阻性脑积水,有小脑扁桃体疝的危险;
2. 开放性颅脑损伤;
3. 穿刺区域有感染,不能避开者,如椎体结核;
4. 凝血异常

(1)血小板计数$<50\ 000/mm^3$,

(2)正在使用肝素等药物进行抗凝治疗,有硬膜外血肿或硬膜下出血可能,进而造成继发性脊髓压迫;

5. 怀疑动脉瘤性蛛网膜下腔出血(SAH)者慎用,过度降低脑脊液压力会促使动脉瘤再破裂;
6. 椎管完全梗阻患者慎用,腰穿后易致病情恶化。

**(三)穿刺技术**

1. 体位和穿刺部位 采用侧卧位,患者抱膝屈颈有助于操作顺利完成。成人多采用L4~L5间隙(平髂脊间线)或上一平面L3~L4间隙。

2. 穿刺步骤及技巧 穿刺部位需消毒铺巾,在穿刺点进行局部麻醉。穿刺针必须带有针芯,以免在穿过皮肤或皮下组织时将上皮细胞移植入椎管内形成医源性表皮样肿瘤。左手固定皮肤,右手持针,针尖的斜面应平行于脊柱长轴且斜面应指向头端。进入皮肤后将针体与腰部垂直、针头稍偏向头侧慢慢推进,当穿刺到韧带和硬脊膜时可有一定阻力感,此时可继续缓慢地向前推进,当有突破感或阻力减小时,即提示:已穿过韧带和硬脊膜进入蛛网膜下腔。此时可缓缓拔出针芯,可见CSF流出,提示穿刺成功,立即测量常规压,随后使用3个无菌小管留取CSF标本,通常按先后顺序送培养+药敏、生化和常规,同时需注意CSF颜色、澄清度等。如需行CSF的细胞学检查则至少需要有10ml CSF以进行病理学检测。拔除腰穿针前,应将针芯返回以减少腰穿后头痛发生。穿刺点局部敷盖消毒纱布,并以胶带固定,术后嘱患者去枕平卧至少6小时。

如未穿刺及脑脊液需调整方向时,要先将针提至皮下再改变方向穿刺。如穿刺过程中患者感到一侧肢体向下放射的疼痛,通常提示针尖触及了神经根,应立即退针,重新穿刺时应向对侧稍稍倾斜。

**(四)CSF常规检查**

1. 压力

(1)常规压力测定:通常用测压管进行检测。侧卧位的正常压力为80~180mm$H_2O$,大于200mm$H_2O$提示颅内压增高,小于80mm$H_2O$提示颅内压降低。随呼吸压力的波动是CSF通畅的标志。压力高可见于脑水肿、颅内占位性病变、颅内感染、急性脑卒中、静脉窦血栓形成、良性颅内压增高,以及心衰、肺功能不全及肝性脑病等。压力低主要见于低颅压、脱水、脊髓蛛网膜下腔梗阻、CSF漏等。

(2)压颈试验(Queckenstedt test):如怀疑有蛛网膜下腔梗阻(如脊髓肿瘤)可行此检查。压颈试验前应先做压腹试验,用手掌深压腹部,CSF压力迅速上升,解除压迫后,压力迅速下降,说明穿刺针确实位于椎管内。压颈试验时,先压迫一侧颈静脉,而后压迫两侧,观察其压力的变化。如无梗阻,压力迅速上升100~200mm$H_2O$,解除压颈后10s,压力迅速下降至初压水平。如穿刺部位以上有椎管梗阻,压颈时压力不上升(完全梗阻),或上升、下降缓慢(部分梗阻),称为压颈试验阳性。如压迫一侧颈静脉,CSF压力不上升,但压迫对侧上升正常,常提示梗阻侧的横窦闭塞。有颅内压升高或怀疑颅内肿瘤者,禁行压颈试验,以免发生脑疝。

2. 性状　正常CSF是无色透明的液体。如CSF为血性或粉红色,可用三管试验法加以鉴别,用三管连续接取CSF,前后各管为均匀一致的血色为新鲜出血,可见于蛛网膜下腔出血;前后各管的颜色依次变淡可能为穿刺损伤出血。CSF如云雾状,通常是由于细菌感染引起细胞数增多所致,见于各种化脓性脑膜炎;CSF放置后有纤维蛋白膜形成,见于结核性脑膜炎,此现象称为蛛网样凝固。CSF呈黄色,可能为陈旧性出血、蛋白升高、重度黄疸,如黄色的CSF离体后不久自动凝固如胶冻样,称为弗洛因综合征(Florin syndrome),是因蛋白质过多所致,常见于椎管梗阻。

3. 白细胞细胞数　正常CSF白细胞数为0~5×$10^6$/L(0~5/$mm^3$),多为淋巴细胞和单核细胞。涂片检查如发现致病细菌及脱落瘤细胞等,有助于病原的诊断。

4. Pandy试验(Pandy test)　即CSF蛋白定性试验方法。利用CSF中球蛋白能与饱和石碳酸结合形成不溶性蛋白盐的原理,球蛋白含量越高反应越明显,通常作为蛋白定性的参考试验,但可出现假阳性反应。

5. 蛋白质　正常人腰穿CSF蛋白含量为0.15~0.45g/L(15~45mg/dl),脑池液为0.10~0.15g/L(10~15mg/dl),脑室液为0.05~0.15g/L(5~15mg/dl)。CSF蛋白增高见于中枢神经系统感染、脑肿瘤、脑出血、脊髓压迫症、吉兰—巴雷综合征、听神经瘤、糖尿病性神经根神经病、黏液性水肿和全身性感染等。CSF蛋白降低,见于腰穿或硬膜损伤引起CSF丢失、身体极度虚弱和营养不良者。

6. 糖　CSF糖含量取决于血糖的水平。正常值为2.5~4.4mmol/L（45~75mg/dl），为血糖的50%~70%。低于2.5mmol/L（45mg/dl）为异常。糖明显减少见于化脓性脑膜炎，轻至中度减少见于结核性或真菌性脑膜炎（特别是隐球菌性脑膜炎）以及脑膜癌病。糖含量增加多见于糖尿病。

7. 氯化物　正常CSF含氯化物120~130mmol/L（700mg/dl），较血氯水平为高。细菌性和真菌性脑膜炎均可使氯化物含量减低，尤以结核性脑膜炎最为明显。氯化物降低还可见于全身性疾病引起的电解质紊乱等。

**（五）CSF特殊检查**

1. 细胞学检查　取1~2ml脑脊液细胞离心后染色，可行细胞分类和发现肿瘤细胞、细菌和真菌。中枢神经系统化脓性感染以中性粒细胞为主的白细胞增多，病毒性感染以淋巴细胞为主，结核和真菌性脑膜炎呈混合性细胞反应，脑脊液中发现菌丝和孢子（极罕见）有助于霉菌感染的诊断。细胞学发现瘤细胞是中枢神经系统肿瘤和转移瘤确诊依据。有些中枢神经系统血管炎性疾病，如白塞病、狼疮脑病，都可有白细胞轻度增多，淋巴细胞为主。

2. 病原学检查　主要包括常规CSF涂片检查、培养，病毒学检查和囊虫特异性抗体检测。临床上常用CSF墨汁染色涂片找到隐球菌，以确诊隐球菌性脑膜炎等。可用酶联免疫吸附试验（ELISA）法或间接免疫荧光试验（IFA）法检测单纯疱疹病毒（HSV）和EB病毒，早期抗体阳性提示近期感染；同样也可采用ELISA和IFA法检测CSF中的囊虫特异性抗体。阳性结构提示脑囊虫病的诊断。

3. 蛋白电泳　CSF蛋白电泳的正常值（滤纸法）：前白蛋白2%~6%，白蛋白44%~62%，$\alpha_1$球蛋白4%~8%，$\alpha_2$球蛋白5%~11%，β球蛋白8%~13%，γ球蛋白7%~18%。前白蛋白在神经系统炎症表现为降低，变性疾病表现为升高；白蛋白减少于γ球蛋白增高；α球蛋白升高主要见于中枢神经系统感染早期；β球蛋白增高见于肌萎缩侧索硬化和退行性病变等；γ球蛋白增高见于脱髓鞘疾病和中枢神经系统感染等。

4. 免疫球蛋白（Ig）　正常CSF-Ig含量极少，其中IgG为10~40mg/L，IgM含量极微。CSF-Ig增高见于中枢神经系统炎性反应（细菌、病毒、螺旋体及真菌等感染），对多发性硬化、其他原因所致脱髓鞘病变和中枢神经系统血管炎等诊断有所帮助。

CSF寡克隆IgG带（oligoclonal bands，OB）检测作为中枢神经系统内自身合成的免疫球蛋白标志，是多发性硬化重要的辅助诊断指标。

5. 酶　正常CSF中谷草转氨酶（GOT）、乳酸脱氢酶（LDH）和肌酸磷酸激酶（CK）明显低于血清中含量。在中枢神经系统疾病中，CSF酶含量可升高，但尚缺乏诊断的特异性。

**（六）腰穿并发症**

最常见为腰穿后低颅压头痛，可持续5~8天，头痛以额、枕部为著，可伴有颈部和后背部疼痛，咳嗽、喷嚏或站立时症状加重，严重者还可伴有恶心、呕吐和耳鸣。平卧位可使头痛减轻。严重的并发症包括脑疝、感染、硬膜下血肿和蛛网膜下腔出血，但较罕见。

## 二、影像学检查

### (一)CT(computed tomography)

1. 概述 1972年Haunsfield设计了第一台头颅CT扫描机用于颅脑疾病的诊断,从此神经影像学诊断进入了一个崭新的时期。近年来多层螺旋CT的问世进一步提高了CT的性能,一次扫描可同时获得多幅图像。由于CT的无创性、简便、迅速,敏感性高,可确切显示病变,已被广泛地用于各种神经疾病的诊断。

CT的原理是利用颅腔内不同组织对X线的吸收系数各不相同,通过记录穿过不同组织X线的差异,经计算机处理重建出CT图像。其中CT值反映人体不同组织和器官对X线衰减程度的指标,通常用Hounsfield单位来表示。运用样品机所获得的颅脑和脊柱不同的组织CT值见表1-1。

**表1-1 不同组织CT值**

| 定义 | Hounsfield单位 | 备注 |
|---|---|---|
| 不衰减(空气) | -1000 | 规定 |
| 水 | 0 | 规定 |
| 全衰减(密质骨) | +1000 | 规定 |
| **颅脑CT** | | |
| 脑(灰质) | 40~50 | 即新鲜出血 |
| 脑(白质) | 30~40 | |
| 脑水肿 | 20~30 | |
| CSF | 0~10 | |
| 骨骼 | 400~800 | |
| 血块* | 60~90 | |
| 脂肪 | -40~-100 | |
| 钙化 | 100~300 | |
| 增强的血管 | 200~300 | |
| **脊柱CT** | | |
| 椎间盘 | 55~70 | 椎间盘的密度约为 |
| 鞘膜囊 | 20~30 | 硬膜囊的2倍 |

*红细胞比容(Hct)<23%,急性硬膜下出血与脑组织等密度。

CT平扫时主要用于脑出血、脑梗死、蛛网膜下腔出血、脑外伤、颅内血肿、脑水肿、脑积水、脑肿瘤、脑炎性疾病、脑寄生虫病以及脑萎缩的诊断,通过病灶的直接和间接征象来诊断和鉴别诊断上述疾病。如CT平扫显示颅内高密度病灶,则需考虑以下病变:急性出血、钙化、低流速的血管和黑色素瘤。造影剂增强的CT扫描可提高诊断的阳性率,结合CT血管造影(computed tomography angiography, CTA)可区别动脉瘤、血管畸形、烟雾病等不同类型的血管病。CT具有操作简便、迅速,价格便宜的优点,特别在显示钙化灶方面,较MRI具有独特的优势。

2. CT血管造影（CTA） CTA是通过周围静脉高速团注碘对比剂，在靶血管内对比剂浓度达到峰值时进行感兴趣范围内容积扫描，对扫描获得的容积数据运用多平面重组、曲面重组、最大密度投影和三维容积重现等后处理重建技术进行目标血管的二维和三维重建。由于CTA操作简单、方便、安全、无创，可部分取代传统的血管造影，是目前最常用的脑血管成像技术，被广泛的应用于临床，简述如下。

（1）缺血性脑血管病：CTA能详细观察脑血管，帮助早期预测脑梗死的范围，在常规CT未见缺血性改变前显示动脉狭窄或阻塞的部位、范围以及侧支血供代偿。对Willis环周围血管的狭窄和阻塞是一种安全准确快速的评估方法，为急性脑缺血的早期诊断和早期干预提供了可靠的依据，并可及时评估溶栓后脑血管再通情况，对疾病预后做出预判。对动脉硬化所致的颅内动脉狭窄，CTA诊断准确率高，有助于制订治疗方案。

此外，CTA不但能显示颅内血管，而且能清晰地显示主动脉弓—颈总动脉分叉部的血管结构，还可用于发现不稳定斑块，对诊断颈动脉狭窄具有重要价值。

（2）动脉瘤：CTA可显示颅内动脉瘤的部位形状轮廓大小有无血管痉挛、瘤颈与载瘤动脉的关系，与颅底骨结构的关系，尤其是颅内动脉虹吸段、前交通动脉的动脉瘤，从而为制订治疗方案提供依据。术前指导栓塞治疗，设计手术入路，模拟手术体位时显微镜下视野，充分预估手术中可能发生的困难、瘤夹的选择。对术后病人可显示载瘤动脉是否通畅，是否有瘤夹移位等异常。

（3）脑肿瘤：CTA可显示肿瘤的血供，肿瘤对正常血管是否有包裹以及紧密粘连等，对术前制订手术计划、预判术中可能发生的意外、避免对正常血管的误损伤有着极其重要的作用。

3. 脑灌注成像（computed tomography perfusion，CTP） CT脑灌注成像是近几年发展起来的一种研究脑血流动力学的影像学方法，属于功能成像的范畴。

（1）成像原理：经静脉团注对比剂，在对比剂首次通过脑组织的过程中，对选定层面进行同层动态扫描，从而得到反映血流灌注情况参数。组成新的数字矩阵，最后通过数模转换，以相应灰阶图或伪彩图表现出来，即为灌注图像。

（2）临床意义

1）缺血性脑卒中：急性缺血性脑卒中是临床最常见的血管病，有效治疗时间窗很短，只有3~6小时，因此早期诊断可以为治疗赢得时间。缺血性脑梗死发生3小时内，常规CT的异常改变轻微或无异常改变，诊断敏感性低，难以早期发现和诊断。灌注成像可发现急性缺血性脑卒中的血流异常，表现为脑血流量（CBF）、脑血容量（CBV）下降，TTP延迟，根据CBF下降程度，还可以区分梗死区和缺血半暗带区，这为有效实施溶栓治疗提供了可靠的依据。

2）短暂性脑缺血发作：TIA是颈动脉或椎基底动脉系统的短暂性脑血液供应不足，以前诊断主要依据患者的临床表现。CT平扫不能发现病灶，但大部分患者脑内有血流动力学的异常改变。CT脑灌注成像能显示脑灌注异常区的范围。表现为TP延迟，如有侧支循环代偿，CBF和CBV可无明显下降，对了解TIA严重程度、指导临床治疗、评估预后均有重要价值。

3）其他：CTP对烟雾病、蛛网膜下腔出血，也有一定的诊断价值。此外对于脑肿瘤的诊断、良恶性分级等也极具参考价值。可提供脑肿瘤血流动力学信息，术前评估其血供状况，充分完善术前准备；对于肿瘤恶性程度的分级也很有帮助，肿瘤的恶性程度越高，血流灌注率就越高，表现为CBF和CBV升高；另外可鉴别放射性脑坏死和脑肿瘤复发。前者的CBF和CBV下降，后者为CBF和CBV升高。

### （二）磁共振成像（magnetic resource imaging，MRI）

1. 概述　磁共振成像是20世纪80年代初问世的影像学技术，能提供人体任意方位、多层面的影像学信息，软组织对比分辨率高，无放射性伤害，用于颅脑成像，能清晰地区分灰质和白质，与CT比较，现实解剖细节更清晰，定位解剖结构更精确。由于无颅骨伪影的干扰，可清晰显示CT难以显示的脑干、小脑等后颅窝结构，显示脊髓髓内结构的效果更是优于CT。

2. MRI禁忌证和相对禁忌证

（1）禁忌证

1）心脏起搏器，除颤器，植物性神经刺激器，植入耳蜗。可引起暂时或永久的功能失调。

2）铁磁性动脉瘤夹。

3）金属植入物，含有大量铁或钴成分的假体。

4）肺动脉插管患者。

5）眼睛中含有金属碎片。

6）在过去六周内放置支架、线圈或滤网。

7）霰弹枪枪伤。

8）妊娠头3个月，MRI可能导致流产，妊娠期禁止使用钆对比剂。

9）肾小球滤过率<30ml/min为钆对比剂的禁忌证。

（2）相对禁忌证

1）幽闭恐惧症患者，需使用镇静药物来配合完成检查。

2）可能需要呼吸机或静脉泵维持危重患者。

3）过度肥胖者。

4）检查部位有金属植入物，或可调压分流管。

5）肾小球滤过率30~60ml/min为钆对比剂的相对禁忌证。

3. 常规序列　MRI序列是指具有一定带宽、一定幅度的射频脉冲与梯度脉冲的有机组合。而射频脉冲与梯度脉冲不同的组合方式构成不同的序列，不同的序列获得的图像有各自的特点，也有其对应的应用范围（表1-2）。

**表1-2　采集资料的范畴**

| | 短TE（TE<50ms） | 长TE（TE>80ms） |
|---|---|---|
| 短TR（TR<1000） | $T_1$加权 | |
| 长TR（TR>1000） | 质子密度或自旋密度 | $T_2$加权 |

TR：重复时间；TE：回波时间；TI：反转时间；$T_1$：自旋—点阵弛豫时间（又称纵向磁化强度恢复时间）；$T_2$：自旋—回旋弛豫时间（又称横向磁化强度消失时间）。

$T_1$加权像（$T_1$WI）又称解剖像，类似CT，脂肪/骨髓/血管内介入用的Onyx胶/48小时以上的出血/黑色素为白色信号，脑白质→灰质→钙化→脑脊液和骨骼，灰度逐渐增加，信号由白到黑：大多数病灶改变为低信号。

$T_2$加权像（$T_2$WI）：又称病理像。脑水肿/水→脑脊液→灰质→白质→骨骼脂肪，灰度逐渐增加，信号由白到黑。大多数病变显示为高信号。

质子密度像：也称均衡成像、质子密度成像。介于$T_1$、$T_2$之间。脑积液为灰色。与脑组织等密度。

疾病发生发展是一个病例的过程，有时候不同时间的病灶表现各不相同，例如不同时期的出血在MRI上的表现是完全不同的（表1-3）。

**表1-3 显示了出血在MRI上随时间变化而呈现出不同的信号**

| 时间 | $T_1WI$ | $T_2WI$ |
| --- | --- | --- |
| 急性 | 灰色 | 黑色 |
| 亚急性 | 白色 | 白色 |
| 慢性 | 黑色 | 白色 |

4. 特殊序列 MRI的特殊序列较多、较复杂，液体衰减反转恢复（fluid attenuated inversion recovery，FLAIR）和短T翻转复原（short tau inversion recovery，STIR）成像是较常用的2种。

（1）FLAIR：长TR和TE，类似$T_2$像，但脑脊液为低信号。白质和灰质的信号和与$T_1$相反，对比度更强。多数病变为高信号，如多发性硬化、肿瘤、水肿、脑软化、胶质增生、畸形、梗死等。脑室旁病灶如多发性硬化更明显，也可以显示脑脊液异常。

FLAIR像上蛛网膜下腔高信号必须考虑以下疾病：蛛网膜下腔出血（MRI中诊断SAH最好的序列）、脑膜炎、脑膜转移癌、上矢状窦血栓、卒中、邻近区域的肿瘤、使用过钆增强等。

（2）STIR成像：即短T翻转复原。将$T_1$和$T_2$信号叠加，使脂肪信号受到抑制，因此又称脂肪抑制图像。有时可让钆增强剂来更好地显示富脂肪区域。在脂肪抑制像中可提高背根神经节信号。

5. MRI平扫及增强临床应用

（1）脑肿瘤：MRI可区分是脑内还是脑外肿瘤，脑外肿瘤基底宽，紧贴于颅骨内面，邻近脑白质受压移位，部分肿瘤具有“脑膜尾”征；大多数肿瘤细胞内外自由水增多，$T_1$W1低信号，$T_2$WI高信号。信号强度均匀、边缘光滑者多为良性肿瘤，反之信号不均匀、边界不清者多为恶性；注射对比剂Gd-DTPA，肿瘤可有不同程度的增强，显影更清晰，其增强机制与血脑屏障损伤的程度有关。

（2）脑部炎症：脑炎几乎不会呈等信号的，多数炎症均呈长$T_1$、长$T_2$信号；伴坏死或囊变时$T_1$、$T_2$值更延长，伴出血时，$T_1$WI为斑点状高信号。相比之下，$T_2$WI更有利于发现病灶，轻微炎症也可较早显影。有时炎症病灶与周围水肿难以区别时，可注射对比剂，炎症部分明显增强后即可轻易加以区分。

（3）脑血管疾病

1）脑梗死：脑梗死发生后数小时，MRI即可出现信号改变，明显优于CT。超急性期脑梗死，DWI呈高信号，PWI呈低灌注状态，更加敏感。

2）脑出血：在显示出血、判断出血时间和原因方面具有独特优势。MRI信号能够反映含氧血红蛋白—去氧血红蛋白—正铁血红蛋白—含铁血黄素的演变规律，从而判断出血的时间。在病因诊断方面，MRI可显示脑动静脉畸形的病灶部位和大小，可显示粗大供血动脉和引流静脉、畸形血管团及其并发出血、囊变和血栓形成等。

（4）脑变性和脑白质病：MRI可区分脑变性和髓鞘异常所引起的脑实质改变，是目前诊断脑变性和脑白质病的最好方法。

（5）脊柱脊髓疾病：MRI具有不可替代的优势，针对脊柱外伤，不仅可显示脊柱损伤的类型和程度，还可以显示脊髓是否受损和性质，脊髓震荡损伤时，$T_1$WI为隐约可见的低信号，$T_2$WI为梭形高信号；伴有水肿、出血时，MRI均可在第一时间明确诊断。对于脊柱退行性病变，MRI可显示椎体排列形态的情况，有无椎间盘变性、膨出、突出以及游离脱落，脊髓有无受压的情况。针对椎管内肿瘤，MRI增强检查可显示肿瘤的大小、定位，是髓内、髓外硬膜下还是硬膜外肿瘤；鉴别肿瘤的良恶性程度，脊髓受压情况以及受压范围，椎体破坏情况，是否影响脊柱的稳定性等。对于脊髓空洞症，MRI表现为脊髓中央囊性空洞，信号与脑脊液一致，同时还可明确是否伴有小脑扁桃体下疝畸形。

6. 磁共振脑静脉血管成像（MRV）成像方法　3D CE-MRV可清晰显示颅内静脉窦内对比剂填充，主要用于诊断脑静脉系统的病变，在临床用于静脉窦血栓形成的诊断。3D CE-MRV显示静脉窦内相应节段正常血流信号消失，代之以充盈缺损，并可见大脑内侧面浅静脉部分增粗扩张，部分纤细减少，甚至完全消失，部分病例可显示侧支循环开放。

7. 功能磁共振成像（functional MRI，fMRI）　广义的功能磁共振成像是指与脑功能检查有关的所有MR序列。包括弥散加权成像（diffusion weighted imaging，DWI）、灌注加权成像（perfusion weighted imaging，PWI）、血氧水平依赖成像（blood oxygen level dependent，BOLD）和磁共振波谱（MR spectroscopy，MRS）。狭义的fMRI仅指BOLD方法。

（1）弥散加权成像（DWI）：弥散加权成像是用图像来显示水分子的微观运动，临床上的重要作用是反映体内微循环的情况，目前主要应用于缺血性脑血管病的早期诊断，在脑梗死发作后2小时，即可显示病灶，明显早于CT和常规MRI检查。

（2）灌注加权图像（PWI）：灌注加权图像应用MR对比剂的$T_2$敏感性效应，显示血流灌注情况。对缺血性脑血管病、痴呆、精神疾病、头痛和外伤等疾病的诊断、治疗方法选择和监测治疗反应等方面，均有临床应用价值。与放射性核素显像比较两者的敏感度、特异度相似，但前者分辨率更高，易于常规的MRI图像融合，检查省时、性价比高，优于放射性核素显像技术。

DWI和PWI可用于超急性期脑梗死的诊断，PWI显示脑组织灌注状况，其异常改变通常早于DWI，缺血病灶表现为低灌注区。两者结合应用，若PWI显示的病灶范围大于DWI，这两者相差的部位为缺血半暗带，因此可准确选择溶栓治疗的适应证。此外，PWI可用于鉴别脑肿瘤的良恶性，判断恶性程度。还可用于鉴别放射性坏死灶和病灶复发，判断预后，监测治疗效果。

相对而言，CTP只能提供选择的几个层面情况，PWI可提供多个层面的图像，但PWI假象多。

（3）血氧水平依赖脑功能成像（BOLD）：主要原理是脑功能区活动时，局部脑组织血氧浓度较周围组织高，含氧血红蛋白增加，脱氧血红蛋白减少。后者是较强的顺磁性物质，去减少使局部脑组织$T_2$延长。导致$T_2$加权像局部信号增加。fMRI空间分辨率和时间分辨率较高、重复性好、无创，是研究脑功能的良好方法。目前，已经从单一脑功能如感觉、运动、视觉、听觉等研究，向语言、认知、情感、记忆等多功能协同研究的方向发展。临床上，主要用于个体化神经中枢定位研究，并将定位的脑功能区用于神经外科手术前入路设计，避免手术对重要脑功能区造成的误损伤。此外，还用于癫痫、帕金森病、痴呆、多发性硬化和脑梗死等非肿瘤疾病的诊断。

（4）弥散张量成像：通过显示沿神经纤维方向的弥散、垂直于神经纤维方向的弥散，显示白质中间纤维束的核磁技术。只有特定的磁共振机器使用特殊软件才可以完成。某些位于脑功能区的病变如肿瘤、血管畸形等，可能会导致正常纤维束的移位，因此，术前弥散张量成像、术中结合神经导航系统，有助于脑功能区手术避免误损伤纤维束。

（5）磁共振波谱分析（MRS）：磁共振波谱分析是一种利用磁共振现象和化学位移作用，进行系列特定原子核和其他化合物定量分析的方法。在MRI上选择一个小的区域，该区域的质谱峰按照ppm浓度显示。N-乙酰门冬氨酸（N-acetyl asparte，NAA）是神经元标记物，正常时是最高的峰，不同病变NAA峰下降，而其他的峰表现为不同程度的改变，因此MRS可以测定脑病的特征性代谢改变，对脑内病灶定性诊断；可以用于脑内氧化反应的定量分析及神经元死亡的判断、神经元破坏范围的描述和评估。

MRS的特征性改变和临床应用：

1）肿瘤：NAA下降，乳酸、脂肪、胆碱（Cho）升高，尤其是Cho，在WHO Ⅲ级以下的胶质瘤，Cho峰越高，肿瘤级别越高；但胶质母细胞瘤（Ⅳ级）由于肿瘤生长极快并伴有部分坏死，因而可能导致Cho峰反而下降，此时可用脂肪峰来检测。

2）脑血管病：乳酸峰升高明显，Cho峰降低。

3）脓肿：NAA、肌酐（Cr）和Cho峰降低，由于细菌代谢产物的存在，可能出现"不典型峰"，乳酸峰升高。

4）多发性硬化（MS）：NAA轻度降低，乳酸和脂肪轻度升高，Cho不升高。

MRS临床应用主要用于脑肿瘤与脑脓肿、血管病、MS的鉴别诊断以及不同肿瘤类型的甄别，其次有助于明确放疗后的病变是肿瘤复发还是放射性坏死。

**（三）血管造影和数字减影血管造影（digital subtraction angiography，DSA）**

脑血管造影是应用含碘显影剂如泛影葡胺注入颈动脉或椎动脉内，然后在动脉期、毛细血管期和静脉期连续摄片，以了解脑血管的形态、病变的血供、病变与血供的关系、病变的性质，并对占位病变定性。目前脑血管造影已主要为DSA所取代，该技术是应用电子计算机程序将组织图输入计算机，然通过计算机进行减影处理，充盈造影剂的血管图像保留下来，而骨骼、脑组织等影得到清晰的血管影像。具有简便快捷、血管影像清晰等优点，并可I期同时进行血管内介入治疗。

目前通常采用股动脉或肱动脉插管法，行全脑血管造影，主要适应证是头颈部血管病变如颅内动脉瘤、血管畸形以及颈动脉狭窄等，虽然CTA、MRA应用广泛，但仍有学者认为脑血管造影是"金标准"，其他检查方法不能取代之。

## 三、电生理检查

**（一）脑电图（electroencephalography，EEG）**

脑电图是指将脑细胞的自发放电活动通过放大器放大并描记的一种客观记录大脑功能状态的检测方法。

1. 描记方法

（1）电极安置：采用国际10/20系统放置电极，参考电极通常置于双耳垂。

（2）导联方法：可采用单级法和双极法。开颅手术时电极可直接置于暴露的大脑皮质表面称为皮层脑电图（electrocortico graphy），也可将电极插入颞叶内侧的海马及杏仁核等较深部位，称为脑深部电图。

（3）诱发试验：常规检查未发现异常活动时，还可以通过一些特殊手段诱发异常电活动，常用的方法有过度换气、闪光刺激、睡眠诱发、剥夺睡眠诱发以及药物诱发等。

（4）24小时脑电检查：采用携带式脑电记录盒将患者日常生活状态下24小时内的脑电活动全部记录后再回放分析的方法。

2. 正常脑电图

（1）正常成人脑电图：在清醒、安静、闭眼和放松状态下，脑电基本节律是α和β波，α波的频率为8~12Hz，波幅为20~100μV，各个脑区都可见，但以枕部和顶部最明显，但α波可在睁眼被抑制。β活动频率为13~25Hz，波幅为5~20μV，主要分布在额叶和颞叶。频率在8Hz以下的波均为慢波，包括θ波和δ波。部分正常人在大脑半球前部可见少量4~7Hz的θ波；频率在4Hz以下为δ波，清醒状态下的正常人几乎没有θ波和δ波，但入睡可出现。

（2）儿童脑电图：与成人不同，儿童的脑电图以慢波为主，随着年龄的增加，慢波逐渐减少，α波逐渐增多，到14~18岁接近于成人脑电波。

（3）睡眠脑电图：根据眼球运动可分为：①非快速眼动相（non-rapid eye movement，NREM），由于EEG上均为慢波，故又称慢波相，分4期：第1期困倦期，α节律消失，被低波幅慢波（2~7Hz）取代，在顶部可出现短暂的高波幅双侧对称的负向波；第2期浅睡期，出现睡眠纺锤波；第3期进入深睡期，出现中等量的高幅慢波（波幅75μV以上、频率为2Hz或以下）；第4期出现比第3期更慢的慢波（波幅75μV以上、频率为2Hz以下）。②快速眼动相（rapid eye movement，REM）：出现低电压、去同步、快波型脑电，快速眼球活动，肌电活动减少。

3. 常见的异常脑电图

（1）背景活动异常：正常脑电节律（α波和β波）减弱或消失，脑波频率变慢，在全脑或局部脑区θ和δ活动明显增多。此外也可以表现为波幅改变，波形改变，节律改变，以及脑电活动空间分布和时间分布的异常。

（2）阵发性异常：临床上将棘波、尖波、棘慢复合波、尖慢复合波及多棘慢复合波等阵发性异常称为癫痫样放电。棘波：周期20~70ms，上升支和下降支均陡峭，波幅在100μV以上。尖波：与棘波相似，但周期较长，通常为70~200ms，波幅较高。3Hz棘慢复合波：一个棘波继之以一个慢波，易为过度换气诱发，常见于典型失神发作。尖慢复合波：由尖波和慢波组成，见于部分发作性癫痫和失神发作性癫痫。多棘慢复合波：以不规则的多发性高幅慢波和棘波（或）尖波混合组成的一种波。

癫痫样放电是癫痫发作的病理生理基础。局部的癫痫样放电具有定位意义。但并不是所有的癫痫样放电都伴有癫痫发作，任何器质性、功能性的病变导致神经元膜电位不稳定，都可以出现癫痫样放电。

（3）其他异常波形：有些阵发性异常波形与癫痫没有密切关系，如三相波为介于背景波与阵发性放电之间的周期性慢波。

4. 脑电图的临床应用

（1）对癫痫的诊断和分类：EEG能够较好地反映异常放电的起源和传播，发现癫痫样放电，结合临床资料，可支持癫痫的诊断和定位。EEG有助于癫痫发作类型和癫痫综合征的区分，有助于判断治疗反应，作为减药停药的参考。

（2）其他辅助诊断价值：脑电图检查对区别脑器质性或功能性病变、弥漫性或局限性损害、脑炎的诊断、中毒性和代谢性等各种原因引起脑病等的诊断均有辅助诊断价值。

（3）用于手术和麻醉深度的监测。

（4）昏迷和脑死亡的评定。

5. 脑磁图（magneto encephalo graphy, MEG） 脑磁图是一种新的无创脑功能检测技术，测定的是神经元兴奋时产生的电流所伴随的磁场变化。MEG记录神经元突触后电位所产生的脑磁场变化，直接反映了脑功能的变化。与EEG记录的细胞外电流不同，MEG记录的是细胞内电流。MEG的空间分辨率高于常规EEG，不需要参考电极，记录的是该检测点的绝对信号强度。但MEG不能检测大脑深部的神经活动和长时程检测，且设备价格昂贵。目前主要用于脑功能区定位和癫痫放电的病灶定位，有助于难治性癫痫的外科治疗。

**（二）诱发电位**

诱发电位（evoked potentials, EP）是指人体的感觉器官或神经系统的某一部位接受相应刺激后，可在人体另一特定部位记录到一个电位变化，这种电位均称为脑诱发电位。按刺激的形式可分成：听觉脑干诱发电位（brainstem auditory evoked potentials, BAEP），视觉诱发电位（visual evoked potentials, VEP），体感诱发电位（somatosensory evoked potentials, SEP），运动诱发电位（motor evoked potentials, MEP），三叉神经诱发电位（trigeminal evoked potential, TEP），嗅觉诱发电位（olfactory evoked potentials, OEP）等。按潜伏期的长短分为短潜时诱发电位和长潜时诱发电位。潜伏期长短主要取决于传导通路的长短、突触数目的多少以及神经传导速度的快慢。长潜时诱发电位，如事件相关诱发电位（event-related potentials, ERP），则多起源于大脑皮质，与对刺激后做出评估的内心世界有关。

1. 躯体感觉诱发电位（somatosensory evoked potential, SEP） SEP指刺激肢体末端的深感觉纤维，在躯体上行通路不同部位记录的电位，主要反映周围神经、脊髓后束和相关神经核、脑干、丘脑、丘脑放射及皮层感觉区的功能。主要解剖基础为周围Ⅰa类感觉纤维→后索→内侧丘索→丘脑（VPL）→大脑皮质S1区（和4区）。

（1）电极放置：上肢常用的刺激部位可选正中神经、桡神经和尺神经，记录部位通常Erb's点，颈5棘突以及头部相应的感觉区。下肢刺激点可选胫后神经为刺激点，记录部位为腘窝、$L_3$、$T_{12}$棘突以及头部相应的感觉区。刺激强度以能引起肢体轻微抽动为宜，叠加200次。

（2）以上肢为例，SEP波形及起源：Erb's点电位来源于臂丛远端或神经根的动作电位；颈部电位为N9、N11、N13、P14，其中N11来源于楔束上升电流冲动，N13为上颈段脊髓中央灰质突触后电位；头皮电位为N20波，系冲动到达皮层的电活动，起源于初级皮层或丘脑皮质放射。

（3）结果分析：SEP的分析主要从潜伏期、波幅、波形分化以及时间来进行分析。

1）潜伏期：潜伏期延长超过正常值的10%，即判为异常。Erb's点电位潜伏期延长提示周围神经病损，Erb's点电位~N13峰间潜伏期延长提示颈神经根在臂丛近髓段至髓间病损。N13~N20峰间潜伏期延长提示同侧颈髓中段以上的后索、束核或对侧内侧丘索、丘脑及丘脑皮层放射的病损。

2）中枢传导时间（central conduction time, CCT）：为N20波和上肢N13波波间潜伏期之差，CCT延长大于6.4ms，或左右两侧的CCT不对称＞0.8ms即被判为异常，这是一个中枢深感觉传导的精确指标。

3）波幅的变化：波幅变异较大，两侧波幅差50%或正常值下限减去SD才有意义。

4）波型分化不好或缺失。

（4）SEP的临床应用：用于检测周围神经、神经根、脊髓、脑干、丘脑及大脑的功能状态。对吉兰－巴雷综合征、颈椎病、后侧索硬化综合征、多发性硬化及脑血管病，还可用于昏迷患者预后的判断、脑死亡的辅助诊断以及神经外科手术的监护。

2. 脑干听觉诱发电位（brainstem auditory evoked potentials，BAEP） 脑干听觉诱发电位（BAEP）是指给声刺激后从颅顶头皮记录的远场电位，按反应波出现的时间分为早成分、中成分和晚成分。早成分的反应波出现在10ms内，由于其各波反映了听觉传导通路中耳蜗和脑干听神经核的情况，在神经科临床应用具有重要意义。

（1）BAEP各波的起源和解剖基础：音波→耳郭→外耳道→鼓膜→听小骨→内耳→蜗神经→蜗神经核→上橄榄核→外侧丘系→下丘→内侧膝状体→丘脑皮层投射区。正常BAEP有7个波，经实验证明各波的来源为：Ⅰ波—蜗神经，Ⅱ波—蜗神经核，Ⅲ波—上橄榄核（桥脑下段），Ⅳ波—外侧丘系（桥脑），Ⅴ波—下丘（中脑下段），Ⅵ波—内侧膝状体，Ⅶ波—听放射（视丘—皮层）。临床上常用的为Ⅰ、Ⅲ、Ⅳ波。

（2）波形分析：主要根据波型、波的峰潜伏期（PL）和峰间期（IPL）和波幅比值。BAEP波形的辨认很重要，首先找到Ⅴ波，因Ⅴ波通常在有效声刺激后约5.8ms时出现，是一个最明显的波峰。其次是Ⅰ波约在刺激后约1.8ms左右。Ⅰ、Ⅴ波之间是Ⅲ波，约3.8ms。

Ⅰ、Ⅲ、Ⅴ波波型分化不良或消失系判定BAEP异常的金指标；如Ⅰ、Ⅲ、Ⅴ均消失，考虑听神经近耳蜗段严重损伤；如Ⅰ波之后各波均消失，则考虑听神经颅内段或脑干严重病损。各波潜伏期延长，波间期延长以及Ⅴ/Ⅰ波幅比＜0.5均提示BAEP异常。

（3）BAEP的临床应用

1）听觉损伤的评定：对于新生儿、儿童以及无法合作的成年人，可采用BAEP测定来评估有无听力的损伤。传导性耳聋的BAEP表现为各波潜伏期延长，但波间期正常。

2）听神经瘤筛选：耳鸣、眩晕怀疑听神经瘤的最佳筛选诊断指标，几乎所有（95%以上）的听神经瘤患者均表现为BAEP的异常。有人认为常规听力检查、CT扫描均无异常表现时，桥小脑角肿瘤患者的BAEP即可有异常表现。

3）有助于多发性硬化的诊断。

4）评定病损是否累及脑干听觉传导通路：影响脑干听觉传导通路的各种疾患常见的有：①听神经瘤；②桥小脑角区其他肿瘤和小脑肿瘤；③脑干内病变（肿瘤、炎症、血管病）；④脑干挫伤；⑤中脑病变包括松果体瘤、脑血管意外和血管畸形等。

5）术中监护：主要用于听神经、三叉神经、面神经以及前庭神经的减压术，听神经的牵拉、缺血、损伤均可引起BAEP的变化。

6）术后昏迷病人的预后评估：中毒或中脑代谢等疾病引起的昏迷，BAEP通常是正常的，只有病变累及低位中脑或以下，才会影响BAEP。

7）评定脑死亡：双侧BAEP仅存Ⅰ波或呈电静息。

3. 视觉诱发电位（visual evoked potentials，VEP） 视觉诱发电位（VEP）系指向视网膜给予视觉刺激时，在大脑各区（主要是枕叶和颞叶后部）记录到的由视觉通路传导并产生的诱发反应电位。主要包括图形翻转方法和非图形刺激方式，前者为门诊检查的常规方法，数据精确，而后者主要采用闪光刺激（flash VEP，*f* VEP），*f* VEP主要反映黄斑部功能，检测时无需患者配合，因此主要用于视力极差、不能凝视图形刺激者、婴儿、诈病或智力低下、有精神障碍者，同时$f$VEP还用于全麻病人的术中监护。

（1）VEP起源和解剖基础：其传入的视觉通路为视网膜→视神经→视交叉→视束→外侧膝状体→视放射和枕叶视区。正常VEP由三个波组成即N1-P1-N2或称$N_{75}$-$P_{100}$-$N_{145}$。$P_{100}$的潜伏期在正常人比较稳定，代表视觉皮层的特殊部分，其峰潜伏期说明视觉冲动在视觉通路上传导所需要的时间。

（2）结果分析：VEP异常判定标准：波型消失、$P_{100}$潜伏期延长以及波幅降低。

（3）VEP的临床应用：VEP主要可用视通路病变，特别对MS患者可提供早期视神经损害的客观依据。同时可用于蝶鞍区病变的术中监测。

4. 运动诱发电位（motor evoked potentials，MEP） Merton和Morton于1980年首次用经颅电刺激技术记录到MEP。目前临床上常用的还有经颅磁刺激和电刺激MEP。电刺激在检查清醒患者时会造成受试者强烈的不适感，因此较适合全麻患者术中监护，而磁刺激目前常规用于门诊清醒病人检查。四肢的肌肉均可作为记录目标部位，上肢的刺激点位于脑皮层相应运动区、颈7棘突和Erb's点，下肢则位于脑皮层相应运动区、胸12或腰1以及腘窝区。主要检测指标为各波的潜伏期和中枢运动传导时间（CMCT）。MEP主要用于评定病损是否累及脑部运动传导通路，瘫痪肢体的预后评估等。

5. 事件相关电位（event-related potentials，ERP） 事件相关电位（ERP）也称内源性事件相关诱发电位，是人对外界或环境刺激的心理反应，潜伏期在100ms以上，属于长潜伏期电位，目前对其起源和确切解剖定位尚不完全清楚。ERP主要研究认知过程中大脑的神经电生理改变，探究大脑思维的轨迹。包括$P_1$、$N_1$、$P_2$、$N_2$和$P_3$，其中前三种称为外源性成分，而后两种称为内源性成分。其中应用最广泛的是$P_3$（P300）。P300是较早发现的内源性事件相关电位成分，主要与人在从事某一任务时的认知活动如注意、辨别及工作记忆有关。P300可能代表期待的感觉信息得到确认和知觉任务的结束，目前已被广泛用来研究认知功能。其潜伏期反映对刺激物评价或归类所需要的时间即反应速度，随作业难度的增加而延长，而波幅反映了心理负荷的量，即被试投入到任务中的脑力资源的多少。虽然P300对认知损害评价的临床应用较广，但近年来的研究证实P300的脑内源不止一个，而是与多种认知加工有关，所以其在认知损害特征的精确描述方面有一定的局限性。

ERP可通过听觉、视觉、体感刺激，从头皮上记录到一组神经元所发出的电活动，与短潜时诱发电位不同，要求受试者应对刺激进行主动反应，受心理状态影响明显，主要反映大脑皮质认知功能状况，用于各种大脑疾病引起的认知功能障碍的评价。

**（三）肌电图（electromyography，EMG）**

肌电图是记录运动单位的生物电活动。运动单位是正常肌肉活动的最小功能单位，由一个下运动神经元及其运动神经纤维所支配的一群肌纤维所组成，包括脊髓前角细胞（或脑神经运动神经细胞）、运动神经纤维、神经—肌肉接头及肌纤维。一个运动单位可支配5~1000根肌纤维，一块肌肉上可接受数百至上千个运动单位，每个运动单位在肌肉上所占的圆形区域直径为5~11mm，在该范围内有5~30个运动单位的纤维。一个前角细胞兴奋引起它所支配的肌纤维收缩时，出现的动作电位称为运动单位电位。

1. 目前肌电图检查分为两类。

（1）用同心针电极插入肌肉，观察和记录该针极附近一组肌纤维的电活动。

（2）用电刺激周围神经来观察和记录肌肉或神经的电活动（如神经传导速度、神经重复电刺激、H反射及F反应等）。

2. 适应证

（1）肌萎缩和各种肌病。

（2）周围神经病变如周围神经外伤、神经根压迫等，判断其损伤程度、部位及再生功能等情况，有助于制定正确的治疗措施。

（3）脊髓疾病如脊髓髓内肿瘤、椎间盘突出等提供客观记录。

（4）器质性与功能性病变的鉴别。

3. 操作方法

（1）检查前准备操作者应熟悉神经肌肉的解剖生理，以便根据病史制订检查计划。检查前需向患者说明检查方法，以消除紧张取得合作，使肌肉自然放松。

（2）检查步骤

1）插入状态：针插入肌肉会产生一些短暂的电活动发放，插针时观察这些电位变化。

2）放松状态：当针插入肌肉后，嘱患者将被检查的肌肉完全松弛。观察有无自发电位及其变化。

3）意向性活动状态，包括2种，轻微收缩和重力收缩。轻微收缩：嘱患者做不引起关节活动的肌肉收缩，以便进行单个运动单位的波形、时程和波幅的参数测定。重力收缩：嘱患者做最大用力收缩，观察运动单位重叠综合（又称募集）的程度即波型。

4. 正常肌电图

（1）插入状态当针插入正常肌肉时能引起一串时程为1~3ms、波幅为100uV的动作电位发放称插入电位。持续时间不超过插针动作（约1s）即消失，可能由电极机械刺激肌纤维所造成。若针插入终板区，可见到单或双相（基线起始为负向偏转）、时程为1~2ms、波幅为10~50μV的终板噪声和（或）时程为3~4ms、波幅为100~200μV的终板电位，前者伴有“海啸”样声音，持续时间约几秒钟，此时患者常感疼痛，稍移动针极后疼痛即可消失。

（2）放松状态正常肌肉完全放松时没有肌电活动，所记录到的仅为一直线，称电静息。

（3）轻微收缩可观察到单个运动单位电位，并测量其各项参数。

1）运动单位电位波形由离开基线偏转的位相来决定，根据偏转次数的多少分为单相、双相、三相或多相。一般为双相或三相，多相电位在动作电位中的百分比因不同的肌肉而不同，一般占5%~15%。

2）运动单位电位时程从离开基线的偏转起，到返回基线所经历的时间即运动单位电位时程。要精确测定时程，必须测定一块肌肉20个不同的运动单位的时程平均值（平均时程）。不同年龄不同的肌肉其平均时程不同，一般肢体肌肉为8~13ms。

3）运动单位电位波幅可由最高正向和负向间的差距来测定。它与时程一样需测平均波幅。正常约为200~500μV。数值偏差40%仍属正常。

4）运动单位电位频率即每秒钟动作电位出现的数目。一般为每秒5~10次。此指标临床实用价值不大。

5）运动电位的波形、时程、波幅可受各种生理和技术因素的影响。

年龄：4岁以下多相电位多见，时程随年龄增大而延长，与波幅显著正相关。

肌肉：因不同肌肉而异，例如胫骨前肌多相电位可达12%，而面肌仅为四肢肌肉的1/2，面肌动作电位的波幅低而肢体肌肉则较高。

低温、缺氧：多相电位可增加，时程延长，波幅降低。

疲劳：多相电位增加，时程缩短，波幅无显著改变。

电极：根据运动终板离针极的距离不同分别形成不同时相的波形，使用同心电极所记录到的运动单位电位时程较表面电极为短，针极接近终板则波幅增高。

（4）重力收缩随着肌收缩力量增加，动作电位的频率增加，并加入其他运动单位的电位，当肌肉做最大用力收缩时，运动单位电位重叠重杂，无法分出单个电位，称为“干扰相”。患者精神紧张和不合作，肌肉收缩位置不当或针插入不当，都可能影响“干扰相”的出现。若肌肉收缩轻微则出现运动单位电位分散基线能看清的波型称为“单纯相”。若用力稍大但未用足重力则出现电位重叠与分散相混的波型称为“混合相”。因此，检查过程中一定要请患者合作做好最大用力收缩的动作。大多数肌肉的最高峰值为2~5mV。

5. 异常肌电图及其临床意义

（1）插入电位异常主要为插入电位延长，移动针电极后复又出现，系肌膜对机械刺激兴奋性极度增高所致。插入电位可由正锐波、纤颤电位、束颤电位、正常运动单位以及其他短时程低波幅电位组成。最常见为在正锐波基础上叠加有纤颤电位，常见于神经源性疾病。插入电位延长的特殊形成如下：

1）肌强直电位：见于先天性肌强直，肌强直性营养不良，在遗传性周期性瘫痪中也偶见。

2）肌强直样电位，又称怪形电位、假性肌强直放电或复形重复放电。见于肌强直疾病，亦可见于多发性肌炎，高钾性周期性瘫痪，某些糖原贮积病、甲状腺功能减退等代谢及内分泌肌病，以及运动神经元病等慢性神经源性疾病。此外，若插入电位不出现，见于肌纤维严重萎缩，被纤维组织或脂肪组织代替时，或在严重的周期性瘫痪时可出现此种无反应状态。

（2）放松时异常表现：自发电位出现，主要表现有下列数种。

1）纤颤电位：为肌纤维自发性活动所产生的电位，临床上除舌肌外肉眼不能观察到。以往认为是肌肉失神经支配的特征，一般失神经支配后7~10天出现，如3~4周后仍未出现，神经支配有恢复可能，但运动单元变大，导致波长延长、数量减少。

2）正性尖波：常见于肌肉损伤或失神经支配后出现。

3）束颤电位：常为前角细胞病变的重要表现，多发性肌炎时偶见，手足搐搦、甲状腺肌病、尿毒症等时也可见。单个散发可为生理性，故束颤电位一定要与纤颤电位同时出现时才有诊断意义。

4）群放电位：研究群放电位的分布主要有助于临床病情及治疗效果的观察。

（3）轻微收缩时异常表现

1）肌动员减少提示：神经源性病变；早期或肌动员增加提示肌源性病变。

2）运动单位电位时程、波幅的改变：时程及波幅都减小，是肌源性疾病的特点；时程增大，提示下运动神经元病变。

（4）重力收缩时异常表现：波形的异常表现在运动单位数量和频率的改变。

1）波形呈细碎密集、低波幅的病理干扰相，见于肌源性病变。

2）波形呈稀疏、高波幅的单纯相或混合相，见于神经源性病变。

3）完全无运动单位电位，见于严重的神经肌肉病变及癔症性瘫痪，受疼痛刺激可诱发出运动单位电位,同时缺乏纤颤电位。

异常肌电图的出现除了能协助明确肌萎缩是肌源性还是神经源性或定性诊断外,尚可协助诊断下运动神经元病变的定位,可根据不同肌肉的失神经现象,特别是出现纤颤电位时推测病变部位。

**(四)神经传导速度**

神经传导速度是测定神经传导性的一种电生理检查方法,分为运动神经传导速度和感觉神经传导速度两种。

1. 运动神经传导速度 使用脉冲电流对神经的两端分别进行超强刺激(是指引起诱发电位波幅不能再随电流强度增加而增高的刺激),在其所支配的远端肌肉记录诱发电位,从不同端点施加刺激到出现诱发电位的时间称为潜伏期。两个端点潜伏期之差称为传导时间,再从人体表面测出两端之间的距离,以公式表示为:

$$\text{运动神经传导速度(MCV)}=\frac{\text{神经两端点间的距离(m)}}{\text{该段神经的传导时间(s)}}$$

以尺神经为例,刺激尺神经肘部及腕部,由外展小指肌记录,刺激肘部的潜伏期为8.0ms,腕部为4.0ms,肘部和腕部到外展小指肌的距离分别为28.9cm和6.4cm,因此MCV(肘部—外展小指肌)为56.2m/s,而MCV(腕部—外展小指肌)为16m/s。

2. 感觉神经传导速度测定方法

(1)顺向法:电流刺激感觉神经远端,在神经干的近侧端进行记录,即按神经冲动正常传导方向进行测定。顺向法检查较逆向法少疼痛,但由于记录到的感觉电位一般很小,但只要掌握操作要点,使用低噪声、高增益并有平均器的仪器,多次叠加后一般不难引出。

(2)逆向法:电流刺激神经干,在手指远端进行记录电位,即按感觉神经冲动逆向传导进行测定(与运动神经传导方法相似)。逆向法较易引出感觉电位,故常用。因为感觉神经诱发电位的潜伏期只包括感觉纤维上的传导时间,与运动神经诱发电位的潜伏期不同(后者除了包含神经干本身的传导时间外,还包括传导速度较慢的末梢神经传导时间及神经—肌接头的传导时间等在内)。所以,其计算公式为:

$$\text{感觉神经传导速度}=\frac{\text{距离(m)}}{\text{传导时间(s)}}\text{(一个刺激点到记录点间)}$$

3. 影响因素

(1)温度:温度变化1℃,神经传导速度改变1.2~2.4m/s,故检查时应注意皮肤温度保持在34℃以上。

(2)年龄:新生儿的运动神经传导速度约为成年人的50%,5~6岁后与成人接近。60岁以后又逐渐减慢。感觉神经传导速度出生6个月后即可达成人数值,60岁后也随年龄增长而下降。

4. 正常值 因测定的神经数目不同和技术误差,所以不同作者测定的结果不完全相同,一般粗略讲运动神经传导速度上肢(尺和正中神经肘至腕节段)为50m/s,下肢(胫后和腓总神经膝至踝节段)在40m/s以上。在同一根神经的同一节段上感觉神经传导速度比运动传导速度快。同一神经的近体段传导速度比远体段快(例如正中神经腋至肘节段传导速度快于肘至腕节段)。

5. 临床定义 异常表现可有传导速度减慢，潜伏期延长和诱发电位之波形、位相、时程及波幅等改变。

（1）周围神经病变（外伤、再生、压迫、炎症及脱髓鞘等）运动神经传导速度减慢或潜伏期延长。通常感觉神经传导速度减慢出现在运动神经传导速度减慢之前，诱发电位位相可增加，严重受损时时程延长、波幅降低。

（2）前角细胞病变及肌源性疾病时，传导速度一般在正常范围。

6. H反射 用表面电极放置腘窝对胫神经进行电刺激，在腓肠肌或比目鱼肌可记录到一个肌肉诱发电位称M波，在此反应后经过25~35ms的潜伏期后出现的第二个诱发电位称H波，这是由于冲动逆向传入脊髓后产生的反射性肌肉收缩，故又称H反射，它是单突触反射，代表脊髓前角细胞的兴奋性，受大脑皮质、锥体及锥体外系所控制。其特征是刺激强度较小，M波还未引出时H波已出现，并随刺激量增加而波幅增高，当刺激进一步增加时其波幅逐渐减小甚至消失。

H波的分析指标：

（1）潜伏期，胫神经为27.8 ± 1.9ms。H反射潜伏期的测定可了解反射弧通路中的传导状况，在神经根、周围神经病变时潜伏期可延长，在上运动神经元病变时，H波潜伏期缩短。

（2）H与M最大波幅的比值，正常应>1，上运动神经元病变，H与M波幅比值增高，脊髓本身病变时，波幅比值降低。

（3）H反射的恢复曲线：当对神经刺激产生H反射后，感觉和运动神经即可产生不应期，正常值为80~100ms，在不应期内再次给予反射，则H反射不出现，故测定第二次刺激引起H反射的恢复过程，称为H反射的恢复曲线。上运动神经元病变引起痉挛性瘫痪时，不应期缩短，恢复曲线超越正常，下运动神经元病变引起弛缓性瘫痪时，不应期延长，恢复曲线延长。

7. F反应（或称F波） 以超强刺激四肢周围神经，在其支配的远端（手或足）小肌肉上记录到M波后也可出现第二个较M波小的诱发电位称F波，其潜伏期约20~30ms，但其波幅不随刺激强度的增减而改变，与H反射有不同，刺激过强时会消失。它系电刺激逆向传导所引起的前角细胞回返放电，故称F反应，但也可能有单突触或多突触反射的参与。F波的传导时间和传导公式如下：

$$\text{F波传导时间(ms)} = \frac{(\text{F潜伏期}-\text{M潜伏期})-1}{2}$$

（1ms作为细胞体的中枢延搁；F潜伏期欠恒定，故需测5次，按最短值计算）

F波可用来研究周围神经近体端的传导状况，反映神经根的功能，如神经根受压，潜伏期可延长或消失。

通常以每秒3次（可用每秒1~10次）的脉冲系列超强刺激腕部尺神经，小指外展肌做记录，观察起始第1个和第5个肌肉动作电位波幅逐渐衰减的改变，以测定其比值。计算公式为

$$\text{比值(\%)} = \frac{(\text{第5个波幅高}-\text{第1个波幅高}) \times 100}{\text{第1个波幅高}}$$

若波幅衰减比值大于10%即为阳性。此试验作为重症肌无力患者的辅助诊断。

**（五）重复神经电刺激**

重复神经电刺激（repetitive nerve stimulation，RNS）是超强重复刺激神经干在相应肌肉记录复合肌肉动作电位，是检测神经肌肉接头功能的重要手段。正常情况下神经干连续受刺激后，CMAPs波幅可有轻微波动，降低或升高均提示神经肌肉接头病变。RNS根据刺激频率可分为低频RNS（$<5Hz$）和高频RNS（10~30Hz）。

1. 方法

（1）电极放置：刺激电极置于神经干，记录电极置于该神经支配肌，地线置于两者之间。

（2）测定方法：通常选择面神经支配的眼轮匝肌、腋神经支配的三角肌、尺神经支配的小指展肌及副神经支配的斜方肌等；近端肌肉阳性率高，但不易固定；远端肌肉灵敏度低，但结果稳定，伪差小；高频刺激时病人疼痛明显，伪差大，通常选用尺神经。

（3）正常值计算：确定波幅递减是计算第4或第5波较第1波波幅下降的百分比；波幅递增是计算高波幅比第1波波幅上升的百分比；正常人低频波幅递减通常在5%~8%以内，高频刺激波幅递减在30%以下，波幅递增在50%以下。

2. 异常RNS及临床意义　低频刺激波幅递减$>15\%$，高频刺激波幅递减$>30\%$为异常，见于突触后膜病变如重症肌无力；高频刺激波幅递增$>57\%$为可疑异常，$>100\%$为异常波幅递增，见于肌无力综合征。

## 四、脑超声检查

经颅多普勒（transcranial doppler，TCD）是利用低频超声波经特定部位导入颅内，探查颅内脑底动脉血流动力学及血流生理学参数的检查。其优势为无创、方便、可反复检查以便动态观察。但检查中，相关血管识别需通过探头位置、角度、血流方向变化、血流速度以及波形变化等来判断，需要检查者有丰富的经验和血管解剖知识。另外多普勒还被运用到颈动脉颅外段的检测。

**检测方法**

1. 超声探头选择　选用2MHz探头进行脉冲多普勒探测颅内血管，选用4MHz探头探测颈部血管，术中监测时使用的探头为16MHz。

2. 检测部位　TCD最常用的检查部位是颞、枕和眶三个窗口。检测颈总动脉分叉处血管时，则可将探头直接置于两侧颈内动脉处描记。

（1）颞窗：位于颧骨上方的眼眶外缘和耳屏之间，经颞窗可检测大脑中动脉、颈内动脉终末端、大脑前大脑后动脉及前交通动脉。检测时，首先须获得稳定的波形，任何角度、检测深度的变化都会造成数据的不准确。其次，从颞窗检测时，大脑前动脉的血流方向是背向探头方向，而大脑中动脉则相反，是迎向探头方向，因此如果检测到双向波则可明确为颈内动脉分叉处，此时将探头的检测深度往回调整0.5~1cm，此时检测的血管即为大脑中动脉。

（2）枕窗：将探头置于枕骨大孔处，可检测基底动脉、椎动脉和小脑后下动脉。

（3）眼眶：受试者双眼闭合，将探头置于眶上裂，可检测眼动脉和颈内动脉。

3. TCD检测指标

（1）频谱形态：反映血液的流动状态，正常频谱形态表现为红色集中在周边并有蓝色“频窗”的规律层流频谱，而当血管狭窄时，会出现频谱紊乱的湍流状态。

（2）血流方向：血流方向迎向探头为正向频移，反之，则为负向频移。

（3）血流速度：包括平均血流速度（mfv）、收缩期峰值血流速度（sfv）和舒张期血流速度（dfv）。其中mfv意义最大，因为其代表心动周期内供血强度，受其他心血管因素影响小。

（4）血管搏动指数：包括动脉指数（PI）和阻力指数（RI）。

PI=（收缩期峰值-舒张末期血流速度）/平均血流速度

RI=（收缩期峰值-舒张末期血流速度）/收缩期峰值

（5）声频信号：正常情况下，声频信号规则，有节律；声频信号嘈杂，提示血管狭窄等异常情况。

1）颅内、外脑动脉狭窄或闭塞：当脑动脉中重度狭窄时，狭窄远段血流速度降低，PI值下降，可用做辅助诊断。颈内动脉颅外段闭塞或50%以上狭窄时，多普勒诊断敏感性为90%，但针对颅外颈动脉狭窄患者更推荐颈动脉B型超声检查，因其能显示二维图像，可客观检测动脉结构和动脉硬化斑块状态。

2）脑动脉瘤围术期监护：微血管多普勒（MDS）可以监测Wills环所有血管及其较大分支，因此在颅内动脉瘤手术中得到了广泛的应用。术中应用MDS主要用来协助动脉瘤定位、探明载瘤动脉走向，特别在是当前床突遮挡、瘤体表面蛛网膜肥厚粘连及伴有脑内血肿的病例；在前交通动脉瘤手术时，MDS可用来探明对侧大脑前动脉A1、A2走向，以及动脉瘤瘤颈的可能位置，指导手术进程；动脉瘤夹闭后，MDS主要用来探明动脉瘤有无夹闭不全、载瘤动脉以及术野中可能累及的穿支动脉有无发生血管痉挛、狭窄甚至被误夹的可能，特别在巨大、复杂动脉瘤夹闭术、瘤夹塑形重建手术以及颈内动脉下壁动脉瘤等视野成死角的手术中有重要的指导意义。

MDS亦有其局限性，微探头不能探测瘤体后方及瘤颈部残留（Dog ear），另有人认为MDS在远端侧支血流特别是小血管的监测方面，术中操作较为困难。故颅内动脉瘤术中尚不能完全取代术中血管造影。

3）脑血管畸形：TCD有助于深部脑动静脉畸形（AVM）的定位、明确AVM的供应动脉和引流静脉。可用于术中监测，避免误损伤供血动脉并判断有无畸形血管团残留。

4）脑血管痉挛：蛛网膜下腔出血是导致脑血管痉挛最常见的原因：TCD可无创检测颅内重要血管的血流速度和动脉参数变化，来判定是否存在脑血管痉挛。随访上述指标可评估脑血管痉挛的预后。

5）颅内压增高：颅内压增高可表现血流速度下降和阻力指数增高，当颅内压进一步增高时，舒张期血流速度可几乎为零，出现舒张期逆行血流图形等。可以通过TCD的数据测定来预估颅内压数值（eICP），有文献报告在一组47例的病例研究中，有创ICP测定值和无创eICP估算值的相关性研究，结果发现两者的相关性好，有统计学差异。由于是无创检查，因此具有一定的应用前景，而且观察一段时间内的eICP变化值则更具临床价值。

6）其他可用于锁骨下动脉盗血综合征的诊断和脑动脉血流微栓子监测，也可评判昏迷预后以及脑死亡。

## 五、放射性同位素检查

### （一）单光子发射计算机断层扫描脑显像

单光子发射计算机断层扫描（single photon emission computed tomography，SPECT）脑显

像为放射性同位素断层显像技术，近年来，已研制了将SPECT和CT合二为一的显像设备，称为SPECT/CT，解剖定位更精确。常用的放射性示踪剂为-HMPAO（锝$^{99m}$-依莎美肟注射液）或$^{99m}$Tc-ECD（锝$^{99m}$-比西酯注射液），注入血液，由于上述显像剂均是亲脂性、中性小分子化合物，可自由完整地通过血脑屏障，快速进入脑组织后即转为非脂性物质不能再返回血液，从而迅速地在脑内达到稳定状态并滞留一段时间，其在脑内的分布，在一个较广泛的范围内与脑血流呈正比，因此脑SPECT血流灌注显像又称为功能性脑显像。

当脑内发生病变时，病灶局部的血流灌注减少或增多，通过分析，可了解脑血流和代谢情况，对急性脑血管病、癫痫、帕金森病、痴呆分型及脑生理功能的研究有重要价值。SPECT对原发性肿瘤的诊断价值不如CT和MRI，但对脑瘤术后或放疗后复发的诊断具有一定价值。脑瘤复发表现为脑局部灌注增加，如为瘢痕或水肿则表现为局部放射性减低，转移瘤也可表现为局灶灌注性降低。$^{201}$Ti（铊）等显像剂可显示神经肿瘤增殖和代谢活力，因此SPECT可用于诊断神经系统原发性肿瘤。$^{201}$Ti在脑胶质瘤中的摄取度不仅反映了肿瘤的组织学等级，也反映其增殖活性。

#### （二）正电子发射断层扫描

正电子发射断层扫描（position emission tomography，PET）是应用正电子核素标记、具生物活性的物质如$^{18}$F-脱氧葡萄糖（$^{18}$F-FDG）等作为分子探针，观测活体内生化和代谢等过程的一种分子影像学技术，能显示全身各部位的三维影像，适合于肿瘤等疾病的诊断、分期和疗效监测。近年来PET/CT的发明实现了分子影像与解剖影像的图像融合，极大地提高了诊断的特异性和准确性。

PET在神经系统疾病应用主要集中几个方面：

1. 脑肿瘤　PET脑肿瘤显像主要采用$^{18}$F-FDG，通过葡萄糖代谢进行肿瘤的定位和定性诊断、预后评估和疗效检测。其他的显像剂还包括氨基酸类、胆碱类、乙酸类、嘧啶类、神经受体等，其共同的优势在于脑本底摄取较低，从不同代谢途径、受体水平等多角度反映肿瘤的异常增殖。

2. 癫痫　PET主要应用于解剖结构上无异常改变的原发性癫痫，通过观察脑部葡萄糖代谢，进行术前定位及疗效评估。

3. 认知障碍与痴呆　$^{18}$F-FDG可以对阿尔茨海默病（Alzheimer's disease，AD）行早期诊断及分级，同时，还可根据局部葡萄糖代谢的改善情况评估疗效，对改善预后具有重要意义。近年来，$^{11}$C-PIB等特异性显像剂显示AD患者脑部β-淀粉样蛋白（amyloid β-protein，Aβ）的沉积情况，从而早期诊断AD及轻度认知障碍，并评估疗效。

4. 帕金森（Parkinson disease，PD）　中晚期PD患者豆状核及丘脑的葡萄糖代谢相对增加，前额叶运动区代谢降低，有助于PD的辅助诊断。另外多种显影剂可进行多巴胺转运蛋白（dopamine transporter，DAT）显像，DAT下降要早于PD运动症状的出现，DAT阴性，可排除PD。

5. 精神疾病　PET显示额叶代谢降低是精神分裂症患者的特征性表现。

6. 其他　还包括心理障碍、药物与酒精滥用、外伤、脑卒中、感染以及放化疗脑病等。

### 六、脑、神经和肌肉活组织检查

活组织检查的主要目的是为了明确诊断。随着组织化学、免疫组化及DNA等病理诊断技术不断发展，病理诊断的阳性率不断提升，但活检也有其局限性，如受取材部位和大小限制，有些病理结果仍然可能是阴性的，因此术前需仔细权衡利弊，尊重患者及家属的知情同意权。

**（一）脑活组织检查（biopsy of brain tissue）**

虽然CT和MRI等先进的影像学技术能精确地显示脑内结构和微小病变，对颅内病变的诊断有重要意义，但在明确病变性质方面，仍存在一定困难。而脑活检可明确病理学诊断，为进一步治疗制订切实可行的方案策略。因此，只要严格掌握适应证，遵守操作规程，脑活检是一种安全可靠的诊断疑难病的手段。

1. 适应证

（1）颅内占位性病变，明确病理诊断后决定进一步治疗方案。

（2）用于临床上高度怀疑为亚急性硬化性全脑炎、遗传代谢性脑病如脂质沉积病、黏多糖沉积病、脑白质营养不良以及Creutzfeld-Jakob病等患者，为进一步明确病理诊断。

2. 禁忌证

（1）出凝血功能严重障碍；

（2）脑内病变富含血管；

（3）低位脑干内的弥漫性病变病；

（4）病变位于脑室，活检扩散容易造成扩散者。

3. 活检部位　弥漫性病变活检尽可能选择大脑静区如额叶，单纯疱疹病毒性脑炎取颞叶。局限性病灶如位置较浅、靠近皮，可采用颅骨钻孔后切开脑膜，穿刺或切取采取脑标本。脑深部病变需开颅手术切取标本或导航行立体定向穿刺活检。

4. 标本处理　脑活检标本根据需要进行特殊处理，可制成冷冻切片和石蜡切片等，然后经过不同的染色技术显示病变。还可以从脑活检组织中分离病毒或检测病毒抗原，应用聚合酶链反应（PCR）检测病毒特异性DNA，是病变早期可靠的诊断方法。

**（二）神经活组织检查**

神经活检在诊断外周神经病变中并非起关键作用，但对于诊断脉管炎、淀粉样变性、Hansen病、异染性和球状体脑白质营养不良、周围神经肿瘤浸润和复发性多发神经炎等病变非常有用。可鉴别Charcot-Marie-Tooth病（又称遗传性运动感觉神经病）的两个不同亚型。可以显示糖尿病性肌萎缩中的脱髓鞘变性。

神经活检最常用的取材部位是腓肠神经，因该神经走行表浅、易于解剖，损伤后功能障碍轻微。

**（三）肌肉活组织检查**

肌肉活组织检查是诊断肌肉及周围神经疾病的重要手段之一，通过光学显微镜和组织化学染色技术，可正确诊断许多疑难肌病。

1. 适应证

（1）局部或弥漫性炎症性肌病：如多发性肌炎等；

（2）代谢性肌病：如线粒体肌病、脂质沉积性肌病等，不但提供组织学证据，还可获得生化改变的依据；

（3）鉴别神经源与肌源性损害。如进行性肌营养不良与脊髓性肌萎缩的鉴别。

2. 活检肌肉选择及注意事项　最常作为活检的肌肉有肱二头肌、三角肌、股四头肌和腓肠肌等。通常选择临床和神经电生理均受累的肌肉,但应避免在肌电图部位附近取材。慢性进行性病变时应选择轻、中度受累的肌肉;而急性病变时应选择受累较重甚至伴有疼痛的肌肉。切忌选择严重萎缩的肌肉,因为在神经源性损害有严重肌萎缩时不易与肌源性损害鉴别。

3. 实验室方法　肌肉活检标本可根据需要进行标本的处理和染色,可制成冷冻切片和石蜡切片等,然后经过不同的染色技术(常规组织学、组织化学、生物化学及免疫组化等)显示病变。常规组织学可帮助鉴别神经源性损害和肌源性损害,提供肌纤维坏死、再生、肌浆糖原聚集、结缔组织淋巴细胞浸润等,有助于皮肌炎、多发性肌炎和包涵体肌炎的诊断。组织化学染色,可测定肌肉中各种酶的含量,有助于糖原沉积病等诊断。免疫组化染色,可发现线粒体脑肌病中线粒体DNA的异常和Duchenne型肌营养不良病人抗肌萎缩蛋白缺乏等。

## 七、基因诊断

基因诊断(gene detection)是近来发展起来的新的检测手段,是利用分子生物学和分子遗传学方法检测基因结构及其表达功能,直接或间接判断致病基因的存在,从而对遗传病进行诊断。它标志着遗传病的诊断从表型(蛋白质)水平进入基因(DNA/RNA)水平。目前,基因诊断的应用范围已经从对遗传病的基因异常分析扩展至对肿瘤的生物学特性判定以及感染性疾病的病原诊断等,分子生物学和医学遗传学发展至今,基因诊断已从一种设想,逐步走向临床,成为现实。

神经系统遗传病作为最常见的遗传性疾病,约占已知总数的60%;目前常用的基因诊断方法和技术包括核酸分子杂交技术、PCR扩增、基因测序及基因芯片等。随着下一代测序(next generation sequencing, NGS)技术的飞跃发展,测序通量不断提升,测序成本下降,使得大规模基因及极微量DNA(如ctDNA)的检测成为可能,为基因诊断的发展奠定了坚实的基础。基因诊断直接以病理基因为对象,对于神经系统的遗传性疾病,不仅能对有表型出现的疾病做出明确的诊断,而且还可用于产前诊断,测出携带者和纯合子等,属病因学诊断。

癌症作为一种基因病,是基因突变逐渐积累所致,当调控细胞生长的基因发生突变,细胞无限制增生,导致恶性肿瘤的产生,其发生机制非常复杂,对于临床表现相同或不同的患者,其体内基因突变情况会有很大差异,这种分子水平的差异将导致不同患者对于特定药物反应不尽相同,因此有必要从基因水平对癌症进行精确的判别,分析患者对于特定抗癌药物的敏感性,从而有针对地为患者“量身定制”医疗方案。以神经系统肿瘤中恶性程度较高的胶质瘤为例,其病理级别根据肿瘤的组织结构和细胞特点,分为4级,分别为毛细胞星形胶质瘤(Ⅰ级)、星型细胞瘤或混合性少突星型细胞瘤(Ⅱ级)、间变性星型细胞瘤(Ⅲ级)、胶质母细胞瘤(Ⅳ级)。病理级别的判定对于肿瘤的治疗和预后判定虽然具有重要意义,但基于基因组学的分子分型为肿瘤的诊断、预后和治疗提供更为准确、客观的遗传信息,帮助临床医师从分子生物学的全新角度了解每一个患者特定的肿瘤特征,从而更有针对性地制定治疗和康复方案。以$O^6$-甲基鸟嘌呤DNA甲基转移酶(MGMT)为例,研究发现,MGMT在胶质瘤组织中的表达与肿瘤的耐药性相关,而MGMT基因启动子的甲基化状态是决定MGMT表达量的主要因素。进一步的研究表明,MGMT

基因启动子甲基化的胶质瘤患者,其化疗效果显著优于MGMT基因启动子未甲基化的胶质瘤患者。因此,对MGMT基因启动子是否甲基化的检测,为胶质瘤患者的预后治疗,提供了更明确的指导方向。

随着基因检测技术的不断发展,肿瘤患者的治疗逐步往差异化治疗、个体化治疗的方向发展,对患者的用药合理性、治疗精确性及不良反应的监控均提供了重要的指导意义。

(费智敏)

# 下篇 各 论

# 第二章 周围神经疾病

## 第一节 概 述

周围神经疾病是指原发于周围神经系统结构和功能损害的疾病。周围神经从功能上分为感觉神经、运动神经和混合神经。神经纤维是周围神经结构的基本组成单位，众多神经纤维集合为神经束，若干神经束组成神经干。神经纤维可分为有髓鞘神经纤维和无髓鞘神经纤维两种。髓鞘不仅具有绝缘作用，而且可使神经冲动在Ranvier结间呈跳跃性分布，有利于神经冲动的快速传导。在周围神经系统中，脑神经和脊神经的运动和深感觉纤维多属有髓鞘神经纤维，而痛温觉和自主神经多为无髓鞘神经纤维。神经纤维外被神经内膜，神经束外被神经束膜，而神经外膜是包覆神经周围的结缔组织之最外层。神经外膜滋养动脉发出丰富的交通支，神经束膜和神经内膜毛细血管内皮紧密连接构成血—神经屏障，具有保护周围神经的作用。神经根和神经节处无此屏障，可能是某些免疫性或中毒性疾病易侵犯的原因。

周围神经疾病的病因相对复杂，可能与营养代谢、药物毒性、血管炎症、遗传因素、外伤伤害或机械压迫等因素相关。不同致病因素选择性地损伤周围神经的不同部位，导致相应神经损伤的临床表现。由于疾病病因、损伤范围、损伤程度及病程的不同，周围神经疾病的分类标准尚未统一，按照累及的神经分布形式分为单神经病、多发性单神经病、多发性神经病等；按照病变的解剖部位不同分为神经根病、神经丛病和神经干病。

周围神经疾病有许多特有的症状和体征，有助于疾病的诊断和鉴别诊断。症状方面可表现为感觉障碍、运动障碍、刺激症状和运动神经麻痹的症状；体征方面如腱反射变化、自主神经受损的体征，严重者如膀胱直肠功能障碍。病史采集、临床体格检查和必要的辅助检查是诊断周围神经疾病的主要依据。临床广泛应用的如神经传导速度检测、肌电图检查、周围神经组织活检和病理组织检查，均有助于周围神经疾病的诊断和预后判断。周围神经疾病的定位诊断特别重要，临床根据病史、症状、体征和辅助检查进行定位诊断并不难，而病因诊断则要结合病史、病程的发展、症状、体征和辅助检查结果综合判断。

中医认识周围神经疾病在古代医籍均有描述，没有专篇论述，均散见于各种疾病之中，后世中医学者做了大量的整理和研究工作，对其病因病机的认识进行初步总结。中医学对本病病因病机的认识不外外感风寒湿热毒邪或情志不调、瘀血内阻等内伤所致阴阳失调,气血运行不畅,经络痹阻不通而发生。

周围神经疾病的治疗首先是病因治疗,其次给予对症支持处理。中药、针灸、理疗、推拿等也是重要的治疗措施,有助于疾病的恢复。

(李桂平)

## 第二节 脑神经疾病

### 三叉神经痛

#### 【概述】

三叉神经痛(trigeminal neuralgia)是原发性三叉神经痛的简称,表现为三叉神经分布区内短暂的反复发作性剧痛。通常因触碰某一特定区域(如洗脸、刷牙等)而引发,持续数秒或1~2分钟,突发突止,具有复发性。严重者可因疼痛出现面肌反射性抽搐,口角牵向患侧即痛性抽搐。三叉神经痛是神经系统的常见病、多发病,据报道原发性三叉神经痛的患病率约为52.2/10万,40岁以上患者占70%~80%,女性与男性比约为3∶2。

中医学认为三叉神经痛属于“面痛”范畴,又称“面风痛”“面颊痛”。《素问·缪刺论》提到“齿唇寒痛”之症。《景岳全书》云:“火邪头痛者,虽各经皆有火证,而独惟阳明为最,正以阳明胃火盛于头面,而直达头维,故其疼必甚,其脉必洪,其证必多内热。”其强调阳明经气血逆乱在面痛发病中的主导作用。王肯堂在《证治准绳》中描述:“发之剧则上连头,下至喉内及牙龈,皆如针刺火灼,不可手触,乃至口不得开,言语饮食并废,自觉火光如闪电,寻常涎唾,稠粘如丝不断。”与三叉神经痛的表现极为相似。

#### 【病因病机】

##### 一、西医病因、发病机制及病理

1. 原发性三叉神经痛的病因尚不明确,神经系统检查无异常发现,病机方面多推测为周围病变和中枢病变两种学说引起。

(1)中枢病变学说:1853年Trousseau首先提出三叉神经痛的发病机制为三叉神经脊束核内的癫痫样放电,Dubner等认为该病特征样异常反应的根本原因可能是多突触神经元功能改变导致。三叉神经痛与脑干中三叉神经核的兴奋性改变有直接关系。

(2)周围病变学说:认为三叉神经痛是半月神经节到脑桥间后根部分病变,是由于多种原因引起的压迫所致。1959年Gardener和1982年Jannetta认为是由于血管袢(大多为小脑上动脉)压迫了三叉神经根引起。将血管袢移位,在动脉和神经之间衬垫合成海绵,可以解除约80%患者的疼痛。

其发病机制迄今仍在探讨之中。较多学者认为是各种原因引起三叉神经局部脱髓鞘产生异位冲动,相邻轴索纤维伪突触形成或产生短路,轻微痛觉刺激通过短路传入中枢,中

枢传出冲动也通过短路传入，如此叠加造成三叉神经痛发作。神经脱髓鞘病变被认为是一种细胞免疫介导的疾病，参与细胞免疫的T细胞分$CD_4$和$CD_8$两大群，它们可介导发生损害，并且诱导B细胞产生抗体而破坏和吞噬自身的轴索，加快脱髓鞘的发生、发展。随着分子生物学和免疫组织化学研究的进展，发现多种神经介质类和神经肽类物质与TN发作有密切关系，如P物质、降钙素基因相关肽等。

2. 病理改变　活检可见神经节细胞消失、炎症细胞浸润、神经鞘膜不规则增厚、髓鞘瓦解，轴索节段性蜕变、扭曲、变形等。电镜下可见Ranvier结附近轴索内集结大量线粒体，后者可能与神经组织受机械性压迫有关。病程较长时还可能存在复髓鞘现象，表现为较薄的髓鞘，施万细胞增生，炎细胞浸润等。另外，发现无血管压迫的病例中，存在着与血管压迫患者类似的病理改变，说明除血管压迫外，还有其他原因导致神经组织脱髓鞘的发生；而少量有明显压痕的病例并未观察到脱髓鞘现象，提示脱髓鞘现象并不是三叉神经痛唯一的病理改变。

### 二、中医病因病机

头为“诸阳之会”“清阳之府”，五脏六腑之气血精华皆上注于头，因此本病的病因病机较为复杂，概而言之有外感、内伤之别。《丹溪心法》云：“伤风头痛、半边头痛者，皆因冷风所吹，遇风冷则发矣”，认为风寒之邪，侵袭面部阳明、太阳经脉，寒性收引，凝滞筋脉，气血痹阻。或因风热毒邪，浸淫面部，经脉气血壅滞，运行不畅；或情志不调，或久病成瘀，使气血瘀滞；正如王肯堂在《证治准绳》曰：“面痛皆属火盛。”上述因素皆可导致面部经络气血痹阻，经脉不通，不通则痛，产生面痛。叶天士曰：“经几年宿病，病必在络”，根据三叉神经慢性病程，缠绵不愈的特点，病邪多已入络。三叉神经痛初期多属实证，久病必致虚实夹杂。

王国斌认为三叉神经痛的发病无外乎内因外因。内因多为肝、脾、肾三脏功能失调，从而使气郁、火郁、湿阻、痰壅、风动之变由生，致邪阻经络或上犯清窍，则壅遏为痛。亦可因肝胃阴虚或脾虚血亏，脉络失养，不荣则痛。

## 【临床表现】

1. 起病年龄　通常发病于40岁以上成年人及老年人，女性略多于男性。

2. 临床特征　疼痛常局限于三叉神经一或两支分布区；多为单侧性；具有发作性和间歇性特点，突发突止，发作时疼痛呈剧烈电击样、针刺样、刀割样或撕裂样；有触发性（触发点或扳机点）；严重者可见痛性抽搐。

3. 神经系统检查　一般无阳性体征，必要时可行头颅CT、MRI、DSA等检查，以寻找其病因。

## 【诊断】

### 一、西医诊断要点

1. 阵发性发作的面部疼痛，持续数秒；
2. 吃饭、洗脸、刷牙、吹风等均可诱发疼痛发作；
3. 疼痛至少包含以下5种标准：①疼痛仅限于三叉神经的一支或多支分布区；②突然

的、强烈的、尖锐的、皮肤表面的刺痛或烧灼痛；③疼痛程度严重；④刺激扳机点可诱发；⑤具有发作间歇期。

4. 无神经系统损害表现；

5. 每次发作形式刻板；

6. 排除其他引起面部疼痛的疾患。

### 二、中医诊断要点

1. 面部疼痛突然发作，呈闪电样、刀割样、针刺样、电灼样剧烈疼痛，持续数秒至数分钟。

2. 发作次数不定，间歇期无症状，痛时面部肌肉抽搐，伴面部潮红、流泪、流涎、流涕等。

3. 常因说话、吞咽、刷牙、洗脸、冷刺激、情绪变化等诱发。

### 三、中医主要证候类型

1. 风寒阻络证　抽掣样痛，剧烈难忍，面色苍白，畏寒恶风，遇冷加重，得热则缓，冷风诱发，喜揉或按，舌淡苔白，脉浮而紧。辨证要点：抽掣样痛，冷风诱发，舌淡苔白，脉浮而紧。

2. 风热伤络证　阵发性痛，伴灼热感，便秘溲黄，舌边尖红，苔薄黄干，脉浮或弦。辨证要点：灼热感，便秘溲黄，舌红苔薄黄，脉浮或弦。

3. 肝火上扰证　阵发性痛，烦躁易怒，头晕目赤，口苦耳鸣，舌红苔黄，脉象弦数。辨证要点：烦躁易怒，头晕耳鸣，舌红苔黄，脉象弦数。

4. 瘀血阻滞证　阵发性痛，痛如刀割，经久不愈，舌质紫黯，瘀点、瘀斑，脉象弦涩。辨证要点：痛如刀割，舌质紫黯，瘀点、瘀斑，脉象弦涩。

## 【鉴别诊断】

1. 继发性三叉神经痛　分布区域内出现类似于原发性三叉神经痛的表现，但其疼痛程度较轻，疼痛发作的持续时间往往较长，或呈持续性，而且阵发性加剧。一般多见于40岁以下。通常没有扳机点，诱发因素不明显，常合并其他脑神经损害症状或原发性疾病的表现，有神经系统阳性体征。辅助检查有助于诊断。

2. 牙痛　常为持续性钝痛，局限于牙龈部，可因进食冷、热食物加剧。X线片检查可发现龋齿等有助于鉴别。

3. 舌咽神经痛　较少见，常见于年轻妇女。局限于扁桃体、舌根、咽及耳道深部即舌咽神经分布区的阵发性疼痛，性质类似于三叉神经痛。吞咽、讲话、呵欠、咳嗽常可诱发。在咽喉、舌根扁桃体窝等触发点用4%可卡因或1%丁卡因喷涂可阻止发作。

## 【治疗】

### 一、西医治疗

首选药物治疗，无效或效果不显时选择其他治疗方法。

1. 药物治疗　三叉神经痛的治疗主要采用抗癫痫药物治疗，其中以卡马西平为首选药。如果无效或出现不可耐受的不良反应，可选择其他抗癫痫药物；也可选择抗痉挛药物，如巴氯芬；或多巴胺受体阻滞剂，如匹莫奇特。

2. 手术治疗　如果药物治疗无效,应考虑采用外科手术治疗。现多采用的手术为微血管减压术。

3. 神经阻滞治疗　如药物治疗无效,或出现明显的不良反应,可采用神经阻滞治疗。对于下颌神经分布区疼痛的患者,可行下颌神经阻滞术;上颌神经分布区疼痛者,可行上颌神经阻滞术。对于三叉神经任何一支或多支疼痛者,均可进行半月神经节药物注射治疗。

## 二、中医治疗

### (一)辨证论治

1. 风寒阻络证

治法:疏风散寒,通络止痛。

代表方:川芎茶调散。

常用药:川芎、荆芥、白芷、羌活、防风、薄荷、细辛、甘草。

加减:寒邪较重,加藁本、生姜、川乌;面肌抽搐,加地龙、僵蚕。

2. 风热伤络证

治法:祛风清热,通络止痛。

代表方:芎芷石膏汤。

常用药:川芎、白芷、石膏、藁本、羌活、菊花。

加减:热盛伤津口渴较甚,加石斛、芦根、天花粉;小便黄赤,加木通、淡竹叶;大便干结,加大黄、芒硝。

3. 肝火上扰证

治法:清肝泄热,降火止痛。

代表方:龙胆泻肝汤。

常用药:龙胆草、柴胡、栀子、黄芩、泽泻、关木通、车前子、当归、生地黄、炙甘草。

加减:耳鸣、口苦,加白芍;胁肋痛,加郁金。

4. 瘀血阻滞证

治法:活血祛瘀,通窍止痛。

代表方:通窍活血汤。

常用药:赤芍、川芎、桃仁、红花、红枣(去核)、老葱、生姜、麝香

加减:瘀血日久化热,加黄芩、丹皮;病程日久难愈,加水蛭、穿山甲。

### (二)中成药

1. 全天麻胶囊　平肝息风。用于肝风上扰所致的眩晕、头痛、肢体麻木。适用于风热伤络证。

2. 新癀片　清热解毒,活血化瘀,消肿止痛。适用于肝风上扰证。

3. 血府逐瘀胶囊　活血祛瘀,行气止痛。适用于瘀血阻滞证。

### (三)针灸及其他

1. 针刺

治法:疏通经络,活血止痛。以局部穴和手足阳明经穴为主。

主穴:①眼支痛:攒竹、丝竹空、阳白;②上颌支痛:颧髎、迎香、下关;③下颌支痛:承浆、地仓、颊车。

配穴：眼支痛加昆仑、后溪；上颌支、下颌支痛加合谷、内庭。

操作：面部诸穴可透刺，但刺激强度不宜过大；亦可用电针，低频率弱刺激。或刺络拔罐法：取颊车、地仓、颧髎，三棱针点刺，行闪罐法。隔日一次。或皮内针法，选取面部寻找扳机点将揿针刺入，外加胶布固定。2~3日更换一次。

2. 灸法　患者采取平卧位，沿患侧三叉神经分支走行方向进行悬灸15分钟后改用隔姜灸，眼支痛取鱼腰穴，上颌支痛取四白，下颌支痛取下关，灸15分钟。每日2次，10天为1疗程。

3. 推拿　以疏通经络，活血止痛为原则，采用指揉、推等手法。第一支痛者取听宫、头维、攒竹穴；第二支者取听宫、上关及巨髎；第三支痛者取下关、颊车和大迎。患者坐位，在以上诸穴上进行推拿治疗，以患者感觉酸胀且能忍受为度。

## 【诊疗热点】

现代对三叉神经痛病因的研究热点主要是压迫学说。据报道，三叉神经痛90%左右是由于异常的血管袢压迫三叉神经出脑干段（REZ区）引起。血管神经中、重度压迫及离神经出脑干近并小于3.75mm易导致三叉神经痛的发生。

随着现代科学技术的发展，磁共振断层血管成像检查对发现原发性三叉神经痛的责任血管与神经关系具有重要价值，3D-TOF、B-TFE、THRIVE及MIP序列扫描可显示责任血管，并具有较高的准确性，对术前评估和指导手术具有重要意义。而红外热像仪检查能敏感地反映原发性三叉神经痛患者面部的温度变化，对其诊断有一定的帮助。

原发性三叉神经痛的治疗分为除保守性治疗和破坏性治疗，如经皮麦克囊穿刺半月节后根无水甘油阻滞术、阿霉素神经干内注射、三叉神经周围支撕脱术、射频热凝温控术、神经感觉根切断术；目前的治疗思路主要是功能性治疗，如三叉神经微血管减压术，是针对病因治疗原发性三叉神经痛的首选方法，但其长期有效率仅53%~70%。伽马刀治疗已成为部分医疗机构治疗药物无效性三叉神经痛的首选，立体定向脑深部电刺激术法研究时间短，病例数不多，疗效评价受到限制。

## 【中西医结合思路】

研究发现三叉神经痛患者高发热敏穴区热敏腧穴出现率为83.3%，说明热敏腧穴与三叉神经痛具有高度相关性，热敏灸疗可作为三叉神经痛的预防和治疗措施。另有研究证实针灸治疗三叉神经痛在镇痛方面疗效优于西药，除可选用深刺治疗外，在针刺的同时可配合耳穴或背部刺络，若配合西药或神经阻滞治疗可达增效之功。穴位注射维生素$B_{12}$治疗原发性三叉神经痛可以有效缓解疼痛程度，减少三叉神经痛的发生频率。因此，中西医结合将是治疗三叉神经痛的新措施。

## 【研究展望】

关于原发性三叉神经痛的研究，其发生机制并不十分清楚，目前研究的热点除压迫学说外，还有癫痫学说和神经变性学说，而针对原发性三叉神经痛治疗的环节和机制主要是止痛治疗、解除血管痉挛或压迫和抑制神经兴奋性的治疗。中医中药在治疗三叉神经痛方面也取得肯定疗效，但有关其治疗机制并不是十分清楚。而只有明确疾病的病因，才能从根本上切断病理环节或病理机制，解除疾病的痛苦。今后的研究不仅要从引起原发性三叉神经痛的病因进行深入研究，突破既往病因学说的禁锢，寻找引起原发性三叉神经痛的确切病因，而且在治疗方面寻求更多治疗途径，不仅局限于已有的药物，可以深入研究中药、针灸等多途径的有效治疗手段。

## 【参考文献】

[1] 贾建平. 神经病学[M]. 北京：人民卫生出版社，2010：342-343.

[2] 张立生，刘小立. 现代疼痛学[M]. 石家庄：河北科学技术出版社，1999：240.

[3] 叶天士. 临证医案指南[M]. 北京：中国中医药出版社，2008：436.

[4] 黄艳. 王国斌教授治疗原发性三叉神经痛经验[J]. 世界中西医结合杂志，2011，6(3)：191-192.

[5] Benes L, Shiratori K, Gurschi M, et al. Is preoperative high-resolution magnetic resonance imaging accurate in predicting neurovascular compression in patients with trigeminal neuralgia[J]. Neurosurg Rev, 2005, 28：131-136.

[6] 李芳珍，李惠民，刘明，等. 原发性三叉神经痛MRI特点的研究[J]. 中华临床医师杂志，2012，6(20)：6370-6373.

[7] 孙晓辉，颜剑豪，罗唯师，等. 原发性三叉神经痛特征性MRI序列检查的临床应用[J]. 中国微侵袭神经外科杂志，2012，17(7)：305-307.

[8] 宫庆娟，黄乔东，陈金生，等. 红外热像在原发性三叉神经痛诊断中的价值[J]. 现代医院，2013，13(6)：15-16.

[9] 李强，李玉，邓兴力，等. 原发性三叉神经痛的临床治疗进展[J]. 临床神经外科杂志，2014，11(5)：393-396.

[10] Laurinda L, Carlos A, Joana O, et al. Pharmacological versus microvascular decompression approaches for the treatment of trigeminal neuralgia: clinical outcomes and direct costs[J]. Journal of pain research, 2011, 4：233-244.

[11] 付勇，章海凤，李芳，等. 原发性三叉神经痛患者热敏腧穴分布观察[J]. 中国针灸，2013，33(4)：325-327.

[12] 王丽芬，黄丽萍，王栩，等. 针灸治疗原发性三叉神经痛的临床证据[J]. 长春中医药大学学报，2013，29(1)：53-55.

（李桂平）

# 特发性面神经麻痹

## 【概述】

特发性面神经麻痹（idiopathic facial palsy），亦称面神经炎（facial neuritis）或贝尔麻痹（Bell palsy），是因茎乳孔内面神经非特异性炎症所致的周围性面瘫，主要表现为患侧表情肌瘫痪。任何年龄均可发病，多见于20~40岁，男性多于女性。

特发性面神经麻痹中医学称之为“口僻”，又称“喎僻”“卒口僻”“面瘫”“口喎”“口歪”，民间俗称“吊线风”“歪嘴风”。《灵枢·经筋》记载：“足阳明之筋……卒口僻，急者目不合”，“足之阳明，手之太阳，筋急则口目为噼。”《诸病源候论》：“偏风口喎是体虚受风……使其经筋急而不调，故令口喎僻也”。

## 【病因病机】

### 一、西医病因、发病机制及病理

特发性面神经麻痹病因未明,长期以来认为本病与嗜神经病毒感染有关。由于骨性面神经管只能容纳面神经通过,所以面神经一旦发生炎症、水肿必然导致神经受压、缺血。受凉或上呼吸道感染后发病,可能是病毒直接感染致茎乳孔内面神经炎性水肿,面神经受压、局部血液循环障碍而发生面神经麻痹;也有学者认为,本病是由于病毒感染导致的自身免疫反应。

特发性面神经麻痹早期病理改变主要为神经水肿和脱髓鞘,严重者出现轴索变性,以茎乳孔和面神经管内部尤为显著。

### 二、中医病因病机

中医学认为,本病常由正气不足,脉络空虚,卫外不固,风邪乘虚入侵脉络,使该侧气血痹阻,脉络失于濡养,导致该侧肌肉迟缓无力,受对侧牵拉而歪斜。

《诸病源候论·偏风口㖞候》:“偏风口㖞是体虚受风,风入于夹口之筋也。足阳明之筋,上夹于口,其筋偏虚,而风因乘之,使其经筋急而不调,故令口㖞僻也。”中国历代医家多将口僻归入风门之中,认为本证是由正气不足,络脉空虚,卫外不固,风邪乘虚入中脉络,气血痹阻而发生。

现代中医任继学从经络学说对口僻的发病机制、证候演变进一步做出了详尽的阐述。颜面之表是太阳所司,卫气外而护之。阳明主面之里,营气居而守之。颜面表里之间,为少阳所主,为筋膜脉络气液所布。三阳经脉在生理上,形成颜面的开、枢、合。三脉于颜面布津液、行气血、玄府开合如常,血气充盈,病者何生?颜面之病多由于正气虚于上,营卫二气虚于经络与筋膜之间,外有六淫之邪,或时疫病毒,多由风府、翳风等腧穴处或筋之膜络乘虚内侵,引起正邪相争,内不得入,外不得出,经络不舒,筋膜不缓。故初觉颈部风府至颊车部酸楚不适,继则七日左右正气不支,卫气不固,营气失守,邪感而生毒,伤害经络之气,造成筋之膜络气血循行阻滞,毒血津气聚而不散,从而导致开、枢、合三阳经脉功能障碍,经络胀满,气机内逆,气血津液内凝为痰为瘀。痰、瘀、毒三邪伤及血络、神经,而见经脉绌急之态,故见口眼㖞斜,口角流涎,目闭不全,流泪,额纹消失等症。

## 【临床表现】

任何年龄均可发病,多见于20~40岁,男性多于女性。绝大多数为一侧受累,双侧病变者甚少。患者急性起病,面神经麻痹在数小时至数天达高峰,主要表现为口角歪斜、流涎、讲话漏风,吹口哨或发笑时尤为明显。进食时,食物常在患侧齿颊间隙中滞留,口水自患侧淌下。部分患者在起病前1~2天出现同侧耳后、耳内、乳突区或面部轻度疼痛。体格检查可见患侧表情肌瘫痪,额纹消失、眼睑闭合不全、鼻唇沟变浅、口角下垂、口角歪向健侧。患侧不能很好完成蹙眉、皱额、闭目、鼓腮、露齿等动作,鼓气、吹口哨时,患侧口角漏气。面部肌肉运动时,因为健侧面肌的收缩牵拉,使上述体征更明显。闭目时瘫痪侧眼球转向外上方,露出角膜下的白色巩膜,称为贝尔征(Bell sign)。

此外,不同部位的面神经损伤可出现不同的临床特点:①鼓索以上面神经受累时,除同侧周围性面神经麻痹外，还出现同侧舌前2/3味觉障碍；②镫骨肌神经以上部位受累，出现同侧舌前2/3味觉障碍及听觉过敏；③膝状神经节损害：除表现有周围性面神经麻痹、舌前2/3味觉障碍、听觉过敏外，还可有乳突部位疼痛，耳郭及外耳道感觉减退，外耳道、鼓膜出现疱疹，称为亨特综合征（Ramsay-Hunt综合征）。

## 【诊断】

### 一、西医诊断要点

1. 急性起病，通常3天左右达到高峰。

2. 单侧周围性面瘫，伴或不伴耳后疼痛、舌前味觉减退、听觉过敏、泪液或唾液分泌异常。

3. 排除继发原因。

4. 实验室检查　对于特发性面神经麻痹患者不建议常规进行化验、影像学和神经电生理检查。当临床表现不典型，或发现可疑的其他疾病线索时可选择相关针对性检查，必要时行头颅CT或MRI检查。神经电生理检测对判断预后可提供一定帮助。

### 二、中医诊断要点

1. 起病突然，春秋为多，常有受寒史或一侧面颊、耳内、耳后完骨处的疼痛或发热。

2. 一侧面部板滞，麻木，流泪，额纹消失，鼻唇沟变浅，眼不能闭合，口角向健侧牵拉。

3. 一侧不能做闭眼、鼓腮、露齿等动作。

### 三、中医主要证候类型

辨证要点：应辨明寒热虚实、标本缓急。一般来说，发病之初风邪兼夹他邪入侵致病，为表实证。注意区别风寒、风热、风痰之别。久病不愈，邪气留恋，正气渐亏，为虚实夹杂证。还当注意少数患者治疗不及时或治疗不当，久病邪气伤正，顽痰瘀血痹阻致面肌抽搐等变证。

1. 风寒袭络证　突然口眼歪斜，眼睑闭合不全，可伴有恶风寒，发热，肢体拘紧，肌肉关节酸痛等兼症。舌淡红，苔薄白，脉浮紧。辨证要点：口眼歪斜，伴恶寒、肢体拘紧，舌淡苔薄白，脉浮紧。

2. 风热袭络证　突然口眼歪斜，眼睑闭合不全，伴恶风，发热，口咽干燥，口苦，肌肉关节酸痛，耳后疼痛等兼证。舌红，苔黄腻，脉浮数或弦数。辨证要点：口眼歪斜，伴发热、咽痛，舌红，苔黄腻，脉浮数。

3. 风痰阻络证　突然口眼歪斜，眼睑闭合不全，口角流涎，或面部抽搐，颜面麻木作胀，伴头重如蒙、胸闷或呕吐痰涎，舌胖大，苔白腻或滑，脉弦滑。辨证要点：口眼歪斜，伴面部麻木、胸闷，舌胖，苔白腻，脉弦滑。

4. 气虚血瘀证　口眼歪斜，眼睑闭合不全日久不愈，面肌时有抽搐，舌淡黯，苔薄白，脉细涩或细弱。辨证要点：口眼歪斜日久，伴面肌抽搐，舌淡黯，苔薄白，脉细涩或细弱。

## 【鉴别诊断】

1. 中枢性面神经麻痹　中枢性面神经麻痹表现为病灶对侧下面部表情瘫痪，即鼻唇沟变浅、口角下垂，而面上部面肌不受累，额纹对称，双眼闭合完全。常见于脑血管病及颅内占位，行头颅CT或MRI可明确诊断。

2. 吉兰—巴雷综合征（Guillain-Barré syndrome，GBS） 部分患者以双侧周围性面神经麻痹为首发症状，而后出现有肢体对称性迟缓性瘫痪及感觉异常，脑脊液出现蛋白—细胞分离的现象。

3. 其他原因所致的周围性面神经麻痹 中耳炎、乳突炎、迷路炎可并耳源性面神经麻痹，除周围性面神经麻痹外，多有原发病的特殊表现。桥小脑角肿瘤、多发性硬化、颅底脑膜炎及鼻咽癌颅内转移等原因所致的周围性面神经麻痹，有其他脑神经受损或原发病的表现，行头颅CT或MRI可明确诊断。

## 【治疗】

## 一、西医治疗

### （一）药物治疗

1. 糖皮质激素 对于所有无禁忌证的16岁以上患者，急性期尽早口服使用糖皮质激素治疗，可以促进神经损伤的尽快恢复，改善预后。通常选择泼尼松或泼尼松龙口服，30~60mg/d，连用5天，之后5天内逐步减量至停用。发病3天后使用糖皮质激素口服是否能够获益尚不明确。儿童特发性面神经麻痹恢复通常较好，使用糖皮质激素是否能够获益尚不明确；对于面肌瘫痪严重者，可以根据情况选择。

2. 抗病毒治疗 对于急性期的患者，可以根据情况尽早联合使用抗病毒药物和糖皮质激素，可能会有获益，特别是对于面肌无力严重或完全瘫痪者；但不建议单用抗病毒药物治疗。抗病毒药物可以选择阿昔洛韦或伐西洛韦，如阿昔洛韦口服每次0.2~0.4g，每日3~5次，或伐昔洛韦口服每次0.5~1.0g，每日2~3次；疗程7~10天。

3. 神经营养剂 临床上通常给予B族维生素如甲钴胺和维生素$B_1$等。

### （二）非药物治疗

非药物治疗包括眼部保护、外科手术面神经减压、神经康复。当患者存在眼睑闭合不全时，应重视对患者眼部的保护，建议根据情况选择滴眼液或膏剂防止眼部干燥，合理使用眼罩保护，特别是在睡眠中眼睑闭合不拢时尤为重要。外科手术行面神经减压的效果，目前研究尚无充分的证据支持有效。可尽早开展面部肌肉康复治疗。

## 二、中医治疗

### （一）辨证论治

1. 风寒袭络证

治法：祛风散寒，温经通络。

代表方：麻黄附子细辛汤。

常用药：炙麻黄、熟附子、细辛。

加减：恶寒、无汗表实证，加荆芥、防风、白芷、藁本、桂枝；表虚自汗，加黄芪、白术、白芍；肢体酸楚、苔白腻，兼夹痰浊，加制南星、白芥子、桑枝。

2. 风热袭络证

治法：疏风清热，活血通络。

代表方：大秦艽汤。

常用药：秦艽、甘草、川芎、当归、白芍、细辛、羌活、防风、黄芩、石膏、白芷、白术、生地、熟地、茯苓、独活。

加减：兼头晕目赤，加菊花、钩藤；口苦，加炒栀子、夏枯草；兼风痰，加胆南星、浙贝。

3. 风痰阻络证

治法：祛风化痰，通络止痉。

代表方：牵正散合二陈汤。

常用药：白附子、僵蚕、全蝎、半夏、陈皮、茯苓、甘草。

加减：伴表寒实证较重，加桂枝、细辛；面肌抽搐，加地龙、蜈蚣。

4. 气虚血瘀证

治法：益气活血，通络止痉。

代表方：补阳还五汤。

常用药：黄芪、党参、当归、川芎、赤芍、桃仁、红花、地龙。

加减：阳虚阴寒甚，加桂枝、细辛；脾虚纳少，加砂仁、茯苓、山楂。

**（二）针灸及其他方法**

1. 针刺　采用循经与面部局部三线法取穴。急性期祛风祛邪，通经活络。恢复期活血化瘀，培补脾胃、荣肌养筋。

2. 灸法　适应于风寒袭络证者，主要选取面部相关穴位，可采取温和灸、回旋灸、雀啄灸、温针灸或者热敏灸等方法。

3. 刺络疗法　适用于面瘫后期，口角歪斜仍明显者。

4. 梅花针叩刺　适用于病人患侧肿胀明显，疼连肩背部。

5. 其他疗法　根据病情和临床实际，亦可采用红外线照射、穴位敷贴、耳穴等疗法。

## 【诊疗热点】

### 一、抗病毒与激素治疗的选择

近两年内，美国神经病学会（AAN）和美国耳鼻喉—头颈外科学会（AAO-HNSF）均发布了特发性面神经麻痹的临床指南。指南指出近期高质量的随机对照试验评估了新发患者激素和抗病毒药物治疗情况，但是缺乏不使用激素单用口服抗病毒药物治疗的疗效证据，因此不推荐单独使用抗病毒药物。激素联合抗病毒药物治疗目前虽然缺乏强有力的证据支持，但根据现有的研究不能排除从联合治疗中获益的效果。

目前关于激素治疗Bell麻痹的时机问题学术界报道不多，国外大多数报道均针对发病在72小时内的Bell麻痹患者进行观察，但是并未说明为何将试验对象的发病时间定为72小时内。曾有部分学者将Bell麻痹的病程转归分为三个阶段：急性期（发病1~7天）、持续期（发病8~20天）和恢复期（发病21~90天）。因发病7天内，免疫系统介导的面神经炎症反应处于进行性加重阶段，7天后炎症不再加重，但是由于面神经处于狭窄的骨性通道内，周围的水肿虽不再加重，但仍旧对面神经存在持续性压迫，约20天后炎症才逐渐缓解。AAO-HNSF版指南建议16岁以上Bell麻痹首发症状出现72小时内尽快口服激素。

## 二、关于疾病的诊断及预后

AAO-HNSF版指南不推荐常规开展实验室检查及常规影像学检查，建议通过询问病史及体格检查排除其他疾病，强调眼部护理的重要性；建议对不能完全治愈患者进行长期随访。

神经电生理检查是目前周围性面瘫最好的客观定量检查方法。通过神经电生理检查不仅能判断面神经损害的程度及范围，还能指导治疗和判断预后。Bell麻痹早期由于面神经水肿、脱髓鞘致潜伏期延长，M波波幅降低，其中波幅降低的临床意义大于潜伏期延长：患侧波幅下降比＞70%以上，提示预后差，患侧波幅下降比＜50%以下，提示预后良好。

## 三、针灸治疗的时机

本病的治疗除了内服药物，应配合多种疗法，特别是中药穴位敷贴、针灸疗法、穴位注射等，可促进早日康复。针灸疗法在本病的治疗及康复中得到越来越多的重视。有人认为针刺治疗口僻的最佳时间应是发病7天后，不主张早期采用针刺治疗。这是因为早期针刺可能导致面部血管痉挛、面神经水肿加重，影响面瘫康复。但部分学者认为及早针刺治疗是本病治愈的关键。早期针刺可控制炎症发展，减轻神经缺血、水肿、变性，防止其发展到不可逆损害阶段。应指出以上两种针刺时机选择的观点都仅限于部分临床总结，缺乏多中心随机对照临床研究。王永炎院士在《中医脑病》中提出："早期应用针刺疗法是可取的，治疗方法应注意以循经取穴为主，面部患处取穴要少，要轻浅刺激，手法不宜过重，留针时间不宜过长，不宜加用电针，以免恢复期出现患处肌肉痉挛，影响康复。"

# 【中西医结合思路】

## 一、中西医结合治疗优势

对于面神经麻痹，西医多采取激素、抗病毒、营养神经等药物治疗。在临床，部分因存在激素的使用禁忌证或恢复期就诊的患者，不宜使用激素。面神经麻痹恢复期、后遗症期西医康复手段有限。中西医结合治疗面神经麻痹在急性期可促进神经水肿减轻、降低使用激素带来的不良反应；恢复期多种中医治疗手段的介入，可补充西医有限的康复手段。对提高临床疗效、缩短治愈时间、减少后遗症，充分显示了中西医治疗本病的优势。

从目前众多的临床报道可看出，临床医师多选择西药结合中医辨证论治及针灸的综合疗法。在面神经麻痹的不同时期适当地联合不同类型的中医治疗都是获益的。吴滨等人采用随机对照研究的方法探讨针灸对于急性期特发性面神经麻痹的疗效影响，采用既往西医治疗本病的用药基础上，在发病48小时内针灸介入治疗，与48小时~7天内先激素治疗，7天后再针灸介入治疗的对照组比较。尽管在临床痊愈时间上无显著性差异，但临床上面神经功能分级在Ⅴ或Ⅵ级的完全性面瘫患者临床痊愈时间，早期针灸介入治疗组较非介入组有提高。面神经麻痹在西医基本治疗的基础上结合中医辨证论治，急性期治法重在解表，鼓舞卫气，祛邪外出，营气内守，气血调和，同时应用合理的刺激量，实施针刺治疗，对面神经具有良性的刺激，能有效地促进面神经兴奋性恢复。面神经麻痹的后遗症期，此期面神经受损，神经纤维受损，甚至不可逆转，面神经对面部表情肌的支配能力严重减退。临床上约20%患者遗留不同程度后遗症。从中医辨证中认识气血亏虚患者，人体正气不足，则外邪易深入，中经络较重；阴虚火旺患者外风与内邪相合而化热，进一步灼伤脉络致使瘀阻更甚，气血难以畅通；痰湿内甚患者，湿性黏滞，疾病易迁延难愈。在面神经麻痹后遗症期的治疗中，中药益气扶正，活血化瘀，可帮助机体正气恢复，祛邪外出，化痰祛瘀，通畅经络。而在此期间可采用电针等强刺激手法治疗，电针可使针刺产生的得气感持久，加强作用的强度和范围。

### 二、面神经麻痹的辨病与辨证

患者以一侧口眼㖞斜、眼不能闭合、口角向健侧牵拉等为主要症状，中医辨病均可诊断为口僻病。但是从西医鉴别诊断出发，具有一侧周围性面瘫特点的疾病不局限于特发性面神经麻痹，而其他不同疾病如桥小脑角肿瘤、GBS等所导致的面神经瘫痪有不同的治疗方法和预后。西医正确的辨病能有效地诊断疾病，减少误诊、漏诊，准确判断疾病预后；结合中医的辨证施治，按风寒袭络证、风热袭络证、风痰阻络证、气虚血瘀证的不同证型分而治之，祛邪外出，化痰祛瘀，培补正气，调畅面部气血，提高临床有效率，缩短治愈时间。

## 【研究展望】

特发性面神经麻痹是神经科的常见疾病，目前就该病的病因的研究均为假说。

### 一、病毒学说

目前许多报道证实面神经麻痹与病毒感染有关，如水痘—带状疱疹病毒。水痘—带状疱疹病毒是由嗜神经组织病毒，潜伏感染于周围神经系统，病毒基因可在宿主的周围感觉神经节终身潜伏，当病毒复活后能导致神经和皮肤黏膜的病变。在亨特综合征急性期时，面神经麻痹伴随出现耳部囊状疱疹。一小部分Bell麻痹的病原体很有可能也是水痘—带状疱疹病毒，虽然这些患者皮肤无疱疹表现，但有水痘—带状疱疹病毒复活的血清学证据。最新的分子生物学数据证实，在Bell麻痹患者的耳部皮肤渗出液和外周单核细胞中均可检测到水痘—带状疱疹病毒核酸，在无疹性带状疱疹患者外周单核细胞中也检测到水痘—带状疱疹基因组，因此一部分Bell麻痹患者可能为“无疹性带状疱疹”患者。

### 二、免疫学说

Bell麻痹的发病机制可能是细胞免疫介导的自身免疫机制。临床研究发现，Bell麻痹急性期患者总T细胞（CD3）和T辅助诱导细胞（CD4）比率下降；与健康人相比，Bell麻痹患者血清样本含有高水平的白介素1（IL-1）、白介素6（IL-6）和肿瘤坏死因子α（TNF-α），这提示Bell麻痹患者血清中细胞免疫可能已被激活。儿童在接种流感疫苗后发生Bell麻痹的事件亦支持免疫学说。泼尼松能减轻Bell麻痹炎性反应和水肿，这也提示该病可能是一种自身免疫性疾病。许多报道表明，面神经麻痹与GBS相关联。在GBS患者中，存在周围神经髓磷脂体外转化的人碱性蛋白（P1L）表达，Bell麻痹和GBS患者的外周血淋巴细胞在体外均可经P1L刺激而增殖，提示这两种疾病可能均有这种蛋白参与，也提示细胞免疫介导的自身免疫机制可能是导致神经麻痹的重要发病机制。除在PIL淋巴细胞致敏方面与GBS相似外，Bell麻痹患者T淋巴细胞百分比下降、总T淋巴细胞百分比减少的现象在GBS急性期患者中也可出现。在Bell麻痹患者中，抑制性T细胞百分比显著减少，而辅助性T细胞百分比正常，此情况与GBS

急性期患者的表现也是一致的。这两种疾病在免疫学上的相似性提示其病因学和发病机制也可能相似，推测在大多数病例中，Bell麻痹可能是GBS的一种特殊类型。病毒感染可能是Bell麻痹和GBS的共同病因。但目前尚不清楚，病毒感染是否能激发周围神经髓磷脂成分的自身免疫反应，从而导致脑神经（特别是面神经）的脱髓鞘病变。

## 【参考文献】

[1] Baugh RF, Basura GJ, Ishii LE, et al. Clinical practice guideline: Bell's palsy[J]. Otolaryngol Head Neck Surg, 2013, 149(35): 656-63.

[2] John R. de Almeida MD MSc, Gordon H, Guyatt MD MSc, et al. Management of Bell's palsy: clinical practice guideline[J]. CMAJ, 2014, 186(12): 917-922.

[3] 任继学. 任继学经验集[M]. 北京：人民卫生出版社，2000：178-179.

[4] 吴滨，李宁，刘屹，等. 针灸对急性期Bell's面瘫疗效的影响：随机对照研究[J]. 中国针灸，2006，26(3)：157-160.

[5] 中华医学会神经病学分会. 中国特发性面神经麻痹诊治指南[J]. 中华神经科杂志，2016，49(2)：84-86.

（刘 玲）

# 第三节 脊神经疾病

## 臂丛神经痛

### 【概述】

臂丛神经痛（brachial neuralgia）是指由颈5至胸1的神经前支组成的臂丛神经的各部受损时，产生其支配范围内疼痛的疾病。臂丛神经痛可分特发性和继发性两类，以后者多见。本文所指为特发性臂丛神经痛。本病属中医学的"臂痹""肩臂痛""腋痛"等范畴。古代医籍关于臂痹的论述，多以症状出现，如《阴阳十一脉灸经》就有臂痛论述，《黄帝内经》论有"臂痛""两臂内痛""肩前臑痛"等，汉·张仲景《金匮要略·中风历节病脉证并治》论："……臂不遂者，此为痹。"

### 【病因病机】

#### 一、西医病因病机

特发性臂丛神经痛病因未明，可能是一种变态反应性疾病，与病毒感染、疫苗接种和轻度外伤等有关。偶有家族性发病，以症状反复发作为特点，表现常染色体显性遗传，个别病例被定位于17号染色体q25位点。继发性臂丛神经痛多由臂丛神经相邻组织病变压迫所致，分为根性臂丛神经痛和干性臂丛神经痛，前者常见病因有颈椎病、骨折、脱位、颈椎结核、颈椎肿瘤等，后者常由胸廓出口综合征、锁骨骨折、转移性癌肿等引起。

## 二、中医病因病机

中医理论认为,风、寒、湿、热侵袭,稽留肩臂、腋部经络,或跌打损伤等,瘀血阻滞,皆可致经络不通,不通则痛。肩前部痛属手阳明大肠经证;肩后部痛属手太阳小肠经证;上肢内后廉痛属手少阴心经证;心经"下出腋下",肺经"出腋下",心包经"上抵腋下",故腋下痛属手三阴经病证。明·戴思恭《证治要诀》曰:"臂为风寒湿所搏,或饮液流入,或因提挈重物,皆致臂痛。"

## 【临床表现】

特发性臂丛神经痛多见于成年人,急性或亚急性起病,发病前可伴有乏力、患肢肩痛、肌肉酸痛、麻木等,继后出现上肢肌无力、疼痛、反射改变和感觉障碍等。继发性臂丛神经痛表现为肩、上肢出现不同程度的针刺样、烧灼样疼痛或酸胀感,始于肩部、颈部,并向同侧上肢扩散,症状为持续性或阵发性加剧,夜间或上肢活动时疼痛明显,臂丛神经分布区运动、感觉障碍,日久可见局限性肌肉萎缩,腱反射减低或消失。病程长者可伴有自主神经功能障碍。

## 【诊断】

### 一、西医诊断要点

1. 多见于成年人,急性或亚急性起病;
2. 肩、上肢疼痛,臂丛分布区运动、感觉障碍;
3. 腱反射减低或消失,臂丛神经牵拉试验或直臂抬高试验多呈阳性;
4. 结合肌电图检查。

### 二、中医诊断要点

以肩臂或腋部疼痛为主症,兼见发病前有恶寒、发热等感受外邪病史者,为外邪侵袭;有肩臂腋部损伤或劳损史,局部压痛明显,舌黯或可见瘀斑,脉涩者,为瘀血阻滞。

### 三、中医主要证候类型

1. 寒湿痹阻证　肩臂疼痛,畏风恶寒,遇冷加重,得热则缓,寒风诱发,喜揉或按,舌淡苔白,脉浮而紧。辨证要点:遇冷加重,得热则缓,舌淡苔白,脉浮而紧。

2. 瘀血阻络证　肩臂疼痛,痛如针刺,固定不移,经久不愈,舌质紫黯,或有瘀点、瘀斑,脉弦而涩。辨证要点:痛如针刺,固定不移,舌质紫黯,或有瘀点、瘀斑,脉弦而涩。

## 【鉴别诊断】

1. 肩关节周围炎　疼痛一般局限于肩部或上臂,疼痛不放散、颈部活动疼痛不加重。查体肩关节活动受限,关节局部肌肉有压痛,无神经受损体征。颈椎、肩关节X线片、CT可鉴别诊断。

2. 肩关节脱位　多发生在青壮年,男性较多;多由明显的外力所致;患肢轻度外展位,常以健手托患臂,头和躯干向患侧倾斜。查体可见肩关节局部肿胀、疼痛、主动和被动活动受限;肩三角肌塌陷,呈方肩畸形,在腋窝、喙突下或锁骨下可触及移位的肱骨头,关节盂空虚。搭肩试验阳性。

3. 颈型颈椎病 以青壮年者为多，以颈部酸、痛、胀及不适感为主，常伴有头颈部不适感，部分患者颈部活动受限或被迫体位，于长时间低头工作或学习后症状加重；查体可见颈椎生理曲度减弱或消失，棘突及棘突间可有压痛。

## 【治疗】

### 一、西医治疗

病因治疗为首选。

1. 药物治疗 消炎镇痛药如布洛芬、塞来昔布等，与镇静类药如艾司唑仑同时服用效果较好。

2. 注射治疗 为减轻神经水肿和止痛可用2%普鲁卡因与泼尼松龙痛点局部封闭；在超声引导下行臂丛神经阻滞疗法治疗臂丛神经痛。

### 二、中医治疗

#### （一）辨证论治

1. 寒湿痹阻证

治法：散寒行湿，温经通络。

代表方：甘姜苓术汤。

常用药：干姜、桂枝、甘草、牛膝、茯苓、白术、杜仲。

加减：寒邪盛加熟附子、细辛；湿邪盛加苍术、薏苡仁。

2. 瘀血阻络证

治法：活血化瘀，通络止痛。

代表方：身痛逐瘀汤。

常用药：当归、川芎、桃仁、红花、䗪虫、香附、没药、五灵脂、地龙、牛膝。

加减：瘀血致夜间痛甚，加全蝎、蜈蚣、白花蛇等。

#### （二）中成药

万通筋骨片：祛风散寒，通络止痛。适用于寒湿痹阻证。

#### （三）针刺

治法：疏通经络，活血止痛。以局部穴和手少阴、手三阳经穴为主。

主穴：颈夹脊、颈臂极泉、肩髃、曲池、合谷。

配穴：手太阴经证加尺泽、太渊；手少阴经证加少海、通里；手厥阴经证加曲泽、内关；手太阳经证加肩贞、小海、后溪；手少阳经证加肩髎、天井、外关；手阳明经证加手三里、阳溪。

操作：颈臂直刺0.5~0.8寸，提插手法，使针感向上肢、手指放射；极泉穴直刺0.5~0.8寸，避开动脉，或在极泉穴下1寸，用提插泻法，使针感直达手指。肩部穴位可刺络拔罐。

## 【诊疗热点】

临床根据患者的病史、症状和体征、肌电图检查不难诊断臂丛神经痛，但是对于特发性臂丛神经痛的病因诊断比较困难，对于反复发作的病例必要时可做基因检测以明确病因。另外需要注意臂丛神经痛与颈部病变的直接或间接关系，二者有时同时发生或相互影响。关于臂丛神经痛的治疗目前比较集中的研究为继发性臂丛神经痛的疗效观察，如磁共振影像学检查、肌电图、体表诱发电位等逐渐在臂丛神经损伤中越来越广泛应用，为臂丛神经痛的治疗提供指导意义。在超声引导下行臂丛神经阻滞疗法治疗臂丛神经痛，可缓解症状，提高患者生存质量。关于臂丛神经痛的病理机制近年来逐渐转向中枢机制的研究。

## 【中西医结合思路】

采用西医学的手段和方法研究特发性臂丛神经痛的病因，针对临床有效的治疗手段开展深入的机制研究，为中西医结合治疗臂丛神经痛开辟新思路。臂丛神经痛患者依病因不同可行神经移植和神经功能重建。中医针灸、穴位注射、外用药物等有效治疗方法辅助治疗臂丛神经痛，可促进神经功能重建和恢复。

## 【研究展望】

中西医治疗臂丛神经痛均具有突出的疗效，但是在治疗环节和机制方面有待深入研究。西医学的检测手段应广泛应用于临床和临床试验，为有效的治疗方法提供科学的理论依据。

## 【参考文献】

贾建平. 神经病学[M]. 北京：人民卫生出版社，2010.

（李桂平）

# 坐骨神经痛

## 【概述】

坐骨神经痛（sciatica neuralgia）是指沿坐骨神经通路及其分支区内的疼痛为主的综合征。坐骨神经起自骶丛，由L4至S3神经根组成，是全身最粗最长的神经。临床表现为腰臀并放射至大腿后侧、小腿后外侧及足外侧的疼痛。按发病原因分原发性和继发性坐骨神经痛，按病损部位分为根性和干性坐骨神经痛。根据1982年开展的全国6大城市调查中提及，本病患病率为121.8/10万。发病年龄常在20~60岁，其中40岁左右最多见。本文特指原发性坐骨神经痛，即坐骨神经炎。

中医学将坐骨神经痛归属“腰痛”“痹证”“腰腿痛”的范畴。《素问·刺腰痛》篇载有：“足太阳脉，令人腰痛，引项脊，尻背如重状。……少阳令人腰痛。如以针刺其皮中。循循然不可以俯仰。不可以顾。”《医学心悟》亦载：“腰痛拘急，牵引腿足转侧如刀锥之刺走注刺痛，忽聚忽散。”《医林改错》载有：“凡肩痛、臂痛、腰疼、腿疼，或周身疼痛，总名曰痹证。”

## 【病因病机】

### 一、西医病因病机

原发性坐骨神经痛原因不明，其发生多与感染有关，可能与受凉、流行性感冒、扁桃体、鼻窦、牙齿等病灶发生感染后经血液传播侵及坐骨神经周围神经外膜而致间质性神经炎有关。其多与纤维组织炎和肌炎同时发生，通常寒冷、潮湿等因素可诱发该病的发生。原发性坐骨神经痛疼痛多局限，多无明显的神经传导障碍。继发性坐骨神经痛大部分是由于坐骨神经通路受周围组织或病变压迫或刺激所致，少数继发于糖尿病、结缔组织病等。另外，根性坐骨神经痛常因椎管内疾病（脊髓炎症、腰骶或椎管内肿瘤、外伤或血管畸形）或脊柱疾病（脊柱炎、腰椎间盘突出、腰椎骨关节病、肿瘤等）引起。干性坐骨神经痛常因骶髂关节病、髋关节炎、腰大肌脓肿、臀肌注射不当所致。

### 二、中医病因病机

坐骨神经痛的病因病机于古代医籍亦多有记载，如《素问·痹论》曰："风、寒、湿三气杂至，合而为痹也。"《灵枢·周痹》曰："风、寒、湿气客于外分肉之间"，其痛"随脉以上，随脉以下，不能左右"。《杂病心法要诀·痹病总括》曰："三痹之因风、寒、湿，五痹筋骨脉肌皮，风胜行痹寒痹痛，湿胜着痹重难支。"说明坐骨神经痛的外因离不开风、寒、湿三邪。

## 【临床表现】

本病男性青壮年多见，单侧为多。疼痛主要沿坐骨神经分布由腰部、臀部向股后、小腿后外侧及足外侧放射。疼痛常表现为持续性钝痛，阵发性加剧，也可为烧灼样或电击样疼痛，行走和牵拉坐骨神经时疼痛明显。根性痛在喷嚏、咳嗽或大便用力时加剧。为减轻疼痛患者常有保护性姿势或动作，严重者出现跛行，甚至不能行走。可伴有下肢麻木感，小腿外侧、足背等有局部麻木区，似蚁行感。患者常见小腿前外或后外侧皮肤感觉减退，趾肌力减退，患侧腱反射减弱或消失、肌萎缩等。

## 【诊断】

### 一、西医诊断要点

1. 急性或慢性起病的病史；

2. 临床症状　如坐骨神经径路的放射性疼痛，可伴有麻木感，重者出现肌萎缩，跛行或不能行走；

3. 体征　如疼痛分布范围、加剧及减轻的诱因、压痛点、Lasegue征、踝反射减退等；

4. 影像学检查　如腰椎CT或MRI等。

### 二、中医诊断要点

中医学称本病为坐臀风、腿股风、腰腿痛等，属于"痹证""腰腿痛"范畴。《灵枢·经脉》记载足太阳膀胱经病候"腰似折，髀不可以曲，腘如结，踹如裂"，形象地描述了本病的临床表现。

1. 疼痛自腰部或一侧臀部向大腿后侧、小腿后外侧、足背部放射。

2. 环跳、委中附近有明显压痛，亦有阳陵泉、昆仑附近有明显压痛者。

### 三、中医主要证候类型

1. 寒湿痹阻证　腰腿疼痛，重着麻木，转侧不利，静卧仍痛，受寒加重，肢体发凉，舌质淡红,舌苔白腻,脉象沉紧,或者濡缓。辨证要点:重着麻木,转侧不利,舌质淡红,舌苔白腻,脉象沉紧,或者濡缓。

2. 湿热阻滞证 急性起病,疼痛剧烈,发热肿胀,得热痛增,遇凉痛减,恶热口渴,舌红苔黄,小便短赤,脉象濡数,或者弦数。辨证要点:急性起病,发热肿胀,舌红苔黄,脉象濡数,或者弦数。

3. 瘀血阻络证 腰损伤史,疼痛如刺,痛有定处,日轻夜重,腰部板硬,伴电掣感,或麻木感,舌质黯紫,或有瘀斑,脉弦或涩。辨证要点:疼痛如刺,痛有定处,舌质紫黯,或有瘀斑,脉弦或涩。

## 【鉴别诊断】

由于坐骨神经痛症状可以继发于多种病证,亦与多种病证并存,故临床上仍须与以下疾病相鉴别。

1. 急性腰肌扭伤 有外伤史,腰部局部疼痛明显,无放射痛,压痛点在腰部两侧。

2. 腰肌劳损 多有下背部、臀部及下肢疼痛,但疼痛、压痛局限不扩散,无感觉障碍、肌力减退等,踝反射一般正常。

3. 第三腰椎横突综合征 多表现为弥散性疼痛,腰三横突尖端处有明显压痛,压迫该处可引起同侧下肢反射痛,但一般不过膝。X线片检查可见一侧或双侧第三腰横突过长。

## 【治疗】

### 一、西医治疗

约80%~90%的坐骨神经痛患者可经非手术治疗方式治愈,所以目前对坐骨神经痛的治疗原则是先经过保守治疗(非手术治疗)处理,病情严重者才采用手术治疗方式。

1. 药物治疗 疼痛明显者可予止痛药物,口服止痛药如吲哚美辛、布洛芬等,同时辅助应用镇静剂及神经营养剂,如B族维生素。必要时可用糖皮质激素、甘露醇等。

2. 手术疗法 对于疗效不佳或慢性复发病例应考虑进行手术治疗。

3. 神经阻滞疗法 经非手术疗法治疗后仍有剧痛者,可进行神经阻滞术。

4. 物理治疗 临床常用物理疗法包括超短波、超声波、普鲁卡因离子导入、红外线照射、中频脉冲电刺激疗法、磁疗等,该法可消炎、镇痛、促进组织再生、兴奋神经肌肉以及松解粘连,促进肌肉及神经功能的恢复。

### 二、中医治疗

#### (一)辨证论治

1. 寒湿痹阻证

治法:散寒行湿,温经通络。

代表方:甘姜苓术汤。

常用药:甘草、干姜、茯苓、白术。

加减:寒邪盛加熟附子、细辛;湿邪盛加苍术、薏苡仁。

2. 湿热阻滞证

治法:清热利湿,舒筋止痛。

代表方：四妙丸。

常用药：苍术、黄柏、薏苡仁、川牛膝。

加减：湿邪盛加萆薢、泽泻；湿热蕴久伤津加生地、女贞子、旱莲草。

3. 瘀血阻络证

治法：活血化瘀，通络止痛。

代表方：身痛逐瘀汤。

常用药：当归、川芎、桃仁、红花、秦艽、羌活、香附、没药、五灵脂(炒)、地龙、牛膝、甘草。

加减：腰痛引胁，胸胁胀痛，加柴胡、郁金；有跌扑、扭伤病史，加乳香、青皮；瘀血致夜间腰痛甚，加全蝎、蜈蚣、白花蛇等。

**(二)中成药**

1. 大活络丸　祛风止痛、除湿豁痰、舒筋活络。适用于寒湿痹阻证。

2. 万通筋骨片　祛风散寒，通络止痛。适用于寒湿痹阻证。

3. 舒筋健腰丸　补益肝肾，强健筋骨，祛风除湿，活络止痛。适用于寒湿痹阻证。

4. 通络活血胶囊　活血祛瘀，通络止痛。适用于瘀血阻络证。

**(三)针灸及其他**

1. 针刺

治法：通经止痛。以足太阳、足少阳经穴为主。

主穴：①足太阳经证：秩边、殷门、委中、承山、昆仑；②足太阳、少阳经证：环跳、殷门、委中、阳陵泉、悬钟、丘墟。

配穴：根性坐骨神经痛有腰骶部疼痛加腰夹脊、阿是穴。

操作：殷门、环跳、委中、阳陵泉根据穴位的深浅采用1.5~2.5寸毫针进行提插法，以出现沿臀腿部足太阳经、足少阳经向下放射感为佳；根性坐骨神经痛取腰4、腰5夹脊、阳陵泉或委中加用电针；干性坐骨神经痛取秩边或环跳、阳陵泉或委中加用电针，密波或疏密波，刺激量由中度到强度。

2. 推拿　患者取俯卧位，医者双手拇指与其余4指自然分开，环握住患肢，用双手拇指指腹缓慢交替按压，手法由轻到重，以患者的耐受程度及出现明显的酸胀感为度，在承扶、委中、承筋、承山处重点加压。以大小鱼际及掌根部缓推，以皮肤微红发热为度。继用拿法，在相对拿起的过程中轻颤2~3次，最后用掌根轻揉。每日1次。

## 【诊疗热点】

原发性坐骨神经痛的发病原因不明，西医认为大多与感染有关，而中医学认为其多与外感风、寒、湿、热邪气或肾虚、瘀血等内因相关。开展原发性坐骨神经痛的病因研究，对抗“O”及类风湿因子等相关检测的阳性率和疗效的评估意义如何？原发性坐骨神经痛手术治疗时机的选择、术式选择等仍是目前诊疗的热点和难点。

## 【中西医结合思路】

随着现代科学的飞速发展，在治疗原发性坐骨神经痛的过程中中医和西医相结合的思路不断发展，如在针刺技术的基础上结合激光针、蜂针、离子导入疗法和穴位注射疗法等广泛应用于原发性坐骨神经痛的治疗。如不仅采用当归注射液穴位注射，而且采用醋酸可的松与普鲁卡因混合局部注射或穴位注射治疗均可有效缓解疼痛。将中医有效的治疗手段结合西医学精准的解剖学基础知识，研究原发性坐骨神经痛的有效治疗方案，提高临床疗效，解决患者病痛。

## 【研究展望】

近年来对原发性坐骨神经痛的病因研究甚少，在治疗方面主要集中于临床疗效的观察，西药、中药、针灸或手术均可不同程度缓解或治愈原发性坐骨神经痛，但是对于其疗效机制不是特别清楚。因此，今后必须进一步开展关于原发性坐骨神经痛的病因研究，只有明确病因才可以有的放矢，针对病理环节或机制开展有效治疗。在治疗方面的研究应深入研究各种有效治疗方法和治疗措施的起效机制或效应机制，为临床应用提供依据。

## 【参考文献】

王顺，蔡玉颖．坐骨神经痛中西医治疗进展[J]．中西医结合心脑血管病杂志，2005，3（9）：799-801.

（李桂平）

# 多发性神经病

## 【概述】

多发性神经病（polyneuropathy，PN），又称末梢性神经病，是由不同病因引起的肢体远端多发性神经病变，临床表现为四肢远端感觉、运动以及自主神经功能障碍。本病可发生在任何年龄段，性别无显著差异，发病率报道不一，与病因相关，如糖尿病周围神经病可见于高达75%的糖尿病病人。

中医根据本病出现感觉异常如肢体疼痛、麻木，运动障碍如肢体软弱无力或者晚期肌肉萎缩等相关临床症状，归属于“痹证”“麻木”“痿病”等范畴。

## 【病因病机】

### 一、西医病因、发病机制及病理

多发性神经病的病因较多，主要包括：

1．代谢及内分泌障碍　糖尿病及糖尿病前期是最常见病因，还有尿毒症、甲状腺功能减退、血卟啉病、淀粉样变性等。

2．营养障碍　维生素$B_1$、$B_{12}$等B族维生素缺乏、铜缺乏、慢性乙醇中毒、慢性胃肠道疾病或手术后营养缺乏等。

3．中毒因素　药物性如异烟肼、磺胺类、苯妥英钠、长春新碱等，化学品如二硫化碳、有机磷农药、有机氯杀虫剂等，重金属如铅、砷、汞、铊等。

4．自身免疫性疾病　如干燥综合征、类风湿关节炎、结节性多动脉炎、硬皮病、系统性红斑狼疮等。

5. 感染性疾病 如麻风、莱姆病、HIV感染。

6. 遗传性疾病 如遗传性运动感觉性周围神经病、遗传性感觉和自主神经病等。

7. 副肿瘤性周围神经病 大部分为肺癌引起，此外有多发性骨髓瘤、非霍奇金淋巴瘤等，且可与副蛋白血症相关。

多发性神经病的发病机制复杂，如代谢性多发性神经病是由代谢障碍和生化异常所致，当代谢出现异常可使营养神经的血管受损，导致周围神经营养障碍和变性，Schwann细胞蛋白合成障碍可造成神经髓鞘的脱失等；遗传性多发性神经病多与某些突变基因相关，如腓骨肌萎缩症1型的周围神经髓鞘蛋白22基因（peripheral myelin protein 22，PMP22）过度表达，产生异常PMP22蛋白，导致髓鞘形成障碍和Schwann细胞增殖失调。

本病的经典病理改变为节段性脱髓鞘（segmental demyelination）、沃勒变性（Wallerian degeneration）和轴突变性（axonal degeneration）。髓鞘是神经纤维最易损的部分，其病变可能是源于Schwann细胞或髓鞘的原发性病变，也可能是累及轴索的继发性改变。节段性脱髓鞘是髓鞘破坏而轴突相对完好的病变，表现为周围神经近端和远端不同长度的髓鞘脱失。沃勒变性是由于神经轴突损伤后，其远端的轴突和髓鞘变性，并向近端发展，接近胞体的轴突损害也可使胞体坏死。轴突变性是中毒及代谢性神经病最常见病变，轴突变性和继发性脱髓鞘自远端向近端发展，又称为逆行死亡（dying back）现象。周围神经再生能力较强，神经元胞体完好是再生修复的基础。

### 二、中医病因病机

本病的中医病因病机相对复杂，可按“痹证”“麻木”“痿病”分别讨论，亦可合而论之。

传统中医学认为痹证多为正虚卫外不固、感受风寒湿等外邪或痰瘀产物留滞经络所致；麻木多为气血内亏、痰瘀阻滞或湿邪、湿热留滞经络，壅塞气血经脉所致；痿病多为五脏虚损，耗伤精气，致使气血津液亏损，肌肉、筋脉失其濡养所致，可夹杂湿、热、痰、瘀等标实。

多发性神经病按中医论治以虚实夹杂多见，可出现因实致虚、因虚致实以及虚实错杂的不同病机，病位在肢体经络肌肉，可涉及五脏病变，常见病机有湿热浸淫、营卫受阻，寒湿侵袭、闭阻气血，气血亏虚、痰瘀阻络，脾气虚弱、肢体失养，肝肾阴虚、虚火内灼，肾气不足、精血亏虚。

## 【临床表现】

多发性神经病可发生于任何年龄段，不同病因的发病年龄存在一定差异。一些特殊的症候群可发生在特定的年龄组。其起病形式可有急性、亚急性、慢性进行性以及复发性等，病程长短不一，主要临床表现为感觉、运动以及自主神经功能障碍。

1. 感觉障碍 远端肢体感觉异常（如针刺、疼痛、叮咬感、麻木、烧灼感以及蚁行感等），逐渐向近端发展。查体可见肢体远端感觉减退、缺失或感觉过敏，典型呈手套—袜套型深浅感觉障碍。深感觉障碍可出现振动觉减退，可有感觉性共济失调。

2. 运动障碍 肢体远端出现肌无力，查体见肢体下运动神经元瘫痪，远端重于近端，伴有肌张力降低，腱反射减低或消失，严重可见肌肉萎缩，如骨间肌、大小鱼际肌、胫前肌以及腓肠肌等，有些可见足下垂、跨阈步态。

3. 自主神经障碍　受累肢体出现多汗或无汗、皮肤干燥、粗糙或变薄、末端皮肤变冷或青紫，还可出现体位性低血压、竖毛障碍以及括约肌功能障碍等。

## 【诊断】

### 一、西医诊断要点

1. 本病可发生于任何年龄，可因病因的不同，临床表现为急性、亚急性和慢性经过，多数病例经历数周至数月进展。

2. 临床特点　表现为肢体远端对称性感觉障碍（呈手套—袜套样分布）、弛缓性瘫痪（远端明显）和自主神经功能障碍，症状和体征多由肢体远端向近端发展。

3. 肌电图检查　提示神经源性损害，可见脱髓鞘或轴索损害，神经传导速度减慢。

4. 病因诊断　为本病重点及难点，其要点包括：①确定病情受累特点：累及运动神经为主或感觉神经为主，还是单纯运动、感觉或自主神经受累；②确定损害的是髓鞘还是轴索，或者髓鞘和轴索同时受损；③病史：如毒物接触史、酗酒史、糖尿病、家族史等；④起病的急缓：起病急、进展快提示中毒性、炎性、免疫性或血管性，亚急性病程提示中毒性、营养缺乏性或系统性疾病，慢性进展则多为代谢性或遗传性；⑤其他：包括血和脑脊液生化检查、免疫相关的抗神经抗体、基因检测等检查，必要时行神经组织活检，有助于判断病变性质。

### 二、中医诊断要点

1. 具有肢体疼痛、麻木不仁、感觉异常，或肢体软弱无力、肌肉萎缩等临床表现，甚至行走不稳、瘫痪等。

2. 可伴有皮肤干燥、菲薄，大便秘结、小便困难等。具备以上临床表现，可诊断本病。

### 三、中医主要证候类型

1. 湿热浸淫，营卫受阻证　肢体麻木不仁或痿弱无力，疲倦困重，口中黏腻，或发热或口干，纳差胸闷，小便短赤，大便黏腻，舌红，苔黄厚腻，脉濡数或滑数。辨证要点：肢体麻木不仁或痿弱无力，疲倦困重，尿赤便黏，舌红，苔黄腻，脉濡数或滑数。

2. 寒湿侵袭，闭阻气血证　肢体麻木疼痛，多有肢冷，身体困重，甚则肢体无力萎缩，纳呆便溏，舌淡苔白，脉濡或缓。辨证要点：肢体麻木疼痛，肢冷困重，舌淡苔白，脉濡或缓。

3. 气血亏虚，痰瘀阻络证　肢体痿弱无力或麻木，皮肤色黯，神疲乏力，面色无华，食少纳呆，舌黯淡，苔浊腻，脉细或涩。辨证要点：肢体无力或麻木，神疲乏力，面色无华，舌黯淡，苔浊腻，脉细或涩。

4. 脾气虚弱，肢体失养证　四肢无力或麻木，食少便溏，神疲气短，面色萎黄，舌淡，舌体胖大，脉细弱。辨证要点：四肢无力或麻木，食少便溏，舌淡，舌体胖大，脉细弱。

5. 肝肾阴虚，虚火内灼证　病势缓慢，肢体逐渐出现痿弱无力，或手足麻木，久则肌肉萎缩，头晕耳鸣，口干舌燥，腰膝酸软，眠差多梦，舌红少苔，脉细数。辨证要点：肢体痿弱无力或麻木，口干舌燥，腰膝酸软，舌红少苔，脉细数。

6. 肾气不足，精血亏虚证　肢体痿弱无力，常有下半身冷感，腰膝酸软，小便不利或反多，或见足踝水肿，或阳痿早泄，舌淡而胖，脉沉细弱，尺部尤甚。辨证要点：肢体痿弱无力，腰膝酸软,小便不利或反多,舌淡,脉沉细弱。

## 【鉴别诊断】

1. 急性脊髓炎　急性起病,表现为脊髓横断性损害,出现截瘫、有明显感觉平面、括约肌功能障碍以及锥体束征阳性等,脑脊液检查多正常或有轻度的细胞数和蛋白含量增多。

2. 神经根或神经丛病变　运动障碍及感觉障碍按神经根性或神经丛性分布,多有神经根的刺激症状,肌电图检查有助于判断受累神经的分布和明确诊断。

3. 重症肌无力　可出现四肢弛缓性瘫痪,但具有病态肌疲劳、波动性特征,无感觉障碍,新斯的明试验阳性以及肌电图低频重复神经电刺激波幅减低。

## 【治疗】

### 一、西医治疗

#### (一)病因治疗

根据不同的病因采用相应的治疗方法是重要有效的措施。糖尿病性多发性神经病,使用降糖药控制血糖;感染后、变态反应性或有机磷中毒后迟发性神经病变可以使用糖皮质激素;中毒性多发性神经病采取相应措施停止毒物继续摄入体内,并加速排除和应用特殊解毒剂治疗;酒精性中毒者禁酒是关键;尿毒症性多发性神经病可通过血透或肾移植来缓解症状;急性炎症性脱髓鞘性多发性神经病可采用免疫球蛋白静滴。

#### (二)一般及对症治疗

1. 神经营养修复药物　对各种原因引起的多发性神经病,可选择多种B族维生素类(如维生素$B_1$、维生素$B_6$、维生素$B_{12}$)作为神经营养修复的辅助治疗药物。也可使用神经生长因子。

2. 有肢体疼痛患者,可适当使用止痛药物,如①抗惊厥剂:加巴喷丁、普瑞巴林、卡马西平、奥卡西平;②抗抑郁剂:三环类抗抑郁剂(阿米替林)、5-羟色胺和去甲肾上腺素再摄取抑制剂(度洛西汀和文拉法辛)。

3. 病情稳定患者早期进行神经功能康复锻炼,促进肢体功能恢复,预防失用性肌萎缩和关节挛缩的发生。

### 二、中医治疗

#### (一)辨证论治

1. 湿热浸淫,营卫受阻证

治法:清热利湿,调营通络。

代表方:三仁汤合二妙散。

常用药:杏仁、白蔻仁、薏苡仁、半夏、厚朴、通草、滑石(包煎)、竹叶、黄柏、苍术。

加减:肢体热痛,加海风藤、萆薢、忍冬藤;大便秘结,加虎杖、大黄。

2. 寒湿侵袭,闭阻气血证

治法:散寒除湿,流气活血。

代表方:麻黄附子细辛汤。

常用药:麻黄、附子、细辛。

加减：肢体僵硬，加白芍、甘草；偏湿盛，加薏苡仁、苍术、羌活、独活；气血阻滞，加当归、川芎、丹参、鸡血藤、香附。

3. 气血亏虚，痰瘀阻络证

治法：益气活血，涤痰通络。

代表方：黄芪桂枝五物汤。

常用药：黄芪、桂枝、白芍、生姜、大枣。

加减：气虚明显，加红参；血瘀明显，加当归、丹参、土鳖虫；痰浊明显，加陈皮、半夏、白芥子。

4. 脾气虚弱，肢体失养证

治法：益气健脾，荣肌通络。

代表方：补中益气汤。

常用药：黄芪、党参、陈皮、白术、当归、升麻、柴胡、炙甘草。

加减：脾虚湿盛，加薏苡仁、山药；气血不足，加人参、紫河车、鸡血藤。

5. 肝肾阴虚，虚火内灼证

治法：滋补肝肾，养阴通络。

代表方：壮骨丸。

常用药：黄柏、龟板、知母、熟地黄、陈皮、白芍、锁阳、狗骨、干姜。

加减：神疲懒言，加山药；阴虚盗汗，加生地、地骨皮。

6. 肾气不足，精血亏虚证

治法：补益肾气，温养气血。

代表方：金匮肾气丸。

常用药：熟地黄、山药、山茱萸、泽泻、茯苓、丹皮、肉桂、炮附子。

加减：精血亏虚，加巴戟天、肉苁蓉、淫羊藿、杜仲、紫河车。

**（二）中成药**

1. 补中益气丸　补中益气。适用于多发性神经病气虚证。

2. 知柏地黄丸　滋阴清热。适用于多发性神经病肾阴火旺证。

3. 金匮肾气丸　温补肾阳。适用于多发性神经病肾阳虚证。

**（三）针灸**

针灸治疗本病有较好的临床疗效，本病多表现虚实夹杂之证，治疗上以补虚泻实，调理气血为原则。治疗方法上多采用多种疗法综合应用，包括体针、头针、腹针、耳针、刺络放血、梅花针叩刺、灸法、穴位注射等。

## 【诊疗热点】

### 一、小纤维神经病的认识及诊断

小纤维是指直径<7μm的神经纤维，占周围神经纤维的90%以上，包括小直径有髓鞘Aδ类纤维及无髓鞘C类纤维，神经纤维直径小，传导速度慢，功能主要与痛觉、温度觉和自主神经功能有关。小纤维神经病（small fiber neuropathy，SFN）是指以主要累及小直径有髓鞘纤维（Aδ类纤维）及无髓鞘纤维（C类纤维），而大直径有髓鞘纤维不受累或很少受累为特征的

一类疾病，有关对SFN认识和各种诊断手段的研究是近年多发性神经病研究的热点。SFN病因包括代谢性、药物性、中毒性、自身免疫性、遗传性、感染性及特发性等，其中特发性最为常见，其次为糖代谢异常。SFN的典型表现包括异常疼痛、痛温觉缺失和(或)自主神经功能异常等症状。SFN临床以肢体麻木、疼痛、感觉减退或缺失为主要表现，疼痛多为烧灼样、针刺样，可伴有痛觉过敏、痛性痉挛。感觉障碍表现为手套—袜套样分布，具有“长度依赖性”的特点，症状通常从肢体远端起病，尤其是下肢，但亦可表现为斑片状或弥散性。自主神经功能障碍可表现为多汗、少汗、面部潮红、便秘、体位性低血压、性功能障碍等表现。常规的电生理检查如神经传导速度及针极肌电图常用来检测大纤维病变，SFN检查常无异常。皮肤活检通过检测表皮内神经肽蛋白基因产物9.5(Protein Gene Product 9.5，PGP 9.5)阳性的神经纤维，镜下定量分析表皮内单位长度或单位面积的神经纤维密度(intraepidermal nerve fiber density，IENFD)，是目前定量评估SFN的可靠指标，临床上以IENFD低于国际标准参考值第五百分位数为异常。皮肤活检由于取材方便，钻取活检创伤小，可多点取材，且有客观量化的指标，具有较好的诊断价值。感觉定量测定(quantitative sensory test，QST)通过测定感觉阈值、疼痛阈值评估周围神经功能，其中轻触觉及振动觉可评估Aβ纤维功能，温度觉、温度痛觉可评估Aδ和C类小神经纤维功能，但主观性较强。其他检查还有痛觉诱发电位、活体角膜共聚焦显微镜、激光多普勒血流仪和泛红现象激光多普勒成像等。

## 二、神经超声诊断技术的研究进展

随着超声设备及技术的发展，超声对周围神经的显示有了很大提高。神经超声显像是近年周围神经病诊断的研究热点，高频超声探头能清晰显示直径数毫米的四肢主要周围神经，分辨其周围结构，具有无创伤、直观、定位准确、可重复检查等优点。神经超声可以观察外周神经形态如神经横截面积、神经束结构回声和形态、神经组织连续性，还可观察自身或邻近占位病变、神经内外的血流信号，同时可辅助电生理检查判断有无髓鞘病变，炎症水肿等。腓骨肌萎缩症(Charcot-Marie-Tooth disease，CMT)的神经超声表现为神经保持正常的神经纤维束回声特征，但是正中神经的神经横断面积及神经束直径均比正常要大，CMT1A型患者神经纤维束明显大于其他亚型，甚至可从CMT的神经横断面积均匀性增大，鉴别表现为神经横断面积不均等增大的慢性炎症性脱髓鞘性多神经根神经病。遗传性压迫易感性神经病(hereditary neuropathy with liability to pressure palsies，HNPP)的神经超声显示不但在易卡压部位的局部神经出现肿胀，非易卡压部位亦有类似改变。此外，风湿性关节炎、结节性多动脉炎以及Wegener's肉芽肿，可观察到小动脉坏死性血管病变，可帮助寻找病因而提高对周围神经疾病的鉴别诊断。总体而言，神经超声检查在多发性神经病中的应用存在良好前景，有待更多的临床研究探索其诊断价值。

## 三、神经病理性疼痛的治疗

研究资料表明，神经病理性疼痛(neuropathic pain，NP)常见于多发性神经病，其中糖尿病周围神经病最为常见。NP的发生是多因素相互作用的复杂过程，发病机制包括外周敏化、中枢敏化、下行易化、钠通道和钙通道上调、脊髓胶质细胞活化等。它多数病程较长，典型症状包括自发痛，性质以烧灼样、针刺样、电击样、牵扯样疼痛多见，伴痛觉过敏，可因轻微触碰诱发疼痛，可有感觉迟钝、痛觉减退等，严重影响患者睡眠、工作和生活能力，常伴发抑郁、焦虑等情感障碍，治疗效果多难以令人满意。治疗上，应及早进行药物干预，对于糖尿病性NP，2010年修订版EFNS指南推荐如下，一线药物包括钙通道调节剂（普瑞巴林、加巴喷丁）、抗抑郁药物（三环类抗抑郁药阿米替林，5-羟色胺、去甲肾上腺素再摄取抑制剂文法拉辛、度洛西汀），二、三线治疗药物有曲马多、阿片类镇痛药物。治疗上应注意个体化，做到缓解疼痛，尽可能使患者睡眠不受疼痛影响。如治疗上单一药物或单一靶点治疗效果不佳，对于药物耐受性较好的患者，则可考虑选用两种或两种以上药物联合治疗，目前比较推荐三环类钙通道调节剂联合用药，使用过程中，需要在第一种药物剂量处于优化状态时，逐步滴定第二种药物剂量，能提高镇痛效果，但头晕、共济失调、镇静等副作用亦会有所增加，需注意监测。此外还应积极查找病因，对因治疗，同时酌情配合理疗或心理治疗等，提高生活质量。

## 四、中药治疗多发性神经病研究进展

单味中药及提取物的研究可发现中药有效成分并阐明其作用机制。通过对单味中药及提取物的实验研究，为今后中药组方及临床运用寻找实验依据。有研究表明银杏叶提取物在一定程度上能促进周围神经的再生。

又如人参具有补脾益肺、生津止渴、安神益智等作用。为探讨人参提取物茎叶皂苷对周围神经损伤的保护作用，国内学者采用图像分析技术，对Wistar大鼠坐骨神经有髓纤维的密度、直径进行定量分析，结果提示实验组大鼠的有髓纤维的密度和直径以及Schwann细胞较对照组具有显著差异，人参茎叶皂苷具有促进有髓神经纤维再生以及Schwann细胞增殖的作用。此外，人参皂苷提取物还有促进轴突延伸的作用。

中药复方由多味药物组成，其所含化学成分十分复杂、药理作用具有多靶点的特点。近年来，国内外学者对中药复方在促进周围神经修复与再生方面进行深入的研究。补阳还五汤具有益气活血，祛瘀通络的功效，由黄芪、当归、赤芍、地龙、川芎、桃仁、红花等中药组成。研究者通过将补阳还五汤改成药浴形式去探讨大鼠周围神经损伤再生的研究，补阳还五汤药浴可以明显减少神经损伤，防止肌肉的萎缩以及促进损伤后功能的恢复。

## 【中西医结合思路】

对于多发性神经病，西医多采用病因治疗、营养神经和对症治疗，临床上部分患者病因难以明确。而中医药对多发性神经病患者的肢体疼痛、发凉、麻木等有较好疗效。中西医结合，相辅相成，临床上会取得更好效果。

对于大多数患者而言，采取中西医结合，在组方上可遵循中医理论，选择中药结合西医学知识，参考当代药理研究。中医要求按照理、法、方、药和君、臣、佐、使的原则，依中药性味归经和药效特点进行配伍，结合疾病的临床特点，参照中药药理研究筛选主要药物，以此开拓临床用药的新思路。以糖尿病性多发性神经病的辨证施治为例，感觉神经受损为主导者（如肢体麻木、疼痛），当补肾活血为法；侵犯运动神经为主导者（如肢体无力、腰膝酸软），当以益气健脾补肾为法；侵犯感觉神经以肢麻、肢凉为主导者，当以辛散温通为法。以上方法可以为临床辨治思路提供参考，切勿陷入生搬硬套的境地。

## 【研究展望】

多发性神经病为一组临床表现类似，病因复杂多样的疾病。不同病因导致疾病的临床表现和转归不尽相同，临床上对于多发性神经病的研究相对滞后，除个别发病率较高的代谢性周围神经病有系统研究，绝大部分发病率较低的如遗传或免疫因素引起的多发性神经病仍以个案报道或小样本研究为主，尚缺乏对流行病学的大规模调查、发病机制的深入探讨或高质量的随机双盲对照临床研究。

比如糖尿病性周围神经病的发病机制和治疗是目前的研究热点，传统观点认为：发病机制中代谢障碍、微血管病变和糖基化血红蛋白毒性起重要作用，但针对这些机制的治疗疗效难以满意。因此有学者针对糖尿病分型建立不同的动物和细胞模型，探讨痛性和非痛性病变的分子通路存在的差异等，期待基础领域的突破能为临床带来新的治疗方式。又如遗传性多发性周围神经病研究多集中在分子遗传学方向。以遗传性运动感觉周围神经病为例，至今已鉴定出70余个致病基因，随着新一代高通量测序技术的发展，可更多发现致病基因。然而，遗传性多发性周围神经病的治疗却一直无突破，从突变基因入手，在分子病理机制研究中寻找治疗靶点，是本类疾病的重要研究策略。

## 【参考文献】

[1] 吴江. 神经病学[M]. 北京：人民卫生出版社，2010：128-130.

[2] 孙怡，杨任民，韩景献. 实用中西医结合神经病学[M]. 北京：人民卫生出版社，2011：209-217.

[3] 周仲瑛. 中医内科学[M]. 北京：中国中医药出版社，2007：481-489.

[4] Callaghan B C, Price R S, Feldman E L, et al. Distal Symmetric Polyneuropathy: A Review[J]. JAMA, 2015, 314(20): 2172-2181.

[5] Devigili G, Tugnoli V, Penta P, et al. The diagnostic criteria for small fiber neuropathy: from symptoms to neuropathology[J]. Brain, 2008, 131(Pt 7): 1912-1925.

[6] Bril V, England J D, Franklin G M, et al. Evidence-based guideline: Treatment of painful diabetic neuropathy Report of the American Academy of Neurology, the American Association of Neuromuscular and Electrodiagnostic Medicine, and the American Academy of Physical Medicine and Rehabilitation[J]. Neurology, 2011, 76(20): 1758-1765.

[7] Attal N, Cruccu G, Haanpaa M, et al. EFNS guidelines on pharmacological treatment of neuropathic pain[J]. European Journal of Neurology, 2006, 13(11): 1153-1169.

[8] Scheib J, Hoke A. Advances in peripheral nerve regeneration[J]. Nature Reviews Neurology, 2013, 9(12): 668-676.

[9] Callaghan BC, Cheng H, Stables CL, et al. Diabetic neuropathy: clinical manifestations and current treatments[J]. Lancet Neurology, 2012, 11(6) 521-534.

[10] Rossor A M, Polke J M, Houlden H, et al. Clinical implications of genetic advances in charcot-marie-tooth disease[J]. Nature Reviews Neurology, 2013, 9(10): 562-571.

（杜宝新）

# 吉兰—巴雷综合征

## 【概述】

吉兰—巴雷综合征（Guillain-Barré syndrome，GBS）是一类免疫介导的急性炎性周围神经病。急性起病，症状多在2周左右达高峰，表现为多发神经根及周围神经损害，以急性弛缓性瘫痪为主要表现。该病包括急性炎性脱髓鞘性多发神经根神经病（acute inflammatory demyelinating polyneuropathies，AIDP）、急性运动轴索性神经病（acute motor axonal neuropathy，AMAN）、急性运动感觉轴索性神经病（acute motor-sensory axonal neuropathy，AMSAN）、Miller Fisher综合征（Miller Fisher syndrome，MFS）、急性泛自主神经病（acute panautonomic neuropathy）和急性感觉神经病（acute sensory neuropathy，ASN）等亚型。

GBS年发病率为0.6~2.4/10万，男性略多。欧美GBS发病年龄在15~25岁和45~60岁出现两个高峰，我国尚缺系统的流行病学数据。

中医学认为吉兰—巴雷综合征属于“痿证”“风痱”范畴。痿证是肢体筋脉弛缓，软弱无力，不能随意运动或伴有肌肉萎缩的一种病证。早在《素问·痿论》即将痿证分为皮、脉、筋、骨、肉五痿，以示病情的浅深轻重以及与五脏的关系，至隋唐至北宋时期，将痿列入风门，较少进行专题讨论。直到金元·张子和《儒门事亲·风痹痿厥近世差玄说》把风、痹、厥与痿证进行了鉴别，强调“痿病无寒”，认为痿证的病机是“由肾水不能胜心火，心火上烁肺金。肺金受火制，六叶皆焦，皮毛虚弱，急而薄著，则生痿躄，其临床表现为“四末之疾，动而或劲者为风，不仁或痛者为痹，弱而不用者为痿，逆而寒热者为厥，此其状未尝同也。”

## 【病因病机】

### 一、西医病因、发病机制及病理

该病病因尚未完全阐明。约70%的GBS患者发病前4~8周内有呼吸道或胃肠道前驱感染史，提示该病的发生与感染有关，但在病变组织及脑脊液中均未分离出病原体或病原体直接损害的证据，病理组织中也没有急性炎症的改变，因此认为感染是本病启动因素之一，而非感染直接所致。其中，空肠弯曲菌（campylobacter jejuni，CJ）感染最为常见，约占30%，腹泻为前驱症状的GBS患者CJ感染率高达85%，常与AMAN有关。巨细胞病毒（cytomegalovirus，CMV）感染与严重感觉型GBS相关，多数患者较年轻，发病症状较重，常出现呼吸肌麻痹，脑神经及感觉神经受累多见，观察发现CMV感染的GBS有群发现象。发生于传染性单细胞增多症发病前后的GBS常伴EB病毒（Epstein-Barr virus，EBV）感染。肺炎支原体（mycoplasma pneumonia，MP）感染的GBS患者年龄较轻。乙型肝炎病毒（HBV）感染者GBS发生率显著高于非HBV感染组。另外亦有人类免疫缺陷病毒（HIV）及Lyme病的报道，新近研究寨卡病毒亦可发生GBS。还有报告指出，白血病、淋巴瘤和器官移植后应用免疫抑制剂患者可发生GBS，5%的GBS患者有手术史，4.5%有疫苗接种史。提示本病与自身免疫有关。

GBS确切的发病机制迄今尚未明确，但其作为细胞免疫与体液免疫共同介导的自身免疫病已得到公认。分子模拟学说认为，外来的致病因子由于具有与机体某神经组织相同或相似的抗原决定簇,刺激机体的免疫系统可产生抗体,抗体既可与外来抗原结合,又可能发生错误识别,与体内具有相同抗原决定簇的自身组织发生免疫反应,导致自身组织的免疫损伤。例如空肠弯曲菌感染人体后,其细胞膜上的脂寡糖成分刺激人体产生相应抗体,由于人体外周神经上的单唾液酸神经节苷脂(monosialo ganglioside, GM)1、双唾液酸神经节苷脂(disialoganglioside, GD)1a与空肠弯曲菌的寡多糖成分结构的相似性,免疫系统产生的抗体会针对上述自身抗原发生交叉反应,导致外周神经相关结构的改变以及各类离子通道的消失,从而出现神经功能缺失和一系列GBS的症状。病原体与宿主的相互作用在GBS 的发展过程中有着重要意义。空肠弯曲菌在感染机体后,其表面的脂寡糖与唾液酸结合性免疫球蛋白样凝集素7结合,继而通过Toll样受体(Toll-like receptors, TLR)及CD14分子激活树突状细胞,这些活化的树突状细胞产生白细胞介素1和肿瘤坏死因子,从而促进B细胞的增殖,产生自身抗体。其免疫反应过程受到宿主基因多态性的影响,但目前对基因多态性的研究仅局限于小样本患者。

该病病变位于神经根(以前角病变明显)、神经节和周围神经,偶可累及脊髓。病理变化为水肿、充血、局部血管周围炎细胞浸润、神经纤维出现节段性脱髓鞘和轴突变性。在恢复过程中,髓鞘修复,但淋巴细胞浸润可持续存在。脑神经核细胞和前角细胞亦可变性。

### 二、中医病因病机

正气不足感受六淫之邪,如感受湿热之邪,高热不退,热盛伤津,津液耗损,筋脉失濡,手足不用而致痿,或"湿热不攘",或"肺热叶焦",或脾胃虚弱,气血不足,脉络空虚,肌肉筋脉失养致痿,或先天禀赋不足,或久病体虚,或劳伤过度损及肝肾。肝肾虚亏,精血不足,筋骨失养而致痿。

本病病位在筋脉,由湿热阻滞、脾胃虚弱、肝肾亏虚,筋脉失养而发生痿病,与脾胃、肝肾关系密切。病性以本虚标实,虚实夹杂多见,本虚多以脾胃气虚、肝肾亏虚多见,标实多以湿热之邪多见。痿病急性期,多以标实为主,后期多以虚证为主,脾胃虚弱、肝肾亏虚严重者可引起四肢废用及亡阴、亡阳等证。

周仲瑛教授认为本病常系风、痰、湿、热等多重病因杂致,气血壅滞成瘀,不能濡养筋脉,病久入络,耗伤肝肾,筋骨失养,以致虚实夹杂成痿。当采用祛风化痰、清热利湿、补益气血、滋养肝肾、活血化瘀、通利筋脉等复法综合治疗。

王松龄教授认为吉兰—巴雷综合征病理基础为肾虚为本,湿热为标。实者以清热化湿、活血解毒为主,兼顾补虚通络;其虚者以补肾健脾、填精益髓为主,兼顾活血除湿。

## 【临床表现】

### 一、AIDP

AIDP是GBS中最常见的类型,也称经典GBS,主要病变为多发神经根和周围神经节段性脱髓鞘。主要表现为:

1. 任何年龄、任何季节均可发病。

2. 前驱事件　常见有腹泻和上呼吸道感染,包括空肠弯曲菌、巨细胞病毒、肺炎支原体或其他病原菌感染、疫苗接种、手术、器官移植等。

3. 急性起病,病情多在2周左右达高峰。

4. 弛缓性肢体肌肉无力呈对称性,肌张力可正常或降低,腱反射减弱或消失,而且经常在肌力保留较好的情况下,腱反射已明显减弱或消失,无病理反射。部分患者可有不同程度的脑神经的运动功能障碍,以面部或延髓肌肉无力常见,且可能作为首发症状就诊;极少数患者有张口困难,伸舌不充分和力弱以及眼外肌麻痹。严重者可出现颈肌和呼吸肌无力,导致呼吸困难。部分患者有四肢远端感觉障碍,下肢疼痛或酸痛,神经干压痛和牵拉痛。或有便秘、尿潴留等自主神经功能障碍。

## 二、AMAN

以广泛的脑神经运动纤维和脊神经前根及运动纤维轴索病变为主。临床表现为:

1. 可发生在任何年龄,儿童更常见,男女患病率相似,国内患者在夏秋季节发病较多。

2. 前驱事件　多有腹泻和上呼吸道感染等,空肠弯曲菌感染多见。

3. 急性起病,平均在6~12天达高峰,少数患者在24~48小时内即可达到高峰。

4. 对称性肢体无力,部分患者有脑神经运动功能受损,重症者可出现呼吸肌无力。腱反射减弱或消失与肌力减退程度较为一致。无明显感觉障碍,无或仅有轻微自主神经功能障碍。

## 三、AMSAN

以广泛神经根和周围神经的运动与感觉纤维的轴索变性为主。主要表现为:

1. 急性起病,平均在6~12天达到高峰,少数患者在24~48小时内达到高峰。

2. 对称性肢体无力,多有脑神经运动功能受累,重症者可有呼吸肌无力,呼吸衰竭。患者同时有感觉障碍,甚至部分出现感觉性共济失调。常有自主神经功能障碍。

## 四、MFS

与经典GBS不同,以眼肌麻痹、共济失调和腱反射消失为主要临床特点。主要表现为:

1. 任何年龄和季节均可发病。

2. 前驱事件　可有腹泻和呼吸道感染等,以空肠弯曲菌感染常见。

3. 急性起病,病情在数天或数周内达到高峰。

4. 多以复视起病,也可以肌痛、四肢麻木、眩晕和共济失调起病。相继出现对称或不对称性眼外肌麻痹,部分患者有眼睑下垂,少数出现瞳孔散大,但瞳孔对光反射多数正常。可有躯干或肢体共济失调,腱反射减弱或消失,肌力正常或轻度减退,部分有延髓肌肉和面部肌肉无力,四肢远端和面部麻木、感觉减退,膀胱功能障碍。

## 五、急性泛自主神经病

较少见,以自主神经受累为主。主要表现为:

1. 前驱事件　多有上呼吸道感染及消化道症状。

2. 急性起病,快速进展,多在1~2周内达高峰,少数呈亚急性发病。

3. 临床表现为视物模糊,畏光,瞳孔散大,对光反射减弱或消失,头晕,体位性低血压,恶心呕吐,腹泻,腹胀,重症者可有肠麻痹、便秘、尿潴留、阳痿、热不耐受、汗出少、眼干、口干等。自主神经功能检查可发现多种功能异常。

4. 肌力正常,部分患者远端感觉减退和腱反射消失。

## 六、ASN

少见，以感觉神经受累为主。主要表现为：

1. 急性起病，数天至数周内达高峰。

2. 广泛对称性四肢疼痛和麻木，感觉性共济失调，明显的四肢和躯干深、浅感觉障碍。绝大多数患者腱反射减弱或消失。

3. 自主神经受累轻，肌力正常或有轻度无力。

4. 病程为自限性。

GBS的主要并发症包括：①呼吸衰竭：本病可导致呼吸肌麻痹，并发肺部感染及呼吸衰竭，是威胁患者生命安全的主要原因，适当的呼吸支持是抢救治疗的关键；②心血管功能紊乱：可伴有心律失常，并发心肌炎、心源性休克及心搏骤停等，故应对重症患者应做心功能监测；③其他并发症：由于运动功能障碍和自主神经紊乱导致的常见并发症还有吞咽困难、尿潴留、褥疮、深静脉血栓等。

体征主要表现为下运动神经元瘫痪的体征，肌力下降，肌张力减低，腱反射减弱或消失，部分患者轻度肌萎缩，长期卧床出现失用性肌萎缩。感觉减退少见，极少数患者也出现Kernig征等神经根刺激征。

# 【诊断】

## 一、西医诊断要点

结合2010《中国Guillain-Barré综合征诊治指南》诊断标准，诊断要点如下：

1. AIDP

（1）常有前驱感染史，呈急性起病，进行性加重，多在2周左右达高峰。

（2）对称性肢体和延髓支配肌肉、面部肌肉无力，重症者可有呼吸肌无力，四肢腱反射减弱或消失。

（3）可伴轻度感觉异常和自主神经功能障碍。

（4）脑脊液出现蛋白—细胞分离现象。

（5）电生理检查提示远端运动神经传导潜伏期延长、传导速度减慢、F波异常、传导阻滞、异常波形离散等。

（6）病程有自限性。

2. AMAN　参考AIDP诊断标准，突出特点是神经电生理检查提示近乎纯运动神经元受累，并以运动神经轴索损害明显。

3. AMSAN　参考AIDP诊断标准，突出特点是神经电生理检查提示感觉和运动神经轴索损害明显。

4. MFS

（1）急性起病，病情在数天内或数周内达高峰。

（2）临床上以眼外肌瘫痪、共济失调和腱反射减弱为主要症状，肢体肌力正常或轻度减退。

（3）脑脊液出现蛋白—细胞分离。

（4）病程呈自限性。

5. 急性泛自主神经病

(1)急性起病,快速发展,多在2周左右达高峰。

(2)广泛的交感神经和副交感神经功能障碍,不伴或伴有轻微肢体无力和感觉异常。

(3)可出现脑脊液蛋白—细胞分离现象。

(4)病程呈自限性。

(5)排除其他病因。

6. ASN

(1)急性起病,快速进展,多在2周左右达高峰。

(2)对称性肢体感觉异常。

(3)可有脑脊液蛋白—细胞分离现象。

(4)神经电生理检查提示感觉神经元损害。

(5)病程有自限性。

(6)排除其他病因。

## 二、中医诊断要点

属于中医“痿证”范畴,具有肢体肌肉痿软无力、急性迟缓性瘫痪特点。表现为肢体筋脉弛缓不收,下肢或上肢,一侧或双侧,软弱无力甚则瘫痪,部分病人伴有肌肉萎缩即可诊断。由于肌肉痿软无力,可有睑废,视歧,声嘶低哑,抬头无力等症状,甚则影响呼吸、吞咽。

## 三、中医主要证候类型

1. 热盛伤津证　发热,肢体软弱无力,进行性加重,汗出多或皮肤干燥,呛咳少痰,咽干不利,大便干燥或偶有便秘,舌质红,苔黄,脉细数或虚大而数。辨证要点:发热肢软,汗出增多或皮肤干燥,舌红苔黄,脉象细数或虚大而数。

2. 湿热浸淫证　身热不扬,四肢痿软无力,身体困重、痿软无力或瘫软,或肢体麻木肿胀或有烧灼感,胸脘痞闷,或胸部发紧,呼吸困难,小便短赤、涩痛,苔黄腻,脉濡数。辨证要点:身热不扬,身体困重,无力瘫软,或肢体麻木肿胀或有烧灼感,舌苔黄腻,脉象濡数。

3. 脾胃亏虚证　四肢痿软无力逐渐加重,气短神疲,食少,腹胀便溏,面色无华,食少纳呆,舌苔薄白,脉细。辨证要点:四肢痿软,逐渐加重,腹胀便溏,舌苔薄白,脉细。

4. 肝肾亏虚证　四肢痿软无力,甚或肌肉萎缩,腰背酸软,头晕耳鸣,甚或遗尿遗精,面色无华,舌红少苔,脉细数。辨证要点:四肢痿软,甚或肌肉萎缩,腰脊酸软,甚或遗尿遗精,舌红少苔,脉象细数。

5. 脾肾阳虚证　首发双下肢迟缓性瘫痪,继而上肢迟缓性瘫痪,四肢麻木,手足发凉;面色苍白或黯滞,或胸部束带感,呼吸困难,吞咽发呛,肢冷汗出;唇甲青紫,舌质黯或有瘀点、瘀斑,舌苔白腻,脉沉迟,甚或神昏,脉微欲绝。辨证要点:首发双下肢软瘫,继而上肢软瘫,四肢麻木,手足发凉,呼吸困难,吞咽发呛,甚或神昏,脉微欲绝,唇甲青紫,脉象沉迟。

## 【鉴别诊断】

1. 全身型重症肌无力　表现为四肢无力,晨轻暮重,活动后加重,休息后症状减轻;无感觉障碍,常伴有眼外肌受累,表现上眼睑下垂、复视等;新斯的明试验阳性;肌电图重复神经电刺激波幅减低；脑脊液正常。

2. 急性脊髓炎 主要表现为截瘫，先驱症状有发热；急性起病，数小时或数天达高峰；表现为脊髓横贯性损害，有明显的节段性感觉平面，有传导束性感觉障碍；脊髓休克期后应出现上运动神经元瘫痪；括约肌症状明显；脑脊液多正常，或有轻度的细胞和蛋白增加。

3. 多发性肌炎 全身肌肉广泛受累，表现酸疼无力，常有发烧、皮疹、全身不适等症状，无感觉障碍；血液生化检查：血清肌酸激酶、醛缩酶和谷丙转氨酶明显增高；肌电图示肌源性改变；病理活检示肌纤维溶解断裂，炎细胞浸润，毛细血管内皮细胞增厚。

## 【治疗】

### 一、西医治疗

GBS的治疗关键是强化护理及并发症的预防和处理。

#### (一)支持治疗

1. 保持呼吸道通畅和维持呼吸功能 GBS的主要危险是呼吸肌麻痹，需要保持呼吸道通畅。当有呼吸肌麻痹和吸氧困难时，应尽早行气管切开和人工辅助呼吸。呼吸肌麻痹的抢救是增加治愈率、减少病死率的关键。

2. 鼻饲饮食 舌咽、迷走神经麻痹患者因有延髓麻痹，宜及早应用细的鼻饲管，以免食物误入气管而致窒息或肺部感染，如病情允许，进食时和进食后30分钟宜取坐位或半坐位，喂食后用温开水把鼻饲管冲洗干净。

#### (二)免疫治疗

1. 免疫球蛋白静脉滴注(intravenous immunoglobulin，IVIg) 循证医学证据显示，IVIg可阻止GBS病情进展，缩短病程，减少需辅助通气可能性，改善近期与远期疗效。用量：每日0.4g/kg，静脉滴注，连续应用5日。免疫球蛋白愈早应用疗效愈佳，如患者在疗效结束后仍需辅助通气，可考虑间隔数日再用一个疗程。禁忌证是免疫球蛋白过敏、高球蛋白血症或先天性IgA缺乏患者。

2. 糖皮质激素 糖皮质激素曾广泛应用于GBS的治疗，近20余年国外许多AIDP治疗的随机对照研究认为，应用激素与安慰剂在病情恢复时间、需辅助呼吸时间、死亡率等方面均无显著差异，包括泼尼松或泼尼松龙等口服制剂，以及甲泼尼龙静脉滴注均未明显获益，且长期应用可带来明显副作用。此外，单独应用免疫球蛋白与免疫球蛋白合用激素治疗，疗效也无显著差别。《中国Guillain-Barré综合征诊治指南》(2010)指出，我国由于医疗条件和经济条件所限，有些患者不能接受免疫球蛋白或血浆置换治疗，目前许多医院仍在应用糖皮质激素治疗GBS，尤其在病程早期和病情较重的患者。在没有应用禁忌时可采用以下疗程：甲泼尼龙0.5~1g，静脉滴注，1次/天，连续3天，之后口服甲泼尼龙片或泼尼松递减，总疗程2周左右；或用地塞米松10~20mg，静脉滴注，1次/天，连续5~7天，以后口服泼尼松递减，总疗程2周左右。

3. 血浆置换疗法(plasma exchange，PE) 曾被认为是治疗GBS的金标准。每次置换血浆量按40ml/kg体重或1~1.5倍血浆容量计算，在1~2周内进行5次，隔日一次。血容量恢复主要依靠5%人血白蛋白。由于仅少数医院具备PE设备，费用昂贵，PE应用在一定程度上受到限制。主要禁忌证是严重感染、心律失常、心功能不全和凝血功能异常。

**（三）并发症的对症治疗及预防**

1. 重症患者　须连续心电监护，直至开始恢复，GBS患者常见窦性心动过速，通常不需治疗，亦可出现心动过缓，部分病例与吸痰有关，可用阿托品或吸痰前给氧预防；严重心脏传导阻滞和窦性停搏少见，如发生需立即植入临时性心内起搏器。

2. 尿潴留　可加压按摩下腹部，无效时留置导尿。胃肠道自主神经损害可出现便秘，可给予缓泻剂和润肠剂，如番泻叶代茶饮或肥皂水灌肠等；出现肠梗阻迹象应立即禁食或停止鼻饲，给予肠动力药如西沙必利。约10%的GBS患者因抗利尿激素异常分泌导致低钠血症，应注意保持电解质和酸碱平衡。

3. 预防深静脉血栓形成及并发症肺栓塞　可穿抗血栓弹力长袜，用低分子肝素4000~5000IU，2次/日，腹部皮下注射。

## 二、中医治疗

**（一）辨证论治**

1. 肺热伤津证

治法：清热润燥，养阴生津。

代表方：清燥救肺汤。

常用药：生石膏、桑叶、太子参、麦冬、阿胶、炒杏仁、炒胡麻仁、炙枇杷叶、甘草。

加减：口燥咽干甚，加玄参、生地黄、沙参。

2. 湿热浸淫证

治法：清热利湿，活血通络。

代表方：四妙散。

常用药：苍术、黄柏、川牛膝、薏苡仁、防己、木瓜、茯苓、泽泻。

加减：湿重，胸脘痞闷，加厚朴、草薢；肢体麻木或刺痛、舌质紫黯，加赤芍、丹参、红花。

3. 脾胃亏虚证

治法：补脾益气。

代表方：补中益气汤。

常用药：炙黄芪、党参、白术、当归、陈皮、茯苓、沙参、麦冬、柴胡、炙甘草。

加减：脾胃虚多易兼夹食积，加山楂、神曲、谷芽、麦芽。

4. 肝肾亏虚证

治法：补益肝肾，滋阴清热。

代表方：壮骨丸。

常用药：狗骨、龟甲、黄柏、知母、熟地黄、白芍、锁阳、陈皮、干姜。

加减：热甚，去锁阳、干姜，加猪骨髓、枸杞子；面色无华、脉细弱，加黄芪、党参、当归；潮热盗汗、五心烦热，加大补阴丸。

5. 脾肾亏虚证

治法：温补脾肾，回阳救逆。

代表方：四逆汤。

常用药：制附子、干姜、炙甘草、人参。

加减：痰浊壅肺，喉中痰多，加陈皮、半夏、制南星；唇甲青紫，舌质黯有瘀点或瘀斑等血瘀之象,加鸡血藤、丹参、当归尾、川芎等。

**(二)中成药**

1. 口服药

二妙丸:清热燥湿。适用于湿热下注者。

补中益气丸:补脾益胃。适用于脾胃虚弱,中气不足者。

壮骨丸:滋阴降火,强壮筋骨。适用于肝肾不足,阴虚内热之痿证。

2. 注射液

生脉注射液:益气养阴,复脉固脱。适用于气阴两脱,病情进展迅速者。

参附注射液:回阳救逆,益气固脱。适用于脾肾阳虚,阳气欲脱者。

**(三)专病专方**

清热解毒方:王永炎院士用清化湿热、活络解毒法组方治疗GBS湿热阻络型,组成药物为生薏苡仁、白术、茯苓、黄芪、赤芍、鸡血藤、桑枝、板蓝根、忍冬藤、六一散。临床取得较好疗效。

**(四)针灸及其他**

1. 针刺　该病属于中医"痿证"范畴,《黄帝内经》云"治痿独取阳明",因此针灸治疗此病选穴主要以手足阳明经穴为主。主穴:上肢:取肩髃、曲池、手三里、外关、合谷;下肢:取环跳、风市、足三里、悬钟。配穴:肺热伤津,则加大椎、尺泽、肺俞,用泻法;湿热浸淫,加阳陵泉、行间,用泻法;脾胃亏虚,加脾俞、胃俞,用补法;肝肾亏虚,加用阴陵泉、肝俞、肾俞,用补法。

2. 康复训练　GBS是周围神经脱髓鞘疾病,可出现肌肉萎缩,对四肢瘫痪的患者要尽早开始康复治疗。肌力在Ⅲ级以上者,鼓励患者要进行主动运动锻炼。肌力在0~Ⅱ级者,支具固定,保持肢体关节功能位,同时做被动运动训练和按摩,其作用是保持和增加关节活动度,防止关节挛缩变形、肌肉萎缩及足下垂,改善局部血液循环,有利于瘫痪肢体的恢复。另外,还要进行日常生活能力的训练,复合动作训练及作业(即职业)训练等。康复治疗的效果与疾病的严重程度、病程、坚持训练等有关。GBS要注意早期康复治疗,同时要鼓励患者持之以恒、循序渐进地坚持功能练习。

## 【诊疗热点】

### 一、电生理在GBS诊断中的价值

尽管有学者认为电生理检查对GBS分型存在一定的缺陷和误差,但在尚无更为确切的判断方法和诊断标准出现的现状下,电生理仍是目前GBS分型最重要的方法。神经电生理检查对于GBS的临床分型及预后判断亦具有一定的价值。有研究发现脱髓鞘型和轴索型的病情进展形式不同,轴索型进展较快,早期即达高峰,而脱髓鞘型的病情在入院后仍可缓慢进展。Dhar等发现轴索型较其他类型从发病到入院的时间以及病情达峰时间更短。巴西的一项新近研究显示发病10天内达高峰者在脱髓鞘型中占42.4%,而在轴索型中则高达84.6%。国外有研究发现轴索型患者更容易进展为完全的四肢瘫痪。但也有研究证实脱髓鞘型和轴索型在高峰期GBS残疾评分并无显著差异。

## 二、免疫抑制剂治疗

当应用糖皮质激素和血浆置换治疗方案无效或效果不佳时，可选用免疫抑制剂治疗，如环磷酰胺、甲氨蝶呤等药物。近年来，免疫抑制剂治疗GBS报道较多。有学者以环磷酰胺为主治疗重症GBS取得良好疗效。干扰素是细胞免疫的调节分子，能抑制抗原表达，并通过调节细胞黏附分子的表达对炎性细胞的渗出及迁移产生影响。免疫抑制剂的作用机制可能和抑制人体自身免疫反应相关，尚需进一步评估疗效。

## 三、中药研究

本病辨证治疗依然是中医治疗的优势所在。孔祥梅认为痿证有寒，治疗不远温散，以温阳益肾、填精补髓为治本之要，对GBS后遗症者分为：①寒湿痹阻型，治宜温阳散寒，蠲痹除湿，方用独活寄生汤加减；②寒湿直侵督脉型，治宜温补肾阳，散寒除湿，方用麻黄附子细辛汤加味。张正熹对本病分期辨治：①初病期，宣化表湿，除痹通络，选藿朴夏苓汤增减；②高峰期，清热渗湿，脾肺同治，方选三妙丸加味；③极重期，回阳救逆，温化痰浊，方选四逆汤加味；④稳定期，鼓舞胃气，温阳舒筋，方选参苓白术散加减；⑤恢复期，益肝肾，扶正除痿，方选壮骨丸合左归丸加减。朱倩等用补阳还五汤为主方治疗GBS 35例，都取得了良好效果。宋立群等运用补中益气汤加减治本病立补脾益肾、益气养血之法。王松年辨本病为“喑痱”证，治以滋肾阴、补肾阳、开窍化痰为主，方用地黄饮子。部分医家在诊断明确基础上，结合自己经验，拟出治本病的专方专药，如周玉林等用复方甘草汤（甘草、板蓝根、蒲公英、连翘、黄连）治疗GBS 100例，疗效明显优于单纯静脉滴注氢化可的松组，两者有显著性差异（$P<0.05$）。专药多用马钱子，取其对神经具有兴奋作用，临床用以提高肌力，可短期合理辨证使用。

## 【中西医结合思路】

## 一、中西医结合时机的选择——相得益彰

西医辨病论治与中医辨证论治相结合，即病证结合诊断和治疗GBS是当前中西医结合临床的基本思路和方法。多年来，众多学者通过临床实践，在明确西医诊断的前提下，探索了GBS中医辨证规律、病证结合诊断方法，以及发挥中医辨证论治和中药、针灸调节免疫功能的作用等，取得了较好的临床疗效。临床实践表明，对轻型患者可以中医药治疗为主，并结合西医对症处理；对病情较重者，一般根据患者具体情况采用中西医结合治疗；对危重患者则以西医抢救为主，中医药治疗为辅。特别是对呼吸肌麻痹患者，要及时进行抢救，做到尽早行气管切开和人工辅助呼吸，彻底排痰，畅通呼吸道。再根据具体情况尽早选用血浆置换疗法，或免疫球蛋白治疗等，同时配合中医辨证论治，以改善及调整机体的免疫功能状况等。待病情稳定，则在功能练习的同时，配合中药、针灸、推拿、按摩、理疗及医疗体操等中西医结合康复治疗，对促进神经功能的恢复及预防复发等均有较好疗效。中医药或中西医结合治疗GBS可以提高肌力、促进功能恢复，从而可改善患者的预后，且降低复发率。

另外，中医药治疗GBS除了要辨证论治外，还要注意GBS的证候演变规律。初起病时，多为实证，此时应以祛邪为主，不可急于补虚，在用药上又应注意兼顾脾胃，并注意切忌滥用苦

寒、辛温之品。疾病日久,多致正气亏虚,此时多为虚实夹杂,或为纯虚之证,治疗上当以扶正为主,兼以祛邪。若病情迅速发展,出现呼吸肌麻痹、呼吸困难的患者,应密切观察,及早使用呼吸机。若患者出现憋气,喘促,烦躁,大汗出,颧红,口干,舌红无苔,脉细微或细数,为喘脱气阴两伤之证,治疗可以给予生脉注射液以益气养阴固脱。后期康复的患者,应注意适当调补正气,促进气血恢复,从而改善肢体运动功能。

### 二、循证医学研究——任重道远

Hughes RAC Raphael JC等对静脉用免疫球蛋白治疗吉兰—巴雷综合征进行了系统评价,结果显示:还没有足够的研究能证明IVIG治疗是否比安慰剂更有效。IVIG治疗与血浆置换对吉兰—巴雷综合征患儿恢复的促进作用相似。血浆置换后使用IVIG在疗效上没有明显优于单独血浆置换。至于IVIG治疗吉兰—巴雷综合征轻症病例有效还是对已持续了2周以上的病例有效,需进一步的随机试验来证实。

## 【研究展望】

### 一、GBS与HLA

空肠弯曲菌(campylobacter jejuni, CJ)是已经发现的GBS前驱感染病原体之一。CJ是一种常见的病原体,但是只有极少的CJ肠炎患者发生GBS,并且与CJ的某些特定的血清分型有关。这种差别可能与患者的遗传背景有关。现已发现GBS患者的GM1抗体和MFS患者的GQ1b抗体均以IgG1和IgG3为主,提示有T细胞参与抗体的产生。HLA在自身免疫现象中起到重要作用,第二类抗原与外源性抗原的呈递机制在免疫病理学的作用已经被用来解释许多自身免疫现象。由于涉及抗感染免疫和自身免疫的关系,第二类HLA的作用就越加值得探讨。无论内源性还是外源性的抗原在与HLA形成复合物的过程中都要与HLA分子上的抗原识别位结合,其亲和力就决定于HLA识别位的沟槽样结构的几个氨基酸序列,结合得紧密的抗原的免疫应答就强。免疫应答的强弱决定于第二类HLA基因,这些基因位于第六号染色体上,包括-DP、-DQ和-DR等区域。它们决定的HLA抗原表达在CD4+的T细胞上,并决定抗原呈递的强弱,这在抗感染免疫中起重要作用。比较保护性免疫反应和自身免疫反应是阐明自身免疫疾病的重要环节。不少研究采用不同的血清学或遗传学方法均发现GBS与HLA无关,并且其中一些研究还涉及感染因子的抗体、抗神经节苷脂抗体和免疫治疗(如血浆置换等)的疗效等区分的亚组,也没有发现与HLA相关。由于感染因子结构、HLA抗原位点以及测定方法不同,很难综合比较,有待于统一检测方法和有大样本资料后进一步研究。

### 二、分子模拟机制

近年来,对于GBS发病机制的研究较多,其中分子模拟机制发病学说已经广泛被接受和认可。感染的微生物或寄生虫等生物性因子的某些抗原成分的结构与宿主自身组织的表位相似或相同,便可通过交叉反应启动自身免疫性疾病的发生,这种机制在免疫学称为“分子模拟机制”。该学说是目前解释GBS与感染因子之间关系的主要理论依据。空肠弯曲菌脂寡糖与神经细胞特异性的表面糖脂(即神经节苷脂)结构相近,通过“分子模拟”作用,诱导机体产生神经节苷脂抗体,造成周围神经系统损害。空肠弯曲菌合成神经节苷脂样脂寡糖的关键酶(即唾液酸转移酶)的基因多态性决定了人感染空肠弯曲菌后会导致不同亚型的GBS。因此,学术界形成了微生物的基因多态性决定人类自身免疫病的临床表型的新观点。GBS患者的含唾液酸化脂寡糖菌的空肠弯曲菌检出率高于非唾液酸化脂寡糖菌,唾液酸化脂寡糖菌所含的唾液酸通过Toll样受体4激活树突状细胞,上调白细胞介素-6(interleukin-6,IL-6)、IL-10、α干扰素、干扰素β等炎症因子的分泌,从而协助启动和过度激活体液免疫。无荚膜型流感嗜血杆菌因含神经节苷脂GM1样结构的一种特殊抗原,故也可因“分子模拟”作用而诱导机体产生GM1抗体。有巨细胞病毒感染史的GBS患者的血清中也能检测出神经节苷脂抗体,其中以GM2抗体多见。

## 【参考文献】


[1] 张静,郭力. 吉兰—巴雷综合征发病机制研究进展[J]. 中国现代神经疾病杂志,2012,12(2): 117-121.

[2] 叶吉晃,叶恬吟. 周仲瑛教授复法治疗格林巴利综合征[J]. 山东中医药大学学报,2005,29(6): 455-456.

[3] 宫剑鸣,申法涛,赵彦青,等. 王松龄教授辨治格林-巴利综合征验案分析[J]. 中国中医药现代远程教育,2016,14(4): 67-68.

[4] Willison HJ, Veitch J. Immunoglobulin subclass distribution and binding characteristics of anti-GQ1b antibodies in Miller Fisher syndrome[J]. Journal of Neuroimmunology, 1994, 50(2): 159-165.

[5] Arami MA, Yazdchi M, Khandaghi R. Epidemiology and characteristics of Guillain-Barre syndrome in the northwest of Iran[J]. Annals of Saudi Medicine, 2006, 26(1): 22-27.

[6] Dhar R, Stitt L, Hahn A F. The morbidity and outcome of patients with Guillain-Barre syndrome admitted to the intensive care unit[J]. Journal of the Neurological Sciences, 2008, 264(1-2): 121-128.

[7] Kannan MA, Ch RK, Jabeen SA, et al. Clinical, electrophysiological subtypes and antiganglioside antibodies in childhood Guillain-Barré syndrome[J]. Neurology India, 2011, 59(5): 727-732.

[8] 孔祥梅,张延群. 急性感染性多神经根神经炎从寒湿论治的体会[J]. 中医志,1997,38(7): 404-405.

[9] 朱倩,刘士敬. 加减补阳还五汤治疗感染性多发性神经根炎35例[J]. 浙江中医杂志,1997,(2): 64.

[10] 宋立群,吴茜. 浅谈“格林-巴利综合征”的中医治疗[J]. 中医药学报,1999,27(4): 24-24.

[11] 王松年. 中西医结合治疗格林-巴利综合征11例[J]. 南京中医药大学学报,1999,15(1): 55.

[12] 周玉林,吴重铃,孙维春. 复方甘草汤治疗格林-巴利综合征近期疗效观察[J]. 中国中西医结合急救杂志,1995,(3): 107-108.


# 附篇　慢性炎性脱髓鞘性多发性神经病

慢性炎性脱髓鞘性多发性神经病(chronic inflammatory demyelinating polyneuropathy,CIDP)是以周围神经近端慢性脱髓鞘为主要病变的自身免疫性运动感觉性周围神经病,属于慢性获得性脱髓鞘性多发性神经病(chronic acquired demyelinating polyneuropathy,CADP),是CADP最常见的一种类型,呈慢性进展或缓解—复发病程,大部分患者对免疫治疗反应良好。CIDP的发病率为(1~8.9)/10万。本病主要影响男性,发病高峰年龄在40~60岁,发病率随年龄的增长而增加。

CIDP与AIDP具有相似之处,因此都属于中医“痿证”范畴。痿证是指肢体筋脉弛缓,软弱无力,不能随意运动,或伴有肌肉萎缩的为主要临床表现的一类病症。《黄帝内经》对本病论述颇详,有专篇论述。如《素问·痿论》对该病病因、病机、证候、鉴别、治法均有论述:“心气热……胫纵而不任地也。肝气热,则胆泄口苦筋膜干,筋膜干则筋急而挛……肾气热,则腰脊不举,骨枯而髓减”。认为病因、证候为“因于湿,首如裹,湿热不攘,大筋软短,小筋弛长,软短为拘,弛长为痿。”将之分类为皮痿、脉痿、筋痿、骨痿。治则提出“治痿独取阳明”。北宋末年陈无择《三因极一病证方论》列“五痿叙论”“五痿治法”专篇。并指出“痿证属内脏气不足之所为也”的病机特点,以“虚”诠释“五脏热”。金元·张子和《儒门事亲·指风痹痿厥近世差玄说》首次鉴别痿病与风、痹、厥的异同。朱丹溪《局方发挥》《丹溪心法》专列痿论,大力纠正“风痿混同”之弊,“痿证断不可作风治,而用风药”。治疗用壮骨丸通过滋阴养血而达到清五脏内热,“泻南方补北方”。

## 【病因病机】

### 一、西医病因、发病机制及病理

本病的病因不清。目前公认AIDP与感染性前驱疾病有关,最常见的是上呼吸道感染疾病(病毒性或细菌性)和胃肠道炎性疾病(空肠弯曲菌),而CIDP的病因学研究并未提示与前驱感染的关系。CIDP患者相关病毒细菌的检出率也很低。有报道称部分CIDP患者HLA-1、B8、DRW3、DW3等抗原出现频率大于正常人,推测可能与易感慢性炎性脱髓鞘性多神经病基因有关。

CIDP的临床表现与AIDP相似,免疫治疗有效,提示该病有免疫介导的发病机制,但CIDP的机制及其与AIDP的关系并不清楚。在CIDP中,自身免疫反应性T细胞和B细胞发生分化,引起周围神经的自身免疫性损害,分子模拟可能是重要的病理启动机制。在AIDP的研究中,发现了一系列周围神经抗原和相关的自身抗体,但CIDP的分子模拟机制在分子靶点上缺少足够的证据。CIDP似乎是一种器官特异性的免疫介导的疾病,起源于细胞免疫反应和体液免疫反应对特征未完全确定的周围神经抗原的协同相互作用。目前被普遍认同的可能机制是细胞和体液免疫共同参与介导的针对施万细胞或髓鞘的免疫损伤,从而引起周围神经脱髓鞘和轴索损害。但是,导致免疫损伤机制启动的致病抗原(包括外来抗原和自身抗原)及异常免疫反应针对的具体靶点尚不为人知。近年来研究发现,针对郎飞结及结旁区特定组分的抗体可导致有特征性临床表现的CIDP。

1. 细胞免疫机制引发CIDP的免疫机制　大致如下:外来抗原经抗原呈递细胞提呈后导致CD4+T细胞增殖活化、多种炎性因子和自身抗体合成释放。活化的T细胞和抗体穿过血神经屏障,启动进一步的异常免疫反应,包括补体沉积、膜攻击复合物沉积、CD8+T细胞的细胞毒作用、巨噬细胞介导的脱髓鞘等,最终导致施万细胞损伤、溶解。另外,自身抗体与郎飞结及结旁区特定蛋白结合可干扰阻断郎飞结的跳跃性传导,补体与膜攻击复合物沉积于郎飞结区导致郎飞结的结构破坏,从而导致神经兴奋性及膜电位的异常、神经传导速度减慢。

2. 体液免疫机制　近年研究发现,郎飞结的结构组分是CIDP患者中自身抗体攻击的关键靶区H J。新发现的自身抗体抗接触蛋白1(contactin 1, CNTNl)免疫球蛋白G4(immunoglobulin G4, IgG4)和抗神经束蛋白155(neurofascin 155, NF155)IgG4与CIDP的特殊亚型相关。CNTNl和NF155是维持郎飞结结构和功能的重要蛋白组分,抗CNTNI IgG4和抗NF155 IgG4抗体的存在可导致郎飞结的结构破坏和功能异常。

CIDP周围神经的血管周围可见单核细胞浸润,并可见节段性脱鞘与髓鞘再生并存,炎症病理反应不如GBS明显，淋巴细胞少见，神经束膜内血管通透性增加，Schwann细胞再生出现“洋葱头样”改变，轴索损害在CIDP也较常见，可合并中枢神经系统受累。

## 二、中医病因病机

CIDP属于中医“痿证”范畴，其病因十分复杂，而本病只是痿病的一种，其病因以内伤为主，常由于素体脾、胃、肝、肾亏虚，或劳倦内伤、久病虚耗等导致气血不足、肝肾亏虚、气虚血瘀，从而使肢体、筋脉失于濡养而发为痿证。其病位在肢体、经络、筋脉，涉及脾、胃、肝、肾等脏腑。因病程呈慢性或缓解—复发，证候类型以虚证为主，或虚实夹杂。

秦亮甫在总结前人经验基础上，认为此病发生多因素体禀赋不足，加之风寒湿邪侵袭人体，易导致督阳阻滞，气血瘀滞，脉络失养，出现局部的酸冷板滞甚或痿废不用等症状。脊柱乃脊神经根分布区域，神经根的损伤和病变会影响神经冲动的传导，影响神经传递，从而导致神经分布区域的四肢出现痿废不用的症状。督脉虚损、督阳失运是痿证发病的经络学基础，根据“督脉生病治督脉”和“经脉所过，主治所及”的观点，制定了温煦督脉、活血通络的治疗原则，提出“主取督脉，以治四肢”的观点。

## 【临床表现】

本病起病较隐匿或呈慢性亚急性病程，病前很少出现前驱感染，自然病程包括阶梯式进展、稳定进展和缓解—复发三种形式。进展期数月至数年，平均3个月，起病6个月内无明显好转，进展过程超过8周，可与GBS鉴别。

### CIDP经典型

见于各年龄段，40~60岁多见，男女发病比率相近。较少有明确的前驱感染史。慢性起病，症状进展在8周以上，但有16%的患者呈亚急性起病，症状进展较快，在4~8周内即达高峰，且对糖皮质激素反应敏感，这部分患者目前仍倾向归类于CIDP而非AIDP。CIDP症状局限于周围神经系统，主要表现为：①脑神经异常：不到10%的患者会出现面瘫或眼肌麻痹，支配延髓肌的脑神经偶可累及，可出现构音障碍（9%），吞咽困难（9%）。②肌无力：大部分患者出现肌无力，可累及四肢的近端和远端，但以近端肌无力为突出特点。典型的无力表现为对称性的近端和远端肢体无力，一般由双下肢起病，自远端向近端发展；呼吸肌受累较少见（11%）。③感觉障碍：大部分患者表现为四肢麻木，部分伴疼痛。可有手套、袜套样针刺觉减退，还可有深感觉减退，严重者出现感觉性共济失调。但感觉查体客观的感觉障碍一般不突出。④腱反射异常：腱反射减弱或消失，甚至正常肌力者的腱反射减弱或消失。⑤自主神经功能障碍：可表现为体位性低血压、括约肌功能障碍及心律失常等。少数患者出现Horner征、阳痿（4%）、尿失禁（2%）、视盘水肿、视力下降等。约5%的CIDP患者可同时出现中枢神经系统损害，脱髓鞘性病变可见于大脑和小脑，类似多发性硬化，免疫治疗后中枢神经系统症状和脑部影像学改变可消失。

### CIDP变异型

（1）纯运动型：选择性累及运动纤维，传导阻滞较常见，对静脉免疫球蛋白（IVIG）反应较激素好。

（2）感觉型CIDP或慢性感觉性脱髓鞘性神经病：以肢体末端感觉障碍起病，甚至出现感觉性共济失调，虽然只有感觉症状，但电生理提示神经传导速度存在典型CIDP的运动纤维受损，随着病程进展可出现运动受累的症状。

（3）轻型：肌力通常是正常的，症状包括远端麻木、麻刺或无力，随着病程延长可进展。

（4）多灶性获得性脱髓鞘性感觉运动神经病（Lewis-Sumner syndrome）：临床表现为多灶性神经病，受累神经存在传导阻滞，存在感觉损害的证据，激素反应好。

（5）远端型（远端获得性脱髓鞘性对称性神经病）：近端肌力不受累，未发现单克隆蛋白，且治疗反应与经典型CIDP类似。

（6）慢性免疫性感觉性多发性神经根病：临床表现为感觉性共济失调和大纤维性感觉缺失。电生理检查躯体感觉诱发电位提示感觉神经根受累，但神经传导速度正常。其组织学模式与CIDP类似。

## 【诊断】

### 一、西医诊断要点

根据《中国2010年慢性炎性脱髓鞘性多发性神经根神经病诊疗指南》，CIDP的诊断目前仍为排除性诊断，符合以下条件的可考虑该病：

1. 症状进展超过8周，慢性进展或缓解—复发；

2. 临床表现　不同程度的肢体无力，多数呈对称性，少数为非对称性，近端和远端均可累及，四肢腱反射减弱或消失，伴有深、浅感觉异常；

3. 脑脊液　蛋白-细胞分离；

4. 电生理检查　神经传导速度减慢、传导阻滞或异常波形离散；

5. 神经活检　除外其他原因引起的周围神经病；

6. 糖皮质激素治疗有效。

### 二、中医诊断要点

肢体痿弱无力，甚则不能持物或行走，甚则患肢肌肉萎缩，肢体瘦削。

### 三、中医主要证候类型

1. 脾胃亏虚证　肢体痿软无力，四肢麻木不仁，食少纳呆，便溏，神疲乏力，面色萎黄，舌质淡，苔薄白，脉细弱。辨证要点：肢体痿软，麻木不仁，食少纳呆，便溏，舌淡苔薄，脉象细弱。

2. 肝肾亏损证　肢体痿软，腰膝酸软，不能久立，四肢麻木，肌肉渐脱，头晕耳鸣，咽干，舌质红，少苔，脉细数。辨证要点：肢体痿软，腰膝酸软，不能久立，四肢麻木，肌肉渐脱，舌红少苔，脉象细数。

3. 气虚血瘀证　久病体虚，面色不华，神疲乏力，手足麻木不仁，四肢痿弱，疼痛，肌肉瘦削，舌质黯淡，或有瘀斑，脉象细涩。辨证要点：久病体虚，手足麻木，四肢痿弱，疼痛，肌肉瘦削，舌质黯淡，或有瘀斑，脉象细涩。

## 【鉴别诊断】

1. 多灶性运动神经病（multifocal motor neuropathy，MMN）　MMN是仅累及运动神经的脱髓鞘性周围神经病，主要表现为以肢体远端肌肉开始的非对称性无力，以上肢为主，不伴感觉减退；部分患者血清GM1抗体增高，脑脊液蛋白水平和细胞计数通常正常；电生理为多个非嵌压部位出现不完全性运动传导阻滞。MMN一般对皮质类固醇疗效不佳，可用免疫球蛋白和环磷酰胺治疗。

2. 复发型GBS　极少见，1个月内进展至高峰，而CIDP平均为3个月；另外，复发型GBS多有前驱感染史，常见面神经麻痹和呼吸肌受累，CIDP均少见。

3. 遗传性运动感觉性神经病（HSMN）　根据家族史，合并色素性视网膜炎、鱼鳞病和弓形足等体征可帮助鉴别，确诊需依靠神经活检。

## 【治疗】

### 一、西医治疗

#### （一）药物治疗

CIDP患者进行免疫治疗可使多数患者病情缓解或得到控制。免疫治疗包括皮质类固醇、静脉免疫球蛋白（IVIG）、血浆置换和免疫抑制剂。免疫治疗能终止自身免疫反应和炎性脱髓鞘，防止继发性轴突变性。治疗有效的患者必须坚持治疗，直到病情得到最大限度的改善或稳定，此后进行维持治疗，预防复发和进展。CIDP是一种慢性病，治疗方案个体化，根据患者的无力情况、费用、方便性、系统性疾病、副作用等进行选择。

1. 皮质类固醇为CIDP首选治疗药物　甲泼尼龙500~1000mg/d，静脉滴注，连续3~5天，然后逐渐减量或直接改口服泼尼松1mg/（kg·d），清晨顿服，维持1~2个月后逐渐减量；或地塞米松10~20mg/d，静脉滴注，连续7天，然后改为泼尼松1mg/（kg·d），清晨顿服，维持1~2个月后逐渐减量；也可以直接口服泼尼松1mg/（kg·d），清晨顿服，维持1~2个月后逐渐减量。上述疗法口服泼尼松减量直至小剂量（5~10mg）均需维持半年以上，再酌情停药。在使用激素过程中注意补钙、补钾和保护胃黏膜。

2. 免疫球蛋白　50%以上的患者使用免疫球蛋白治疗有效。单个疗程总量为2000mg/kg，分5日静脉给药。部分患者初次治疗后即趋缓解，多数患者需要继续治疗。复发治疗或维持治疗建议每月注射1次并逐渐减量。为使病情持续改善可加用小剂量泼尼松或其他免疫抑制剂如环磷酰胺口服。

3. 免疫抑制药　通常在其他治疗无效时给予免疫抑制剂治疗。

（1）环磷酰胺冲击治疗：可予400mg/次，每周2次，静脉滴注；或是800mg/次，每周1次，静脉滴注；上述剂量连续使用4周后改口服，口服剂量为1~2mg/（kg·d），累计总量至10g。主要副作用是恶心、呕吐、贫血和脱发，必须监测血常规和肝功能，治疗初期隔日检查1次。

（2）硫唑嘌呤：口服3~4mg/（kg·d），最多不超过300mg/d，2~3个月起效，一般总剂量10g，若疗效不满意，累计总量可达20g。

（3）环孢菌素A：对某些CIDP患者有效，初始剂量为10mg/（kg·d），后减为5mg/（kg·d），可维持数年。为减少肾毒性可分2~3次/日口服。

4. 免疫调节剂　皮质类固醇、PE或免疫球蛋白疗效不佳的CIDP患者可使用α-干扰素治疗。

#### （二）血浆置换（plasma exchange，PE）

PE能清除免疫复合物和相关抗体以减轻周围神经炎性破坏作用。近半数CIDP患者对PE反应良好。PE治疗CIDP起效快，治疗总量相当于个体全部血浆量，每次40~50ml/kg，最初每周需2~3次，约3周出现疗效，起效后逐渐减少PE次数，多数患者反应是暂时的，需要多次获定期进行PE治疗。在应用IVIG后3周内不建议进行PE治疗。

### （三）其他治疗

可以应用B族维生素营养神经治疗，如维生素$B_1$、$B_{12}$、$B_6$等；严重神经痛不能耐受者可以加用卡马西平、加巴喷丁、普瑞巴林等治疗；早期开始神经功能康复锻炼预防肌肉萎缩和关节挛缩。

## 二、中医治疗

### （一）辨证论治

1. 脾胃亏虚证

治法：补脾益气，健运升清。

代表方：补中益气汤。

常用药：人参、当归、黄芪、白术、柴胡、陈皮、升麻、炙甘草。

加减：肥人多痰，加半夏；食少便溏，去当归，加白扁豆、山药、莲子肉、薏苡仁。

2. 肝肾亏损证

治法：补益肝肾，滋阴清热。

代表方：壮骨丸。

常用药：生地黄、龟甲、知母、黄柏、狗骨、白芍、怀牛膝、当归、锁阳、陈皮、干姜。

加减：肝肾阴虚火旺，热甚，去干姜、锁阳，加鹿角胶、枸杞子；久病阴损及阳，出现怕冷、小便清长、舌质淡、脉细无力，去黄柏、知母，加鹿角胶、补骨脂、巴戟天。

3. 气虚血瘀证

治法：益气活血，化瘀通络。

代表方：补阳还五汤。

常用药：黄芪、川芎、桃仁、红花、赤芍、当归尾、地龙。

加减：食少、脘腹胀闷兼有痰湿，加橘皮、茯苓、半夏；下肢无力，加牛膝。

### （二）中成药

口服药

参苓白术散：补脾益气。适用于CIDP脾胃亏虚证。

壮骨丸：补益肝肾，滋阴清热。适用于CIDP肝肾亏损证。

### （三）针灸及其他

同GBS。

# 【中西医结合思路】

## 一、中西医结合分期分型治疗 CIDP

糖皮质激素对大多数CIDP的治疗有效，但用药时间长，有较严重的不良反应；免疫球蛋白具有疗效迅速、确切、安全等优点，但疗效持续时间短，费用昂贵；多数CIDP患者在血浆置换后症状确实缓解，但疗效时间较短、费用高，且易有严重不良反应。CIDP属于中医“痿证”范畴，中医对其治疗具有较好的疗效，且无明显不良反应。临床上对不同分期、分型进行中西医结合进行诊断和治疗，可充分治疗利用中西医之长，可提高临床疗效。根据CIDP不同的类型、不同的时期和中西医各自的优势采用不同的方法。对于轻型患者可以中医药治疗为主，西医治疗为辅；对于中型、重型患者，治疗初期可以采用中、大量激素治疗，中医辨证论治以减轻激素的不良反应为主；激素减量治疗的中期，中医辨证论治既可减轻激素的不良反应，又可提高疗效；激素维持治疗的后期以中医辨证论治为主，配合小剂量激素维持。中医药治疗在于巩固疗效、缩短激素的用药时间。采用免疫球蛋白静脉滴注疗法或血浆置换疗法治疗者，在治疗初期亦采用中西医结合治疗，在免疫球蛋白静脉滴注疗法或血浆置换疗法终止期仍需坚持中医药治疗，以巩固疗效。

### 二、CIDP 治疗的新尝试

1. 麦考酚酯　有文献报道，应用麦考酚酯治疗的CIDP患者取得了显著效果。但也有研究报道，使用麦考酚酯治疗，并未显示出显著的临床疗效，还有严重的不良反应而终止麦考酚酯治疗。有学者认为，对一些静脉滴注免疫球蛋白或其他免疫抑制剂治疗效果欠佳的CIDP患者，使用麦考酚酯可能会有所帮助。

2. 干扰素　干扰素是天然存在的细胞因子。近期的一个回顾性开放试验对20例难治性（免疫球蛋白治疗无效）CIDP患者进行干扰素治疗，结果表明对某些CIDP患者干扰素可能有效。然而最新研究表明，对于单独使用免疫球蛋白治疗的CIDP患者，干扰素治疗并不能使患者有很大的获益，但可以减低免疫球蛋白治疗的剂量，亦可以使肢体无力明显的患者无力症状改善。

## 【研究展望】

### 新的辅助检查手段——周围神经影像学辅助检查技术

#### （一）周围神经磁共振成像（magnetic resonance neurography，MRN）的应用

CIDP患者的周围神经MRN可表现为神经根或臂丛、腰骶丛处弥漫性神经肿胀、信号异常或局灶性神经增粗等。Shibuya等应用三维MRN技术扫描CIDP患者的上臂丛，发现从神经根到神经干的纵向异常形态学改变发生率为88%。另外，也有报道将DWI和DTI技术用于CIDP患者的周围神经检查中。Gasparotti等提出对于临床表现和神经电生理表现不典型的多发性周围神经病患者，标准的神经影像学检查方法是检查四肢的神经超声和臂丛、腰骶丛的三维MRN。

#### （二）周围神经超声的应用和诊断评分系统的建立

高分辨率的周围神经超声通过测量周围神经走行中特定部位的神经截面积的大小，可在CIDP发病早期为周围神经的形态学改变提供证据。并可通过广泛测量颈神经根和四肢神经干走行中不同部位的神经截面积来评估病情。

## 【参考文献】

[1] Grson KC, Amato AA, Ropper AH. Efficacy of mycophenolate mofeti in patients with chronic immune demyelinating polyneuropathy[J]. Neurology, 2004, 63(4): 715-717.

[2] Radzi will AJ, Schweikert K, Kuntzer T, et al. Mycophenolatem of etil for chronic inflammatory demyelinating

polyradicuoneuropathy: An open labelstudy[J]. EurNeuro, 2006, 56(1): 37-38.

[3] Kuitwaard K, van Doorn PA. Newer therapeutic options for chronic inflammatory demyelinating polyradiculoneuropathy[J]. Drugs, 2009, 69(8): 987-1001.

[4] Vallat JM, Hahn AF, Lger JM, et al. Interferon beta-1a as an investigational treatment for CIDP[J]. Neurology, 2003, 60(8 Supp 13): S23-S28.

[5] 刘艳艳,李璟,秦亮甫.秦亮甫针药结合治疗痿证经验[J].上海中医药杂志, 2012(2): 1-3.

[6] Adachi Y, Sato N, Okamoto T, et al. Brachial and lumbar plexuses in chronic inflammatory demyelinating polyradieuloneuropathy: MRI assessment including apparent diffusion coefficient[J]. Neuroradiology, 2011, 53(1): 3-11.

[7] Kakuda T, Fukuda H, Tanitame K, et al. Diffusion tensor imaging of peripheral nerve in patients with chronic inflammatory demyelinating polyradiculoneuropathy: a feasibility study[J]. Neuroradiology, 2011, 53(12): 955-960.

（陈志刚）

# 第三章 脊髓疾病

## 第一节 概 述

### 一、脊髓解剖概况

脊髓位于椎管内，是脑的中枢神经系统延续部分。在胚胎发育3个月前，脊髓长短和脊柱相当。胚胎发育4个月后，脊柱生长加速，脊髓相对较短。至成人脊髓下端只达第一腰椎水平，脊髓下端变细，称为脊髓圆锥。自脊髓圆锥向下延为细长的终丝，在第二骶椎水平为硬脊膜包裹，向下止于尾骨的背面。脊髓表面有6条纵沟：前后正中沟，其两侧各有2条外侧沟，即前后外侧沟。脊髓分为31个节段：即8个颈段（C）、12个胸段（T）、5个腰段（L）、5个骶段（S）和1个尾段（Co）。脊髓全长粗细不等，有两个膨大部，颈膨大自第4颈髓至第1胸髓节段，腰骶膨大自第1腰髓至第1骶髓节段。脊髓中央是灰质，灰质的外面是白质。灰质前角，含有大量运动神经元的细胞体，其轴突组合成脊神经的前根，直接支配骨骼肌的运动。灰质后角，内含感觉细胞，主要接受脊神经后根传入的感觉冲动，再由此传至中枢。脊髓侧角为交感神经节前纤维的胞体聚集处。脊髓白质分前索、后索、侧索3个神经索。各神经索有上行和下行纤维束走行，为脊髓和脑的联系传导通路。

### 二、脊髓病变的临床特点

脊髓病变可产生运动、感觉及自主神经障碍。运动障碍表明脊髓皮质脊髓束、脊髓前角及（或）前根受损；感觉障碍表明后角、后根、后索及脊髓丘脑束受损；自主神经功能受损表现为膀胱、直肠括约肌功能障碍、血管运动、发汗反应及皮肤、指（趾）甲的营养等障碍，特别是膀胱、直肠功能障碍，为脊髓疾病与其他疾病鉴别的重要体征之一，其主要损伤部位可能涉及支配膀胱直肠的脊髓神经、颈$C_8$~腰$L_2$侧角交感中枢、骶$S_{2\sim4}$副交感神经中枢。

脊髓病变严重程度取决于多种因素，首先，取决于脊髓病变的水平，脊髓损伤部位越高，运动、感觉及自主神经损伤症状越重；其次，取决于脊髓在横贯面或纵轴损伤的范围；此外，还受到脊髓损伤的速度和病程的影响。

### 三、脊髓各节段损害临床表现

1. 高颈段（$C_{1\sim4}$） 受损时四肢呈上运动神经元性瘫痪，损害平面以下全部感觉缺失或减退,尿便障碍,四肢及躯干常无汗。高颈髓损伤多见于高颈椎外伤骨折、寰枢椎脱位、鞭击症候群、扁平颅底、寰枕畸形、Chiari畸形等病变。$C_{4-5}$节段损害时,造成两侧膈神经麻痹,可出现呼吸困难,若受刺激,可发生呃逆。由于三叉神经脊束核下端可达到$C_2$水平,若受损伤可出现同侧面部外侧痛、温度觉缺失;由于该部位病变接近枕骨大孔,故可出现后颅凹病变的症状和体征:如眩晕、眼球震颤、共济失调、发音和吞咽困难等。若病变延及延髓下部的心血管运动和呼吸中枢,会引起呼吸、循环障碍而死亡。

2. 颈膨大($C_5$~$T_1$) 受损时表现为四肢瘫痪,双上肢呈下运动神经元性瘫痪,双下肢呈上运动神经元性瘫痪。损害平面以下各种感觉缺失,上肢可有节段性感觉减退或缺失,向肩及上肢放射的根性神经痛,尿便障碍。上肢腱反射改变有助于受损节段的定位,$C_6$病损时,肱二头肌反射减弱或消失,可见肱二头肌萎缩,肱三头肌反射亢进;$C_7$病损时,肱三头肌反射减弱或消失,可见肱三头肌萎缩,而肱二头肌反射正常。$C_8$~$T_1$节段侧角细胞受损时,可产生Horner综合征。$C_8$~$T_1$前角损害可出现手骨间肌、蚓状肌萎缩,表现类似尺神经损伤的爪形手。

3. 胸段($T_2$~$T_{12}$) 胸髓损害时,两上肢正常,两下肢呈现上运动神经元性瘫痪,病变平面以下各种感觉缺失,尿便障碍,出汗异常,常伴受损节段相应胸、腹部根性神经痛和(或)束带感。感觉障碍的平面是确定脊髓损害上界节段的重要依据。

4. 腰膨大($L_1$~$S_2$) 受损时表现两下肢下运动神经元性瘫痪,两下肢感觉缺失,尿便障碍。损害平面在$L_{2-4}$时膝腱反射消失,髋部不能屈曲内收,不能伸小腿。$L_3$以上脊髓损伤,Babinski征阳性,$L_4$以下脊髓损伤,不能引出Babinski征。$L_5$~$S_1$损伤可表现不能伸髋、足不能跖屈、背屈,跟腱反射消失。

5. 脊髓圆锥($S_{3-5}$和尾节) 无下肢瘫痪和锥体束征,表现为肛门周围及会阴部皮肤感觉缺失(马鞍型感觉障碍),有肛门反射消失、无力性膀胱尿失禁和性功能障碍。

6. 马尾 与脊髓圆锥病变的临床表现不同,有下肢无力或肌萎缩,表现为下运动神经元损害特征,常伴根性神经痛,位于会阴部或小腿,尿便障碍及性功能障碍常不明显或出现较晚。

## 四、中医对脊髓病变的认识

中医学认为脊髓病变属于“痿证”“拘挛”“痱”的范畴。《灵枢·邪气脏腑病形》曰:“……风痿,四肢不用,心慧然若无病。”相当于高颈段脊髓病。《素问·痿论》所说的“枢折挈,胫纵而不任地也”的脉痿,“腰脊不举”“足不任地”的骨痿,皆相当于腰段脊髓病。《灵枢·热病》曰:“痱之为病也,身无痛者,四肢不收,智乱不甚,其言微知,可治;甚则不能言,不可治也。”所记载的“痱”颇似脊髓病变。金代《东垣十书》记载:“痿厥之病大作,腰以下痿软瘫痪,不能动,行走不正,两足攲侧。”描述了截瘫的症状。

关于痿证的病因,《素问·痿论》曰:“阳明虚则宗筋纵,带脉不引,故足痿不用也。”“肉痿者,得之湿地”,“骨枯而髓虚,故足不任身,发为骨痿……生于天热也。”其病因认为是“虚”“湿”“热”。《素问·生气通天论》曰:“湿热不攘,大筋软短,小筋弛长,软短为拘,弛长为痿。”说明湿热是致痿的病因。张从正《儒门事亲》卷一云:“痿之为状,两足痿弱不能用。”又云:“痿之为病,由肾水不能胜心火……肾主两足,故骨髓衰竭,由使内太过而致然。”这里提出肾虚亦为痿证病因之一。李东垣《脾胃论》曰:“夫痿者,湿热乘于肝肾也,当急去之,不然,则下焦之气竭尽而成软瘫。”这里指出了肝肾虚损是致痿的病因之一。关于痿证的治疗,

《灵枢·根结》曰“故痿疾者，取之阳明”，《素问·痿论》曰：“治痿独取阳明”。后世医家据此提出了养胃生津、补脾胃、生气血等治法。

外伤引起脊髓病变，《素问·刺禁论》首先描述针刺误伤脊髓发为“拘挛”，“刺脊间中髓为伛”，“伛”指筋脉拘急，似脊髓损伤后的痉挛性截瘫。此外，《素问·缪刺论》云：“人有所堕坠，恶血留内，腹中满胀，不得前后，先饮利药。”此为脊髓损伤后二便潴留，可能是外伤性截瘫。另外，《灵枢·寒热病》曰：“若有所堕坠，四肢懈惰不收，名曰体惰。”描述外伤后四肢弛缓无力，“体惰”指颈髓损伤后的高位截瘫。

（于顾然）

## 第二节　急性脊髓炎

### 【概述】

急性脊髓炎（acute myelitis）是指各种感染后引起自身免疫反应所致的急性脊髓炎性病变，其中急性横贯性脊髓炎，是临床上最常见的一种脊髓炎，其临床表现包括急性双下肢或四肢无力、病变水平以下的括约肌功能障碍及深浅感觉障碍。该病多在秋末冬初发生，本病发病率是（0.1~0.8）/10万，各年龄段均可发病，10~19岁和30~39岁为2个发病高峰，无性别和家族性差异。

脊髓炎表现下肢弛缓性瘫痪属于中医学中的“痿躄”“痿证”范畴，痉挛性瘫痪属于“拘挛”。由于急性脊髓炎常有感染等前驱症状，中医可归为“软脚瘟”，《素问》中认为病因与“肺热叶焦”“湿热不攘”等有关。

### 【病因病机】

#### 一、西医病因、发病机制及病理

本病病因不明，约半数患者发病前有呼吸道、胃肠道病毒感染的病史，但脑脊液中并未检出病毒抗体，神经组织里亦没有分离出病毒，推测本病的发生可能是病毒感染后所诱发的自身免疫性疾病。部分患者于疫苗接种后发病，可能与疫苗接种引起的异常免疫反应有关。多种内或外源性毒素也可诱发急性脊髓炎，某些特定疾病如多发性硬化、自身免疫性疾病（如系统性红斑狼疮、干燥综合征、混合性结缔组织病）也可引起。

急性脊髓炎的病变部位以胸段常见，其次为颈、腰段。肉眼可见病变部软膜充血及受累脊髓节段肿胀，严重者质地变软。切面可见灰、白质界限不清，有点状出血。镜下可见软膜和脊髓内血管扩张、充血，血管周围以淋巴细胞和浆细胞为主的炎性细胞浸润；灰质内神经细胞肿胀、尼氏体溶解；白质中神经纤维髓鞘脱失、轴突变性，大量吞噬细胞和神经胶质细胞增生。

#### 二、中医病因病机

本病中医诊断为“软脚瘟”“痿证”。古代医家认为痿证由于湿热不攘，外感湿热，浸淫筋脉，阻遏气血；另外，外邪入侵，首先犯肺，肺热叶焦，也是致痿原因；湿热壅肺，通调水道之职失司，又因热邪过盛，下移膀胱，膀胱气化不利，可成癃闭；若热伤津液，糟粕痞结，可致便秘；津液耗伤，筋脉失润，可致筋脉拘挛，临床也可痿软、癃闭、便秘、拘挛并见。

疾病早期湿热伤脾，脾主肌肉、四肢，故见弛缓性瘫痪；久病迁延，精血亏损，肝肾阴虚，精虚不能灌溉，血虚不能营养，津亏不能濡润，致使肌肤干燥，肢体萎缩，强直不柔，而呈痉挛性瘫痪。本病病位在脑，与肺、脾、肝、肾关系密切，本病病机重点是本虚标实，虚者多为脾胃虚弱、肝肾阴虚，实者多见湿热。急性期为湿热浸淫筋脉，阻遏气血。缓解期为脾肾阳虚，兼以瘀血内阻，分别采用二妙丸、济生肾气丸、血府逐瘀汤加减治疗。

## 【临床表现】

急性脊髓炎发病以青壮年居多，起病较急，发展迅速，有前驱病史和诱因。首发症状以双下肢麻木、无力多见，后进行性加重可出现感觉障碍、尿便及自主神经功能障碍。

1. 年龄与性别　任何年龄均可发病，但青壮年居多。男、女患病机会相等，无性别差异。

2. 前驱病史与诱因　约半数患者病前1~2周内有上呼吸道感染或胃肠道感染的病史，或疫苗接种史。受凉、劳累、外伤常为发病诱因。

3. 临床特征　急性起病，出现病变水平以下运动、感觉、尿便及自主神经功能障碍。起病急骤，首发症状多为双下肢无力、麻木，病变相应部位的背痛、病变节段有束带感，多在2~3天内症状进展至高峰，同时出现病变水平以下肢体瘫痪、感觉障碍、尿便障碍，呈脊髓完全横贯性损害。

4. 上升性脊髓炎　部分病例起病急骤，感觉障碍平面常于1~2天内甚至数小时内上升至高颈髓，瘫痪也从下肢迅速波及上肢和呼吸肌，出现吞咽困难、构音不清、呼吸肌麻痹而死亡，临床上称为上升性脊髓炎。

5. 脑脊液腰椎穿刺　压力一般正常，个别急性期脊髓水肿严重可升高；白细胞数可正常，也可增高至（20~200）$\times 10^6$/L；以淋巴细胞为主；蛋白含量可轻度增高，多为0.5~1.2g/L；糖与氯化物含量正常。

6. 脊髓磁共振成像　急性期受累脊髓节段水肿、增粗；受累脊髓内显示斑片状长$T_1$、长$T_2$异常信号；病变严重者晚期出现病变区脊髓萎缩。

## 【诊断】

### 一、西医诊断要点

1. 发病前1~2周有腹泻、上呼吸道感染或疫苗接种史；
2. 急性起病，迅速出现脊髓完全或部分横贯性损害症状；
3. 脑脊液检查符合急性脊髓炎的改变；
4. MRI影像学检查显示脊髓炎表现，并可除外其他脊髓疾病。

### 二、中医诊断要点

1. 感冒、泄泻或疫苗接种后，双侧肢体瘫痪、感觉障碍、大小便失禁快速进展；
2. 常伴有汗出或者无汗、皮肤干燥、指甲松脆等症；

3. 参照西医学MRI表现协助中医诊断。

本病归属于“痿证”或“软脚瘟”,也可参考古代文献中“痿躄”“拘挛”“癃闭”“便秘”进行辨病诊断。

## 三、中医主要证候类型

1. 肺热津伤证　发热,咽干口燥,或兼咳嗽咽痛。头痛昏胀,周身违和。热后突发腰以下肢体痿弱不用,弛缓麻木,或兼“带脉”灼痛,皮肤枯燥,小便赤涩不利,大便干结难行,舌质红,苔薄黄,脉细数。辨证要点:肢体无力,发热咽干,舌质红,苔薄黄,脉浮数。

2. 湿热内盛证　嗜卧懒言,发热不扬,身体困重,胸脘痞满,肢体痿弱无力或重痛,肌肤麻木不仁,或刺痛、瘙痒,小便不利,甚至癃闭不通,大便秘结,舌质红,苔黄,脉滑数。辨证要点:肢体痿弱无力或重痛,发热不扬,身体困重,胸脘痞满,舌红,苔黄,脉滑数。

3. 脾胃虚弱证　下肢痿软不用,肌肉萎缩,肌肤不仁,神疲乏力,遗尿或小便不通,舌质淡,苔薄白,脉细涩或脉细无力。辨证要点:下肢痿软不用,肌肉萎缩,神疲乏力,舌质淡,苔薄白,脉细涩或脉细无力。

4. 肝肾阴虚证　肌肉萎缩,屈曲拘挛,肌肤干燥,麻木不仁,或见遗尿,伴头晕耳鸣,潮热盗汗,舌质红,少苔,脉细数。辨证要点:肌肉萎缩,肌肤干燥,潮热盗汗,舌质红,少苔,脉细数。

## 【鉴别诊断】

1. 视神经脊髓炎　除了横贯性脊髓炎的表现外,尚有视力下降等视神经炎的表现或视觉诱发电位异常。视神经病变可在脊髓炎症状之前或之后出现,需注意。完全性横贯性脊髓炎伴有血清或脑脊液水通道蛋白4(AQP4)抗体阳性,多发展为视神经脊髓炎。

2. 脊髓血管病　脊髓的动脉闭塞综合征容易和急性脊髓炎相混淆,病变水平相应部位出现根痛,短时间内发生截瘫、痛温觉缺失、尿便障碍,但深感觉保留,即脊髓前2/3综合征,另外胸4($T_4$)和腰1($L_1$)脊髓节段血供薄弱,为脊髓缺血易发区域。脊髓出血临床少见,多由外伤或脊髓血管畸形引起,起病急骤伴有剧烈背痛,肢体瘫痪和尿便潴留;可呈血性脑脊液,脊髓MRI检查有助于诊断。

3. 急性脊髓压迫症　脊柱结核的病变椎体发生塌陷,或椎旁寒性脓肿形成,可压迫脊髓,出现急性横贯性脊髓损害。但临床上患者常有结核中毒症状,脊柱可见后凸成角畸形,并有叩痛,脊柱X线片或CT可见椎体破坏、椎间隙变窄、椎体寒性脓肿等改变,有助于鉴别。转移癌除脊柱X线片外,可做全身骨扫描。

## 【治疗】

## 一、西医治疗

急性脊髓炎应尽早诊断,尽早治疗;早期进行康复训练,也有助于预后恢复。

1. 糖皮质激素　急性期,可采用大剂量甲泼尼龙短期冲击治疗,连用3~5天后减量,有可能控制病情进展,通常3个月后临床表现明显改善;也可用地塞米松,10天为一疗程;上述疗法结束后改用泼尼松口服,随病情好转可逐渐减量停药。用激素期间注意补钾,注意激素的副作用。

2. 大量免疫球蛋白　用量0.4g/(kg·d)体重,5天为一疗程。

3. 抗生素　根据病原学检查和药敏试验结果选用抗生素,及时治疗呼吸道和泌尿系感染,以免加重病情。

4. B族维生素　有助于神经功能恢复。常用维生素$B_1$、维生素$B_{12}$。

5. 其他　在急性期可选用血管扩张药,如烟酸、尼莫地平;神经营养药,如三磷腺苷、胞磷胆碱,疗效难确定。双下肢痉挛者,可服用巴氯芬。

## 二、中医治疗

### (一)辨证论治

1. 肺热伤津证

治法:清肺润燥生津。

代表方:清燥救肺汤。

常用药:桑叶、石膏、杏仁、甘草、麦冬、人参、阿胶、炒胡麻仁、炙枇杷叶。

加减:咽干口渴者,加天花粉、芦根、石斛;高热汗多者,加知母、连翘、金银花;身痛肢麻者,加川芎、牛膝、豨莶草。

2. 湿热内盛证

治法:清热利湿,通利筋脉。

代表方:加味二妙散。

常用药:黄柏、当归、苍术、牛膝、防己、萆薢、龟板。

加减:肌肉疼痛,加乳香、没药;发热,加栀子、板蓝根;胸脘痞闷,四肢肿胀者,加厚朴、茯苓、泽泻;口干心烦者,加生地黄、麦冬。

3. 脾胃亏虚证

治法:补益脾胃。

代表方:参苓白术散加减。

常用药:人参、白术、茯苓、炙甘草、山药、莲肉、扁豆、砂仁、薏苡仁、桔梗。

加减:病久体虚,重用人参、黄芪,加枸杞子、龙眼肉;动则气喘,四肢不温,加熟附子、肉桂、核桃肉;肢痿不收,加木瓜、威灵仙。

4. 肝肾阴虚证

治法:补益肝肾,强筋壮骨。

代表方:壮骨丸加减。

常用药:龟板、黄柏、知母、熟地黄、白芍药、锁阳、陈皮、干姜、狗骨。

加减:久病阴阳俱虚,可加淫羊藿、补骨脂、巴戟天;肌枯肢痿,加川芎、鳖甲;兼气虚血少,可加黄芪、桂枝、大枣。

### (二)中成药

1. 清热解毒口服液　适于本病初起邪热较盛者。3~6岁每服10ml,6~9岁每服15ml,9岁以上每服20ml,每日两次。

2. 二妙丸　适用于本病初起下肢痿软无力,属湿热下注者。3~6岁每服3g,6~9岁每服6g,9岁以上每服9g,每日2~3次。

3. 知柏地黄丸 具有滋阴降火之功效。适用于本病属阴虚火旺者,6岁以下每服1/2丸,6岁以上每服一丸,每日两次。

4. 缩泉丸 功能温肾缩尿。适用于本病小便失禁,属肾虚不固者。3~6岁每服3g,6~9岁每服6g,9岁以上每服9g,每日两次。

**(三)专病专方**

1. 鹿角胶丸 鹿角胶、鹿角霜、熟地、当归、人参、牛膝、菟丝子、茯苓、白术、杜仲、虎胫骨、龟板。先将鹿角胶用无灰酒熔化,虎骨(犬胫骨代之)及龟板炙酥,共为细末,炼蜜为丸,如梧子大。每次20丸,空腹盐姜汤送服。用于脊髓炎恢复期。

2. 起痿汤 党参、炒白术、黄芪、茯苓、桂枝、当归、白芍、川断、牛膝、枸杞子、杜仲(盐水炒)、紫河车粉(吞服)、甘草。上药酌情调整用量,水煎,每日1剂。适于脊髓炎病程较长,肢体瘫痪者。

3. 茅术汤 茅苍术、防己、薏苡仁、浮萍。水煎服,每日1剂。适用于脊髓炎初、中期。痰湿重加半夏、远志、菖蒲;经络不通加丝瓜络,伸筋草。

**(四)针灸及其他**

1. 针刺疗法 瘫痪或肌肉萎缩者,可针刺肾经、膀胱经及督脉,取补肾益精之意。上肢、下肢取穴遵照就近取穴、循经取穴的原则;便秘、纳差取相对应的特效穴,遵循"实则泻之,虚则补之"的原则针灸。其他还有耳针、足针、电针、梅花针、穴位注射等疗法,具体取穴根据辨证证型取穴治疗。

2. 康复治疗 促进肌力恢复,防止肢体痉挛及关节挛缩。早期应将患者瘫肢置于功能位,进行被动活动、按摩等;肌力部分恢复时,应鼓励患者主动运动,积极锻炼;针灸、理疗有助于康复。

3. 护理 急性脊髓炎的护理极为重要。保持皮肤清洁,定时翻身。在骶尾部,足跟及骨隆起处放置气圈,防止压疮。已发生压疮,应局部换药,促进愈合,忌用热水袋以防烫伤。注意保暖,鼓励咳痰,注意及时翻身拍背、排痰和转换体位,防止坠积性肺炎。排尿障碍应无菌导尿,留置尿管并用封闭式集尿袋,定期放尿。尿、便失禁者应勤换尿布,保持会阴部清洁,防止尿路感染。吞咽困难应给予放置胃管。

## 【诊疗热点】

### 一、急性横贯性脊髓炎诊断研究

急性横贯性脊髓炎(acute transverse myelitis, ATM)是一类脊髓急性进行性炎性脱髓鞘病变,按病因可分为血管性、感染性、感染后、副肿瘤性、肿瘤性、血管胶原化、医源性等,但大多呈特发性。目前诊断ATM仍按2002年美国横贯性脊髓炎联合研究小组(transverse myelitis consortium working group, TMCWG)提出的特发性ATM的诊断标准:急性或亚急性起病,以双侧感觉、运动或自主功能障碍(不一定对称)为主要表现,存在感觉平面;MRI检查显示脊髓肿胀,钆增强效应;脑脊液检查提示炎性病变;排除压迫性、血管性或放射性等病因,可诊断为特发性ATM。尽管此诊断标准在临床症状体征、脑脊液及影像学表现方面做了限定,但此后研究发现符合这一诊断标准的不同患者仍呈现免疫原性或病理异质性,无法与具有特发性脊髓炎表现的常见疾病如视神经脊髓炎(neuromyelitis optica, NMO)、多发性硬化(multiple sclerosis，MS）、中枢神经系统（CNS）原发性脱髓鞘疾病相关ATM、继发于感染或其他系统性疾病（如系统性红斑狼疮、干燥综合征）、副肿瘤综合征等鉴别开来。

基于以上原因，2011年美国神经病学会治疗和技术评估小组（the Therapeutics and Technology Assessment Subcommittee of the American Academy of Neurology）基于研究证据推荐急性横贯性脊髓炎诊治指南。对可疑横贯性脊髓炎患者，需区分是完全性横贯性脊髓炎（ACTM）还是部分性横贯性脊髓炎（APTM），APTM易复发；其次，要区分患者性别和年龄，缺血性脊髓血管病多发生在老年人，女性横贯性脊髓炎多为多发性硬化；脑MRI符合多发性硬化特征的部分性横贯性脊髓炎（APTM），首次发作脊髓炎，未来3~5年约80%转化为多发性硬化；脊髓炎病灶超过3个椎体，作为视神经脊髓炎预测指标；AQP4自身抗体（NMO-IgG）阳性，是完全性横贯性脊髓炎（ACTM）诊断视神经脊髓炎疾病谱重要指标，且NMO-IgG阳性，增加脊髓炎复发风险；在脑脊液检查上，脑脊液的细胞和寡克隆区带（OBCs）分析有助于区分脊髓炎病因，多发性硬化和其他病因，包括NMO、脊髓梗死、血管炎、感染后脊髓炎、特发性急性脊髓炎，研究显示，脑脊液寡克隆区带（OBCs）阳性的脊髓炎患者，85%~90%为多发性硬化，20%~30%为视神经脊髓炎，其他类感染性脊髓炎或脊髓缺血患者，脑脊液寡克隆区带均阴性。

## 二、急性脊髓炎治疗研究

大剂量甲泼尼龙冲击（1g，qd，3~7d）是典型的首选治疗方案，被认为可以促进恢复，控制病情进展，重建神经功能。血浆置换对那些大剂量激素冲击无效的急性中枢神经脱髓鞘病（包括急性脊髓炎）可能有益，但这项研究包括了不同类型的中枢神经系统脱髓鞘病，因此，并不清楚血浆置换对TM患者是否更有益。预防复发方面，目前尚无糖皮质激素、米托蒽醌、硫唑嘌呤、环磷酰胺或静脉使用人免疫球蛋白等有预防脊髓炎复发的证据。利妥昔单抗对减少视神经脊髓炎复发，可能有效。

# 【中西医结合思路】

## 一、急性脊髓炎中医治疗进展

急性脊髓炎属于中医“痿证”或“软脚瘟”，中医治疗研究包括临床辨证治疗和单方单药。辨证治疗方面，陆家龙等分别对急性期和慢性期进行辨证论治，急性期主要从风温和湿温论治，前者方用桑菊银翘散合剂，热入气分则白虎汤加减，后者用四妙散加减；慢性期主要从脾胃亏虚、气阴两伤和肝肾不足、阴虚有热论治，前者选用六君汤加味，后者用六味地黄汤论治。阎洪臣认为急性脊髓炎，急性期为湿热浸淫筋脉，阻遏气血，缓解期为脾肾阳虚，兼以瘀血内阻，分别采用二妙丸、济生肾气丸、血府逐瘀汤加减治疗。单方治疗包括：何玉琴等用补阳还五汤加减治疗急性脊髓炎，其中黄芪起始剂量为30g，在症状改善后，每1~2周增加10g，无特殊不适则逐渐加大剂量一般为60g，维持该剂量，长期服用，最大可加至80g。方小华、周毓海等均有应用马钱子治疗急性脊髓炎报道，但由于马钱子严重的毒性作用，临床剂量不易掌握，不建议临床医师试用。

## 二、治疗时机上的结合

急性脊髓炎是起病较快、发展迅速的一种疾病，在疾病早期应用激素治疗结合中医辨证施治，减轻疾病进展，促进恢复。在疾病康复期，由于西医学尚无缓解复发的药物，可以中医治疗为主，促进康复，采用补气补肾的方法，减少复发。中医治疗除中医中药外，针灸、推拿、功能训练等手段都可以改善急性脊髓炎的后遗症，减少复发及提高患者的生活质量。

## 【研究展望】

由于急性横贯性脊髓炎可分为血管性、感染性、感染后、副肿瘤性、肿瘤性、血管胶原化、医源性等，探索新的方法，迅速区分不同原因的脊髓炎，对于进行有针对性治疗非常重要。目前已知水通道蛋白（AQP4）自身抗体（NMO-IgG），对诊断视神经脊髓炎疾病谱至关重要，寡克隆区带对于多发性硬化诊断有重要价值，而副肿瘤引起的脊髓炎临床指标较多，但敏感性特异性均不理想，自身免疫性疾病也是引起脊髓炎的重要病因。区分不同病因，临床采取随机双盲多中心与皮质激素对照研究，这种对照研究观察期不应短于3年，评价各种治疗方法的临床疗效和预防复发的效果。

## 【参考文献】

[1] 陈心智，阎德凤，阎洪臣. 急性背髓炎证治[J]. 吉林中医药. 1996，16（6）：29.

[2] 戴晓艳，金良昆. 导师陆家龙治疗急性脊髓炎的经验[J]. 云南中医中药杂志，2002，4（23）：2.

[3] 何玉琴，吴宜富. 补阳还五汤加减治疗难治性急性脊髓炎[J]. 山东中医杂志. 2007，26（8）：531-533.

[4] 宋晓征，张天照. 急性脊髓炎的治疗进展[J]. 医学综述. 2012，18（14）：2213-2215.

[5] 方小华，李小珍. 浅谈马钱子在治疗急性脊髓炎的疗效[J]. 当代医学. 2008，14（24）：165-166.

[6] 周毓海. 马钱子丸佐治急性脊髓炎10例[J]. 湖南中医杂志，1993，9（3）：30-31.

[7] Scott TF, Frohman EM, De Seze J, et al. Evidence-based guideline: clinical evaluation and treatment of transverse myelitis: report of the Therapeutics and Technology Assessment Subcommittee of the American Academy of Neurology[J]. Neurology, 2011, 77(24): 2128-34.

[8] Transverse Myelitis Consortium Working Group. Proposed diagnostic criteria and nosology of acute transverse myelitis[J]. Neurology, 2002, 59(4): 499-505.

（于顾然）

# 第三节　脊髓空洞症

## 【概述】

脊髓空洞症（syringomyelia，SM）是由于各种先后天原因导致脑脊液流体动力学异常，脊髓内囊性扩张的一种病理状态。1546年Esteinne首先描述本病，1837年Charles首次定义了脊髓空洞症这一病名，其病理特征为髓内空洞形成和空洞壁胶质细胞增生。可累及多个脊髓节段，常见受累脊髓为颈、胸髓，累及延髓时称延髓空洞症(syringobulbia)。典型表现是痛温觉减退和深感觉保存的分离性感觉障碍、下运动神经元障碍或长束征及营养障碍。本病在日本发病率为1/10万，西方国家为8.4/10万。

中医学认为脊髓空洞症属于“痿证”“风痱”等范畴。《素问·痿论》认为其病因主要为肺热津伤、湿热浸淫，另指出痿证的发生与奇经之冲、督和带脉有关。宋代陈无择《三因极一病证方论》认为痿证属内脏气血不足所致；金元·张从正《儒门事亲》认为“肾水不能胜心火，心火上烁肺金，肺金受火制，六叶皆焦，皮毛虚弱急而薄者，则生痿”。《丹溪心法》将瘀血作为痿证的病因，认为不通则痛是病机关键，瘀血导致肢体麻木、感觉障碍；痰湿瘀血是本病的致病因素。清代医家对痿证的认识取得了很大进展，并突破了五脏论治痿证的途径。《清代名医医话精华·徐玉台》有“筋痿、骨痿，皆属于奇经络病”。

## 【病因病机】

### 一、西医病因、发病机制及病理

脊髓空洞症是由于各种先后天原因导致脑脊液流体动力学异常，脊髓内囊性扩张的一种病理状态，其致病原因，儿童多为先天性发育异常(如Chiari畸形、脊髓栓系综合征)，也可继发于脑膜炎、脊髓肿瘤、外伤或脊髓血管病出血形成的脊髓积水等。有研究发现，脊髓外伤后脊髓空洞症发生率为28%。

先天性发育异常导致脊髓空洞症，致病机制包括胚胎发育过程中神经管发育缺陷，这类疾病包括先天性脊髓脊膜膨出、脊髓栓系综合征以及Chiari畸形，这类疾病在出生时即有脊髓空洞存在，在发育过程中逐渐扩大。另外，先天性短颈(Klippel-Feil综合征)可使脊髓中央管狭窄，脑脊液循环不畅，导致脊髓空洞症。

获得性脊髓空洞症如脑膜炎、脊髓肿瘤、外伤或脊髓血管病出血形成等，脊髓空洞症形成机制为这些疾病影响脑脊液流体动力学，脊髓中央管扩张。

### 二、中医病因病机

本病属中医学“痿证”范畴。脊髓空洞症之病因病机与肝、脾、肾三脏关系密切。肾主骨生髓，肾气不足，髓海空虚；肝主藏血，在体合筋，肝血不足，筋脉失养，血脉不和而出现肢体麻木；脾主运化，在体合肌肉，主四肢，脾虚生化无主，后天失调为该病之本；气不畅达，血不盈脉，瘀血内停，痰瘀胶结，经络阻隔，气血失和为该病之标。本病关键是肝、脾、肾亏虚，气血不足，痰瘀阻滞，肌肉筋脉失养。

吴以岭从肾督络脉论治脊髓空洞症，该病主要病机为精亏督虚、络瘀失荣、肾精亏损、督脉空虚，治疗宜填精益髓，充督通络，创制益髓灵胶囊(黄芪、西洋参、全蝎、鹿茸、何首乌、灵芝、当归等)治疗本病。

阎洪臣认为脊髓空洞症由属于肝、脾、肾亏虚所致，以填精益髓、补肾壮阳为治法。药物包括鹿茸、熟地、枸杞、黄精、人参、黄芪、鸡血藤、巴戟天、丹参、当归、川芎、茯苓、冬虫夏草。

## 【临床表现】

常见于20~40岁,男性多于女性,起病隐匿,进展缓慢,临床表现之特点因受累部位不同而异。

1. 颈髓空洞 以颈胸段空洞最常见,空洞向中央灰质及脊髓前联合延长,压迫交叉中的脊髓丘脑束,造成单侧上肢及胸背部痛温觉丧失,而深感觉因从脊髓后索上升故不受损,即所谓"分离性感觉障碍",其分布区域呈"半马甲"样。如病变累及双侧亦可呈"马甲样"感觉障碍。空洞影响前角细胞时可出现前臂远端肌肉萎缩并逐渐向近端发展,以后可出现上肢浅反射消失,下肢腱反射亢进,锥体束征阳性。影响颈胸侧角可出现Horner征、手掌皮肤角化、脱屑等自主神经受损表现。

2. 空洞向上延伸至延髓 可有构音障碍、舌肌萎缩、面颊周围分离性感觉障碍、软腭麻痹、眼球震颤等。

3. 腰髓空洞 可出现下肢分离性感觉障碍、肌萎缩、腱反射消失、二便功能障碍、皮肤营养障碍、出汗异常、皮肤溃疡等。

此外,患者多伴有脊髓后凸或侧凸畸形、脊柱裂、弓形足及扁平颅底等先天性异常,也可有夏科(Charcot)关节等表现。

## 【诊断】

### 一、西医诊断要点

1. 节段性分离性感觉障碍、肌无力及萎缩、皮肤、关节营养障碍等是诊断本病的依据,脊柱后凸及侧凸,以及是否有脊柱外伤、脊柱出血、脊髓炎史等均可作为诊断参考。

2. X线片检查可发现骨骼Charcot关节、颈枕区畸形及脊柱后凸、侧凸等畸形。

3. MRI最具诊断价值,能清晰显示空洞的全貌,$T_1$表现为脊髓中央低信号管状扩张,$T_2$空洞内液体呈高信号。横断面上空洞呈圆形或不规则双腔形,边缘清楚光滑。

### 二、中医诊断要点

1. 以一侧或双侧上半身肢体瘫痪、麻木或大小便失禁为诊断依据。

2. 常伴有上肢皮肤干燥、指甲松脆、关节变形等症。

3. 本病患者常伴有短颈、发际低、脊柱侧弯后凸等畸形。

4. 结合脊髓MRI协助诊断。

本病归属于中医"痿证"或"风痱"范畴。

### 三、中医主要证候类型

1. 肾阳虚证 腰膝酸软,肢体无力,肌肉消瘦,畏寒肢冷,肌肤不仁或见语謇,排尿不畅,舌淡苔白,脉象沉细。辨证要点:肢体无力,肌肤不仁,畏寒肢冷,舌淡苔白,脉象沉细。

2. 肝肾阴虚证 腰膝酸软,肌肉萎缩,肌肤甲错,筋脉拘挛,爪甲枯脆,五心烦热,口干舌燥,尿赤涩淋,舌红少苔,脉象细数。辨证要点:肌肉萎缩,肌肤甲错,筋脉拘挛,口干舌燥,舌红少苔,脉象细数。

3. 脾肾阳虚证 腰膝酸软,肢体无力,肌肉萎缩,肌肤不仁,骨脆易折,二便失常,神疲乏力,纳呆少食,腹胀便溏,言语不利,吞咽困难,畏寒肢冷,汗出异常,舌淡体胖,舌苔薄白,脉沉微弱。辨证要点:肢体无力,肌肉萎缩不仁,纳呆少食,腹胀便溏,畏寒肢冷,舌淡体胖,舌苔薄白,脉沉微弱。

## 【鉴别诊断】

1. 肌萎缩侧索硬化　出现双上肢肌萎缩,腱反射亢进,下肢病理反射阳性,但该病仅限于累及运动神经元无感觉障碍。

2. 脊髓及脑干肿瘤　二者表现均呈缓慢进展,临床容易相混,MRI检查前者可以表现占位性病变,而后者表现出清晰的空洞,故头颅和脊髓MRI检查对鉴别诊断有决定性作用。

3. 多发性硬化　早期临床表现与脊髓空洞症相似,病损部位呈多发性。可伴视神经受损,病程经过反复缓解与复发,皮质激素治疗可使病情有短暂缓解。脑干及视觉诱发电位可见异常,脑脊液蛋白电泳可出现寡克隆带。头颅和脊髓MRI检查,多发性硬化在脑和脊髓可发现多发的新旧并存的炎性病灶。

## 【治疗】

### 一、西医治疗

#### (一)药物治疗

目前无特效疗法,对症处理如给予镇痛剂、B族维生素、ATP、辅酶A、肌苷等,痛觉消失者应防止烫伤或冻伤。

#### (二)手术治疗

有临床症状的脊髓空洞症可采用手术治疗,若有神经管发育缺陷(如椎管裂脊膜膨出)、脊柱侧凸畸形,首先做纠正治疗。另外,由于解除脊髓终丝栓系可改善许多脊髓空洞症患者症状,在进行下列手术前,可先做脊髓终丝切断手术。

1. 后颅窝减压　后颅窝减压可以从根本上解除后颅窝狭小,从而解除其对脑神经和邻近组织的压迫,改善脑脊液循环通路,消除空洞形成的条件,使得脊髓空洞得以控制甚至缩小。目前一般认为术中应打开硬膜囊,行扩大修补,开放第四脑室正中孔,以利于脑脊液的流出。

2. 颈椎管减压　在Chiari畸形Ⅱ、Ⅲ型中,由于小脑扁桃体下疝进入颈椎管内较大,需要暴露和剪除较多椎板,多节段颈椎椎板切除术后发生颈椎不稳的危险较大,目前在减压基础上进行枕颈部的钉棒系统内固定、植骨融合手术获得较好效果。

3. 经口腔前方减压　一部分患者的症状主要与齿状突压迫延髓或颈髓的腹侧有关,应经口途径先切除齿状突再进行后路减压和融合。

4. 脊髓空洞分流术　对于Chiari畸形伴发脊髓空洞,空洞较大并位于上中颈髓者,可行空洞分流术。

### 二、中医治疗

#### (一)辨证论治

1. 肾阳虚证

治法:温补肾阳。

代表方：右归饮加减。

常用药：熟地、山萸肉、枸杞子、杜仲、菟丝子、熟附子、肉桂、鹿角胶（烊化）。

加减：小便失禁加益智仁、桑螵蛸、覆盆子；吞咽困难加人参、旋覆花、代赭石。

2. 肝肾阴虚证

治法：滋补肝肾。

代表方：左归丸加减。

常用药：熟地、枸杞子、山萸肉、山药、鹿角胶（烊化）、龟甲胶（烊化）、牛膝、菟丝子。

加减：耳鸣、头晕加旱莲草、女贞子、枸杞子；尿失禁者加益智仁、覆盆子、乌药；心烦少寐加炒枣仁。

3. 脾肾阳虚证

治法：健脾补肾。

代表方：四君子汤合右归丸加减。

常用药：党参、白术、茯苓、熟地、山萸肉、枸杞子、杜仲、熟附子、肉桂、当归、鹿角胶（烊化）、炙甘草。

加减：便溏去当归加砂仁、厚朴；小便失禁加益智仁、乌药；言语不利加菖蒲、郁金。

**（二）中成药**

1. 人参鹿茸丸　滋肾生精，益气，补血。适用于脾肾两虚证。

2. 金匮肾气丸　温补肾阳，化气行水。适用于肾阳虚证。

3. 六味地黄丸　滋阴补肾。适用于肝肾阴虚证。

4. 健步壮骨丸　壮阳益精，强筋壮骨。适用于脾肾阳虚证。

**（三）专病专方**

益髓颗粒：由阎洪臣运用中医中药理论，专门针对脊髓空洞症而研制的。益髓颗粒的现代药理作用主要以降低脊髓空洞的产生率和脑积水的发生，改善脊髓微循环，增加脊髓耐缺氧能力，抗炎以及增强整体免疫力的作用。

**（四）针灸及其他**

1. 针灸　针灸治疗本病以取足阳明经穴为主（上肢痿取手阳明大肠经腧穴为主，下肢痿取足阳明胃经腧穴为主）。根据其病因和所犯脏腑之不同，配伍相应经脉的穴位。采用不同的手法，“补其荥而通其俞，调其虚实，和其顺逆”，祛除病邪，濡养筋骨。另外，灸法采用肾督长蛇大灸治疗为主；针法采用华佗夹脊穴为主，配以肾俞、肝俞补法也取得较好临床疗效。

2. 推拿　对于肌张力增高，推拿的重点是牵引僵直的肌肉，动作轻柔和缓，要对受损肢体各关节及肌肉全面进行推拿按摩，保持关节的活动幅度。对于弛缓性瘫痪加强肢体肌肉刺激，促进肌力恢复，防止肌肉萎缩。

3. 康复训练　肢体活动功能训练，对可以行动的患者，可进行体育训练、生活作业训练等，若肢体瘦削枯萎，运动无力，不能步履，卧床阶段可采用卧位被动练功，随时变换姿势，防止“畸形”发生。另外，根据病情，可选用相应的导引、按摩、气功以及五禽戏、八段锦等传统体育锻炼方法。并且，注意预防褥疮等也十分重要。

## 【诊疗热点】

### 一、脊髓空洞症手术方式选择研究

先天性发育异常导致脊髓空洞症,脊髓栓系综合征采用终丝切断术,Chiari畸形Ⅰ型采用后颅窝减压,Chiari畸形Ⅱ、Ⅲ型中,由于小脑扁桃体下疝进入颈椎管内较大,多节段颈椎椎板切除术,两者均需恢复第四脑室脑脊液循环,必要时置引流管。

获得性脊髓空洞症如脑膜炎、外伤引起的脊髓空洞症,荟萃分析显示:蛛网膜松解术(arachnolysis)是唯一疗效显著且减少脊髓空洞症复发的推荐手术方法,疗效明显优于脑脊液分流术。

### 二、中医治疗相关研究

脊髓空洞症之病因病机与肝、脾、肾三脏关系密切。肾主骨生髓,肾气不足,髓海空虚;肝主藏血,在体合筋,肝血不足,筋脉失养,血脉不和而出现肢体麻木;脾主运化,在体合肌肉,主四肢,脾虚生化无主,后天失调为本病之本;气不畅达,血不盈脉,瘀血内停,痰瘀胶结,经络阻隔,气血失和为病之标。本病关键是肝脾肾亏虚,气血不足,痰瘀阻滞,肌肉筋脉失养。

中医治疗多采用地黄饮子、左归饮、金匮肾气丸等加减。吴以岭从肾督络脉论治脊髓空洞症,治疗以填精益髓,充督通络,创制益髓灵胶囊。阎洪臣以填精益髓、补肾壮阳为治法治疗脊髓空洞症。

针灸灸法采用肾督长蛇大灸治疗为主,针法采用华佗夹脊穴为主,配以肾俞、肝俞补法均取得较好临床疗效。

## 【中西医结合思路】

脊髓空洞症形成的原因和确切发病机制仍不明确,手术治疗也未达成共识,无根治方法。早期无临床症状,不建议手术治疗。有临床症状的脊髓空洞症可采用手术治疗:若有神经管发育缺陷(如椎管裂脊膜膨出)、脊柱侧凸畸形,首先做纠正治疗。由蛛网膜炎症或外伤后引起的脊髓空洞症,可采用蛛网膜松解术。

### 一、治疗时机上的结合

在早期,由于不建议手术治疗,可以单纯中药治疗为主,采用补肾、活血、利水,减缓脊髓空洞形成,改善脑脊液循环障碍。有症状的脊髓空洞症,可采用中西医结合治疗,改善术后生活质量,减少脊髓空洞复发。

### 二、脊髓空洞症辨证治疗规律

脊髓空洞症,先天发育异常者,中医归为肾精不足。后天蛛网膜炎症粘连、外伤引起者,中医多归为血瘀、痰浊。中医治疗多采用补肾填精、益气活血、化瘀利水等治法。常用金匮肾气丸补肾阳,左归饮、地黄饮子补肾阴,五苓散利水,补阳还五汤益气活血,取得较好疗效。

## 【研究展望】

### 一、Chiari畸形伴脊髓空洞的手术方式改良

关于Chiari畸形伴脊髓空洞的病因学发生机制仍需进一步研究，尽管目前治疗Chiari畸形合并脊髓空洞的手术方式有很多种，但是目前还没有对一种手术方式直接与其他手术方式比较的前瞻性研究。无论选择哪种手术方式，手术原则旨在于有效地解除脑、脊髓的压迫，恢复脑脊液的正常动力学。先天性发育异常导致脊髓空洞症，脊髓终丝栓系综合征采用终丝切断术。获得性脊髓空洞症如脑膜炎、外伤引起的脊髓空洞症，荟萃分析显示：蛛网膜松解术是唯一疗效显著且减少脊髓空洞症复发的推荐手术方法，疗效明显优于脑脊液分流术。目前荟萃分析等研究，均为回顾性资料，手术方法前瞻性队列研究，将为临床判断手术方法优劣，提供更加可靠的依据。

### 二、脊髓空洞症中医研究思路

先天发育异常者，中医归为肾精不足。后天蛛网膜炎症粘连、外伤引起者，中医多归为血瘀、痰浊。中医治疗该病研究，也多为经验总结或回顾性研究。脊髓空洞症对于中西医均为难治性疾病，采用中医辨证补肾活血，针灸配合手术治疗，与手术治疗进行前瞻性设计，评价中医疗效，为临床提供可推广的综合治疗方案，将是该病今后研究方向。

## 【参考文献】

[1] Vandertop WP. Syringomyelia[J]. Neuropediatrics，2014，45(1)：3-9.

[2] Ghobrial GM，Dalyai RT，Maltenfort MG，et al. Arachnolysis or cerebrospinal fluid diversion for adult-onsetsyringomyeliaa systematic review of the literature[J]. World Neurosurg，2015，83(5)：829-835.

[3] 王殿华，陈金亮，黄涛. 益髓灵胶囊配合针灸治疗脊髓空洞症445例[J]. 新中医，2004，36(10)：58-59.

[4] 阎洪臣. 一种治疗脊髓空洞症的中药制剂. 专利申请号：CN02109814. X. 专利公开号：CN1386531.

[5] 黄彬洋，王岗，李凯，等. 中西医治疗脊髓空洞症概况[J]. 实用中医内科杂志，2015，29(1)：181-182.

（于顾然）

# 第四节 脊髓亚急性联合变性

## 【概述】

脊髓亚急性联合变性（subacute combined degeneration of spinal cord，SCD）是由于维生素$B_{12}$缺乏导致的神经系统变性疾病。疾病主要累及脊髓后索、侧索及周围神经等，临床表现为双下肢深感觉缺失、感觉性共济失调、痉挛性瘫痪及周围性神经病变等，常伴有贫血征象。国外流行病学调查显示本病平均确诊年龄为60岁，男女发病比例为1∶1.5。

中医学认为脊髓亚急性联合变性属于“痿证”范畴，是指肢体痿弱无力，不能随意运动

的一类病证。《素问·痿论》指出本病的主要病机为“肺热叶焦”，并提出“治痿独取阳明”的原则。张子和《儒门事亲》认为痿证的病机是“由肾水不能胜心火，心火上烁肺金，肺金受火制，六叶皆焦，皮毛虚弱，急而薄者，则生痿躄”。《景岳全书》指出痿证并非全是阴虚火旺，认为“元气败伤，则精虚不能灌溉，血虚不能营养者，亦不少矣。若概从火论，则恐真阳亏败，及土衰水涸者，有不能堪，故当酌寒热之浅深，审虚实之缓急，以施治疗，庶得治痿之全矣”。

## 【病因病机】

### 一、西医病因、发病机制及病理

本病的发生与维生素$B_{12}$缺乏密切相关。维生素$B_{12}$是DNA和RNA合成时必需的辅酶，也是维持髓鞘结构和功能所必需的一种辅酶。维生素$B_{12}$还参与血红蛋白的合成，其缺乏常引起恶性贫血。维生素$B_{12}$在体内不能合成，主要食物来源是动物内脏、肉、蛋及乳品，摄入的维生素$B_{12}$须与胃底的壁细胞分泌的内因子结合方可在回肠远端吸收，而不被肠道细菌利用。故此病多见于胃大部切除、回肠切除、大量酗酒伴萎缩性胃炎的患者。亦见于营养不良、先天性内因子分泌缺陷、叶酸缺乏、血液运铁蛋白缺乏等，这些均能引起维生素$B_{12}$吸收不良。

本病的病理特点主要是神经系统广泛变性，包括脑、脊髓、周围神经，但以脊髓改变最明显，尤其以下颈段与上胸段最为突出。最显著的病理变化在脊髓后索及侧索呈脱髓鞘肿胀、断裂、轴索变性、吞噬细胞出现，脊髓横断面呈海绵状，可伴前角细胞继发性改变。周围血象表现为高色素性巨红细胞性贫血，可见到带核的红细胞，此外可出现粒细胞减少与相对的淋巴细胞增多，在严重的病例中可出现髓细胞。胃酸的缺乏并非必然存在，因为临床偶尔可以看到亚急性联合变性发生在有游离胃酸的病例中。

到目前为止，维生素$B_{12}$缺乏所致SCD的发病机制尚不明确。目前认为，维生素$B_{12}$是DNA和RNA合成时必需的辅酶，其缺乏可导致核蛋白的合成不足，从而影响神经系统中很多甲基化反应，进而导致髓鞘形成障碍、髓鞘脱失、轴索变性；另外，维生素$B_{12}$使甲基丙二酰辅酶A转变成琥珀酸辅酶A，此反应障碍导致甲基丙二酸（MMA）水平升高，影响正常脂肪酸合成或其本身误插入脂肪酸中，这种不正常的脂肪酸组成的髓鞘或髓鞘磷脂的甲基化障碍，则合成的髓鞘太脆弱，就会发生脱髓鞘及轴索变性，导致病变的发生。

此外，叶酸也是DNA合成必需的辅酶，叶酸缺乏可导致核酸代谢障碍，引起核酸缺乏，维生素$B_{12}$代谢与叶酸代谢有密切关系，叶酸代谢依赖于维生素$B_{12}$，二者均参与血红蛋白合成。因此临床上SCD的患者神经系统损害常与恶性贫血并存，维生素$B_{12}$缺乏与叶酸缺乏并存。

### 二、中医病因病机

本病的病因主要与内伤情志、饮食劳倦、先天不足、房事不节等有关，病机主要是脾胃虚弱，气血生化乏源，筋脉肌肤失养，致使肢体痿软无力，不能随意运动，病位在筋脉肌肉，与肝、脾、肾关系密切，本病的病机重点是本虚标实，多属于虚证，治宜滋补为主，但也有夹痰、夹湿、夹瘀等情况。《素问·灵兰秘典论》曰：“脾胃者，仓廪之官，五味出焉”，为五脏六腑之海,脾胃虚弱,气血生化乏源,致筋脉失养,则出现“四肢不用”。李东垣《脾胃论》曰:“夫痿者,湿热乘肾肝也,当急去之。不然,则下焦元气竭尽而成软瘫。”这里指出了肝肾虚损是致痿的病因之一。

阎洪臣等将脊髓亚急性联合变性,辨证分为气血两虚、肝肾阴虚、脾肾阳虚,治疗分别采用归脾丸、杞菊地黄汤、金匮肾气丸加减。

## 【临床表现】

多中年起病,无性别差异,隐匿起病,逐渐缓慢进展,常伴有倦怠、乏力、腹泻及贫血表现。首发症状常表现为足趾和手指末端感觉异常,呈刺痛感,并可向近端及躯干发展。少数患者屈颈时,可出现一阵阵由脊背向下肢足底放射的触电感(Lhermitte征阳性)。

临床体征根据病变对周围神经、后索及锥体束的影响程度而定。

1. 周围神经损害表现　多为本病的首发症状。表现为足趾及手指端对称性感觉异常,双下肢无力。

2. 侧索损害表现　侧索受损主要以皮质脊髓侧束受损为主,故可出现不同程度肢体瘫痪,肌张力增高,腱反射亢进、腹壁及提睾反射消失及出现病理反射。但如同时有周围神经受损表现,则腱反射及肌张力不一定增高。

3. 后索损害表现　后索受损时,关节位置觉、振动觉等感觉障碍。患者常述踏地如踩棉花感,不能走夜路。表现为深感觉减退或消失,感觉性共济失调。

4. 括约肌障碍表现　出现较晚,在神经损害较重时才出现。表现为大小便失禁或尿潴留。

5. 大脑白质受损表现　主要症状表现为激惹、抑制、妄想与幻觉、智能障碍。脑电图可呈弥漫性慢波节律。

6. 贫血表现　全身乏力,皮肤苍白,呼吸困难,心脏杂音,脾脏肿大,下肢浮肿等,以及食欲不振、腹胀、腹泻等消化不良的表现。

## 【诊断】

### 一、西医诊断要点

多呈缓慢起病,出现脊髓后索、侧索及周围神经受损体征。血清中维生素$B_{12}$缺乏,有恶性贫血可确定诊断。血清维生素$B_{12}$缺乏时,血清中甲基丙二酸(MMA)和高半胱氨酸(HCY)异常增加,给予维生素$B_{12}$治疗后,血清中甲基丙二酸降至正常,此为试验性诊断。

### 二、中医诊断要点

本病归属于“痿证”病证的范畴,可参见此病证进行辨病诊断。

### 三、中医主要证候类型

1. 气血两虚证　肢体麻木,筋肉无力,手足笨拙,走路不稳,面色苍白,心悸气短,倦怠乏力,舌淡苔白,脉细无力。辨证要点:肢体麻木,筋肉无力,面色苍白,舌淡苔白,脉细无力。

2. 肝肾阴虚证　肢体麻木,筋肉无力,手足笨拙,走路不稳,口眼干燥,五心烦热,便干溲黄,舌红少苔,脉象细数。辨证要点:肢体麻木,筋肉无力,五心烦热,舌红少苔,脉细数。

3. 脾肾阳虚证　肢体麻木，筋肉无力，手足笨拙，走路不稳，形寒肢冷，小便清长，大便稀溏，舌淡苔白，脉象沉迟。辨证要点：肢体麻木，筋肉无力，形寒肢冷，舌淡苔白，脉沉迟。

## 【鉴别诊断】

1. 脊髓压迫症　有明显的感觉障碍，有神经根痛及明显的肌肉萎缩，腰穿脑脊液蛋白定量的增高，奎肯试验有梗阻表现。脊髓MRI有相应节段压迫表现。

2. 多发性硬化　除脊髓体征，尚并存视神经、脑干体征，反复发作，病程长，血液中维生素$B_{12}$含量正常。

3. 周围神经病　可有肢端麻刺感及感觉障碍，但无长传导束损害表现，亦无贫血及维生素$B_{12}$缺乏证据。

## 【治疗】

### 一、西医治疗

#### （一）药物治疗

本病患者应及早从胃肠外补充大剂量维生素$B_{12}$，有些患者需终生用药，合用维生素$B_1$对有周围神经受损者效果更好。胃液中缺乏游离胃酸者，可服用胃蛋白酶或饭前服用稀盐酸合剂。贫血患者可用硫酸亚铁口服，如硫酸亚铁或枸橼酸铁胺溶液，有恶性贫血者，建议叶酸与维生素$B_{12}$共同使用。不宜单独使用叶酸，否则会加重神经精神症状。如维生素缺乏是由于肠道正常细菌滋生或寄生有阔节裂头绦虫感染所致，则可应用广谱抗生素或抗寄生虫药物。

#### （二）病因治疗

纠正或治疗维生素$B_{12}$缺乏的原发病因及疾病，如纠正营养不良，改善膳食结构，给予富含B族维生素的食物，如粗粮、蔬菜和动物肝脏；戒酒；治疗肠炎、胃炎等导致吸收障碍的疾病。

### 二、中医治疗

#### （一）辨证论治

1. 气血两虚证

治法：益气养血。

代表方：八珍汤。

常用药：党参、白术、茯苓、甘草、当归、熟地黄、白芍、川芎。

加减：气虚重者加黄芪；肢体抽搐者加天麻、全蝎、蜈蚣。

2. 肝肾阴虚证

治法：滋补肝肾。

代表方：左归丸。

常用药：熟地黄、枸杞子、山萸肉、山药、牛膝、菟丝子、鹿角胶、龟甲胶。

加减：气虚甚者加黄芪；视物不清加决明子、菊花；肾阴虚者加二至丸。

3. 脾肾阳虚证

治法：温肾健脾。

代表方:金匮肾气丸加减。

常用药:干地黄、山药、山萸肉、泽泻、茯苓、丹皮、制附子、肉桂。

加减:完谷不化者加炒白术、肉豆蔻;纳呆少食者加焦三仙、砂仁。

**(二)中成药**

1. 人参养荣丸　温补气血。适用于痿证气血两虚证。

2. 金匮肾气丸　温补肾阳,化气行水。适用于痿证脾肾两虚证。

3. 壮骨丸　滋阴降火,强壮筋骨。适用于痿证肝肾不足,阴虚内热。

4. 六味地黄丸　滋阴补肾。适用于痿证肝肾阴虚证。

**(三)针灸及其他**

1. 针灸　针灸治疗本病取得了较好的临床疗效,本病以虚证居多,治疗主张补虚为主。治疗方法主要有体针、耳针、梅花针、电针。耳针及体针取穴以补益肝、脾、肾为原则,并根据患者症状取相关配穴,梅花针和电针可在瘫痪肢体肌肉循经取穴或局部取穴,局部刺激可促进瘫痪肢体的康复。

2. 康复　痛温觉丧失的患者通过感觉刺激治疗。深感觉丧失的通过感觉反馈治疗。①患肢关节负重,手法挤压以及本体感觉神经肌肉促进疗法;②视觉生物反馈训练,即镜前训练,使关节位置反馈信号的传递和接收通过视觉得到补偿;③放置训练,即将上肢或下肢保持在一定的空间位置,反复训练直到患者自己能完成这一动作。此外,还有运动疗法,即良姿位摆放,关节活动度训练,对肢体及各关节被动运动。肌力增强训练,主要训练瘫痪的肢体,对未瘫痪的肢体也要充分训练。训练从卧位开始,逐渐过渡到坐位、立位和行走,应注意训练平衡与协调动作,日常生活能力训练。

## 【诊疗热点】

### 一、维生素 $B_{12}$ 缺乏的诊断

本病的发生与维生素$B_{12}$的缺乏密切相关,但是其水平正常或升高并不能排除SCD,而且维生素$B_{12}$水平与神经系统病变的严重程度无直线相关性。维生素$B_{12}$是脂溶性的,在胃内先与R结合蛋白结合,到十二指肠,在胰酶的参与下,与胃壁细胞分泌的内因子结合,在回肠远端被吸收,进入血液后主要与转钴胺结合,因此即使血清中维生素$B_{12}$水平正常,如果维生素$B_{12}$的转运和代谢障碍,使细胞不能充分利用钴胺素,仍可导致SCD的发生,故血清维生素$B_{12}$水平并不能完全反映全身维生素$B_{12}$水平。目前我国还不能检测细胞内维生素$B_{12}$水平,因此,不能确定血清维生素$B_{12}$水平升高或正常者是否存在细胞内维生素$B_{12}$缺乏。近年的研究认为全转运谷氨酸素(holotranscobalamin, holoTC)是维生素$B_{12}$缺乏最早的参数,单纯的holoTC降低仅表明体内维生素$B_{12}$呈负平衡,holoTC降低加上甲基丙二酸(MMA)浓度的增加预示代谢中的维生素$B_{12}$缺乏,此时可能仍然无临床症状,因此建议在亚临床时就进行治疗。

### 二、磁共振检查在 SCD 诊断中的价值

MRI是目前唯一可以显示SCD脊髓病灶的影像学检查。SCD病变多位于后索,后、侧索同时受累者少见,单纯侧索受累者尚未见报道,这是本病较特征性的影像学表现。SCD病灶

在$T_1$加权像为等信号或稍长信号，$T_2$加权像为高信号，多为长条形，可伴或不伴增强效应，维生素$B_{12}$治疗后$T_2$加权病灶缩小，甚至消失。脊髓亚急性联合变性可累及周围神经、脊髓、视神经及大脑白质，而脊髓病变最为典型，其中脊髓的颈段和胸段受累多见，且以后索受累最严重，这与脊髓亚急性联合变性的MRI异常的最常见部位相一致。

以往对于脊髓亚急性联合变性的诊断主要依赖于临床表现以及血液检查，然而血清维生素$B_{12}$的水平正常或升高者仍不能排除此病。因此，MRI检查是目前比较可靠的辅助检查，并且在使用维生素$B_{12}$治疗后，可追踪MRI的图像变化，若是$T_2$WI像上高信号病灶明显缩小，则可进一步支持脊髓亚急性联合变性的诊断。因此，MRI检查对于脊髓亚急性联合变性的诊断有一定的价值，脊髓亚急性联合变性的MRI异常不少见，但是MRI检查又有其局限性，如检查部位受限制，脊髓亚急性联合变性的脊髓MRI异常可发生在下颈髓到上胸髓的范围，一次MRI检查不能全面覆盖，其次还受到检查时间的限制，如在脊髓亚急性联合变性的慢性阶段，病变部位以纤维性增生为主，MRI表现可正常。

## 【中西医结合思路】

本病早期胃肠外补充维生素$B_{12}$，可收到显著疗效。但由于种种原因延误诊治，导致神经损害严重者，单用维生素$B_{12}$则不能取得满意疗效。如能应用中医中药治疗，健脾益气养血，滋补肝肾，配合推拿按摩等综合治疗，将明显提高疗效。

### 一、不同时期的治疗原则

脊髓亚急性联合变性疾病由于种种原因可能导致延误诊治，若在早期就能发现，则应尽早补充维生素$B_{12}$治疗。由于该病多见于胃大部切除、回肠切除、大量酗酒伴萎缩性胃炎的患者，因此早期胃肠外补充维生素$B_{12}$至关重要。中医古代医家认为，本病的病因主要与内伤情志、饮食劳倦、先天不足、房事不节等有关。积极寻找病因，运用中医辨证论治，中药早期调理，对于疾病的恢复以及延缓疾病的进展有很大帮助。对于未能及时诊治的患者，由于痿证日久，坐卧少动，气血亏虚，则气血运行不畅，在治疗时，除了遵循“治痿独取阳明”的原则外，可酌情配合养血活血通脉之品，即如吴师机所言：“气血流通即是补。”若元气受损，气虚血滞成痿，又当补气化瘀。

### 二、针灸康复对于疾病预后的重要性

《素问·痿论》曰：“各补其荥而通其俞，调其虚实，和其顺逆。”是针刺治疗痿证的一个重要原则，为历代医家所重视。痿证病人常因肌肉无力，影响肢体功能活动，坐卧少动，又加重了肌肉萎缩等症状、因此，对于痿证的治疗和康复除了内服药物之外，还应配合针灸、推拿、气功等综合疗法，并加强肢体的功能锻炼，有助于提高疗效及患者的生活质量。

## 【研究展望】

Scalabrino等通过动物实验提出最易受到维生素$B_{12}$缺乏影响的是星形胶质细胞和小胶质细胞。基础研究中发现维生素$B_{12}$缺乏导致神经毒性细胞因子在脊髓和脑脊液中增加，神经营养因子减少。注射白细胞介素和表皮生长因子或使用拮抗细胞毒性因子的药物可修复和防止中枢神经系统的病变，研究认为维生素$B_{12}$缺乏导致SCD的发病机制可能还与维

生素$B_{12}$的缺乏导致了白质和脑脊液内神经毒性细胞因子和神经营养性细胞因子的失平衡有关。

## 【参考文献】

[1] Wolfgang Herrmann, Rima Obeid. Causes and Early Diagnosis of Vitamin $B_{12}$ Deficiency [J]. Dtsch Arztebl Int, 2008, 105(40): 680-685.

[2] 陈心智,阎德凤. 脊髓亚急性联合变性证治[J]. 吉林中医药,1996,16(3): 30-31.

[3] 王振福,彭进才,王炜,等. 脊髓亚急性联合变性的MRI特点及循证医学分析: 3例报告并文献复习[J]. 中国临床康复,2005,9(37): 72-74.

[4] Briani C, Dalla Torre C, Citton V, et al. Cobalamin deficiency: clinical picture and radiological findings[J]. Nutrients, 2013, 5(11): 4521-4539.

[5] Scalabrino G, Buccellato FR, Veber D, et al. New basis of the neurotrophic action of vitamin $B_{12}$ [J]. Clin Chem Lab Med, 2003, 41(11): 1435-1437.

（于顾然）

# 第五节 脊髓血管病

## 【概述】

脊髓血管病(vascular diseases of the spinal cord)系由供应脊髓的血管阻塞或破裂引起脊髓功能障碍的一组疾病。它分为缺血性、出血性和脊髓血管畸形。发病率低于脑血管疾病。缺血性脊髓血管病发病率占急性卒中的1%~1.2%,缺血性脊髓血管病以脊髓前动脉综合征多见; 与脑出血比较,出血性脊髓疾病比较罕见,常由脊髓血管畸形引起; 脊髓血管畸形是脊髓血管多为先天发育异常所致,但也有因后天因素造成脊髓血管畸形,男性多发,男女发病比例9 : 1,发病年龄30~70岁。

脊髓血管病常引起单瘫、截瘫、感觉障碍、下肢痉挛等,根据症状可归为中医“痿证”“拘挛”范畴。《素问·痿论》将其分为皮、脉、筋、骨、肉五痿,并提出“治痿独取阳明”。《素问》认为“湿热不攘”是痿证成因之一。元代朱丹溪提出“泻南方,补北方”的治疗原则。《临证指南医案·痿》指出本病为“肝、肾、肺、胃四经之病”。

## 【病因病机】

### 一、西医病因、发病机制及病理

1. 脊髓的血液供应　来自椎动脉和节段性动脉。两侧椎动脉汇合成脊髓前、后动脉下行。脊髓前动脉供应脊髓腹侧2/3区域,脊髓后动脉供应脊髓背侧1/3区域,沿途不断接受来自颈、胸、腰各部节段性动脉分出的前髓动脉,胸段脊髓接受肋间动脉、下胸段和腰段脊髓由主动脉降支和髂内动脉分支供血。脊髓胸$T_4$为颈段椎动脉与胸段脊髓相接之处,血供较差。

缺血性脊髓血管病主要病因有主动脉粥样硬化、血栓形成、夹层动脉瘤引起肋间动脉或腰动脉闭塞、胸腔或脊柱手术、椎管内注射药物、选择性脊髓动脉造影并发症及减压病引起气栓等。其他病因包括血管栓塞、感染、高脂状态、血管炎、严重低血压、心肌梗死、心搏骤停引起的灌注压降低,或者某些脊髓血管疾病也可能导致缺血性脊髓血管病,如脊髓动静脉血管畸形动脉直接与静脉沟通,静脉扩张迂曲,导致局部脊髓缺血。缺血性脊髓病可分为脊髓前动脉综合征和脊髓后动脉综合征,以脊髓前动脉综合征多见。

2. 脊髓出血性血管病　按其部位分硬膜外、硬膜下、蛛网膜下和脊髓内出血。病因为创伤,抗凝,遗传或者获得性出血性疾病、脊髓血管畸形引起的出血、脊髓动脉瘤、脊髓肿瘤(成血管细胞瘤或脊髓转移瘤),自发性出血和某些病因不明的出血比较罕见。其发生机制包括血液黏滞度下降后的渗透压作用、缺血再灌注损伤、脊髓微小血管薄弱处受牵拉、扭曲、挤压,引起破裂、渗血、浸润等。

3. 脊髓血管畸形　根据定位和血管病变可分为3大类:硬脊膜动静脉瘘、动静脉畸形、海绵状血管瘤。脊髓血管畸形大多为血管先天发育异常引起,但部分硬脊膜动静脉瘘可由外伤、手术引起,另外也有放疗后引起海绵状血管瘤报道,机制尚不清楚。脊髓血管畸形对脊髓造成损害机制包括动脉盗血、椎管和脊髓内静脉高压、髓内出血或占位效应。硬脊膜动静脉瘘由于瘘管静脉回流造成动脉过载从而导致静脉充血,首先引起水肿和脊髓病。海绵状血管瘤主要致病机制为出血和占位效应引起脊髓横断性损伤症状。

## 二、中医病因病机

本病中医病因病机可参照中医"痿"。中医古代医家认为,本病多由湿热温毒、劳倦内伤、房劳过度、跌扑瘀阻、饮食毒物所伤等多种致病因素长期相互影响,耗伤五脏精气,致使气血津液亏损。痿证病变部位在筋脉肌肉,但根本在于五脏虚损。肺主皮毛,脾主肌肉,肝主筋,肾主骨,心主血脉,五脏病变,均能致痿。五脏受损,功能失调,生化乏源,经脉、肌肉失养而不能束骨而利关节,以致肌肉软弱无力,消瘦枯萎,发为痿证。

本病以热证、虚证为多,虚实夹杂者亦不少见。临证常表现为因实致虚、因虚致实和虚实错杂的复杂病机。久痿虚极,脾肾精气衰败,可见舌体痿软,呼吸吞咽困难等凶险之候。

## 【临床表现】

1. 由于脊髓血管解剖结构特点,缺血性脊髓血管疾病多发生于胸$T_4$和腰$L_1$缺血,并出现脊髓腹侧2/3损伤表现。

(1)脊髓梗死:急性起病,脊髓症状在数分钟或数小时达到高峰。常见有两种类型梗死:①脊髓前动脉综合征:脊髓前动脉闭塞引起突然起病的神经根性疼痛症状最常见,并在数小时至数日内发展至顶峰,出现病变以下的肢体不完全性瘫痪,表现为分离性感觉障碍,即病损以下痛、温觉缺失而位置、震动觉存在。以颈胸段多见,腰骶段最少。尿便障碍,即早期尿潴留,晚期尿失禁,很少出现大便失禁。②脊髓后动脉综合征:脊髓后动脉闭塞常因侧支循环良好而出现轻微的神经症状。临床表现为神经根痛、病变以下感觉缺失、共济失调和腱反射消失等,但很少出现膀胱直肠功能障碍。

(2)脊髓短暂缺血发作(TIA):表现为突然截瘫,持续数10分钟或数小时而完全恢复,不超过24小时,不留任何后遗症。若脊髓数个节段完全梗死时,则出现根痛、下肢瘫痪、所有感觉丧失和大小便障碍。典型表现为间歇性跛行和下肢远端发作性无力。

（3）脊髓血管栓塞：少见，临床表现为下肢单瘫或截瘫等。

2. 出血性疾病中脊髓蛛网膜下腔出血发病突然，腰背下肢疼痛，Kernig征阳性、脑脊液血性。血液进入脑蛛网膜下腔可引起头痛、项强。脊髓内出血发病突然，剧烈背痛，沿神经根放射，然后出现部分或完全性横贯性脊髓损害的体征。由于出血常位于脊髓的中央而可有腰骶节段皮肤分布区的感觉仍保留。若脊髓内出血大量而破入蛛网膜下腔时，可有脑膜刺激征和脑脊液血性。

3. 脊髓血管畸形通常根据定位和血管病变分为3类：硬脊膜动静脉瘘、动静脉畸形、海绵状血管瘤。硬脊膜动静脉瘘是最常见的脊髓血管畸形，占脊髓血管畸形的70%。男性常见，通常40岁以后出现，多为获得性。80%瘘口位于胸$T_6$~腰$L_2$，始发症状为逐渐出现双下肢无力、下肢远端感觉减退和腰背部、臀部疼痛等，随着时间进展，神经功能损害缓慢加重，感觉障碍平面上升，中、晚期可出现截瘫、感觉丧失、便秘、尿失禁、尿潴留和性功能障碍等。第二常见的脊髓血管畸形是脊髓动静脉畸形。临床症状通常首次出现在青少年或幼年期，多见于胸腰段，其次为中胸段，颈段少见。突然发病为畸形血管破裂所致，急性胸背部疼痛为首发症状，表现脑膜刺激征、不同程度截瘫、根性或传导束性感觉障碍，如脊髓半侧受累表现脊髓半切综合征（病损平面以下同侧肢体上运动神经元瘫，深感觉消失，精细触觉障碍，血管舒缩功能障碍，对侧肢体痛温觉消失而深感觉精细触觉保留的临床综合征）。括约肌功能障碍早期为尿便困难，晚期失禁。也有少数患者单纯表现为蛛网膜下腔出血。海绵状血管瘤最为罕见，出血和占位效应会使急性加剧的脊髓横断损伤症状，出血进入脊髓会导致急性和严重的神经症状。

## 【诊断】

### 一、西医诊断要点

1. 缺血性脊髓血管病中，脊髓前动脉综合征出现病变以下的肢体瘫痪，病损以下痛、温觉缺失而位置震动觉存在。脊髓后动脉综合征则只出现轻微的神经症状。脊髓短暂缺血发作表现为突然截瘫，持续数十分钟或数小时而完全恢复，不超过24小时，不留任何后遗症。

2. 出血性疾病中，脊髓蛛网膜下腔出血表现为突发腰背下肢疼痛。脊髓内出血为突发的剧烈背痛，沿神经根放射，后出现部分或完全性横贯性脊髓损害的体征。

3. 影像学检查MRI显示脊髓局部增粗、出血或梗死，畸形血管在MRI上显示流空信号，硬脊膜动静脉瘘MRI检查$T_2$加权像除表现脊髓肿胀外，脊髓后缘可出现蛇形充盈缺损区，增强扫描可显示脊髓后缘斑点状增强，为软脊膜静脉扩张所致。脊髓海绵状血管瘤MRI表现为边界清楚的占位，$T_1$WI呈混杂信号，$T_2$WI呈高信号，周围被低信号环包绕，增强后中心可轻度强化。选择性脊髓数字减影血管造影对脊髓海绵状血管瘤诊断意义不大，但对脊髓血管畸形的大小、形态、位置、范围、供血动脉、引流静脉及硬脊膜动静脉瘘瘘口位置有重要诊断价值。

4. 脊髓血管病临床表现复杂，脊髓MRI及增强、脊髓动脉数字减影造影为本病明确诊断的必要证据。脑脊液检查作为辅助参考。

## 二、中医诊断要点

本病缺血性脊髓血管病、出血性脊髓血管病可参照“中风”“痿证”诊治。脊髓血管畸形可参照“痿证”“拘挛”诊治。

缺血性脊髓血管病、出血性脊髓血管病中医诊断要点:

1. 突然发生的双侧下肢麻木无力,伴或不伴有疼痛;
2. 常伴有尿便障碍;
3. 与脑病引起半身不遂的中风表现不同,其表现为截瘫;
4. 参照脊髓MRI明确诊断。

脊髓血管畸形中医诊断要点:

1. 逐渐发生双下肢截瘫;
2. 常伴有尿便障碍;
3. 双下肢拘挛疼痛,肌肉僵硬;
4. 结合脊髓血管造影明确诊断。

## 三、中医主要证候类型

1. 痰热腑实证　突发两下肢无力、麻木,常伴肢体疼痛,腹胀便秘,小便失禁,小便赤热涩痛,舌质红,舌苔黄腻,脉弦滑。辨证要点:突发两下肢无力,腹胀便秘,舌质红,舌苔黄腻,脉弦滑。

2. 气虚血瘀证　起病缓慢,肢体软弱无力,神疲肢倦,肌肉萎缩,舌淡紫,苔薄白,脉细涩。辨证要点:肢体软弱无力,肌肉萎缩,舌淡紫,苔薄白,脉细涩。

3. 阴虚风动证　肢体痿软无力,下肢拘挛疼痛,肌肉瞤动,肌肉萎缩,面色潮红,腰膝酸软,舌咽干燥,舌红少苔,脉细数。辨证要点:肢体无力,下肢拘挛疼痛,肌肉瞤动,舌红少苔,脉细数。

## 【鉴别诊断】

1. 脊髓肿瘤　起病缓慢,进行性脊髓受压症状,腰穿脑脊液蛋白明显增高。脊髓造影、CT和MRI均有助于诊断。其中,脊髓MRI显示髓内或髓外占位,是诊断脊髓肿瘤的主要依据。

2. 脊髓蛛网膜炎　起病缓慢,症状波动,如炎症仅侵及几个脊神经后根,则临床表现有根痛,腰背部烧灼样疼痛向下肢和足放射,休息时不缓解。查体时可有神经根型或传导束型感觉减退或消失。如蛛网膜炎起始于马尾部,可表现为进行性的一侧或双侧坐骨神经痛,多伴有下肢肌萎缩、肌无力、腱反射减低或消失以及括约肌功能障碍。腰穿脑脊液白细胞计数明显升高。脊髓造影显示蛛网膜下腔呈不规则尖形分叉状或泪滴状影。脊髓血管造影无异常改变。病变的急性期,绝大多数病变脊髓MRI显示脊髓肿胀增粗,脊髓蛛网膜下腔变窄,甚至消失,病变脊髓与正常脊髓间呈移行状,界限不清;以腰骶段为主者,马尾神经束增粗且不光滑或蛛网膜下腔填塞导致马尾神经束显示不清。增强扫描显示脊髓蛛网膜炎以长条状、小斑片状轻度强化为主,其余大部分病变不强化,可与髓内肿瘤、多发性硬化等相鉴别。

3. 急性脊髓炎　青壮年多见。病前数天或1~2周可有发热或上呼吸道感染等病史,脊髓呈横贯性损伤症状、体征，数小时至2~3日达到高峰，急性期脑脊液蛋白含量可增高、细胞数特别是淋巴细胞也可增高，MRI显示病变节段脊髓水肿增粗，酷似髓内肿瘤，但病情好转水肿可完全消退。

## 【治疗】

### 一、西医治疗

1. 缺血性脊髓血管病治疗研究远落后于脑血管疾病，在时间窗内（发病3~6小时内）溶栓治疗及高压氧、亚低温对于改善缺血性脊髓血管病预后是有效的。临床根据缺血性脑血管病应用经验，应用如抗血小板聚集药阿司匹林或氯吡格雷，他汀类降脂药及促进神经功能恢复的药物，疗效尚不肯定。

2. 脊髓出血常由脊髓血管畸形引起，早期明确诊断至关重要，以免造成脊髓不可逆损害。硬膜外或硬膜下血肿及时手术清除血肿，解除脊髓受压，脱水减轻水肿。脊髓血管畸形可行血管结扎、切除或介入栓塞治疗。

3. 截瘫患者应加强护理，防止合并症如褥疮和尿路感染等。急性期过后或病情稳定后应尽早进行肢体功能锻炼及康复治疗。

### 二、中医治疗

#### （一）辨证论治

1. 痰热腑实证

治法：化痰，通腑，泄热。

代表方：桃仁承气汤。

常用药：桃仁、大黄、芒硝、枳实、陈胆星、黄芩、郁金。

加减：血瘀重，加水蛭、丹参，高热重用生石膏，加连翘、银花、知母。咳嗽痰多加瓜蒌、桑白皮、浙贝母。痰热内蕴而兼阴虚，加鲜生地、沙参、麦冬、玄参。

2. 气虚血瘀证

治法：补气活血，通络。

代表方：补阳还五汤。

常用药：黄芪、赤芍、川芎、当归、地龙、桃仁、红花。

加减：血瘀重者，加水蛭、羌活；麻木，加豨莶草、老鹳草、鹿衔草。

3. 阴虚风动证

治法：滋养肝肾，潜阳息风。

代表方：镇肝熄风汤

常用药：代赭石、怀牛膝、生龙骨、白芍、天冬、玄参、牡蛎、龟板。

加减：兼痰热加胆南星、天竺黄、郁金；心烦失眠，加麦冬、酸枣仁、黄连。

#### （二）中成药

健步壮骨丸：补肝益肾，清热养阴。适用于肝肾亏虚证。

#### （三）针灸及其他

1. 针灸　参照针灸治疗痿症方法。《黄帝内经》中提出“治痿独取阳明”，“各补其荥，而通其俞；调其虚实，和其逆顺”的治疗大法，结合《难经》“泻南补北”，辨证施针。晋·皇甫谧之《针灸甲乙经》明确提出针对阳明穴位的取穴和针法。均为临床常用针灸取穴方法。

2. 推拿 对于肌张力增高，推拿的重点是牵引缩短、僵直的肌肉，动作轻柔和缓，要对受损肢体各关节及肌肉全面进行推拿按摩，保持关节的活动幅度。对于弛缓性瘫痪加强肢体肌肉刺激，促进肌力恢复。

3. 康复训练 肢体活动功能训练可采用主动练功和被动练功两种，从内容上可有传统体育训练、生活作业训练等不同。若肢体瘦削枯萎，运动无力，不能步履，卧床阶段可采用卧位被动练功，随时变换姿势，防止“畸形”发生。继则采取主动练功训练，如坐位、立位和步行练功。根据病情，可选用相应的导引、按摩、气功以及五禽戏、八段锦等传统体育锻炼方法。

## 【诊疗热点】

### 一、提高对缺血性脊髓血管病检测敏感性

缺血性脊髓血管疾病研究远远落后于缺血性脑血管疾病，主要原因在于一方面临床医师对缺血性脊髓血管病认识不足，另一方面，MRI对脊髓缺血检测敏感性不足。急性缺血性脊髓病变可出现运动诱发电位异常而MRI正常，建议两者结合检测，提高脊髓缺血检出率。另外，通过提高脊髓MRI弥散加权成像敏感性，提高脊髓缺血诊断敏感性。

### 二、脊髓血管畸形诊疗热点

脊髓海绵状血管瘤可引起出血和局部占位效应，治疗方法为外科手术清除。硬脊膜动静脉瘘（AVF）、动静脉畸形（AVM）的治疗包括血管内介入栓塞、手术和放射外科等多种方法。其预后关键在于早期诊断。延误诊断可造成脊髓不可逆损伤。研究发现硬脊膜动静脉瘘从出现症状到明确诊断平均时间常达10.5个月。这样就导致脊髓损伤恶化，恢复较困难。因此，对于中年男性表现渐进加重的多发性神经损害或脊髓病变，应注意做脊髓MRI或脊髓血管造影，以排除有无硬脊膜动静脉瘘或脊髓血管畸形。另外，对于年轻患者有轻度脊髓病变体征，注意检查有无皮肤血管瘤（痣）、肢体肥大、浅静脉曲张，排除Cobb或Klippel-Trenaunay-Weber综合征可能，该综合征常伴有脊髓血管畸形。

## 【中西医结合思路】

### 一、中西医结合时机

由于脊髓血管疾病早期明确病因病位，对于该病预后至关重要。因此，应运用现代检查手段MRI和数字减影血管造影（DSA）尽快明确诊断，若脊髓血管畸形可采取手术或血管介入等方法治疗，减少脊髓损伤发生。中医中药针灸推拿主要作用在于帮助损伤脊髓的修复。

### 二、脊髓损伤中医辨病辨证治疗层次上的结合

脊髓损伤，属于中医“痿证”，张锡纯认为“痿证之大旨，当分为三端：有肌肉痹木，抑搔不知疼痒者，其人或风寒袭入经络，或痰涎郁塞经络，或风寒痰涎，互相凝结经络之间，以致

血脉闭塞，而其原因，实由于胸中大气虚损。”强调气虚致痿，处方重用黄芪。张安桢教授等强调从“督脉”论治，益气活血通督，创制活血通督汤（黄芪、地龙、泽兰叶、赤白芍、川芎、牛膝）治疗脊髓损伤。张琪教授强调滋肾填精、大补元气治疗痿证。从辨病角度看，脊髓损伤有痉挛和弛缓型瘫痪，弛缓型偏补气恢复肌力、痉挛型则偏息风解痉，治疗原则、方法可能不同。

## 三、中药对脊髓损伤保护作用研究

尽管脊髓血管病强调早期介入及手术治疗，减少脊髓损伤，中药对脊髓损伤保护作用研究，为脊髓损伤恢复提供有效的方法。目前大量研究证明，丹参成分丹酚酸B、川芎嗪、黄芪、三七等均具有保护脊髓神经细胞、减轻其凋亡作用，对于恢复损伤脊髓或减轻其损伤，中药研究具有广阔前景。

# 【研究展望】

## 一、缺血性脊髓血管疾病研究

由于缺血性脊髓血管病发病率低，临床容易误诊。提高对本病认识，提高临床检测手段的敏感性，是目前临床研究重点。中医中药防治缺血性脑血管病的研究成果也可以应用在缺血性脊髓血管病治疗中。常用方法包括活血化瘀、益气化痰、补肾填精等。

## 二、硬脊膜动静脉瘘、动静脉畸形、海绵状血管瘤研究

由于硬脊膜动静脉瘘的瘘口导致动脉直接漏入静脉，是本病的致病原因，目前研究主要集中在于阻断引流静脉和切除硬脊膜上的瘘口，目的是消除瘘口的血液逆流，缓解静脉淤血和静脉高压。手术的关键是准确定位，识别瘘口，其一般位于神经根附近，通常根髓静脉在神经根附近穿过硬脊膜，也有位于两神经根之间的。注意防止切断的是根髓动脉。栓塞治疗的关键是栓塞瘘口近端静脉，若仅栓塞瘘口近端的动脉，则容易复发，若栓塞剂达到远端的静脉，可能加重静脉引流障碍，加剧静脉淤血，甚至导致脊髓实质静脉缺血性坏死。另外，当造影发现供血动脉在供应瘘口的同时，发出根髓动脉或根软膜动脉向脊髓供血，为避免误栓脊髓的正常供血动脉，不可栓塞治疗。和硬脊膜动静脉瘘相似，脊髓动静脉畸形治疗也有栓塞和手术治疗，临床均可选用。

脊髓髓内海绵状血管瘤的发病机制多数观点认为是先天性，少数为后天性。家族性病例的发病与常染色体上三个基因突变有关，分别是染色体7p13-15（*KRIT 1*基因）、q11-21（*MGC4607*基因）和3q25.2-27.3（*TFAR15*基因）。近年来有报道患者因行脊髓放疗后继发出现髓内海绵状血管瘤。其机制可能是放疗引起脊髓血管内皮细胞增殖、血管壁透明样变性和纤维素样坏死、毛细血管扩张，进而引起反复出血和血栓形成，再进一步引导血管细胞增殖、纤维变性、新生血管形成而导致海绵状血管瘤发生。另一种可能是放疗直接导致DNA损伤，引发与家族性病例相同的基因突变致病。其治疗多数主张对髓内海绵状血管瘤采取根治性切除治疗。保守治疗仅限于某些症状较轻微或无症状，病变较小且位于脊髓深部者。

## 【参考文献】


[1] Munyon CN, Hart DJ. Vascular disease of the spine[J]. Neurologist,2015,19(5): 121-127.

[2] Lee K, Strozyk D, Rahman C, Lee LK, et al. Acute spinal cord ischemia: treatment with intravenous and intra-arterial thrombolysis, hyperbaric oxygen and hypothermia[J]. Cerebrovasc Dis,2010,29(1): 95-98.

[3] 刘宇,张纪浩,张俐. 运用张安桢教授治疗脊髓损伤经验的心得[J]. 中国中医骨伤科杂志,2014,22(2): 63-65.

[4] 张佩青,于福年. 张琪辨治脑脊髓疾病的经验[J]. 北京中医,1990,9(4): 6-7.

[5] Krings T, Thron AK, Geibprasert S, et al. Endovascular management of spinal vascular malformations[J]. Neurosurg Rev,2010,33(1): 1-9.

[6] Li TY, Xu YL, Yang J, et al. Primary spinal epidural cavernous hemangioma: clinical features and surgical outcome in 14 cases [J]. J Neurosurg Spine,2014,22(1): 39-46.

[7] 廖兴胜,肖绍文. 脊髓髓内海绵状血管瘤研究进展[J]. 现代医药卫生,2009,25(18): 2808-2810.

[8] 陈宇飞,王四旺,罗卓,等. 中药治疗脊髓损伤的研究现状[J]. 现代生物医学进展,2010,10(10): 1983-1986.


（于顾然）

# 第四章　脑血管病

## 第一节　概　　述

脑血管疾病(cerebrovascular disease, CVD)是指血管壁病变及血管完全或部分闭塞或血管破裂导致的脑血管性疾病的总称。脑卒中(stroke)为脑血管疾病的主要临床类型,包括缺血性卒中和出血性卒中,是中枢神经系统局灶性缺血或出血导致的突发神经功能障碍,脑卒中是脑血管病的结果。

脑卒中是目前导致人类死亡的主要原因,它与缺血性心脏病、恶性肿瘤构成多数国家的三大致死疾病。脑血管疾病以22.45%的比例位列我国疾病致死原因首位,在呈现出"高发病率、高复发率、高致残率、高病死率、高经济负担"的特点的同时,其发病率仍以每年8.7%的速度上升,复发率超过30%,位居世界首位,5年内再次发生率达54%;脑卒中患者幸存者中75%存在不同程度的劳动能力丧失,40%重度残疾。因此,对于脑血管疾病的防控,要从"重治疗、轻预防"的传统模式转向"防治结合"的模式,应特别强调一级预防,即针对脑卒中的危险因素积极地进行早期干预,以减少脑卒中的发生。

脑血管疾病中短暂性脑缺血发作属于中医中风先兆范畴;缺血性卒中及出血性卒中属于中医中风范畴。

### 【脑血管疾病的分类】

脑血管疾病的分类详见表4-1。

**表4-1　2015年脑血管疾病的分类(简表)**

| | |
|---|---|
| 一、缺血性脑血管病 | 4. 脑分水岭梗死 |
| (一)短暂性脑缺血发作 | 5. 出血性脑梗死 |
| 1. 颈动脉系统(包括一过性黑矇) | 6. 其他原因(真性红细胞增多症、高凝状态、moyamoya病、动脉夹层等) |
| 2. 椎—基底动脉系统 | 7. 原因未明 |
| (二)脑梗死 | (三)脑动脉盗血综合征 |
| 1. 大动脉粥样硬化性脑梗死 | (四)慢性脑缺血 |
| 2. 脑栓塞 | |
| 3. 小动脉闭塞性脑梗死 | |

续表

二、出血性脑血管病
(一)蛛网膜下腔出血
1. 动脉瘤破裂
2. 脑血管畸形
3. 中脑周围非动脉瘤性蛛网膜下腔出血
4. 其他原因(moyamoya病、夹层动脉瘤、颅内静脉系统血栓形成、血液病、抗凝治疗并发症等)
5. 原因未明
(二)脑出血
1. 高血压脑出血
2. 脑血管畸形或动脉瘤
3. 淀粉样脑血管病
4. 药物性(溶栓、抗凝、抗血小板治疗及应用可卡因等)
5. 瘤卒中
6. 脑动脉炎
7. 其他原因(moyamoya病、夹层动脉瘤、颅内静脉系统血栓形成、血液病等)
8. 原因未明
(三)其他颅内出血
1. 硬膜下出血
2. 硬膜外出血
三、头颈部动脉粥样硬化、狭窄或闭塞(未形成脑梗死)
(一)头颈部动脉粥样硬化
(二)颈总动脉狭窄或闭塞
(三)颈内动脉狭窄或闭塞
(四)大脑前动脉狭窄或闭塞
(五)大脑中动脉狭窄或闭塞
(六)椎动脉狭窄或闭塞
(七)基底动脉狭窄或闭塞
(八)大脑后动脉狭窄或闭塞
(九)多发性脑动脉狭窄或闭塞
(十)其他头颈部动脉狭窄或闭塞
四、高血压脑病
五、颅内动脉瘤
(一)先天性动脉瘤
(二)动脉粥样硬化性动脉瘤
(三)感染性动脉瘤
(四)外伤性假性动脉瘤
(五)其他
六、颅内血管畸形
(一)脑动静脉畸形
(二)海绵状血管瘤
(三)静脉性血管畸形
(四)颈内动脉海绵窦瘘
(五)毛细血管扩张症
(六)脑—面血管瘤病
(七)颅内—颅外血管交通性动静脉畸形
(八)硬脑膜动静脉瘘
(九)其他
七、脑血管炎
(一)原发性中枢神经系统血管炎
(二)继发性中枢神经系统血管炎
1. 感染性疾病导致的脑血管炎(梅毒、结核、钩端螺旋体、HIV、莱姆病等)
2. 免疫相关性脑血管炎
3. 其他(药物、肿瘤、放射性损伤等)
八、其他脑血管疾病
(一)脑底异常血管网症(moyamoya病)
(二)肌纤维发育不良
(三)脑淀粉样血管病
(四)伴有皮层下梗死及白质脑病的常染色体显性遗传性脑动脉病(CADASIL)和伴有皮层下梗死及白质脑病的常染色体隐性遗传性脑动脉病(CARASIL)
(五)头颈部动脉夹层
(六)可逆性脑血管收缩综合征
(七)可逆性后部脑病综合征
(八)其他
九、颅内静脉系统血栓形成
(一)上矢状窦血栓形成
(二)横窦、乙状窦血栓形成
(三)直窦血栓形成
(四)海绵窦血栓形成
(五)大脑大静脉血栓形成
(六)脑静脉血栓形成
(七)其他
十、无急性症状的脑血管病
(一)无症状性脑梗死(未引起急性局灶神经功能缺损的脑梗死)
(二)脑微出血(未引起急性局灶神经功能缺损的脑实质内小量出血)

续表

| | |
|---|---|
| 十一、急性脑血管病后遗症<br>(一)蛛网膜下腔出血后遗症<br>(二)脑出血后遗症<br>(三)脑梗死后遗症<br>(四)脑血管病后癫痫<br>(五)其他<br>十二、血管性认知障碍<br>(一)非痴呆性血管性认知障碍<br>(二)血管性痴呆<br>1. 多发梗死性痴呆 | 2. 关键部位的单个梗死痴呆(如丘脑梗死)<br>3. 脑小血管病性痴呆(包括皮质下动脉硬化性脑病、脑白质病变、脑淀粉样血管病、脑微出血)<br>4. 脑分水岭梗死性痴呆(低灌注性痴呆)<br>5. 出血性痴呆(如丘脑出血、SAH、硬膜下血肿)<br>6. 其他(如CADASIL)<br>十三、急性脑血管病后抑郁 |

## 【脑病理生理及血液供应调节】

脑是人体最重要的器官,脑组织几乎没有能源储备,需要血液循环连续不断地供给氧和葡萄糖。正常成人的脑重为1500g,占体重的2%~3%,每分钟流经脑组织的血液为750~1500ml,占每分心搏出量的20%。脑组织耗氧量占全身耗氧量的20%~30%,脑能量来源主要依赖于糖的有氧代谢,脑组织对缺血、缺氧损害十分敏感,一旦脑的血液供给发生障碍,其后果是最严重的。如果全脑组织的血供完全中断,6秒人体即出现意识丧失,10秒则自发脑电活动消失,5分钟最易损的特定神经元将出现不可逆损伤,10~20分钟大脑皮质出现广泛的选择性神经元坏死。

脑组织的血流量分布不均,灰质的血流量高于白质,大脑皮质的血液供应最丰富,其次为基底核和小脑皮质。不同脑组织细胞对缺血、缺氧性损害的敏感性不同,神经元最不能耐受,其次为神经胶质细胞,最后为血管内皮细胞。

脑部的血液由颈动脉系统和椎—基底动脉系统供应。颈动脉系统主要通过颈内动脉、大脑前动脉和大脑中动脉供应大脑半球前3/5部分的血液,椎—基底动脉系统主要通过椎动脉、基底动脉、小脑后下动脉、小脑前下动脉、小脑上动脉、大脑后动脉供应大脑半球后2/5部分、丘脑、脑干和小脑的血液。

脑血管有自动调节脑血流量的功能。血压升高时,脑小动脉管腔内压力增高而发生小动脉收缩,小动脉收缩时脑血流量减少;反之,血压下降可发生小动脉扩张,脑血流量增加。因此血压变化时动脉灌注压虽有变化,但总的血流量维持不变,从而使脑血液供应在灌注压于一定范围内改变时仍得以维持。

## 【脑血管病的病因】

根据解剖结构和发病机制,可归为以下几类:

1. 颅内血管病变　动脉粥样硬化、动脉炎、动脉瘤、血管畸形、发育异常和各种原因(如外伤、颅脑手术、插入导管等)所致的血管损伤,其他还有药物、毒物、恶性肿瘤等所致的血管病损等。

2. 颅外血液循环障碍　血压过高或过低的疾患、心脏疾患(如心功能障碍、心瓣膜病、心肌病及心律失常,特别是心房纤颤等)、颈部及全身大血管病变、血液成分变化(如红细胞增多、血小板减少、凝血功能障碍)、血黏度增加和代谢障碍(如糖尿病、血脂异常等)。

3. 其他病因 包括空气、脂肪、癌细胞和寄生虫等栓子,脑血管受压、外伤、痉挛等。

## 【中医病因病机】

中风先兆病因病机多因气血阴阳亏虚,心、肝、肾三脏失调,在内伤积损的基础上,复因劳逸失度、情志不遂、饮酒饱食或外邪侵袭等触发,导致机体出现一过性阴阳失调,气血运行受阻,肌肤筋脉失于濡养。本病病位在脑,与心、肝、肾关系密切。本病病机重点是本虚标实,本虚多为肝肾阴虚或气血不足,标实为风、火、痰、瘀,内伤积损是本病发病的关键环节。总之,中风先兆病因病机主要是由于脏腑功能失调,风、火、痰、虚、瘀互结为患,血随气逆上冲于脑,或横窜经络所致。

中风病因病机多是在内伤积损的基础上,复因劳逸失调、情志不遂、饮酒饱食或外邪侵袭等触发,引起脏腑阴阳失调,血随气逆,肝阳暴张,内风旋动,夹痰夹火,横窜经脉,蒙蔽神窍,发为猝然昏仆、半身不遂、口眼㖞斜等症。其病机总属阴阳失调,气血逆乱,病位在心脑,与肝、肾密切相关。本病属本虚标实,以肝肾阴虚,气血衰少为致病之本,风、火、痰、气、瘀为发病之标。

## 【西医诊断与治疗原则】

脑血管病的诊断包括病史、体格检查、实验室检查、影像学检查、疾病诊断和病因分型。根据突然发病、迅速出现局灶性或弥漫性脑损害的症状和体征,临床可初步诊断为脑卒中,再结合脑CT/MRI检查进一步区分为缺血性卒中和出血性卒中。有条件的医院进行脑CTA/MRA或DSA检查以明确基础血管病变病因,并寻找脑卒中危险因素,一般较容易做出诊断。

脑血管病的治疗原则为挽救生命、降低残疾率、预防复发和提高生活质量。急性缺血性卒中的特异性治疗中,静脉溶栓是血管再通的首选方法,由于静脉溶栓时间窗窄(rt-PA 3~4.5小时、尿激酶6小时)、血管再通率低,对于发病6小时内由大脑中动脉闭塞或由后循环大动脉闭塞(24小时内)导致的严重栓塞且不适合静脉溶栓的患者,经严格选择后可在有条件的单位进行动脉溶栓。血管内机械取栓(6小时内)对于静脉溶栓无效的大动脉闭塞患者对血管再通有效。支架取栓装置及血栓抽吸装置等相继应用于临床,显著提高了闭塞血管的开通率,新一代支架取栓装置总体上要优于以往的取栓装置。血管内介入治疗(动脉溶栓、桥接、机械取栓、血管成形和支架术)显示了良好的应用前景,可作为静脉溶栓无效的大动脉闭塞患者的一种补救性治疗手段,但临床效果还需要更多随机对照试验验证。

脑卒中是神经科急症,患者发病后是否及时送达卒中中心,并获得早期诊断和早期治疗,是能否达到最好救治效果的关键。有条件的城市应组建卒中中心并完善院前卒中快速运转系统,脑卒中发病后应将患者快速安全地转运到最近的能提供急症卒中治疗的卒中中心。卒中中心开通急诊卒中绿色通道,最大限度减少院内延误治疗时间。

## 【中西医结合卒中单元】

卒中单元(stroke unit)是针对卒中治疗提出的全新的、科学的一种组织化管理住院卒中患者的医疗模式,它依靠多学科密切合作,由神经内科医师、专业护士、物理治疗师、语言康复师、心理医师及社会工作者或家属共同参与,对卒中患者进行全面的药物治疗、肢体康复、语言训练、心理康复和健康教育,树立患者和家属对于康复的信心,改善患者神经功能缺损及预后,充分体现以人为本的医疗服务理念。卒中单元治疗管理模式为卒中患者的治疗提供了一个很好的平台。目前,卒中单元已被循证医学证实是卒中治疗的最佳途径。有条件的医院,所有急性脑血管病患者都应收入到卒中单元治疗。在我国,卒中治疗除常规西医方法外,中医药也是数千年临床证实有效的方法,可将国际上通用的卒中单元模式与有效的中医治疗相结合。卒中单元与中医理论的特点有共通之处,卒中单元强调的是多学科协作,以病人为中心,这与中医学中的整体观和辨证施治有相似之处。整体观和辨证观是中医的两大哲学观。整体观强调从全局考虑问题,认为人与自然和社会密不可分;辨证观强调以人为本,内、外治相结合,辨证施治。将中医辨证施治的观念以及中药、针灸、推拿、按摩等方法融入卒中单元,为卒中患者提供中西医结合的药物治疗、康复治疗、健康教育等综合措施,以降低病死率、致残率,提高生活质量,缩短住院时间,降低住院费用,提高患者的满意度,建立规范化的具有中国特色的中西医结合卒中单元模式,是我国脑卒中治疗的必然趋势。

## 【参考文献】

[1] 贾建平,陈生弟. 神经病学[M]. 第7版. 北京: 人民卫生出版社,2013.

[2] 中华医学会神经病学分会,中华医学会神经病学分会脑血管病学组. 中国急性缺血性脑卒中诊治指南2014[J]. 中华神经科杂志,2015,48(4): 246-257.

[3] Stroke Unit Trialists'Collaboration. Organised inpatient(stroke unit) care for stroke[J]. Cochrane Database Syst Rev, 2013,(9): CD000197.

[4] Saver JL, Jahan R, Levy EI, et al. Solitaire flow restoration device versus the Merci Retriever in patients with acute ischaemic stroke(SWIFT): a randomized, parallel-group, non-inferiority trial[J]. Lancet,2012,380(9849): 1241-1249.

[5] Nogueira RG, Lutsep HL, Gupta R, et al. Trevo versus Merci retrievers for thrombectomy revascularisation of large vessel occlusions in acute ischaemic stroke(TREVO 2): a randomised trial[J]. Lancet,2012,380(9849): 1231-1240.

(刘　君)

# 第二节　短暂性脑缺血发作

## 【概述】

短暂性脑缺血发作(transient ischemic attacks,TIA)是脑、脊髓或视网膜的局灶性缺血导致的短暂性神经功能障碍发作,不伴有急性梗死。临床症状一般持续不超过1小时,最长不超过24小时。如果神经功能缺损症状超过1小时,绝大部分神经影像学检查均可发现对应的脑部梗死小病灶,凡有神经功能缺损对应的明确病灶者实质上许多病例是小卒中。

中医学认为TIA属于“中风先兆”的范畴。关于本病的名称,记载颇多,如微风、中络、小中、小中风、中风先兆等。中风先兆是指偶然或经常出现的一过性头晕、言语不利、肢体麻木或肌肉瞤动、活动不利等症状。有1/3中风先兆患者，最终发展为中风。中风先兆的论述，首见于《黄帝内经》，如《素问·调经论》："形有余则腹胀，泾溲不利，不足则四肢不用，血气未并，五脏安定，肌肉蠕动，命曰微风"，微风的表现是肌肉蠕动，属于现在所说的中风先兆的表现。《黄帝内经》当时已经认识到了这一点，认为出现气血并走于上，发为仆击偏枯之前，有肌肉蠕动现象，这是气血未并，五脏暂时安定的表现，称之为"微风"。这是有关中风先兆的最早描述。金·刘完素首次提出中风先兆病名，如《素问病机气宜保命集·中风论第十》："故中风者，俱有先兆之证，凡人如觉大拇指及次指麻木不仁，或手足不用，或肌肉蠕动者，三年内必有大风之至。"及至清·王清任《医林改错》详细记载中风先兆症状34种，突出描述了一过性症状的重要性，且强调"因不痛不痒，无寒无热，无碍饮食起居，人最易疏忽"。

## 【病因病机】

### 一、西医病因、发病机制及病理

TIA的发病为多种病因，常见的病因有颈动脉/大动脉粥样硬化性疾病、心房颤动、小动脉疾病等，少见的病因有高凝状态、非法药品应用和纤维肌性发育异常等。目前发病机制主要有以下几种学说：微栓子学说、血流动力学改变学说、炎症反应学说、脑盗血综合征学说及血管痉挛学说等。这里主要介绍微栓塞型和血流动力学型两种类型：

1. 微栓塞型TIA　又分为动脉—动脉源性和心源性。其发病基础主要是来源于动脉粥样硬化的不稳定斑块或心室附壁血栓的破碎脱落、瓣膜性或非瓣膜性心源性栓子及胆固醇结晶等。动脉或心脏来源的微栓子阻塞小动脉常导致其供血区域脑组织缺血，当栓子破碎移向远端或自发溶解时，血流恢复，症状缓解。微栓塞型TIA的临床特点：每次发作持续时间一般较长，如果持续时间超过30分钟，提示可能来源于心脏的较大的微栓子，发作频率通常稀疏，临床症状多变。

2. 血流动力学型TIA　是在各种原因（如动脉硬化或动脉炎等）所致的动脉严重狭窄基础上，因血压急剧波动而导致原来靠侧支循环维持的脑区发生的一过性缺血，血压低于脑灌注代偿的阈值时发生TIA，血压升高脑灌注恢复时症状缓解。血流动力型TIA的临床特点：每次发作持续时间短暂，一般不超过10分钟，发作频率通常密集，临床症状比较刻板。

本病的病理特点：因缺血程度的不同而变化，脑组织轻度局灶性缺血时，因细胞合成递质的减少引起突触传递失败，导致短暂性神经功能缺损；缺血程度进一步加重时，脑细胞内的能量耗竭，膜离子通道受损，细胞内代谢产物堆积而发生细胞毒性水肿；缺血程度再进一步加重，最终导致脑实质不可逆性损伤。

### 二、中医病因病机

本病病因病机与中风相似，多因气血阴阳亏虚，心、肝、肾三脏失调，在内伤积损的基础上，复因劳逸失度、情志不遂、饮酒饱食或外邪侵袭等触发，导致机体出现一过性阴阳失调，气血运行受阻，肌肤筋脉失于濡养。本病病位在脑，与心、肝、肾关系密切。本病病机重点是本虚标实，本虚多为肝肾阴虚或气血不足，标实为风、火、痰、瘀，内伤积损是本病发病的关键环节。总之，中风先兆病因病机主要是由于脏腑功能失调，风、火、痰、虚、瘀互结为患，血随气逆上冲于脑，或横窜经络所致。

张锡纯认为本病是由肝肾阴虚，水不涵木，肝失调达，肝气夹冲胃之气上逆，气血充塞于脑部；或因“上气不足，气之上升者过少”致脑部缺血。

张学文认为中风先兆区别于中风，中风先兆以肝热血瘀为主，肝经郁热或肝肾阴虚，水不涵木，肝阳上亢，化热灼津，伤血为瘀；或肾精亏乏，肝血乏源，脉道失充，血缓为瘀，肢体失用，筋不能动。

## 【临床表现】

TIA好发于中老年人，男性多于女性，患者多伴有高血压、动脉粥样硬化、心脏病、糖尿病和血脂异常等脑血管病的危险因素。起病突然，迅速出现局灶性脑、脊髓或视网膜的功能障碍，症状一般持续10~15分钟，多在1小时内恢复，最长时间不超过24小时，不留后遗症状。TIA常反复发作，每次发作临床表现相似。TIA的症状多种多样，取决于受累血管的分布。

1. 颈内动脉系统TIA　临床表现与受累血管分布有关。

（1）大脑中动脉（middle cerebral artery，MCA）供血区的TIA：可出现缺血对侧肢体的单瘫、轻偏瘫、面瘫和舌瘫，可伴有偏身感觉障碍和对侧同向偏盲，优势半球受累常出现失语和失用，非优势半球受累可出现体象障碍。

（2）大脑前动脉（anterior cerebral artery，ACA）供血区的TIA：可出现人格和情感障碍、对侧下肢无力等。

（3）颈内动脉（internal carotid artery，ICA）主干TIA：主要表现为眼动脉交叉瘫[患侧单眼一过性黑矇、失明和（或）对侧偏瘫及感觉障碍]，Horner交叉瘫（患侧Horner征、对侧偏瘫）。

2. 椎—基底动脉TIA　最常见表现是眩晕、平衡障碍、眼球运动异常和复视。可有单侧或双侧面部、口周麻木，单独出现或伴有对侧肢体瘫痪、感觉障碍，呈现典型或不典型的脑干缺血综合征。此外，椎—基底动脉系统TIA还可出现的下列几种特殊表现的临床综合征：

（1）跌倒发作（drop attack）：表现为患者转头或仰头时，下肢突然失去张力而跌倒，无意识丧失，常可很快自行站起，系脑干下部网状结构缺血所致。

（2）短暂性全面遗忘症（transient global amnesia，TGA）：发作时出现短时间记忆丧失，患者对此有自知力，一般症状持续数分钟至数十分钟，发作时对时间、地点定向障碍，但谈话、书写和计算能力正常，发作后症状完全好转，不遗留记忆损害。发病机制仍不十分清楚，可能是大脑后动脉颞支缺血累及边缘系统的颞叶海马、海马旁回和穹隆所致。

（3）双眼视力障碍发作：双侧大脑后动脉距状支缺血导致枕叶视皮质受累，引起暂时性皮质盲。

3. 视网膜TIA　也称作发作性黑矇或短暂性单眼盲，系颈内动脉分支——眼动脉缺血的特征性症状。患者主诉为短暂性视物模糊、眼前灰暗感或眼前云雾状，特征的主诉是视线为一垂下的窗帘所遮挡，发病时间极短暂，多在1~5分钟，一般小于15分钟，罕有超过30分钟的。

4. 特殊类型TIA

（1）肢体抖动TIA：是阵发性血管性异动证的一种，其表现为一组节律性或非节律性的不自主运动过多，单侧上、下肢同时受累，上肢受累较重，偶可见双上肢抖动发作，但不对称。

（2）脊髓TIA：主动脉粥样硬化、主动脉夹层动脉瘤和主动脉手术皆可出现脊髓TIA。

## 【诊断】

### 一、西医诊断要点

由于大多数TIA患者就诊时临床症状已消失，故诊断依靠详细询问发作史。

1. 突然起病，卒中样起病；

2. 脑、脊髓或视网膜的局灶性缺血性症状；

3. 症状持续时间短暂，发作时症状多持续在1小时内，颈内动脉系统TIA持续时间平均为14分钟，椎—基底动脉系统TIA持续时间平均为8分钟；

4. 症状反复发作，恢复完全，缓解后不遗留任何症状和体征；

5. PWI/DWI、CTP和SPECT等有助于TIA的诊断；

6. 排除其他类似疾病。

### 二、中医诊断要点

1. 具有一过性头晕、言语不利、口舌歪斜、肢体麻木或活动不利等临床表现，多数患者症状在1小时之内缓解；

2. 平素有心烦易怒，或长期烦劳过度、精神紧张、嗜食肥甘厚味、形体肥胖等病史。每因暴怒、暴喜、过劳、用力排便、不慎跌倒、暴饮暴食等诱发；

3. 多数急性起病，好发于40岁以上人群。

具有以上临床表现，结合年龄、发病形式即可诊断中风先兆。

### 三、中医证候类型

1. 肝阳上亢，痰瘀阻窍证　头痛，面红目赤，急躁易怒，心烦失眠，口苦咽干，溲赤便秘，舌质红或黯红，苔薄白或薄黄，脉弦滑或弦涩。辨证要点：头痛，面红目赤，舌质红或黯红，苔薄白或薄黄，脉弦滑或弦涩。

2. 阴虚阳亢，痰瘀阻窍证　头目发胀、耳鸣、耳聋、腰膝酸软，健忘少寐，舌质黯红，苔薄白或薄黄，脉弦滑或弦涩。辨证要点：头目发胀，腰膝酸软，舌质黯红，苔薄白或薄黄，脉弦滑或弦涩。

3. 肾虚血瘀，痰浊阻滞证　耳鸣、耳聋、腰膝酸软，精神萎靡，易困，健忘，舌质绛红或黯红，苔薄白或薄黄，脉沉滑。辨证要点：耳鸣、耳聋、腰膝酸软，舌质绛红或黯红，苔薄白或薄黄，脉沉滑。

4. 气虚血瘀，痰浊阻滞证　目眩，面色萎黄或㿠白，少气懒言，身倦乏力，舌质黯淡，苔薄白，脉细涩或细滑。辨证要点：目眩，面色萎黄或㿠白，舌质黯淡，苔薄白，脉细涩或细滑。

5. 气阴两虚，痰瘀阻窍证　口干，气短，乏力，口唇樱红，舌质绛红或绛淡，苔薄白，脉沉细。辨证要点：口干，气短，舌质绛红或绛淡，苔薄白，脉沉细。

## 【鉴别诊断】

1. 晕厥　突然发生的一过性全脑供血不足，引起网状结构抑制，出现短暂意识丧失状态，患者肌张力消失，跌倒，可于短时间内恢复。意识丧失时间若超过10~20秒，可发生抽搐。

头部CT/MRI检查未发现病灶。

2. 癫痫的部分性发作　一般表现为局部肢体抽动，多起自一侧口角，然后扩展至面部或一侧肢体，或者表现为肢体麻木、针刺感等，症状持续时间一般为数秒至数分钟，脑电图可有异常。部分性发作的癫痫大多由脑内局灶性病变引起，头部CT/MRI检查可能发现病灶。

3. 低血糖　发生在饥饿时或餐后3~5小时，初期表现为头晕、视物不清、步态不稳、思维和语言迟钝，可有躁动、易怒、幻觉、行为怪异等精神症状。严重时出现躁动不安，甚而强直性惊厥、锥体束征阳性。症状发生缓慢，恢复也较缓慢。检测血浆葡萄糖浓度低于2.8mmol/L。

## 【治疗】

### 一、西医治疗

TIA是最为重要的脑血管病急症。TIA早期发生卒中的风险很高，发病后7天内卒中发生风险为4%~10%，90天卒中发生风险为10%~20%（平均11%），是严重的、需紧急干预的"卒中预警"事件，对患者进行紧急评估与干预可以减少卒中的发生。

TIA早期卒中风险分层工具为ABCD评分系统（表4-2），其中$ABCD^2$评分能很好地预测TIA短期卒中风险，应用最为广泛。最新研究表明，在$ABCD^2$评分基础上增加TIA发作频率与影像学检查（$ABCD^3$和$ABCD^3$-I表4-3）能更有效地评估TIA患者早期卒中风险。建议对疑似TIA患者早期行$ABCD^2$评估，并尽早进行全面检查与评估。全面检查与评估的主要目的是判断导致TIA的病因和可能的发病机制。TIA患者症状发作在72小时内并存在以下情况之一，建议入院治疗：①$ABCD^2$评分＞3分；②$ABCD^2$评分0~2分，但门诊不能在2天之内完成TIA系统检查；③$ABCD^2$评分在0~2分，并有其他证据提示症状由局部缺血造成，如DWI已显示对应小片状缺血灶。

**表4-2　ABCD评分系统（分）**

| 指标 | | ABCD 得分 | $ABCD^2$ 得分 | $ABCD^3$ 得分 | $ABCD^3$-I 得分 |
|---|---|---|---|---|---|
| 年龄（A） | ＞60岁 | 1 | 1 | 1 | 1 |
| 血压（B） | 收缩压＞140mmHg或舒张压＞90mmHg | 1 | 1 | 1 | 1 |
| 临床症状（C） | 单侧无力 | 2 | 2 | 2 | 2 |
| | 不伴无力的言语障碍 | 1 | 1 | 1 | 1 |
| 症状持续时间（D） | ＞60min | 2 | 2 | 2 | 2 |
| | 10~59min | 1 | 1 | 1 | 1 |
| 糖尿病（D） | 有 | – | 1 | 1 | 1 |
| 双重（7天内）TIA发作（D） | 有 | – | – | 2 | 2 |
| 影像学检查（I） | 同侧颈动脉狭窄≥50% | – | – | – | 2 |
| | DWI检查出现高信号 | – | – | – | 2 |
| 总分 | | 0~6 | 0~7 | 0~9 | 0~13 |

表4-3 不同ABCD评分系统采用的不同风险分层分值(分)

| ABCD评分系统 | 低危 | 中危 | 高危 |
|---|---|---|---|
| ABCD | 0~2 | 3~4 | 5~6 |
| $ABCD^2$ | 0~3 | 4~5 | 6~7 |
| $ABCD^3$ | 0~3 | 4~5 | 6~9 |
| $ABCD^3$-I | 0~3 | 4~7 | 8~13 |

**(一)药物治疗**

1. 抗血小板聚集治疗　具有高卒中复发风险($ABCD^2$评分>4分)的急性非心源性栓塞性TIA(根据24小时时间定义),应尽早给予氯吡格雷(首日负荷量300mg,继之75mg/天)联合阿司匹林(100mg/天)双抗治疗21天。此后,氯吡格雷、阿司匹林均可作为长期二级预防一线用药。

2. 抗凝治疗　抗凝治疗不应作为TIA的常规治疗,对于伴发心房颤动(包括阵发性)、风湿性或非风湿性瓣膜(包括人工机械瓣膜)病的TIA患者(除外感染性心内膜炎),建议使用华法林口服抗凝治疗,华法林治疗目标为国际标准化比值(INR)在2.0~3.0之间,用药量根据结果调整。有出血倾向、溃疡病、严重高血压及肝肾疾病的患者禁忌抗凝治疗。不能接受抗凝治疗的患者,推荐使用抗血小板治疗。抗凝药物主要包括肝素、低分子肝素和华法林。新型口服抗凝剂可作为华法林的替代药物,新型口服抗凝剂包括达比加群、利伐沙班、阿哌沙班及依度沙班,选择何种药物应考虑个体化因素。

3. 降脂治疗　对于有动脉粥样硬化证据的TIA患者,推荐使用他汀类药物治疗以稳定斑块,降低卒中事件发生风险。

4. 降压治疗　降压治疗应遵循个体化原则,对于初发患者血压≥140/90mmHg者,且以前未系统治疗的TIA患者可启动降压治疗。

5. 扩容治疗　纠正低灌注,适用于血流动力型TIA。

6. 其他　对有高纤维蛋白原血症的TIA患者,可选用降纤酶治疗;对TIA患者血糖的筛查应更为严格,若发现异常则需进行血糖控制和心血管危险因素管理;对于缺乏运动、营养不良的患者则更需改变生活方式,并及时摒除不良生活习惯(如吸烟、饮酒等)以降低TIA的发生风险。

**(二)外科治疗**

1. 颈动脉内膜切除术(CEA)　CEA手术指征:过去六个月曾发生TIA且同侧颈动脉重度狭窄(70%~99%)的患者或近期发生TIA且同侧颈动脉中度狭窄(50%~69%)的患者,估计围术期残疾和死亡风险<6%,可行CEA治疗。

2. 颈动脉血管成形支架置入术(CAS)　CAS手术指征:血管内操作并发症风险较低的症状性颈动脉狭窄的患者,且无创性影像学检查证实狭窄程度>70%,或经导管血管造影证实>50%,估计围术期残疾和死亡风险<6%,CAS可作为CEA的替代疗法。

3. 新发TIA患者手术时机　当TIA患者有手术指征时,推荐患者在发病48小时内进行手术。若48小时内不能完成,则推荐在发病2周内完成。

## 二、中医治疗

### (一)辨证论证

1. 肝阳上亢,痰瘀阻滞证

治法:平肝潜阳,活血化痰。

代表方:天麻钩藤饮。

常用药:天麻、钩藤、生石决明、黄芩、栀子、杜仲、怀牛膝、菖蒲、郁金、丹参、川芎、水蛭、葛根、炒麦芽。

加减:心烦、口苦,加丹皮、菊花、夏枯草;头晕剧烈,加生龙骨、生牡蛎、全蝎;目赤、便秘,加大黄、芒硝。

2. 阴虚阳亢,痰瘀阻滞证

治法:滋阴潜阳,活血化痰。

代表方:杞菊地黄汤。

常用药:枸杞子、菊花、熟地黄、山茱萸、山药、茯苓、牡丹皮、泽泻、菖蒲、郁金、丹参、川芎、水蛭、制首乌、葛根、炒麦芽。

加减:五心烦热,加龟板、知母、牡丹皮;健忘、少寐,加酸枣仁、柏子仁。

3. 肾虚血瘀,痰浊阻滞证

治法:滋阴补肾,活血化痰。

代表方:地黄饮子。

常用药:熟地黄、山茱萸、山药、麦冬、石斛、茯苓、肉苁蓉、菖蒲、郁金、丹参、川芎、水蛭、葛根、炒麦芽。

加减:精神萎靡、易困,加巴戟天、淫羊藿;腰膝酸软,加杜仲、桑寄生、续断;小便频数,加桑螵蛸、芡实。

4. 气虚血瘀,痰浊阻滞证

治法:益气养血,活血化痰。

代表方:补阳还五汤。

常用药:生黄芪、当归、川芎、赤芍、桃仁、红花、地龙、水蛭、菖蒲、郁金、丹参、葛根、炒麦芽。

加减:神疲乏力,加太子参、炒白术、炙甘草;腹胀、纳呆,加陈皮、炒扁豆;肢体麻木,加桑枝、丝瓜络。

5. 气阴两虚,痰瘀阻滞证

治法:益气养阴,活血化痰。

代表方:生脉散。

常用药:太子参、麦冬、五味子、生黄芪、当归、川芎、赤芍、菖蒲、郁金、水蛭、葛根、天冬。

加减:口干,加生地黄、玉竹;气短、乏力,加黄精;食少腹胀,加炒麦芽、鸡内金。

### (二)中成药

1. 天麻钩藤颗粒　平肝潜阳。适用于中风先兆肝阳上亢证。

2. 知柏地黄丸　滋阴潜阳。适用于中风先兆阴虚阳亢证。

3. 六味地黄丸　滋阴补肾。适用于中风先兆肾虚血瘀证。

4. 脑安胶囊　益气活血。适用于中风先兆气虚血瘀证。

5. 生脉饮　益气养阴。适用于中风先兆气阴两虚证。

（三）针灸

针刺治疗对本病疗效肯定，已得到了多方面的认可。本证多属虚实夹杂证，治疗原则当根据证型不同而灵活辨证，“虚则补之，实则泻之”，灵活变通。在选穴配穴方面，尚需要辨证施治，可选百会、四神聪、太阳、合谷、血海、三阴交为主穴，同时需根据证型不同进行加减。兼肝肾阴虚者，配以肝俞、肾俞、太冲、行间等；兼痰湿中阻者，配以丰隆、中脘、内关、足三里；兼气虚血瘀者，配以足三里等。

## 【诊疗热点】

### 一、弥散加权成像是诊断 TIA 的金标准吗

2009年美国心脏协会/美国卒中协会（AHA/ASA）修订的新定义中强调了组织学上TIA与脑梗死的区别，使得影像学检查的重要性更为突出。TIA的新定义强调了经磁共振成像（magnetic resonance imaging，MRI）检查确定有无脑实质损害在诊断TIA中的作用，使TIA/卒中的诊断从时间依据转变为组织依据，而CT检查很难区分TIA与脑梗死。功能性MRI（DWI和PWI）检查对急性期及超急性期脑缺血具有很高的敏感性和特异性，可区分急性期和慢性期脑缺血，在TIA的诊断中有重要价值。功能性MRI在TIA发作后的不同表现与组织类型有关，TIA病理特点因缺血程度的不同而变化，即突触传递失败、细胞毒性水肿、脑梗死。脑组织轻度局灶性缺血时，因细胞合成递质的减少引起突触传递失败，导致短暂性神经功能缺损，此时尚未造成细胞毒性水肿和脑实质损伤，所以MRI灌注成像（perfusion-weighted，PWI）可以显示局部脑血流量下降，DWI和$T_2$WI无异常表现；如果缺血程度进一步加重时，脑细胞内的能量耗竭，细胞膜离子通道受损，细胞内代谢产物堆积而发生细胞毒性水肿，PWI和DWI均呈缺血表现，而$T_2$WI仍无异常表现；当缺血程度再进一步加重时，脑实质出现不可逆性损伤，此时DWI、$T_1$WI和$T_2$WI均呈异常表现。TIA伴DWI急性缺血灶阳性的患者，卒中复发风险将会增加。因此，2009年AHA/ASA TIA定义及评估指南建议对TIA患者常规进行DWI检测，DWI既有助于提高TIA的诊断，还能预测短期卒中风险。

### 二、抗凝治疗是 TIA 的常规治疗吗

对于TIA患者，抗凝治疗虽然不能作为常规治疗，但由于心源性栓塞是TIA发病原因之一，因此对于有心源性栓子或心房颤动患者建议采用抗凝治疗，目标控制水平是国际标准化比值（international normalized ratio，INR）在2.0~3.0。2014年中国缺血性脑卒中和TIA二级预防指南中推荐，对于伴有心房颤动的缺血性脑卒中或TIA患者，首次提出了新型口服抗凝剂可作为华法林的替代药物，新型口服抗凝剂包括达比加群、利伐沙班、阿哌沙班以及依度沙班，选择何种药物应考虑个体化因素；其次，对于不能接受口服抗凝药物治疗的患者，指南推荐应用阿司匹林单药治疗，也可以选择阿司匹林联合氯吡格雷抗血小板治疗；对于抗凝时机的选择，指南建议出现神经功能症状14天内给予抗凝治疗预防脑卒中复发，对于出血风险高的患者，应适当延长抗凝时机。对于伴有急性心肌梗死的缺血性脑卒中或TIA患者，若影像学检查未发现左室附壁血栓形成，但发现前壁无运动或异常运动者，指南提出也应考虑给予

3个月的华法林口服抗凝治疗(目标INR值为2.5,范围2.0~3.0)。

### 三、血管内皮生长因子是TIA危险分层的生物学指标吗

TIA作为最重要的脑血管病急症,其早期发生卒中的风险很高,ABCD评分系统是TIA早期卒中风险分层工具,其中$ABCD^2$能很好地预测TIA短期卒中风险。有研究发现TIA患者血管内皮生长因子(vascular endothelial growth factor, VEGF)、血清低氧诱导因子-1α(hypoxia-inducible factor-1, HIF-1α)水平升高,且升高幅度与$ABCD^2$评分呈显著正相关,李运刚将72例TIA患者根据其$ABCD^2$评分分为高危亚组($ABCD^2>3$)33例和低危亚组($ABCD^2\leqslant 3$)39例,分别检测72例TIA患者和40例健康对照者VEGF、HIF-1α水平,经过统计学分析,发现与健康人对照组相比,TIA患者VEGF、血清HIF-1α水平明显升高,且高危亚组血清患者VEGF、HIF-1α水平高于低危亚组。因此得出结论,认为TIA患者VEGF、血清HIF-1α水平升高,且升高幅度与$ABCD^2$评分呈显著正相关。因此,血管内皮生长因子可作为检测TIA危险分层的生物学指标。

## 【中西医结合思路】

### 一、中医"治未病"思想与TIA防治

早治防变,治病求本是中医治疗疾病的基本治则,治未病是中医疗疴的精髓,如《素问·四气调神大论》指出:"是故圣人不治已病治未病,不治已乱治未乱,此之谓也。夫病已成而后药之,乱已成而后治之,譬犹渴而穿井,斗而铸锥,不亦晚乎?"流行病学调查发现,我国现已成为脑血管病发生大国,TIA作为缺血性卒中的"先兆"尤为引人关注,对于TIA的防治符合中医"治未病"的思想。2014年美国心脏协会/美国卒中协会对TIA及卒中做出了新的指南,其中强调了对危险因素(包括高血压、血脂异常、糖代谢紊乱等)的控制、血管闭塞的干预、心源性栓塞的抗栓治疗、非心源性栓塞性卒中的抗血小板治疗,与中医学治未病的原则相吻合。中医采用辨证使用中药汤剂口服、针灸、刺络放血、穴位贴敷、耳穴压籽等措施发挥多部位、多靶点的治疗优势与西医控制血压、控制血糖、降脂、稳定斑块、抗血小板聚集、抗凝等多种治疗手段相结合,是中西医结合预防TIA,减少缺血性卒中发生的优势所在。

### 二、中医体质学说与TIA

中医体质学说自20世纪70年代确立以来,一直被全社会广泛关注着,它是以中医理论为主导,研究人类各种体质特征、体质类型的生理、病理特点,并分析疾病的反应状态、病变性质及发展趋向,从而指导疾病预防和治疗的一门学说。其中较有代表性的为王琦的"7分法",即将人的体质分为正常质、阴虚质、阳虚质、痰湿质、湿热质、气虚质、瘀血质。中风好发体质多集中于阴虚体质、痰湿体质与瘀血体质。现代研究表明*HLA-DQAI*等位基因*HLA-DQAI*0501*基因型在阴虚质明显高于正常质。提示*HLA-DQAI*0501*基因与阴虚质相关联。*HLA-DQAI*0301*基因型在气虚质、痰湿质、瘀血质均明显高于正常质,这种显著差异提示*HLA-DQAI*0301*基因同与痰湿质、血瘀质相关联。另有其他研究对痰湿质、阴虚质脑梗死患者的血液流变性进行观察,以了解不同体质类型脑梗死患者血液流变性等方面的变化及与体质类型的关系。结果显示痰湿体质、阴虚体质及瘀血体质均可导致血液流变性障碍,最终

导致脑梗死等相关疾病。因此，在中医整体观念及辨证论治的思想指导下辨证使用中药改变体质类型与西医改变生活方式、调整饮食结构和控制危险因素相结合，是中西医结合治疗TIA的切入点和优势所在。

## 【研究展望】

### 一、血清胱抑素C与TIA

TIA是脑梗死的特级危险信号，约有1/3的TIA患者可能在短期内出现脑梗死，存在颅内动脉粥样硬化的患者发生概率更高，早期发现和干预治疗是预防TIA进展为脑梗死的关键。因此，寻找可提示TIA以及颅内动脉粥样硬化发生的灵敏标志物十分重要。胱抑素C（Cys C）参与TIA整个病理过程，有十分重要的作用。其水平高低与是否发生颅内动脉粥样硬化关系密切，可作为监控指标用于TIA预测。

研究显示伴有颅内动脉粥样硬化的TIA患者，其Cys C值升高尤为显著。Cys C水平升高的发生机制可能与以下几个方面有关：①脑脊液中Cys C渗入：当患者发生TIA时，血脑脊液屏障出现病理改变，脑脊液内的Cys C通过血脑脊液屏障进入循环系统，导致血清Cys C水平上升；②Cys C排出降低：发生TIA时，机体发生应激反应，导致神经及内分泌系统发生紊乱，进而使抗利尿激素等分泌增加，降低肾血流量，造成肾小球滤过功能下降，减小Cys C排出量，导致血清Cys C水平升高；③动脉粥样硬化形成导致Cys C生成增多：TIA发病主要与动脉粥样硬化有关，动脉粥样硬化形成导致胶原纤维及富含脂质等成分的平滑肌细胞大量增生，粥样斑块内纤维帽坏死并破溃，导致组织蛋白酶过度表达；当血管受到损伤时，会刺激血管平滑肌分泌更多的组织蛋白酶，Cys C作为人体重要的蛋白酶抑制剂，直接参与动脉粥样硬化的病理过程，当血清Cys C水平升高时，则提示发生动脉粥样硬化概率升高；④机体炎症反应：TIA患者受损血管壁表面炎性因子表达水平升高，刺激组织蛋白酶表达增强，使Cys C水平升高；同时，Cys C水平升高可以进一步激活纤溶凝血系统和补体系统，导致血管壁进一步损伤。

综上所述，Cys C与TIA相关，可以作为判断TIA后卒中风险的预测指标，因敏感性高，操作容易，重复性好，对TIA的诊断具有很大价值，并有助于TIA患者的病情分析和预后判断，值得进一步研究。

### 二、缺血后适应与TIA后脑保护作用机制的研究

缺血后适应（IPostC）的提出源于缺血预适应，脑缺血后适应是指在脑缺血后给予一次或多次反复短暂的动脉闭塞后再灌注以期达到减轻脑组织缺血再灌注损伤的目的。相对于预适应，后适应具有临床治疗的可行性。近年来诸多研究发现其具有明显的脑保护作用，缺血后适应成了内源性脑保护的研究热点。

Zhao等首次提出了缺血后适应的概念，并将其运用到脑保护作用的研究中，发现其可将梗死体积减少80%。近十年来，已有许多实验室在局灶性或全脑缺血动物模型中证实了IPostC具有脑保护作用并对其脑保护相关机制进行了多方面较详尽的研究。随着研究的发展，依据后适应实施时间的不同，将其分为快速缺血后适应和延迟缺血后适应。快速缺血后适应的干预时间为再灌注后数秒钟到数分钟很短的范围内，大大阻碍了其临床转化的可能

性。于是开始了许多关于在再灌注后比较晚的时间内给予后处理是否有脑保护作用的研究，进而产生了延迟缺血后适应的概念，同快速缺血后适应一样，其脑保护作用的程度与其起始时间、循环次数及持续时间密切相关。

经典的缺血后适应是在缺血器官上再次给予缺血处理，在临床上对大脑这样重要的器官实施是很危险的。为了更好地应用到临床治疗中，源于对经典IPostC的修改又涌现了一些更加具有可操作性的诱导缺血耐受的方法。远端肢体后处理（RIPostC）即对脑的远隔器官而非脑（最为常见的是四肢）进行一系列短暂的缺血以产生缺血耐受进而起到脑保护作用。RIPostC的实施方法大幅地减轻了对患者的安全危险，近年来被广泛研究。

目前关于其处理时间已有大量的实验室研究，在短暂性脑缺血再灌注模型中，再灌注时或再灌注3小时后给予股动脉3个循环的15分钟闭塞/15分钟再灌，均可减少脑梗死面积。在再灌注后3小时甚至6小时后给予双侧股动脉3个循环的5分钟闭塞/8分钟再灌也可减少脑梗死面积。机械的动物模型实验虽然为临床提供了很大依据，但距应用到临床还有很大差距。

缺血后适应具有临床可操作性，具有实际应用价值。虽然其脑保护作用已相当明确，但其研究主要停留在实验室阶段，并且存在很多有待深入研究的问题，如实验室动物模型的制备、后适应最佳实施的时间选择及循环次数的组合等诸多方面。关于临床研究，在实施了后适应之后，需要去发现更多的相关生化指标用于评价。如何将后适应更好地应用于临床，怎样才能实现最有效的后适应保护，后适应能否提高神经功能。因此，有关后适应脑保护的研究需要更加深入广泛。

## 【参考文献】

[1] 贾建平，陈生弟. 神经病学[M]. 北京：人民卫生出版社，2013.

[2] 文雅. 张学文教授治疗中风先兆肝热血瘀证的经验整理[J]. 中国临床研究，2013，15（5）：67-70.

[3] 沈宗国，陈东英. 析张锡纯论中风预报与防治[J]. 福建中医药，1991，22（2）：10-11.

[4] 徐加磊，储照虎. 短暂性脑缺血发作研究的新认识[J]. 国际老年医学杂志，2014，35（1）：45-49.

[5] Easton JD，Saver JL，Albers GW，et al. Definition and evaluation of transient ischemic attack：a scientific statement for healthcare professionals from the American Heart Association/American Stroke Association Stroke Council; Council on Cardiovascular Surgery and Anesthesia; Council on Cardiovascular Radiology and Intervention; Council on Cardiovascular Nursing; and the Interdisciplinary Council on Peripheral Vascular Disease. The American Academy of Neurology affirms the value of this statement as an educational tool for neurologists [J]. Stroke，2009，40（6）：2276-2293.

[6] 李运刚，李建军，周雪梅. 短暂性脑缺血发作患者血清HIF-1α、VEGF的表达及与ABCD2评分的相关性[J]. 中风与神经疾病杂志，2015（8）：702-704.

[7] 王琦. 中医体质学[M]. 北京：中国医药科技出版社，1995：297.

[8] 沈乃莹，闫征. HLA-DQA1等位基因与急性脑梗塞多种中医体质类型的相关性研究[J]. 中医杂志，2001，42（4）：237-238.

[9] 蒋宏杰，骆斌. 不同体质类型脑血栓患者血液流变性、微循环观察分析[J]. 安徽中医临床杂志，2002，14（4）：155-156.

[10] 苗成，高绚照，张建璞，等. 胱抑素C和C反应蛋白与短暂性脑缺血发作及颅内动脉粥样硬化的关系[J]. 新乡医学院学报，2015，32（4）：350-352.

[11] 李盼,苏立凯,李晓芳. 脑缺血后适应的基础研究及其临床应用前景[J]. 医学研究与教育,2014,31(4):75-78.

[12] Zhao ZQ, Corvera JS, Halkos ME, et al. Inhibition of myocardial injury by ischemic postconditioning during reperfusion: comparison with ischemic preconditioning[J]. Am J Physiol Heart Circ Physiol,2003,285(2):579-588.

[13] Zhao H, Sapolsky RM, Steinberg GK. Interrupting reperfusion as a stroke therapy: ischemic postconditioning reduces infarct size after focal ischemia in rats[J]. J Cereb Blood Flow Metab,2006,26(9):1114-1121.

（刘 君）

# 第三节 脑 梗 死

## 【概述】

脑梗死(cerebral infarction)又称为缺血性脑卒中,是由于各种原因所致脑部血液循环障碍,引起局部脑组织缺血、缺氧性坏死或软化,而出现相应神经功能缺损的一类临床综合征。急性缺血性脑卒中(急性脑梗死)是最常见的卒中类型,占全部脑卒中的60%~80%。急性期的时间划分尚不统一,一般指发病后2周内。

目前缺血性卒中采用国际广泛使用急性卒中Orgl 10172治疗试验(TOAST)病因/发病机制分型,分为大动脉粥样硬化型、心源性栓塞型、小动脉闭塞型、其他明确病因型及不明原因型五型。本节主要介绍前三种亚型。

中医学认为脑梗死属于“中风”范畴,中风是以猝然昏仆、不省人事、半身不遂、口眼㖞斜、言语謇涩为主症的病证。《黄帝内经》中并无中风病名,但有关于风的论述。如《素问·生气通天论》云:“阳气者,大怒则形气绝,而血菀于上,使人薄厥。”《素问·调经论》云:“血之与气,并走于上,则为大厥,厥则暴死,气复反则生,不反则死。”《灵枢·刺节真邪》云:“虚邪偏客于身半,其入深,内居荣卫,荣卫稍衰,则真气去,邪气独留,发为偏枯。”

## 【病因病机】

### 一、西医病因、发病机制及病理

#### (一)大动脉粥样硬化性脑梗死

大动脉粥样硬化性脑梗死是缺血性脑卒中最常见的类型,主要包括动脉粥样硬化性脑梗死、原位血栓性脑梗死及动脉—动脉血栓栓塞性脑梗死3种类型。

1. 病因及发病机制

(1)动脉粥样硬化性脑梗死:主要是大动脉内膜发生病变,促使动脉粥样硬化斑块形成,管腔狭窄,局部血栓形成,甚至导致血栓症(斑块破裂)及动脉—动脉血栓栓塞。动脉粥样硬化好发于大动脉的分叉及弯曲处,狭窄和闭塞也多发生于这些地方,故血栓的好发部位为颈内动脉起始部、虹吸部、大脑中动脉走行改变处及大动脉的分叉处。这些供血动脉发生节段性粥样硬化等自身病变后，有的硬化斑块表面会破溃形成溃疡，血小板纤维素等血中有形成分黏附、聚集、沉着形成血栓，有的血栓的碎屑脱落阻塞远端动脉（血栓—栓塞），或血压下降、血流缓慢、脱水等血液黏度增加，导致供血减少或促进血栓形成，形成梗死灶。脑动脉粥样硬化常伴高血压，两者互为因果，糖尿病和高脂血症也可加速动脉粥样硬化的进程。

（2）原位血栓性脑梗死：高龄、高血压、高脂血症和糖尿病是该型脑梗死的危险因素。不论年龄和性别，高血压是动脉粥样硬化最重要的危险因素，不管是收缩压还是舒张压增高均可增加发生动脉粥样硬化的危险性；高脂血症不仅直接损伤动脉内皮细胞，还直接侵至内皮下，导致泡沫细胞积聚，形成粥样斑块。脂质参与了血栓形成，进一步影响动脉粥样硬化的发展进程。

（3）动脉—动脉血栓栓塞性脑梗死：主动脉弓或颈动脉粥样硬化斑块破裂继发血栓形成，血栓脱落形成栓子，沿颈内动脉或椎—基底动脉入脑。

2. 病理 脑梗死发生率在颈内动脉系统约占80%，而椎—基底动脉系统为20%，闭塞的血管内可见动脉粥样硬化改变、血栓形成或栓子。局部血液供应中断引起的脑梗死多为白色梗死，大面积脑梗死可继发红色梗死（即出血性梗死）。缺血、缺氧性损害则表现为神经细胞坏死和凋亡两种形式。神经细胞完全缺血、缺氧5分钟，可发生不可逆的损伤。

缺血的脑组织是由中心坏死区和周围缺血半暗带（ischemic penumbra）组成，中心坏死区的脑细胞已经死亡，但缺血半暗带由于存在侧支循环，尚有大量存活的神经元。如果能在短时间内迅速恢复该区的血流，该区脑组织损伤是可逆的，神经细胞有可能存活并恢复功能。但迅速恢复缺血脑组织的供血，还会引发一系列“瀑布式”缺血级联反应，损伤神经元，如神经细胞内钙超载、兴奋性氨基酸细胞毒性作用、自由基和再灌注损伤、神经细胞凋亡等。

**（二）心源性栓塞性脑梗死**

1. 病因及发病机制 心源性栓子所致的脑梗死约占全部脑梗死的15%，栓子在心内膜和瓣膜产生，脱落入脑血管后致病。来源于左心的栓子多栓塞颈动脉，很少栓塞椎动脉。心脏病可通过以下途径导致栓塞性脑梗死的发生：

（1）心房颤动心源性栓塞性脑梗死最常见的病因。心房颤动时，左心房收缩性降低，血流缓慢淤滞，易导致附壁血栓，栓子脱落引起脑栓塞。

（2）心脏瓣膜病指先天性发育异常或后天疾病引起的心瓣膜病变，可影响血流动力学，累及心房或心室内膜，即可导致附壁血栓的形成。

（3）心肌梗死面积较大或合并慢性心脏衰竭，即血循环淤滞形成附壁血栓。

（4）其他如心房黏液瘤、二尖瓣脱垂、心内膜纤维变性、先心病或瓣膜手术均可形成附壁血栓。

2. 病理 栓子常停于颅内血管的分叉处或其他管腔的自然狭窄部位，常见于颈内动脉系统，其中大脑中动脉尤为多见，而椎—基底动脉少见。由于栓塞性梗死发展较快，没有时间建立侧支循环，因此栓塞性脑梗死较血栓性脑梗死临床发病更快，局部脑缺血常更严重。栓塞引起的脑组织坏死分为缺血性、出血性和混合性梗死，其中出血性更常见，约占30%~50%，出血是由于栓塞血管内栓子破碎向远端前移，恢复血流后栓塞区缺血坏死的血管壁在血压作用下发生破裂出血。

**（三）小动脉闭塞性脑梗死（腔隙性脑梗死）**

1. 病因及发病机制 高血压和糖尿病是腔隙性脑梗死最主要的独立危险因素。在高血压作用下，脑微小动脉某些节段发生脂质透明变性、纤维蛋白样坏死及微细粥样硬化，其中脂质透明变性的作用最为重要。糖尿病引起脂质代谢障碍加速，促进小动脉粥样硬化，产生广泛的小血管变性。高脂血症也是腔隙性脑梗死的独立危险因素，当糖尿病合并高脂血症，使血液黏稠度增加、血流缓慢、血小板功能及体内抗凝作用异常。心脏、近端主动脉及颈动脉粥样硬化的栓子脱落也可造成脑深部的腔隙性梗死。此外，动脉粥样硬化引起的血流动力学异常同样可以引发腔隙性脑梗死。

2. 病理　腔隙性梗死灶呈不规则圆形、卵圆形或狭长形，直径多在0.2~20mm，病灶常位于脑深部核团。梗死灶好发部位依次为壳核、丘脑、尾状核、脑桥、内囊后肢，内囊前肢和小脑较少发生。

## 二、中医病因病机

本病多是在内伤积损的基础上，复因劳逸失调、情志不遂、饮酒饱食或外邪侵袭等触发，引起脏腑阴阳失调，血随气逆，肝阳暴张，内风旋动，夹痰夹火，横窜经脉，蒙蔽神窍，发为猝然昏仆、半身不遂、口眼㖞斜等症。其病机总属阴阳失调，气血逆乱，病位在心脑，与肝肾密切相关。

王永炎认为中风从毒论治，毒主要是邪气亢盛，败坏形体，即转化为毒，中风发病后出现神志障碍是诸邪化毒的标志。毒系脏腑功能失调和气血运行失常，使体内的生理或病理产物不能及时排出，蕴积体内过多而生成，并提出“毒损脑络”的病机学说，指出中风是毒邪损伤脑络，络脉破损，或络脉拘挛瘀闭，气血渗灌失常，导致脑神失养，神机失守，形成神昏闭厥、半身不遂。中风后可产生瘀毒、热毒、痰毒等，可破坏形体，损伤脑络，包括浮络、孙络。

张锡纯认为：“人之全体运动皆脑髓神经司之”，而脑髓神经皆赖于“血之濡润”“胸中宗气助血上行”。若气血逆乱，迫血上行则“脑中之血过多”，排挤脑髓神经，俾失所司而致脑充血；胸中大气不足，不能助血上行，则“脑中注血过少”，不能濡养脑髓神经而失其所司而致脑贫血。故应当区分脑充血与脑贫血。

## 【临床表现】

### （一）大动脉粥样硬化性脑梗死

1. 一般特点　动脉粥样硬化性脑梗死多见于中老年，多在静态下发病，部分患者可有TIA前驱症状，局灶性体征多在发病后10余小时或1~2日达到高峰，临床症状与梗死灶的部位和大小相关。

2. 不同脑血管闭塞的临床特点

（1）颈内动脉闭塞的表现：颈内动脉分叉后症状性闭塞可出现单眼一过性黑矇，偶见永久性失明，或Horner征。远端大脑中动脉血液供应不良，可以出现对侧偏身运动、感觉障碍，和（或）同向性偏盲等，优势半球受累可伴失语症，非优势半球受累可有体象障碍。

（2）大脑中动脉闭塞的表现：

1）主干闭塞：表现三偏症状，即病灶对侧偏瘫、偏身感觉障碍及偏盲，伴有凝视麻痹，优势半球受累出现完全性失语症，非优势半球受累出现体象障碍，患者可以出现意识障碍。

2）皮质支闭塞：①上部分支闭塞可见病灶对侧面瘫、肢体瘫痪（上肢重于下肢，且足部不受累）和感觉缺失，凝视麻痹程度轻，伴Broca失语（优势半球），和体象障碍（非优势半球）；②下部分支闭塞较少单独出现，可见象限盲，伴Wernicke失语（优势半球），急性意识模糊状态（非优势半球）。

3）深穿支闭塞：最常见的是纹状体内囊梗死，表现为对侧中枢性均等性轻偏瘫、偏身感觉障碍、同向性偏盲。优势半球病变可出现皮质下失语，常为基底节性失语。

（3）大脑前动脉闭塞的表现：

1）分出前交通动脉前主干闭塞：可因对侧动脉的侧支循环代偿不出现症状，但当双侧动脉起源于同一个大脑前动脉主干时，就会造成双侧大脑半球的前、内侧梗死，导致截瘫、二便失禁、意志缺失、运动性失语综合征和额叶人格改变等。

2）分出前交通动脉后大脑前动脉远端闭塞：导致对侧的足和下肢的感觉运动障碍，而上肢和肩部的瘫痪轻，面部和手部不受累。感觉丧失主要是辨别觉丧失，而有时不出现。可以出现尿失禁、淡漠、反应迟钝、欣快和缄默等，对侧出现强握及吸吮反射和强直性痉挛。

3）皮质支闭塞：导致对侧中枢性下肢瘫，可伴感觉障碍；对侧肢体短暂性共济失调、强握反射及精神症状。

4）深穿支闭塞：导致对侧中枢性面舌瘫、上肢近端轻瘫。

（4）大脑后动脉闭塞的表现：主干闭塞症状取决于侧支循环。

1）单侧皮质支闭塞：引起对侧同向性偏盲，上部视野较下部视野受累常见，黄斑区视力不受累。优势半球受累可出现失读（伴或不伴失写）、命名性失语、失认等。

2）双侧皮质支闭塞：可导致完全型皮质盲，有时伴有不成形的视幻觉、记忆受损、不能识别熟悉面孔等。

3）大脑后动脉起始段的脚间支闭塞：可引起中脑中央和下丘脑综合征（垂直性凝视麻痹、昏睡甚至昏迷）、旁正中动脉综合征（同侧动眼神经麻痹和对侧偏瘫，即Weber综合征）、Claude综合征（同侧动眼神经麻痹和对侧共济失调、震颤）、Benedikt综合征（同侧动眼神经麻痹和对侧不自主运动和震颤）。

4）大脑后动脉深穿支闭塞：丘脑穿通动脉闭塞产生红核丘脑综合征（表现为病灶侧舞蹈样不自主运动、意向性震颤、小脑性共济失调和对侧偏身感觉障碍）；丘脑膝状体动脉闭塞产生丘脑综合征（表现为对侧深感觉障碍、自发性疼痛、感觉过度、轻偏瘫、共济失调、手部痉挛和舞蹈—手足徐动症等）。

（5）椎—基底动脉闭塞：基底动脉或双侧椎动脉闭塞是危及生命的严重脑血管事件，引起脑干梗死，出现眩晕、呕吐、四肢瘫痪、共济失调、肺水肿、消化道出血、昏迷和高热等。脑桥病变出现针尖样瞳孔。临床表现常见五个综合征：闭锁综合征、脑桥腹外侧综合征、脑桥腹内侧综合征、基底动脉尖综合征、延髓背外侧综合征。

3. 特殊类型的脑梗死常见以下几种类型

（1）大面积脑梗死：表现为病灶对侧完全性偏瘫、偏身感觉障碍及向病灶对侧凝视麻痹。病情呈进行性加重，易出现明显的脑水肿和颅内压增高征象，甚至发生脑疝死亡。

（2）出血性脑梗死：常见于大面积脑梗死后，是由于脑梗死灶内的动脉自身滋养血管同时缺血，导致动脉血管壁损伤、坏死，在此基础上，如果血管腔内血栓溶解或其侧支循环开放等原因使已损伤血管血流得到恢复，则血液会从破损的血管壁漏出，引发出血性脑梗死。

（3）分水岭脑梗死（cerebral watershed infarction，CWSI）：也称边缘带（border zone）脑梗

死，是由相邻血管供血区交界处或分水岭区局部缺血导致，多因血流动力学原因所致。典型病例发生于颈内动脉严重狭窄或闭塞伴全身血压降低时。常呈卒中样发病，症状较轻，纠正病因后病情易得到有效控制。可分为3种类型：皮质前型、皮质后型、皮质下型。

（4）多发性脑梗死（multiple infarction）：指两个或两个以上不同供血系统脑血管闭塞引起的梗死，一般由反复多次发生脑梗死所致。

**（二）心源性栓塞性脑梗死**

1. 一般特点　多在活动中急骤发病，无前驱症状，局灶性神经体征在数秒至数分钟达到高峰，多表现为完全性卒中。患者伴有风湿性心脏病、冠状动脉粥样硬化性心脏病和严重心律失常等，或存在心脏手术等栓子来源病史。有些患者同时并发肺栓塞（气急、发绀、胸痛、咯血和胸膜摩擦音等）、肾栓塞（腰痛、血尿等）、肠系膜栓塞（腹痛、便血等）和皮肤栓塞（出血点或瘀斑）等疾病表现。意识障碍有无取决于栓塞血管的大小和梗死的面积。

2. 临床表现　不同部位血管栓塞会造成相应的血管闭塞综合征，详见大动脉粥样硬化性脑梗死部分。与大动脉粥样硬化性脑梗死相比，心源性栓塞性脑梗死容易复发和出血。病情波动较大，病初严重，但因为血管的再通，部分病例临床症状可迅速缓解；有时因并发出血，临床症状可急剧恶化；有时因栓塞再发，稳定或一度好转的局灶性体征可再次加重。

**（三）小动脉闭塞性脑梗死（腔隙性脑梗死）**

1. 一般特点　本病多见于中老年患者，男性多于女性，半数以上的病例有高血压病史，突然或逐渐起病，出现偏瘫或偏身感觉障碍等局灶症状。通常症状较轻、体征单一、预后较好，一般无头痛、颅高压和意识障碍等表现，许多患者并不出现临床症状而由头颅影像学检查发现。

2. 常见的腔隙综合征　Fisher根据临床和病理学资料，将本病归纳为21种临床综合征，其中常见的5种如下：

（1）纯运动性轻偏瘫（pure motor hemiparesis，PMH）：是最常见类型，约占60%，表现为对侧面部及上、下肢大体相同程度轻偏瘫，无感觉障碍、视觉障碍和皮质功能障碍，如失语等；若为脑干病变多不出现眩晕、耳鸣、眼震、复视及小脑性共济失调等。常常突然发病，数小时内进展，许多患者遗留受累肢体的笨拙或运动缓慢。病变多位于内囊、放射冠或脑桥。

（2）纯感觉性卒中（pure sensory stroke，PSS）：较常见，特点是偏身感觉缺失，可伴感觉异常，如麻木、烧灼或沉重感、刺痛、僵硬感等。病变主要位于对侧丘脑腹后外侧核。

（3）共济失调性轻偏瘫（ataxic-hemiparesis）：病变对侧轻偏瘫伴小脑性共济失调，偏瘫下肢重于上肢（足踝部明显），面部最轻，可伴锥体束征。病变位于脑桥基底部、内囊或皮质下白质。

（4）构音障碍—手笨拙综合征（dysarthric-clumsy hand syndrome，DCHS）：约占20%，起病突然，症状迅速达高峰，表现为构音障碍、吞咽困难、病变对侧中枢性面舌瘫、面瘫侧手无力和精细动作笨拙（书写时易发现），指鼻试验不准，轻度平衡障碍。病变位于脑桥基底部、内囊前肢及膝部。

（5）感觉运动性卒中（sensorimotor stroke，SMS）：以偏身感觉障碍起病，再出现轻偏瘫，病灶位于丘脑腹后核及邻近内囊后肢，是丘脑膝状体动脉分支或脉络膜后动脉丘脑支闭塞所致。

## 【诊断】

### 一、西医诊断要点

1. 急性起病;
2. 局灶性神经功能缺损(一侧面部或肢体无力或麻木、语言障碍等),少数为全面性神经功能缺损;
3. 症状或体征持续时间不限(当影像学显示有责任缺血性病灶时),或持续24小时以上(当缺乏影像学责任缺血性病灶时);
4. 排除非血管性病因;
5. 脑CT/MRI排除脑出血。

### 二、中医诊断要点

1. 具有突然昏仆,不省人事,半身不遂,偏身麻木,口眼㖞斜,言语謇涩等特定临床表现。轻症仅见眩晕,无半身不遂、偏身麻木、口眼㖞斜等;
2. 多急性起病,好发于40岁以上年龄;
3. 发病前多有头晕,头痛,肢体一侧麻木等先兆症状;
4. 常有眩晕,头痛,心悸等病史,病发多有情志失调、饮食不当或劳累等诱因。

### 三、中医主要证候类型

#### (一)中经络

1. 风火上扰证　眩晕头痛,面红耳赤,口苦咽干,心烦易怒,尿赤便干,舌质红绛,舌苔黄腻而干,脉弦数。辨证要点:眩晕头痛,面红耳赤,舌质红绛,舌苔黄腻而干,脉弦数。

2. 风痰阻络证　头晕目眩,痰多而黏,舌质黯淡,舌苔薄白或白腻,脉弦滑。辨证要点:痰多而黏,舌质黯淡,舌苔薄白或白腻,脉弦滑。

3. 痰热腑实证　腹胀便干便秘,头痛目眩,咯痰或痰多,舌质黯红,苔黄腻,脉弦滑或偏瘫侧弦滑而大。辨证要点:腹胀便干便秘,咯痰或痰多,舌质黯红,苔黄腻,脉弦滑或偏瘫侧弦滑而大。

4. 阴虚风动证　眩晕耳鸣,手足心热,咽干口燥,舌质红而体瘦,少苔或无苔,脉弦细数。辨证要点:眩晕耳鸣,手足心热,舌质红而体瘦,少苔或无苔,脉弦细数。

5. 气虚血瘀证　面色㿠白,气短乏力,口角流涎,自汗出,心悸便溏,手足肿胀,舌质黯淡,舌苔白腻,有齿痕,脉沉细。辨证要点:面色㿠白,气短乏力,舌质黯淡,舌苔白腻,有齿痕,脉沉细。

#### (二)中脏腑

1. 痰蒙清窍证　神志障碍,痰鸣辘辘,面白唇黯,肢体瘫软,手足不温,静卧不烦,二便自遗,舌质紫黯,苔白腻,脉沉滑缓。辨证要点:神志障碍,痰鸣辘辘,舌质紫黯,苔白腻,脉沉滑缓。

2. 痰热内闭证　神志障碍,鼻鼾痰鸣,或肢体拘急,或躁扰不宁,或身热,或口臭,或抽搐,或呕血,舌质红,舌苔黄腻,脉弦滑数。辨证要点:神志障碍,鼻鼾痰鸣,身热,舌质红,舌苔黄腻,脉弦滑数。

3. 元气败脱证　昏愦不知,目合口开,四肢松懈瘫软,肢冷汗多,二便自遗,舌卷缩,舌质紫黯,苔白腻,脉微欲绝。辨证要点:昏愦不知,目合口开,四肢松懈瘫软,舌质紫黯,苔白腻,脉微欲绝。

## 【鉴别诊断】

1. 脑出血　脑梗死有时与小量脑出血的临床表现相似,但活动中起病、病情进展快、发病当时血压明显升高提示脑出血,CT检查发现出血灶可明确诊断(表4-4)。

**表4-4　脑梗死与脑出血的鉴别要点**

| | 脑梗死 | 脑出血 |
|---|---|---|
| 发病年龄 | 多为60岁以上 | 多为60岁以下 |
| 起病状态 | 安静或睡眠中 | 动态起病(活动中或情绪激动) |
| 起病速度 | 十余小时或1~2天症状达到高峰 | 10分钟至数小时症状达到高峰 |
| 全脑症状 | 轻或无 | 头痛、呕吐、嗜睡、打哈欠等颅压高症状 |
| 意识障碍 | 无或较轻 | 多见且较重 |
| 神经体征 | 多为非均等性偏瘫(大脑中动脉主干或皮质支) | 多为均等性偏瘫(基底核区) |
| CT检查 | 脑实质内低密度病灶 | 脑实质内高密度病灶 |
| 脑脊液 | 无色透明 | 可有血性 |

2. 颅内占位病变　颅内肿瘤、硬膜下血肿和脑脓肿可呈卒中样发病,出现偏瘫等局灶性体征,颅内压增高征象不明显时易与脑梗死混淆,须提高警惕,CT或MRI检查有助确诊。

## 【治疗】

### 一、西医治疗

#### (一)急性期治疗

脑梗死患者一般应在卒中单元中接受治疗。

1. 一般治疗　主要为对症治疗,包括维持生命体征和处理并发症。主要针对以下情况进行处理。

(1)吸氧和通气支持

1)无低氧血症的轻症脑梗死患者不需常规吸氧;

2)重症:脑干梗死和大面积梗死等病情危重患者需要吸氧,应维持氧饱和度>94%。气道功能严重障碍者应给予气道支持(气管插管或切开)及辅助通气。

(2)心脏检测与心脏病变处理:脑梗死后24小时内应常规进行心电图检查,根据病情,有条件时进行持续心电监护24小时或以上,以便早期发现阵发性心房纤颤或严重心律失常等心脏病变;必要时进行心肌酶谱检查,及时发现心脏损伤,并积极处理心肌缺血、心肌梗死、心律失常或心功能衰竭等心脏损伤;避免或慎用增加心脏负担的药物。

（3）血压

1）准备溶栓者，血压应控制在收缩压＜180mmHg、舒张压＜100mmHg。

2）缺血性脑卒中后24小时内血压升高的患者应谨慎处理。应先处理紧张焦虑、疼痛、恶心呕吐及颅内压增高等情况。血压持续升高，收缩压≥200mmHg或舒张压≥110mmHg，或伴有严重心功能不全、主动脉夹层、高血压脑病的患者，可予降压治疗，并严密观察血压变化。可选用拉贝洛尔、尼卡地平等静脉药物，避免使用引起血压急剧下降的药物。

3）脑梗死后若病情稳定，血压持续≥140/90mmHg，如无禁忌证，可于起病数天后恢复使用发病前服用的降压药物或开始启动降压治疗。

4）脑梗死后低血压的患者应积极寻找和处理原因，必要时可采用扩容升压措施。可静脉输注0.9%氯化钠溶液纠正低血容量，处理可能引起心输出量减少的心脏问题。

（4）体温控制

1）对体温升高的患者应寻找和处理发热原因，如存在感染应给予抗生素治疗。

2）对体温＞38℃的患者应给予退热措施。

（5）血糖

1）高血糖：急性期高血糖较常见，可以是原有糖尿病的表现或应激反应，应常规检查血糖。血糖超过10mmol/L时可给予胰岛素治疗，应加强血糖监测，血糖值可控制在7.8~10mmol/L。

2）低血糖：脑梗死后低血糖发生率较低，但因低血糖直接导致脑缺血损伤和水肿加重而对预后不利，故应尽快纠正。血糖低于3.3mmol/L时，可给予10%~20%葡萄糖口服或注射治疗。目标是达到正常血糖。

（6）营养支持：脑梗死后由于呕吐、吞咽困难，可引起脱水及营养不良，导致神经功能恢复减慢。应重视卒中后液体及营养状况评估，必要时给予补液及营养支持。

1）正常经口进食者无需额外补充营养。

2）不能正常经口进食者可鼻饲，持续时间长者可行胃造口管饲补充营养。

2. 特异性治疗

（1）溶栓：静脉溶栓是血管再通的首选方法。我国目前使用的主要静脉溶栓药物有重组组织型纤溶酶原激活剂（rtPA）和尿激酶（UK）。现认为有效抢救缺血半暗带组织的时间窗为4.5小时内或6小时内。

1）静脉溶栓的适应证：3小时内rtPA静脉溶栓、3~4.5小时内rtPA静脉溶栓及6小时内尿激酶静脉溶栓的适应证详见表4-5。

**表4-5　静脉溶栓的适应证**

| rtPA静脉溶栓的适应证： | |
|---|---|
| 3小时内： | 3~4.5小时内： |
| ①有缺血性卒中导致的神经功能缺损症状 | ①有缺血性卒中导致的神经功能缺损症状 |
| ②症状出现＜3h | ②症状持续3~4.5h |
| ③年龄≥18岁 | ③年龄≥18岁 |
| ④患者或家属签署知情同意书 | ④患者或家属签署知情同意书 |

续表

| 尿激酶静脉溶栓的适应证:<br>6小时内:<br>①有缺血性卒中导致的神经功能缺损症状<br>②症状出现<6h<br>③年龄18~80岁<br>④意识清楚或嗜睡<br>⑤脑CT无明显早期脑梗死低密度改变<br>⑥患者或家属签署知情同意书 |
| --- |

2）静脉溶栓的禁忌证：详见表4-6。

**表4-6 静脉溶栓的禁忌证**

| 静脉溶栓的禁忌证:<br>①近3个月有重大头颅外伤史或卒中史<br>②颅内出血（包括脑实质出血、脑室出血、蛛网膜下腔出血、硬膜下出血）<br>③近1周内有不易压迫止血部位的动脉穿刺<br>④既往有颅内出血<br>⑤颅内肿瘤，巨大颅内动脉瘤<br>⑥近3个月有颅内或椎管内手术<br>⑦血压升高：收缩压≥180mmHg，或舒张压≥100mmHg<br>⑧活动性内出血<br>⑨急性出血倾向，包括血小板计数低于$100 \times 10^9$/L或其他情况<br>⑩24h内接受过低分子肝素治疗<br>⑪已口服抗凝剂者INR>1.7或PT>15s<br>⑫48小时内使用凝血酶抑制剂或Ⅹa因子抑制剂，各种敏感的实验室检查异常（如APTT、INR、血小板计数、ECT、TT或恰当的Ⅹa因子活性测定等）<br>⑬血糖<2.8mmol/L或>22.22mmol/L<br>⑭CT或MRI提示大面积脑梗死（梗死面积>1/3大脑中动脉供血区） |
| --- |

注：APTT：活化部分凝血活酶时间；INR：国际标准化比值；PT：凝血酶原时间；ECT：蛇静脉酶凝结时间；TT：凝血酶时间

3）静脉溶栓的相对禁忌证：详见表4-7。

**表4-7 静脉溶栓的相对禁忌证**

| rtPA静脉溶栓的相对禁忌证<br>3小时内:<br>①轻型卒中或症状快速改善的卒中；②妊娠；③痫性发作后出现的神经功能缺损症状；④近2周内有大型外科手术或严重外伤；⑤近3周内有胃肠或泌尿系统出血；⑥近3个月内有心肌梗死史。 |
| --- |

续表

| |
|---|
| 3~4.5小时内：<br>①轻型卒中或症状快速改善的卒中；②妊娠；③痫性发作后出现的神经功能缺损症状；④近2周内有大型外科手术或严重外伤；⑤近3周内有胃肠或泌尿系统出血；⑥近3个月内有心肌梗死史；⑦年龄>80岁；⑧严重卒中（NIHSS评分>25分）；⑨口服抗凝药（不考虑INR水平）；⑩有糖尿病和缺血性卒中病史。<br>上述情况，需谨慎考虑和权衡溶栓的风险与获益（即虽然存在一项或多项相对禁忌证，但并非绝对不能溶栓）。 |

4）静脉溶栓药物的选择：①对发病3小时内和3~4.5小时的患者，应根据适应证和禁忌证严格筛选患者，尽快静脉给予rtPA溶栓治疗。使用方法：rtPA0.9mg/kg（最大剂量为90mg）静脉滴注，其中10%在最初1分钟内静脉推注，其余持续滴注1小时，用药期间及用药24小时内应严密监护患者。②如果没有条件使用rtPA，且发病在6小时内，可参照适应证和禁忌证严格选择患者，考虑静脉给予尿激酶。使用方法：尿激酶100~150万IU，溶于生理盐水100~200ml，持续静脉滴注30分钟，用药期间应严密监护患者。③不推荐在临床试验以外使用其他溶栓药物。④溶栓患者的抗血小板聚集治疗或特殊情况下溶栓后还需抗凝治疗者，应推迟到溶栓24小时后开始。

5）静脉溶栓并发症：溶栓治疗的主要危险是合并症状性脑出血，且约1/3症状性脑出血是致死性。其他主要并发症包括：①梗死灶继发性出血或身体其他部位出血；②再灌注损伤和脑水肿；③溶栓后血管再闭塞。

（2）血管内治疗

1）动脉溶栓：发病6小时内由大脑中动脉等大动脉闭塞引起的严重卒中且不适合静脉溶栓的患者，经过严格选择后可在有条件的医院进行动脉溶栓。由后循环大动脉闭塞导致的严重卒中且不适合静脉溶栓的患者，经过严格选择后可在有条件的医院进行动脉溶栓，虽目前有发病24小时内使用的经验，但应尽量避免时间延误。

2）机械取栓在严格选择患者的情况下单用或与药物溶栓合用可能对血管再通有效，但临床效果还需要更多RCT验证。对于静脉溶栓无效的大动脉闭塞患者，进行补救性动脉溶栓或机械取栓（发病6小时内）是合理的。

3）紧急动脉支架和血管内成形术的获益尚未证实，限于临床试验的环境下使用。

（3）抗血小板聚集治疗

1）对于不符合溶栓适应证且无禁忌证的急性期患者应在发病后尽早给予口服阿司匹林150~300mg/天。急性期后可改为预防剂量（50~325mg/天）。

2）溶栓治疗者，阿司匹林等抗血小板聚集药物应在溶栓24小时后开始使用。

3）对不能耐受阿司匹林者，可考虑选用氯吡格雷等抗血小板聚集治疗。

（4）抗凝治疗

1）对大多数急性期患者，不推荐早期无选择地进行抗凝治疗。关于少数特殊患者的抗凝治疗，可在谨慎评估风险/效益比后慎重选择。

2）特殊情况下溶栓后还需抗凝治疗的患者，应在24小时后使用抗凝剂。

3）对于缺血性卒中同侧颈内动脉有严重狭窄者，使用急性抗凝的疗效尚待进一步研究证实。

4）凝血酶抑制剂治疗急性缺血性卒中的有效性尚待更多研究进一步证实。目前这些药物在临床研究环境中或根据具体情况个体化使用。

（5）降纤治疗

对不适合溶栓并经过严格筛选的脑梗死患者，特别是高纤维蛋白血症者可选用降纤治疗。

（6）扩容和扩血管治疗

1）对一般缺血性脑卒中患者，不推荐扩容治疗。

2）对一般缺血性脑卒中患者，不推荐扩血管治疗。

3）对于低血压或脑血流低灌注所致的急性脑梗死如分水岭梗死可考虑扩容治疗，但应注意可能加重脑水肿、心功能衰竭等并发症，此类患者不推荐使用扩血管治疗。

（7）改善脑血循环和神经保护治疗

1）改善循环治疗个体化应用丁基苯肽、人尿激肽原酶（尤瑞克林）。

2）神经保护治疗应根据具体情况个体化使用依达拉奉、胞二磷胆碱、脑活素、吡拉西坦，神经保护剂的疗效与安全性尚需开展更多高质量临床试验进一步证实。起病前已服用他汀的患者，可继续使用他汀治疗。

3. 外科治疗　幕上大面积脑梗死伴有严重脑水肿、占位效应和脑疝形成征象者，可行去骨瓣减压术；小脑梗死使脑干受压导致病情恶化时，可行抽吸梗死小脑组织和后颅窝减压术以挽救患者生命。

4. 康复治疗　应早期进行，并遵循个体化原则，制定短期和长期治疗计划，分阶段、因地制宜地选择治疗方法，对患者进行针对性体能和技能训练，降低致残率，增进神经功能恢复，提高生活质量，早日重返社会。

5. 并发症的处理

（1）脑水肿与颅内压增高

1）卧床，床头抬高30°～45°。避免和处理引起颅内压增高的因素，如头颈部过度扭曲、用力、激动、发热、呼吸道不通畅、咳嗽、癫痫、便秘等。

2）可使用甘露醇静脉滴注；必要时也可用甘油果糖或呋塞米等。

3）对于发病48小时内，60岁以下的恶性大脑中动脉梗死伴严重颅内压增高患者，内科治疗不满意且无禁忌者，可请脑外科会诊考虑是否行减压术。60岁以上患者手术减压可降低死亡和严重残疾，但独立生活能力并未显著改善。因此应根据患者年龄及患者/家属对可能结局的价值观选择是否手术。

4）对压迫脑干的大面积小脑梗死患者可请脑外科会诊协助处理。

（2）梗死后出血（出血转化）

1）症状性出血转化：停用抗栓治疗等致出血药物；何时开始抗凝和抗血小板聚集治疗：对需要抗栓治疗的患者，可于出血转化病情稳定后10天至数周后开始抗栓治疗，应权衡利弊。

2）对于再发血栓风险相对较低或全身情况较差者，可用抗血小板聚集药物代替华法林。

（3）癫痫

1）不推荐预防性应用抗癫痫药物。

2）孤立发作一次或急性期痫性发作控制后，不建议长期使用抗癫痫药物。

3）脑梗死后2~3个月再发的癫痫，建议按癫痫常规治疗，即进行长期药物治疗。

4）脑梗死后癫痫持续状态，建议按癫痫持续状态治疗原则处理。

（4）上消化道出血

1）高龄和重症的患者急性期容易发生应激性溃疡，建议常规应用静脉抗溃疡药。

2）对已发生消化道出血患者，应进行冰盐水洗胃、局部应用止血药（如口服或鼻饲云南白药、凝血酶等）。

3）出血量多引起休克，必要时输注新鲜红细胞成分或全血。

（5）吞咽困难和肺炎

1）建议于患者进食前采用饮水试验进行吞咽功能评估。

2）吞咽困难短期内不能恢复者早期可安鼻胃管进食，吞咽困难长期不能恢复者可行胃造口进食。

3）早期评估和处理吞咽困难和误吸问题，对意识障碍患者应特别注意预防肺炎。

4）疑有肺炎的发热患者应给予抗生素治疗，但不推荐预防性使用抗生素。

（6）水和电解质平衡紊乱

1）由于神经内分泌功能紊乱、进食减少、呕吐及脱水，患者常并发水和电解质紊乱，主要包括低钾血症、低钠血症和高钠血症。

2）应对患者常规进行水和电解质监测并及时加以纠正，纠正低钠和高钠血症均不宜过快，以防止出现脑桥中央髓鞘溶解症和脑水肿加重。

（7）排尿障碍和尿路感染

1）建议对排尿障碍进行早期评估和康复治疗，记录排尿日记。

2）尿失禁者应尽量避免留置尿管，可定时使用便盆或便壶，白天每2小时1次，晚上每4小时1次。

3）尿潴留者应测定膀胱残余尿，排尿时可在耻骨上施压加强排尿。必要时可间歇性导尿或留置导尿。

4）有尿路感染者应给予抗生素治疗，但不推荐预防性使用抗生素。

（8）深静脉血栓形成（DVT）和肺栓塞

1）鼓励患者尽早活动、抬高下肢；尽量避免下肢（尤其是瘫痪侧）静脉输液。

2）对于发生DVT及肺栓塞高风险且无禁忌者，可给予低分子肝素或普通肝素，有抗凝禁忌者给予阿司匹林治疗。

3）可联合加压治疗（长筒袜或交替式压迫装置）和药物预防DVT，不推荐常规单独使用加压治疗；但对有抗栓禁忌的患者，推荐单独应用加压治疗预防DVT和肺栓塞。

4）对于无抗凝和溶栓禁忌的DVT或肺栓塞患者，首先建议肝素抗凝治疗，症状无缓解的近端DVT或肺栓塞患者可给予溶栓治疗。

**（二）恢复期治疗**

不同病情患者脑梗死急性期长短有所不同，通常规定脑梗死发病2周后即进入恢复期。对于病情稳定的急性脑梗死患者，应尽可能早期安全启动脑梗死的二级预防。

1. 控制脑梗死危险因素　缺血性卒中的危险因素包可预防和不可预防两类，应积极控制可预防的危险因素，如高血压、血脂异常、糖尿病、吸烟、呼吸睡眠暂停、高同型半胱氨酸血症，减少缺血性卒中的复发。

2. 抗血小板聚集治疗　非心源性缺血性卒中建议给予口服抗血小板聚集药物治疗，阿司匹林（50~325mg/天）或氯吡格雷（75mg/天）单药治疗均可以作为首选。阿司匹林（25mg）和缓释的双嘧达莫（200mg）2次/天或西洛他唑（100mg）2次/天，均可作为阿司匹林和氯吡格雷的替代治疗药物。选择抗血小板聚集药物治疗应该个体化，主要根据患者的危险因素、费用、耐受性和其他临床特性基础上进行选择。

3. 抗凝治疗　对于有风湿性二尖瓣病变的缺血性卒中患者，无论有无心房颤动及其他危险因素（如颈动脉狭窄），均建议给予华法林口服抗凝治疗（目标INR值为2.5，范围2.0~3.0）。对于非瓣膜病性房颤的缺血性卒中患者，应于发病14天内启动口服抗凝治疗；对于出血风险高，栓塞面积大或血压控制不良的患者，抗凝时间应延长到14天之后。新型口服抗凝剂可作为华法林的替代药物，新型口服抗凝剂包括达比加群、利伐沙班、阿哌沙班及依度沙班，选择何种药物应考虑个体化因素。若不能接受口服抗凝药物治疗，推荐应用阿司匹林单药治疗，也可以选择阿司匹林联合氯吡格雷抗血小板聚集治疗。

4. 康复治疗　卒中发病1年内有条件时应持续进行康复治疗，并适当增加每次康复治疗的时间和强度。

## 二、中医治疗

### （一）辨证论治

1. 中经络

（1）风火上扰证

治法：清热平肝，潜阳息风。

代表方：天麻钩藤饮。

常用药：天麻、钩藤、生石决明、川牛膝、黄芩、山栀、夏枯草。

加减：言语不清，加菖蒲、远志；痰瘀交阻，舌紫有瘀斑、瘀点，加丹参、川芎、红花。

（2）风痰阻络证

治法：息风化痰，活血通络。

代表方：半夏白术天麻汤合桃红四物汤。

常用药：半夏、天麻、茯苓、橘红、丹参、当归、桃仁、红花、川芎。

加减：胸闷，恶心，苔腻，加胆南星、郁金；腿足重滞，加杜仲、桑寄生。

（3）痰热腑实证

治法：清热化痰，通腑泻实。

代表方：星蒌承气汤。

常用药：生大黄、芒硝、胆南星、瓜蒌。

加减：头痛、头晕，加钩藤、菊花；烦躁不安，彻夜不寐，口干，舌红，加生地黄、沙参、夜交藤。

（4）阴虚风动证

治法：滋阴潜阳，镇肝息风。

代表方：镇肝熄风汤。

常用药：生龙骨、生牡蛎、代赭石、龟板、白芍、玄参、天冬、川牛膝、川楝子、茵陈、麦芽、川芎。

加减：痰热较重，泛恶，苔黄腻，加胆南星、竹茹、川贝母；阴虚阳亢，肝火偏旺，心中烦热，加栀子、黄芩。

(5)气虚血瘀证

治法:益气活血,化瘀通络。

代表方:补阳还五汤。

常用药:生黄芪、全当归、桃仁、红花、赤芍、川芎、地龙。

加减:血虚,加枸杞、首乌藤;肢冷,阳失温煦,加桂枝;腰膝酸软,加续断、桑寄生、杜仲。

2. 中脏腑

(1)痰热内闭证

治法:清热化痰,醒神开窍。

代表方:羚羊角汤。

常用药:羚羊角粉、生石决明、夏枯草、菊花、龟板、生地、牡丹皮、白芍、天竺黄、胆南星。

加减:痰热阻于气道,喉间痰鸣,加竹沥水、猴枣散;肝火旺盛,面红目赤,脉弦劲有力,加龙胆草、夏枯草、栀子、代赭石、磁石;腑实热结,腹胀便秘,苔黄厚,加生大黄、元明粉、枳实。

(2)痰蒙清窍证

治法:燥湿化痰,醒神开窍。

代表方:涤痰汤。

常用药:制半夏、制南星、陈皮、枳实、茯苓、人参、石菖蒲、竹茹、甘草、生姜。

加减:痰热盛,加全瓜蒌、竹茹、川贝母;头晕,肝阳上亢,加钩藤、石决明、夏枯草;兼有风动,加天麻,钩藤。

(3)元气败脱证

治法:回阳救逆,益气固脱。

代表方:急予参附汤加减(频频服用)。

常用药:人参、附子。

加减:阴不敛阳,阳浮于外,加龙骨、牡蛎;阴精耗伤,舌干,脉微,加玉竹、黄精。

**(二)中成药**

1. 口服药

(1)中经络

1)天麻钩藤颗粒:清热平肝,潜阳息风。适用于中风病风火上扰证。

2)华佗再造丸、中风回春丸、通脉胶囊:息风化痰,活血通络。适用于中风病风痰阻络证。

3)安脑丸、牛黄清心丸:清热化痰,通腑泻实。适用于中风病痰热腑实证。

4)大补阴丸、知柏地黄丸:滋阴潜阳,镇肝息风。适用于中风病阴虚风动证。

5)消栓通络片、脑安胶囊、脑心通胶囊、通心络胶囊:益气活血,化瘀通络。适用于中风病气虚血瘀证。

(2)中脏腑

1)安宫牛黄丸、局方至宝丸、牛黄清心丸、紫雪散:清热化痰,醒神开窍。适用于中风病痰热内闭证。

2)苏合香丸、复方鲜竹沥液:燥湿化痰,醒神开窍。适用于中风病痰蒙清窍证。

2. 注射液

(1)中经络

可选用具有活血化瘀作用的中药注射液静脉滴注，如丹参注射液、丹红注射液、川芎嗪注射液、三七总皂苷注射液等。辨证属于热证者，选用具有活血清热作用的中药注射液静脉滴注，如苦碟子注射液等。

（2）中脏腑

1）痰蒙清窍证：选用醒脑静注射液静脉滴注。

2）痰热内闭证：选用清开灵注射液静脉滴注。

3）元气败脱证：选用参附注射液或参麦注射液或生脉注射液等具有扶正作用的中药注射液静脉滴注。

**（三）针灸治疗**

针灸治疗本病具有操作简便、价格低廉、作用双向的特点，取得了一定疗效，越来越多的临床实践经验和文献资料证实针灸能够通过扩张血管、增加侧支循环来改善梗死区的脑血流，同时能够抑制细胞的凋亡，还能够减少梗死区细胞内毒性物质的生成及改善缺血区脑组织的能量代谢。临床治疗主要有焦氏头针、靳三针、于氏头针等多种方法。

## 【诊疗热点】

### 一、高分辨率磁共振对缺血性卒中患者颈动脉斑块易损性研究

颈动脉粥样硬化易损斑块的破裂和血栓的形成是诱发脑梗死的主要危险因素之一。高分辨率MRI对显示颈动脉管壁、斑块的形态，监测和综合评估不同类型斑块的稳定性有其独特优势。

高分辨率颈动脉MRI检查目前常用序列为“黑血序列”和“亮血序列”，“黑血”包括常规$T_1$WI、$T_2$WI、质子密度加权（PDWI），“亮血”包括三维时间飞越法磁共振血管成像（3D-TOF MRA）和动态对比增强技术。根据研究发现，PDWI是测量血管壁厚度的最佳序列，而$T_2$WI及$T_1$WI分别在显示管壁层次和钙化上更具优势。3D-TOF MRA技术有助于观察斑块纤维帽破溃情况，是区别纤维帽破溃和表面钙化的重要成像序列之一，而增强$T_1$WI对评价斑块内炎症和新生血管有一定价值。

颈动脉MRI作为一项无创性的诊断技术，集形态学和功能性为一体，已经逐渐显示出其在颈动脉易损斑块评估上的独特优势，能直接监测病变血管自身的进展与退化情况，进而为治疗提供直接的依据。然而，MRI颈动脉成像还需克服成像时间久、运动伪影干扰等技术上的不足，多序列的研究与开发也是颈动脉MRI未来的一项重要挑战。

### 二、急性缺血性卒中抗血小板聚集治疗单抗与双抗的选择

氯吡格雷用于急性非致残性脑血管事件高危人群的疗效研究发现：早期、短期双抗治疗效果较好，该试验研究对象是发病24小时内的TIA或轻型缺血性脑卒中患者，随机分为联合治疗组（氯吡格雷75mg 90天+阿司匹林75mg 21天，氯吡格雷首剂300mg）和阿司匹林组（阿司匹林75mg 90天），终点事件为90天时的脑卒中发生率。结果显示联合治疗组90天时脑卒中复发率8.2%，而阿司匹林组为11.7%，两组比较差异有统计学意义（$P<0.05$），而两组颅内出血发生率均为0.3%，差异无统计学意义（$P>0.05$）。因此，出血风险低、早期进展风险大的急性期患者，短期双抗治疗可获益。MATCH研究表明，长期（18个月）阿司匹林、氯吡格雷

双重抗血小板聚集治疗在预防复发性脑卒中不优于单一药物治疗，且出血风险增高（出血风险发生在联合用药的3个月后）。因此，长期的二级预防选择单抗治疗。

## 三、急性缺血性卒中血管内治疗的新进展

2013年到2015年间的五项临床试验为急性缺血性卒中血管内治疗提供了新证据，证明其安全、有效，从而将血管内治疗从低谷带向高峰。五项试验分别是ESCAPE、EXTEND-IA、SWIFT PRIME、REVASCAT、MR CLEAN。

ESCAPE研究以“年龄大于18岁、治疗窗为12小时、NIHSS>5、头颅CT：ASPECTS评分>5、CTA提示ICA+MI或MI闭塞但侧支循环良好”为纳入标准，共纳入238例患者，其中120例为血管内治疗组，118例为对照组，以90天mRS评分作为终点事件进行评价，通过分析结果，得出结论：血管内治疗可使疗效提升81%，死亡率降低45%。

EXTEND-IA研究以“缺血性卒中发病4.5小时内给予tPA、年龄及NIHSS得分无限制、发病前mRS评分0~1分、ICA/M1/M2闭塞、mismatch（ratio>1.2，absolute>10ml）、梗死核心区<70ml（CTP）”为纳入标准，共纳入70例患者，随机均分至给予tPA0.9mg/kg治疗的对照组和在对照组治疗基础上给予血管内治疗的治疗组，以24小时再灌注率、早期神经功能改善（NIHSS评分减少≥8分或3天时为0/1分）作为主要疗效终点，以90天mRS评分作为次要疗效终点，通过分析结果，得出血管内治疗可使疗效提升78%，死亡率降低55%的结论。

SWIFT PRIME研究纳入符合“年龄18~80岁、卒中前mRS≤1分、NIHSS评分8~29分、卒中发作4.5小时内接受tPA、CTA/MRA提示大血管（ICA颈内段、MI或ICA末端）闭塞、症状发作6小时内行腹股沟穿刺，90分钟内成像、ASPECTS评分>6分”纳入标准的患者，随机均分成对照组和血管内治疗组，前者仅接受tPA治疗，后者在tPA治疗的基础上采取支架取栓，通过对比两组患者主要研究终点（90天mRS得分）和次要临床终点（90天内任何原因导致死亡、90天功能性独立即mRS得分≤2、随机分组27小时后NIHSS评分的改变），得出血管内治疗可令疗效提升71%，死亡率降低25%的结论。

REVASCAT研究按照“年龄18~80岁、卒中前mRS≤1分、NIHSS≥6分、急性缺血性卒中卒中不适合接受静脉tPA或tPA30分钟后未再通、CTA/MRA提示大血管闭塞（ICA远段/T部，M1或串联病变）、ASPECT评分：NCCT>7分或DWI>6分、症状发作8小时内行腹股沟穿刺”的纳入标准筛选患者，对照组给予tPA治疗；血管内治疗组给予tPA+支架取栓治疗。通过比较两组患者主要研究终点（90天mRS评分）和次要临床终点[24小时梗死体积、24小时神经功能改善（NIHSS减少≥8分或3天时为0或2分）、再通率（TICI2b/3）]，得出tPA联合支架取栓治疗可提高血管再通率66%，使疗效提升55%。

MR CLEAN研究纳入符合条件（年龄≥18岁、急性缺血性卒中、NIHSS≥2分，卒中发病6小时内接受IA治疗、CTA证实的颅内前循环闭塞）的患者，在最佳药物治疗的基础上联合动脉内介入治疗，可使其90天mRS评分、Barthel Index指数、EuroQoL5D指数以及24小时、1周或出院后NIHSS得分优于单纯进行最佳药物治疗的患者，其血管再通率达75.4%，疗效提升71%。

以上五项研究均证实了血管内治疗可带来诸多获益，挽救经筛选患者的生命并显著减少其致残率，更快和更完整的再灌注，增加缺血性卒中患者存活比例和功能独立性。

## 四、脑心同治理论的成功实践

从20世纪90年代开始，赵步长、伍海勤、赵涛等在继承和发扬中医学遗产基础上，首次总结并创立了“脑心同治”理论。这一理论有着深刻的中医理论渊源。中医学认为，心、脑在功能上均主神明，心、脑是相通的，心、脑之间在生理上密切联系，在病理上相互影响，在人体的精神意识、运动调节及发病中具有同等重要的地位。对心脑血管疾病特别是缺血性心脑血管病的治疗，不能单纯考虑一脏，而应注意心、脑二者的关系，采取相同的治法即“异病同治”来治疗，脑心同治理论是在中医学异病同治的治则指导下，依据心、脑密切的生理关系及心脑血管病变共同的病理基础（即动脉粥样硬化）而提出的，是心、脑血管疾病辨证治疗的中医整体观思维的创新与发展。中医脑心同治理论经过“萌芽期”“发展期”“成熟期”及“提高期”后日臻完善。中医脑心同治理论不仅扩大了异病同治的内涵，而且提高和丰富中医证治的内容，对临床心脑血管疾病，尤其是心、脑血管缺血性疾病的防治具有重大的指导意义，开辟了脑心同治同防新领域。

脑心通胶囊、丹红注射液是治疗心、脑血管疾病的现代中药，是“脑心同治”理论的代表药物，是脑心同治理论在实践中成功运用的典范。脑心通胶囊立法有据，组方合理，扶正固本，攻补兼施，标本同治，有补而不滞、祛瘀而不伤正之功。药理作用明晰，治疗缺血性心脑血管病疗效确切，安全性好。丹红注射液以丹参、红花为主要成分，其主要有效成分为丹参酮、丹参酚酸、红花黄色素等，其干预缺血性心脑血管病的作用和机制已被大量实验证实，并在缺血性心脑血管病的临床治疗中取得了较好的疗效。

## 【中西医结合思路】

脑梗死的特异性治疗包括早期溶栓、血管内治疗、抗血小板聚集、抗凝治疗、神经保护治疗等。其中最有效的治疗是溶栓治疗，但其血管再通率低，且存在梗死灶继发性出血、再灌注损伤和脑水肿、溶栓后血管再闭塞等溶栓并发症，血管内治疗只有在有条件的医院方能开展。近年来，开展以中医辨证论治为主的治疗脑梗死的临床研究，深化了中医对本病的认识。虽然中药治疗不如西药起效快，但在提高临床疗效，减低化学合成药物副作用，阻止病情进展，减少后遗症发生，提高生活质量等方面，充分发挥了中医药治疗本病的特色和优势。中西医结合治疗本病，起到良好的协同作用，也是治疗脑梗死的理想选择。

## 一、疾病分期与中医辨证分型相结合

1. 急性期　在脑梗死特异性治疗的基础上，根据辨证分型，中经络以清热平肝、潜阳息风；息风化痰、活血通络；清热化痰、通腑泻实；滋阴潜阳、镇肝息风；益气活血、化瘀通络为治疗原则口服中药汤剂。中脏腑以清热化痰、醒神开窍；燥湿化痰、醒神开窍；回阳救逆、益气固脱为治疗原则口服中药汤剂。病情稳定者配合针灸治疗，以辨证取穴和循经取穴为治疗原则，治疗方法包括：眼针、耳针、头针、体针、腹针、电针、灸法等多种针灸方法；针对脑梗死急性期出现的常见症状：语言障碍、饮水呛咳、吞咽困难、大便秘结、小便潴留等，宜配合中医特色疗法，如刺络放血、穴位贴敷、穴位艾灸、中药灌肠等。

2. 恢复期　在西药二级预防治疗的基础上，根据辨证，标本兼治，治标宜搜风化痰、通络行瘀；治本宜补益气血、滋养肝肾或阴阳并补，针灸与药物并进；针对脑梗死恢复期常见的症状肩—手综合征导致的疼痛、肿胀，宜配合中医特色疗法，如中药熏洗疗法、穴位艾灸疗法等。

3. 后遗症期　在长期西药二级预防治疗的基础上，根据辨证，以治本为主，治以益气养血、滋补肝肾；治标为辅，治以活血化瘀、化痰通络。针对后遗症期治疗上比较棘手的痉挛性偏瘫，宜配合中医特色疗法，如中药熏洗、推拿按摩等。

## 二、病情程度与中医辨证分型相结合

根据病情轻重程度以区别中风之中经络和中脏腑，进一步辨证施治。

1. 大面积脑梗死，临床上出现意识障碍，属中风中脏腑，病机多为风阳痰火蒙蔽神窍，气血逆乱，上冲于脑。中腑者治以通腑泄热、息风化痰，方药以星蒌承气汤加减；中脏者治以息风清火、豁痰开窍，方药以羚角钩藤汤加减。

2. 中、小面积脑梗死，临床上未出现意识障碍，属中风中经络，病机多为肝风夹痰、横窜经络，血脉瘀阻，气血不能濡养机体，治以平肝息风，化痰通络，方药以天麻钩藤饮、镇肝熄风汤、半夏白术天麻汤加减。

## 三、中西医结合治疗，特色鲜明，优势明显

西医特异性治疗如早期溶栓、血管内治疗、抗血小板聚集治疗、抗凝治疗、神经保护治疗与中医特色疗法如中药灌肠、中药熏洗、中药穴位贴敷及多种针灸方法如眼针、耳针、头针、体针、腹针、刺络放血、穴位艾灸相结合有望改善症状，减少后遗症，降低复发率、致残率及致死率，减少医疗费用，改善预后。根据治疗时间窗、病情程度、疾病分期优选组合，取长补短，是脑梗死治疗的新思路。

## 【研究展望】

## 一、血清生化标记物在急性缺血性脑卒中诊疗中的应用

血清生化标志物是当前研究缺血性脑卒中诊断及治疗的热点。目前研究发现一些血清标志物和缺血性脑卒中的发展与病情评估密切相关，如细胞间黏附分子1（ICAM-1）、超敏C反应蛋白（CRP）、神经元特异性烯醇化酶（NSE）、超氧化物酶（SOD）等可作为急性缺血性脑卒中患者早期诊治及病情评估的重要指标。

1. 细胞间黏附分子1（ICAM-1）　在生理状态下，ICAM-1一般仅在血管内皮细胞有较低水平的表达，但在组织受损时，如缺血、缺氧、损伤、炎症时，在多种细胞因子刺激下，血管内皮细胞表达ICAM-1的水平上调，发生病理生理与生化反应，产生临床症状。ICAM-1可作为血管内皮细胞受损、活化及炎症反应的标志物，可作为对急性脑梗死的早期诊断及病情监测的重要指标。

2. 超敏C反应蛋白（CRP）　在正常健康人群中，血清的CRP值一般非常低，但在炎症或损伤时，血清中CRP在3~5小时内急剧升高，可在24~48小时内达到高峰，当其病理反应逐渐好转时，在1周内迅速降至正常。此外，CRP与动脉粥样硬化和脑梗死的发生及发展关系密切；CRP浓度与脑梗死灶面积大小及病情的严重程度呈正相关。

3. 神经元特异性烯醇化酶（NSE）　正常情况下血清中NSE含量较低，而其浓度升高预示着神经细胞的损害。当脑细胞缺血缺氧坏死后，由于血脑屏障的破坏，许多炎症介质和细

胞因子进入血液循环，而NSE具有敏感性和特异性，可最先释放进入脑脊液中后再迅速进入血液循环，为脑细胞损伤后检测血清中NSE的变化提供了理论依据。林绍鹏等对影响急性脑梗死患者预后的因素进行了回顾性病例对照分析，发现预后不良组的NIHSS评分和血清NSE水平明显高于预后良好组，证实急性期血清NSE水平升高为预后不良组患者的独立危险因素。也有研究证实NSE是脑组织损伤的早期生化标记物，即使头颅CT或MRI上无明显梗死病灶时，血清中的NSE表达已处于较高水平，表明检测血清NSE水平对急性脑梗死的诊治和病情评估具有重要的临床意义。

4. 超氧化物歧化酶（SOD） SOD则是机体清除氧自由基的重要酶系之一，其能催化自由基发生歧化反应，清除自由基，使细胞免受损伤，其清除自由基活性的高低可直接反映机体清除自由基的能力。因此，测定急性脑血管病患者血清中SOD含量可以间接了解到机体脑细胞被破坏的程度。也有文献报道提示SOD被认为是机体防止自由基损害的第一道防线，脑梗死急性期因缺血缺氧性损伤消耗了大量SOD，从而降低了SOD活力，加重脑组织缺血性再灌注损伤。因此，SOD的检测对脑损伤程度的了解及预后评估有重要临床意义。

近年来，针对急性缺血性脑卒中采用溶栓、抗血小板聚集、抗凝、降纤等治疗之后是否再次出现血栓及诱发出血的问题出现的治疗评价标志物包括观测血管再通标志物纤溶酶原激活物抑制物-1、α2-抗纤维蛋白溶酶，预测出血转化标志物基质金属蛋白酶9（MMP-9）等。此外，应用芯片技术分别检测不同亚型mRNA表达谱来确定缺血性卒中亚型。近年来新兴生物学标志物虽然不少，但其敏感性与特异性还有待大量实验确定。

## 二、分子遗传学与脑梗死

目前对脑梗死微观领域的研究日益增多：ALOX5AP基因SG13S114A/T和COX-2基因765G/C交互作用增加脑梗死易感性、乙醛脱氢酶2基因多态性与脑梗死相关、PPARγ基因C161T基因多态性表达与进展性脑梗死相关、MTAP基因单核苷酸多态性与脑梗死相关性、CXC型趋化因子配体16基因多态性及其血清水平与脑梗死相关性等研究，并取得一定成绩，但样本量较小，且存在一定的地域差距，仍给我们提示一些方向。

## 三、梯度回波序列的化学交换饱和转移成像与超急性期脑梗死

磁共振化学交换饱和转移（chemical exchange saturation transfer，CEST）成像是一种近十多年来新提出的磁共振成像方法，它可以探测机体内代谢物及内环境的变化，能在解剖结构尚未发生改变时，检测出内环境及代谢物变化情况，从而对疾病行更早期的诊断。

吴仁华等研究CEST技术在大鼠缺血性脑卒中发现：CEST成像与DWI敏感性相当，并且更能显示解剖结构。但在脑梗死超急性期，二者的成像不匹配，可能提示缺血半暗带的存在。然而CEST成像技术对磁场的稳定性及均匀性要求较高，影像因素较多，目前处于试验阶段，未应用到临床。但其对超早期的病灶，更加敏感，尤其对缺血半暗带的监测更具优势。

## 四、神经干细胞移植与缺血性脑卒中

神经干细胞是指中枢神经系统中，具有自我更新能力和多向分化潜能的多能性干细胞，可定向诱导分化为成熟的脑细胞，神经元、星形胶质细胞和少突胶质细胞。1992年，Reynolds等研究成年小鼠的纹状体发现从中可以分离出具有多向分化潜能，而且会有不断增殖的细

胞球,建立的神经干细胞球样克隆扩增,打破了中枢神经系统不存在神经干细胞的理论,此后的研究发现神经干细胞存在于大脑皮质、海马、嗅球、脊髓等部位。神经干细胞还具有以下几个方面特征: ①神经干细胞可以对损伤的部位具有反应能力: 产生新生的神经细胞,对神经组织修复具有再生功能; ②神经干细胞具有迁移作用以及良好的组织相容性: 正常的神经发育过程中,神经干细胞是沿着发育索进行迁移的,当神经损伤发生后,内源性神经干细胞可以从脑室向神经损伤区域方向迁移。此外,用于移植的外源性神经干细胞也具有迁移的作用,经静脉或动脉移植的神经干细胞也可以优先迁移到脑损伤部位,达到神经修复的目的; ③神经干细胞具有较低的免疫原性: 神经干细胞是未分化的细胞,不会表达成熟细胞的抗原,免疫原性低,在移植后很少会引起排斥反应,使移植的神经干细胞有利于存活。基于此曲艺等研究"神经干细胞移植治疗大鼠局灶性脑缺血损伤"取得一定疗效。然而一些问题需要解决,如神经干细胞来源局限,分离提纯方法复杂,干细胞来源的伦理学问题,神经干细胞移植途径造成的损伤以及移植后细胞的修复重建神经环路问题等,都需要进一步解决。

## 【参考文献】

[1] 贾建平,陈生弟. 神经病学[M]. 北京: 人民卫生出版社,2013.

[2] 吴勉华,王新月. 中医内科学[M]. 北京: 中国中医药出版社,2012.

[3] 中华预防医学会卒中预防与控制专业委员会介入学组. 急性缺血性脑卒中血管内治疗中国专家共识[J]. 中国脑血管病杂志,2014,10(11): 556-557.

[4] 中华医学会神经病学分会,中华医学会神经病学分会脑血管病学组. 中国急性缺血性脑卒中诊治指南2014[J]. 中华神经科杂志,2015,48(4): 246-257.

[5] Sun PZ, Wang E, Cheung JS, et al. Simulation and optimization of pulsed radio frequency irradiation scheme chemical exchange saturation transfer(CEST) MRI-demonstration of pH-weighted pulsed-amide proton CEST MRI in an animal model of acute cerebral ischemia[J]. Magnetic Resonance in Medicine,2011,66(4): 1042-1048.

[6] 李永丽,徐俊玲,王梅云,等. 3.0MRI多序列扫描在颈动脉斑块分析中应用研究[J]. 中华实用诊断与治疗杂志,2013,6: 545-547.

[7] 张利林,任惠. 血清生化标记物在缺血性脑卒中的表达及临床应用[J]. 中国实用医药,2014,20(9): 243-245.

[8] 曲艺,孙正巍,杨东波,等. 神经干细胞移植治疗大鼠局灶性脑缺血损伤[J]. 中国组织工程,2013,10(17): 1876-1882.

（刘 君）

# 第四节 脑出血

## 【概述】

脑出血(intracerebral hemorrhage, ICH)是指非外伤性脑实质内出血,发病率为(10~20)/10万,占所有脑卒中的10%~15%,其中原发性ICH占78%~88%,多由于高血压或者脑血管淀粉样病变损伤了颅内小血管所致,尤以50~60岁、高血压未经系统治疗的患者最多见,起病常突然而无先兆，多在情绪紧张、兴奋、用力排便时发病。ICH的发病率随年龄增长呈指数性增长，同时男性明显高于女性。继发性ICH的原因包括脑动静脉血管畸形、颅内动脉瘤、海绵状血管瘤、静脉窦栓塞、颅内肿瘤、凝血疾病等。

中医学认为脑出血发病像自然界的风一样，而且变化无穷，故常将其称之为“中风”而概之。《黄帝内经》中说:“风为百病之长”“风性善行而数变”;《医学纲目》言:“人之百病，莫大于中风”，这三句话从不同角度说明了中风病是一种常见病、多发病，发病急，变化快，病情重，危险大。中医没有脑血管病这一病名，更不分脑缺血或出血，但对病因、病机和治疗却有着丰富的论述。中医的中风是以突然昏迷，不省人事，伴有口眼歪斜，半身不遂，言语不利或不经昏仆而仅以㖞僻不遂为主的一种疾病。

## 【病因病机】

### 一、西医病因、发病机制及病理

1. 病因　高血压是自发性ICH最重要的可控性危险因素，如不使用抗高血压的对症治疗，每年脑出血的再发生率为2%。其次，脑血管淀粉样病变(cerebral amyloid angiopathy，CAA)对于60岁以上自发性ICH病人而言，也是另一个重要的病因，年再出血发生率约为10.5%，其他病因包括抗凝或溶栓治疗。单用阿司匹林导致ICH并预后不良的风险相对较小，而联用抗血小板药物阿司匹林和氯吡格雷即所谓的“双抗”，会大大增加ICH危险。口服抗凝药物华法林会明显增加ICH机率，其导致的脑出血持续时间长，当国际标准化比值(INR)>3.0时，死亡率高达66.7%。凝血因子缺乏(Ⅷ、Ⅸ因子)和缺陷(ⅩⅢ因子)症、血小板减少(特别是血小板$<10\times10^9$/L)、系统性疾病如肝肾衰竭、白血病，肿瘤化疗以及特发性血小板减少性紫癜等，均会引起ICH。酒精及滥用违禁药物会影响凝血功能，损害脑血管。出血前1周过度酒精摄入是ICH的高危因素。其他原因还包括脑动脉炎血管壁坏死、先天性动静脉畸形、动脉瘤、脑瘤出血、Moyamoya病等继发性因素。

2. 发病机制　尚不完全清楚，可能与下列因素有关:

(1)高血压性脑出血机制:颅内动脉具有中层肌细胞和外层结缔组织少、外弹力层缺失的特点，长期高血压可使脑细小动脉发生玻璃样变性、纤维素样坏死，甚至形成微动脉瘤或夹层动脉瘤;脑出血是因颅内穿支动脉的破裂引起的，这些穿支动脉来源于大脑前、中动脉(如豆纹动脉)、后动脉(丘纹动脉)以及脑干(如旁中正穿支动脉)。高血压所致的血管破裂多位于或邻近受累血管分叉部，穿支动脉呈直角发出，血管壁承受的压力大，此处动脉壁结构(动脉中膜和平滑肌)可确认发生了退行性变化，血压骤然升高时易导致血管破裂出血。

(2)CAA性脑出血机制:血管内皮异常导致渗透性增加，蛋白酶等血浆成分侵入血管壁，形成纤维蛋白样坏死或变性，内膜增厚，β-淀粉样蛋白沉积于脑皮层血管和软脑膜血管的血管壁中，使血管中膜和外膜被淀粉样蛋白取代，弹性膜和中膜平滑肌消失，形成蜘蛛状微血管瘤扩张，各种诱发因素致血压升高，进而造成微血管瘤破裂出血。

3. 病理　血肿中心充满血液或血凝块，周围水肿，并有炎细胞浸润。70%以上患者出血量会在初次出血后几个小时内有所增加并直接导致死亡以及功能预后不良。初次出血后血肿会引起邻近脑实质局部水肿和神经元损伤，其占位效应可使周围相对疏松的白质受压、移位，甚至断裂，进而损害血肿周边脑组织功能的完整性。除了持续性出血，局部血管机械破碎使邻近多发微出血灶进展、积聚，将导致血肿的进一步增大。凝血酶在脑出血周围水肿的过程中扮演了主要角色，血红蛋白及其产物亚铁血红蛋白和铁对线粒体具有强大的杀伤力，会加速细胞死亡。出血后最初2天脑水肿增长最快，一般将持续3周左右。

急性期后血凝块溶解，吞噬细胞清除含铁血黄素和脑坏死组织，胶质增生，小出血灶形成胶质瘢痕，大出血灶形成卒中囊。

## 二、中医病因病机

中医学认为六淫（风、寒、暑、湿、燥、火）七情（喜、怒、忧、思、悲、恐、惊）均可使人致病，但同时又强调“邪之所凑，其气必虚，正气存内，邪不可干”的内因论观点，认为人体一切疾病的发生发展都是由于人体的正气（即抗病因素）首先虚弱造成的。由于本病发生突然，起病急骤，临床症见不一，变化多端而迅速，有晕仆、抽搐，与自然界“风性善行而数变”的特征相似，故古代医家取类比象而名之为“中风”；又因其发病突然，亦称之为“卒中”。至于《伤寒论》所说之“中风”，乃外感病中的太阳表虚之证，与本节所述不可混淆。

本病多是在内伤积损的基础上，复因劳逸失度、情志不遂、饮酒饱食或外邪侵袭等触发，引起脏腑阴阳失调，血随气逆，肝阳暴张，内风旋动，夹痰夹火，横窜经脉，蒙蔽神窍，从而发生猝然昏仆、半身不遂诸症。

中风的形成虽有上述各种原因，但其基本病机总属阴阳失调，气血逆乱。病位在心脑，与肝肾密切相关。病理基础则为肝肾阴虚，复加饮食起居不当，情志刺激或感受外邪，气血上冲于脑，神窍闭阻。病理因素主要为风、火、痰、气、瘀，其形成与脏腑功能失调有关，五者之间可互相影响或兼见同病，严重时风阳痰火与气血阻于脑窍，横窜经络，出现昏仆、失语、㖞僻不遂。病理性质多属本虚标实。肝肾阴虚，气血衰少为致病之本，风、火、痰、气、瘀为发病之标，两者可互为因果。中风的发生，病机虽然复杂，但归纳起来不外虚（阴虚、血虚）、火（肝火、心火）、风（肝风、外风）、痰（风痰、湿痰）、气（气逆、气滞）、血（血瘀）六端。

恢复期气血失调，血脉不畅。中脏腑者病情危重，经积极抢救治疗，往往可使病人脱离危险，神志渐趋清醒，但因肝肾阴虚，气血亏损未复，风、火、痰、瘀之邪留滞经络，气血运行不畅，而年老体衰或有半身不遂，口歪不语等后遗症，一般恢复较难。

张山雷于1917年所著《中风斠诠》，是论述中风病因病机和证候治法的专著。该书旁征博引，内容丰富，且接受西医某些观点，颇多创新。特别是其治疗中风八法，对后世影响最大。其中着重阐述了醒脑开闭法，先生认为，猝暴昏仆之中风，是由于肝阳上升，气血奔涌，冲激入脑，扰乱神经所致。且必夹杂痰浊，泛滥上凌，壅塞清窍。症见目瞪口呆，牙关紧闭，喉中曳锯，鼻鼾气粗。此即气火升浮，痰塞隧道的闭证。此证多兼有实热，如面唇红赤，脉象洪数弦劲，四肢不冷，二便不通。闭则宜开，不开则死。所以治疗此证，急当开闭，其次潜阳降气、镇逆化痰。如气窒声不能出者，必先通其气，用通关散搐鼻以取喷嚏，并配合针刺人中、合谷等穴。如牙关不开，用乌梅肉擦牙，酸收肝火，化刚为柔，而紧闭自启。等病人晕厥渐渐复苏，声出牙开后，急进潜阳、镇逆、化痰药物，使后续诸药发挥作用。

吴瑞甫著《脑髓病论》《删补中风论》等书，提倡中西医结合，讲求实效。认为中风为脑病，创血热生风之说，“夫中风，血病也”。在治疗上主张清润疏风，兼化痰清热。先服竹沥汤及加味玉女煎，以治其热，则风自息。另外，吴氏在中风先兆症和中风护理、主张静卧等方面论述，确有高见，验之临床，实为今人之所鉴。

## 【临床表现】

ICH后常见的症状包括神经功能缺损、癫痫、呕吐、头痛以及意识水平下降等，其中意识状态改变高达约50%。临床表现主要取决于出血量及出血部位。

1. 皮层下脑内出血　高血压脑出血最常见的部位是壳核，但ICH通常可发生于所有其他皮层下部位，如丘脑。

（1）基底核区出血：为高血压脑出血最好发的部位，约占脑出血的60%。该区又以壳核出血为最多见。根据症状，可分为轻重两型。

轻型：出血一般不超过30ml，症状较轻。患者表现为头痛、头晕、恶心呕吐、意识清楚或轻度障碍，出血对侧出现不同程度的偏瘫，亦可出现对侧偏身感觉障碍及偏盲，即所谓的三偏征。两眼可向病灶侧凝视。出血为优势半球时，可出现失语、体象障碍或定向障碍等。

重症：出血量可达30~160ml，有时波及丘脑，突然发病，意识障碍严重，鼾声明显，呕吐频繁，可呕吐咖啡样胃内容物，双眼可向病侧凝视，常有双侧瞳孔不等大，如出血侧散大则提示小脑幕疝形成。病灶对侧偏瘫，肌张力低，可引出病理反射。病情继续发展时血液大量破入脑室，损伤丘脑下部及脑干，昏迷进一步加深，出现去脑强直，四肢瘫和中枢性高热，最后发生脑疝而死亡。

（2）丘脑出血：丘脑出血较少，占10%~15%。主要为丘脑膝状体动脉或丘脑穿通动脉破裂出血，前者出血位于丘脑外侧核，后者位于丘脑内侧核。症状和病情取决于出血量的大小，但该部位出血有其特殊表现：可有丘脑性感觉障碍，出现对侧偏身感觉深浅感觉减退、感觉过敏或自发性疼痛。另外还可出现丘脑性痴呆，如记忆力和计算力下降、情感和人格障碍等。有时出现眼球活动障碍和双眼垂直性活动不能，两眼常向内或向下方凝视。若出血量大时，除了上述症状，还因血肿压迫周围组织，出现类似于壳核出血的临床表现，病情重，预后不佳。丘脑出血量少者，除了感觉障碍外，无其他表现，有的甚至没有任何症状。

2. 脑叶出血　约占出血的10%。出血位于脑实质表面，多由高血压和（或）CAA引起。脑叶出血主要为大脑皮质动脉的破裂，又称皮质下出血。出血量大可累及皮层下结构、脑室系统，甚至会破入硬膜下和蛛网膜下腔。脑叶出血以顶叶最为多见，其次为颞、枕、额叶，一部分人出血可超过一个脑叶。脑叶出血的临床症状除一般脑出血的症状外，多有病灶或全身性癫痫。不同的脑叶出血可有不同的临床表现：额叶出血可出现精神障碍、运动性失语和对侧偏瘫。顶叶出血偏身感觉障碍较重，而偏瘫较轻，也可出现体象障碍。颞叶出血有对侧面舌及上肢为主的瘫痪和对侧上象限盲，优势侧出血可出现感觉性失语，枕叶出血可有对侧偏盲和黄斑回避现象。

3. 脑干出血　约占脑出血的10%，绝大多数为脑桥出血，一部分为中脑出血，延髓出血较为少见。临床症状各有其特点：①脑桥出血：表现为头痛、呕吐、眩晕、复视、眼震、交叉性瘫痪和感觉障碍、偏瘫或四肢瘫等，严重者可见意识障碍、高热、针尖样瞳孔、去脑强直和呼吸困难等。有些脑桥出血可表现为一些典型的综合征如Foville、Millard-Gubler和Locked-in综合征。有的脑桥出血症状较轻，仅有眩晕、肢体轻瘫（一侧或两侧肢体轻瘫）等，可较好恢复。②中脑出血：可有复视、眼睑下垂、一侧或两侧瞳孔扩大、水平或垂直眼震、同侧肢体共济失调，可出现Weber或Benedikt综合征。严重者可昏迷或去大脑强直。③延髓出血：病情较凶险，轻者可出现双下肢瘫痪或Wallenberg综合征，重者可表现为昏迷，因累及生命中枢，很快死亡。

4. 小脑出血　占脑出血的5%~10%。多系小脑齿状核动脉破裂。大多表现为急性发生的眩晕、频繁呕吐、剧烈头痛尤其是枕部剧痛。轻症无意识障碍，可有眼球震颤、站立或步态不稳、肢体共济失调，肌张力低、颈项强直，但无明显瘫痪。重症者常迅速昏迷、呼吸节律不规则或突然停止，发生枕骨大孔疝在数小时内迅速死亡。

5. 脑室出血　分为原发性和继发性两种。脉络丛血管破裂引起的原发脑室出血，局限于脑室内，比较少见。大多数是脑实质出血破入脑室。

临床症状特点如下：①少量出血：仅出现一般性头痛、头晕、恶心、呕吐，脑膜刺激征可不明显，无局限性神经体征，腰穿脑脊液呈粉红色或淡红色。有时血肿破入脑室系统，可造成阻塞性脑积水，进而导致长期认知功能损害。②大量出血：表现为突然剧烈头痛、呕吐、意识障碍，双侧瞳孔缩小、四肢肌张力增高，病理反射阳性，早期出现去脑强直、脑膜刺激征阳性。出现下丘脑损伤时，会出现上消化道出血、中枢性高热、急性肺水肿、血糖急剧升高、尿崩症等症状和体征，预后差，多迅速死亡。

6. 多灶性脑内出血　出血可位于脑叶和皮层下，多由高血压引起。

## 【诊断】

### 一、西医诊断要点

1. 多发于中老年患者；

2. 大多数患者既往有高血压、动脉硬化病史；

3. 情绪激动或体力活动时突然起病；

4. 有不同程度的意识障碍及头痛、呕吐等颅压升高的症状，有偏瘫、失语等神经系统局灶体征；

5. 结合CT等颅脑影像学检查可迅速明确诊断。

应用GCS或NIHSS量表等评估病情严重程度（Ⅱ级推荐，C级证据）。

### 二、中医诊断要点

1. 具有突然昏仆，不省人事，半身不遂，偏身麻木，口眼歪斜，言语謇涩等特定的临床表现。轻症仅见眩晕，偏身麻木，口眼歪斜，半身不遂等。

2. 起病急，好发于40岁以上年龄。

3. 发病之前多有头晕、头痛、肢体一侧麻木等先兆症状。

4. 常有眩晕、头痛、心悸等病史，病发多有情志失调、饮食不当或劳累等诱因。

### 三、中医主要证候类型

1. 中经络

（1）风痰入络证：突发口眼歪斜，语言不利，肌肤不仁，手足麻木，口角流涎，舌强语謇，甚则半身不遂，或兼见手足拘挛，关节酸痛等症，舌苔薄白，脉浮数。辨证要点：突发口眼歪斜，半身不遂，语言不利，手足麻木，舌苔薄白，脉浮数。

（2）风阳上扰证：平素头晕头痛，耳鸣目眩，突发口眼歪斜，舌强语謇，或手足重滞，甚则半身不遂等症，舌质红苔黄，脉弦。辨证要点：突发口眼歪斜，头晕头痛，耳鸣目眩，舌质红苔黄，脉弦。

（3）阴虚风动证：平素头晕耳鸣，腰酸，突发口眼歪斜，言语不利，手指眴动，甚或半身不遂，舌质红，苔腻，脉弦细数。辨证要点：突发口眼歪斜，头晕耳鸣，腰酸，舌质红，苔腻，脉弦细数。

2. 中腑脏

（1）闭证的主要症状是突然昏仆，不省人事，牙关紧闭，口噤不开，两手握固，大小便闭，肢体强痉。

1）阳闭证

痰热腑实证：素有头痛眩晕，心烦易怒，突发半身不遂，口舌歪斜，舌强语謇或不语，神识欠清或昏糊，肢体强急，痰多而黏，伴腹胀，便秘，舌质黯红，或有瘀点瘀斑，苔黄腻，脉弦滑或弦涩。辨证要点：突发半身不遂，神识欠清或昏糊，痰多而黏，伴腹胀，便秘，舌质黯红，或有瘀点瘀斑，苔黄腻，脉弦滑或弦涩。

痰火瘀闭证：突然昏仆，不省人事，牙关紧闭，口噤不开，两手握固，大小便闭，肢体强痉，面赤身热，气粗口臭，躁扰不宁，苔黄腻，脉弦滑而数。辨证要点：突然昏仆，不省人事，面赤身热，气粗口臭，苔黄腻，脉弦滑而数。

2）阴闭证：突然昏仆，不省人事，牙关紧闭，口噤不开，两手握固，大小便闭，肢体强痉，面白唇黯，静卧不烦，四肢不温，痰涎壅盛，苔白腻，脉沉滑缓。辨证要点：突然昏仆，不省人事，面白唇黯，四肢不温，苔白腻，脉沉滑缓。

（2）脱证：突然昏仆，不省人事，目合口张，鼻鼾息微，手撒肢冷，汗多，大小便自遗，肢体软瘫，舌痿，脉细弱或脉微欲绝。辨证要点：突然昏仆，不省人事，手撒肢冷，舌痿，脉细弱或脉微欲绝。

3. 恢复期　中风病急性期经抢救治疗，若神志渐清，痰火渐平，饮食稍进，渐入恢复期，但后遗症有半身不遂、口歪、语言謇涩或失音等。

（1）风痰瘀阻证：口眼歪斜，舌强语謇或失语，半身不遂，肢体麻木，苔滑腻，舌黯紫，脉弦滑。辨证要点：口眼歪斜，肢体麻木，苔滑腻，舌黯紫，脉弦滑。

（2）气虚络瘀证：肢体偏枯不用，肢软无力，面色萎黄，舌质淡紫或有瘀斑，苔薄白，脉细涩或细弱。辨证要点：肢软无力，舌质淡紫或有瘀斑，苔薄白，脉细涩或细弱。

（3）肝肾亏虚证：半身不遂，患肢僵硬，拘挛变形，舌强不语，或偏瘫，肢体肌肉萎缩，舌红脉细，或舌淡红，脉沉细。辨证要点：半身不遂，拘挛变形，舌红脉细，或舌淡红，脉沉细。

## 【鉴别诊断】

1. 内科和全身性疾病所致昏迷　脑出血有昏迷时，应与内科疾病和全身性疾病如糖尿病、肝性昏迷、尿毒症、急性酒精中毒、低血糖、药物中毒和一氧化碳中毒进行鉴别，除详细询问病史和全面体检外，结合实验室和影像学结果，鉴别诊断大多不难。

2. 蛛网膜下腔出血　可有突发的剧烈头痛、呕吐、脑膜刺激症状，部分患者也可有血压增高，但极少发生肢体偏瘫，脑脊液检查呈均匀血性，CTA或DSA检查可与高血压脑出血鉴别。

3. 颅内占位性病变　主要有晨起头痛，喷射样呕吐，癫痫，单肢瘫等症状；但起病缓慢，非突然发生，颅高压和局灶性神经体征是进行性加重的。可通过CT和MRI等检查加以鉴别。

## 【治疗】

### 一、西医治疗

#### （一）内科治疗

急性期的治疗原则是安静卧床，调整血压，减低脑水肿，防止继续出血，加强护理，预防或减少并发症，维持生命基本需求等。

1. 一般情况处理　密切观察病情，包括血压、呼吸及瞳孔，直至病情稳定为止。不能进食者，需鼻饲保持营养；监测并将血糖控制在正常水平（Ⅰ级推荐，C级证据）。缺氧者应给予吸氧治疗，尿潴留时应给予导尿。昏迷者头偏向一侧有利于呕吐物流出，必要时可胃肠减压，以防吸入性肺炎；定时改变体位，防止褥疮发生。ICH急性期不宜长途搬动，应就近治疗。

2. 保持呼吸道通畅　严重脑出血病人多数伴有意识障碍和延髓麻痹，应注意保持呼吸道通畅。

3. 减轻脑水肿和降低颅内压　紧急使用渗透性药物如甘露醇和（或）高渗盐水。常用方法有20%甘露醇125~250ml，静脉快速滴完，每6~8小时一次，可连用5~15天。如病人心肾功能不全或应用甘露醇后仍不足以降低颅内压者，可加用速尿20mg静注，每6~8小时一次，根据病情决定应用时间的长短。但有研究表明连续使用20%甘露醇250ml，5次后会造成肾功能损害，因此需要监测血浆渗透压，如果＞320mOsm，使用甘露醇不但无益反而有害。

4. 控制血压　ICH急性期患者血压通常明显增高，几天后常可自行下降，但也有部分患者持续高血压。虽然目前尚存争议，但适当控制、治疗高血压正在被一些指导性的研究重点推荐。美国卒中协会建议迅速将收缩压（Systolic Blood Pressure，SBP）控制在140mmHg的安全水平（Ⅱa推荐，B级证据）。

5. 止血药、抗血栓治疗　严重凝血因子缺乏症或严重血小板减少症患者，应分别给予适当的凝血因子替代治疗或血小板替代治疗（Ⅰ级推荐，C级证据）。

ICH患者有血栓形成的风险。单独使用弹力袜，对预防患者深静脉血栓无效，而在弹力袜基础上使用间歇性空气压缩装置，可预防深静脉血栓形成。故建议两者联合使用（Ⅰ级推荐，B级证据）。

有研究证实从第2天开始皮下注射低分子肝素，可减少血栓形成，但不增加再出血的风险。对血肿不再增大且肢体缺乏活动者，可以考虑在血肿稳定后1~4天内，皮下注射低分子肝素预防深静脉血栓形成（Ⅱb级推荐，B级证据）。

6. 抗癫痫治疗　癫痫多发生在出血之初或24h之内，发生率约10%，出血多位于皮层。痫性发作应进行抗癫痫药物治疗（Ⅰ级推荐，A级证据）。

#### （二）手术治疗

1. 手术适应证　根据中华医学会神经病学分会2014年中国脑出血诊治指南：对于大多数原发性脑出血患者，外科治疗的有效性尚不能充分确定，不主张无选择地常规使用外科或微创手术。以下临床情况，可个体化考虑选择外科手术或微创手术治疗：

（1）出现神经功能恶化或脑干受压的小脑出血者，无论有无脑室梗阻致脑积水的表现，都应尽快手术清除血肿；不推荐单纯脑室引流而不进行血肿清除。

（2）对于脑叶出血超过30ml且距皮质表面1cm范围内的患者，可考虑标准开颅术清除幕上血肿或微创手术清除血肿。

（3）发病72h内、血肿体积20~40ml、GCS≥9分的幕上高血压脑出血患者，在有条件的医院，经严格选择后可应用微创手术联合或不联合溶栓药物液化引流清除血肿。

（4）40ml以上重症脑出血患者由于血肿占位效应导致意识障碍恶化者，可考虑微创手术清除血肿。

（5）病因未明确的脑出血患者行微创手术前应行血管相关检查（CTA/MRA/DSA）排除血管病变，规避和降低再出血风险。

2. 手术方法　包括以下几种：

（1）显微手术清除血肿：充分减压是其优点，但手术创伤大，目前用于出血量大、占位征象严重，有脑疝形成的患者。

（2）立体定向或CT导向锥颅血肿抽吸或碎吸：定位准确，手术创伤小，可用于各部位出血，特别是丘脑等深部出血，但不能止血，故出血早期应慎用。

（3）导航辅助下神经内窥镜手术：在手术导航下，利用神经内镜，吸除血肿并精确止血。血肿清除率与开颅手术相似，但手术时间短、术后重症监护时间明显缩短，有望改善患者预后。

（4）脑室引流：主要用于原发性脑室，继发性脑室出血，宜结合其他手术进行。

## 二、中医治疗

### （一）辨证论治

1. 中经络

（1）风痰入络证

治法：祛风化痰通络。

代表方：真方白丸子加减。

常用药：半夏、南星、白附子、天麻、全蝎、当归、白芍、鸡血藤、豨莶草。

加减：语言不清者，加菖蒲、远志；痰瘀交阻，舌紫有瘀斑，脉细涩者，可酌加丹参、桃仁、红花、赤芍等。

（2）风阳上扰证

治法：平肝潜阳，活血通络。

代表方：天麻钩藤饮加减。

常用药：天麻、钩藤、珍珠母、石决明、桑叶、菊花、黄芩、山栀、牛膝。

加减：夹有痰浊，胸闷，恶心，苔腻，加陈胆星、郁金；头痛较重，加羚羊角、夏枯草；腿足重滞，加杜仲、寄生。

（3）阴虚风动证

治法：滋阴潜阳，息风通络。

代表方：镇肝熄风汤加减。

常用药：白芍、天冬、玄参、枸杞子、龙骨、牡蛎、龟板、代赭石、牛膝、当归、天麻、钩藤。

加减：痰热较重，苔黄腻，泛恶，加胆星、竹沥、川贝母；阴虚阳亢，肝火偏旺，心中烦热，加栀子、黄芩。

2. 中腑脏

（1）闭证的主要症状是突然昏仆，不省人事，牙关紧闭，口噤不开，两手握固，大小便闭，肢体强痉。

1）阳闭证

①痰热腑实证

治法：通腑泄热，息风化痰。

代表方：桃仁承气汤加减。

常用药：桃仁、大黄、芒硝、枳实、陈胆星、黄芩、全瓜蒌、桃仁、赤芍、丹皮、牛膝。

加减：头痛，眩晕严重者，加钩藤、菊花、珍珠母；烦躁不安，彻夜不眠，口干，舌红，加生地、沙参、夜交藤。

②痰火瘀闭证

治法：息风清火，豁痰开窍。

代表方：羚角钩藤汤加减。

常用药：羚羊角（或山羊角）、钩藤、珍珠母、石决明、胆星、竹沥、半夏、天竺黄、黄连、石菖蒲、郁金。

加减：痰热阻于气道，喉间痰鸣辘辘，可服竹沥水、猴枣散；肝火旺盛，面红目赤，脉弦劲有力，宜酌加龙胆草、夏枯草、代赭石等；腑实热结，腹胀便秘，苔黄厚，宜加生大黄、元明粉、枳实；痰热伤津，舌质干红，苔黄糙者，宜加沙参、麦冬、石斛。

2）阴闭证

治法：温阳化痰，开窍醒神。

代表方：涤痰汤合苏合香丸。

常用药：半夏、茯苓、橘红、竹茹、郁金、石菖蒲、胆南星、天麻、钩藤、僵蚕。

加减：有寒象者，加桂枝；有风象者，加天麻、钩藤；病情恶化，宜急进参附汤、白通、猪胆汁汤。

（2）脱证

治法：回阳救阴，益气固脱。

代表方：参附汤合生脉散加味。

常用药：人参、附子、麦冬、五味子、山萸肉。

加减：阴不恋阳，阳浮于外，津液不能内守，汗泄过多者，可加龙骨、牡蛎；阴精耗伤，舌干，脉微者，加玉竹、黄精。

3. 恢复期　中风病急性阶段经抢救治疗，若神志渐清，痰火渐平，饮食稍进，渐入恢复期，但后遗症有半身不遂、口歪、语言謇涩或失音等。

（1）风痰瘀阻证

治法：搜风化痰，行瘀通络。

代表方：解语丹加减。

常用药：天麻、胆星、天竺黄、半夏、陈皮、地龙、僵蚕、全蝎、远志、菖蒲、豨莶草、桑枝、鸡血藤、丹参、红花。

加减：痰热偏盛者，加全瓜蒌、竹茹、川贝母；兼有肝阳上亢，头晕头痛，面赤，苔黄舌红，脉弦劲有力，加钩藤、石决明、夏枯草；咽干口燥，加天花粉、天冬。

(2)气虚络瘀证

治法：益气养血，化瘀通络。

代表方：补阳还五汤加减。

常用药：黄芪、桃仁、红花、赤芍、归尾、川芎、地龙、牛膝。

加减：血虚甚，加枸杞、首乌藤；肢冷，阳失温煦，加桂枝；腰膝酸软，加川断、桑寄生、杜仲。

(3)肝肾亏虚证

治法：滋养肝肾。

代表方：左归丸合地黄饮子加减。

常用药：干地黄、首乌、枸杞、山萸肉、麦冬、石斛、当归、鸡血藤。

加减：若腰酸腿软较甚，加杜仲、桑寄生、牛膝；肾阳虚，加巴戟天、苁蓉，肉桂；夹有痰浊，加菖蒲、远志、茯苓。

**(二)中成药**

1. 口服药

(1)安宫牛黄丸：清热解毒，开窍醒神。适用于热病，邪入心包，高热惊厥，神昏谵语；中风昏迷，脑出血，脑膜炎等。

(2)至宝丹：化浊开窍，清热解毒。适用于温邪逆传心包引起的高热惊厥，烦躁，神昏谵语，小儿急热惊风。

2. 注射剂

(1)醒脑静：清热解毒、凉血活血、开窍醒脑。适用于气血瘀阻脑络致中风昏迷，外伤头痛神昏，抽搐，脑梗死、脑出血急性期。

(2)清开灵注射液：清热解毒、化痰通络、开窍醒神。适用于中风痰热较重，高热不退等。

**(三)针灸及其他**

1. 针灸　针灸在本病的治疗中取得了较为确切的临床疗效。本病分为中经络和中脏腑，其中中脏腑又分为闭证和脱证。治疗原则主要有醒脑开窍，启闭固脱，调神导气，滋补肝肾，疏通经络等治法，选取穴位主要有内关、水沟、三阴交、极泉、尺泽、委中，十二井穴等。

2. 推拿　对于肢体瘫痪的病人选取肩髃、曲池、手三里、外关、合谷、中渚、后溪、环跳、风市、伏兔、委中、阳陵泉、足三里、悬钟、解溪、昆仑等穴位，予以切法、刺法、捏法、弹法、指尖击打法、振法、刮法等手法推拿，可缓解肢体张力，提高肢体力量，促进康复。

3. 康复训练　由于进行性残疾潜在的危险及其复杂性，所有ICH患者都应接受多学科康复治疗，如有可能，应尽早开始。目前常用的康复手段有以下几种：①良肢位的设定配合中医按摩手法；②被动关节活动度维持训练；③体位变化的适应性训练；④平衡反应诱发训练。

## 【诊疗热点】

### 一、血肿扩大和手术时机

由于ICH存在血肿扩大的可能性，因此早期手术时间尚缺乏共识。临床研究报道从发病后4~96h不等，存在较大差异。不同研究之间的这种时间差异给直接比较和分析手术时机的影响造成了很大的困难。日本的一项回顾性研究显示,100例壳核出血患者在发病7h内(60例在3h内)接受手术治疗取得了超出预期的良好转归。然而,随后一些在发病后12h内进行手术治疗的随机试验却得出了不同的结果。一项小样本随机试验发现,在发病4h内接受手术治疗的患者再出血风险较高。随机试验还证实:在发病24h、48h、72h和96h内接受手术治疗与内科治疗相比没有明显的益处。国际脑出血外科试验(STICH)试验中的浅表ICH患者亚组是一个例外,如前所述,这些在发病12~72h内接受微创手术治疗的皮质下出血患者病死率降低,临床转归改善。脑出血后数小时内常出现血肿扩大,加重神经功能损伤,应密切监测(Ⅰ级推荐,A级证据)。CTA和增强CT的"点样征"(spot sign)有助于预测血肿扩大风险,必要时可行有关评估(Ⅱ级推荐,B级证据)。

尽管理论上可行,但目前无确切证据表明超早期幕上血肿清除可改善功能转归或降低病死率。由于会增加再出血风险,因此超早期开颅清除血肿可能有害(Ⅲ级推荐,B级证据)。

## 二、微创血肿清除术

外科手术清除血肿的指征仍然存在争议,而且最佳的血肿清除方法也未确定。一些研究小组发明了各种微创血肿清除技术。这些技术都倾向于采用立体定向引导与溶栓药或内镜抽吸相结合的方法。随机试验表明,对于发病后12~72h接受治疗的患者,无论是否结合立体定向技术,采用溶栓药增强抽吸术治疗皮质下出血以及内镜下抽吸术清除血肿,都能清除全部或部分血肿,降低病死率,但是否能改善临床转归尚未得到一致证实。因此,立体定向或内镜抽吸(联合或不联合溶栓药)微创血肿清除术的有效性尚不确定,应作为试验性治疗(Ⅱb级推荐,B级证据),特别是针对深部的血肿,微创手术可能是一个发展方向。

## 三、ICP监测和治疗

脑室内出血(IVH)引起的脑积水或血肿(或周围水肿)的占位效应会引起颅内压(ICP)增高,因此ICH患者常常需要监测ICP。然而,有关ICH患者ICP增高发生率及其治疗的文献极其有限。有证据表明,在某些ICH病例中,脑内存在不同的压力梯度,血肿内和血肿周围的ICP明显增高,而远隔部位相对较低。ICP监测仪探头放置在脑室内、硬脑膜下、硬脑膜外和脑内,以脑室内测压为金标准。目前商用的ICP监测装置分成2种大类,一类为单纯的颅内压探头,另一类为带脑室外引流(EVD)的颅内压探头,后者不但可监测ICP,还能引流脑脊液,因此可针对由脑积水或血肿占位效应引起的ICP增高。

由于资料有限,所以ICP增高的管理原则借鉴了脑外伤指南,后者强调根据脑血管自动调节功能状态将脑灌注压维持在50~70mmHg,同时强调了阶梯化治疗,当ICP>20~25mmHg,首先考虑使用EVD释放脑脊液来控制ICP。对于GCS评分≤8分、有小脑幕切迹疝的临床证据或伴有严重IVH或脑积水的ICH患者,可考虑ICP监测和治疗。

许多研究对脑室体积和脑室扩大对ICH临床转归的影响进行了评价。在STICH中,随机分组接受早期血肿清除治疗并且有随访资料的902例ICH患者,377例有IVH,其中208例有脑积水(占所有病例的23%,IVH病例的55%)。在这项研究中,脑积水预示临床转归不良,与以往研究结果相似。因此,脑积水是引起ICH患者残疾和死亡的一个重要原因,意识水平下降的患者应考虑进行治疗。

结论:GCS评分≤8分、有小脑幕切迹疝临床证据或伴有严重IVH或脑积水的ICH患者,可考虑ICP监测和治疗。根据脑血管自动调节功能,将脑灌注压维持在50~70mmHg可能是合理的(Ⅱb级推荐, C级证据)。在意识水平下降的ICH患者采用脑室引流技术治疗脑积水是合理的(Ⅱa级推荐,级证据B)。

## 四、IVH

45%的自发性ICH患者可出现IVH。虽然脑室插管理论上可引流脑室内的血液和脑脊液,但由于难以保持引流管通畅而且脑室内血液引流缓慢,单纯使用脑室插管可能无效。因此,最近人们对IVH时使用溶栓药作为脑室插管的一种辅助手段产生了兴趣。

动物实验和临床研究表明,脑室内应用纤溶药包括尿激酶、链激酶和重组组织型纤溶酶原激活剂(recombinant tissue plasminogen activator, rtPA),可通过加速血块溶解和血液清除来降低病死率和残疾率。最近的血块溶解: 加速IVH血液清除评价试验(Clot Lysis: Evaluating Accelerated Resolution IVH, CLEAR-IVH)在52例IVH患者中前瞻性评价了脑室内应用开放剂量rtPA的安全性。有症状出血发生率为4%,细菌性脑室炎发生率为2%,30天病死率为17%。在这种治疗方案常规应用于临床实践之前,其疗效仍然需要进一步证实。

还有一些报道建议使用其他手段治疗IVH,如内镜血肿清除和脑室造口术、脑室腹腔分流术或腰椎穿刺治疗脑积水。支持这些治疗策略的资料极少。

尽管在IVH患者中脑室内应用rtPA是一种并发症发生率相当低的治疗手段,但其安全性和疗效尚不确定。应被作为试验性手段(Ⅱa级推荐, B级证据)。

## 五、预防及防止再次脑卒中

通过健康生活方式和坚持药物治疗来降低血压的社区计划可能会相当成功地降低ICH发病率。旨在预防淀粉样脑血管病的动物研究已初步显示出前景。一旦发生ICH,与积极救治缺血性卒中一样,社区应立即动员起来积极救治ICH。

各种临床试验,包括老年收缩期高血压研究(SHEP)和培哚普利预防脑卒中复发的研究(PROGRESS)证实: 抗高血压药物对预防原发和继发性脑卒中的ICH起着关键作用。美国新高血压指南(美国国家高血压预防、诊断、评价与治疗联合委员会第7次报告, JNC-7)广泛地回顾了HTN在脑卒中风险中的角色,特效药物的分类,生活方式的改变,目标血压的控制。总而言之,较低的血压可成比例地减少脑卒中复发以及脑卒中的死亡率。在ICH急性期后,如果无禁忌证,血压应得到良好控制,特别是在出血位于典型的高血压性脑血管病变部位时(Ⅰ级推荐, A级证据)。正常血压的目标值应为<140/90mmHg(糖尿病或慢性肾病患者应<130/80mmHg)(Ⅱa级推荐, B级证据)。

对患者ICH复发风险进行分层可能影响其他治疗决策时,应考虑下列ICH复发危险因素: 初次出血位于脑叶、高龄、继续接受抗凝治疗、携带载脂蛋白Eε2和ε4等位基因以及MRI显示大量微出血灶(Ⅱa级推荐, B级证据)。

自发性脑叶出血的复发风险相对较高,因此建议避免使用长期抗凝治疗作为非瓣膜性房颤的治疗方法(Ⅱa级推荐, B级证据)。非脑叶出血后可考虑抗凝治疗,所有ICH后均可考虑抗血小板治疗,特别是在有确切适应证需要这些药物治疗时(Ⅱb级推荐, B级证据)。

避免大量饮酒对防止再次发生脑卒中是有帮助的(Ⅱa级推荐, B级证据)。没有足够证据推荐限制他汀类药物治疗、体力活动或性生活(Ⅱb级推荐, C级证据)。

### 六、抗凝相关脑出血再次使用抗凝药的时机

由抗凝药物引发的ICH（anticoagulant-associated intracerebral hemorrhage，AAICH）在脑出血治愈后，是否重启抗凝治疗、重启治疗的时机、药物选择等是临床医师面临最困难的问题之一，必须要考虑以下关键变量：脑出血类型、患者的年龄、再次出血的危险因素以及抗凝治疗的指征，仔细权衡再次出血风险与缺血性脑血管事件风险收益比，才能做出正确判断。总体上讲，重新使用抗凝治疗主要是针对那些心脏瓣膜术后或慢性心房颤动、预防心源性栓塞而服用华法林的患者。鉴于无脑卒中病史的非瓣膜性心房颤动患者每年5%、先前有缺血性脑卒中事件的心房颤动患者每年12%以及心脏瓣膜术后患者每年至少4%的脑栓塞发生率，重启抗凝治疗是十分必要的。淀粉样血管病脑叶出血的老年人预后较差，少量脑叶深部AAICH患者再次应用或停用华法林危险性是相似的，因此，对于脑梗死风险较低、先前无缺血性脑卒中的心房颤动患者以及淀粉样血管病的高危患者，抗血小板药物可能是更好的选择。

2010年之前，累计114例3个临床试验中，AAICH逆转停用华法林7~10天，有6例患者（5.3%）发生栓塞，再出血仅1例（0.9%）患者。有限资料推测AAICH发生后7~14天，重新启动华法林治疗是安全的，同时又可有效控制缺血性脑卒中的发生。

但是，AAICH后重新开始治疗的最佳时间一直是一个争议性问题，必须权衡缺血性卒中或静脉血栓栓塞的风险，特别是肺栓塞风险。重新开始抗凝治疗的决定应根据患者的病史、生理状态及需要来平衡栓塞并发症和出血的风险，无论是持续性还是复发性出血，必须根据患者具体情况进行个体化治疗。（Ⅱ级推荐，C级证据）。近年来更多的文章建议：AAICH后10~30周重新开始华法林治疗可能更适合。

## 【中西医结合思路】

脑出血是一种病死率和致残率极高的病变，西医外科手术治疗及时清除血肿，减少颅腔占位，从而降低颅内压，清除血肿对周围正常脑组织的压迫、损伤和减少血液红细胞溶解、破坏所产生的毒性产物如凝血酶、兴奋性氨基酸、自由基、神经肽等引起的脑缺血、水肿、变性、坏死，为抢救急性脑出血过程的第一步。中医治法比较公认的有开闭固脱、凉肝息风、凉血活血、清热化痰、活血化瘀、通腑泻下、利水渗湿等。近年来，学者的研究主要集中在通腑泻下法上和活血化瘀法。杨海清认为腑气通畅与否是脑出血急性期病机转归的关键，在脑出血急性期应用通下法，可以促进神志障碍、胃肠功能的恢复，预防应激性溃疡的发生，也可以预防和减轻肺部感染。在脑出血急性期，只要具有痞、满、燥、实之一症者，即可用通下法，但要避免用量过多耗伤正气。梁启军认为脑出血急性期络破血溢、痰瘀阻塞脑窍而致神机失用是整个病情发展变化的中心环节，确立以破血豁痰为大法，配合开窍醒神、通腑泄热法进行辨证论治。现代药理研究表明，活血化瘀药物具有改善微循环，降低毛细血管通透性，增强吞噬细胞功能，加速纤维蛋白的颅内血肿吸收，降低颅内压，减轻脑出血急性神经损伤，促进大脑和肢体功能恢复。

中风病急性阶段经抢救治疗，若神志渐清，血压平稳，饮食稍进，渐入恢复期，但后遗症有半身不遂、口歪、语言謇涩或失音等，应配合针灸推拿等康复治疗并加强护理。

合理应用脱水剂及神经营养剂，控制血糖，注意肝脏、肾脏、心脏等重要脏器的保护，加

强营养支持及维持水电解质平衡，辅以规范应用抗生素抗感染，则可进一步减少死亡率，提高患者生存质量。脑出血的治疗效果很大程度上取决于临床症状的改善，所以患者的神经功能缺损程度的改善以及中医证候的改善能直接反映临床疗效。而最大限度恢复患者日常生活能力，维持或改善患者认知功能，提高患者生存质量，是临床治疗的最终目标。中西医综合治疗方案应用整体观念作为指导思想，采用整体综合调节的形式，针对疾病的主要发病环节，通过多途径、多环节作用于人体的多层面、多靶点，使脑出血患者得到更全面的治疗。

## 【研究展望】

### 一、脑出血后水肿的机制

ICH的3个主要病理生理阶段，即动脉破裂、血肿形成及血肿扩大和周围水肿。研究表明水肿程度与局部脑血容量密切相关，血肿周围的局部血流减少加剧了血肿周围脑组织的继发缺血；水肿高峰紧接着缺血高峰而出现，但血肿周围水肿不仅源于单一缺血因素，还有多种不利机制参与。Lee等通过向大鼠基底节区注射全血或含有凝血酶的血浆与注入浓缩红细胞及不含凝血酶的血浆做对比研究发现：凝血酶可以诱导脑水肿的产生，随后又证实凝血酶是通过破坏血脑屏障使其渗透性增高加重水肿并对脑细胞有直接破坏作用。近年又发现脑出血后补体系统的激活所致的红细胞溶解和炎症反应对脑水肿也起着重要作用。目前认为：脑出血后第一阶段周围组织超早期水肿是流体静力压和血凝块回缩血清成分析出所致；脑出血后灶周以血管源性水肿为主，仅在大量出血时存在细胞毒性损害。血肿内释放出的血液成分，如凝血酶等是导致灶周水肿的主要原因。因此第二阶段与凝血级联反应和凝血酶作用有关。在脑出血中、晚期红细胞溶解和血红蛋白及其分解产物对脑水肿的形成起重要作用。血肿周围脑组织因血肿的压迫，使局部微循环障碍。有研究提出灶周半暗带的假说，提示灶周缺血性改变；72h的脑血流恢复正常，而水肿此时加重，提示再灌注损伤。

### 二、脑出血后缺血性损伤的研究

ICH后是否存在缺血性脑损伤尚存在争议。虽然过度降压可能导致血肿周围脑组织缺血加重，但影像学研究未证实血肿周围组织存在缺血病灶，因此更倾向于认为血肿周围组织受自身毒性代谢产物的影响而处于低灌注、低氧耗状态进而导致线粒体功能受损所致，近年来，随着弥散加权成像技术不断成熟，对ICH患者研究发现，ICH后缺血性损伤的发生率为13%~39%。

ICH后继发性缺血性损伤的发生机制目前尚不清楚，最近研究表明可能与早期过度降压、脑血流自我调节受损、颅内压增高以及血肿内血液成分及活性物质有关。

### 三、脑出血后炎性因子的机制研究

脑出血后脑损伤机制主要包括血肿压迫、脑水肿、炎症和细胞凋亡等多个方面，其中炎症反应在脑出血的继发性损伤中起到重要作用。脑出血后出血部位及周围组织存在炎性反应且表达多种炎性因子，参与脑出血后多种病理生理过程，是造成神经元继发性损害的重要因素。

1. 白细胞介素（interleukin，IL）

（1）IL-1是促炎性细胞因子，与细胞膜上受体结合，通过G蛋白发挥作用。分α、β两型，其中IL-1β是脑组织中主要形式，主要参与T和B淋巴细胞增殖和分化，刺激造血干细胞分化，参与炎症反应；是多形核白细胞的直接和间接趋化因子，引起脑血肿周围多形核细胞聚集，激活炎症介质，诱导黏附分子的合成和释放。刺激花生四烯酸的代谢，增加氧自由基的释放，诱导一氧化氮合成酶的表达，产生神经毒性；激活星形胶质细胞，释放各种毒性因子引起血脑屏障破坏和细胞膜进一步损伤，加重血管源性和细胞毒性脑水肿；增加内皮细胞的黏附，并通过刺激内皮细胞表达白细胞黏附因子，使白细胞聚集在血肿周围，同时激活血液中的凝血酶原进入炎症前状态，增强白细胞反应，加重损伤，诱发凋亡。

（2）IL-6对中枢神经系统发挥神经营养保护及神经毒性双重作用。低浓度IL-6有中枢介导、神经修复作用；能抑制脂多糖内毒素诱导单核细胞TNF-α和IL-1的表达，反馈抑制IL-1合成，下调N-甲基-D-天冬氨酸（NMDA）受体活性，从而对神经元具有保护作用。而脑组织损伤时IL-6分泌增多，致血清含量升高，从而引起一系列神经损伤。IL-6刺激成熟B细胞在肝脏合成急性反应蛋白和纤维蛋白原；促进IL-1和TNF的合成；激活中性粒细胞和血管内皮细胞，增加内皮细胞表达细胞间黏附分子，使白细胞与内皮细胞黏附性增强，引起微循环障碍，加重血脑屏障破坏、神经功能损伤；激活补体系统产生细胞损伤；对单核巨噬细胞有趋化作用，导致脑出血周围组织单核巨噬细胞聚集；作用于血管内皮细胞，抑制前列腺素I2的产生，加强血小板生成素活性，引起血管收缩，加重脑水肿。

（3）IL-10是抗炎因子，可调节脑脊液中凋亡蛋白、调节神经元对兴奋性氨基酸的敏感性、抑制一氧化氮合酶的产生，从而减轻兴奋性神经毒性诱导的神经元损伤；针对抗炎症反应物质IL-1Ra具有正向调节作用，抑制炎症级联反应，抑制IL-1、TNF及IL-6等促炎症细胞因子的合成和活性；降低巨噬细胞分泌自由基、氮氧化物、金属蛋白酶等毒性物质；抑制动脉粥样硬化的形成，促进斑块愈合。

2. TNF　是促炎性细胞因子，主要亚型为TNF-α，是一种多功能的促炎性细胞因子，具多种生物活性，广泛参与炎性反应和免疫调节作用。动物实验提示：TNF-α可促进脑出血时血肿周围组织的炎性反应，引起脑出血后继发性脑损伤。及时抑制TNF-α表达可减轻脑出血周围组织的进一步损害，达到神经保护作用。其机制包括：激活磷脂酶A2，诱导花生四烯酸释放，促进脂质过氧化物和氧自由基产生；促进中性粒细胞向脑出血周围组织聚集，释放细胞因子；诱导白细胞表达黏附分子，促进炎性反应；促进血小板活化因子释放，引起血管收缩和凝血过程，加重脑缺血性损伤。

3. 基质金属蛋白酶（matrix metalloproteinase，MMP）　在脑出血等病理情况下被激活，产生毒性作用，可被自由基或信使核糖核酸（mRNA）通过NF-κB通路激活，致血管通透性增加及脑水肿。研究显示胶原酶所致脑出血模型中，MMP成分均有增加，其中MMP-12（巨噬细胞金属蛋白酶）水平升高最为明显，且多聚集在血肿周围组织中激活的小胶质细胞/巨噬细胞中，最新的研究表明：抑制MMP-12是减轻脑出血后血脑屏障破坏的重要治疗靶点。

4. 核转录因子（nuclear factor-kappa B，NF-κB）　是一类蛋白质，它们具有与某些基因上启动子（promotor）的固定核苷酸序列结合，而启动基因转录的功能。对脑出血周围组织的氧化应激压力非常敏感，同时也是中枢神经系统基因表达的重要介质，在细胞凋亡中具有重要意义，其激活促进蛋白溶解酶功能及促炎因子的释放。

5. 细胞间黏附分子-1（intercellular cell adhesion molecule-1，ICAM-1）　是一种细胞与细胞、细胞与细胞外基质间具有黏附作用的膜表面糖蛋白，介导细胞间、细胞与细胞外基质间的相互黏附,在中枢神经系统中表达广泛。ICAM-1与整合素β2(CD18)结合后,参与中性粒细胞以及单核细胞与血管内皮的黏附,损伤血管内皮细胞,破坏血脑屏障完整性,致脑水肿。因此,血管内皮细胞表面高表达ICAM-1是血脑屏障完整性破坏的标志。近期的研究表明:使用敲除CD18基因的小鼠建立胶原酶介导的脑出血模型,模型动物致死率及脑水肿发生率显著低于对照组。

## 四、H型高血压

H型高血压为伴有高同型半胱氨酸血症(homocysteine, Hcy≥10μmol/L)的原发性高血压。有学者在一项6城市的研究数据显示,我国成年高血压患者中,H型高血压约占75%。大量研究表明:血浆HCY升高是心脑血管疾病的一个独立危险因素,与发生心脑血管事件的风险呈正相关。研究发现HCY可破坏血管内皮细胞,引发血管结构发生改变等,导致血管功能紊乱。

## 五、血压变异性是影响颅内出血预后的重要因素

ICH后无论是超急性期还是急性期的BPV均与死亡或存活密切相关,且BPV的影响独立于平均血压之外。因此,有效地控制血压不仅要关注早期目标,还需在整个7天期间持续控制。此外,心脏收缩BPV程度越强,与不良预后的关联越大。在超急性期或急性期具有较高的心脏收缩压极大值,是不良预后强有力的预测指标。

## 六、其他

高血压脑出血后血肿周围组织的继发损害的病理表现以凋亡为主,有研究表明,氧化还原因子-1(Ref-1)与血肿大小呈显著负相关,与凋亡细胞、Bax蛋白和mRNA的表达呈显著负相关。随着Ref-1的上调,凋亡也逐渐减轻说明Ref-1的表达对于血肿周围组织细胞的凋亡和神经元的保护可能起重要作用。还有研究证实,在高血压脑出血时Bcl-2和p53表达水平同凋亡率呈负相关,同时Bax、Caspase-3的表达与Bax/Bcl-2比率及血肿周围区域的凋亡呈正相关,Bax和Caspase-3加速凋亡,而Bcl-2和p53抑制凋亡。

## 【参考文献】


[1] Morgenstern LB, Hemphill JC, Anderson C, et al. Guidelines for the Management of Spontaneous Intracerebral Hemorrhage. A Guideline for Healthcare Professionals From the American Heart Association/American Stroke Association[J]. Stroke, 2010, 41: 2108-2129.

[2] Broderick J, Connolly S, Feldmann E, et al. Guidelines for the management of spontaneous intracerebral hemorrhage in adults: 2007 update: a guideline from the American Heart Association/American Stroke Association Stroke Council[J]. Stroke, 2007, 38: 2001-2023.

[3] Qureshi A, Tuhrim S, Broderick J, et al. Spontaneous intracerebral hemorrhage[J]. N Engl J Med, 2001, 344: 1450-1460.

[4] Juvela S, Kase C. Advances in intracerebral hemorrhage management[J]. Stroke, 2006, 37: 301-304.

[5] Arakawa S, Saku Y, Ibayashi S, et al. Blood pressure control and recurrence of hypertensive brain hemorrhage [J]. Stroke, 1998, 29: 1806-1809.

[6] Knudsen K, Rosand J, Karluk D, et al. Clinical diagnosis of cerebral amyloid angiopathy: validation of the Boston criteria[J]. Neurology, 2001, 56: 537-539.

[7] Davis SM, Broderick J, Hennerici M, et al. Hematoma growth is a determinant of mortality and poor outcome after intracerebral hemorrhage[J]. Neurology, 2006, 66: 1175-1181.

[8] Viswanathan A, Chabriat H. Cerebral microhemorrhage[J]. Stroke, 2006, 37: 550-555.

[9] Larrue V, von Kummer R, Muller A, et al. Risk factors for severe hemorrhagic transformation in ischemic stroke patients treated with recombinant tissue plasminogen activator: a secondary analysis of the European-Australasian Acute Stroke Study(ECASS II)[J]. Stroke, 2001, 32: 438-441.

[10] Mayer SA, Brun NC, Begtrup K, et al. Efficacy and safety of recombinant activated factor Ⅶ for acute intracerebral hemorrhage[J]. N Engl J Med, 2008, 358: 2127-2137.

[11] 中华医学会神经病学分会. 中国脑出血诊治指南(2014)[J]. 中华神经科杂志, 2015, 48: 435-444.

（费智敏）

# 第五节 蛛网膜下腔出血

## 【概述】

蛛网膜下腔出血(subarachnoid hemorrhage, SAH)是指脑表面或脑底部的血管自发破裂，血液流入蛛网膜下腔，伴或不伴颅内其他部位出血的一种急性脑血管疾病，可分为原发性、继发性和外伤性，临床表现为急骤起病的剧烈头痛、呕吐、精神或意识障碍、脑膜刺激征和血性脑脊液，是神经科常见急症之一。原发性蛛网膜下腔出血是指脑表面或脑底部的血管破裂出血，血液直接或基本直接流入蛛网膜下腔所致，称特发性蛛网膜下腔出血或自发性蛛网膜下腔出血(idiopathic subarachnoid hemorrhage, ISAH)，约占急性脑血管病的5%；继发性蛛网膜下腔出血则为脑实质内、脑室、硬脑膜外或硬脑膜下的血管破裂出血，血液穿破脑组织进入脑室或蛛网膜下腔者；外伤引起的概称外伤性蛛网膜下腔出血，常伴发于脑挫裂伤。蛛网膜下腔出血的年发病率世界各国各不相同，中国约为5/10万，美国为(6~16)/10万，德国约为10/10万，芬兰约为25/10万，日本约为25/10万。

根据临床表现的不同，蛛网膜下腔出血可归属中医“中风”“真头痛”“头痛”等病证范畴。《素问·调经论》“血之与气并走于上，则为大厥”；《素问·生气通天论》“阳气者，大怒则形气绝，而血菀于上，使人薄厥”较符合其发病机制。

## 【病因病机】

### 一、西医病因、发病机制及病理

蛛网膜下腔出血的病因很多，以动脉瘤为最常见，75%~85%非外伤性蛛网膜下腔出血患者为颅内动脉瘤破裂出血。脑血管畸形占第二位，以动静脉畸形最常见，其他如脑底异常血管网病，感染性动脉瘤、颅内肿瘤、结缔组织病、垂体卒中、脑血管炎、血液病及凝血障碍性疾病、妊娠并发症等均可引起SAH。近年发现约15%的ISAH患者病因不清，即使DSA检查也未能发现SAH的病因。

颅内动脉瘤、畸形的脑血管等破裂是蛛网膜下腔出血的主要发病机制，高血压动脉硬化性动脉瘤、动脉炎或颅内炎症、肿瘤等引起的脑血管破裂出血也在蛛网膜下腔出血中起重要作用。其中颅内动脉瘤好发于Willis环及其主要分支的血管分叉处，发生于颈内动脉系统者较多，其出血的风险与年龄、颅内动脉瘤体积大小（直径5~7mm及以上的动脉瘤，蛛网膜下腔出血的风险高），及破裂的次数呈正相关。脑血管畸形以动静脉畸形最常见。

蛛网膜下腔出血后，血液流入蛛网膜下腔后淤积在血管破裂相应的脑沟和脑池中，并可下流至脊髓蛛网膜下腔，甚至逆流至第四脑室和侧脑室，引起一系列变化，主要包括：①颅内容积增加：血液流入蛛网膜下腔使颅内容积增加，引起颅内压增高，血液流入量大者可诱发脑疝；②化学性脑膜炎：血液流入蛛网膜下腔后直接刺激血管，使白细胞崩解释放各种炎性介质；③血管活性物质释放：血液流入蛛网膜下腔后，血细胞破坏产生各种血管活性物质（氧合血红蛋白、5-羟色胺、血栓烷$A_2$、肾上腺素、去甲肾上腺素）刺激血管和脑膜，使脑血管发生痉挛和蛛网膜颗粒粘连；④脑积水：血液流入蛛网膜下腔在颅底或逆流入脑室发生凝固，造成脑脊液回流受阻引起急性阻塞性脑积水和颅内压增高；部分红细胞随脑脊液流入蛛网膜粒并溶解，使其阻塞，引起脑脊液吸收减慢，最后产生交通性脑积水；⑤下丘脑功能紊乱：血液及其代谢产物直接刺激下丘脑引起神经内分泌紊乱，引起发热、血糖增高、应激性溃疡、肺水肿等；⑥脑—心综合征：急性高颅压或血液直接刺激下丘脑、脑干，导致自主神经功能亢进，引起急性心肌缺血、心律失常等。

蛛网膜下腔出血病理特点为：肉眼可见脑表面呈紫红色，脑表面覆盖有薄层血凝块，脑底部的脑池、脑桥小脑角及小脑延髓池等处可见更明显的血块沉积，甚至可将颅底的血管、神经埋没。血液可穿破脑底面进入第三脑室和侧脑室。脑底大量积血或脑室内积血可影响脑脊液循环出现脑积水，约有5%的患者，由于部分红细胞随脑脊液流入蛛网膜颗粒并使其堵塞，引起脑脊液吸收减慢，而产生交通性脑积水。蛛网膜及软膜增厚、色素沉着，脑与神经、血管间发生粘连。脑脊液呈血性。血液在蛛网膜下腔的分布，以出血量和范围分为弥散型和局限型。前者出血量较多，穹隆面与基底面蛛网膜下腔均有血液沉积；后者血液则仅存于脑底池。有40%~60%的脑标本并发脑内出血。出血的次数越多，并发脑内出血的比例越大。并发脑内出血的发生率第一次约39.6%，第二次约55%，第三次达100%。出血部位随动脉瘤的部位而定。动脉瘤好发于Willis环的血管上，尤其是动脉分叉处，可单发或多发。

## 二、中医病因病机

郁怒伤肝，气郁化火，扰动清窍，灼伤脉络，致血溢脉外。或肾阴素亏不能养肝，水不涵木，肝阳上亢，肝风上扰，同时因饮食不节，忧思、劳倦过度损伤脾胃，致痰湿内生，肝风夹痰上扰。或嗜食膏粱厚味，煎炸炙煿，蕴热化火生痰，致痰火扰心而发病。

本病病位在脑，病变脏腑涉及心、肝、肾，病性以实为主。病初多以实邪阻滞为主要表现，风、痰、瘀诸邪交结互现，本病顺症者，经调治将息，邪祛正衰，后期出现肝肾阴虚，气血不足的表现；逆症者，邪气独留，正气衰败，元气败脱，多成不治。

周绍华认为本病系情志内伤，肝失条达，郁而化火，肝阳暴亢，肝风上扰，血随气逆，气血并行于上，阴虚阳亢，热气怫郁，心神昏冒，继而猝倒无知；脾虚健运失调，聚湿生痰，痰热上扰,阻遏清阳则头痛;痰浊蒙闭清窍,则突然昏仆,不省人事。

张学文教授认为本病病位在脑,病变脏腑涉及肝、心、肾,病性以实为主,病机不外风、火、瘀。急性期病机为心肝火炽,风火相煽,热迫血行,络破血溢,治疗以清肝凉血、祛瘀止血为主。

## 【临床表现】

蛛网膜下腔出血常见症状有剧烈头痛、恶心呕吐、血压升高、发热,在严重病例中,患者可出现意识障碍,从嗜睡至昏迷不等。先兆通常是不典型头痛或颈部僵硬,部分病人有病侧眼眶痛、轻微头痛、动眼神经麻痹等表现,常见诱因有过量饮酒、情绪激动、精神紧张、剧烈活动、用力状态等均能增加ISAH的风险性。

其他相应症状:①呕吐物为咖啡色样胃内容物则提示上消化道出血,预后不良。②精神症状为首发或主要的临床症状,常表现为兴奋、躁动不安、定向障碍,甚至谵妄和错乱;少数可出现迟钝、淡漠、抗拒等。③癫痫发作较少见,多发生在出血时或出血后的急性期,癫痫可为局限性抽搐或全身强直—阵挛性发作。④部分患者由于血液流入脊髓蛛网膜下腔可出现神经根刺激症状,如腰背痛。

神经系统体征:脑膜刺激征为SAH的特征性体征,包括头痛、颈强直、Kernig征和Brudzinski征。另应当注意临床上有少数病人可无脑膜刺激征,如老年患者,可有脑膜刺激征不明显,但意识障碍明显。脑神经损害以Ⅱ、Ⅲ对脑神经最常见,少数患者有一过性肢体单瘫、偏瘫、失语,早期出现者多因出血破入脑实质和脑水肿所致;晚期多由于迟发性脑血管痉挛引起。眼症状:视网膜下出血及玻璃体下出血是诊断SAH有特征性的体征。常见并发症包括:

1. 再出血　SAH再出血临床表现严重,病死率远远高于第一次出血,一般发生在第一次出血后10~14天。再发出血多因动脉瘤破裂,通常在病情稳定的情况下,突然头痛加剧、呕吐、癫痫发作,并迅速陷入深昏迷,瞳孔散大,光反应消失、呼吸困难甚至停止。神经定位体征加重或脑膜刺激征明显加重。

2. 脑血管痉挛(cerebrovascular spasm,CVS)　CVS是SAH发生后出现的迟发性大、小动脉的痉挛狭窄,以后者更多见。典型的血管痉挛发生在出血后3~5天。早期可逆性CVS多在蛛网膜下腔出血后30分钟内发生,表现为短暂的意识障碍和神经功能缺失。血管痉挛发作临床表现通常是头痛加重或意识状态下降,除发热和脑膜刺激体征外,也可表现局灶性的神经功能损害体征,但不常见。

3. 脑积水　大约25%的动脉瘤性蛛网膜下腔出血患者由于出血量大、速度快,血液大量涌入第三、第四脑室并凝固,使第四脑室的侧孔和正中孔受阻,可引起急性梗阻性脑积水,导致颅内压急剧升高,甚至出现脑疝而死亡。

4. 自主神经及内脏功能障碍　常因下丘脑受出血、脑血管痉挛和颅内压增高的损伤所致,临床可并发心肌缺血或心肌梗死、急性肺水肿、应激性溃疡。这些并发症被认为是由于交感神经过度活跃或迷走神经张力过高所致。

5. 低钠血症　尤其是重症SAH常影响下丘脑功能,而会导致有关水盐代谢激素的分泌异常。其机制为抗利尿激素分泌异常综合征,或脑耗盐综合征。

## 【诊断】

### 一、西医诊断要点

参照美国NINCDS(1982)标准和中国蛛网膜下腔出血诊治指南2015标准:

1. 突然起病,主要症状为突发剧烈头痛,伴呕吐;

2. 伴有不同程度的意识障碍和精神症状,脑膜刺激征明显,少数伴有脑神经及轻偏瘫等局灶症状;

3. 腰椎穿刺术穿出血性脑脊液;

4. 颅脑CT显示大脑外侧裂、前纵裂池、环池及脑室内积血,眼底发现玻璃体膜下出血,血性脑脊液或呈黄变支持临床确诊,DSA、CTA、MRA可发现动脉瘤或血管畸形等。

### 二、中医诊断要点

1. 突然起病,迅速发展,意识不清,呼之不应。

2. 常伴肢体偏瘫,头痛剧烈,颈项强直,恶心呕吐。

3. 平素有头晕头昏、烦躁不安等病史。

4. 多见于中老年患者,一般起病前有剧烈活动或情绪波动较大。

具有以上临床表现,结合年龄,起病形式可诊断。

### 三、中医主要证候类型

1. 肝阳暴亢,瘀血阻窍证 突发头痛,疼痛剧烈,状如刀劈,伴有恶心,呕吐,烦躁,易激动,口干,口苦,渴喜冷饮,舌黯红或有瘀斑,苔黄,舌下脉络迂曲,脉弦。辨证要点:突发头痛剧烈,舌黯红或有瘀斑,脉弦。

2. 肝风上扰,痰蒙清窍证 剧烈头痛,颈项强直,伴有恶心,呕吐,头晕昏沉或眩晕,可见谵妄或神识昏蒙,喉中痰鸣,舌质淡,苔黄或白腻,脉弦滑。辨证要点:头痛项强,喉中痰鸣,苔黄或白腻,脉弦滑。

3. 瘀血阻络,痰火扰心证 头痛日久不愈,痛有定处,突然头痛加剧,伴呕吐,项强,或抽搐,或半身不遂,口干但欲漱水不欲咽,唇甲紫黯,或持续发热,尿赤便秘,舌质黯,有瘀斑,苔黄燥,脉弦。辨证要点:头痛日久,或波动,舌质黯有瘀斑,苔黄燥,脉弦。

4. 心神散乱,元气败脱证 突然昏仆,不省人事,频频呕吐,肢体瘫软,手撒肢冷,冷汗淋漓,气息微弱,二便自遗,面青舌萎,舌质紫黯,苔白滑,脉微弱。辨证要点:突然昏仆,肢体瘫软,手撒肢冷,气息微弱,脉微弱。

## 【鉴别诊断】

1. 脑出血 脑出血多有高血压,伴有偏瘫、失语等局灶性神经功能缺失症状和体征,SAH很少出现局灶性神经系统体征。但当脑出血破入蛛网膜下腔和动脉瘤、动静脉畸形在脑实质破裂后产生局灶性定位症状时,临床上容易与SAH混淆。但临床上脑出血先出现偏瘫,待血液破入脑室和蛛网膜下腔时才出现脑膜刺激征;而动脉瘤和动静脉畸形破裂出血可直接进入蛛网膜下腔,故先出现脑膜刺激征,而后出现偏瘫。原发性脑室出血与重症SAH难以鉴别,小脑出血、尾状核头出血等无明显肢体瘫痪的颅内出血易与SAH混淆。仔细的神经系统检查及脑CT检查有助于鉴别诊断。

2. 颅内感染 发病较SAH缓慢。各类脑膜炎起病初均先有高热,脑脊液呈炎性改变而有别于SAH。进一步脑影像学检查脑沟、脑池无高密度增高影改变。脑炎临床表现为发热、精神症状、抽搐和意识障碍,且脑脊液多正常或只有轻度白细胞增高,只有脑膜出血时才表现为血性脑脊液;脑CT检查有助于鉴别诊断。

3. 瘤卒中或颅内转移瘤 约1.5%脑瘤可发生瘤卒中,形成瘤内或瘤旁血肿合并SAH;肿瘤颅内转移、脑膜癌或中枢神经系统白血病有时可为血性脑脊液。依靠详细病史(如有慢性头痛、恶心、呕吐等)、体征和脑CT检查可以鉴别。

## 【治疗】

### 一、西医治疗

#### (一)一般内科治疗

1. 监护和对症治疗

患者应在重症监护室,或中级卒中或血管神经病中心进行持续监护。监测生命体征,并根据监护结果对症性处理。保留导尿,监测体液平衡情况。

患者应绝对卧床休息,避免引起颅内压增高。动脉瘤处理前可考虑使用止吐药、通便药和止痛药。可使用效果缓和的止痛药如对乙酰氨基酚(扑热息痛)治疗头痛;患者疼痛严重时,可使用可待因,甚至合成的阿片制剂。

2. 血糖控制 约1/3的SAH患者出现高血糖,入院时的临床情况差与高血糖相关,也是不良预后的独立危险因素。血糖高于10mmol/L时需要进行处理。

#### (二)防止再出血

二次出血是本病的常见现象,故积极进行药物干预对防治再出血十分必要。

1. 6-氨基己酸 为纤维蛋白溶解抑制剂,可阻止动脉瘤破裂处凝血块的溶解,又可预防再破裂和缓解脑血管痉挛。8~12g加入10%葡萄糖盐水500ml静脉滴注,1日2次。

2. 止血芳酸 又称抗血纤溶芳酸,能抑制纤维蛋白溶解酶原的激活因子,每次200~400mg,溶于葡萄糖或盐水20ml中缓慢静脉注射,1日2次。

3. 氨甲环酸(止血环酸) 为止血芳酸的衍化物,抗血纤维蛋白溶酶的效价强于前两种药物,每次250~500mg加入5%葡萄糖250~500ml中静脉滴注,1日1~2次。

但近年的一些研究显示抗纤溶药虽有一定的防止再出血作用,但同时增加了缺血事件的发生,因此不推荐常规使用此类药物,除非凝血障碍所致出血时可考虑应用。

#### (三)降颅压治疗

蛛网膜下腔出血可引起颅内压升高、脑水肿,严重者可出现脑疝,应积极进行脱水降颅压治疗,主要选用20%甘露醇125~250ml/次,2~4次/d静脉滴注;速尿20~80mg/次、2~4次/d;白蛋白10~20g/d静脉滴注等。药物治疗效果不佳或疑有早期脑疝时,可考虑脑室引流或颞肌下减压术。

#### (四)防治脑血管痉挛及迟发性缺血性神经功能缺损(delayed ischemic neurologic deficit,DIND)

目前认为脑血管痉挛引起DIND是动脉瘤性SAH最常见的死亡和致残原因。钙通道拮抗剂可选择性作用于脑血管平滑肌,减轻脑血管痉挛和DIND。常用尼莫地平60mg/4h口服,如不能口服可考虑静脉途径。同时应维持等容量和正常循环血容量以预防迟发性脑出血。国外报道高血压—高血容量—血液稀释(hypertension hypervolemic hemodilution,3H)疗法可使大约70%的患者临床症状得到改善。3H疗法必须排除已存在脑梗死、高颅压,并已夹闭动脉瘤后才能应用。

### (五)防治急性脑积水

急性脑积水常发生于病后1周内,发生率为9%~27%。急性阻塞性脑积水患者脑CT显示脑室急速进行性扩大,意识障碍加重,有效的疗法是行脑室穿刺引流和冲洗。但应注意防止脑脊液引流过度,维持颅内压在10~20mmHg,因过度引流会突然发生再出血。长期脑室引流要注意继发感染(脑炎、脑膜炎),感染率为5%~10%。同时常规应用抗生素防治感染。

### (六)SAH相关癫痫发作的治疗

癫痫样发作的发生率为6%~26%。大多数发作发生于就诊之前,迟发性癫痫约占7%。有明确癫痫发作的患者必须用药治疗,但是不主张预防性应用;不推荐长期使用抗癫痫药物;但对既往有癫痫、脑出血、脑梗死、大脑中动脉动脉瘤破裂的癫痫样发作的高风险人群,可考虑长期使用抗癫痫药物。

### (七)低钠血症的治疗

SAH后低钠血症的发生率为10%~30%。SAH后低钠血症可由不同机制引起。脑耗盐综合征(cerebral salt-wasting syndrome,CSWS)是因利钠肽过度分泌而引起,导致过度排钠而产生低钠血症,而其同样也会导致血容量浓缩,脑耗盐综合征的诊断更常见于临床分级差、前交通动脉瘤破裂及脑水肿患者,并且可能是预后不良的一个独立危险因素。抗利尿激素不适当分泌综合征(syndrome of inappropriate antidiuretic hormonesecretion,SIADH)是因为内源性抗利尿激素或类似抗利尿激素物质持续分泌,身体不能顺利排水,导致低钠血症。

SIADH治疗原则主要是纠正低血钠和防止体液容量过多。可限制液体摄入量,每日<500~1000ml,使体内水分处于负平衡以减少体液过多与尿钠丢失。注意应用利尿剂和高渗盐水,纠正低血钠与低渗血症。当血渗透压恢复,可给予5%葡萄糖溶液维持,也可用抑制ADH药物,地美环素1~2g/d口服。

CSWS的治疗主要是维持正常水盐平衡,给予补液治疗。可静脉或口服等渗或高渗盐液,根据低钠血症的严重程度和病人耐受程度单独或联合应用。高渗盐液补液速度以每小时0.7mmol/L,24h<20mmol/L为宜,如果纠正低钠血症速度过快可导致脑桥脱髓鞘病,应予特别注意。

### (八)外科治疗

经造影证实有动脉瘤或动静脉畸形者,应争取手术或介入治疗,根除病因防止再出血。应在理论和技术允许的情况下,尽快处理动脉瘤以预防再出血,如条件允许,应在出现症状后的72小时内进行处理。外科治疗方式主要有栓塞术和夹闭术两种。

1. 开颅夹闭术　优先该方式治疗的因素为:年龄较轻,合并有占位效应的脑出血,动脉瘤相关因素,如部位:大脑中动脉和胼周动脉瘤;瘤径宽;动脉瘤体直接发出血管分支;血管和动脉瘤形态不适于血管内弹簧圈栓塞治疗。

2. 血管内治疗(栓塞术)　选择适合的患者行血管内放置Guglielmi可脱式弹簧圈(Guglielmi

detachable coils, GDCs),已经被证实是一种安全的治疗手段。优先选择栓塞术的因素包括:年龄>70岁,不存在占位效应的脑出血,以及动脉瘤相关因素,如动脉瘤位于后循环、瘤径窄、动脉瘤不分叶。

## 二、中医治疗

### (一)辨证论治

1. 肝阳暴亢,瘀血阻窍证

治法:平肝潜阳,活血止痛。

代表方:镇肝熄风汤。

常用药:生龙骨、生牡蛎、代赭石、龟甲、白芍药、玄参、天冬、川牛膝、川楝子、茵陈、麦芽、川芎。

加减:夹有痰热者,加天竺黄、鲜竹沥;心烦失眠者,加黄连、栀子、夜交藤、珍珠母;头痛重者,加生石决明、夏枯草。

2. 肝风上扰,痰蒙清窍证

治法:平肝息风,化痰开窍。

代表方:羚角钩藤汤合温胆汤。

常用药:羚羊角粉、生地黄、钩藤、菊花、桑叶、茯苓、白芍药、赤芍药、竹茹、川牛膝、川芎、牡丹皮、半夏、陈皮、栀子、生甘草。

加减:头痛剧烈者,加石决明、夏枯草;恶心呕吐者,加生姜;谵妄者,加石菖蒲、郁金。

3. 瘀血阻络,痰火扰心证

治法:活血化瘀,清化痰热。

代表方:通窍活血汤合涤痰汤。

常用药:川芎、桃仁、红花、赤芍、牡丹皮、胆南星、半夏、橘红、竹茹、石菖蒲、枳实、茯苓。

加减:热重者,加栀子、黄芩;大便干者,加大黄、全瓜蒌;痰多者,加天竺黄、鲜竹沥。

4. 心神散乱,元气败脱证

治法:益气固脱,回阳救逆。

代表方:独参汤或参附汤。

常用药:人参、制附子。

加减:汗出淋漓者,加煅龙骨、煅牡蛎、五味子。

### (二)中成药

1. 口服药

天麻钩藤颗粒:平肝息风,清热安神。适用于肝阳暴亢,瘀血阻窍证。

至宝丹或安宫牛黄丸:豁痰息风,醒神开窍。适用于肝阳上亢,痰蒙清窍证。

牛黄宁宫片或安脑丸:清热解毒,醒脑安神,豁痰开窍。适用于瘀血阻络,痰火扰心证。

2. 注射液

生脉注射液或参麦注射液:益气养阴固脱。适用于元气败脱,神明散乱证。

参附注射液:回阳救逆,益气固脱。适用于元气败脱,神明散乱证。

醒脑静注射液:醒脑开窍。适用于痰蒙心窍证。

清开灵注射液:清热解毒,开窍醒神,适于痰热(火)扰心证。

**（三）专病专方**

清通三七汤：张学文使用清通三七汤治疗蛛网膜下腔出血急性期。主要药物组成包括水牛角、栀子、三七、丹皮、生地黄、川牛膝、大黄、丹参、地龙、水蛭等。

**（四）针灸及其他**

1. 针灸　头痛者，可刺络放血，以疏通经络，调和气血，一般选在痛侧太阳穴或悬颅刺络放血。瘀血头痛多由络脉蓄血所致，故随痛处进针，出针后不按针孔，任其流出恶血，即“以痛为俞”“血实者决之”之意。另可随症加配穴：偏头痛加太阳；头顶痛加四神聪。

2. 康复训练　实验及临床研究表明，由于中枢神经系统存在可塑性，在大脑损伤后的恢复过程中，具有功能重建的可能性。

国际上认为蛛网膜下腔出血引发肢体运动障碍的患者经过正规的康复训练可以明显减少或减轻瘫痪的后遗症。

恢复期治疗目的就是改善头晕头痛、肢体麻木障碍、语言不利等症状，使之达到最佳状态；并降低蛛网膜下腔出血的高复发率。

在日常的家庭护理康复治疗中，国内常使用肢体运动康复仪来对受损的肢体运动恢复。它本身以神经促通技术为核心，使肌肉群受到低频脉冲电刺激后按一定顺序模拟正常运动，除直接锻炼肌力外，通过模拟运动的被动拮抗作用，协调和支配肢体的功能状态，使其恢复动态平衡；同时多次重复的运动可以向大脑反馈促通信息，使其尽快地最大限度地实现功能重建，打破痉挛模式，恢复自主的运动控制，尤其是家用的时候操作简便。这种疗法可使瘫痪的肢体模拟出正常运动，增强患者康复的自信心，最大限度恢复患者的肌张力和肢体运动。

## 【诊疗热点】

### 一、循证医学研究

蛛网膜下腔出血具有较高的死亡率、致残率，临床常采用Hunt和Kosnik（1974年）修改的Botterell分级方案，对判定预后判断有帮助。Ⅰ~Ⅱ级患者预后佳，Ⅳ~Ⅴ级患者预后差，Ⅲ级患者介于两者之间。首次蛛网膜下腔出血死亡率为10%~25%，死亡率随着再出血递增，再出血和脑血管痉挛是导致死亡和致残的主要原因。蛛网膜下腔出血的预后与病因、年龄、动脉瘤的部位、瘤体大小、出血量、有无并发症、手术时机选择及处置是否及时、得当有关。不少尸检材料证实，患者生前曾患动脉瘤但未曾破裂出血，说明存在危险因素并不一定完全会出血，预防动脉瘤破裂有着非常重要的意义。应当强调的是，蛛网膜下腔出血常在首次出血后2周再次发生出血且常常危及生命，故对已出血患者积极采取有效措施进行整体调节并及时给予恰当的对症治疗，对预防再次出血至关重要。

### 二、SAH危险因素

SAH的危险因素包括吸烟、饮酒、高血压，以及炎症等。

吸烟是SAH最重要的独立危险因素，已在全世界范围内的多项队列研究中证实。在北美和欧洲，吸烟者SAH的患病率为45%~75%，而普通成年人为20%~35%。40%的SAH病例归因于吸烟。一项前瞻性随访研究显示，只有吸烟和女性是同时影响动脉瘤形成和生长的重要独立因素。相对于男性，女性动脉瘤形成的风险更高，而吸烟会加速动脉瘤生长。这些发现很重要，因为动脉瘤破裂前会先变大。生长速度越快，破裂风险越高。

饮酒作为SAH的危险因素，其作用并不像吸烟那样明确。几项队列研究和病例对照显示，排除吸烟、年龄、高血压病史的影响，过量的酒精摄入会同时增加男性和女性SAH的发生风险。Ruigrok等的研究显示，20%的SAH与饮酒超过每周300g相关，11%的SAH与每周饮酒100~299g相关。

高血压病史作为SAH的危险因素，与其他卒中类型相比，没有那么关键。SHA患者中高血压的患病率（20%~45%）较普通人稍高；在一项长期队列研究中，高血压患者较非高血压患者再发动脉瘤和动脉瘤生长的风险并没有显著增加。随访中也没有发现血压值与动脉瘤形成或增长相关。但高血压患者使用降压药物可能降低动脉瘤形成的风险。而另一项长期随访研究发现，首发SAH时，高血压会增加动脉瘤再发的风险。

炎症对颅内动脉瘤的发生与增长似乎发挥了重要作用。重要的炎症介质包括可激活B细胞的核因子K轻链增强子、肿瘤坏死因子、巨噬细胞以及活性氧自由基。尽管没有以人类为对象的研究，但3-羟基-3-甲基戊二酰-辅酶A还原酶抑制剂（他汀类）及钙离子通道阻滞剂可通过抑制NF-κB和其他通道而延缓动脉瘤的形成。

## 【中西医结合思路】

### 中西医结合治疗时机的选择

SAH是一种急性脑血管病，死亡率较高，尤其是再次发病。治疗的关键点主要为急性期的措施是否准确到位。控制血管痉挛、降低颅内压，现代医学有成熟可靠的方法，防治脑血管痉挛及继发的缺血性脑损害，尼莫地平有一定疗效。经造影证实有动脉瘤或动静脉畸形者，应争取手术或介入治疗。但在术后调理、预防复发等方面，现代医学并不具备优势，然而中医的辨证论治和整体理论针对机体进行调节，弥补了现代医学在SAH治疗方面的不足。

中医药的干预应在发病开始即进行，辨证论治可有效地调节机体的阴阳平衡。SAH急性期或重症患者临床的痰热证表现最为常见，给予活血化瘀、清热化痰、通腑泻热治疗对防治继续出血、脑保护、抗脑水肿、促醒等方面具有一定疗效。中药静脉制剂的不断开发利用对提高治疗的快捷性和临床疗效发挥了较好作用，醒脑静、痰热清、清开灵、丹参、三七皂苷等注射液等均可辨证使用，尤其是三七制剂的双相调节机制，有止血不留瘀，活血不出血的作用。关于急性期活血化瘀药的使用，中医认为离经之血即为瘀血，出血愈多，瘀血愈重，不仅直接损伤神明，又致脑络不利，津血流通不畅，形成瘀血并存，适当应用活血化瘀药，可促进积血吸收，减轻脑血管痉挛，控制和减轻脑水肿，防止后期脑积水形成，应进一步研究。中医药在术后的调治、治疗和预防脑血管痉挛、慢性脑积水、急性期发热等方面有愈来愈多的报道，中西医结合提高了临床疗效。

## 【研究展望】

### 一、对于颅内动脉瘤增长速度及破裂风险的评估

如何预测患者颅内动脉瘤的增长或动脉瘤破裂的风险大小仍是目前尚未解决的问题。当采用磁共振成像对患者进行随访时，较大的动脉瘤随时间延长，意味着较高的破裂风险。

动脉瘤的某些形态学特征，例如瓶颈形状以及动脉瘤大小与载瘤动脉的比值，与其破裂倾向有关，但如何将这些特征应用于预测个体患者的动脉瘤破裂仍不明确。目前仍无法对每个患者的变异性进行预测，但是这种个体间差异可能会显著影响动脉瘤的检出及破裂风险，并可能会削弱对高危患者进行常规筛查的获益。因此，对于动脉瘤增长及破裂风险的评估仍需进一步研究。

## 二、早期脑损伤发病机制的研究

传统观点认为血管痉挛是蛛网膜下腔出血死亡及致残的主要原因，近年来，针对血管痉挛的治疗有了巨大的进步，但是患者预后仍然很差，目前国际诸多研究发现，早期脑损伤(early brain injury，EBI)可能是蛛网膜下腔出血预后不良的主要因素。EBI机制和路径较为复杂，是正常生理失调的结果，主要包括颅内压增高、脑血流量下降以及血液流入蛛网膜下腔后对中枢神经系统的直接毒性反应。这些反应导致了早期脑水肿、氧化应激、凋亡以及脑梗死的发展，并可导致患者出现死亡或严重残疾。

目前认为其主要发病机制包括以下几个方面：

1. 机械性损伤　蛛网膜下腔出血过程中，颅内压增高，使脑动脉及脑组织受压。血肿扩散于蛛网膜下腔，流入分支动脉，机械地转移至邻近动脉瘤的血管，并导致周围血管痉挛。在发病的过程中，蛛网膜下腔血肿激发了早期脑损伤及延迟性血管痉挛。

2. 颅内压增高、脑灌注压降低及脑血流量下降　蛛网膜下腔出血导致颅内压增高及脑灌注压下降，二者共同导致短暂性无血流而出现脑血流量下降。而三者的共同作用导致早期全脑缺血缺氧，神经元能量丧失，从而引发细胞水肿及血脑屏障细胞凋亡及死亡，从而加重脑水肿。

3. 血管病变　目前研究显示，SAH后可能通过一氧化氮/一氧化氮合酶途径、血管收缩因子等因素引起血管内膜重塑及细胞死亡，进而导致血管病变，引起脑损伤。

4. 细胞凋亡及坏死　SAH后全脑缺血缺氧、脑水肿、免疫反应、氧化应激反应的发生导致广泛细胞凋亡，其主要发生在邻近血流附近的海马及基底皮层的神经元组织。神经元细胞死亡导致细胞毒性水肿，进而发展为早期脑损伤。

除上述机制外，还有血脑屏障破坏及脑水肿、氧化应激反应、炎性反应等在EBI中亦起重要作用。综上所述，EBI的发病机制十分复杂，目前有关此方面的研究主要局限于动物实验，对临床患者SAH后EBI并没有形成有效的防治措施。因此，有必要进一步深入研究EBI，从而延缓或阻止其进程，降低SAH死亡率及致残率。

## 三、中医药对于蛛网膜下腔出血并发症的防治

随着颅内动脉瘤微创手术设备及理念的进展，血管内栓塞技术和材料的进步，手术的损伤越来越小，术中并发症也逐渐有所减低，但手术并不能解决出血对于机体的打击，蛛网膜下腔出血存在诸多的并发症，特别是急性或者迟发性的脑血管痉挛可以引起严重的神经功能缺损，甚至死亡。近年来，国内一些医家采用中西医治疗SAH，收到了一定疗效，但多为小样本研究，没有得到系统评价，疗效难以肯定，发病特点及病机难以明确，难有说服力。中医药或可通过辨证论治，增强脑组织抗缺血缺氧能力，改善脑循环，预防SAH术中及术后并发症。

## 【参考文献】


[1] 周绍华,周佩云. 神经系统疾病中医治疗证治精要[M]. 北京: 中国农业科技出版社,1997.

[2] 李军,张学文. 蛛网膜下腔出血的证治探讨[J]. 中国中医急症,2001,6(10): 3.

[3] 李慧琪,李军,张学文. 清通三七汤治疗蛛网膜下腔出血并发脑血管痉挛的药效实验研究[J]. 中国中医急症,2001,2: 3.

[4] 中华医学会神经病学分会,中华医学会神经病学分会脑血管病学组. 中国蛛网膜下腔出血诊治指南2015[J]. 中华神经科杂志,2016,49(3): 182.


(陈志刚)

# 第六节　颅内静脉系统血栓形成

## 【概述】

颅内静脉系统血栓形成(cerebral venous system thrombosis, CVST)主要包括静脉窦血栓形成、大脑深静脉血栓形成和大脑浅静脉血栓形成,而后者比较少见。该病是一种少见的缺血性脑血管病,占脑卒中的0.5%~2.0%。本病多见于儿童和青、中年,尤其是育龄期妇女、孕妇和口服避孕药人群。由于发病率低,病因复杂,临床表现多样且缺乏特征性, CVST在较长时间内诊断率低,死亡率高。

在中医学中,本病无对应病名。根据其症状、体征,本病在中医中属于"头风""中风""痫证"等范畴。头风源于《素问·风论》,据其病因提出"脑风""首风",《素问·五脏生成》提出:"是以头痛巅疾,下虚上实。"后经历代医家论述发展内容渐丰。头风是由肝阳上亢、痰瘀互结致清阳不升,或浊邪上犯致清窍失养,以持续性头痛为主要表现的病证。中风病源于《黄帝内经》,病名有大厥、薄厥、偏枯等,由气血逆乱、脑络痹阻而致,以昏仆等为主要表现。痫证是由痰、火、瘀等致气血逆乱、清窍蒙蔽,又以猝然昏仆、四肢抽搐等为特征发作。

## 【病因病机】

### 一、西医病因、发病机制及病理

CVST的病因复杂,可由以下多种因素相互作用而产生: ①感染: 多由头面部及其他部位的化脓性感染累及脑膜或硬脑膜窦所致。如鼻唇部"危险三角区"的化脓性感染可导致海绵窦血栓形成,中耳炎可致横窦、乙状窦血栓形成等。②高凝状态: 包括蛋白C或蛋白S等天然抗凝蛋白缺乏,抗凝血酶Ⅲ缺乏,抗磷脂和抗心磷脂抗体增高,遗传性易栓病如凝血因子Ⅴ Leiden基因突变导致活化蛋白抵抗,阵发性睡眠性血红蛋白尿,系统性红斑狼疮等。③妊娠及产褥期: 妊娠可诱发凝血系统发生促凝反应,使围产期妇女处于血液高凝状态,分娩时的失血、脱水和产道创伤可加重高凝,所以大多数妊娠相关性CVST多发生在妊娠晚期或产褥期。④口服避孕药: 多数年轻非妊娠女性CVST患者是口服避孕药者。⑤高同型半胱氨酸血症: 是脑卒中和深静脉血栓形成的高危因素。⑥肿瘤: 颅内肿瘤可直接压迫或侵犯颅内静脉系统导致血栓形成。血液系统相关肿瘤,以及恶性肿瘤的放化疗也可导致CVST。⑦其他少见病因:如白塞综合征,缺铁性贫血,溃疡性结肠炎,结节性动脉周围炎等。

目前关于CVST的病理主要有以下几种观点:①静脉压增高:有关脑静脉血栓形成的动物模型显示,静脉压力越高,脑实质改变越大,血脑屏障破坏越显著;静脉充血区常常发生在大脑皮质和基底神经节,白质血脑屏障功能和血流可保持正常。但是,脑实质损害的严重程度在急/慢性静脉梗阻进程中是不同的,慢性梗阻时静脉压可达到比急性梗阻高得多的水平,但同时有较多时间形成侧支,临床上发生脑实质损害的可能性并不大。但持续静脉高压加速了血液的凝固,导致皮层静脉及其属支血栓形成和脑组织水肿恶化,脑灌注压进一步下降。②局部脑血流量(reginal cerebral blood flow,rCBF)减少:弥散加权磁共振成像观察,CVST患者在急性期静息状态下,rCBF轻度减少;功能性刺激可使rCBF反应性增加20%左右,说明脑血流储备能力保留。③微循环改变:有研究认为在脑静脉梗阻早期,储备毛细血管发挥代偿作用,如果rCBF减少达到缺血水平并出现乳酸酸中毒,毛细血管灌注则降低。④梗死周边去极化与缺血半暗带损伤:梗死周边去极化(cortical spreading depression,CSD),又称皮层播散抑制,是由梗死灶中心的钾离子和神经递质的缺氧释放而触发,并以3mm/min的速度向整个大脑半球扩散,之后脑代谢速度大幅增加,尤其对处于功能性到器质性损害之间(即缺血半暗带)的脑细胞代谢影响更为严重。在急性脑静脉梗阻后,CSD的出现比动脉性卒中更多见,可能是因为更为广泛的区域存在的是功能性和(或)代谢性障碍,而非不可逆性损害。⑤组织阻力指数和细胞肿胀:CVST早期,缺血半暗带范围比动脉性卒中要广泛得多,其中细胞毒性水肿与血管源性水肿共存的范围起决定性作用。

### 二、中医病因病机

本病病因在于脏腑功能失调,或气血素虚,加之劳倦内伤、恼怒、饮酒暴食等因素导致瘀血阻滞、痰热内蕴,或肝阳上亢化风,血随气逆,导致脑脉痹阻、清窍失养,外风、外寒常为诱因。病位在脑,与心肾肝脾相关。病性多属本虚标实,上盛下虚。病机概括为虚、火、风、痰、气、血、瘀,基本病机为气血逆乱,上犯于脑。

## 【临床表现】

影响CVST患者临床表现的因素包括年龄、性别、血栓形成部位与性质、以及脑损害的程度等,因此其起病和临床表现多变和多样,没有诊断性的特殊表现。头痛是最常见的首发症状,有80%~90%的患者有头痛,其他常见的症状包括癫痫、局灶神经症状、意识障碍等。

1. 头痛　头痛一般由于颅内压增高引起。颅内静脉梗阻导致颅高压,患者表现为急性或亚急性起病,持续性、弥漫性全头痛,进行性加重,并出现呕吐、视乳头水肿、视力障碍等症状。颅内压增高严重患者可以出现意识障碍、甚至脑疝。

2. 癫痫　30%患者可出现癫痫大发作,累及皮质静脉的血栓形成可引起局灶性癫痫。

3. 局灶神经症状　临床表现与病变部位和范围相关,最常见的是运动与感觉功能障碍,包括偏瘫、失语、偏身感觉障碍等。

4. 其他症状　感染性静脉窦血栓形成可以出现局部红肿、高热、寒战等全身感染中毒症状。脑深静脉血栓形成除出现意识障碍、癫痫外,还可有动眼神经麻痹、肢体瘫痪、昏迷等,进而出现去脑强直状态,往往导致死亡。

## 【诊断】

### 一、西医诊断要点

CVST的临床表现复杂多变，缺乏特异性，主要依据辅助检查，某些临床表现有助于鉴别参考：

1. 有40%~70% CVST患者可出现局灶性癫痫或癫痫大发作；

2. 单纯性颅内压增高伴或不伴局灶性神经系统体征患者，或者以意识障碍为主的亚急性起病患者，均应考虑颅内静脉系统血栓形成可能；

3. 颅脑CT平扫是首选检查方法，但敏感性较低；CVST血栓直接征象：包括束带征、高密度三角征、空三角征，直接征象少见但特异性高；

4. 颅脑MRI检查是CVST的主要诊断方法；MRI直接征象的阳性率可达80%以上，但应注意多方位进行扫描观察，或采用非常规自旋回波扫描方法或应用梯度回波序列等技术消除血流假象。

5. CT静脉造影和MRI静脉造影技术为CVST诊断提供了快速可靠的无创检查方法。

6. 脑血管造影具有创伤性，但仍是诊断CVST的“金标准”。

7. 腰椎穿刺 压力升高，CSF呈血性或黄色。

### 二、中医诊断要点

本病无中西医一对一的病证，归属于“头风”“中风”“痫证”等病证范畴。

1. 常常表现为头昏胀痛，时时昏晕；或突然跌倒，神志不清，抽搐吐涎；

2. 常伴有心烦易怒，夜寐不宁，口苦面红；或神疲乏力，遇劳加重；或胸脘满闷，纳呆呕恶。

3. 发病年龄 多见于儿童和青、中年，尤其是育龄期妇女；

具有以上临床表现，结合年龄、起病形式可诊断。

### 三、中医主要证候类型

1. 痰浊上扰证 头痛胀重，或兼目眩，视物旋转，胸闷脘胀，恶心食少，呕吐痰涎，痰多黏白。舌苔白腻，脉滑。辨证要点：舌象、脉象、脾胃症状、头重、有痰等。

2. 瘀阻脑络证 头痛反复，经久不愈，痛楚固定，痛如锥刺；或猝然昏仆，四肢抽搐，或单见口角、眼角、肢体抽搐，颜面口唇青紫。舌紫黯或有瘀斑，脉弦数或滑。辨证要点：舌象、脉象、疼痛性质、体征、颜色等。

3. 痰浊蒙窍证 神昏迷睡，半身不遂，瘫痪不收，面色晦垢，痰涎壅盛，四肢逆冷。舌黯淡，舌苔白腻，脉沉滑或缓。辨证要点：舌象、脉象、神志、肢体情况。

4. 气虚血瘀证 半身不遂，肢体软弱，偏身麻木，舌强语謇，手足肿胀，面色淡白，气短乏力，心悸自汗。舌黯淡，舌苔薄白或白腻，脉细缓或滑。辨证要点：舌象、脉象、气虚、血虚等虚证表现。

## 【鉴别诊断】

1. 良性颅内压增高 是一种发展缓慢、可自行缓解的病症，没有局灶症状，无肢体抽搐，无意识障碍等表现,神经系统检查除视乳头水肿及视觉障碍外,无其他阳性神经系统体征,脑脊液检查没有细胞和生化改变。

2. 颅内感染性疾病 多有感染病史,起病较急,多有发热,头痛、呕吐同时伴有意识障碍,外周血白细胞计数增高,腰穿脑脊液压力增高,细胞和生化检查有明显感染性改变,脑电图可有异常。

3. 颅内占位性疾病 脑瘤一般起病缓慢,头痛多有规律,表现为晨起头痛,CT和MRI检查可发现有占位性病灶和脑水肿、中线移位等间接征象;注射对比剂后,脑肿瘤可增强效应。

## 【治疗】

### 一、西医治疗

CVST的治疗主要包括病因治疗,抗凝治疗,溶栓治疗(包括血管内介入治疗)以及对症治疗等。

1. 病因治疗 在诊治过程中发现或高度怀疑CVST的病因应予纠正。针对炎症和非炎症两类疾病分别处理:对炎症性疾病应积极控制感染,处理原发病灶。根据临床经验或药敏结果选用抗生素,足量、足疗程治疗。对非炎症性疾病,应在治疗原发疾病的基础上,积极纠正内环境,增加血容量,降低血液黏度,改善循环。服用口服避孕药物患者应停止继续服药。

2. 抗凝治疗 抗凝治疗有助于预防静脉血栓形成,避免血栓进一步扩大,促进侧支循环开放,预防深静脉血栓及肺栓塞等严重并发症发生。通常选择静脉内应用普通肝素,或者皮下注射低分子肝素。有研究表明后者效果可能更佳,且其剂量更易掌控,引起出血的发生率更低。根据体重给予5000~10000U低分子肝素皮下注射,监测凝血功能,使部分凝血活酶时间和全血凝血时间延长至正常值的2倍。是否同时应用华法林没有统一意见,如果给予,应控制国际标准化比值维持2~3。

3. 溶栓治疗 血管内溶栓包括全身和局部两种方法。全身溶栓是通过静脉系统给予纤溶药物,使部分药物到达血栓形成部位,与血栓解除发挥纤溶作用。常用药物为尿激酶或r-tPA,具体剂量根据病情轻重及变化选择。局部溶栓是采用神经外科介入手段,通过静脉穿刺,将微导管送至血栓形成部位,局部注射纤溶药物,依次增加血栓周围药物浓度,同时可通过造影观察纤溶效果。局部溶栓操作相对复杂,对设备和技术要求较高,不良事件发生率相应提高。其他新型的神经介入机械取栓方法也在不断临床研究与改进过程中。

4. 对症治疗 有40%~70% CVST患者可出现癫痫,但在没有抽搐发作的情况下不建议常规预防性使用抗癫痫药物;但对有抽搐发作的患者强烈推荐早期使用抗癫痫药物。通常可使用丙戊酸钠静脉推注及维持,病情稳定后可改为口服。

对颅内压增高患者,其治疗原则与外伤性颅内压增高几乎相仿,因为利尿治疗可加重高凝状态。降低颅内压可通过抬高床头(30°),过度通气(二氧化碳分压降至30~35mmHg),脑脊液引流,苯巴比妥昏迷等实施,渗透性利尿剂在静脉回流受阻的情况下难以在循环中迅速清除。类固醇激素治疗的效果未得到证实,反而可因其降低纤溶、加重高凝导致增加死亡和病残率。对于严重颅内压增高甚至脑疝患者,脑室外引流和(或)去骨瓣减压乃至内减压手术可能是挽救生命的唯一手段。

## 二、中医治疗

### （一）辨证论治

1. 痰浊上扰证

治法：化痰降浊。

代表方：半夏白术天麻汤。

常用药：半夏、天麻、茯苓、橘红、白术、甘草。

加减：瘀血重加桃仁、红花；烦躁不安、舌苔黄腻者可加黄芩、山栀；头晕、头痛可加菊花、夏枯草。

2. 瘀阻脑络证

治法：活血化瘀，通络镇惊。

代表方：通窍活血汤。

常用药：赤芍、川芎、桃仁、红枣、红花、老葱、鲜姜、麝香。

加减：气虚可加用健脾益气养血之品，如当归四君子汤。头痛、周身疼痛也可加入活络止痛、祛除风邪之虫类药物全蝎、蜈蚣等。

3. 痰浊蒙窍证

治法：豁痰息风，辛温开窍。

代表方：涤痰汤。

常用药：茯苓、人参、甘草、橘红、胆星、半夏、竹茹、枳实、菖蒲。

加减：兼有风者，可加用天麻、钩藤。有瘀者，可加用当归，桃仁，川芎活血化瘀，兼有脾闷脘满不舒者，可用山楂加保和丸加减。

4. 气虚血瘀证

治法：益气活血，通经活络。

代表方：补阳还五汤。

常用药：黄芪、当归尾、赤芍、地龙、川芎、红花、桃仁。

加减：气虚甚者加党参、太子参；言语不利加远志、菖蒲、郁金；上肢偏废加桂枝；下肢无力加杜仲、牛膝等。

### （二）中成药

1. 口服药

礞石滚痰丸：泻火逐痰。适用于痰浊上扰证。

苏合香丸：化湿开窍。适用于痰浊蒙窍证。

安宫牛黄丸：清心开窍。适用于痰火闭窍证。

2. 注射液

醒脑静：清热解毒，凉血活血，开窍醒脑。适用于气血逆乱，脑脉瘀阻所致的中风昏迷，偏瘫口㖞，神志昏迷，昏迷抽搐等。

疏血通：活血化瘀，通经活络。适用于瘀血阻络证。

## 【诊疗热点】

### 一、DHPLC可实现对先天性CVST的筛查

颅内静脉系统血栓形成是一种少见的脑血管疾病，一般多见于年轻人，女性多于男性，除感染性和非感染性因素外，近年发现一些病因未明的CVST患者可能与先天因素有关，例如蛋白S缺乏，蛋白C缺乏，遗传性高半胱氨酸血症等。抗凝血酶AT-Ⅲ基因突变导致的先天性AT缺陷症是一种常染色体显性遗传病，是遗传性脑静脉血栓形成的高危因素。利用变性高效液相色谱（denaturing high performance liquid chromatography，DHPLC）技术可以高通量、快速、准确地进行DNA片段突变和多态性筛查，为高危人群的防治提供手段。

### 二、机械取栓联合溶栓仍有待研究

对于溶栓效果不理想患者，机械取栓联合溶栓可减少纤溶药物用量，减少脑出血风险。球囊扩张术和Rheolytic导管取栓术被认为是有效可行的，但其安全性仍待进一步研究。Merci取栓装置和Penumbra取栓装置是新一代的神经系统血栓清除装置，目前也仅有小样本研究。溶栓或取栓后的支架血管成形术也仅用于个体化的介入治疗，尚无明确的治疗指征与规范。

### 三、D-二聚体对颅内静脉系统血栓形成的诊断与治疗判断

常规血液检查、D-二聚体检查及凝血功能等可用于筛查诱发CVST的潜在易栓因素。CVST由于妊娠、分娩及血液浓缩等原因激活凝血系统，导致静脉内血栓形成。血栓的形成又激活纤溶系统，血循环中出现大量的纤溶酶，引起交联纤维蛋白降解产物D-二聚体增加。凝固后的血栓在纤溶酶作用下，降解成大小不等的多肽片段，其中最小、最简单的降解产物即是D-二聚体。其在血浆中的半衰期约8h，主要从肾脏排出，可以影响红细胞的聚集功能，调节纤维蛋白原在肝脏中的生物合成，故与血液凝固、纤溶有密切的关系。D-二聚体检测采用对其联接链产生特异反应的单克隆体的免疫学原理，是反映体内高凝状态和继发纤溶活性十分敏感和唯一确切的特异分子级标志物，具有非常直接的代表性而被广泛应用。D-二聚体检测方法包括比浊法、乳胶颗粒凝聚反应、荧光素免疫分析、免疫渗透试验和酶联免疫吸附试验等，通常认为酶联免疫吸附试验（ELISA）法比乳胶颗粒凝聚反应敏感性高。

血浆D-二聚体可以反映CVST后继发的纤溶亢进，在大多数CVST患者中血浆D-二聚体水平升高，大部分为明显升高。检测时间过晚或抗凝治疗可影响血浆D-二聚体的试验结果。所以当怀疑CVST时，应第一时间进行血浆D-二聚体检测。CVST早期可能影像学表现不明显，但血浆D-二聚体明显升高，则提示血栓的可能，应高度重视，进一步检查和动态观察，以免漏诊。以D-二聚体大于500μg/L为异常，其诊断CVST的敏感性和特异性分别为97.1%和91.2%，预测阴性率和阳性率分别为99.6%和55.7%。

## 【中西医结合思路】

颅内静脉系统血栓形成是一个复杂的、多系统、多因素的疾病，其治疗原则包括对基础病因、血栓形成本身以及静脉阻塞引起并发症的治疗。在治疗过程中应根据中医的整体观

念、辨证论治的原则，补虚泻实，调理阴阳，注意维持全身内环境的稳定。

### 一、审证与辨因的结合

对于感染性病因所致的CVST，要选用针对性强、透过血脑屏障好的抗生素，同时可加用清热疏风、泻火解毒的中药如黄连、黄芩，提高抗炎效果。对于非感染性因素导致的CVST，要针对致病原因选用方剂进行诊治。同时，CVST导致颅内静脉系统回流障碍，引起颅内水肿，对于无意识障碍和癫痫大发作的患者，可在中医组方中加用利尿消肿中药。合并颅内压增高时，渗透性脱水剂可能加重高凝状态，如加用活血化瘀的中药，通经活络，不仅能改善血栓部位的血流，也能在活血同时减轻局部水肿，促进吞噬细胞功能。对于水肿明显、细胞通透性高的患者，可以通过益气利湿、温阳化气、健脾利湿等治疗，维持血管壁的正常功能。

### 二、中药抗凝制剂的选用治疗

肝素抗凝是CVST治疗中公认安全有效的首选药物，现代药理研究证实，水蛭素为凝血酶特异抑制剂，有强抗凝血作用，同时具有抑制血小板聚集、抗血栓的作用，与凝血酶的结合不需要AT-Ⅲ存在。丹参具有活血调经、祛瘀止痛、凉血消痈等功效。现代研究表明其有抗血小板聚集的作用，其有效成分丹参酮可增强抗凝效果。

## 【研究展望】

### 一、CVST的发病机制研究有待深化

CVST的发病机制尚未完全明确，目前认为静脉高压导致血流淤滞，血液成分改变和血管壁损伤是3个主要机制。在CVST早期，静脉回流具有一定代偿能力，可不引起脑损伤和临床表现。随疾病进展，静脉和毛细血管压力增高，管径扩张，血脑屏障破坏，血浆漏出导致血管性水肿。此时如果代偿引流充分，或者通过干预使静脉再通，脑损伤可逆。如果静脉压进一步增高超过代偿能力，可能引发血管破裂导致脑出血；静脉压增高使有效脑灌注不足引起$N^+$-$K^+$-ATP酶活性下降，进而导致细胞毒性水肿；静脉窦血栓形成同时可以影响脑脊液循环。多种因素合并导致颅内压升高，甚至脑疝。

### 二、CVST影像学诊断的研究

对符合临床特征的可疑CVST病人，应及时行MRI及MRA检查，此两项检查的联合被认为是目前诊断CVST的一线检查。MRI及MRA上CVST有两种征象：直接征象即血栓形成，MRI上在相应的静脉窦中，流空现象消失而呈现随不同时期变化的血栓信号，MRA上显示血流信号的中断，发现上述影像学特征即可诊断CVST。间接征象为静脉或静脉窦阻断后静脉回流障碍，在CT或MRI上出现的脑水肿、静脉性脑梗死、出血性梗死及血肿。有研究显示单纯上矢状窦或以上矢状窦为主的病例，病灶多位于单侧或双侧的额叶或顶叶，也可在底节或放射冠，可单发也可多发；横窦为主的病灶以同侧的颞叶或颞枕交界处为多。与高血压性脑出血相比，CVST病灶多位于脑叶，病灶信号混杂，可发现静脉或窦内的血栓信号。对于MRI及MRA联合检查仍可疑的病例或拟行静脉窦局部溶栓的患者，可进一步行DSA检查。

## 【参考文献】

[1] 汪勇峰,王守春. 颅内静脉窦血栓形成的治疗进展[J]. 临床神经病学杂志,2013,(26)3: 238-239.

[2] 程虹,刘圣,万琪,等. 颅内静脉窦血栓形成的临床分析[J]. 实用医学杂志,2012,(28)6: 971-973.

[3] Einhaupl K, Stam J, Bousser MG. EFNS guideline on the treatment of cerebral venous and sinus thrombosis in adult patients[J]. Eur J Neurol. 2010,17(10): 1229-1235.

[4] Siddiqui FM, Pride GL, Lee JD. Use of the Penumbra system 054 plus low dose thrombolytic infusion for multifocal venous sinus thrombosis. A report of two cases[J]. Interv Neuroradiol,2012,18(3): 314-319.

[5] Skeik N, Stark MM, Tubman DE. Complicated cerebral venous sinus thrombosis with intracranial hemorrhage and mastoiditis[J]. Vasc Endovascular Surg,2012,46(7): 585-590.

[6] Ksinski CM, Mull M, Schwarz M. Do normal D-dimer levels reliably exclude cerebral sinus thrombosis[J]. Stroke,2004,35(12): 2820-2825.

[7] Wilder-Smith E, Kothbauer-Margreiter I, Lammle B, et al. Dural puncture and activated protein C resistance: risk factors for cerebral venous sinus thrombosis[J]. Journal of Neurology, Neurosurgery & Psychiatry,1997,63(3): 351-356.

[8] Ehtisham A, Stern BJ. Cerebral venous thrombosis: a review[J]. Neurologist,2006,12(1): 32- 38.

[9] BOUSSER M G, FERRO JM. Cerebral venous thrombos is: an update[J]. LancetNeurol,2007,6(2): 116- 170.

[10] 常飞,张临洪. 实验性脑静脉血栓的病理生理[J]. 国际神经病学神经外科学杂志,2006,33(3),257-260.

（费智敏）

# 第五章　中枢神经系统脱髓鞘疾病

## 第一节　概　述

中枢神经系统脱髓鞘疾病(demyelinating diseases)是指发生于中枢神经系统的神经纤维髓鞘破坏或髓鞘脱失为主要病理特点的一组疾病。分为遗传性和获得性两大类，以后者为多见。脑实质由灰质和白质组成，白质主要由神经纤维构成。中枢神经系统包含两大类神经纤维，即有髓鞘纤维和无髓鞘纤维。髓鞘是由少突胶质细胞沿轴突缠绕而成的一种复合细胞膜，一个少突胶质细胞的几个突起可以形成多条髓鞘，包裹在邻近多个神经元的多根神经纤维上。髓鞘由富含胆固醇、神经鞘磷脂、脑苷脂及神经节苷脂等的双层类脂质构成，嵌有大分子蛋白，包括结合脂蛋白、髓鞘碱性蛋白、髓鞘相关糖蛋白、少突胶质蛋白等。大多数髓鞘覆盖着神经纤维全长，但是髓鞘呈现分节状包卷轴突，约1mm为1个分节，形似藕节，分节之间约有1个微米的长度没有髓鞘，神经纤维裸露，这个裸露点称作神经纤维节，又称郎飞结(Ranvier node)。神经细胞之间的信号传递方式为跳跃式，从一个郎飞结节到下一个结节。髓鞘的生理功能在于保护轴突，协助完成神经冲动的快速传递，并对轴索传递的神经冲动具有绝缘作用。获得性脱髓鞘是中枢神经系统白质对各种有害因素的典型反应，它可以是中毒、代谢、感染、营养缺乏、缺血等多种神经系统疾病的继发表现，如一氧化碳中毒性迟发脑病、亚急性联合变性、脑桥中央髓鞘溶解症、进行性多灶性白质脑病等。而临床所指的脱髓鞘病是一组与自身免疫相关的原发病变位于髓鞘的疾病，按其病理、发病机制、分布部位、临床表现、病程、治疗反应以及预后不同，构成了脱髓鞘病的一组疾病谱，包括多发性硬化(multiple sclerosis, MS)、视神经脊髓炎(neuromyelitis optica, NMO)及视神经脊髓炎谱系疾病(neuromyelitis optica spectrum disorders, NMOSDs)、急性播散性脑脊髓炎(acute disseminated ercephalomyelitis, ADEM)、弥漫性硬化(Schilder' disease)、同心圆硬化(Balo's concentric sclerosis, BCS)，还包括临床孤立综合征(clinically isolated syndrome, CIS)、瘤样炎性脱髓鞘病(tume factive inflammatory demyelinating diseases, IIDDs)等，又称中枢神经系统原发性脱髓鞘病。本组疾病共同的病理特征是：①神经纤维髓鞘破坏，呈多发性小的播散性病灶，或由一个或多个病灶融合而成的较大病灶；②脱髓鞘病损分布于中枢神经系统(central nervous system, CNS)白质，沿小静脉周围的炎症细胞浸润；③神经细胞、轴突及支持组织保持相对完整，无华勒变性或继发传导束变性。

本组疾病临床表现复杂多样，依据其不同疾病及临床特点，分别归属于中医学“痿证”“内障”“肌痹”“喑痱”“温病”等范畴。

（王爱梅）

## 第二节 多发性硬化

### 【概述】

多发性硬化（multiple sclerosis，MS）是一种免疫介导的中枢神经系统炎性脱髓鞘性疾病。病变累及大脑半球、脑干、小脑、视神经、脊髓等。临床特点为症状与体征的空间多发性和病程的时间多发性，即中枢神经系统散在分布的多个病灶与病程中呈现的缓解复发。好发于20~40岁青壮年，女性多见。MS在欧美国家患病率较高，近几十年来我国MS患病率呈现上升趋势。

历代中医文献中没有“多发性硬化”的病名，根据其临床表现，可归属于中医学中的“痿证”“痹证”“视物昏渺”“青盲”“风痱”“眩晕”“喑痱”“骨繇”等范畴。以肢体无力为主者，多按“痿病”“风痱”论治；以言语障碍、肢体瘫痪为主者，多按“喑痱”论治；以肢体麻木疼痛、屈伸不利为主者，多按“痹证“论治；以头晕为主者，多按“眩晕”论治；以走路不稳、共济失调为主，多按“骨繇”论治；以视力障碍为主者，多按“视物昏渺”“内障”“青盲”论治。

综观各医家观点，认为MS属“痿证”范畴者居多。“痿证”是指肢体筋脉迟缓，手足痿软无力的一种病证，《素问·痿论》云：“肺热叶焦，则皮毛虚弱急薄，著则生痿躄也。”指出了本病的主要病机是“肺热叶焦”，又据其病因、证候的不同将痿证分为皮、脉、筋、骨、肉五痿，并提出“治痿独取阳明”的基本原则。明清以后对痿证的辨证论治日趋完善，如《景岳全书》指出痿证非尽为火旺，认为“元气败伤则精虚不能灌溉，血虚不能营养者，亦不少矣，若概从火论，则恐真阳衰败，及土衰水涸者有不能堪”。补充了痿证悉从阴虚火旺之所未备。

### 【病因病机】

#### 一、西医病因、发病机制及病理

##### （一）病因

MS的病因迄今尚不明确，目前认为与以下因素有关：

1. 遗传因素　大量的流行病学表明MS与基因密切相关。单卵双胎共同患病率为30%，双卵双胎为3%~5%。MS患者一级亲属患病风险是一般人群的30倍，二级、三级亲属患病风险也明显高于一般人群。MS遗传易感性可能由多数弱作用基因相互作用而决定。研究发现一些组织相关抗原在MS患者中多见，这提示遗传因素在MS的致病作用。人类白细胞抗原（HLA）基因是最早发现且目前证据最为确切的MS易感基因，位于第6对染色体短臂的31区，HLA-DR2在MS时大量存在以及少见的HLA-DR3、HLA-B7和HLA-A3被认为是MS易感基因的标志。如一个体携带这些抗原基因之一，其MS的易患率增加3~5倍。这些抗原基因已被证明与MS的发病有关。

2. 病毒感染　流行病学资料提示多发性硬化发病与病毒感染有关。在患者血清和脑脊液中可检测到多种病毒抗体的滴度升高，如人类疱疹病毒6、单纯疱疹病毒、水痘带状疱疹病毒、巨细胞病毒、麻疹病毒、风疹病毒、流行性腮腺炎病毒等。但是，尽管在MS患者的血清和脑脊液中检测到多种病毒抗体滴度的升高，却均未能从患者中枢神经系统组织中分离出病毒，所以目前认为病毒本身不会导致MS，而是感染后诱发的自身免疫反应致病。病毒可能通过分子模拟机制，启动其邻近的多发性硬化易患基因而致病。即外源性病毒感染后激活T淋巴细胞引起特异性免疫应答，产生病毒抗体，感染的病毒可能与中枢神经系统髓鞘蛋白或少突胶质细胞存在共同抗原，与神经髓鞘多肽片段发生交叉反应，导致脱髓鞘病变。

3. 环境因素　流行病资料表明，接近地球两极地带，特别是北半球北部高纬度地带的国家，本病发病率较高。MS高危地区包括美国北部、加拿大、冰岛、英国、北欧、澳洲的塔斯马尼亚岛和新西兰南部，患病率为40/10万或更高。赤道国家发病率小于1/10万，亚洲和非洲国家发病率较低，约为5/10万，我国属于低发病区，与日本相似。提示种族、地理环境也影响着MS的发病。能增加MS发病的环境因素还包括维生素D缺乏、外伤、精神压力、高脂肪摄入、高盐饮食、吸烟等，具体作用还有待进一步证实。

**（二）发病机制**

目前MS的确切发病机制尚未阐明，多数观点认为是由于遗传易感和环境因素相互作用而诱发的异常的自身免疫反应所致。

1. 炎性细胞因子与血脑屏障破坏　在易感基因基础上，由于病毒感染和多种环境因素的相互作用，外周血中淋巴细胞、单核细胞被激活，但血脑屏障把CNS与周围血分隔开，使得CNS成为免疫豁免区，活化的细胞如何通过血脑屏障进入CNS成为重要的致病环节。研究认为，活化的T细胞可以表达多种粘附分子与血管壁上的受体结合，为免疫活性细胞进入CNS引发免疫损伤起重要作用；趋化因子也可以促使炎性细胞进入CNS；血管内皮细胞也可以表达选择素与T细胞结合；血管内皮细胞接触到的Th1细胞因子，尤其是干扰素-γ可以影响内皮细胞的组织结构；也有学者发现白细胞介素-1β能诱导星形胶质细胞产生转录因子和乏氧诱导因子-1，而后者作用靶血管内皮生长因子，对血脑屏障的通透性起主要调节作用；T细胞进一步分泌基质金属蛋白酶和促炎症细胞因子，降解血管壁的胶原成分，有利于免疫细胞移行。血脑屏障最终被破坏，从而产生一系列复杂的级联免疫反应，导致神经髓鞘乃至轴索损伤。

2. MS与细胞免疫　①研究表明，髓鞘特异性$CD4^+$（cluster of differentiation 4，$CD4^+$）T细胞在促发MS患者自身免疫反应的过程中发挥关键性作用。与健康志愿者相比，MS患者外周血中髓鞘反应性CD4+T细胞明显增加。CD4+T细胞可分化为2种T细胞亚群即Th1细胞和Th2细胞。Th1分泌白细胞介素-2（interleukin-2，IL-2）、白细胞介素-3（interleukin-3，IL-3）、γ-干扰素（interferon-γ，IFN-γ）、肿瘤坏死因子-α（tumor necrosis factor-α，TNF-α）、粒—巨噬细胞集落刺激因子（granulocyte/macrophage colony-stimulating factor，GM-CSF），这类促炎症性细胞因子辅助细胞免疫，介导细胞毒作用，导致免疫损伤。Th2分泌IL-4、IL-5、IL-6、IL-10、IL-13、转化生长因子-β（transforming growth factor-β，TGF-β）辅助体液免疫，对Th1细胞的增殖呈负反馈效应。②近几年越来越多的证据表明$CD8^+$T细胞也参与MS的病理损伤过程，$CD8^+$ T细胞存在于MS病灶部位，在MS斑块中淋巴细胞向$CD8^+$ T细胞系分化偏移，且这种偏移不随疾病活性阶段而改变，甚至达到显著的比例10∶1（$CD8^+$∶$CD4^+$）。③2005年以来，发现了新的T细胞亚群，即Th17，以产生IL-17为特征，此外还分泌IL-22、IL-10，参与自身免疫。MS急性病灶内浸润的T细胞表达IL-17及IL-17mRNA均显著增多，促进$CD4^+$ T细胞和B细胞的分化。通过研究MS病人以及其动物模型（实验性自身免疫性脑脊髓炎，experimental autoimmune encephalomyelitis，EAE）也证明了Th1和Th17这2种Th细胞亚型是疾病的主要调节者。④T调节细胞（T regulatory cells，Tregs）具有免疫调节功能，表型为$CD4^+CD25^+$T细胞，具有低反应和免疫抑制两大特点，即使在抗原刺激下也很难扩增和繁殖，并且能够抑制$CD4^+$ T细胞和$CD8^+$ T细胞的活化和增殖。$CD4^+$、$CD25^+$ T细胞的免疫抑制活性及其数量决定了它所介导的抑制水平。数量减少和（或）功能异常可能会导致自身免疫性疾病的发生。研究发现MS病人与健康者相比$CD4^+$、$CD25^+$ T细胞减少或正常。$CD4^+$ T细胞、$CD8^+$ T细胞和Th17细胞，以及Tregs的相互作用，控制MS中组织破坏的程度，导致了中枢神经系统神经元的髓鞘在炎症和变性过程中逐渐破坏而发生自身免疫性疾病。

3. MS与体液免疫 近年来，抗体介导的免疫反应也受到重视。在MS患者脑脊液中可以检测到多种抗体成分，如髓鞘碱性蛋白（myelin basic protein，MBP）、髓鞘相关糖蛋白（myelin associated glycoprotein，MAG）、少突胶质细胞糖蛋白（myelin oligodendroglia glycoprotein，MOG）和含脂质蛋白（protein lipid，PLP）、αB-晶体蛋白（αB-crystallin）等，说明B细胞及其分泌的抗体在MS的发病机制中起重要的作用。自身抗体可以通过几方面的作用破坏髓鞘，如抗体依赖的细胞介导的细胞毒性作用；通过刺激自然杀伤细胞、巨噬细胞或肥大细胞的Fc受体介导炎性细胞因子的释放；髓鞘特异性自身抗体还可以通过对髓鞘的调理，促进巨噬细胞的吞噬作用，诱导巨噬细胞介导脱髓鞘；还可通过补体的活化导致补体介导的细胞毒性。总之，抗体介导的免疫反应过程在MS的发病机制中也有重要的作用。

**（三）病理改变**

MS的病理特征是中枢神经系统白质内多发脱髓鞘斑块，病变可累及大脑白质、脊髓、脑干、小脑和视神经。多位于半卵圆中心和脑室周围，特别是在脑室周围的室管膜下静脉走行处（主要靠近脑室体部和侧脑室角部）。脑和脊髓冠状切面可见较多粉灰色散在的形态各异的脱髓鞘斑块，大小不一，直径1~20mm。镜下可见急性期髓鞘崩解和脱失，轴突相对完好，少突胶质细胞轻度变性和增生，可见小静脉周围炎性细胞（单核、淋巴和浆细胞）浸润。病变晚期轴突崩解，神经细胞减少，代之以神经胶质形成的硬化斑。我国急性病例多见软化坏死灶，呈海绵状空洞，与欧美的典型硬化斑不同。

## 二、中医病因病机

中医学认为，本病病因与感受外邪、情志不舒、饮食不节、内伤劳倦、房事过度、居处湿地、肾精不足等有关，尤以先天禀赋不足或素体虚亏为致病之本。而肾为先天之本，故与肾关系最为密切。MS病位在脑，脑为奇恒之腑，由髓汇聚而成。根据《黄帝内经》的论述："肾者主水，受五脏六腑之精而藏之"，"肾生骨髓""肾主身之骨髓""脑为髓之海""诸髓者皆属于脑""肾不生则髓不能满"。肾气充盈则髓海得养，肾精亏虚则肾不生髓，髓海不足，精不生血，气血亏虚，脑失所养，症见脑转耳鸣，发为眩晕，或见四肢痿软无力，则为痿。

肾虚髓亏是MS的根本病因，又与肝、脾、肾多脏功能失衡密切相关。肾藏精，生髓，肝藏血，主筋。肾精亏虚，真阴不足，水不涵木，肝肾阴虚，筋骨失养，而痿软无力；肾精不足，肝目失养则视物模糊，发为“视瞻昏渺”。肾阳虚亏，脾失温煦，水谷精微运化不利，气血生化之源亏乏，气血亏虚，脑髓、四肢、肌肉失养，筋骨经络失养而发病。脾失健运，不能运化水湿，聚湿生痰，痰湿阻滞，而四肢痿软，手足麻木。病程缓慢持久，久病累及诸脏，则正气渐虚。正气虚弱，外感风寒湿邪，阻痹经脉；或外感风寒湿邪，入里化热，痰湿化热，痰热内扰，阻痹经脉；或久卧伤气、久病入络，气虚血瘀，阻痹经脉等，均可致气血不畅，脑髓、四肢、筋骨、肌肉失养而发病。故本病以肾虚为本，痰、湿、血瘀等邪实为标，为本虚标实之证。

当代医家在古代医家论述的基础上，对MS病因病机有进一步的认识。现代医家邓铁涛认为MS乃由先天禀赋不足，后天失调，或外邪所伤，或内伤劳倦、情志刺激，或疾病失治误治，或病后失养导致脾胃受损，累及他脏以致气血亏虚，筋脉失养；或风邪、痰、瘀、湿热阻滞经络所致。其病理性质属于虚损性疾患，其中以正虚为本，邪实为标，正虚以气血亏虚为主，邪实主要以风、湿、痰、瘀为主。周绍华认为，古代医家治痿多崇《素问·痿论》，从热论治，一直为后世医家和教科书论及痿证病因病机所引用。但从临床实践中观察，MS患者虽见舌红少苔，似是阴液亏耗之象，但多畏寒肢冷，实多肾阳虚衰之证，辨属热证者反少见，多发性硬化本身属虚证，虚寒证为最多。郑绍周认为MS当属五痿中“筋骨痿”，其病位在脑髓，毒损脑髓是多发性硬化发生和复发的主要病机，解毒益髓应贯穿其治疗的始终。由此可见，“肾虚为本，湿热浊毒为标，本虚标实，虚实夹杂”为各位医家对MS病因的共同认识。

## 【临床表现】

MS见于各种年龄，以20~40岁青年女性多发。少数病前有病毒感染史，多呈亚急性起病。MS病灶的空间多发性和病程的时间多发性的特点，临床症状和体征呈现中枢神经系统多部位损害、病程复发缓解是本病最特征性的表现，约80%患者为复发缓解过程。

### （一）主要症状与体征

因病变部位不同故临床表现多样。临床最常见的表现有运动障碍、感觉障碍、视力下降、复视、共济失调、尿便障碍等，少数病例有精神异常、智力改变、发作性神经症状及合并周围神经损害。

1. 运动障碍　最多见，大约50%的患者首发症状出现一个或多个肢体无力或运动障碍，可为单肢瘫、偏瘫、截瘫或四肢瘫，其中以不对称瘫痪最常见。伴有腱反射活跃或亢进，病理反射阳性。

2. 感觉障碍　亦为MS常见症状，浅感觉障碍表现为面部或躯干肢体痛觉减退、针刺感、麻木感、蚁走感、痛觉过敏、痛性痉挛及束带感等。此外Lhermitte征即屈颈动作时出现的后颈部向下放射的触电样异常感觉，是MS病人特征性表现，其机制可能为脱髓鞘的轴索对牵拉和压迫较为敏感所致。亦可有音叉振动觉减退、感觉性共济失调等深感觉障碍。

3. 视觉障碍　常表现为视力减退、眼痛、视野改变、严重者导致失明。多为急性起病的单眼视力下降，也可双眼同时或相继受累。眼底检查早期可见视乳头水肿或正常，长期导致视神经萎缩。

4. 核间性眼肌麻痹　前核间性眼肌麻痹为多见，表现为向一侧注视时，对侧眼球不能内收，同侧眼球可以外展并伴有水平眼震，提示内侧纵束受损，是MS的特征性体征。

5. 共济失调　30%~40%的患者有不同程度的共济运动障碍，但眼球震颤、意向震颤和吟诗样语言等大多仅见于部分晚期多发性硬化患者。

6. 尿便障碍 包括尿频、尿急、尿潴留、尿失禁、便秘、性功能障碍等。

7. 精神症状 多表现为抑郁、易怒和脾气暴躁,部分患者出现欣快、兴奋,也可表现为淡漠、嗜睡、强哭强笑、反应迟钝、智能低下、重复语言、猜疑和被害妄想等。

8. 其他症状 少数可出现记忆力减退、认知障碍;5%~17%的MS患者可出现持续时间短暂的发作性感觉或运动异常;尚有部分患者可伴有周围神经损害。

**(二)临床分型**

1. 复发缓解型MS(relapsing remitting multiple sclerosis, RRMS) 表现为明显的复发和缓解过程,每次发作后均基本恢复,不留或仅留下轻微后遗症。80%~85% MS患者最初为本类型。

2. 继发进展型MS(secondary progressive multiple sclerosis, SPMS) 约50%的RRMS患者患病10~15年后疾病不再有复发缓解,呈缓慢进行性加重过程。

3. 原发进展型MS(primary progressive multiple sclerosis, PPMS) 病程大于1年,疾病呈缓慢进行性加重,无缓解复发过程。约10%的MS患者表现为本类型。

4. 进展复发型MS(progressive relapsing multiple sclerosis, PRMS) 疾病最初呈缓慢进行性加重,病程中偶尔出现较明显的复发及部分缓解过程。约5%的MS患者表现为本类型。

5. 其他类型

(1)良性型MS:少部分MS患者在发病15年内几乎不留任何神经系统残留症状及体征,日常生活和工作无明显影响。目前对良性型无法做出早期预测。

(2)恶性型MS:疾病呈暴发起病,短时间内迅速达到高峰,神经功能严重受损甚至死亡。

## 【诊断】

## 一、西医诊断要点

**(一)诊断要点**

1. 病史(包括现病史及既往史)中有一次或以上客观存在或主观描述的中枢神经系统损害的症状,症状及演变具有MS特征(中枢神经系统白质受损为主),症状至少持续24小时。神经系统客观检查提示中枢神经系统存在一个或以上的受损部位(如大脑、脑干、小脑、视神经、脊髓)。

2. 头颅或脊髓磁共振成像(MRI)提示中枢神经系统多发白质脱髓鞘病灶,并符合多发性硬化的影像学特点(脑白质呈多发圆形或椭圆形长$T_1$、长$T_2$信号;$T_2$WI可清晰显示脑白质和脊髓病变;FLAIR成像所显示的病灶较$T_2$WI更清晰,增强扫描可显示强化病灶,提示急性期病变活动)。提供病变时间多发性及空间多发性的证据。

3. 诱发电位、脑脊液电泳寡克隆区带(oligoclonal bands, OB)或24小时IgG合成率可有异常,应尽可能寻找电生理、免疫学等辅助证据。

4. 综合以上特点,并符合2010年McDonald诊断标准。

5. 排除其他可能疾病。

**(二)诊断标准**

1. 成人MS 推荐使用2010年McDonald MS诊断标准(表5-1)。

**表5-1 2010年版多发性硬化McDonald诊断标准**

| 临床表现 | 诊断MS必需的进一步证据 |
|---|---|
| ≥2次临床发作[a]；≥2个病灶的客观临床证据或1个病灶的客观临床证据并有1次先前发作的合理证据[b] | 无[c] |
| ≥2次临床发作[a]；1个病灶的客观临床证据 | 空间的多发性需具备下列2项中的任何一项：<br>MS 4个CNS典型病灶区域（脑室旁、近皮质、幕下和脊髓）[d]中至少2个区域有≥1个T2病灶<br>等待累及CNS不同部位的再次临床发作[a] |
| 1次临床发作[a]；≥2个病灶的客观临床证据 | 时间的多发性需具备下列3项中的任何一项：<br>任何时间MRI检查同时存在无症状的钆增强和非增强病灶<br>随访MRI检查有新发T2病灶和（或）钆增强病灶，不管与基线MRI扫描的间隔时间长短<br>等待再次临床发作[a] |
| 1次临床发作[a]；1个病灶的客观临床证据（临床孤立综合征） | 空间的多发性需具备下列2项中的任何一项：<br>MS 4个CNS典型病灶区域（脑室旁、近皮质、幕下和脊髓）[d]中至少2个区域有≥1个T2病灶<br>等待累及CNS不同部位的再次临床发作[a]<br>时间的多发性需符合以下3项中的任何一项：<br>任何时间MRI检查同时存在无症状的钆增强和非增强病灶<br>随访MRI检查有新发T2病灶和（或）钆增强病灶，不管与基线MRI扫描的间隔时间长短<br>等待再次临床发作[a] |
| 提示MS的隐袭进展性神经功能障碍（PPMS） | 回顾性或前瞻性调查表明疾病进展持续1年并具备下列3项中的2项[d]：<br>MS特征病灶区域（脑室旁、近皮层或幕下）有≥1个T2病灶以证明脑内病灶的空间多发性<br>脊髓内有≥2个T2病灶以证明脊髓病灶的空间多发性<br>CSF阳性结果（等电聚焦电泳证据表明有寡克隆区带和（或）IgG指数增高） |

注：临床表现符合上述诊断标准且无其他更合理的解释时，可明确诊断为MS；疑似MS，但不完全符合上述诊断标准时，诊断为“可能的MS”；用其他诊断能更合理地解释临床表现时，诊断为“非MS”。a：一次发作（复发、恶化）被定义为：①具有CNS急性炎性脱髓鞘病变特征的当前或既往事件；②由患者主观叙述或客观检查发现；③持续至少24h；④无发热或感染征象。临床发作需由同期的客观检查证实；即使在缺乏CNS客观证据时，某些具有MS典型症状和进展的既往事件亦可为先前的脱髓鞘病变提供合理支持。患者主观叙述的发作性症状（既往或当前）应是持续至少24h的多次发作。确诊MS前需确定：①至少有1次发作必须由客观检查证实；②既往有视觉障碍的患者视觉诱发电位阳性；或③MRI检查发现与既往神经系统症状相符的CNS区域有脱髓鞘改变。b：根据2次发作的客观证据所做出的临床诊断最为可靠。在缺乏神经系统受累的客观证据时，对1次先前发作的合理证据包括：①具有炎性脱髓鞘病变典型症状和进展的既往事件；②至少有1次被客观证据支持的1次临床发作。c：不需要进一步证据。但仍需借助影像学资料并依据上述诊断标准做出MS相关诊断。当影像学或其他检查（如CSF）结果为阴性时，应慎重诊断MS或考虑其他可能的诊断。诊断MS前必须满足：①所有临床表现无其他更合理的解释；和②有支持MS的客观证据。d：不需要钆增强病灶。对有脑干或脊髓综合征的患者，其责任病灶不在MS病灶数统计之列。

2. 儿童MS　95%的儿童MS为RRMS，80%儿童MS与成人MS特点相似，其MRI相关空间多发、时间多发标准同样适用；但15%~20%的儿童MS，尤其是小于11岁的儿童MS，疾病首次发作类似于急性脑病或急性播散性脑脊髓炎过程，10%~15%的儿童MS可有长节段脊髓炎的表现，推荐对患儿进行动态随访，当观察到新增病变或观察到2次临床非急性播散性脑脊髓炎样发作方可诊断MS。

3. 临床孤立综合征（clinically isolated syndrome，CIS）　CIS系指由单次发作的CNS炎性脱髓鞘事件而组成的临床综合征。一半以上的CIS容易演变为MS。CIS的临床表现与预后相关。

## 二、中医诊断要点

本病多数临床证候归属于“痿证”的病证范畴，可参考“痿证”进行辨病诊断：

1. 肢体筋脉弛缓，软弱无力，活动不利，甚则肌肉萎缩，弛纵瘫痪。

2. 可伴有肢体麻木、疼痛或拘急痉挛、视物不清等。严重者可见尿便障碍，呼吸困难，吞咽无力等。

3. 常有久居湿地、涉水、淋雨史，或有药物史、家族史。

4. 结合西医相关疾病做相应辅助检查，如MRI、CT、神经电生理、免疫学检查等。

## 三、中医主要证候类型

1. 湿热浸淫证　肢体痿软，身体困重，或有发热，口苦咽干，大便秘结，小便短赤不利，虚烦不眠，咳痰黄稠，舌苔黄腻，脉濡数或弦数有力。辨证要点：肢体痿软，身体困重，舌苔黄腻，脉濡数或弦数有力。

2. 湿浊内蕴证　下肢困重，僵硬无力，步履失调，眩晕，头痛，头重如裹，倦怠无力，胸闷，腹胀，口淡食少，呕吐痰涎，言语不利，舌体胖大色黯红，苔白腻，脉滑数或沉濡。辨证要点：眩晕，头痛，下肢困重，僵硬无力，步履失调，舌体胖大色黯红，苔白黄腻，脉滑数或沉濡。

3. 瘀阻脉络证　四肢麻木僵硬、痉挛或肢体痿软无力，肢体抽搐作痛，或有明显痛点，唇紫舌黯或见瘀点、瘀斑，脉沉细无力或脉细涩。辨证要点：四肢麻木僵硬、痉挛或肢体痿软无力，唇紫舌黯或见瘀点瘀斑，脉沉细无力或脉细涩。

4. 气虚血瘀证　视物不清，走路不稳，头晕眼花，面色萎黄，气短乏力，心悸，便溏，肢体麻木、束带感或痉挛疼痛，舌质紫黯或有瘀点、瘀斑，苔白，脉细涩或迟涩。辨证要点：视物不清，走路不稳，气短乏力，舌质紫黯，苔白，脉细涩或迟涩。

5. 肝肾亏虚证　视物不清，两目干涩，四肢麻木，语言不利，腰膝酸软，走路不稳，五心烦热，头晕耳鸣，少寐健忘，口干咽燥，舌红，苔少或薄黄，脉细数或细弦。辨证要点：视物不清，四肢麻木，走路不稳，舌红，苔少或薄黄，脉细数或细弦。

6. 脾肾阳虚证　视物昏花或复视，畏寒肢冷，肢麻筋紧，下肢无力，甚至瘫痪，头晕耳鸣，言语不利，神疲乏力，记忆力下降，小便频数或失禁，大便稀溏，舌质淡，舌体胖大，苔薄白或白腻，脉沉细。辨证要点：视物昏花或复视，畏寒肢冷，下肢无力，舌质淡，舌体胖大，苔薄白或白腻，脉沉细。

## 【鉴别诊断】

1. 视神经脊髓炎（NMO）及视神经脊髓炎谱系疾病（NMOSDs）　如脊髓受累超过3个椎体节段以上，颅内缺乏典型MS病变，严重视神经炎，合并多项自身免疫疾病或相关抗体阳性者，包括复发性长节段性横贯性脊髓炎、复发性视神经炎等疾病，MS应与其进行鉴别。应进行水通道蛋白4（aquaporin-4，AQP4）抗体的检测。

2. 急性播散性脑脊髓炎（acute disseminated encephalomyelitis，ADEM）　是一种广泛散在性病损的急性脱髓鞘性疾病，具有自限性，多为单一病程。该病常有发热、精神异常和昏迷，而这些特征在MS很少见。

3. 结缔组织病　如系统性红斑狼疮、白塞病、干燥综合征、系统性血管炎、原发性中枢神经系统血管炎等，在CNS白质可有多个病灶。这些疾病的CNS损伤与潜在的免疫性疾病的活动性或诸如针对自身DNA或磷脂的自身抗体的水平相平行。多先有或合并有其他系统性损害，但也有脱髓鞘或大脑半球的病损先于其他系统器官的病例。5%~10%的MS患者携带抗核或抗双链DNA抗体而没有狼疮或其他系统损害的表现。

## 【治疗】

### 一、西医治疗

#### （一）急性期治疗

MS的急性期治疗以减轻症状、缩短病程、改善残疾程度和防治并发症为主要目标。推荐首选治疗方案为大剂量甲泼尼龙冲击治疗，对病情严重者或对此治疗无效者也可试用静脉大剂量免疫球蛋白（intravenous immunoglobulin，IVIg）或血浆置换（plasma exchange，PE）治疗。

1. 糖皮质激素　治疗的原则为大剂量，短疗程，不主张小剂量长时间应用，延长糖皮质激素用药对神经功能恢复无长期获益且副作用较大。推荐使用甲泼尼龙，病情较轻者，1g/d，缓慢滴注，共3~5天。病情较严重者，此后剂量阶梯依次减半，每个剂量用2~3天，至120mg以下，可改为口服60~80mg，1次/d，每个剂量2~3天，继续阶梯渐减，直至减停。若在减量的过程中病情明确再次加重或出现新的体征和（或）出现新的MRI病变，可再次甲泼尼龙冲击治疗。

2. IVIg　IVIg治疗MS的总体疗效仍不明确，间断IVIg治疗可能降低RRMS的发作次数，在延缓疾病进展方面效果甚微，可作为一种可选择的治疗手段，用于对糖皮质激素治疗不耐受或存在治疗禁忌及处于妊娠或产后阶段的患者。推荐剂量：静脉滴注0.4g/（kg·d），连续用5天为1个疗程。

3. PE　PE对MS的疗效不肯定，一般不作为急性期的常规治疗，仅在急性重症MS患者或其他方法无效时作为一种可以选择的治疗手段。

#### （二）缓解期治疗（疾病修正调节治疗，Disease modifying therapy，DMT）

MS为终身性疾病，其缓解期治疗以控制疾病进展为主要目标，包括免疫调节治疗及免疫抑制治疗。

1. 干扰素β（interferon-β，IFN-β）　为一线治疗药物。其治疗MS是通过对细胞因子的调节、抑制细胞迁移进入脑内、抑制T细胞的活化、抑制其他炎性T细胞等多重机制实现的。

IFN-β可降低RRMS和可能发展为MS的高危CIS患者的临床发作和MRI发作，减少MS患者的T2病灶容积和延缓残疾进展。对有可能发展为MS的高危CIS或已确诊的RRMS或仍有复发的SPMS患者应给予β-干扰素早期、序贯、长期治疗。对临床无复发的SPMS患者的疗效尚不清楚。国内批准使用的有IFN-β-1a（Rebif，利比）和IFN-β-1b（Betaseron，倍泰龙）。推荐用法：①倍泰龙：推荐剂量为250μg，皮下注射，隔日1次，起始剂量62.5μg，以后每注射2次后，增加62.5μg，直至推荐剂量。②利比：推荐剂量为44μg，皮下注射，每周3次，2周后可加量至推荐剂量。常见不良反应有注射部位局部坏死、流感样症状、肝功能异常、白细胞减少和甲状腺功能异常。

2. 米托蒽醌（mitoxantrone） 第一个被FDA批准用于治疗MS的免疫抑制剂。米托蒽醌治疗可以减少RRMS患者的复发率，延缓RRMS、SPMS和PRMS患者的疾病进展，但由于其严重的心脏毒性和白血病的不良反应，建议用于快速进展、其他治疗无效的患者。使用时应注意监测其心脏毒性，治疗前和治疗中应行心电图和心脏超声监测。推荐用法：8~12mg/m$^2$，静脉注射，每3个月1次，终身总累积剂量限制在小于104mg/m$^2$，疗程不宜超过2年。

3. 环磷酰胺 可用于＜40岁的早期进展型（进展时间＜1年）的MS患者。环磷酰胺冲击治疗不能改变进展型MS的病程，可能对年轻的进展型MS患者有一定疗效。推荐用法：400mg/2周，静脉滴注，6~12次巩固治疗，总剂量不超过10g。主要不良反应有骨髓抑制、恶心、呕吐、感染、脱发、性腺抑制、月经不调、停经和出血性膀胱炎。

#### （三）对症治疗

痛性痉挛可应用卡马西平、加巴喷丁、巴氯芬等药物；慢性疼痛或感觉异常等可用阿米替林、普瑞巴林等；乏力、疲劳（MS患者较明显的症状）可用莫达非尼、金刚烷胺；膀胱、直肠功能障碍配合药物治疗或借助导尿等处理；认知障碍可应用胆碱酯酶抑制剂等。

### 二、中医治疗

#### （一）辨证论治

1. 湿热浸淫证

治法：清热利湿，活血通络。

代表方：四妙散。

常用药：苍术、黄柏、川牛膝、薏苡仁。

加减：湿偏盛，肢重肿甚，加厚朴、茯苓、泽泻；咳吐黄痰，舌苔黄腻，加天竺、全瓜蒌、黄连；肢僵拘急，加白芍、木瓜、僵蚕；肢体麻木，舌质紫黯，加川芎、桃仁、红花。

2. 湿浊内蕴证

治法：利湿化浊，行气健脾。

代表方：五苓散合三仁汤。

常用药：茯苓、猪苓、白术、泽泻、桂枝、竹叶、厚朴、飞滑石、杏仁、生薏苡仁、白蔻仁、白通草、清半夏。

加减：视力受损严重，甚至失明，加柴胡、木贼、青葙子、远志；胸胁或背部如系带紧束感，加柴胡、制香附、川楝子；肢僵拘急，加白芍、木瓜、宽筋藤、伸筋草。

3. 瘀阻脉络证

治法：益气通脉，活血通络。

代表方: 圣愈汤。

常用药: 黄芪、党参、熟地黄、当归、白芍、川芎。

加减: 手足麻木疼痛、舌质紫黯,加桃仁、红花、川牛膝; 舌萎不伸,手足痿软,加三七、地龙、僵蚕。

4. 气虚血瘀证

治法: 益气行血,化瘀通络。

代表方: 补阳还五汤。

常用药: 生黄芪、当归、川芎、赤芍、地龙、桃仁、红花。

加减: 肢体麻木不仁,加鸡血藤、络石藤、忍冬藤; 尿失禁,加益智仁、覆盆子; 视力减退,加决明子、谷草精。

5. 肝肾亏虚证

治法: 滋补肝肾,益精填髓。

代表方: 左归丸。

常用药: 熟地、山茱萸、山药、菟丝子、龟板胶、鹿角胶、川牛膝、枸杞子。

加减: 筋脉拘急,震颤抖动,加僵蚕、地龙、石决明; 久病阴损及阳,阴阳俱虚,加巴戟天、仙灵脾、补骨脂; 热甚,加玄参、生地黄。

中成药: 知柏地黄丸、大补阴丸等。

6. 脾肾阳虚证

治法: 温补脾肾,助阳益气。

代表方: 地黄饮子合二仙汤。

常用药: 生熟地、巴戟天、山萸肉、石斛、肉苁蓉、附子、五味子、肉桂、白茯苓、麦门冬、石菖蒲、远志、仙茅、仙灵脾、当归、黄柏、知母。

加减: 气短乏力,加党参; 感觉冷或痛,多用延胡索、桂枝、乳香、没药; 脾胃气虚,加黄芪、白术、茯苓。

### (二)中成药

1. 口服药

二妙丸、三妙丸: 燥湿清热。适用于湿热浸淫证;

右归丸: 温补肾阳,填精益髓。适用于脾肾阳虚证;

人参养荣丸: 益气补血。适用于气虚血瘀证。

2. 注射液　根据病情可选用清开灵注射液等,多用于急性期。

### (三)专病专方

二黄方是樊永平等针对MS肾阴亏虚之本、痰瘀阻络之标的立法处方。组成: 熟地、生地、制首乌、水蛭、浙贝母、全蝎、连翘、天麻、益母草。方中生地、熟地滋阴补肾; 制首乌平补肝肾精血; 浙贝母、天麻清热化痰息风; 益母草、水蛭、全蝎活血祛瘀,搜风通络; 连翘清热解毒。全方具有滋补肾阴,化痰息风,解毒活血之功效。适用于MS急性期,辨证属肾阴亏虚、痰瘀阻络型,症状见肢体无力,或疼痛麻木,或视物模糊,或肢体不知寒温,舌质黯红,舌苔白腻或黄腻偏干,大便干结或者不畅,小便黄或排尿困难,脉弦滑或弦数者。

樊永平等对65例MS住院患者随机对照观察,二黄方治疗在MS急性期能显著改善麻木、疼痛等感觉障碍,对改善肢体无力、瘫痪、二便障碍有一定优势,对激素引起的副作用有较好改善作用。1年后年复发次数比较显示，二黄方具有潜在的降低复发的作用。治疗组脑脊液中单核巨噬细胞因子蛋白1（monocytokine protein-1，MCP-1）值明显降低，转化生长因子β1（transforming growth factor-β1，TGF-β1）上调，调节脑脊液中细胞因子MCP-1和TGF-β1含量可能是二黄方临床作用的部分机制所在。动物研究也证实，二黄方对用豚鼠脊髓加佐剂主动免疫致敏的Lewis大鼠实验性变态反应性脑脊髓炎（EAE）模型，能减轻发病程度，降低血清髓鞘碱性蛋白（MBP）的含量及抑制脑和脊髓的炎症反应和脱髓鞘改变。

（四）针灸

MS主要病机为督脉失约、奇经八脉受损、肝肾亏虚、痰瘀阻络及气血亏虚。治疗上以督脉穴、背俞穴、阳明经穴配以肝脾肾三经穴位为主。针灸治疗MS的疗效是肯定的，特别是在改善患者肢体力量、肢体疼痛、麻木和焦虑等方面，且安全、经济、简便易行。

## 【诊疗热点】

### 一、诊断方法进展

早期诊断、早期治疗能够改善MS的预后。然而多发性硬化临床表现复杂多样，缺乏能够明确诊断的特异性检查项目，早期诊断比较困难，成为临床关注的热点。近年来由于对MS认识的不断提高以及诊断技术的进步，使MS的早期诊断得以提高。

（一）诊断标准更新

MS的诊断主要基于其中枢神经系统病变在时间和空间上多发的临床证据，以及除外其他诊断。1983年制定的Poser诊断标准引入了诱发电位和脑脊液免疫学指标作为重要诊断依据，临床应用较为广泛，但是亚洲地区脑脊液寡克隆区带阳性检出率较低，对实验室确诊的和可能的MS诊断帮助不大。目前的诊断标准采用的是临床表现与MRI特征，二者组成了2001年的McDonald诊断标准，该标准经过两次修订（2005和2010年）后得到了进一步改良，目前主要采用2010年修订版McDonald标准应用于临床诊断与治疗研究。该修订版继续保留以往McDonald诊断标准的主要特点，更强调时间多发性和空间多发性证据仍然是MS的诊断核心，而MRI则有助于提供病灶的时间多发性和空间多发性证据。空间多发性要求4个典型MS累及的中枢神经系统区域即脑室旁、近皮质、幕下、脊髓，至少有2个区域存在1个或以上病灶。时间多发性则以单次MRI检查强化和非强化病灶同时存在为诊断标准。新的诊断标准使中枢神经系统病变在时间和空间上多发性的MRI影像学诊断标准得到了简化，增加了对儿童、亚洲和拉丁美洲等不同人群的实用性，进一步强调鉴别诊断的重要性，只有在患者符合MS诊断标准且排除其他可以解释临床现象的疾病时方可明确诊断为MS。与以往的诊断标准相比，新的诊断标准保留了特异性，增加了敏感性，更有利于早期诊断，近年来已在世界范围内广泛应用。

（二）影像学研究进展

MRI对MS临床诊断的敏感性远超过体格检查及其他辅助检查，成为临床诊断、病情评价和疗效判断的重要佐证，极大地促进了MS的早期诊断。经典MS患者脑白质呈多发圆形或椭圆形长$T_1$、长$T_2$信号；$T_2$WI可清晰显示脑白质和脊髓病变；FLAIR成像所显示的病灶较$T_2$WI更清晰，增强扫描有助于显示强化病灶，提供急性期病变活动的证据。具有诊断价值的MRI特征性表现为：①$T_1$WI像，呈“灶中灶”现象，系指边界清楚的“黑洞”周围环绕模糊的稍高信号影，认为与脂质过氧化和巨噬细胞浸润有关。②$T_2WI$像，脑室周围小的病灶长轴与侧脑室长轴垂直征象；大的病灶呈“煎蛋”样，即病灶中心明显高信号、周围环绕稍高信号；“脏白质征”，即长期或慢性MS和继发进展型MS幕上白质脱髓鞘病灶呈弥漫性分布。③FLAIR成像，胼胝体呈“条纹征”“点线征”或“Dawson手指征（Dawson s fingers sign）”，增强扫描可见“开环征（open-ring sign）”，即病灶不完全环形强化，近皮质部位不强化。④脊髓MRI的特征性表现为：复发—缓解型MS常见局灶性病灶，长度小于2个椎体节段，横断面少于脊髓横截面积一半；原发进展型MS则可见较具特征性的弥漫性病灶。近年来，一些新的MRI技术也应用于MS的临床研究及诊断与治疗过程。其中，以扩散张量成像（DTI）、磁共振波谱（MRS）、磁敏感加权成像（SWI）、功能性磁共振成像（fMRI）、双反转恢复（DIR）居多，明显提高了MRI检测MS的敏感性。

### （三）生物学标记物检测

探寻适当的生物学标记物以协助诊断、监测病情和反映疗效成为研究热点，目前较常应用于临床的血、脑脊液标记物：

1. 寡克隆区带（OB）　OB是目前在MS中应用最广的生物学指标，脑脊液OB阳性有助于MS诊断。CIS患者中脑脊液OB阳性者较阴性者更易进展为MS；MS患者中脑脊液OB阳性者较阴性者预后差。但其他炎性或非炎性疾病，如副肿瘤综合征、红斑狼疮、神经白塞病、干燥综合征、神经梅毒、中枢神经系统HIV感染等，脑脊液中OB亦可为阳性。

2. IgG指数　70%~90%MS患者IgG指数升高（$>0.6$）。与OB相比，IgG指数敏感性较低，但由于免疫调节剂或免疫抑制剂可致IgG指数恢复正常，因此，IgG指数有监测疗效的价值。

3. 髓鞘碱性蛋白（MBP）　既往绝大多数研究证实脑脊液MBP在诊断MS时缺乏特异性，近来一项再评估研究显示，MBP诊断MS的敏感性和特异性为83.7%和78.3%，有关MBP诊断MS的价值，还需进一步验证。

4. 抗髓鞘抗体　特别是抗髓鞘少突胶质细胞糖蛋白（MOG）抗体和抗MBP抗体在MS诊断和判断预后中的作用，曾经得到广泛关注，但至今尚无定论。有研究发现12%CIS患者脑脊液CSF抗髓鞘抗体阳性，而RRMS和继发进展型MS（SPMS）患者的阳性率分别为32%和40%，提示抗髓鞘抗体有预测疾病进展的可能。

## 二、治疗方法的进展

越来越多的证据表明，MS患者疾病早期控制在减少复发、延缓疾病进展、提高生活质量中发挥关键作用。

### （一）新型的治疗药物

为达到更高的治疗目标，如何早期预防和减少复发一直是MS研究的热点。疾病修饰疗法（DMT）概念的引入和发展，对MS的治疗和预后产生了显著的影响。诊断为复发型MS后应尽快启动DMT治疗，目前也建议出现临床孤立综合征的患者，尤其是易发展为MS的患者应用DMT治疗。CIS患者中，易发展为MS的表现包括运动系统受累、共济失调、MRI显示颅内多发病灶等。研究显示对于CIS患者早期使用DMT可明显降低CIS转变为临床确诊性MS（CDMS）的比率，并改善预后。近年来，疾病修正药物的研究取得众多进展，美国食品与药品管理局（FDA）已批准10种用于多发性硬化的疾病修正药物（DMD）。如β-干扰素（interferon-β，IFN-β）、醋酸格列默（GA）、芬戈莫德（FTY-720）、那他珠单抗（natalizumab）、米托蒽醌(mitoxantrone)、特立氟胺(terifunomide)、富马酸二甲酯(DMF)和克拉屈滨(cladribine)等。一些新药和既往用于其他疾病的药物对多发性硬化的安全性和有效性目前也在评价中,例如阿仑单抗(alemtuzumab)、利妥昔单抗(rituximab)、拉喹莫德(laquinimod)和达克丽珠单抗(daclizumab)对复发—缓解型多发性硬化治疗有效,正在进行临床试验。

**(二)联合治疗**

联合治疗有利于减少单药治疗的不良反应,增加疗效。近年来,相继开展了一些针对多发性硬化的联合治疗研究。如米托蒽醌联合甲泼尼龙与甲泼尼龙单药治疗的临床疗效进行比较,发现联合治疗组对颅脑新发病灶、复发率、扩展残疾状态量表(EDSS)评分等项指标的改善效果明显优于单药治疗组。其他联合治疗方案还有IFN-β联合那他珠单抗或硫唑嘌呤等,结果显示也优于单药治疗。

## 三、MS与NMO的关系

原发性炎性脱髓鞘性疾病是一个广泛的疾病谱,MS和NMO是其中2种经典的疾病。NMO曾经一度被划分为MS的视神经脊髓亚型。直至2004年,Lennon等在NMO患者血清中检出NMO-IgG,并发现NMO-IgG是针对水通道蛋白4(AQP4)的抗体(Ab),遂命名为AQP4Ab。血清AQP4Ab对NMO与NMO谱系疾病(NMOSDs)诊断的敏感性和特异性均很高,被认为是NMO特异性生物标志物。此后越来越多的证据提示NMO是不同于MS的独立疾病单元。AQP4Ab的检出有利于NMO与MS鉴别诊断。2010 McDonald标准建议可疑的NMO或NMO谱系疾病患者应进行AQP4Ab检测,并在考虑MS的诊断前首先判断是否符合NMO或NMOSDs。但部分典型NMO患者血AQP4Ab阴性,部分经典MS患者血AQP4Ab阳性。NMO患者除AQP4Ab外常尚有多种其他自身抗体。据报道,有的患者血AQP4Ab阳性,临床和影像学符合脑病表现,但无视神经和脊髓受累的证据,于是有人提出“水通道蛋白病”这一概念。这些现象尚待进一步研究。

## 四、临床孤立综合征(clinically isolated syndrome, CIS)与放射孤立综合征(radiologically isolated syndrome, RIS)

CIS系指首次因中枢神经系统炎性脱髓鞘事件而导致的一组临床综合征,临床既可表现为孤立的视神经炎、脑干脑炎、脊髓炎,亦可出现多部位同时受累的复合临床表现。病灶特点为时间上的孤立,并且临床症状持续24小时以上。据资料显示一半以上的CIS患者最终发展为MS,因此早期预测CIS的临床转归对患者的治疗和预后有重要临床意义。

CIS患者中,易发展为MS的表现包括运动系统受累、共济失调、MRI显示颅内多发病灶,预后良好者多表现为只有感觉症状、临床症状完全缓解、5年后仍没有活动障碍、MRI表现正常等。

此外,随着MRI技术的进展和临床广泛应用,有时候可以在健康个体或出现非特异性症状(如头痛、眩晕)的患者看到符合MS诊断标准的典型脱髓鞘MRI特点,即放射孤立综合征。RIS患者中30%~40%将出现一次或更多临床事件,导致CIS或MS的诊断。

CIS概念的提出与近年来疾病修正治疗(disease modifying treatment, DMT)的使用密切相关,研究显示对于CIS患者早期使用DMT可明显降低CIS转变为CDMS的比率,并改善预后。

## 五、基于证素辨证理论的MS中医临床证候学研究

目前中医对于MS的中医证候研究存在中医辨证分型多,辨证标准不一,个人经验总结较多,缺乏临床系统调查依据等不足。依据证素辨证理论,确定MS临床常见中医四诊信息,然后借用临床流行病学和循证医学方法,收集规范的临床数据,运用数据库、数理统计、数据挖掘等技术进行分析,尤其对于在临床调查基础上证候的客观化描述,以期获得更合理的中医证型分类标准,更好地指导多发性硬化的中医辨证治疗。

樊永平等从四诊信息出发,收集多发性硬化患者500例,以熵聚类方法得到MS疾病本身特点的6组证候要素集合。结果显示,病位类证候要素为肾、脾、肝;病性类证候要素为阴虚、阳虚、气虚、血瘀、痰湿、痰热、动风。体现了MS虚实夹杂的特点。观察到多发性硬化虽然属于"痿证"范畴,但与传统痿证存在区别,具备独自特点:①传统痿证的临床表现上患者不应有疼痛的表现,但是多发性硬化患者临床上在表现为肢体痿软的同时,往往伴随着肢体、躯体疼痛的表现,更接近于《黄帝内经》中"痿厥""痿痹""痿易"的记载。②传统痿证在病因病机上,"肺热叶焦"可谓是传统痿证的源头,具有很重要的意义。但是该次研究结果中,并没有出现提示"肺热叶焦"的中医症状组合出现。四诊资料熵聚类结果提示出在本虚证候要素组合多表现为肝肾阴虚、脾肾阳虚和脾气虚为多发性硬化正气虚的特点。③传统痿证病机过程中多为湿热夹杂、痰火内蕴之证,久之耗伤阴血、损耗正气,并未突出动风这一证候的临床表现。结果提示,MS邪实类的证候要素为血瘀、痰湿热、动风,临床上患者多表现为多种邪气杂合为病,血瘀和动风为较突出的一类证候要素表现。

## 【中西医结合思路】

### 一、辨证与辨病结合治疗

目前中医对MS的临床研究尚存在中医分型不统一,设计不够严谨,如盲法对照执行不好,样本偏小,重复性差,疗效评定标准不统一等现状。因此,应加强中医辨证施治与西医辨病论治相结合的治疗研究,且贯穿于MS治疗的全过程。由于目前西医治疗MS尚无特效疗法,更需充分发挥中医辨证论治的优势,这是当前中西医结合治疗MS的基本原则与方法。为此,首先要在明确MS西医诊断前提下,结合该MS患者不同分型、不同时期多样性的即刻临床表现,进行动态中医辨证,及时构成准确无误的"病证结合"诊断,进而形成个体化的"病证结合"治疗方案。并不断总结MS中西医结合治疗的方法与疗效,统一MS的中医临床辨证分型标准,拟定有效的中西医结合治疗方案。

### 二、中西医结合分期分型论治

加强中西医结合MS分期分型论治的治疗研究,即根据患者的具体诊断情况如属急性型、发作型、复发—缓解型、良性型等,以及针对患者病情的轻、重、缓、急和中医辨证,采取相应的个体化中西医结合治疗。急性型、发作型或复发患者,病情较重者,其最佳治疗方案是病证结合治疗,即西医采用大剂量糖皮质激素的冲击治疗,以控制急性期病情的同时,及时结合中医辨证论治,发挥中医药整体调节的优势,有助于缓解病情,缩短病程,促进康复。尤其强调用中药汤剂治疗,以保证中药治疗急重症的疗效。待病情缓解不再进展恶化,激素冲

击治疗逐渐减量至停药过程中，以及病情缓解完全停用激素，始终根据患者的症状体征变化，辨证论治服用中药3~6个月以上，并视病情配合针灸、推拿或中成药等治疗。缓解期患者经上述中西医结合治疗病情缓解，无明显症状与体征时仍定期门诊复查，密切观察病情变化，坚持应用中药对患者进行整体调理，调节机体免疫功能，预防复发。良性型、病情较轻的患者可以中医辨证论治为主，且需较长时间或间断采用中药汤剂或中成药治疗，并不断总结MS中医辨证论治规律，统一MS的中医临床辨证分期分型标准，拟定规范有效的中医分期分型治疗方案。

### 三、中西医优势互补的疾病修正治疗

西医认为MS是一种自身免疫性疾病，并已明确早期开始疾病修正治疗，可减少MS复发和延缓进展。同样，研究证明众多中医补肾方药、活血化瘀方药、健脾益气方药、清热解毒方药等，都具有调节免疫作用，如白芍的功效是柔肝、缓急、止痛，而现代药理研究证实，白芍总苷具有双向免疫调节及抗炎作用；当归、桃仁、红花等活血化瘀中药，具有免疫抑制作用；枸杞子等补肾中药，人参、党参等补气中药，均具有免疫调节作用等。中西医结合治疗MS可借鉴这些研究成果，在中医辨证论治基础上，选择既符合中医辨证论治，理、法、方、药统一性要领，又具有免疫调节作用的中药进行组方，以充分发挥中医药治疗MS的优势，提高中西医结合治疗的疗效。MS缓解期应用中医治疗，是防止复发的良好措施，这正是中医"治未病"思想的体现。由于中西医治疗时间短难以体现其疗效的真正价值，需要较长的疗程才能对复发率进行观察，疗效评估不能局限于近期疗效，应重视长期跟踪观察，以更好地反映中医治疗MS的客观疗效。因此，建立MS中医药辨证分型和符合中医药特点的疗效评价标准。针对核心病机和主要证型，选药组方，通过现代制剂工艺，为患者提供安全有效的中药新制剂，使中医药在MS防治中发挥更大更积极的作用。

## 【研究展望】

### 一、具有临床应用潜能的生物学指标

目前，尚有大量生物学指标处于预探索阶段，包括可溶性血管细胞黏附分子1（soluble vascular cell adhesion molecule-1，sVCAM-1）、24S-羟胆固醇（24S-hydroxycholestrol，24S-OHC）、神经丝（neurofilaments，NF）、可溶性细胞间黏附分子-1（soluble intercellular adhesion molecule-1，sICAM-1）、胶质纤维酸性蛋白（glial fibrillary acidic protein，GFAP）、一氧化氮代谢产物（nitrous oxide metabolites）、可溶性人类白细胞抗原（soluble human leukocyte antigen，HLA）、肿瘤坏死因子-alpha（TNF-α）、IL-6、IL-12、金属蛋白酶-9（metalloproteinase-9，MMP-9）、Tau蛋白（tau protein）、14-3-3蛋白（14-3-3 protein）、微管蛋白（tubulin）、肌动蛋白（actin）等，其中，比较有希望应用于临床的指标有sVCAM-1、24S-羟胆固醇和神经丝。sVCAM-1是目前研究较热的生物学指标，研究显示，MS患者的sVCAM-1鞘内合成显著升高，且有预测CIS转化为临床确诊MS的作用。24S-OHC是目前反映MS患者认知障碍的最敏感的生物学指标，可能成为神经元变性的标记。NF是新近发现的有可能成为反映轴索损伤的CSF标记物。

综上所述，AQP4-IgG、OB和IgG指数是目前应用最广的生物学标记物，一些其他生物学标记物，如sVCAM-1、24S-OHC和抗髓鞘抗体等虽仍处于研究阶段，但具有较大临床应用潜能。

## 二、基于免疫学机制的治疗新途径

近年来，随着MS免疫学研究的不断深入发展，具有免疫耐受性的一些重要的细胞群也被发现，抑制自身免疫应答功能也被确认。$CD4^{+}CD25^{+}$FoxP阳性的调节性T细胞（Treg细胞）就是其中之一。因此，如何关闭调节性T细胞（Treg细胞）的功能将被考虑作为多发性硬化（MS）根治性治疗的手段，但是，目前还不能应用于临床。

研究发现，中期因子（midkine，MK）能够抑制Treg细胞的功能。中期因子（MK）是一种分泌蛋白，参与炎症反应，促进白细胞的迁移，诱导趋化因子和抑制调节性T细胞。MK的配体可抑制实验性自身免疫性脑炎，MK是抑制调节性T细胞扩张的关键抑制剂，使用抑制MK的RNA适配体是一个治疗包括多发性硬化在内的自身免疫性疾病的有效治疗措施。MK的抑制剂在治疗多发性硬化症方面将大有前途。

随着对MS发病机制进一步认识及免疫干预方案研究的深入，以及基因治疗及干细胞移植等技术的改进，MS患者治愈的希望会越来越大，也是当前迫切的研究课题。

### 【参考文献】

[1] 孙怡，陈士奎. 多发性硬化的中医辨证论治及中西医结合治疗思路[J]. 世界中医药杂志，2011，6(6)：510-512.

[2] 钟晓南，胡学强. 多发性硬化研究进展[J]. 中华神经科杂志，2014，47(12)：886-887.

[3] 樊永平，吴畏. 500例多发性硬化患者中医证候研究[J]. 北京中医药大学学报，2014，1(37)：68-70.

[4] 王永炎，张伯礼. 中医脑病学[M]. 北京：人民卫生出版社，2007.

[5] 孙怡，杨任民. 实用中西医结合神经病学[M]. 北京：人民卫生出版社，1999.

[6] 李青，詹青，琚坚. 詹文涛教授辨证治疗多发性硬化经验[J]. 北京中医药大学学报，2003，10(1)：18-20.

[7] 邱仕君. 邓铁涛教授对多发性硬化症的辨证经验[J]. 新中医，2000，32(8)：9-10.

[8] 武继涛. 郑绍周教授从毒论治多发性硬化经验[J]. 陕西中医，2011，32(8)：1036-1037.

[9] 樊永平，王平，张星虎，等. 二黄方治疗多发性硬化急性发作的临床观察[J]. 北京中医药大学学报，2006，29(4)：273-276，280.

[10] 郭虹，代慧宇，采江英，等. 多发性硬化生物标记物的研究进展[J]. 现代生物医学进展，2015，15(16)：3183-3185.

（王爱梅）

# 第三节　视神经脊髓炎

视神经脊髓炎（neuromyelitis optica，NMO）又称为Devic病，是免疫介导的主要累及视神经和脊髓的原发性中枢神经系统炎性脱髓鞘病。临床特征为急性或亚急性起病，同时或相继出现的视神经炎和横贯性脊髓炎，呈进行性或缓解复发病程。长期以来一直认为NMO是多发性硬化（MS）的一个亚型，但诸多证据表明本病具有与MS不同的免疫机制、临床与病理表现，是一种独立的疾病单元。NMO在中国、日本等亚洲人群的中枢神经系统炎性脱髓鞘病中较多见,平均发病年龄39岁,女性患者明显多于男性,女∶男患病比例高达(5~10)∶1。

历代中医文献中没有"视神经脊髓炎"的病名。根据临床表现和特征,NMO以视神经受损为主,出现眼部症状者,归属于中医学中的"暴盲""视物昏渺""青盲"等范畴;以脊髓受损为主,出现肢体瘫痪、麻木症状者,归属于"痿证""痉证"等范畴。"暴盲"是指出现视力急剧下降甚或失明,明代王肯堂的《证治准绳·杂病·七窍门》中最早描述了"暴盲"的症状与病因:"暴盲,平日素无他病,外不伤于轮廓,内不损乎瞳神,倏然盲而不见也。病至有三,曰阳寡,曰阴孤,曰神离,乃闭塞关格之病。"近代"暴盲"作为急性视力障碍的中医内障病名。若症状表现为视力减退或视物模糊者,称为"视瞻昏渺",在《黄帝内经》中属于"目昏"的范畴,《素问·脉要精微论》:"夫精明者,所以视万物,别黑白,审短长,以长为短,以白为黑,如是则精衰矣";明代王肯堂在《证治准绳·杂病·七窍门》中最早提出"视瞻昏渺"的病名:"视瞻昏渺证,谓目内别无正候,但自视昏渺蒙昧不清也,有神劳、有血气、有元气弱、有元精亏而昏渺者,致害不一"。此后,"视瞻昏渺"病名沿用至今。

## 【病因病机】

### 一、西医病因、发病机制与病理

#### (一)病因与发病机制

NMO的发病机制尚不清楚,但一直公认为是一种自身免疫性疾病,偶可伴发红斑狼疮、抗磷脂抗体综合征、混合性结缔组织病等,这均提示NMO患者存在免疫缺陷。

1. 基因易感性　NMO在亚洲患者多发,女性居多,存在种族和性别差异。而且在NMO患者中高达30%合并有其他自身免疫性疾病,提示这些人具有异常自身免疫病的基因易感性。

2. 病毒感染　病毒及细菌感染在NMO的发病中起一定作用。相关的病原体有水痘—带状病毒、人类免疫缺陷病毒、巨细胞病毒、登革病毒、甲型肝炎病毒、EB病毒、腮腺炎病毒、结核分枝杆菌、梅毒螺旋体、肺炎支原体。其发病机制可能由于微生物的结构与自身抗原结构相似,激发的B细胞能够同时识别自身抗原,或系统性感染导致促炎症因子分泌增加,这些因子影响了神经血管单元(包括星形胶质细胞和内皮细胞)的成分。

3. 免疫机制　NMO经典的发病机制为抗原抗体反应学说。2004年Lennon等在NMO患者血清中发现NMO免疫球蛋白G(NMO-IgG),能与中枢神经系统中的水通道蛋白4(AQP4)结合。AQP4是一种广泛分布于中枢神经系统中的水通道蛋白(AQP),主要分布于血脑屏障的星形胶质细胞足突,以及小脑、中脑和脊髓的白质和皮质血管周围间隙、微血管、软脑膜和软脑膜下。AQP4与调节水平衡有关,还参与谷氨酸转运体、内向整流钾通道、抗肌萎缩蛋白复合物的形成,在调节钾离子、胞外水平衡、神经传导中发挥作用。随后研究证实NMO-IgG就是AQP4抗体。AQP4抗体与AQP4特异性结合,激活补体依赖的细胞毒途径,引起血脑屏障破坏、炎性反应细胞浸润和炎性介质释放,最终导致细胞的溶解,继发性的少突胶质细胞的损害、脱髓鞘甚至神经细胞的死亡。近期研究表明Th17细胞(T细胞的一种能分泌白细胞介素-17的细胞亚型)特异性针对AQP4,能破坏血脑屏障,致使抗AQP4自身抗体和激活的补体透过血脑屏障聚集在病灶多核细胞聚集处,与发病相关。

尚有一部分NMO患者的AQP4抗体呈阴性。有报道发现AQP4抗体阴性的NMO患者中,部分患者血清的髓鞘少突胶质细胞糖蛋白（MOG）抗体检测呈阳性，并且具有不同的临床特点，MOG抗体主要是IgG1型，可介导补体依赖的细胞毒性。该组病人是否为MOG抗体介导的另一种NMO尚需进一步证实。

研究发现，虽然AQP4抗体在NMO的发病过程起重要作用，但T细胞也可能起到了重要的作用。AQP4特异的T细胞在NMO患者（包括AQP4抗体阳性及阴性患者）中明显增加。原因可能是NMO-IgG与AQP4的结合导致星形胶质细胞损害促使其释放AQP4，AQP4碎片被抗原呈递细胞吞噬，产生AQP4特异的T细胞，进一步增强自身免疫性炎症反应的过程。病理学发现病灶中多核细胞（嗜酸性粒细胞、中性粒细胞）和单核细胞（巨噬细胞、淋巴细胞、浆细胞）、自然杀伤（NK）细胞增多；IL-6依赖的浆母细胞在NMO复发时增多，都提示其他的一些免疫过程也参与其中。

#### （二）病理改变

视神经病变的主要病理表现为髓鞘脱失和炎性细胞浸润。脊髓炎病变可出现3个节段以上脊髓组织的肿胀、软化，广泛脱髓鞘，并有空洞、坏死以及轴突损伤。典型的病灶位于脊髓中央，在急性活动性病灶内，有较多巨噬细胞、B淋巴细胞和少量$CD3^+$和$CD8^+$ T细胞浸润，病灶内血管周围有免疫球蛋白和补体呈玫瑰花样沉积，并常伴有嗜酸性粒细胞、中性粒细胞的浸润，这与MS患者病灶内血管周围的淋巴细胞浸润完全不同。此外，病灶内血管壁增厚、纤维化、透明样变，同时有血管增生。

### 二、中医病因病机

中医认为，本病多因肝肾亏损所致，肝开窍于目，主筋，肾主骨生髓，精血相生，故肝肾不足，精血不能上荣，目失濡养而出现视物不清，甚或失明，同时由于肝肾阴虚，气血亏虚，筋脉失养则肢体麻木，弛缓或瘫痪。或因湿邪入侵，渐积不去，遏而生热；或饮食不节，嗜食肥甘，脾运无权，滋生内湿，郁久化热，湿热浸淫，阻滞气血，筋骨失于濡养。本病病变部位在目、脊髓、筋，病变脏腑累及肝、脾、肾，与肝肾的关系最为密切。为本虚标实之证，本虚多表现为肝肾阴虚，邪实以湿、热、痰、瘀为主。

现代医家邹菊生教授认为，肾为先天之本，主骨生髓通于脑；肝藏血，开窍于目，足厥阴肝经直通目系，视神经属于目系范畴。足太阳膀胱经起于目内眦，交会于巅顶百会穴（属督脉），从巅顶部直行脉分支下行项后，夹脊柱到达腰部后从脊旁深入体腔，联络肾脏。根据《素问·金匮真言论》"……肝，开窍于目"；心经系目系，心主血脉，目受血而能视；瞳神由肾所主。故认为本病与心、肝、肾及督脉关系密切。樊永平教授认为，本病为本虚兼夹实邪之证，本虚以肝肾阴虚为主，邪实以痰、血瘀、热为主。肝肾阴虚和痰瘀内阻的病机NMO患者中具有普遍性和代表性。

## 【临床表现】

NMO急性或亚急性发病，同时或相继出现急性横贯性脊髓炎和球后视神经炎是本病的特征性表现。单相病程表现为迅速相继出现的较严重的视神经及脊髓损害征象，5~7天达高峰。多数复发型患者视神经炎和脊髓炎间隔在1个月以上。

NMO患者视神经症状较MS为重，双眼同时或先后受累。首发的视觉障碍常为眼球后疼痛，尤其在转动眼球时明显，随即出现视力减退、视物模糊，有不同程度视野缺损，严重者很快失明。症状经过治疗后多数可好转,反复复发的视神经炎患者将遗留有一定的视觉损伤。检查时可见视野出现中心暗点或中心视野缺损,还可伴有周边视野缺损。眼底改变可表现为视神经炎或球后视神经炎,后期则出现视神经萎缩。

急性脊髓炎的典型表现为横贯性脊髓炎,首发症状通常为双下肢无力、麻木,病情进展迅速,数日内出现双下肢截瘫或四肢瘫痪、感觉障碍和括约肌功能严重受损。复发型急性脊髓炎常伴Lhermitte征、痛性痉挛和神经根痛。颈段脊髓炎可能会延伸至脑干,引起恶心、呃逆或甚至急性呼吸衰竭,这在MS中罕见。

NMO很少出现视神经和脊髓以外的症状,如果出现,症状也较轻微,或者只有主观感受,包括眩晕、面部麻木、眼震、头痛等。

## 【诊断】

### 一、西医诊断要点

#### (一)诊断要点

1. 同时或先后出现急性视力障碍和急性脊髓损伤的临床症候,视神经和脊髓以外的症状很少出现或症状轻微。

2. 多数患者呈现反复发作病程。

3. MRI检查显示脊髓长节段炎性脱髓鞘病灶,主要见于颈、胸段,连续长度一般≥3个椎体节段,轴位像上病灶多位于脊髓中央,呈纵向融合,累及大部分灰质和部分白质,急性期增强扫描病灶可强化。受累视神经表现为肿胀增粗,视神经鞘膜呈长$T_1$、长$T_2$信号,$T_2$加权像可呈现“轨道样”高信号。

4. 血清AQP4抗体阳性,敏感性为58%~73%,特异性为91%~100%,是NMO特异性自身抗体标志物。在AQP4抗体阴性的部分病人中,可出现MOG抗体阳性。

5. 部分患者脑脊液(CSF)检查异常,如白细胞数略增多,少数甚至在$50 \times 10^6$/L以上,以中性粒细胞常见;CSF寡克隆区带阳性率显著低于MS患者(<20%);脑脊液IgG指数多数正常。

6. 诱发电位可记录到P100潜伏期显著延长、波幅降低或引不出波形。

7. 综合以上特点,并符合2006年Wingerchuk修订的NMO诊断标准。

8. 排除其他可能疾病。

#### (二)诊断标准

目前采用2006年Wingerchuk修订的NMO诊断标准:

1. 必要条件 ①视神经炎;②急性脊髓炎。

2. 支持条件 ①脊髓MRI异常病灶≥3个椎体节段;②头颅MRI不符合MS诊断标准;③血清NMO-IgG阳性。

具备必要全部条件和支持条件中的2条,即可诊断NMO。

### 二、中医诊断要点

本病归属于“暴盲”“视物昏渺”“痿证”等病证的范畴,可参见上述病证进行辨病诊断:

1. 突发视物模糊,甚则失明,目睛疼痛,下肢痿软无力,麻木疼痛,甚或瘫痪。

2. 可伴头身困重，身热不扬，精神抑郁，易怒，口苦，胁肋胀痛，眼球痛甚，干涩，盗汗，五心烦热，心烦失眠等症状。

3. 常有感受外邪，久居湿地，饮食不节，情志失调等病史。

4. 结合西医相关辅助检查，如脑脊液、血清NMO-IgG（AQP4抗体）、MRI、视觉诱发电位等。

5. 应注意与痹证、青风内障等鉴别。

## 三、中医主要证候类型

1. 肝经湿热证　视力骤降，甚至失明，眼球钝痛或转动时牵拉痛，下肢瘫痪，麻木疼痛，伴头身困重，身热不扬，胸闷脘痞，纳呆口苦，不喜饮水，小便短赤不利或大便不爽，舌质红苔黄腻，脉滑数或濡数。

2. 肝郁气滞证　眼胀痛，视力下降，四肢无力，精神抑郁，易怒，口苦，胁肋胀痛，胸闷不舒，舌红，舌苔薄白，脉弦。

3. 阴虚火旺证　视力骤降，甚至失明，眼球胀痛，转动眼球痛甚，干涩不适，下肢瘫痪，肢体麻木疼痛，或有头痛发热，心烦失眠，口苦咽干，小便不利，舌质红，苔少，脉细数。

4. 脾胃虚弱证　下肢无力或瘫痪，行走不便，肢体麻木，视物昏花，神疲乏力，纳食少，面色无华，便溏，舌苔薄白，脉细弱无力。

5. 肾亏血虚证　下肢麻木，腰膝酸软，疼痛无力，或四肢痿软，或拘急痉挛，视物模糊，舌质淡红，苔少、薄黄，脉细数。

## 【鉴别诊断】

1. 多发性硬化　两者都可累及视神经和脊髓，但MS患者脑部病变比较典型，脊髓病灶在MRI上很少超过2个脊髓节段，视力损害相对较轻，脑脊液寡克隆区带绝大多数呈（+），血清AQP4抗体多数（-）。MS的主要病理表现为炎性反应和脱髓鞘，极少有空洞和坏死。

2. 临床孤立综合征　首次发病的视神经炎或急性脊髓炎应与临床孤立综合征（CIS）鉴别。根据发病年龄、男女比例、视神经病灶长度及是否增粗、脊髓病灶长度、严重程度及预后、脑脊液白细胞及多核细胞、寡克隆区带、IgG指数、血清NMO-IgG阳性、复发率等不同予以鉴别。其中以脊髓长病灶和NMO-IgG有重要鉴别意义。

3. 横贯性脊髓炎　病前多有感染史，急性出现横贯性脊髓损害症状，早期因“脊髓休克期”表现为弛缓性瘫痪，休克期后（3~4周）病变部位以下支配的肢体呈现上运动神经元瘫痪，伴有病损平面以下深浅感觉减退和尿潴留。脑脊液白细胞数、蛋白轻度增高。病程中无视力损害症状，无缓解复发。

## 【治疗】

## 一、西医治疗

NMO总的治疗原则是通过缓解急性发作和防止复发，使神经系统致残程度最小化。治疗应与MS有所区别，不宜完全照搬MS的治疗方法。

### （一）急性期治疗

1. 糖皮质激素　用大剂量甲泼尼龙冲击疗法能使NMO加速病情缓解，激素治疗原则是大剂量，短疗程。与MS不同，有部分NMO患者对激素有一定依赖性，在减量过程中病情易反复。对激素依赖性患者，激素减量过程要慢，小剂量激素维持时间应较MS要长一些。甲泼尼龙冲击治疗近期有效率可达80%，但对远期预后改善不明显，也不能减少复发率。

2. 血浆置换　有部分NMO患者对甲基强的松龙冲击疗法反应差，可试用血浆置换疗法，特别在早期应用可能有效，一般建议置换3~5次，每次血浆交换量在2~3L，多数置换1~2次后见效。

3. 静脉注射大剂量免疫球蛋白　对甲基强的松龙冲击疗法反应差的患者，可选用静脉注射免疫球蛋白（intravenous immunoglobulin，IVIG），用量为0.4g/（kg·d），静滴，一般连续用5天为一个疗程。

4. 激素联合其他免疫抑制剂　在激素冲击治疗收效不佳时，尤其合并其他自身免疫疾病的患者，可选择激素联合其他免疫抑制剂治疗方案。如联合环磷酰胺治疗，终止病情进展。

**（二）缓解期治疗**

主要通过抑制免疫达到降低复发率，延缓残疾累积的目的。对急性发作后的NMO、NMO高危综合征及血清AQP4抗体阳性者应早期预防治疗。一线药物包括硫唑嘌呤、麦考酚酸莫酯，有条件者可使用利妥昔单抗（rituximab）；二线药物包括环磷酰胺、甲氨蝶呤及米托蒽醌等。对于部分对糖皮质激素有一定依赖性的患者，激素减量要比MS慢，小剂量强的松维持治疗能减少NMO复发，特别对血清其他自身免疫抗体增高的NMO更适用。每月1次的免疫球蛋白对NMO患者复发有一定的保护作用，该作用可能通过调节体液免疫，中和AQP4抗体，并推荐长节段脊髓病灶（＞3个节段）者或AQP4抗体阳性、对甲泼尼龙冲击治疗和免疫抑制剂反应欠佳者，可选用间歇性丙种球蛋白冲击治疗。与MS不同，干扰素-β预防NMO复发疗效不确定，且可能使急性期病情加重，其机制目前还不清楚。

**（三）对症治疗**

痛性痉挛可应用卡马西平、加巴喷丁等药物，比较剧烈的三叉神经痛、神经痛，可用普瑞巴林。慢性疼痛、感觉异常可用阿米替林、SNRI、NaSSA、普瑞巴林等药物。膀胱直肠功能障碍尿失禁可选用丙咪嗪、奥昔布宁等。下肢痉挛性肌张力增高可用巴氯芬口服。

## 二、中医治疗

**（一）辨证论治**

1. 肝经湿热证

治法：清热化湿，泻肝胆火。

代表方：龙胆泻肝汤合三妙丸。

常用药：龙胆草、黄芩、栀子、泽泻、当归、生地、柴胡、黄柏、苍术、牛膝。

加减：湿热偏盛，加茵陈、薏苡仁、滑石；肝经热盛，加夏枯草、菊花、石决明；双上肢麻木，加羌活、桑枝、桂枝；双下肢麻木，加独活、地龙。

2. 肝郁气滞证

治法：疏肝理气，清热泻火。

代表方：丹栀逍遥散。

常用药：白术、柴胡、当归、茯苓、甘草、牡丹皮、山栀、芍药。

加减：目灼口苦，加龙胆草、黄芩、黄连、生大黄；色黯有瘀点，加桃仁、红花、丹参、赤芍。

3. 阴虚火旺证

治法: 滋补肝肾,清热明目。

代表方: 杞菊地黄丸。

常用药: 枸杞子、菊花、熟地黄、山茱萸、山药、泽泻、牡丹皮、茯苓。

加减: 腰膝酸软较重或下肢瘫痪,加牛膝、杜仲、龟甲; 小便困难,加益智仁、菟丝子; 筋脉拘急,加白芍、木瓜。

4. 脾胃虚弱证

治法: 益气健脾,温中养胃。

代表方: 参苓白术散。

常用药: 人参、白术、茯苓、山药、白扁豆、莲子、砂仁、薏苡仁、桔梗、甘草。

加减: 视物昏花或失明,加枸杞子、女贞子; 双目干涩,加石决明、菊花; 四肢酸软、腰膝冷痛,加怀牛膝、补骨脂。

5. 肾亏血虚证

治法: 益肾填精,养血明目。

代表方: 壮骨丸。

常用药: 黄柏、龟板、知母、熟地黄、陈皮、白芍、锁阳、狗骨、干姜。

加减: 视物昏花,加枸杞子、沙苑子; 筋脉弛缓,加杜仲、怀牛膝; 筋脉拘急,加木瓜、白芍。

### (二)中成药

三妙丸: 清热燥湿,适用于肝经湿热证;

金匮肾气丸: 温补肾阳,适用于肾亏血虚证;

知柏地黄丸: 滋阴降火,适用于肝肾亏虚、阴虚火旺证。

### (三)针灸及其他

1. 针灸 针灸治疗本病有显著疗效。根据《黄帝内经》"治痿独取阳明"的治疗原则,以足阳明经穴为主,配以足太阳、足少阳经穴,相互配用,以疏通经络、调和气血、促进康复。视力障碍取眼部穴位为主。睛明为手足太阳、足阳明、阴跷和阳跷脉之会穴,风池为手足少阳与阳维之会穴,球后为经外奇穴,三者合用有疏风、通络、明目之功。

2. 推拿 推拿能疏通经络,行气活血,促进肌肉的收缩,又可促进循环,从而改善肌肉营养状况,防止关节粘连、强直,增强肌肉的张力、弹力和耐受力,对瘫痪的恢复有很好疗效。

3. 康复训练 康复训练应贯穿本病治疗的全过程。瘫痪肢体早期做被动运动、良肢位摆放。恢复期康复包括肢体、关节运动训练、平衡训练、步态训练。当肌力部分恢复时,即应鼓励多动,充分利用已恢复的肌力以强带弱,促进肌力的恢复。

## 【诊疗热点】

## 一、重视 NMO 与 MS 的鉴别

长期以来关于NMO是独立的疾病实体,还是MS的亚型一直存在争议。NMO-IgG发现后,才被认为是有别于MS的独立疾病。无论在东西方, NMO的种族分布、免疫机制、病理改变、临床和影像学改变均与MS不同,尤其是两者的治疗和预后。因此,早期鉴别NMO与MS非常

重要,是临床诊断的关注热点。NMO与MS鉴别表如下(表5-2):

表5-2 视神经脊髓炎与多发性硬化的鉴别

| | 视神经脊髓炎 | 多发性硬化 |
|---|---|---|
| 种族 | 亚洲人多发 | 西方人多发 |
| 前驱感染或预防接种史 | 多无 | 可诱发 |
| 发病年龄 | 任何年龄,中位数39岁 | 儿童和50岁以上少见,中位数29岁 |
| 性别(女:男) | 5~10:1 | 2:1 |
| 发病严重程度 | 中重度多见 | 轻、中度多见 |
| 发病遗留障碍 | 可致盲或严重视力障碍 | 不致盲 |
| 临床病程 | >85%为复发型,较少发展为继发进展型,少数为单时相型 | 85%为复发—缓解型,最后多发展成继发进展型,15%为原发进展型 |
| 血清NMO-IgG | 大多阳性 | 大多阴性 |
| 脑脊液细胞 | 多数患者白细胞>5×10$^6$/L<br>少数患者白细胞>50×10$^6$/L<br>中性粒细胞较常见,甚至可见嗜酸性粒细胞 | 多数正常,白细胞<50×10$^6$/L,以淋巴细胞为主 |
| 脑脊液寡克隆区带阳性 | 较少见(约20%) | 常见(国外约85%) |
| IgG指数 | 多正常 | 多增高 |
| 脊髓MRI | 长脊髓病灶>3个椎体节段,轴位像多位于脊髓中央,可强化 | 脊髓病灶<2个椎体节段,多位于白质,可强化 |
| 脑MRI | 无,或点片状、皮质下、下丘脑、丘脑、导水管周围,无明显强化 | 侧脑室旁白质、皮质下白质、小脑及脑干,可强化。 |

## 二、NMO与NMOSDs诊断新进展

2004年Lennon等在视神经脊髓炎患者血液标本中检测到NMO-IgG,并认为是视神经脊髓炎特异性标志物。2006年NMO诊断标准(Wingerchuk)更新,AQP4抗体作为NMO诊断的一项支持条件。之后的研究发现,NMO及相关疾病临床表现有所不同,但多数患者血清NMO-IgG阳性,2007年提出了将这些不同临床表现的NMO样疾病统称为视神经脊髓炎谱系疾病(NMOSDs),包括NMO、NMO限定型(仅累及脊髓的横贯性脊髓炎或仅累及视神经的视神经炎)、亚洲视神经脊髓型MS、伴有系统性自身免疫性疾病的视神经炎或长节段脊髓炎以及伴有NMO特征性脑部病灶(下丘脑、胼胝体、脑室旁或脑干)的视神经炎或脊髓炎。

长期观察研究发现:①NMO和NMOSDs患者在生物学特性上,如临床表现、血液和脑脊液检测结果以及MRI特征并没有显著性差异;②一些患者最初发病时没有视神经炎或脊髓炎表现,仅出现NMO颅内典型部位病灶及相应的典型临床表现,但后续的发作最终满足NMO诊断的可能性非常高;③目前的免疫治疗策略对于NMO和NMOSDs是完全相同的。因而,2015年国际视神经脊髓炎诊断小组对2006年NMO的Wingerchuk诊断标准再次进行修订,

新的诊断标准取消了NMO的单独定义，将NMO和NMOSDs合并成NMOSDs一种疾病，并分为AQP4抗体阳性组和AQP4抗体阴性组，分别制定相应的诊断细则：

1. AQP4-IgG阳性的NMOSDs诊断标准

（1）至少1项核心临床特征（视神经炎、急性脊髓炎、第四脑室底部综合征、其他脑干综合征、有MRI病灶的发作性嗜睡或急性间脑综合征、有MRI病灶的大脑综合征）；

（2）血清AQP4抗体阳性；

（3）无其他更好的解释。

2. AQP4抗体阴性（或无法做该抗体检测）的NMOSDs诊断标准

（1）至少符合2项核心临床特征（①视神经炎、急性脊髓炎或第四脑室底部综合征三者之一；②支持空间多发的临床证据；③MRI的表现：a. 急性视神经炎：脑MRI正常或仅有非特异性病变，或者$T_2$或$T_1$增强可见视神经病变长度超过1/2视神经全长，或者累及视交叉；b. 急性脊髓炎：脊髓脱髓鞘病灶≥3个椎体节段；c. 急性极后区综合征：背侧延髓/极后区病损；d. 急性脑干综合征：有室管膜附近的脑干病灶）；

（2）血清AQP4抗体阴性或无法做该抗体检测；

（3）无其他更好的解释。

该标准高度依赖AQP4抗体的检测结果，对于AQP4抗体阳性的NMOSDs，诊断标准中对于无视神经炎，又无急性脊髓炎的患者，只要AQP4抗体阳性并有其他颅内典型部位病灶，就可满足NMOSDs诊断。其意义是使得NMOSDs的诊断时间点前移，以便提早开始疾病干预治疗。AQP4抗体阴性的NMOSDs可能具有更多的诊断上的不确定性，所以临床和MRI条件也设定得较为严格。目前国内尚未采用上述标准。

### 三、基于证候要素调查的中医证型及病机研究

如樊永平等为探讨视神经脊髓炎患者的临床特点、中医证型分布及病机，采用临床病例分析统计方法，回顾性分析63例NMO患者的首发症状、临床症状分布、舌苔脉象，总结中医证型的分布规律，中医证型有肝肾阴虚证、痰热瘀阻证等，主要涉及肾、肝两脏。证候要素以肝肾阴虚、痰、血瘀、热为最多。研究结论认为，NMO本虚以肝肾阴虚为主，邪实以痰、血瘀、热兼夹为主。肝肾阴虚和痰瘀内阻的病理机制在NMO患者中具有普遍性和代表性。

## 【中西医结合思路】

### 一、中医辨证论治与糖皮质激素治疗相结合

NMO急性期以激素冲击治疗为主，并对激素有部分依赖性，症状改善后需逐渐减量，然后小剂量维持治疗一定时间。激素减量过程中容易出现病情的反复。中药中有许多促进肾上腺皮质激素分泌及类似糖皮质激素作用的药物。在激素治疗过程中，中医辨证论治的基础上，佐以这类中药治疗有可能减少患者对激素的依赖，抑制或减轻病情的反跳。中医常用的方法主要是滋补肾阴，或温补肾阳。滋阴药如生地、熟地、知母、龟板，温阳药如仙灵脾、巴戟天、补骨脂、桂枝、制附子等，类似糖皮质激素的药物如甘草、秦艽等。激素使用的副作用众所周知，如水钠潴留、合并感染、骨质疏松等，使用中药治疗不仅关注疾病本身，也可以在减轻激素的副作用方面发挥优势作用。

## 二、中医扶正祛邪与西医疾病修正治疗相结合

NMO较MS有更高的复发率。因此,首次发病后即开始疾病修正治疗以较少复发。同时使用中药,着重于调整患者的全身情况,即针对患者的气血阴阳胜衰、本虚标实病机进行治疗。根据患者疾病不同阶段的临床特点,如气血虚者补益气血,阴虚者补阴,阴虚火旺者滋阴降火,阳虚者温阳,湿胜者祛湿,血瘀者活血等。通过扶正祛邪的中医辨证治疗,既能控制症状,又能根据体质用药,增强体质,提高机体免疫力,而且药效持久。中西医合用能收到疗效互补,甚至疗效叠加的效果,同时还可以用中药来减轻或消除西药的副作用或降低其毒性,发挥优势互补的作用,从而有效降低复发率,提高患者的生活质量。

## 【研究展望】

### 一、NMOSDs与AQP4-IgG的深入研究

1. 尽管已证实,NMOSDs患者有针对CNS中AQP4的自身免疫应答,NMO与血清AQP4-IgG相关。但部分典型NMOSDs患者血AQP4-IgG阴性;有的患者血AQP4-IgG阳性,临床和影像学符合脑病表现,但无视神经和脊髓受累的证据;部分经典MS患者血AQP4Ab阳性。这些现象尚待进一步研究,有学者提出“水通道蛋白病”这一概念。

2. 血清中AQP4-IgG通过受损的血脑屏障进入中枢神经系统,引起星形胶质细胞病变,最终导致中枢神经系统脱髓鞘。血清AQP4-IgG透过血脑屏障的机制和相关影响因素以及AQP4-IgG滴度与疾病的复发和严重程度仍需要更多的研究数据来支持,也是目前研究的方向。

3. AQP4-IgG也有待进行下列各项研究 ①建立AQP4-IgG被动转移动物模型,把AQP4-IgG被动输入实验动物后,实验动物可在临床、影像学、病理和免疫学上证明确实发生NMO;②建立AQP4主动免疫实验动物模型,用AQP4主动免疫实验动物,实验动物应在临床、影像学、病理和免疫学上证明确实发生NMO;③免疫措施能预防和治疗主、被动实验动物模型。

### 二、影像学研究进展

近年来,NMO的磁共振成像新技术如MR波谱(magnetic resonance spectrum, MRS)、扩散加权成像(diffusion weighted imaging, DWI)和扩散张量成像(diffusion tension imaging, DTI)、磁化传递成像(magnetization transfer imaging, MTI)、磁敏感加权成像(susceptibility weighted imaging, SWI)等研究,能够提供常规MRI检查无法获得的信息。

由于成像技术原因、结构细小以及周围结构的复杂性等使视神经的MRI发展滞后于中枢神经系统其他部位。MR显示视神经节段性脱髓鞘病灶以短$T_1$反转恢复序列(short $T_1$ inversion recovery, STIR)和快速脂肪抑制自旋回波序列(fast spin echo, FSE)较为敏感。钆对比剂增强扫描在显示视神经急性炎症方面有肯定的价值,通常表现为视神经的节段性强化。MTI、DTI等在体现视神经髓鞘和轴突的完整性方面也可提供量化信息,在视神经炎的影像与病理对照研究中得以应用。

MRI成像新技术为将来进一步研究NMO,探索其与MS的差异提供了新的思路和手段。综合应用各种MRI成像技术全面地评价NMO的病理变化,对于更好地理解其发病机制,早期诊断和治疗方法的选择以及病情监测将有较大意义。

### 三、研究新的治疗途径

针对NMO是AQP4-IgG相关的疾病，其靶抗原为AQP4，建立在对新的病理机制的研究基础上，目前正在研究新的治疗途径：①阻断AQP4-IgG-AQP4的结合：非致病性单克隆抗体—aquaporumab，能高选择性与AQP4-IgG竞争性结合AQP4。在动物实验研究中发现其能清除AQP4-IgG诱导的补体和细胞途径的毒性作用，抑制免疫反应，减轻NMO病理损伤。②AQP4-IgG失活：内切糖苷酶S是一种从化脓性链球菌中提取的内切酶，能选择性地使AQP4-IgG重链去糖基化，转变为非致病性抗体，阻断抗体依赖的细胞毒性和补体依赖的细胞毒性，抑制NMO的病理进展。③以血脑屏障为目标的治疗：血管内皮生长因子（VEGF）在血—脑屏障破坏中发挥重要作用，抑制VEGF的表达可能使NMO患者获益。贝伐单抗是特异性VEGF抑制因子，目前正在NMO治疗的临床试验阶段，期待能有可喜的研究结果。④补体靶向治疗：依库丽单抗（eculizumab）是C5补体抑制剂，能够阻止补体级联反应、炎性细胞聚集和膜攻击复合物的形成。有关NMO的治疗研究取得了较快进展，将为NMO的治疗提供新希望。

## 【参考文献】

[1] Lucchinetti CF, Nakashima I, Weinshenker BG, et al. A serum autoantibody marker of neuromyelitis optica: distinction from multiple sclerosis[J]. The Lancet, 2004, 364(9451): 2106-2112.

[2] 牛会丛，张星虎. 视神经脊髓炎发病机制及治疗策略研究进展[J]. 中国神经免疫学和神经病学杂志，2013, 20(3): 208-210.

[3] 蒋雨平. 视神经脊髓炎的发病机制[J]. 中国临床神经科学，2015, 23(3): 321-323.

[4] 朱华英. 邹菊生辨治视神经脊髓炎验案1则[J]. 上海中医药杂志，2009, 43(4): 6-7.

[5] 樊永平，胡蕊，鲍显慧，等. 63例视神经脊髓炎患者临床特点和中医证型分布[J]. 中国中西医结合杂志，2013, 33(3): 322-325.

[6] 龙友明，胡学强. 神经系统自身免疫性疾病发病机制与治疗研究进展[J]. 中国现代神经疾病杂志，2010, 10(1): 49-63.

[7] 王苏，樊永平，张永超，等. 不同中医证型视神经脊髓炎患者临床特点比较[J]. 环球中医药杂志，2014, 7(11): 833-835.

[8] 符青青，刘诗英，吴晓牧. 抗水通道蛋白4抗体与中枢神经脱髓鞘性神经免疫性疾病[J]. 中国免疫学杂志，2015, 31(5): 707-709.

[9] 冯金洲，秦新月. 视神经脊髓炎的免疫治疗进展[J]. 中国神经免疫学和神经病学杂志，2015, 22(5): 707-709, 369-371.

（王爱梅）

## 第四节　急性播散性脑脊髓炎

急性播散性脑脊髓炎（acute disseminated encephalomyelitis, ADEM）是一种免疫介导的广泛累及中枢神经系统白质的特发性炎症脱髓鞘性疾病，往往与感染、疫苗接种有关，年发病率为（0.20~0.80）/10万，可于任何年龄发病，但常见于儿童与青少年，约占80%。依据国际儿童多发性硬化研究组的定义，ADEM是呈急性或亚急性发病伴脑病表现（行为异常或意识障碍），影响中枢神经系统多个区域，且为首次发生的脱髓鞘疾病。典型的ADEM为单相病程，临床表现多种多样，可表现为发热、癫痫、意识障碍、失语、肢体瘫痪等。现已发现复发型和多相型，需与MS相鉴别。

中医文献中没有“急性播散性脑脊髓炎”的病名，根据ADEM不同临床表现，可归属于中医学“温病”“痫证”“痿证”“风痱”等病证范畴。以发热、神志障碍为主者，多以“温病”论治；以抽搐为主者，多以“痫证”论治；以肢体无力或瘫痪为主者，多以“痿证”或“风痱”论治；中医学对温病的认识，溯源于《黄帝内经》，《素问·生气通天论》说：“冬伤于寒，春必温病”，原始病因是寒邪，伏寒化温、寒邪化热而成温病。《素问·六元正纪大论》说：“气乃大温，草乃早荣，民乃厉，温病乃作。”

## 【病因病机】

### 一、西医病因、发病机制、病理

#### （一）病因

ADEM病因仍未明确，目前较多研究认为病毒感染及疫苗接种有关。常见于麻疹、水痘、风疹、流感及腮腺炎病毒感染后；也见于狂犬病、牛痘、百日咳、脊髓灰质炎、乙脑、白喉、风疹、乙肝等疫苗接种后；偶有出现在破伤风抗毒素注射后；部分患者是继发于普通呼吸道感染，像EB病毒、巨细胞病毒和支原体肺炎病毒感染后。用脑组织和弗氏完全佐剂免疫动物造成的实验性自身免疫性脑脊髓炎（EAE）动物模型，具有与人类多发性硬化相同的特征性小静脉周围脱髓鞘及炎性病灶，推测本病为T细胞介导的免疫反应。

#### （二）发病机制

研究证据表明，ADEM是自身T细胞激活导致针对髓鞘或其他自身抗原的短暂性自身免疫反应。可能与以下机制相关：①分子模拟假说：微生物（或疫苗）的蛋白质与人体髓鞘蛋白某些肽段结构相似，分享共同抗原，但不足以使其耐受，诱导T细胞激活，触发自身免疫反应。动物实验结果显示，健康动物注射髓鞘蛋白可以诱发EAE。发病前有病毒感染史或疫苗接种史支持这一理论。②感染触发炎症瀑布反应：中枢神经系统感染继发自身免疫反应，造成血—脑屏障破坏，导致中枢相关性自身抗原释放入外周血液，发生自身免疫反应，反过来导致中枢性变态反应。③细胞因子的影响：ADEM患者脑脊液白细胞介素（IL）-4、10和肿瘤坏死因子-α（TNF-α）水平升高，外周血髓鞘反应性T细胞较正常人高约10倍，分泌干扰素-γ（IFN-γ）的$CD3^+$ T细胞数目增加。④抗原抗体反应：急性播散性脑脊髓炎患者血清中可检测到抗髓鞘碱性蛋白（MBP）和抗髓鞘少突胶质细胞糖蛋白（MOG）抗体，后者在儿童患者中更为多见，经治疗后血清抗MOG抗体可消失。

#### （三）病理改变

ADEM病理特点为广泛累及CNS的炎性脱髓鞘。病灶有融合倾向，从0.1mm数毫米不等，均位于小中静脉周围，伴有炎性细胞浸润，其外层表现为以单个核细胞为主的血管周围浸润，即血管“袖套”，静脉周围白质髓鞘脱失，较晚期有星形细胞增生及胶质形成。以脑室周围白质、颞叶、视神经最为显著，累及内囊、小脑、胼胝体者罕见。胼胝体受累多见于多发性硬化，ADEM只在病变广泛时才累及；而丘脑病变多见于ADEM，罕见于多发性硬化，可作为二者的鉴别要点之一。二者的区别还在于ADEM病灶从小血管周围呈放射状延伸，而MS多为不连续性；ADEM巨噬细胞围绕在小血管周围，而MS则围绕在斑块周围；ADEM病灶边界模糊，而MS病灶边界清晰。

### 二、中医病因病机

中医认为本病乃由人体正气内虚，温热之邪乘虚侵袭，郁而化热，燔灼津液，或湿热浸淫，筋脉失养；温热炼湿成痰，热甚化火生风，风痰上扰，蒙蔽心神而神昏不语。亦有温热湿邪内阻，脾胃运化失调，胃气上逆则胸脘满闷，恶心呕吐，蒙蔽心包则表情淡漠、嗜睡乃至昏迷。疾病后期邪恋正虚，痰浊邪实瘀滞经脉，久病气血耗损，肺胃津伤，肝肾亏损，精血不足，筋脉失养，而成四肢痿软等症。病位在脑、髓、心、心包，涉及肝、脾、肾。

现代医家王永炎认为，本病急性期以外感湿热之邪并痰、瘀阻滞经络，上扰清窍所致；恢复期正气耗伤、肝、脾、肾亏虚，精血不濡，筋脉失养所致。尚尔寿先生认为，先天禀赋不足为其主要原因，六淫之邪作祟为其外在诱因，虚则为肝脾肾虚，实则为痰浊、湿热、瘀血、风邪等，该病常由虚致实，而成虚实夹杂之证。

## 【临床表现】

ADEM可发生于任何年龄，但以儿童多见。多数发生于病毒感染或疫苗接种后2天至4周，部分患者发病前可无诱发因素。

起病多为急性或亚急性，大部分呈单相病程。首发症状有发热、头痛、恶心、呕吐、肌肉酸痛等，3~5天内病情达高峰，中枢神经系统广泛受累，出现多灶性神经损害的症状和体征，常有脑病症状，如精神行为异常、意识障碍、认知功能障碍、癫痫发作等；可出现肢体瘫痪、感觉异常、视力减退、言语障碍、脑神经麻痹、共济失调等；脑膜受累时出现头痛、呕吐和脑膜刺激征；严重患者可发生中枢性呼吸衰竭；脊髓受累时出现部分或完全性弛缓性截瘫或四肢瘫、传导束型感觉障碍和尿潴留；部分患者可出现周围神经损害，以成年患者为多见。经几周后病情可缓解，甚至完全恢复，但多数病例出现持续性神经功能缺陷，如视神经萎缩、轻度智能减退、运动障碍和脑神经麻痹等。

ADEM临床上主要分为3型：除上述单相型外，还存在2个变异型，即复发型和多相型，以单相型ADEM最多见。

## 【诊断】

### 一、西医诊断要点

#### （一）诊断要点

1. 病前1~3周常有病毒感染史或疫苗接种史。

2. 急性或亚急性发病，出现脑病表现及多部位损伤的神经系统表现。脑病的表现包括行为异常（如过度兴奋和易激怒）与意识改变（如意识模糊、昏睡、昏迷）等；多部位损伤的表现，如大脑半球、小脑、脑干和脊髓的症状与体征。

3. MRI上表现为多发的、大片状脱髓鞘病灶，灰白质均可受累，以白质病变为主，常伴有丘脑病变。

4. 脑脊液正常或呈非特异性改变，无病毒感染证据。

5. 糖皮质激素治疗有效。

**（二）诊断标准**

国际儿童多发性硬化研究小组（International Pediatric Multiple Sclerosis Study Group，IPMSSG）于2007年制定的诊断标准：

1. 临床表现　首次发生的急性或亚急性发病的多灶性受累的脱髓鞘疾病，表现为多种症状并伴脑病表现（如行为异常或意识改变），糖皮质激素治疗后症状或MRI可好转，亦可遗留残留症状；之前无脱髓鞘特征的临床事件发生，并排除其他原因，发病后3个月内出现的新症状或原有症状波动应列为本次发病的一部分。

2. 神经影像学表现　以局灶性或多灶性累及脑白质为主，且未提示陈旧性白质损害。颅脑MRI扫描表现为大的（1~2cm）、多灶性位于幕上或幕下白质、灰质，尤其是基底节和丘脑的病灶，少数患者表现为单发孤立大病灶，可见弥漫性脊髓内异常信号伴不同程度强化。

IPMSSG把复发型和多相型急性播散性脑脊髓炎的概念定义为：①复发型播散性脑脊髓炎（RDEM），首次ADEM事件3个月后或完整的糖皮质激素治疗1个月后，出现的新的ADEM事件，但是新发事件只是时间上的复发，无空间的多发，症状和体征与首次相同，影像学检查仅显示旧病灶的扩大，无新病灶。②多相型播散性脑脊髓炎（MDEM），在首次ADEM事件3个月后或完整的糖皮质激素治疗1个月后出现的新的急性ADEM事件，且新发事件无论在时间上还是空间上均与首次不同，因此症状、体征及影像学检查均可显示新病灶出现。

## 二、中医诊断要点

本病多数临床证候归属于"温病""痉病""痿证"等病证范畴，可参考上述病证进行辨病诊断：

1. 高热，头痛，咳嗽，汗出，口渴，身酸痛，烦躁，神昏谵妄，甚则惊厥抽搐，头晕耳鸣，视物模糊，肢体麻木、疼痛，甚则瘫痪。

2. 可伴恶心呕吐，四肢抽搐，胸脘满闷，食少纳呆，神疲乏力，腰膝酸软，五心烦热，盗汗，小便不利，大便秘结等症状。

3. 常有外感邪热、疫苗接种、久居湿地、正气不足等病史。

4. 结合西医相关疾病做相应辅助检查，如MRI、CT、免疫学检查等。

## 三、中医主要证候类型

1. 邪热犯肺证　发热，心烦，身酸痛，咽痛，汗出口渴，咳嗽，或项背拘急，舌红，苔薄黄，脉浮数。

2. 热甚动风证　高热烦躁，神昏谵妄，不省人事，两目上视，项背强直，四肢抽搐，舌质红绛，苔黄燥，脉弦数。

3. 湿热内蕴证　低热，头痛，呕吐，嗜睡，四肢瘫痪，倦怠欲寐，胸闷脘痞，下肢水肿，小便不利，舌质红，苔黄腻，脉滑数或弦数。

4. 肝肾亏虚证　肢体麻木、疼痛、瘫痪，日久可伴肌肉萎缩，头晕耳鸣，失眠，少汗或无汗，小便不利或小便失禁，大便秘结，五心烦热，舌红少津，苔少，脉细数。

5. 脾胃气虚证　肢体瘫软无力，脘腹胀闷，食少纳呆，大便溏薄，神疲乏力，肢体倦怠，或头晕嗜睡，或轻度浮肿，舌质淡白，胖嫩或有齿痕，苔薄白，脉缓无力。

## 【鉴别诊断】

1. 单纯疱疹病毒性脑炎　本病为病毒侵犯脑实质，高热、精神症状、抽搐、昏迷及高颅压等脑实质损害症状更严重、更突出。脑脊液中可检出特异性IgM抗体。脑电图以额叶和颞叶变化为主，可见慢波或痫样放电，两侧常不对称。头部CT和MRI表现以脑叶为主，部分病例可见额叶和颞叶的出血样改变。而ADEM除脑病表现外，还可出现视神经、脊髓等多部位损害，MRI表现为大片状长$T_1$、长$T_2$异常信号，以白质损害为主。

2. 流行性乙型脑炎　季节性发病，7~9月居多，虫媒传播。急性起病，可累及大脑、小脑、脑干、丘脑和脊髓等多个部位，表现为高热、头痛、抽搐和高颅压症状，常伴全身中毒症状。周围血白细胞增高，以中性粒细胞居多。脑脊液中细胞数轻~中度增高，早期以中性粒细胞为主，4~5天后转为以淋巴细胞为主。发病2周后可检出特异性抗体。MRI呈对称性双侧丘脑、基底节病灶为其特点。

3. 多发性硬化　首次发病的多发性硬化需与ADEM鉴别。ADEM发病年龄较小，无性别差异，多有前驱感染史或疫苗接种史，以单相病程为主；常见脑病症状，如行为异常、意识障碍、癫痫发作等；MRI可见灰白质大片病灶，病情好转后病灶可消失或明显缩小；脑脊液白细胞计数不同程度增加，寡克隆区带阴性。多发性硬化患者多于少年后发病，女性多于男性，可无前驱症状，多数复发缓解为特点；少有癫痫发作；MRI随时间进展可复发或有新病灶出现；脑脊液白细胞计数正常或轻度增高，寡克隆区带可阳性。

## 【治疗】

### 一、西医治疗

1. 糖皮质激素　是ADEM急性期一线治疗药物。一般主张早期大剂量冲击治疗，多采用甲基强的松龙500~1000mg静脉滴注，每日1次，连用3~5日。后改为泼尼松60mg/d，口服，逐渐减量，直至4~6周停药。

2. 大剂量免疫球蛋白治疗　不能耐受糖皮质激素治疗、存在禁忌证或治疗效果欠佳的患者，可选择静脉注射丙种球蛋白（IVIg）0.4g/（kg·d），连续3~5天。

3. 血浆置换疗法　对于暴发性急性播散性脑脊髓炎，特别是激素不能控制症状者，血浆置换疗法可取得较为满意效果。隔日1次，共5~7次，不良反应包括贫血、低血压、免疫抑制和感染等。由于血浆置换技术条件要求高、费用大，目前国内较少开展。

4. 对症及支持治疗　包括预防肺部感染、降温、治疗脑水肿、控制癫痫发作、营养支持治疗等。必要时需要通过气管插管或气管切开保持呼吸道通畅，以充分给氧，吸痰，氧饱和度低时可应用呼吸机辅助呼吸。

### 二、中医治疗

#### （一）辨证论治

1. 邪热犯肺证

治法：清热解毒，透表散邪。

代表方：银翘散。

常用药：金银花、连翘、桔梗、薄荷、竹叶、生甘草、荆芥穗、牛蒡子、淡豆豉、芦根。

加减：咳嗽、痰黄质黏，加杏仁、黄芩；筋脉拘急不舒，加葛根、桑枝；胸闷不畅，加藿香、郁金。

2. 热甚动风证

治法：清热凉血，息风镇痉。

代表方：犀角地黄汤合羚角钩藤汤。

常用药：犀角（现已禁用，以水牛角代）、生地、赤芍、桃仁、丹皮、羚羊角、钩藤、桑叶、菊花、白芍、竹茹、川贝、茯神、生甘草。

加减：神志昏迷，可配合紫雪丹、安宫牛黄丸同用；痰热偏甚，呼吸喘促，痰鸣，加淡竹沥；抽搐不止者，加全蝎、蜈蚣、蝉蜕等。

3. 湿热内蕴证

治法：清热利湿，舒筋活络。

代表方：四妙丸。

常用药：苍术、黄柏、川牛膝、薏苡仁。

加减：头痛、恶心呕吐，加半夏、陈皮、胆星、竹茹；瘫痪在上肢，加川芎、桑枝；瘫痪在下肢，加桑寄生、川续断。

4. 肝肾阴虚证

治法：滋补肝肾，强筋壮骨。

代表方：知柏地黄丸。

常用药：熟地黄、山萸肉、山药、泽泻、丹皮、茯苓、知母、黄柏、菟丝子、龟板胶、鹿角胶、川牛膝、枸杞子。

加减：双目失明，加枸杞、菊花；腰膝酸软、四肢无力，加杜仲、牛膝；二便失禁，加锁阳、续断、益智仁。

5. 脾胃气虚证

治法：健补脾胃，理气和中。

代表方：补中益气汤。

常用药：黄芪、人参、炙甘草、白术、当归、陈皮、升麻、柴胡。

加减：四肢无力伴麻木、颤动，加熟地、鸡血藤、桑枝；畏寒肢冷，加桂枝、巴戟天；腰膝酸软，加杜仲、菟丝子。

**（二）中成药**

1. 口服药　安宫牛黄丸，清热开窍、息风镇痉，适用于热甚动风证；二妙丸、三妙丸，清热利湿，适用于湿热内蕴证；壮骨丸，滋阴壮骨，适用于肝肾阴虚证。

2. 急性期可用清开灵注射液、醒脑静注射液，清热解毒、醒神开窍。

**（三）针灸及其他**

1. 针灸　针灸治疗本病有较好的疗效。《黄帝内经》提出“治痿独取阳明”的治疗原则。其意有二：其一，补阳明不足之气；其二，清阳明湿热之邪。对肝肾亏损者还应补益肝肾，填补精髓。在此治疗原则上，以手、足阳明经穴和夹脊穴为主，佐以补益脾肾之穴。

2. 推拿　从腰部肾俞或承扶穴开始，沿足太阳膀胱经向下揉压（肘压法）至踝后昆仑穴。

对委中、委阳等穴须停留压之。每压膝关节、踝关节，对周围之犊鼻、膝眼、委中、委阳、阴谷、血海、鹤顶等穴都要进行揉压。

3. 康复训练　早期加强主动及被动的肢体功能锻炼，患肢宜放于功能位置，防止受压，以助肢体功能的恢复；恢复期尽早进行康复训练，鼓励患者功能锻炼。

## 【诊疗热点】

### 一、MRI在ADEM诊断中的意义

MRI被认为是目前诊断ADEM最敏感技术。颅脑MRI可见多发边界不清的大片病灶，$T_2$WI和FLAIR呈高信号，$T_1$WI可呈较弱的低信号。具体特点如下：①皮质下和深部白质区较脑室旁常见，胼胝体罕见，分布不对称。而灰质病变以深部灰质核团多见，尤其是双侧丘脑受损被认为是与多发性硬化很有意义的鉴别点。②弥漫性大病灶可类似肿瘤样伴周围组织水肿和占位效应。③50%的患者可累及幕下部位，包括脑干、小脑中脚及小脑白质。④约80%有脊髓症状的患者，脊髓MRI检查可以发现病灶，呈局灶性或节段性，但多数表现为较长脊髓节段（>3个节段）甚至为全脊髓受累。⑤部分严重病例可伴有出血性病变。

与ADEM相比MS病灶相对较小、边界较清楚，有时间多发表现，分布以一侧为主，多见皮质下白质及脑室周围病灶，常累及胼胝体，脊髓病灶多为不超过2个节段偏心分布的小病灶。MS与单相的ADEM区别：①颅内病灶缺少双侧弥漫性病灶；②存在病灶的“黑洞征”；③出现至少2个侧脑室周的病灶。

### 二、中西医一体化治疗

中医、西医对ADEM不同阶段的治疗，各有优势和劣势，中西医结合应取长补短，使病人得到一体化的治疗。急性期西医以激素冲击治疗为主，并予以对症支持治疗；中医重在清热解毒，清营透气，化痰开窍；及时配以中成药，如安宫牛黄丸、静滴醒脑静、清开灵注射液等，以清热解毒、镇痉醒神、豁痰开窍。恢复期激素减量维持阶段，患者正虚体衰，气营两亏，宜益气养阴，化痰通络。疾病后期西医缺乏有效措施，由于疾病本身导致的功能损害与激素的副作用，中医则多见肝肾两虚，气虚血瘀，治宜滋补肝肾，填精益髓，或温补肾阳，温经通脉；及时配以针灸治疗，以促进康复。早期合理应用中西医结合治疗，在疾病各个不同阶段切入，各施所长确能得到最佳的一体化治疗，从而提高疗效，降低死亡率，避免或减少后遗症的发生。

## 【中西医结合思路】

### 一、辨病与辨证相结合

在西医辨病诊断的前提下进行中医辨证论治，是目前中西医结合治疗ADEM的重要方法。ADEM发病急、进展快、甚至危及生命，需尽快应用先进诊断技术结合临床而明确诊断。但西医治疗手段较为单一，急性期以激素治疗为主，恢复期缺乏有效治疗措施。这就需要中医在辨病诊断后，及时发挥辨证论治的优势，随病情演变规律，在疾病的不同阶段分期辨证论治。急性期以邪热犯肺、热甚动风、湿热内蕴为主，治宜清热解毒、息风镇痉、清热利湿；恢复期以肝肾亏虚、脾胃气虚为主，治宜滋补肝肾、补脾健胃。在个体化治疗的同时，还需要通

过大量的病例观察，总结ADEM病证结合治疗效果的客观性指标，并进行多中心、大样本证候学规律研究，进一步归纳常见临床证型，逐步形成ADEM西医辨病与中医辨证相结合的优化治疗方案。

## 二、宏观辨证与微观辨证相结合

MRI不仅是ADEM诊断的重要依据，也是评估病情、评价疗效和判断预后的主要指标，随着病情恢复，MRI神经系统损害的影像改变可减轻，甚至恢复正常。所谓微观辨证，即是临床上收集辨证素材的过程中引进MRI的先进技术，发挥其直观地显示组织结构、微观地反映病情的特点，用微观指标认识和辨别证，观察ADEM的MRI影像特点与中医辨证分型之间的关系，为中医临床辨证提供客观辨证指标。微观辨证和宏观辨证相结合是病证结合在疾病认识层次上的深入，从而弥补宏观辨证用肉眼来观察病情之不足，加强中医对ADEM“证”本质的研究，必然会提高中西医结合诊治ADEM的水平。

# 【研究展望】

## 一、发病机制研究

关于ADEM的发病机制普遍认为，非特异性病毒感染或疫苗接种后，病毒蛋白上的某些肽段与髓鞘蛋白的结构相似，它们致敏的T细胞通过血液循环，在黏附因子作用下黏附于CNS血管内皮细胞，同时释放炎性细胞因子，使血—脑脊液屏障（BCB）通透性发生改变，致敏细胞更易通过，继而趋化因子募集多种淋巴细胞至中枢内，导致免疫损害。在ADEM的发生发展过程中，黏附因子、趋化因子及多种细胞因子的作用至关重要。

大鼠实验性自身免疫性脑炎（EAE）与ADEM极为相似，研究发现在EAE中随细胞间黏附因子-1（ICAM-1）表达增强BCB损害逐渐加重，临床症状也更明显，提示ICAM-1在EAE发生发展中具重要作用。ICAM-1在免疫早期可能主要参与破坏BCB，为活性细胞毒性T淋巴细胞（cytotoxic lymphocyte，TCL）创造必要途径。随免疫反应增强，它不仅继续参与破坏BCB，还可能对TCL转移入脑引起并维持病理性脱髓鞘性炎症反应具一定作用。

趋化因子是一种多功能的分子，主要通过化学诱导吸引淋巴细胞或单核/巨噬细胞至病灶部位。研究者发现，在ADEM中大量趋化因子被活化，在EAE研究中趋化因子的高表达发生在T细胞被髓鞘蛋白激活后，均提示趋化因子在脱髓鞘反应和其他临床症状发生过程中也具有重要作用。

总之，对ADEM发病机制的研究已经深入到分子水平。在ADEM中表达的黏附因子、趋化因子等多种细胞因子在疾病的进展、缓解和炎症发生过程中发挥重要作用。进一步监控这些因子的变化并探索其功能，有助于加深对ADEM发病机制的认识，且最终为有效治疗自身免疫性脱髓鞘疾病提供信息。

## 二、寻找特征性生物学标志物

抗髓鞘少突胶质细胞糖蛋白（*MOG*）抗体可助诊ADEM，但特异性和敏感性均较差。2011年来自美国《神经病学》杂志的一项研究表明，儿童期急性播散性脑脊髓炎患者的*MOG*抗体存在时间短暂。他们对25例发病期*MOG*免疫球蛋白呈阳性的儿童患者进行了长达5年的随访，全部16例急性播散性脑脊髓炎单相患者和1例临床孤立综合征患者的*MOG*抗体均呈持续快速下降，而8例最终被诊断为MS儿童患者中，有6例（75%）*MOG*抗体持续波动，在长达5年的观察期内出现了二次升高。提示*MOG*抗体的持久存在或消失可能与儿童期急性脱髓鞘的预后相关。因此，需进一步的免疫学研究，发现其生物学标志性抗体，将有助于指导临床诊断。

## 【参考文献】

[1] Tenembaum S, Chitnis T, Ness J, et al. Acute disseminated encephalomyelitis. Neurology, 2007, 68(16Supp12): S23-S36.

[2] 王永炎，张伯礼. 中医脑病学[M]. 北京：人民卫生出版社，2007.

[3] Dornmair K, Olsson T, Banwell B, et al. Antibodies to MOG are transient in childhood acute disseminated encephalomyelitis[J]. Neurology: Official Journal of the American Academy of Neurology, 2011, 77(6): 580-588.

[4] 张五昌，吴沪生，刘天慈. 急性播散性脑脊髓炎与多发性硬化的诊断及鉴别诊断[J]. 实用儿科临床杂志，2000, 15(4): 226-228.

[5] 吴晔，陈悦，包新华. 急性播散性脑脊髓12例临床研究[J]. 实用儿科临床杂志，2004, 19(5): 398-401.

[6] 刘峥，董会卿. 急性播散性脑脊髓炎的研究进展[J]. 中国现代神经疾病杂志2013, 13(9): 816-820.

[7] 马卓娅，王国兵，李成荣，等. 急性播散性脑脊髓炎分子发病机制的研究进展[J]. 中国神经免疫学和神经病学杂志，2008, 15(2): 106-108.

[8] 辛晋敏，马存根，梁丽云. 细胞间黏附分子-1在实验性自身免疫性脑脊髓炎大鼠中表达的动态变化及作用[J]. 中国神经免疫学和神经病学杂志，2006, 13(2): 77-81.

（王爱梅）

# 第六章 运动障碍疾病

## 第一节 概 述

运动障碍疾病(movement disorders),主要表现随意运动调节功能障碍,肌力、感觉功能不受影响。又称"锥体外系疾病"(extrapyramidal diseases),但随着神经病学的进展和认识的深入,损伤锥体系统以外的疾病越来越为医学界所熟悉,"锥体外系疾病"这一命名已经不能准确囊括这一大类疾病。

锥体外系是运动系统的一个重要组成部分,包括锥体系以外的所有运动神经核及运动传导束,但具体包括哪些结构,迄今仍存在争论。锥体外系调节上、下运动神经元的功能,与锥体系共同调节肌张力、协调随意运动和维持身体姿势。当锥体外系损伤时,主要表现肌张力变化和不自主运动等。

### 【基底节及其神经环路】

锥体外系的主要组成部分是基底神经节,简称基底节(basal ganglia),是大脑皮质下一组灰质核团,包括尾状核、壳核、苍白球、杏仁核、黑质和丘脑底核等。壳核与苍白球合称豆状核,苍白球属于旧纹状体,尾状核和壳核属于新纹状体,旧纹状体和新纹状体总称纹状体。基底节具有复杂的纤维联系,主要构成三个重要的神经环路: ①皮质—皮质环路: 大脑皮质—尾状核—内侧苍白球—丘脑—大脑皮质; ②黑质—纹状体环路: 黑质与尾状核、壳核间往返联系纤维; ③纹状体—苍白球环路: 尾状核、壳核—外侧苍白球—丘脑底核—内侧苍白球。在皮质—皮质环路中有直接通路(纹状体—内侧苍白球/黑质网状部)和间接通路(纹状体—外侧苍白球—丘脑底核—内侧苍白球/黑质网状部),环路是基底节实现运动调节功能的解剖学基础,这两条通路的活动平衡对实现正常运动功能至关重要。

### 【病理基础】

黑质—纹状体多巴胺通路变性导致基底节输出过多,丘脑—皮质反馈活动受到过度抑制,使皮质运动功能易化作用受到削弱,产生以强直、少动为主要表现的帕金森病。纹状体、丘脑底核病变可导致基底节输出减少,丘脑—皮质反馈对皮质运动功能易化作用过强,产生以不自主运动为主要表现的如舞蹈症、投掷症。因此,基底节递质生化异常和环路活动紊乱是产生各种运动障碍症状的主要病理基础。运动障碍疾病无论药物或外科治疗,原理都是基于对递质异常和环路活动紊乱的纠正。

## 【症状分类】

基底节病变部位所表现的姿势与运动异常被称作锥体外系症状，大致分为三类，即肌张力异常（过高或过低）、运动迟缓、异常不自主运动（震颤、舞蹈症、投掷症、手足徐动症等）。根据临床特点，运动障碍疾病分为肌张力增高—运动减少和肌张力降低—运动过多二类，前者代表性疾病为帕金森病，后者代表性疾病为亨廷顿病。

在锥体外系中，神经元之间的信息传递与许多神经递质和神经调质有关，如多巴胺（DA），乙酰胆碱（Ach），γ-氨基丁酸（GABA）、5-羟色胺（5-HT）、去甲肾上腺素、谷氨酸、P物质、脑啡肽等，它们精细地执行各自的生理功能，直接或间接地参与调节并维持神经功能的平衡。在运动障碍疾病中，递质间平衡失调是产生症状的直接原因。例如患帕金森病时，黑质多巴胺能神经元缺失导致输入纹状体的多巴胺递质减少，使乙酰胆碱的作用相对增强，造成动作减少和肌张力增高；又如在亨廷顿病中，γ-氨基丁酸的合成减少，使多巴胺作用相对增强，产生动作增多、肌张力不全和不自主运动。

运动障碍疾病大多数病因及发病机制不清，临床上多以对症治疗为主，包括药物治疗、肉毒素治疗、脑立体定向手术治疗、深部脑刺激（DBS）治疗、γ刀治疗等。但是临床上既要借鉴循证医学证据，又要结合患者的实际情况，科学地制订个体化的治疗方案，才能达到最佳治疗效果。

（杨文明）

# 第二节 帕金森病

## 【概述】

帕金森病（Parkinson disease，PD），又称震颤麻痹（paralysis agitans），由英国医师James Parkinson于1817年首先描述，是一种中老年人常见的运动障碍疾病，以黑质多巴胺能神经元变性丢失和路易小体形成为主要病理特征，以静止性震颤、运动迟缓、肌强直和姿势步态异常等运动症状和感觉障碍、睡眠障碍、精神障碍和自主神经功能障碍等非运动症状为主要临床表现。本病起病年龄平均为55岁，发病率随年龄增长而增加。我国现有帕金森病患者人数已超过200万，男、女比例为3∶2。

中医认为帕金森病属于“颤证”范畴，颤病即颤振，是以头部或肢体不自主摇动，颤抖为主要临床表现的一类病证。《黄帝内经》无“颤病”之名，但有“振眩”“振掉”等相关记载。《素问·至真要大论》曰：“诸风掉眩，皆属于肝”，其中的“掉”含有颤振之义。明代楼英在《医学纲目》中谓：“《内经》云诸风掉眩，皆属于肝，掉即颤抖之谓也”，清代《张氏医通·颤振》明确指出了颤振与瘛疭的鉴别：“颤振与瘛疭相类，瘛疭则手足牵引，而或伸或屈，颤振则振动而不屈也，也有头摇手不动者。盖木盛则生风生火，上冲于头，故头为颤振。若散于四末，则手足动而头不动也。”

## 【病因病机】

### 一、西医病因、发病机制及病理

本病的西医研究已有近两百年的历史，其发病原因至今仍不清楚，帕金森病的发病绝非单一因素，而是多种因素相互作用的结果，目前认为与老化、环境和遗传因素相关。在老化因素、环境暴露与遗传缺陷诱发因素中，遗传易感性是PD发生的基础。PD的遗传方式分为家族性和散发性两种。其中，家族性PD只占到发病总人数的10%~15%，具有明确的致病基因。而对于绝大多数散发性PD而言，是由遗传、环境和老化因素共同作用导致的，虽然没有明显的遗传倾向，但可表现为某种遗传易感性，某些基因的多态性改变将导致发病风险的提高。

本病的病理特点主要是含色素的神经元变性、缺失，尤以黑质致密部多巴胺能神经元为著。类似改变也可见于蓝斑、中缝核、迷走神经背核等部位，但程度较轻。残留神经元胞浆中出现特征性嗜酸性包涵体即路易小体是本病重要的病理特点。

近几年，在研究病人黑质多巴胺细胞损伤的原因方面取得了积极进展，主要归纳为以下几点：氧化应激和线粒体功能障碍、细胞凋亡和免疫损伤、神经营养因子和神经生长因子缺乏、神经递质和神经肽变化。这几方面相互联系，最终导致黑质多巴胺细胞的死亡。

#### （一）氧化应激和线粒体功能障碍

多巴胺细胞的线粒体受损主要是与辅酶Q还原酶有关。辅酶Q还原酶受到抑制可以导致膜破裂和细胞死亡。氧化应激反应集中在黑质致密区和网状区。自由基和铁离子、超氧化物、1-甲基-4-苯基-吡啶离子、过氧化氢、羟自由基等，甚至是外源性左旋多巴的代谢产物均可导致脂质过氧化物增多。环境应激物可能包括对外源性毒物的过多暴露以及左旋多巴的过多降解。无论是这些环境应激物还是氧化代谢能力的遗传缺陷均可导致线粒体的能量生成障碍，最终导致细胞因能量衰竭而死亡。线粒体DNA对羟自由基造成的损害极为敏感。总之，无论是何种机制引起的线粒体功能的障碍都会影响细胞对自由基的清除。正常的衰老机制、神经黑色素的减少以及加速的细胞凋亡则可能引起负面的促进作用。

研究表明，存在于黑质致密区的黑色素细胞可能是一个脑内有害产物局部自动氧化的场所。这些黑色素细胞，尤其是来自黑质致密区腹外侧的黑色素细胞的减少可能会降低机体对自由基的稀释能力，产生过多的氧化应激，危害其他不含有黑色素的多巴胺细胞或者是胶质细胞，并形成一个有害的毒性循环，进一步损坏其邻近的多巴胺细胞及其树突。

#### （二）凋亡和免疫学说

凋亡是一种由基因控制的主动的细胞死亡方式，近年来被认为是慢性神经变性疾病细胞死亡的一种方式。不适当的或者是加速的细胞凋亡在帕金森病的发生发展中可能起着一定作用。一些黑质毒素如1-甲基-4-苯基-1，2，3，6四氢吡啶（1-Methyl-4-phenyl-1，2，3，6-tetrahydropyridine，MPTP）、辅酶Q还原酶抑制剂、线粒体呼吸链抑制剂，甚至是左旋多巴，都可能是强有力的细胞凋亡诱导剂。已有的研究表明，免疫学异常也可能与发病有关。病人的黑质往往含有异常活跃的小胶质细胞。一般来说，大脑对小胶质细胞具有抑制作用，因为其在受刺激后会产生一氧化氮和自由基，一氧化氮从细胞中逸出，进入邻近的神经元并参与生成其他的自由基，造成进一步的损害。此外，一氧化氮本身就能抑制线粒体辅酶Q还原酶活性，引起与MPTP样毒性作用类似的氧化损伤。总之，无论何种原因引起的小胶质细胞的活性过度增高，都会产生一氧化氮，进而引起黑质多巴胺神经元的氧化性死亡。此外，在该区域由一氧化氮或其他自由基释放的铁可加重这一损伤。

**（三）神经营养因子和神经生长因子**

神经营养因子是一种多肽。在正在发育的和已成熟的神经系统，能支持神经元的生长、存活和分化。这些神经营养因子对多巴胺细胞的重要性在于它们能够提供给多巴胺细胞营养和支持，有助于提高胚胎移植术后移植细胞的存活。若它们在脑内的含量降低就可能引起多巴胺细胞的程序性死亡。神经营养因子是神经生长因子的同系化合物，其对于中枢和周围神经元的作用既有相同之处又有差别。维持细胞的生存、生长和分化是各种神经营养因子的共同特征之一。胶质细胞源性神经营养因子是在1993年新发现的神经营养因子，目前已知其至少对两种不同的神经元的生长有促进作用，包括多巴胺能神经元和运动神经元。神经生长因子是一种信号蛋白，与胞浆素相同，它对于细胞的分裂、生长和分化非常重要，但是，众多的目前尚未做出鉴定的蛋白质也可能影响多巴胺细胞的生存。研究发现在帕金森病的壳核和尾状核表皮生长因子、白介素-18和白介素-6抗体浓度较年龄匹配的对照组显著增加，但在大脑皮质却无类似发现。对啮齿动物和人的研究表明，血小板衍生的生长因子可以增强轴突的派生、维持细胞的生存。胰岛素样生长因子1可以抑制细胞的凋亡。成纤维细胞生长因子则有助于成神经细胞瘤集落中多巴胺神经元的生长。

本病以黑质多巴胺能神经元的进行性丢失为特征，而神经营养因子和神经生长因子可能具有预防或延缓这一神经元变性丢失过程的作用。

**（四）神经递质和神经活性肽**

来自6-羟多巴胺诱导的大鼠动物模型的解剖学资料显示，能够释放P物质的神经元主要与D1多巴胺受体共存于纹状体，而能够释放脑啡肽的神经元主要存在于纹状体的背侧基质。有关功能和生化的研究资料表示，D1和D2多巴胺受体可能共存或重叠。最近的一项研究采用免疫组化技术将D1和D2抗体分别与不同的色原混合在一起，并没有显示出D1和D2受体的共存，而且在蛋白质水平证实，D1、D2受体在纹状体背侧分别位于不同的神经元。在亚细胞水平上，多巴胺受体的分布和密度在啮齿类、灵长类和人，尤其是进行性神经变性疾病的病人之间显著不同。通过免疫细胞化学染色，纹状体的中间神经元至少可区分为5种不同的细胞群体。它们可能对经过纹状体的神经通路产生影响或与其相互作用。新近的一项研究表明，D2受体基因的多态性可能与发病有关。但是，这些纹状体多巴胺受体的组织定位尚待进一步明确。

有关的神经肽可能包括缩胆囊肽、甲硫氨酸脑啡肽、亮氨酸脑啡肽和P物质以及生长抑素等。缩胆囊肽在黑质中大约减少30%。甲硫氨酸脑啡肽在黑质中减少70%，在壳核与苍白球减少50%。亮氨酸脑啡肽在中脑腹侧背盖区并不减少，在壳核与苍白球减少30%~40%，提示两者可能来源于不同的神经元。P物质在黑质与苍白球区减少30%~40%。另外，在病人的脑脊液中也存在生长抑素的降低。用MPTP处理的猴帕金森病模型，并未出现神经肽的改变，提示病人神经肽的改变并非是继发性的改变。

## 二、中医病因病机

中医认为，本病多由年老体虚、劳倦内伤、情志过极、饮食不节等多种致病因素长期相互影响，导致肝、脾、肾损伤，筋脉失养所致，病位在脑，与肝、肾关系密切，本病病机重点是本虚标实，虚者多为肝肾阴虚、气血两虚，实者多见风、痰、瘀、火，标本相联合，正虚邪恋，虚实互见。

中医对颤证病因病机的新认识主要是基于古代医家的学术思想发展而来的，进入新世纪以来，许多学者在充分继承古代医家关于颤证病因病机认识的基础上，通过大量的临床实践和理论探索，对颤证的病因病机有了进一步系统、创新性的认识，具有代表性的理论学术观点有：

颜德馨认为颤证多由瘀血作祟，多属筋脉病变。其病机或因情志不遂，肝气郁滞，气滞血瘀，引动内风发为颤证；或因风痰交阻，脉络壅滞，内生瘀血，筋脉失濡发为颤证；或因饮食不慎，脾胃受损，助湿生痰，日久致瘀，筋脉失养而成；或因年老久病，肝肾精血亏虚，血涩致瘀，风阳内动，筋脉失濡，而成颤证；或因外伤导致瘀血内阻，脉络不通，虚风内动，清窍受扰，筋脉失养，发为颤证。

王永炎认为震颤、强直、拘痉为风邪内动之象，为虚风内动，内风暗煽。内风是颤病病变过程贯穿始终的因素之一，且为震颤、强直发作的主要动因。内风旋动在本病病人表现为两种不同的方式。一为内风旋动之象外露，显示明确的风象，而见震颤不止之症。一为内风暗煽，不显露明确的风动之象，不见震颤，而以肢体僵硬、拘痉，甚则言语发紧之症为主。不同的临床表现，相同的病机，内风旋动是发病的动因。平息内风主治在肝，治疗上可以镇肝息风，养血柔肝息风，滋阴潜阳息风。应辨证论治，但无论何法，均可加入息风药物羚羊角，平肝息风。

## 【临床表现】

1. 运动症状

（1）震颤：典型表现是静止性震颤，拇指与屈曲的食指间呈“搓丸样”动作，安静或休息时出现或明显，随意运动时减轻或停止，紧张时加剧，入睡后消失。

（2）肌强直：表现为屈肌和伸肌同时受累，被动运动时关节始终保持增高的阻力，类似弯曲软铅管的感觉，故称“铅管样强直”；部分患者因伴有震颤，检查时可感到在均匀的阻力中出现断续停顿，如同转动齿轮感，称为“齿轮样强直”，是由于肌强直与静止性震颤叠加所致。

（3）运动迟缓：主要表现为随意动作减少，包括始动困难和运动迟缓，并因肌张力增高，姿势反射障碍而出现一系列特征性运动症状，如起床、翻身、步行、方向变换等运动迟缓。

（4）姿势步态异常疾病：早期表现走路时下肢拖拽，上肢的前后摆动减少或完全消失；随病情进展呈小步态，步伐逐渐变小变慢，启动困难，转弯时平衡障碍尤为明显。晚期患者自坐位、卧位起立困难。有时行走中全身僵住，不能动弹，称为“冻结”现象，有时迈步后即以极小的步伐向前冲去，越走越快，不能及时停步或转弯，称慌张步态。

2. 非运动症状　是常见和重要的临床征象，也可先于运动症状而发生。

（1）感觉障碍：最常见的感觉障碍主要包括嗅觉减退、疼痛或异麻等。80%~90%帕金森病患者存在嗅觉障碍，可发生在运动症状出现之前，有助于区别帕金森综合征。约70%患者出现颈部、脊柱旁、腰及下肢肌肉乃至全身疼痛。

（2）睡眠障碍：主要包括入睡困难、睡眠维持困难（又称睡眠破碎）、快速眼动期睡眠行为异常、白天过度嗜睡、不宁腿综合征等。

（3）精神障碍：最常见的精神障碍包括抑郁和（或）焦虑、情感淡漠、幻觉、妄想、认知障碍或痴呆等。

（4）自主神经功能障碍：最常见的自主神经功能障碍主要有便秘、排尿异常、体位性低血压、性功能障碍等。

3. 其他症状　可出现慌张言语、Myerson征等。

## 【诊断】

### 一、西医诊断要点

1. 中老年隐袭起病，缓慢进行性病程；

2. 单侧起病，必备运动迟缓及至少具备静止性震颤、肌强直二者其中一项；

3. 左旋多巴治疗有效；

4. 患者无眼外肌麻痹、小脑体征、体位性低血压、锥体外系损害和肌萎缩等。

### 二、中医诊断要点

1. 具有头部及肢体颤抖、摇动，不能自制的特定临床表现，轻者只表现为肢体发僵，头部或肢体轻微震颤，或可以自制；重者头部震摇较剧，肢体颤动不已，四肢强急，甚至表现为扭转痉挛。

2. 常伴动作笨拙、活动减少、多汗流涎、语言缓慢不清、烦躁不寐、神识呆滞、大便秘结、嗅觉减退等。

3. 好发于中老年人，男性稍多于女性，一般起病隐袭，逐渐加重，不能自行缓解。部分病人发病与情志有关，或继发于脑部病变。

具备以上临床表现，结合年龄、起病形式即可诊断颤证。

临床可采用“中医老年颤病功能障碍记分法”，测定患者手部动作、头颈部和肢体拘痉、运动姿势、步态和上肢协调动作、头和肢体震颤等项内容，按其程度分为正常（0分）、轻度障碍（1分）、中度障碍（2分）和重度障碍（3分）。1~10分为轻度，11~20为中度，21~30分为重度。

### 三、中医主要证候类型

1. 肝血亏虚，风阳内动证　肢体震颤，项背僵直，面色少华，头晕眼花，四肢乏力，舌质淡，苔薄白或白腻，脉弦细。辨证要点：肢体颤振，面色头晕，舌质淡，脉弦细。

2. 痰热交阻，风木内动证　头摇肢颤，神呆懒动，胸脘痞闷，烦热口干，咯吐黄痰，头晕目眩，小便短赤，大便秘结，舌质红，舌苔黄或黄腻，脉弦滑数。辨证要点：头摇肢颤，烦热溲赤，舌质红，苔黄腻，脉滑数。

3. 血脉瘀滞，筋急风动证　头摇或肢体颤振日久，面色晦黯，皮脂外溢，肢体刺痛，固定不移，发甲焦枯，舌质紫黯或夹瘀斑，舌苔薄白或白腻，脉弦涩。辨证要点：头摇肢颤，面色晦黯，舌紫黯或夹瘀斑，脉弦涩。

4. 肝肾不足，虚风内动证　肢体拘痉，口角流涎，头摇肢颤，行走拖步，言语謇涩，智力减退，记忆下降，腰酸腿软，头晕耳鸣，五心烦热，失眠多梦，盗汗，小便频数，大便秘结，舌体瘦小，苔少，脉弦细数。辨证要点：头摇肢颤，五心烦热，舌瘦小，苔少，脉弦细数。

## 【鉴别诊断】

1. 继发性帕金森综合征　有明确的病因，常继发于药物、感染、中毒、脑卒中和外伤等。

2. 特发性震颤　以姿势性或运动性为特征，主要见于上肢远端，下肢很少受累，发病年龄早，饮酒或用普萘洛尔后震颤可显著减轻，无肌强直和运动迟缓，1/3患者有家族史。

3. 肝豆状核变性　发病年龄小，有阳性家族遗传史，临床表现为肝损害和（或）脑损害、角膜K-F环阳性，血清铜、铜蓝蛋白水平降低，铜氧化酶活力下降，尿铜增加。

## 【治疗】

### 一、西医治疗

#### （一）药物治疗

早发型不伴智能减退的患者可选择：①非麦角类多巴胺受体激动剂；②单胺氧化酶-B（MAO-B）抑制剂或加用维生素E；③金刚烷胺，若震颤明显而其他抗帕金森病药物治疗效果不佳时，选用抗胆碱能药；④复方左旋多巴；⑤复方左旋多巴合用儿茶酚—氧位—甲基转移酶（COMT）抑制剂。首选方案①、②或⑤。若由于经济原因不能承受高价格的药物，则可首选③方案；若因特殊工作之需力求改善运动症状，或出现认知功能障碍则可首选④或⑤方案，或可小剂量应用①、②或③方案，同时小剂量合用④方案。

晚发型或伴智能减退的患者应首选复方左旋多巴，必要时可加用DR激动剂、MAO-B抑制剂或COMT抑制剂。尽可能不用苯海索，尤其是老年男性患者，除非有严重震颤，明显影响患者的日常生活或工作能力。

复方左旋多巴（主要为多巴丝肼及卡左双多巴）仍是目前公认的治疗帕金森病最有效的药物。而抗胆碱能药物、多巴胺受体激动剂、单胺氧化酶抑制剂、多巴胺释放促进剂等一般均作为佐剂。一旦复方左旋多巴失效，其他佐剂的疗效也很有限。正因为如此，本病新药、新疗法的研究从未间断。在药物研究方面，主要集中在：①儿茶酚—氧位—甲基转移酶抑制剂可阻止多巴胺的降解而加强疗效，尤其对剂末现象、开关现象有效是一重要进展；②谷氨酸受体拮抗剂美金刚是美国FDA批准治疗中重度阿尔茨海默病的一线药物，且有抗震颤麻痹的作用；③神经营养因子对神经元的发育、分化及存活能起作用，是发展中的震颤麻痹神经保护疗法最有希望的途径之一；④氯氮平有望成为治疗本病开关现象的一种新的药物，且能改善不随意运动，无锥体外系副作用，推荐剂量25mg/d。但长期应用有效期一般只在2年内。因其粒细胞减少等副作用，故氯氮平类似药物如瑞莫必利等正在研究中。

#### （二）手术治疗

早期药物治疗显效而长期治疗效果明显减退、同时出现异动症者可考虑手术治疗。需强调的是手术仅能改善症状，而不能根治疾病，术后仍需应用药物治疗，但可减少剂量。手术对肢体震颤和（或）肌强直有较好疗效，而对躯体性中轴症状如姿势步态异常、平衡障碍无明显疗效。手术方法主要有神经核毁损术和深部脑刺激术（DBS），因DBS相对安全和可调控性而成为主要选择。现代DBS技术可以随着时间的推移进行许多不同的刺激组合（选择作用电极触点、脉宽、频率计刺激强度）来适应患者的症状变化；另外，它具有可逆性，只要停止点刺激,患者即可完全恢复到术前状况,这就可避免许多永久性的并发症。

#### (三)细胞移植及基因治疗

胚胎中脑组织移植到患者纹状体的治疗可改善临床症状,但存在有供体来源有限、远期疗效不肯定和免疫排斥等问题。人视网膜色素上皮细胞、酪氨酸羟化酶和神经营养因子基因转染等治疗方法,目前仍处在动物实验阶段;干细胞治疗研究很多,前景令人振奋并寄予厚望,但目前尚未正式进入临床应用阶段。

### 二、中医治疗

#### (一)辨证论治

1. 肝血亏虚,风阳内动证

治法:养血柔肝,舒筋止颤。

代表方:补肝汤合天麻钩藤饮。

常用药:当归、白芍、川芎、葛根、鸡血藤、白芷、地龙、僵蚕、天麻、片姜黄、络石藤。

加减:焦虑心烦,加龙胆草、夏枯草;心烦失眠,加炒枣仁、夜交藤、丹参。

2. 痰热交阻,风木内动证

治法:清热化痰,息风定颤。

代表方:摧肝丸。

常用药:黄连、胆南星、法半夏、天麻、钩藤、僵蚕、竹沥、川牛膝、葛根、甘草。

加减:胸闷恶心,咯吐痰涎,加煨皂角、白芥子;便干便秘,加大黄、芒硝、枳实。

3. 血脉瘀滞,筋急风动证

治法:活血化瘀,柔肝通络。

代表方:血府逐瘀汤。

常用药:丹参、生首乌、白芍、全蝎、鸡血藤、珍珠母、天麻、钩藤、白芷、地龙、僵蚕、蜈蚣、木瓜、五味子。

加减:肢体麻木,拘急强直,加僵蚕、地龙、白芍;神识呆滞,加石菖蒲、远志。

4. 肝肾不足,虚风内动证

治法:补益肝肾,息风止颤。

代表方:帕宁方。

常用药:白芍、熟地、葛根、当归、地龙、天麻、僵蚕、肉苁蓉、黄精。

加减:头晕耳鸣、多梦不寐,加阿胶、酸枣仁、柏子仁;五心烦热、盗汗颧红,加青蒿、鳖甲、知母。

#### (二)中成药

天麻钩藤颗粒　平肝息风,清热安神。适用于颤证风阳内动证。

#### (三)专病专方

抗震止痉胶囊　鲍远程等研究发现抗震止痉胶囊能部分改善PD大鼠旋转行为,能减少兴奋性氨基酸的过度释放,对抗其神经,有保护DA神经元的作用;能提高纹状体DA含量及DA/HVA比值,其机制可能在于减轻自由基损害,减少DA分解代谢。

#### (四)针灸及其他

1. 针灸　针灸治疗本病取得了较确切的临床疗效,本病多为本虚标实之证,治疗主张补虚泻实，调节脏腑。治疗方法也由传统的毫针转向多种疗法综合应用，使临床疗效不断提高。针刺头部穴位不仅可以激发头部经气，调整头部阴阳，并因十四经脉直接或间接通向头部，使其还可调整全身气血和阴阳，改善全身症状。临床治疗多以头针为主，综合体针、腹针、梅花针叩刺、刺络放血、灸疗等多种治疗方法。

2. 推拿　对于早期出现的震颤、僵直推拿效果较好。推拿的重点是舒松病人的伸展肌肉，牵引缩短、僵直的肌肉。推拿动作宜轻柔和缓，对颈、腰、四肢各关节及肌肉全面进行推拿，至少两天一次，尽量保持关节的活动幅度。

3. 康复训练　包括放松锻炼、关节运动范围训练、平衡训练、步态训练等。

## 【诊疗热点】

### 一、PD临床早期诊断的期待——寻找理想的生物学标记物

帕金森病起病隐匿，早期患者黑质多巴胺能神经元逐渐缺失，但无明显临床症状，持续4~6年后，缺失水平达50%~80%时，才出现非特异性临床症状，并易与其他疾病相混淆。至疾病晚期临床表现典型时才做出诊断，但已失去最佳治疗机会。因此，寻找有效且具有特征性PD早期生物学标记物对PD早期诊断、合理治疗均具有重要价值。

目前国内外都在致力于PD早期预测指标的探索。PD研究团队的工作建立在前期很好的队列资源上，以易感基因为起点，通过叠加不同的基因位点、环境因素以及临床表型，判断不同情况下PD的发病风险以及基因相关的特定表型，对于PD的早期预测及症状发展的预测有重要意义。此外，国内首次大规模地开展非运动症状的工作，虽然起步晚于欧美国家，但也为今后的工作奠定了坚实的研究基础。有关影像学指标的研究目前已基本完成临床前的研制过程，即将或已经进入临床使用阶段。以上工作为建立基于遗传学、临床症状学、生化学以及神经影像学的综合指标体系奠定了良好的基础。在基因检测方面，目前已发现部分家族性PD发病与单基因突变密切相关，包括*Parkin*、*FTEN*诱导激酶1、富亮氨酸重复序列激酶2等基因。此外，上述基因的多态性可增加散发性PD的易感性，基因多态性的检测对筛选PD高危人群制订治疗方案和评估预后具有特定意义。运用蛋白组学技术已经发现一些黑质蛋白质可以成为PD早期诊断的生物学标记物。一些与多巴胺能神经元发育密切相关的转录因子，如Nurr-1、Pitx-3、Engrailed-1/2等也可能成为筛选PD重要的生物标记物。

临床上对PD早期诊断有价值的主要有嗅觉减退、颜色辨别觉减退、睡眠障碍、认知障碍和精细运动障碍。影像学研究方面，主要涉及TCD、MRI、PET和SPECT，后两者在PD早期诊断中有一定价值。而生化代谢指标则是PD早期诊断的研究热点，目前主要集中在以下指标：黑色素抗体、α-共核蛋白抗体、多巴胺及其代谢产物、氧化应激标记物、线粒体复合物Ⅰ的活性等。

由于PD的复杂性和个体所处环境的异样性，很难采用单一标记物来监测疾病发展的全过程。临床宜采取多种指标联合应用进行PD早期诊断及鉴别诊断，并积极探索新的、简单有效的PD早期诊断生物学标记物。

### 二、中医证型及其与客观化指标的相关性研究

通过对PD中医证候、分型现状的分析，不难发现其临床辨证证型复杂多样，少则2种，多则8种。出现上述状况的原因一是由于PD复杂的病机；二是由于临床辨证存在一定的主观性；

三是由于临床单纯证型少见，大多存在兼证。因此，规范帕金森病临床证候势在必行。

许多学者通过对古代文献进行挖掘，分析PD的病因、临床症状、舌脉等构成情况，以此为基础集合专家经验研制症状调查问卷，采用流行病学调查方法，开展多中心、大样本、前瞻性的临床研究，收集PD的中医四诊资料，建立数据库，应用聚类分析、Fisher判别分析等数据统计方法进行处理，得出PD常见证型、症状及证候要素。研究表明，PD以肝肾不足及气血亏虚二证为主，老年人多为肝肾不足证。并发现PD早期以肝肾阴虚证为主，痰热、瘀血明显，中期脾肾两虚证为主，痰湿壅盛。

PD中医证候的客观化研究也是近年来的研究热点，有学者通过观察59例帕金森病患者豆状磁共振波谱，分析豆状核N-乙酰天冬氨酸/肌酸（NAA/Cr）和胆碱/肌酸（Cho/Cr）比值的变化，探讨患者中医证型与H-MRS的相关性。结果发现PD患者豆状核NAA/Cr比值显著低于对照组相应区域，而Cho/Cr比值显著高于对照组相应区域，PD中医证型与H-MRS的NAA/Cr、Cho/Cr值间存在一定相关性。

## 三、是等待治疗还是全程管理？

随着临床诊断水平的提高，目前很多患者在帕金森病早期即可得到明确诊断，此时患者生活、工作尚不受明显影响，并且出于对治疗帕金森病药物的副作用或运动并发症的顾虑，那么此时是等待疾病进一步发展再治疗，还是主动出击呢？目前新版指南明确指出帕金森病的运动症状和非运动症状采取全面综合治疗的理念，同时强调了“早诊断、早治疗”的用药原则，以“控制帕金森病症状、延缓疾病进展为治疗目标，使患者获得改善生活质量的长期效益”。根据临床症状严重度的不同，可以将帕金森病的病程分为早期和中晚期，实施全程管理的理念，一旦早期确诊，即应立即开始治疗。早期治疗可以分为非药物治疗和药物治疗。一般疾病初起多予以单药治疗，但也可以采用优化的小剂量多种药物（体现多靶点）的联合应用。

## 四、多巴胺制剂还是帕金森病治疗的金标准吗？

左旋多巴（L-dopa）的应用是PD治疗史上的一个里程碑。它革命性地改变了PD患者的命运，创造了辉煌的“左旋多巴时代”。然而随着时间的推移，弊端也日渐显露，经过3~5年的“蜜月期”后，部分患者出现运动并发症，造成新的残障。寻找能避免运动并发症发生的治疗措施成为一个亟待解决的问题。运动并发症最初特指长期应用L-dopa产生的副作用，正是它的出现迫使L-dopa从“神坛”上走下来。它有两种表现形式，分别称为异动症和症状波动。异动症为不自主运动，典型表现为舞蹈病样运动障碍，也可有类似肌张力障碍、肌阵挛或其他运动障碍的表现。据统计30%~50%的PD患者在L-dopa治疗5年或更长的时间内会出现异动症。尤其是早发型PD患者几乎无一幸免，而且往往是严重的异动症。症状波动表现为疗效减退，即每剂药效维持时间缩短，使得下一次用药前疗效减退。L-dopa治疗2~5年，高达50%的患者会发生疗效减退。严重时表现为“开关”现象：“开期”对药物反应，但可能并发异动症，“关期”对药物不产生反应或反应极小。

## 五、多巴胺受体激动剂和左旋多巴的地位之争

对于初诊PD患者首选左旋多巴还是DA受体激动剂的问题，就证据级别来讲，主要应考

虑两个方面：改善症状的效果和延缓运动并发症发生的程度。然而最后的抉择依然需要个体化。老年患者对神经精神副反应更敏感，不易出现运动并发症，可能首选左旋多巴。而年轻患者则相反，DA受体激动剂可作为治疗首选，但改善症状不及左旋多巴明显。DR激动剂的另一个局限是价格普遍较左旋多巴昂贵，成本—效益比是临床决策的另一个重要因素，对发展中国家来说尤其不能忽略。NICE指南指出，对于帕金森病的起始治疗不可能提供一致的一线用药，在选用药物时应该考虑患者的病情及生活方式，将药物的短期及长期的疗效及副作用告知患者后结合患者的意愿选药（D级推荐）。欧洲指南认为除了药物的疗效及副作用外，还应考虑患者的年龄、病情、期望值、经济承受能力、市场可以提供的药物及医疗保险等。对于出现运动并发症的晚期患者，各国指南均建议DA受体激动剂可作为添加用药之一。综上所述，DR激动剂5年内可以延缓运动并发症的出现，但其改善帕金森病症状的效果不及左旋多巴，同时有更多的非运动副作用及价格昂贵等局限。需注意的是，帕金森病的治疗目的是改善症状、提高生活能力和生存质量而不单是防治运动并发症。在临床实践中，应参考当前最佳证据或指南，遵循个体化治疗原则，根据患者的具体病情及意愿选择最适宜的药物。目前，DR激动剂可作为帕金森病患者防治运动并发症的添加药物，以及某些患者早期治疗首选的药物之一，随着新研究证据的不断出现，多巴胺受体激动剂在帕金森病治疗中的作用将会越来越清晰。

### 六、PD的药物治疗及干细胞治疗研究

目前PD的治疗手段包括药物治疗、手术治疗以及仍处于实验阶段的干细胞治疗和基因治疗。其中药物治疗大都是对症治疗，虽然可以暂时有效缓解症状，但是并不能阻止或延缓疾病的进程，所以针对神经元进行性变性坏死的关键环节（如抗自由基、改善能量代谢、补充神经营养因子等），设计研发具有神经保护作用的药物是目前国际上PD治疗的研究热点。为此，应将PD发生的分子机制、信号转导通路、氧化应激、膜通道的调节作用与防治药物的研发有机结合起来，探讨治疗PD新型药物的作用靶点及作用机制，为PD的防治提供新的思路和治疗策略。

## 【中西医结合思路】

本病的药物治疗较为复杂，迄今尚无逆转病程的药物。复方左旋多巴虽是控制PD症状的有效药物，但几乎所有的病例均需终身服药，以控制症状。西药或手术虽可使患者改善症状，但疗效不易巩固，且很多患者常因药物的副作用太大而被迫停药。近年来开展的中医辨证治疗为主体的治疗PD的临床研究，深化了中医对本病的认识。虽然中药治疗在缓解症状方面不如西药起效快，但在提高临床疗效、减低化学合成药物的副作用、延长患者的有效治疗时间、提高患者生活质量方面，充分显示了中医药治疗本病的潜力和优越性。中西医结合治疗PD，可起到良好的协同作用，充分发挥两者各自的优势，且中药与西药相比，中药可起到增强西药疗效、减少西药副作用的减毒增效之功。

### 一、治疗时机上的结合

PD为临床疑难病，中医药治疗有较好的特色和优势，在PD早期（H-YⅠ~Ⅱ级）可以单纯中药治疗，临床对照试验研究显示，单纯应用中药可以改善PD患者的临床症状，提高PD患者

的生存质量，同时也可以延缓西药开始治疗的时间。中期（H-YⅢ~Ⅳ级），多采用中西医结合治疗，运用中西医结合治疗方案，其中中药可减少美多芭或多巴胺受体激动剂的剂量，并且能良好控制临床症状。晚期（H-Y Ⅴ级）生活难以自理者，我们采用中西医并重的原则，以减少异动现象、开关现象的副作用。经药物治疗病情改善不明显者，可酌情利用外科手术以及围术期的中医药治疗等。

## 二、帕金森病临床亚型与中医辨病辨证治疗层次上的结合

PD以僵直少动型与震颤型为主，在临床多见以僵直少动为主和以静止性震颤为主的两大类型，雒晓东等认为强直少动型PD按《伤寒论》"六经辨证"属于厥阴病，主要中医病机是肝肾精血不足、血不濡筋、筋脉失养，以四物汤合连梅汤加减往往能获得较好的疗效。以静止性震颤为主者，认为其主要病位仍在肝肾，以肝肾精血亏虚、水不涵木、肝风内动为主要病机，治疗主要以滋养肝肾、息风止颤为主，治疗应在前方的基础上加用天麻、钩藤、羚羊角骨、珍珠母等息风止颤的药物，常能取得较好的疗效。从辨病角度看，PD以静止性震颤为主的亚型，我们归于中医"颤病"范畴；而以僵直少动为主要表现的亚型，我们多归于中医"痉病"的范畴，从而治疗原则、方法也大不相同。

## 三、中药对帕金森病神经凋亡保护作用有望延缓帕金森病病程进展

长期以来，PD的治疗都是症状性治疗，尽管现有的各种治疗手段能控制PD的早期症状，但无法控制病情的进行性进展，而目前的症状性治疗往往滞后于疾病的发展。近年来，对于早期PD患者的神经保护及挽救治疗成为新一代的治疗策略的中心所在。目前已有研究证实，枸杞子、肉苁蓉、何首乌、银杏叶等中药有一定的清除自由基、保护中脑黑质神经元的作用，延缓PD的进展速度。因此，在治疗本病时应充分发挥中药延缓神经细胞变性、减慢PD病程进展的优势，来延缓PD的病情进展。

# 【研究展望】

## 一、PD致病基因突变特点及遗传模式的研究

唐北沙课题组对30个常染色体隐性遗传早发性PD家系进行了*PARKIN*、*PINK1*、*DJ-1*、*ATP13A2*等致病基因的突变检测，对109个散发早发性PD患者进行了*PARKIN*、*PINK1*、*DJ-1*等致病基因的突变检测，发现了11种新的致病突变（*PARKIN*基因的*G859T*、*1069-1074delGTGTCC*、*IVS1-39G→T*和*IVS9+18C→T*和*T1422C*，*PINK1*基因的*C938T*、*C1474T*、*C1013G*和*C1196T*，*DJ-1*基因的*G115T*和*T29C*），得出了*PARKIN*、*PINK1*、*DJ-1*、*ATP13A2*等基因在中国常染色体隐性遗传早发性PD家系中的突变率分别为46.7%、10%、6.7%、0%，而*PARKIN*、*PINK1*、*DJ-1*等基因在中国散发早发性PD患者中的突变率分别为5.5%、0.9%、0%。

为了进一步探讨基因型是否可以影响PD患者的临床表型，陈彪课题组对1 638例PD患者进行了*LRRK2*和*GBA*突变的检测，将PD患者分成携带*LRRK2*基因突变（*LRRK2-PD*）、携带*GBA*基因突变（*GBA-PD*）和不携带上述两种基因突变的PD患者（IPD），结果表明*LRRK2-PD*患者与IPD患者临床症状类似，而*GBA-PD*患者与另外两种相比，发病年龄更轻且UPDRS

评分更高(表现在运动并发症、认知功能下降以及便秘等方面发生率显著升高,在社会功能和角色情绪方面评分更差),首次证实PD患者由于携带不同致病基因而表现出不同的临床表型。

## 二、黑质多巴胺能神经元选择性、进行性变性的分子机制研究

越来越多的证据显示,氧化应激、线粒体功能障碍、神经营养因子下调、钙超载、兴奋性氨基酸毒性作用、免疫炎症等病理机制相互作用,共同参与了帕金森病的发生和发展。而在众多发病机制中,由于黑质多巴胺能神经元本身具有高氧耗代谢的特点,可通过自身氧化或单胺氧化酶产生大量的自由基; 另一方面,大量尸检结果证明帕金森病患者黑质中线粒体复合体I活性选择性降低,且已知的常染色体显性或隐性遗传帕金森病突变基因中与调节线粒体功能密切相关的致病基因就有6个,提示氧化应激以及线粒体功能障碍在帕金森病发病以及多巴胺能神经元选择性死亡中发挥关键作用,值得重视。

## 【参考文献】

[1] 张晓燕,颜乾麟. 颜德馨治疗颤证经验[J]. 中医杂志,2006,(47): 494-495.

[2] 邹忆怀. 王永炎教授治疗颤振病(帕金森氏病)经验探讨[J]. 北京中医药大学学报,1996,19(4): 15-16.

[3] 汤湘江,雒晓东,连新福. 葛根素注射液为主治疗帕金森病的临床研究[J]. 现代中西医结合,2004,19(23): 3115-3116.

[4] 鲍远程,朱红艳. 抗震止痉胶囊对帕金森大鼠氨基酸类神经递质含量的影响[J]. 中国医师杂志,2004,8(S1): 68-70.

[5] 鲍远程,汪瀚,张波. 抗震止痉胶囊对帕金森病作用机制的实验研究[J]. 中国中西医结合杂志,2001,21(3): 193-195.

[6] 朱晓颖,顾锡镇,刘卫国. 帕金森病中医证型的研究[J]. 杏林中医药,2011,31(4): 300-301.

[7] 郑艳,潘涛,曾亮. 帕金森病磁共振波谱早期诊断及中医证型研究[J]. 上海中医药大学学报,2009,23(5): 28-29.

[8] 赵彩燕,雒晓东,林明欣. 帕病1号方治疗强直少动型早期帕金森病28例临床观察[J]. 世界中医药,2013,8(4): 395-396.

(杨文明)

# 第三节 肝豆状核变性

## 【概述】

肝豆状核变性(hepatolenticular degeneration, HLD)是铜代谢障碍导致以脑基底节变性和肝功能损害为主要表现的常染色体隐性遗传病。英国神经病学家Kinnear Wilson于1912年最早做了经典描述,后逐渐为医学界所认识,为铭记其对此病的贡献,故称Wilson病(Wilson disease, WD),现已认识到此病病变部位远超出肝和豆状核范围,故多数学者认为称Wilson

病更为合适。本病世界范围人群发病率为1/10万~3/10万，其同胞患病风险为1/4，杂合子或病变基因携带者频率为1/100~1/200，阳性家族史达25%~50%。绝大多数限于一代同胞发病或隔代遗传，偶有连续两代发病。该病在大多数欧美国家罕见，在意大利南部撒丁岛及西西里岛、以色列、东欧、罗马尼亚及日本等国家和地区发病率较高。

中医文献中无此病名，依据其肢体震颤、肌强直、肝硬化等临床表现，可以在文献中的“肝风”“风疾”“积聚”病证中找到类似的记载。以精神症状为主者可归于“狂证”“郁证”等病证范畴。

## 【病因病机】

### 一、西医病因、发病机制及病理

本病铜代谢异常的机制先前认为可能与胃、肠对铜吸收过多、铜蓝蛋白合成减少、调控基因异常、异常蛋白质的存在、胆道排铜障碍、溶酶体缺陷等有关。遗传学研究揭示了本病的发病实质，随着WD的基因成功定位于*13q14.3*并被克隆。现已认识到*ATP7B*基因突变是本病发生的关键。WD基因突变导致了肝细胞对铜离子代谢发生障碍，大量铜沉积于脑、肝等重要脏器，破坏细胞核和细胞器，使其功能丧失而致本病。

本病的病理表现为大量的铜沉积于脑、肝脏、角膜、肾脏等器官、组织。脑部的病理改变以壳核最明显，其次为苍白球及尾状核，大脑皮质亦可严重受损。在脑型患者中，脑的外观正常，而切面则见壳核皱缩，岛叶皮质内陷，壳核及尾状核色素沉着加深，严重者基底节可形成空洞。肝脏一般呈小叶性肝硬化，体积缩小，表面呈结节状，大小不一，直径1~30mm不等，结节之间由坚固的纤维带形成中隔。肝小叶因含铜量不等及胆汁染色与脂肪变性的程度不同而呈红棕色至黄色。在角膜后缘弹力层及内皮细胞质内，有棕黄色的细小铜颗粒沉积。镜检可见大、小细胞体和髓鞘纤维显著减少或完全消失，变性区内胶质细胞显著增生，基底节、大脑皮质、邻近的白质、中脑核及齿状核等处均可有同样变化。骨髓和心脏亦可有相应改变。

### 二、中医病因病机

中医认为先天禀赋不足是引起本病的根本原因。情志失调，饮食不节、劳倦内伤等可诱发或加重本病。本病病位在肝、肾，涉及脑、脾，病性为本虚标实，以肝肾亏虚、气血不足为本，肝风、邪热、痰浊、瘀血为标。病变初起，病情轻，肝风、邪热、痰瘀等标象突出，晚期则正气大衰，先天后天俱损。病程短者，多以肝风内动、湿热内盛、痰瘀互结为主。可兼有气血亏虚之象。病情渐进加重，出现气血、阴阳俱损，肝、脾、肾多脏器受累，甚或出现肝、脾、肾衰败之象。部分年幼发病者，病之初即见肾精亏耗，虚风内动，肝、脾、肾受损的表现，此类患者的病情进展较快。

根据本病为常染色体隐性遗传的单基因病，铜代谢障碍是其发病的关键环节的西医认识，近年来中医又提出具有代表性的“铜毒致病”的观点，认为禀赋不足是铜毒内聚的基本成因，铜浊毒邪是肝豆状核变性特有的病情发展演变的物质基础，铜浊毒邪贯穿于肝豆状核变性发生、发展和变化的整个过程，决定着其发生、发展及转归，铜毒内聚、湿热内蕴是其基本病机。铜毒郁久，酿生湿热，湿浊、痰湿、热邪既是病理产物又是隶属于“毒邪”的致病因素。

本病为本虚标实证,本虚主要表现为肝肾阴虚,或阴损及阳导致脾肾阳虚,标实主要表现为铜毒湿热、痰瘀互结、肝气郁结。本病临床前期或早期多以肝肾不足、气血亏虚为主,而临床期多见铜毒湿热蕴结之证,早期多虚,中后期多实,虚中夹实,虚实夹杂,这与一般疾病所表现出的早期多实,中后期多虚的特点明显有别。

## 【临床表现】

本病通常发生于儿童期和青少年期,少数迟至中年期,部分老年病人也可发病。发病年龄多5~40岁之间。文献报道中年龄最小者仅2岁,最年长者80岁。10岁以前发病者多以肝损害为首发症状,10岁以后发病者多以神经精神障碍为首发症状。起病症状因人而异。少数患者可以急性溶血性贫血、皮下出血、鼻出血、关节病变、肾功能损害等为首发症状。起病多缓慢,少数可由于外伤、感染等诱因而急性发病。

1. 神经系统症状　主要是锥体外系症状,表现为静止性、意向性或姿势性震颤、构音障碍、吞咽困难、怪异表情、肌强直、动作迟缓、屈曲姿势及变换姿势困难、慌张步态、舞蹈样动作、手足徐动等。小脑损害导致共济失调及语言障碍,锥体束损害出现腱反射亢进、病理反射和假性延髓性麻痹等。部分患者可有痫性发作。

此外,精神症状也比较常见。如以精神障碍为首发或突出症状易误诊为精神病。早期常出现学习成绩退步,不爱活动,记忆力减退,注意力不能集中等。情感异常相当多见,患者常无故哭笑,且不能自制,往往伴有不安、激惹、对周围环境缺乏兴趣、淡漠无情或面具表情等。晚期可发展成严重的痴呆,出现幻觉等。

2. 肝脏症状　肝脏是本病首先累及的器官,约80%的患者出现肝脏症状,多表现为非特异性慢性肝病症状群。部分患者表现无症状性肝脾肿大,或仅转氨酶升高无任何临床症状。少数患者以暴发性肝衰竭起病,迅速恶化而死亡。

3. 角膜K-F环　角膜K-F环是本病唯一特征性的体征,几乎全部的脑型患者均可见此色素环,绝大多数见于双眼,个别见于单眼。30%~50%的WD肝型患者可无此环。少数患者可见有向日葵样白内障。

4. 肾脏症状　铜离子在近段肾小管及肾小球沉积,造成肾小管重吸收障碍,出现肾性糖尿、氨基酸尿、磷酸盐尿、尿酸尿、高钙尿及蛋白尿等,亦可发生肾小管性酸中毒,伴发肾衰竭。

5. 血液系统损害　极少数患者以急性溶血性贫血起病,多见于青少年,大多数为致命性。部分患者因脾功能亢进导致全血细胞减少,出现鼻衄、牙龈出血及皮下出血等。

6. 其他　部分患者有皮肤色素沉着,面部及双小腿伸侧明显。可出现眼调节功能减弱、集合能力及暗适应功能下降,少部分患者出现心律失常等。

## 【诊断】

### 一、西医诊断要点

1. 阳性家族遗传史;

2. 肝病史或肝病征/锥体外系症状、体征;

3. 肉眼或裂隙灯证实角膜有K-F环;

4. 血清铜蓝蛋白或铜氧化酶活力显著降低和(或)肝铜增高;

5. 尿铜＞1.6μmol/24h;

6. 肝铜＞250μg/g(干重)。

根据以上特征,不难做出WD的诊断。

## 二、中医诊断要点

本病归属于中医“肝风”“风痱”“积聚”“狂证”“郁证”等病证范畴,临床可根据病情不同,参见上述病证进行辨病诊断。

## 三、中医主要证候类型

1. 湿热内蕴证　手足颤抖,言语含糊,行走困难,起步艰难,肢僵挛缩,口涎不止,口苦或臭,头目昏眩,纳谷不香,腹胀痞满,尿赤便结,鼻衄齿衄,黄疸水臌,舌质偏红或红,舌苔黄腻,脉弦滑数。辨证要点:手足颤抖,尿赤便结,黄疸水臌,舌红,苔黄腻,脉弦滑数。

2. 痰瘀互结证　言语謇涩,肢体抖动,屈伸不利,表情呆板,反应迟钝,泛恶流涎,胸脘痞满,纳呆便秘,胁下积块,触按疼痛,肌肤甲错,舌质黯淡或有瘀斑,苔薄腻,脉弦滑。辨证要点:肢体抖动,肌肤甲错,舌质黯淡或有瘀斑,苔薄腻,脉弦滑。

3. 肝气郁结证　精神抑郁,反应迟钝,表情呆滞,或性情异常,急躁易怒,哭笑失常,肢体抖动,步态不稳,语言含糊,饮水呛咳,头昏且胀,胸胁或少腹胀闷窜痛,脘闷纳呆,舌质淡红,苔白,脉弦。辨证要点:性情异常,肢体抖动,舌质淡红,苔白,脉弦。

4. 肝肾阴亏证　肢体抖动,手舞足蹈,膝挛趾收,躯体扭转,步履蹒跚,酸楚频作,呆傻愚笨,言语含糊,腰酸腿软,头晕目眩,口咽干燥,五心烦热,盗汗便秘,舌干红,少苔,脉弦细数。辨证要点:肢体抖动,腰酸腿软,五心烦热,舌干红,少苔,脉弦细数。

5. 脾肾阳虚证　腹大胀满,纳呆便溏,腹痛绵绵,喜温喜按,畏寒神倦,四肢不温,遍身不泽,口淡不渴,肢体浮肿,小便短少,舌淡胖,苔白滑,脉沉迟无力。辨证要点:腹大胀满,畏寒神倦,小便短少,舌淡胖,苔白滑,脉沉迟无力。

## 【鉴别诊断】

1. 帕金森病　帕金森病大多于50岁以后起病,震颤呈典型的静止性震颤。同时伴有肌僵直,运动迟缓,姿势步态异常等,无铜代谢障碍及角膜K-F环。

2. 小舞蹈病　多见于5~15岁儿童,女性较多,病前常有呼吸道感染、咽喉炎等A族β溶血性链球菌感染史。以不自主舞蹈样动作、肌张力降低和精神异常等为临床特征,约30%患者有风湿性关节炎和皮下结节等风湿热表现。无角膜K-F环及铜代谢异常,也无肝脏损害。

3. 其他门脉性肝硬化　引起门脉性肝硬化的原因很多,有中毒性、酒精性、感染性、营养不良性、循环障碍性及WD等。部分肝型WD患者以肝硬化为主要临床表现时,其肝症状与其他原因引起肝硬化患者的症状基本相似,极易误诊。凡有以下情况的肝硬化患者,应考虑WD之可能:30岁以前,尤其是儿童期起病的肝硬化,排除肝炎、血吸虫感染和酒精中毒等病因引起者,应疑为本病;同胞有死于肝病者;幼年曾有一过性黄疸史;肝硬化患者神经系统体检发现可疑下肢病理反射时,对其筛查具有一定意义。

## 【治疗】

### 一、西医治疗

本病一经诊断就应进行系统治疗,越早越好。治疗原则为减少铜的摄入和吸收,促进体内铜的排泄。内科治疗主要有以下3个方面:

**(一)减少铜的摄入**

采用低铜饮食,避免食用含铜多的食物,如蚕豆、玉米、香菇、贝壳类、动物肝脏和血等。

**(二)减少铜的吸收**

1. 锌剂 锌剂通过竞争机制抑制铜在肠道吸收,促进粪铜排泄。此外,血液中铜与锌含量呈负相关,口服锌剂后血浆锌浓度增加,体内铜含量可相应减少而起到一定的铜清除作用。常用的锌剂有葡萄糖酸锌、醋酸锌、硫酸锌等。

2. 四环硫代钼(tetrathiomolybdate, TM) TM亦可用于本病的治疗,钼与铜有拮抗和相互置换作用,钼阻止肠道外源性铜吸收,干扰铜的代谢。

**(三)促进铜的排泄**

目的在于促进尿铜排出增多,使体内铜减少。

1. D-青霉胺(D-penicillamine, PCA) 该药为青霉素的水解产物,属强效金属螯合剂,在肝中可与铜形成无毒复合物,促使其在组织沉积部位被清除,减轻游离铜的毒性。PCA不良反应发生率较高,早期主要有过敏反应、消化道反应、骨髓抑制、免疫性疾病如红斑狼疮、重症肌无力、多发性肌炎、类风湿关节炎等。首次使用应做青霉素皮试,阴性才能使用。有过敏反应者可行脱敏疗法。在治疗中可加服维生素$B_6$预防视神经炎。但由于PCA存在多种不良反应,需要终生服用驱铜药物的WD患者,在服药初期或一段时间后因其严重不良反应而被迫停药。

2. 三乙烯羟化四甲胺(triethylene tetramine dihydrochloride, TETA) 又名曲恩汀(trientin)。1982年美国食品与药物管理局(FDA)指定其为不能耐受PCA的WD患者的治疗药物。2007年《柳叶刀》建议曲恩汀可作为脑型和肝型WD初始治疗的金属络合药物。TETA排铜效果较高,缺点是药源困难,价格昂贵,故目前尚未能广泛应用。

3. 二巯基丙磺酸钠(sodium dimercaptosulphonate, DMPS) DMPS是前苏联1951年合成的巯基络合物,DMPS在体内先氧化为不完全氧化产物,后者仍具有-SH,并继续络合铜离子,再进一步氧化成四硫化合物从肾脏排出。在各种排铜药物中,尿排铜量最高。不良反应为食欲减退、恶心、呕吐、发热、皮疹、粒细胞缺乏、心慌等。

4. 二巯基丁二酸(dimercaptosuccinic acid, DMSA)和二巯基丁二酸钠(sodium dimercaptosuccinate, Na-DMS) 此两种药物均为含有双巯基的低毒高效重金属络合剂,进入人体后能与血中游离铜离子及组织中已同酶系统结合的铜离子结合,形成解离度及毒性均低的硫醇化合物经尿排出。不良反应有牙龈出血和鼻出血,也可有口臭、头痛、恶心、乏力和四肢酸痛等。

5. 二巯基丙醇(dimercaprol) 二巯基丙醇是一种解毒剂,在二战时期用于治疗Lewisite(路易氏毒气)中毒,又称不列颠抗路易氏毒气(British Anti-Lewisite, BAL)。1948年Cumings将此药用于治疗WD患者。本药有排铜作用,但效果差,使用初期病情会加重,长期应用疗效减退。仅供肌内注射，吸收差，易形成臀部脓肿、注射部位疼痛，同时还存在肝功能损害、腹痛、头痛、发热、皮疹、肾功能损害等不良反应，故目前已趋于淘汰。

**（四）对症治疗**

有震颤和肌强直时选用苯海索，对粗大震颤者首选氯硝西泮。肌张力障碍可用苯海索、复方左旋多巴制剂、多巴胺受体激动剂，还可用氯硝西泮、巴氯芬等。无效者可局部注射A型肉毒素。精神症状明显者应予抗精神药；抑郁症状明显者可用抗抑郁药；智力减退者可用促智药；舞蹈多动症状者可选用氟哌啶醇等；护肝药物可长期使用。

**（五）手术治疗**

对于严重脾功能亢进或因应用排铜药物而导致血细胞显著减少而不能耐受的患者可行脾切除术或部分脾动脉栓塞术。严重肝功能障碍如暴发性肝衰竭时也可考虑肝移植。

## 二、中医治疗

**（一）辨证论治**

1. 湿热内蕴证

治法：清热化湿，通腑利尿。

代表方：肝豆汤。

常用药：生大黄、黄连、黄芩、半枝莲、穿心莲、萆薢。

加减：纳谷不香，脘腹胀满，加厚朴、枳实、砂仁；目黄肤黄，加金钱草、茵陈。

2. 痰瘀互结证

治法：祛痰化瘀，活血散结。

代表方：肝豆灵汤。

常用药：郁金、陈皮、黄连、大黄、莪术、丹参、姜黄、金钱草、泽泻。

加减：烦躁不安，加石菖蒲、远志、郁金；大便色黑或皮下瘀斑，加三七、侧柏叶、茜草。

3. 肝气郁结证

治法：疏肝解郁，理气畅中。

代表方：柴胡疏肝散加减。

常用药：柴胡、当归、白芍、黄芩、枳壳、莪术、香附、郁金。

加减：胁肋掣痛，口干口苦，加玄胡、丹皮、栀子；恶心呕吐，加半夏、陈皮、生姜。

4. 肝肾阴亏证

治法：滋补肝肾，育阴息风。

代表方：左归丸加减。

常用药：熟地、山茱萸、山药、枸杞子、菟丝子、牛膝、狗脊、玄参、丹皮、半枝莲。

加减：腹胀便秘，加厚朴、大黄、枳实；肢体拘急强直，加白芍、甘草、葛根。

5. 脾肾阳虚证

治法：温补脾肾，化气行水。

代表方：济生肾气丸加减。

常用药：干地黄、山茱萸、山药、制附子、肉桂、泽泻、茯苓、丹皮、川牛膝、车前子、白术、生大黄、半枝莲。

加减：腰膝酸软，步履艰难，加川牛膝、杜仲；肢体拘急，手足不温，加细辛、当归、桂枝。

**(二)针灸及其他**

1. 针灸　针灸治疗对于肢体抖动、肌张力障碍、吞咽及构音障碍、流涎等有较好疗效,可减轻患者症状,提高生活质量,多以体针为主,配合头针、耳针、艾灸等。体针选穴依据分型辨证取穴。耳针治疗时,以精神症状为主者,多选皮质下、心、肾、额;肝脏症状为主者,多选肝、脾、胆区。头皮针治疗时,震颤为主者,多选舞蹈震颤控制区;肌张力障碍者,多选运动区。

2. 推拿　根据肢体强直,肌张力障碍程度进行中医按摩循经治疗,以不同手法以增加关节活动度、缓解强直和被动运动等。按摩手法常用揉法、捏法、叩击法、擦法等。

3. 康复训练　主要包括言语训练、吞咽障碍训练、肢体功能训练。

## 【诊疗热点】

### 一、铜蓝蛋白降低和肝豆状核变性的关系

血清铜蓝蛋白(ceruloplasmin, CP)是目前诊断WD公认的实验室检查关键指标, CP的正常范围为0.2~0.5g/L, WD患者血清CP明显降低。CP在肝脏合成,除参与铜转运、铁代谢外,还参与炎症急性期反应,故影响其检测数值的因素较多,如肝炎活动期、妊娠期、接受雌激素治疗或同时患有类风湿关节炎的WD患者,其CP可>0.2g/L。而许多影响肝脏合成功能的疾病如重型肝炎、肝硬化失代偿期等均可造成CP降低;此外, CP降低还可见于HLD携带者、婴幼儿(2岁以前)、肠道吸收不良、肾病、营养不良等人群。据报道95%的纯合子和20%无临床症状的杂合子患者血铜蓝蛋白<0.2g/L;而5%的纯合子,甚至高达50%有严重肝损害的该病患者血铜蓝蛋白在正常范围。周香雪等研究发现HLD杂合子携带者铜蓝蛋白异常率高达73%,其铜蓝蛋白水平介于健康人和HLD患者之间。Mak等研究发现铜蓝蛋白低于0.2g/L、0.14g/L、0.1g/L的诊断阳性率分别为48.3%、100%、100%,阴性率为98.7%。目前而言,何种血清CP水平可以诊断WD尚无统一标准,2008年我国制定的WD诊疗指南指出血清CP低于0.08g/L是诊断WD的强烈证据, CP介于0.08~0.2g/L需进一步复查。2008年美国肝脏研究协会制定的WD诊疗指南中推荐的诊断标准则为低于0.05g/L。2012年欧洲WD诊疗指南并未提出具体数值,但与前两个指南意见一致的是不能单凭血清CP的正常与否而诊断或者排除WD。此外,临床应注意,血清铜蓝蛋白水平与患者病情、病程及驱铜药疗效无关,不能作为病情监测或疗效评定的指标。

### 二、青霉胺仍是治疗肝豆状核变性的首选药吗?

自1956年, Walshe首次应用青霉胺治疗WD以来,目前世界范围内最普遍的经验治疗还是药物青霉胺,国内最新版神经病学教材仍把青霉胺作为治疗该病的首选药物。但青霉胺存在许多不良反应,10%~30%患者因各种不良反应而不能耐受青霉胺,更为严重的是37%~50%患者用药早期发生神经症状加重或恶化,其中约半数患者其加重的神经症状不可逆转。因此,现很多学者已建议不能将青霉胺作为WD首选治疗药物,并且2007年《柳叶刀》建议曲恩汀可作为脑型和肝型WD初始治疗的金属络合药物。但曲恩汀最大的缺点是药源困难,迄今国内仍未有售,且价格昂贵。国内学者在治疗大量的WD患者的同时,对临床常用金属络合剂的疗效及不良反应进行比较和总结,结果显示:治疗效果依次为二巯丙磺酸钠>二巯丁二钠>青霉胺>二巯丁二酸>依地酸钙钠。不良反应依次为青霉胺>二巯丙磺酸钠>二巯丁二酸钠>

二巯丁二酸>依地酸钙钠，表明青霉胺不再是治疗WD高效低毒的首选药物。

## 三、症状前 WD 患者和 WD 杂合子的鉴别

对于具备典型临床表现的WD患者，其诊断并不困难，但此时患者一般均出现多脏器受累，治疗难度大，预后差。若能在症状前早期诊断并及早进行干预，常能使WD患者终生不发病或最大限度减轻脏器损害，进而获得与正常人相似的生活质量和寿命。症状前WD患者往往是先证者的近亲或同胞兄弟姐妹，其本人没有WD的临床症状，多在家人确诊为WD后通过检查发现有不同程度的铜生化异常。WD患者的近亲也常常为WD杂合子，即仅携带一个杂合突变，其本身不会发病，但铜生化检查往往介于正常人和患者之间：WD杂合子的血清CP轻度降低，但一般>0.1g/L；24小时尿铜可升高，但一般不会超过100mg；肝铜含量也可出现升高，但一般不会超过250μg/g（肝干重）。当症状前WD患者铜生化检查与WD杂合子重叠时，*ATP7B*基因的突变检测有望成为诊断的金标准，但遗憾的是由于检测技术方法和手段等不同，目前WD基因检测的阳性率只有40%~80%。此外WD杂合子的肝活检组织学检查、颅脑MRI、SPECT及PET检查均未见异常，可成为与症状前WD患者鉴别的重要指标。

## 【中西医结合思路】

## 一、临床治疗取得突破的关键——中医辨证与西医辨病相结合

中西医结合治疗WD的探索之路是曲折的。因中医学并无WD病名，早期只能辨证选药，根据WD多有肢体抖动、手足拘急、全身僵硬、口歪颈斜、言语不利等症状，按《素问·至真要大论》中“诸风掉眩，皆属于肝”的传统观点，早期遵循镇肝息风之法，予以虫石类等药物治疗，患者临床症状反而日渐加重。实践证明，上述传统的镇肝息风中药治疗本病有害而无益。结合现代研究认识到铜代谢障碍是本病的关键原因，而虫石类药物含铜量较高，故加重病情。鉴于WD患者多舌质红或偏红，苔黄或腻，脉弦数或弦滑。《素问·至真要大论》又云：“诸逆冲上，皆属于火”，“诸痉项强，皆属于湿”。故WD患者存在明显的湿热为患，这是中医辨证的关键所在，也是对传统WD病机的创新，由于WD患者从西医辨病的角度存在明显的铜代谢障碍，铜毒贯穿于WD发生、发展和变化的整个过程，决定着其发生、发展及转归，铜毒内聚、湿热内蕴是其基本病机。这是中医辨证与西医辨病在WD病机认识上的较好结合，临床采用清热解毒、通腑利尿之法，创制肝豆汤治疗本病，取得显著疗效。

## 二、治疗方案的中西医结合优选

在WD的临床治疗中，应根据患者临床分期及病情轻重，采用中医或中西医结合方法进行方案优选，方可取得较好的临床疗效。症状前期或轻型患者，可选用排铜量稍低，不良反应少的中药肝豆汤或肝豆灵片或锌剂长期维持治疗。对中度患者初始治疗可采用中西医结合治疗，维持治疗可采用中药或中西药物口服。对重度WD尤其有严重吞咽困难的患者，宜采用DMPS大剂量静脉冲击治疗，或两种以上驱铜药联合应用，使患者于短期内排铜量显著增加，能早日自行进食，较快改善体质，待病情稳定后采用中西医结合治疗。对肝功能明显损害或外周血细胞明显减少的WD患者，尽量避免使用PCA等药物，宜选择DMSA或DMPS配合中药辨证治疗。

驱铜西药应用可通过螯合组织中铜离子，增加尿铜的排出量，减少体内铜的沉积来改善临床症状。肝豆灵片已被证明除有重建人体正常排铜途径，促使胆道排铜作用外，尚有促进尿铜排泄、减轻肝损伤、抗肝细胞纤维化、阻止或延迟肝硬化发生的作用，还能保护和促进脑组织修复、保护肾功能，与西药合用，发挥减毒增效的作用。

## 【研究展望】

### 一、WD的基因诊断

由于WD是常染色体隐性遗传单基因病，故基因诊断有助于本病的确诊。目前关于WD基因的诊断新技术研究主要集中在家系连锁分析、聚合酶链反应（polymerase chain reaction，PCR）分析技术、PCR酶切和荧光PCR技术、变性高效液相色谱（denaturing high performance liquid chromatography）分析技术、DNA测序技术、DNA微阵列技术。家系连锁分析包括限制性片段长度多态性（restriction fragment length polymorphism，RFLP），短串联重复序列（short tandem repeat，STR），单核苷酸多态性（single nucleotide polymorphism，SNP）等技术，其原理是待检家族成员基因与已确诊WD遗传标记进行基因连锁分析做出诊断。早期的WD基因诊断主要依赖*RFLP*，但由于其信息含量少等原因已不适应目前的临床需要。现在应用家系连锁分析主要是SNP技术，2007年，Harmut等选择了4个WD基因的SNP位点对印度人WD家系进行检测，检测效果较好，证实SNP具有遗传稳定、重组率低等优点，如果将其与PCR等方法结合，可较大提高肝豆状核变性基因诊断效率。随着基因测序技术的普及，目前已开展对WD患者*ATP7B*基因21个外显子及部分内含子和启动区的测序，可明显提高WD基因突变检出率，但相当一部分患者还无法通过此测序做出诊断，随着检测技术方法手段的改进及全基因扫描的开展，WD基因诊断将会成为一个新的领域。

### 二、WD的基因及细胞治疗

WD为单基因遗传病，基因及细胞治疗是最可能从根本治愈本病、最具前景的治疗途径。目前，国内外的基础研究主要是以质粒、腺病毒、慢病毒等为载体介导基因校正治疗，细胞治疗的方法有肝细胞移植、骨髓干细胞移植、胚胎干细胞移植等。基因治疗主要为动物实验，尚没有进行临床研究。虽然基因治疗是目前大家公认的可从根本治愈人类疾病，包括WD等遗传代谢性疾病的有效方法，但现阶段基因治疗WD还存在众多难以克服的缺陷，且基因治疗的安全性及长期有效性也是不得不需要考虑的另一方面。同样，细胞治疗WD也有许多不能人为控制的因素，且其治疗WD也是暂时的解决方法，还要面对伦理等诸如此类需要慎重考虑的问题。

## 【参考文献】

[1] 杨任民. 肝豆状核变性[M]. 北京：人民卫生出版社，2015.

[2] 贾建平，陈生弟. 神经病学[M]. 北京：人民卫生出版社，2013：288.

[3] 杨文明，张春海，李瑞娟，等. 毒邪在肝豆状核变性致病中的作用[J]. 中国实验方剂学杂志，2009，15（11）：109-111.

[4] 中华医学会神经病学分会帕金森病及运动障碍学组，中华医学会神经病学分会神经遗传病学组. 肝豆状

核变性的诊断与治疗指南[J]. 中华神经科杂志,2008,41(8): 566-569.
[5] 鲍远程. 现代中医神经病学[M]. 北京: 人民卫生出版社,2003.
[6] 梁秀龄. 解读《肝豆状核变性的诊断与治疗指南》[J]. 中国现代神经疾病杂志,2009,9 : 212-215.
[7] Roberts EA, Schisky ML. Diagnosis and treatment of Wilson disease: an update[J]. Hepatology,2008,47(6): 2089-2111.
[8] Ala A, Walker AP, Ashkan K, et al. Wilson's disease[J]. Lancet,2007,369(9559): 397-408.
[9] 梁秀龄,李洵华. 肝豆状核变性[M]. 北京: 人民卫生出版社,2012 : 153.
[10] 胡纪源,杨任民,韩咏竹,等. 六种金属中毒解毒药治疗肝豆状核变性的临床研究[J]. 安徽医学,2004, 25(5): 361-365.

（杨文明）

## 第四节　抽动秽语综合征

### 【概述】

抽动秽语综合征(Gilles de la Tourette's syndrome, GTS; Tourette's syndrome, TS)是一种儿童和青少年时期起病,以头面部、四肢或躯干部肌肉不自主抽动,同时伴有以暴发性喉音或污秽词句为特征的运动障碍性疾病,最早由法国医师Itard于1825年首先报道,其后法国神经病学专家Gilles de la Tourette于1885年对此进行了详细描述,故以此命名。1972年美国国立卫生研究院(National Institute of Health, NIH)指出全美抽动秽语综合征患者不到100例,2000年后发病率明显增加,按2000年人口统计资料美国有53 000~530 000名儿童患抽动秽语综合征; 在英国,5~18岁的抽动秽语综合征患儿有64 000~106 000名。中医文献无此病名,亦缺乏系统论述,其临床表现可散见于一些古代文献中。如《黄帝内经》曰:"诸风掉眩,皆属于肝","诸暴强直,皆属于风"。肝主筋,肝风内动,可导致筋脉拘挛抽搐。风性善行而数变,风阳上扰,伤及头面,可见挤眼、撅嘴、皱眉、摇头等症状。明代王肯堂《证治准绳·幼科·慢惊》:"水生肝木,木为风化,木克脾土,胃为脾之腑,故胃中有风,瘛疭渐生,其瘛疭症状,两肩微耸,两手下垂,时腹动摇不已。"根据其临床表现,中医多将其归属"肝风""瘛疭""筋惕肉瞤""慢惊风"等病证范畴,

### 【病因病机】

#### 一、西医病因、发病机制及病理

本病的病因及发病机制至今尚未阐明。大量的研究表明,TS的形成涉及遗传、感染、神经生化、神经免疫、围生期因素及社会心理因素等多个方面,很难用哪一因素来完全解释疾病的特殊表现和严重程度。目前多数学者认为TS可能是遗传与环境或非遗传因素共同作用的结果,并认为遗传因素、其他危险和保护性因素与神经生物学发育因素之间的相互作用可导致抽动、强迫及其他与抽动相关症状。其中神经生化异常在TS的发生发展中担当重要

角色。根据本病对各种多巴胺（DA）抑制剂有一定疗效，推测本病与DA系统活动过度，或是纹状体的多巴胺突触后受体的超敏，代偿性的突触前多巴胺释放降低有关。也有人认为，与去甲肾上腺素能和5-羟色胺能系统、阿片类系等多种中枢神经系统递质参与代偿性调节有关，若不能进行有效代偿，多巴胺能的平衡和皮质环路的功能则无法完成正常工作，从而导致TS。

有关TS患者的神经病理报告甚少。最早TS患者的尸检中发现，纹状体富含多巴胺的细胞群中有一种异常类型的细胞，这种改变可能是TS的病理学基础。尸体解剖研究也表明，黑质—纹状体通路神经纤维的密度随着年龄的增大而改变，在青春前期达到高峰，随后开始下降。抽动障碍也是在青春前期最严重，随后开始减轻，这与TS的基础是纹状体多巴胺改变的假说相符。Kalanithi等进行尸体解剖研究，发现纹状体微清蛋白阳性的γ-氨基丁酸（GABA）能中间神经元减少，而在苍白球内部，微清蛋白阳性的GABA能中间神经元增多，认为这可能与由于发育过程中GABA能神经元的移行缺陷有关。

## 二、中医病因病机

中医阴阳学说认为，阴阳是对立统一、互根互用的。儿童乃“稚阴稚阳”之体，生长发育较快，其发病容易，变化迅速，不论外感内伤，均可导致邪气嚣张，阴阳失衡，阴精不足，筋脉失养，而出现抽动不止之象。中医认为，风为阳邪主动，风邪外袭，留恋肌腠，风邪化燥，耗伤阴液，阴虚阳亢，则虚风内动而肌抽不止。湿为阴邪，极易困脾，致运化失常，水湿留中，聚而成痰，痰蒙清窍，神明不主，上不制下，或痰湿阻滞筋脉，则频发抽动或污言秽语。若热邪内侵，或风从火化，火灼真阴，肝肾之阴不足；或因先天禀赋不足，肾精亏虚，或久病及肾，肾阴受损，导致阴不制阳，虚风内动；水不涵木，筋脉失养，而发不自主肌肉抽动。

本病病位在肝、脾、肾，为三脏功能失调所致，其中以肝失条达最为明显，常合风、火、痰、湿而相搏，聚积体内，扰及神明而发病。

刘弼臣教授对认为本病属肝风范畴，“本源在肝，病发于肺”，“风痰鼓动”是本病的基本病机。抽动秽语综合征常伴有鼻塞流涕、咽干、咽痛、咳嗽等肺系症状，并常由感受外邪而加重抽动障碍。刘老认为肺属金，为清净之府，最易受外邪侵犯，并提出抽动秽语综合征系由“外风引动内风”，“风痰鼓动，横窜经隧，阳亢有余，阴静不足，动静平衡失制”发为本病。肺属金而主声，肝属木而主风；秽语责之于肺，抽动责之于肝。其临床表现主要责之于肝，但不止于肝，尤其与肺的关系更加密切，患儿一旦“感冒”往往使症状加重，甚至已经基本痊愈的患儿也会因此而复发。

# 【临床表现】

本病为慢性病程，有家族遗传倾向，可发生于身体某一部位的某一组（群）肌肉，也可同时或先后出现在多个部位的多组（群）肌肉；可以表现为简单的肌肉抽动，也可呈现出复杂的肢体运动；其间隔期不定且反复发作，并常伴有注意力不集中、多动、强迫性行为或其他行为改变等。发病年龄一般在10岁左右，6岁为高峰，多在2~18岁起病，至青春期逐渐减少，男性居多。

1. 首发症状 抽动秽语综合征起病形式多样，多有眨眼、清喉、嘴部抽动、手部抽动、耸鼻，以及耸肩、晃头、皱眉、斜眼、上肢动、下肢动、吸鼻、吭吭声等。

2. 基本症状　抽动是以一个部位或多个部位、一组或多组肌肉同时出现快速的肌肉活动为特点。不同部位的肌肉抽动临床表现不同：如发生于面部者常表现为眨眼、斜眼、眼球转动、皱眉、噘嘴、翘鼻、伸舌、张口、吸气、做鬼脸等；头、颈部肌肉抽动则多为点头、转头、伸脖、耸肩、缩脖等；躯干部肌肉抽动则为挺胸、挺腹、转动腰臀等；上肢部肌肉抽动表现为搓指、握拳、甩手、抬臂等；下肢部肌肉抽动表现为抖腿、跺脚、踮脚、蹲下跪地甚至步态异常；喉部肌肉抽动则为异常声音，如清嗓、吸鼻、干咳声、吼叫声、吭吭声，或随地吐唾沫，或不自主重复刻板同一秽语等。以上各组症状，可同时出现，也可先后出现。TS的抽动特征是患者能主动抑制，这有别于其他不自主运动如舞蹈病、肌张力不全、手足徐动症和肌阵挛等。

抽动的另一特征是患者精神或体力活动集中在某件事物时（如玩游戏机、弹琴或打球）抽动消失或减轻。此外，抽动可因紧张兴奋、烦恼、疲劳或发热而加重；也可经一段时间的紧张，当放松时抽动会增多。抽动于睡眠时消失。通常智力不受影响，神经系统检查除不自主运动外一般无其他阳性体征。

## 【诊断】

### 一、西医诊断要点

诊断可以参照《中国精神障碍分类与诊断标准》第3版（CCMD-3）诊断标准：

1. 症状标准　表现为多种运动性抽动和一种或多种发声性抽动，多为复杂性抽动，二者多同时出现。抽动可在短时间内受意志控制，在应激下加剧，睡眠时消失。

2. 严重标准　日常生活和社会功能明显受损，患儿感到十分痛苦和烦恼。

3. 病程标准　18岁前起病，症状可延续至成年，抽动几乎天天发生，每日多次，至少已持续1年以上，或间断发生，且1年中症状缓解不超过2个月。

4. 排除标准　不能用其他疾病来解释不自主抽动和发声。

### 二、中医诊断要点

中医古代文献并没有关于本病的系统阐述。根据其临床表现，中医将本病多归属于“肝风”“瘛疭”“筋惕肉瞤”“慢惊风”等病证范畴，临床可参照上述病证进行辨病诊断。

### 三、中医主要证候类型

1. 肝亢风动证　摇头，耸肩，挤眉眨眼，撅嘴，踢腿等不自主动作，动作频繁有力，伴烦躁易怒，头痛头晕，咽喉不利，红赤作痒，或胁下胀满，唇红目赤，大便干结，小便短赤，舌红，苔白或黄，脉弦有力。辨证要点：不自主动作，烦躁易怒，舌红苔白或黄，脉弦有力。

2. 痰火扰神证　头面、躯干或四肢肌肉抽动，动作多而快、有力，神乱无知，伴喉中痰鸣，烦躁口渴，睡眠不安，舌红苔黄或腻，脉弦大而滑数。辨证要点：不自主动作，烦躁口渴，舌红苔黄或腻，脉弦大而滑数。

3. 脾虚肝旺证　头摇，抽动无力，时发时止，时轻时重，精神倦怠，面色萎黄，食欲不振，性急烦吵，纳呆消瘦，喉中“吭吭”作响，大便溏薄，小便清长，舌淡，苔薄白，脉细弱无力。辨证要点：不自主动作，抽动无力，纳呆，便溏，舌淡苔薄白，脉细弱无力。

4. 阴虚风动证　手足蠕动或筋肉抽动，挤眉眨眼，耸肩摇头，并见头晕眼花，肢体震颤，五心烦热，夜间盗汗，口干咽燥，形体消瘦，舌红，苔少，脉弦数。辨证要点：不自主动作，五心烦热，盗汗，舌红少苔，脉弦数。

## 【鉴别诊断】

1. 局限性抽动 TS是一定时间内同时出现多组肌群的抽动；局限性抽动则是一组肌肉的单独抽动，临床表现以一种抽动为主，形式较为固定、刻板，如单纯挤眼、清嗓等。

2. 风湿性舞蹈病 风湿性舞蹈病患者的发病年龄多在5~15岁，女孩多见。常于链球菌感染后2~6个月发病，表现为肌肉抽动突然发生，与TS患者相比，持续时间长、幅度大、抽动不规则。部分患者可出现风湿热的临床症状、体征，红细胞沉降率增快、抗链球菌溶血素"O"及黏蛋白水平增高。本病发病较快，为自限性疾病，抗感染治疗有效，若治疗不彻底而易复发。

3. 肝豆状核变性 病变累及脑基底神经节、肝脏、角膜、肾脏等部位。裂隙灯检查可发现眼角膜K-F环及血铜生化测定异常对本病的诊断有重要价值。

## 【治疗】

### 一、西医治疗

#### （一）药物治疗

主要药物为氟哌啶醇、匹莫齐特、可乐定、利培酮、硫必利、甲氧氯普胺、氯米帕明、奥氮平、罗匹尼罗、肌苷、喹硫平等药物，应从小剂量开始，逐渐增加至有效剂量，当服用单一药物仅能使症状部分改善，或是有复杂的伴随症状出现时，可考虑联合用药。症状控制后，应逐渐减量，并维持一段时间（3个月或更长），维持剂量一般为治疗剂量的1/2~1/3，经上述药物治疗，可使许多患儿恢复正常。

#### （二）手术治疗

手术治疗难治性TS的方式主要有：20世纪70年代行丘脑下和丘脑毁损术；20世纪80年代行扣带回切开术+丘脑下纤维切断术；20世纪90年代行精神外科手术（包括边缘系统白质切开术、扣带回切开术），多用于治疗合并有严重强迫症状的患者；1999年Visser-Vandewalle提出右侧丘脑板内核脑深部电刺激术；2003年对3例患者行慢性双侧丘脑电刺激术；我国有报道通过手术毁损边缘系统的内囊前肢来治疗强迫症状，取得很好疗效；首都医科大学宣武医院实施苍白球腹后内侧部毁损术能够有效地治疗不自主运动增多的运动障碍病。目前难治性TS的外科治疗是近年来世界范围内刚刚开始尝试的治疗，尚无可靠的循证医学证据证明哪种术式更好。

#### （三）心理行为治疗

该病对人格的不良影响十分常见，因而患者精神心理会受到高度影响。因此，在对因、对症治疗的同时，应给予适当的精神心理和行为治疗。

### 二、中医治疗

#### （一）辨证论治

1. 肝亢风动证

治法：清肝泻火，息风止痉。

代表方: 泻青丸加减。

常用药: 龙胆草、栀子、制大黄、防风、羌活、当归、川芎、钩藤、菊花、白芍药。

加减: 咽喉不利,加山豆根、桔梗; 食欲不振,加山楂、神曲。

2. 痰火扰神证

治法: 清火涤痰,平肝安神。

代表方: 礞石滚痰丸加减。

常用药: 金礞石、黄芩、熟大黄、沉香、石菖蒲、郁金、陈皮、制半夏、钩藤、天竺黄、竹沥水。

加减: 烦躁失眠,加黄连、栀子; 胁下胀痛,加延胡索、川楝子。

3. 脾虚肝旺证

治法: 扶土抑木,补脾平肝。

代表方: 异功散加减。

常用药: 党参、茯苓、白术、白芍、炙甘草、钩藤、陈皮、焦三仙、鸡内金、谷芽。

加减: 烦躁不安,加丹皮、山栀; 汗多者,加浮小麦、五味子。

4. 阴虚风动证

治法: 滋水涵木,潜阳息风。

代表方: 三甲复脉汤加减。

常用药: 生鳖甲、生龟甲、生牡蛎、生白芍、炙甘草、茯神、钩藤、阿胶、火麻仁、生地黄。

加减: 低热不退,加牡丹皮、知母; 肢体拘急,加鸡血藤、桑枝、豨莶草。

**(二)专病专方**

刘弼臣教授提出从肺论治抽动秽语综合征,通过清肺利窍,肃清风痰之邪,治肺以平肝,截断"外风引动内风"的进程,从而达到治疗本病的目的。徐荣谦等运用刘弼臣教授自拟基础方(辛夷、苍耳子、玄参、板蓝根、山豆根、半夏、钩藤、白芍等)治疗该病52例,痊愈28例,显效17例,有效5例,无效2例,总有效率96.1%。

**(三)针刺及其他**

抽动秽语综合征的病机属本虚标实,本虚为脏虚,标实为风痰阻络,扰及心神。脑源性疾病多选用头针治疗,头部与人体的各脏腑器官的功能有密切关系,所以选用头部腧穴针刺为主,重在镇静安神,育阴潜阳,平肝息风,健脾宁心。此外体针、耳针、电针等单独或配合使用治疗本病均有报道。

## 【诊疗热点】

### 一、重视心理行为治疗

有关TS治疗的临床现状是TS一旦确诊,临床多采用药物治疗,而心理行为治疗未能受到应有重视,常常缺失。根据2011年欧洲TS治疗指南建议,在药物治疗TS之前应首先运用心理行为治疗。目前,运用于TS 治疗的心理行为治疗方式主要有习惯逆转训练(habit reversal training, HRT)、效应预防暴露(exposure with response prevention, ERP)等。HRT近来被认为是一种能够取代药物治疗TS的行为治疗。患者通过执行一种之前学到的某种替代行为来抑制抽动的发生,如通过拉紧与抽动相对应的肌肉以阻止运动性抽动,又如采用紧闭嘴通过鼻腔进行慢节奏深呼吸来抑制发声抽动。这种方法可以减少30%左右的抽动症状。ERP是一种训练患儿抑制抽动前的先兆冲动，并逐渐适应不良刺激以达到治疗效果的策略。因此，对于许多症状轻微的TS患儿不需要进行药物治疗，而是给予心理疏导、减少其焦虑情绪，指导教育患儿家长理解、接受并且支持、鼓励患儿积极面对症状。对于症状严重达到治疗标准的TS患儿，在药物或其他治疗之前应先给予心理行为干预。

## 二、免疫功能异常与抽动秽语综合征

迄今为止，本病的病因尚不清楚，存在多种病因假说，其中多巴胺受体系统功能障碍在本病发病中占有重要地位，另一个重要的病因学说即免疫病因学说。Swedo等于1998年首次提出了“PANDAS”概念，即与链球菌感染有关的小儿自身免疫性神经精神障碍(paediatric autoimmune neuropsychiatric disorders associated with streptococcal infection，PANDAS)，充分肯定了免疫因素在神经精神疾病发病中的作用。Swedo等对50例病人调查中发现在144次症状加重中有45次查出链球菌感染，60次有咽炎或上呼吸道感染等症状，6次是有暴露于链球菌的接触史，初步证实了PANDAS学说。且目前对链球菌感染体的研究较多，多呈阳性结果，基本支持PANDAS学说。Leckman等在一项前瞻性纵向研究中，检测了46例患者及31例对照者血清的IL-2、IL-4、IL-5、IL-6、IL-10、IL-12、IFN-α、IFN-γ以及脑源性神经营养因子等10种细胞因子浓度，发现病例组中IL-12和IFN-α浓度较对照组增高，且在症状加重期间这两种细胞因子的浓度均进一步增高，提示患儿可能存在免疫学方面的改变。虽然近几年对患儿免疫因子研究未达成统一的认识，但有一点可以较为肯定，即患儿存在着明显的免疫异常。

## 【中西医结合思路】

## 一、中西医在TS治疗手段上的融合

TS是一种慢性神经精神疾病，病程迁延，影响因素多，治疗难度大，西医目前均以药物治疗为主，主要针对脑内生化异常进行调节，大多数可以控制症状，但须较长时间维持服药治疗，不良反应明显，患者治疗依从性差，停药后易复发，远期疗效不理想。手术方式不易被接受；发病年龄较小的TS患儿及难治性TS者预后较差。

近年研究表明，中药、针灸对TS患者的神经—免疫—内分泌网络系统具有明显的调节作用。其治疗优势表现在中医药治法多样，可纠正患者神经递质—神经内分泌功能的失衡状态，全面改善患儿躯体症状，调节阴阳平衡和脏腑功能，从而使机体恢复正常的功能状态，远期疗效肯定，不良反应少。中西医结合治疗TS已在临床实践中得到应用，并初步显示出一定优势。研究表明，中药、针灸治疗可通过调节神经递质分泌而产生协同效应，可减少西药用量，待临床症状改善并渐趋稳定，便可考虑逐渐减停西药，改服中药巩固治疗。此外，中药、针灸还可通过整体调节，减轻西药的不良反应，从而发挥增效减毒的优势。目前临床上广泛应用氟哌啶醇、硫必利等西药治疗TS，由于服药剂量大，用药时间长，因而不良反应较多。因此，应在中医辨证论治的基础上，针对西药的不良反应有目的地选用减毒增效方药，从而达到既可减少西药的用量、提高临床疗效，又可减轻其不良反应、增加患者治疗的依从性的目的。

## 二、中西医在发病机制方面的汇通

研究表明，TS存在着明显的免疫功能异常。中医认为“免疫功能”与中医之正气相类似。

中医“免疫”一词始见于19世纪的明代医书《免疫类方》，有“免除疫疠”之意。正气是指人体正常的功能活动和对外界环境的适应能力、抗病能力和康复能力，在机体发挥识别和排除抗原性异物、维持自身生理平衡与稳定的功能。《黄帝内经》提出“正气存内，邪不可干”，说明了机体免疫能力的强弱是疾病发生与否的决定性因素。TS发病人群多见于小儿，这与小儿的生理特点“脏腑娇嫩，形气未充”密切相关。临床研究发现，相当一部分TS患者每于上呼吸道感染后抽动症状加重或病情反复，说明这与感染后的免疫损害有关。研究还发现，链球菌感染后患儿临床症状会出现或明显加重，注射免疫球蛋白后患儿抽动症状会明显减少，这也证实了免疫因素在TS发病中发挥重要的作用，表明正气强弱与本病的发病或病情加重密切相关，提示临床可通过中医扶正调补正气，提高患儿免疫功能来预防或控制TS的发病或加重。

## 【研究展望】

### 一、动物模型研究

由于TS 的发病原因不清、机制和病变过程复杂，因而建立TS模型的方法多样，但目前尚无完全再现、模拟TS的病理、生化、行为等特征的动物模型。所用模型均是部分模拟人类TS的行为学、生理学、神经生化学特征及其病理表现的模型，因而均存在自身局限性。以DA代谢紊乱为基础建立的苯丙胺和阿扑吗啡模型，能够部分模拟抽动秽语综合征病人的神经生化或行为学改变，二者可以作为药物初筛的平台，但两种模型持续时间短暂，故实验研究受到一定的限制。5-TH失调，2，5-二甲氧-4-碘苯-2-氨基丙烷动物模型操作简单易用，复制成功率高且不可逆，停止给药后抽动可持续存在，为抽动障碍病因学和治疗等方面的研究提供新的途径，但由于模型建立的基础是药物激动剂与拮抗剂之间的相互作用，因此其应用仍较为局限。神经毒素亚氨基二丙腈诱导TS模型操作方法简单易用，动物来源广泛而经济，复制成功率高且不可逆，稳定而持久，更适于TS治疗和发病机制的研究。兴奋性氨基酸失调的模型，如谷氨酸诱导模型直接作用于靶器官，相对于常用的腹腔注射造模更具有针对性。分离综合征模型表现出抽动、咬抓等攻击行为，提示环境、心理等因素共同参与TS的发病，具有无创性和模拟多因素致病的特点。PPI模型模拟了抽动发作前的感觉冲动预兆，可用于研究TS的发病机制预测药物疗效。D1CT-7转基因模型造模机制明确、表现多样，可较好地满足研究者的不同需要，主要用于研究TS的发病机制，但因价格、技术要求较高，普及应用受到一定限制，较少用于药物的筛选。目前国内TS模型以IDPN、DOI等化学因素诱发的动物模型为主，主要研究TS防治药物的作用机制，国外TS模型为自身免疫模型。

### 二、TS 遗传学研究

TS是以儿童期发病，具有明显遗传倾向的神经精神疾病。其遗传方式倾向于常染色体显性遗传，伴不完全外显率，且外显率存在明显的性别差异，男性外显率高，大量的家系研究调查表明，TS患者的家属中，常有类似的病史，表现为明显的家族聚集性，一项641例TS家系研究，结果发现35%的TS患者一级亲属有抽动发作，双生子研究发现，单卵双生子出现TS的一致性显著高于双卵双生子，前者一致性高达100%，后者仅为8%。

临床研究显示，应用作用于多巴胺系统的药物，可以控制TS患者的抽动症状，表明TS与中枢神经多巴胺系统功能缺陷有关，多巴胺受体基因成为候选基因，并集中在神经递质转运体单胺类亚家族（多指多巴胺、去甲肾上腺素、5-HT转运体）上，先后研究*DRD1*、*DRD2*、*DRD3*、*DRD4*、*DRD5*、酪氨酸羟化酶、多巴胺β羟化酶、酪氨酸加氧酶、*COMT*、多巴胺运载基因等。其他候选基因如*5-HT-7*、*5-HT-6*、*5-HT*运载基因、*5-HT1A*基因等均无定论或阳性结果发现。

随着细胞基因学检测技术发展和研究方法学改进，已经发现部分染色体的断点与TS基因有关，以及TS相关行为与*DRD2*等位基因、多巴胺β羟化酶、多巴胺运载基因相关，但尚需进一步证实。因TS为多基因遗传病，故研究中尝试被试群体的多个候选基因的检测，以提高检出率。至今为止，对TS患者基因定位研究仍未得出肯定的结论。

今后TS分子遗传学研究热点将集中在TS基因定位或表达研究上，应采用新的技术和方法来确定致病基因和基因定位，在此基础上进行基因诊断、筛查危险人群的TS基因携带者。

## 【参考文献】

[1] 徐荣谦，王俊宏，夏桂选，等. 小儿抽动—秽语综合征“刘氏症状规律”[J]. 中华中医药杂志，2011，26(12)：2912-2913.

[2] 卫利，王素梅，崔霞，等. 多发性抽动症动物模型的比较与评价[J]. 中华行为医学与脑科学杂志，2012，21(2)：187-189.

[3] Houeto J L, Giré P. Tics and Tourette syndrome: Diagnosis, course and treatment principles[J]. Presse Med, 2008, 37(2 Pt 2): 263-270.

[4] 崔永华，郑毅，仲崇丽. 抽动障碍流行病学研究进展[J]. 中国心理卫生杂志，2008，22(7)：505-507.

[5] Felling RJ, Singer HS. Neurobiology of tourette syndrome: current status and need for further investigation[J]. The Journal of neuroscience: the official journal of the Society for Neuroscience, 2011, 31(35): 12387-12395.

[6] Hanna P A, Janjua F N, Contant C F, et al. Billineal transmission in Tourette syndrome[J]. Neurology, 1999, 53: 813-818.

（杨文明）

# 第七章 癫 痫

## 【概述】

癫痫是由多种病因引起的慢性脑部疾患，以脑部神经元高度同步化异常放电所致的突然、反复和短暂的中枢神经系统功能失常为特征。根据所侵犯神经元的部位和放电扩散的范围不同，其功能失常可表现为运动、感觉、意识、行为、自主神经功能等不同障碍，或兼而有之。我国癫痫患病率为5‰~7‰，年发病率在（50~70）/10万左右，可见于各个年龄组，青少年和老年是癫痫发病的两个高峰年龄段。

癫痫属于中医“痫病”范畴，亦名“癫痫”，俗称“羊痫风”，临床以突然意识丧失、发则仆倒、不省人事、强直抽搐、口吐涎沫、两目上视、口中怪叫为特征，移时苏醒，一如常人。痫病首见于《黄帝内经》，提出“胎病”“癫疾”的病名，指出发病与先天因素有关。《诸病源候论·癫狂候》有描述：“癫者，卒发仆也，吐涎沫，口㖞，目急，手足缭戾，无所觉知，良久乃苏。”《医宗金鉴》中指出：“癫疾始发意不乐，甚则神痴语不伦，狂怒凶狂多不卧，目直骂詈不识亲。痫发吐涎昏噤倒，抽搐省后若平人。”

## 【病因病机】

### 一、西医病因、发病机制及病理

癫痫的病因多样，任何影响脑结构和脑功能的病理过程，均可能引起痫性发作，包括脑先天畸形、围产期脑缺血缺氧、脑皮质发育异常、外伤、感染、肿瘤、脑血管疾病、遗传代谢性疾病、中毒、自身免疫性疾病等。其中病因明确的称为继发性癫痫或症状性癫痫，无明确病因的癫痫称原发性癫痫或特发性癫痫，原发性癫痫多与遗传因素相关。

癫痫的发病是由于脑神经元高度同步化异常放电所致，因异常放电的起源部位和扩散范围不同而表现为不同的症状体征。其发病机制复杂，至今尚未完全清楚，主要研究如下：

1. 离子异常跨膜运动　离子通道是细胞膜的结构之一，是神经细胞兴奋的基础，其中钠、钾、钙离子通道与癫痫发病相关。编码通道的基因突变可导致相应的通道蛋白结构和功能异常，即离子通道病，从而引起神经元电活动异常，导致癫痫的发生。研究表明伴热性惊厥的全身性癫痫与电压依赖性钠通道基因*SCNA*和*SCN1B*的突变相关；良性新生儿家族性惊厥与*KCNQ2*和*KCNQ3*钾离子通道基因突变有关。

2. 神经递质功能异常　有研究表明，以谷氨酸（Glu）为代表的兴奋性神经递质功能增强及以γ-氨基丁酸（GABA）为代表的抑制性神经递质功能减弱，使神经细胞过度兴奋，诱导同步放电导致癫痫发作。

3. 遗传因素 遗传因素对癫痫的发生具有重要的影响,其主要遗传方式是基因突变、染色体异常和线粒体突变。遗传学和分子生物学研究证实,部分癫痫综合征是由于编码离子通道蛋白的基因突变导致神经元过度兴奋引起。最近对GABAa受体亚单位基因突变研究发现,已知的GABAa受体突变主要与三种类型的特发性癫痫有关,包括儿童失神癫痫、常染色体显性遗传发热性癫痫、常染色体显性遗传青少年肌阵挛癫痫。

4. 突触机制 突触可分为功能突触和沉默突触两类,生理条件下大部分突触为沉默突触。沉默突触具有突触结构而不具备突触功能,但在一定条件下可以转换为功能突触。癫痫发作时突触后膜上生理性离子通道可能开放,诱导长时程电位增强,沉默突触向功能突触转化,神经元异常高频放电得以顺利通过突触并迅速传播,致使癫痫发作。

5. 神经胶质细胞功能异常 神经胶质细胞对神经元正常活动与物质代谢都有重要作用。星形胶质细胞作为最大的神经胶质细胞对神经元具有支持和保护作用,在调控神经元同步化放电、离子动态平衡、神经递质吸收、葡萄糖代谢以及血管紧张性调节等方面都发挥了重要的生理功能,星形胶质细胞这些功能的异常与癫痫发生有密不可分的关系。如星形胶质细胞功能异常会破坏其对谷氨酸动态平衡的调控作用,致使谷氨酸—谷氨酰胺循环出现紊乱,导致神经元处于过度兴奋状态而诱发癫痫;星形胶质细胞内钙离子信号通路异常影响神经递质的释放和神经元活动的同步化,从而可能导致癫痫发作。

## 二、中医病因病机

中医学认为本病的发生与多种因素有关,分为先天因素和后天因素两大类。于幼年起病者多因先天因素所致。后天因素包括情志失调、饮食不节、跌扑损伤、外感六淫或患他病致脑窍损伤等。痫病以心脑神机失用为本,风、火、痰、瘀致病为标。痰邪在癫痫的发生发展中起重要作用,痰邪每由风、火触动,痰浊内阻,蒙蔽清窍而发病。而痫病之痰,具有随风而聚散和胶固难化两大特点,因而痫病之所以久发难愈,反复不止,正是由于胶固于心胸的"顽痰"所致。痰聚气逆,闭阻清窍,则痫病发作;痰降气顺,则发作休止;若风阳痰火逆而不降,则见痫证持续发作。至于发作时间的久暂,间歇期的长短,则与气机顺逆和痰浊内聚程度有密切关系。本病与五脏均有关联,但主要责之心肝,顽痰闭阻心窍,肝经风火内动是痫病的主要病机特点。

王永炎将癫痫病机概括为"虚气留滞",即其发生发展与元气亏虚和气郁、痰阻、血瘀、毒聚、惊风相关。他认为元气亏虚(虚气)为本,脾肾亏虚、髓海不足、脑络失养为要,气、血、津、液留滞不畅(留滞)为标,气郁痰阻、血瘀毒聚、闭窍动风为关键。虚气与留滞相互影响而致病,并影响癫痫的发生、发展及预后转归。

朱良春认为癫痫主要由痰作祟,指出对其治疗"见痰休治痰",在辨证基础上常加入虫类搜风之品,且多以丸散剂为主,嘱患者长期服用。其自拟方"涤痰定痫丸"由炙全蝎、炙蜈蚣、炙僵蚕、广地龙、陈胆星、川石斛、天麻、青礞石、天竺黄、炒白芥子、化橘红、石菖蒲等组成,在临床观察中取得较好疗效。

## 【临床表现】

癫痫共有的临床特征:①脑电图上有痫样放电;②临床上表现为短暂性、重复性、刻板性的发作性中枢神经系统功能失常。依据癫痫患者异常放电的起源部位和扩散范围不同,临床上将癫痫分为多种类型，而不同类型的癫痫又具有各自的特征。

## 一、不同类型癫痫发作的临床表现

临床上每次发作或每种发作的过程称为痫性发作，其分类依据是癫痫发作时的脑电图特征和临床表现。

1981年国际抗癫痫联盟（ILAE）癫痫发作分类如下：

### （一）全面性发作（generalized seizures）

最初的症状学和脑电图提示发作起源于双侧脑部，多在发作初期就有意识丧失。分为以下六种类型：

1. 全身强直—阵挛发作（generalized tonic-clonic seizure，GTCS） 意识丧失、双侧肢体强直后紧跟有阵挛的序列活动是此型发作的主要临床特征。可由部分性发作演变而来，也可一起病即表现为全面强直—阵挛性发作。首先突然出现意识丧失、跌倒，随后发作分为三期：

（1）强直期：表现为全身骨骼肌持续性收缩。眼肌收缩出现眼睑上牵、眼球上翻或凝视；咀嚼肌收缩出现张口，随后猛烈闭合，可咬伤舌尖；喉肌和呼吸肌强直性收缩致患者尖叫一声，呼吸停止、面色发绀；颈部和躯干肌肉的强直性收缩致颈和躯干反张；上肢内收前旋，下肢伸直。本期持续10~30秒钟，EEG表现为棘波样节律。

（2）阵挛期：患者从强直转成阵挛，阵挛频率逐渐变慢，在一次剧烈阵挛后，发作停止，进入发作后期。以上两期均可发生舌咬伤、呼吸停止、血压升高、心率加快、瞳孔散大、光反射消失、唾液和其他分泌物增多，Babinski征可为阳性。EEG表现为弥漫性慢波伴间歇性棘波。

（3）阵挛后期：此期尚有短暂阵挛，可引起牙关紧闭、舌咬伤。呼吸首先恢复，随后瞳孔、血压、心率渐至正常。肌张力松弛，大、小便失禁，意识逐渐恢复。从发作到意识恢复约历时5~15分钟。醒后患者常感头痛、全身酸痛、嗜睡，部分患者有意识模糊，此时强行约束患者可能发生伤人和自伤。脑电图呈明显脑电抑制，发作时间愈长，抑制愈明显。

2. 强直性发作 表现类似于全身强直—阵挛性发作中强直期的表现。典型发作脑电图为暴发性多棘波。

3. 阵挛性发作 表现类似于全身强直—阵挛性发作中阵挛期的表现。脑电图缺乏特异性，可见快活动、慢波及不规则棘—慢波等。

4. 失神发作 突然发生和迅速终止是失神发作的特征。典型失神发作表现为突然短暂的意识丧失和正在进行的动作中断，发呆，呼之不应，手中物体落地，可伴简单自动性动作，每日可发作数次至数百次。发作后立即清醒，无明显不适，可继续先前活动。醒后不能回忆发作时的状况。发作时脑电图呈双侧对称3Hz棘—慢综合波。

不典型失神发作的起止和终止均较缓慢，除意识丧失外，常伴肌张力降低，偶有肌阵挛。脑电图显示较慢的（2.0~2.5Hz）不规则棘—慢波或尖—慢波，背景活动异常。

5. 肌阵挛性发作 表现为快速、短暂、触电样肌肉收缩，可遍及全身，也可限于某个肌群或某个肢体，常成簇发生，声、光等刺激可诱发。发作期典型脑电图改变为多棘—慢波。

6. 失张力发作 为肌张力突然丧失，可致患者跌倒。局限性肌张力丧失可仅引起患者头或肢体下垂。脑电图显示多棘—慢波或低电位活动。

### （二）部分性发作（partial seizures）

部分性发作是指源于大脑半球局部神经元的异常放电，包括单纯部分性、复杂部分性、部分性继发全面性发作三类，前者为局限性异常放电，无意识障碍，后两者放电从局部扩展至双侧脑部，出现意识障碍。

1. 单纯部分性发作（simple partial seizures） 发作时程短，一般不超过1分钟，突发突止，无意识障碍。可分为以下四型：

（1）部分运动性发作：表现为身体某一局部发生不自主抽动，病灶多在中央前回及附近。部分患者发作后可留下短暂性（半小时至36小时内消除）肢体瘫痪，称为Todd麻痹。其中有以下几种特殊的发作形式：①Jackson发作：异常运动从局部开始，沿大脑皮质运动区移动，临床表现抽搐自手指—腕部—前臂—肘—肩—口角—面部逐渐发展，称为Jackson发作；②旋转性发作：表现为双眼突然向一侧偏斜，继之头部不自主同向转动，伴有身体的扭转，但很少超过180°，部分患者过度旋转可引起跌倒，出现继发性全面性发作；③姿势性发作：表现为发作性一侧上肢外展、肘部屈曲、头向同侧扭转、眼睛注视着同侧；④语言性发作：表现为不自主地重复发作前的单音或单词，偶可有语言抑制。

（2）部分感觉性发作：躯体感觉性发作常表现为一侧面部、肢体或躯干的麻木、刺痛；眩晕性发作表现为坠落感、飘动感或水平/垂直运动感；本体感觉或空间知觉障碍性发作，出现虚幻的肢体运动感；特殊感觉性发作则出现味、嗅、听、视幻觉。

（3）自主神经性发作：表现为腹部不适、恶心、呕吐、面色苍白、瞳孔大。

（4）精神性发作：可表现为各种类型的记忆障碍、情感异常、错觉、复杂幻觉等。可单独出现，但常为复杂部分性发作的先兆，也可继发全面性强直—阵挛发作。

2. 复杂部分性发作（complex partial seizure, CPS） 主要特征是有意识障碍，发作时患者对外界刺激没有反应，发作后不能或部分不能回忆发作时的细节。单纯部分性发作可发展为复杂部分性发作。

临床表现分为四类：①自动症：表现为意识障碍和发作性行为异常，其发作性行为异常看起来似有目的，但实际上没有目的；②仅有意识障碍；③先有单纯部分性发作，继之出现意识障碍；④先有单纯部分性发作，后出现自动症。

3. 部分性继发全面性发作 单纯或复杂部分性发作均可泛化为全面性强直阵挛发作。

## 二、癫痫综合征的临床表现

癫痫综合征是指有特殊病因、由特定的症状和体征组成的特定癫痫现象，其分类是依据癫痫的病因、发病机制、病变部位、好发年龄、临床表现、脑电图特征、治疗反应、预后转归等综合因素。

国际抗癫痫联盟（ILAE）1989年癫痫综合征分类如下：

### （一）与部位有关的癫痫

1. 与年龄有关的特发性癫痫

（1）伴有中央—颞部棘波的良性儿童癫痫：好发于3~13岁，通常为局灶性发作，可不经治疗于16岁前自愈。脑电图表现为在背景活动正常基础上，中央—颞区高波幅棘—慢波。

（2）伴有枕区放电的良性儿童癫痫：好发年龄1~14岁。发作始以视觉症状，随之出现眼肌阵挛，偏侧阵挛，也合并全身强直—阵挛发作及自动症。脑电图示一侧或双侧枕区棘—慢波或尖波。

（3）原发性阅读性癫痫：由阅读诱发，无自发性发作，临床表现为阅读时出现下颌阵挛，常伴有手臂的痉挛，如继续阅读则会出现全身强直—阵挛性发作。

2. 症状性癫痫

(1)颞叶癫痫：起于颞叶，可为单纯或复杂部分性发作、继发全身性发作或这些发作形式组合。40%以上有热性惊厥史。脑电图常见单侧或双侧颞叶棘波。

(2)额叶癫痫：表现为单纯或复杂部分性发作，常有继发性全身性发作。发作持续时间短，形式刻板性，通常表现强直或姿势性发作及双下肢复杂的自动症，易出现癫痫持续状态。发作期脑电图表现为暴发性快节律、慢节律、暴发性棘波、尖波或棘慢复合波。

(3)枕叶癫痫：主要为伴有视觉症状的单纯部分性发作，可有或无继发性全身性发作。

(4)顶叶癫痫：常以单纯部分性感觉发作开始，而后继发全面性发作。发作期脑电图表现为局限性或广泛性棘波。

(5)持续性部分性癫痫：表现为持续数小时、数天，甚至数年，仅影响身体某部分的节律性肌阵挛。EEG在中央区有局灶性棘—慢波，但无特异性。

(6)特殊促发方式的癫痫综合征：促发发作是指发作前始终存在环境或内在因素所促发的癫痫。发作可由非特殊因素(不眠、戒酒或过度换气)促发，也可由特殊感觉或知觉促发(反射性癫痫)，突然呼唤促发(惊吓性癫痫)。

3. 隐源性癫痫　从癫痫发作类型、临床特征、常见部位推测其是继发性，但病因不明。

**(二)全面性癫痫和癫痫综合征**

1. 与年龄有关的特发性癫痫

(1)良性新生儿家族性惊厥：常染色体显性遗传。出生后2~3天发病。表现为阵挛或呼吸暂停，脑电图无特异性改变。

(2)良性新生儿惊厥：见于出生后5日左右，表现为频繁而短暂的阵挛或呼吸暂停性发作。脑电图上有尖波和δ波交替出现。

(3)良性婴儿肌阵挛性癫痫：1~2岁发病，有癫痫家族史。表现为发作性、短暂性、全身性肌阵挛。脑电图可见阵发性棘—慢波。

(4)儿童期失神癫痫：6~7岁起病，女性为多，有明显的遗传倾向。表现为频繁的典型失神，一天多次。脑电图示双侧同步对称的3Hz棘—慢波，背景活动正常。

(5)青少年期失神癫痫：青春早期发病，男女间无明显差异。发作频率少于儿童期失神癫痫，80%以上出现全身强直—阵挛发作，脑电图可见广泛性棘—慢复合波。

(6)青少年肌阵挛性癫痫：好发于8~18岁，表现为肢体的阵挛性抽动，多合并全身强直—阵挛发作和失神发作。

(7)觉醒时全身强直—阵挛性癫痫：好发于11~20岁。清晨醒来或傍晚休息时发病。表现为全身强直—阵挛性发作，可伴有失神或肌阵挛发作。

2. 隐源性或症状性　推测其是症状性，但病史及现有的检测手段未能发现致病原因。

(1)West综合征：又称婴儿痉挛症，出生后1年内发病，男孩多见。波及头、颈、躯干或全身的频繁肌痉挛、精神发育迟滞和脑电图上高幅失律是构成本病特征的三联征。

(2)Lennox-Gastaut综合征：好发于1~8岁，少数出现在青春期。强直性发作、失张力发作、肌阵挛发作、非典型失神发作和全身强直—阵挛性发作等多种发作类型并存、精神发育迟缓、脑电图示慢棘—慢波(1~2.5Hz)和睡眠中10Hz的快节律是本征的三大特征，易出现癫痫持续状态。

（3）肌阵挛—失张力发作性癫痫：2~5岁发病，首次发作多为全身强直—阵挛性发作，持续数月的全身强直—阵挛性发作后，出现所谓的“小运动性发作”，它由肌阵挛发作、失神发作、每日发作数次的跌倒发作组成，持续1~3年。脑电图早期表现为4~7Hz的慢波节律，以后出现规则或不规则、双侧同步的2~3Hz棘—慢波及（或）多棘—慢波。

（4）肌阵挛失神发作的癫痫：特征性表现为失神伴双侧节律性阵挛性跳动。脑电图可见到双侧同步对称、节律性的3Hz棘—慢波，类似失神发作。

3. 症状性或继发性癫痫　包括无特殊病因的早期肌阵挛性癫痫性脑病、伴有暴发抑制的婴儿早期癫痫性脑病，其他症状性全身性癫痫和有特殊病因的癫痫。

**（三）不能确定为部分性发作或全面性的癫痫或癫痫综合征**

1. 既有全面性又有部分性发作　包括新生儿癫痫、婴儿重症肌阵挛性癫痫、慢波睡眠中持续棘—慢复合波癫痫、Landau-Kleffner综合征（获得性癫痫性失语）。

2. 未能确定为全面性或部分性癫痫　包括所有临床及脑电图发现不能归入全面或部分性明确诊断的病例，例如许多睡眠大发作的病例。

**（四）特殊综合征**

包括与位置有关的发作、热性惊厥、孤立的发作或癫痫持续状态等。

## 三、新癫痫发作类型和癫痫综合征

2001年ILAE新提出了几种经过临床验证的癫痫发作类型和癫痫综合征：

**（一）新的癫痫发作类型**

1. 痴笑发作　Gascon和Lombroso在1971年提出痴笑性癫痫的诊断标准：没有诱因的、刻板的、反复发作的痴笑，常伴有其他的癫痫表现，发作期和发作间期脑电图有痫样放电，无其他疾病能解释这种发作性痴笑。痴笑是这种发作的主要特点，也可以哭为主要临床表现，对药物耐药，如为合并的发作可能治疗有效。

2. 持续性先兆　ILAE在新癫痫分类中提出的持续性先兆主要是指没有明显运动症状的感觉性癫痫。临床可分为4种亚型：躯体感觉（如波及躯干、头部及四肢的感觉迟钝等）；特殊感觉（如视觉、听觉、嗅觉、平衡觉及味觉等）；自主神经症状明显的持续性先兆；表现为精神症状的持续性先兆。

**（二）新癫痫综合征**

包括家族性颞叶癫痫、不同病灶的家族性部分性癫痫、婴儿游走性部分性发作、非进行性脑病的肌阵挛持续状态、惊吓性癫痫。

## 四、难治性和耐药性癫痫

癫痫患者总体预后良好，用目前的治疗方法（药物、手术、迷走神经刺激术等）80%左右的癫痫发作可以被控制。通过3~5年的努力，多数患者停药或减量后可以终生不再发病，但仍有20%左右的癫痫患者对目前的治疗无效，称为难治性癫痫。难以控制的癫痫发作对患者的身体健康造成严重损害，其病死率显著高于正常人群水平。目前对难治性癫痫尚无统一定义，2010年ILAE发表的共识中指出：癫痫患者若接受两种可耐受的、选择合理且应用过去的抗癫痫治疗方案后仍无效，无论是单药或联合治疗均视为难治性癫痫。国内提出的有关难治性癫痫的定义：频繁的癫痫发作至少每月4次以上，适当的正规治疗且药物浓度在有效范围以内,至少观察2年,仍不能控制并且影响日常生活,除外进行性中枢神经系统疾病或者颅内占位性病变者。

广义的耐药性癫痫指用目前的抗癫痫药仍不能完全控制其发作的癫痫。它是一种动态的概念,随着新的抗癫痫药问世,取得疗效的癫痫患者将不再称为耐药性癫痫。狭义的耐药性癫痫是指用一线抗癫痫药不能完全控制其发作的癫痫。2010年ILAE提出耐药癫痫定义专家共识:接受2种或2种以上抗癫痫治疗方案失败的癫痫称为耐药性癫痫(不论是单药治疗还是多种药物的组合)。2015年中国专家共识指出:两种或两种以上抗癫痫治疗方案失败(不论是单药治疗还是多种药物的组合),并且每种方案均是患者能够耐受的、根据患者发作情况正确地选择合适的治疗方案,则被认为是耐药性癫痫。

## 五、癫痫持续状态

癫痫持续状态(status epilepticus, SE)或称癫痫状态,传统定义是指癫痫连续发作之间意识尚未完全恢复又频繁再发,或单次发作持续30分钟以上未自行停止。2001年国际抗癫痫联盟将癫痫持续状态定义为超过大多数这种发作类型患者的发作持续时间后,发作仍然没有停止的临床征象,或反复的癫痫发作,在发作间期中枢神经系统的功能没有恢复到正常基线。目前倾向性观点是GTCS患者若发作持续超过5分钟就应考虑癫痫持续状态的诊断,并需紧急用抗癫痫药物(antiepileptic drugs, AEDs)处理。

# 【诊断】

## 一、西医诊断要点

对于一个有发作性症状的患者诊断采用三步原则:首先应确定是否为癫痫发作;其次确定发作类型或属于哪种癫痫综合征;第三确定癫痫的病因。

### (一)首先确定是否为癫痫

1. 病史　临床诊断主要根据癫痫患者发作的病史,特别是可靠目击者所提供的详细发作过程和表现,辅以脑电图痫性放电即可诊断。2014年国际抗癫痫联盟推出的癫痫定义(表7-1),可为临床诊断提供参考。近年来,由于智能手机的发展,患者家属能够实时记录下癫痫发作过程有助于诊断。某些病人无可靠目击者提供病史,或夜间睡眠时发作,而不能提供全面准确的描述,给诊断带来困难。

**表7-1　2014年国际抗癫痫联盟提出的癫痫定义**

| 癫痫是一种脑部疾病,符合如下任何一种情况可确定为癫痫: |
| --- |
| 1. 至少2次间隔大于24小时的非诱发性(或反射性)痫性发作。 |
| 2. 一次非诱发性(或反射性)痫性发作,并且在未来10年内,再次发作风险与两次非诱发性发作后的再发风险相当时(至少60%)。 |
| 3. 诊断某种癫痫综合征 |
| 符合如下任何一种情况,可认为癫痫已不存在: |
| (1)已经超过了某种年龄依赖癫痫综合征的患病年龄。 |
| (2)已经10年无发作,并且近5年已停用抗癫痫药物。 |

2. 辅助检查

（1）脑电图（electroencephalography，EEG）：是诊断癫痫最重要的辅助检查方法。癫痫样波（如棘波、尖波、棘—慢复合波等）可以作为癫痫的诊断依据，但必须结合临床。上述波形偶尔可见于健康人。常规脑电图仅可在30%~40%的患者中发现癫痫样波。必要时应做24小时脑电图监测或录像脑电图监测，尤其是后者对癫痫的鉴别诊断及分型有重要价值。

（2）神经影像学检查：头部CT、磁共振可有助于发现癫痫的病因，某些功能影像学检查可辅助癫痫灶的定位。

**（二）明确癫痫发作的类型或癫痫综合征**

不同类型的癫痫发作需选择不同的抗癫痫药物进行治疗，发作类型诊断错误，可能导致药物治疗的失败，甚至加重病情。癫痫综合征则是由一组体征和症状组成的特定癫痫现象，它所涉及的不仅仅是发作类型，还包含着其特殊的病因、病理、预后、转归，选择药物时也与其他癫痫不同。

**（三）病因诊断**

详细的神经系统检查和全身体格检查有助于发现可能的病因。癫痫可由多种病因引起，需要进行血液检查、腰穿脑脊液检查、神经影像学检查等明确病因。

## 二、中医诊断要点

1. 全面性发作时突然昏倒，项背强直，四肢抽搐。或仅两目瞪视，呼之不应，或头部下垂，肢体无力。

2. 部分性发作时可见多种形式，如口、眼、手等局部抽搐而无突然昏倒，或幻视，或呕吐、多汗，或言语障碍，或无意识的动作等，多在数秒至数分钟即止。

3. 起病急骤，醒后如常人，反复发作。

4. 常因惊恐、劳累、情志过极等诱发，发作前可有眩晕、胸闷等先兆。

5. 部分患者有家族史。

6. 应注意与中风、厥证、痉病等鉴别。

## 三、中医主要证候类型

1. 风痰闭阻证　发病前常有眩晕，头昏，胸闷，乏力，痰多，心情不悦。发作呈多样性，或见突然跌倒，神志不清，抽搐吐涎，或伴尖叫或二便失禁；或短暂神志不清，双目发呆，茫然若失，谈话中断，持物落地，精神恍惚而无抽搐。舌质红，舌苔白腻，脉弦滑。辨证要点：头昏，胸闷，痰多，发作呈多样性，舌苔白腻，脉弦滑。

2. 痰火扰神证　发作时昏仆抽搐，吐涎，或有吼叫。平时急躁易怒，面红目赤，心烦失眠，咳痰不爽，口苦咽干，便秘溲黄。舌红，苔黄腻，脉弦滑而数。辨证要点：发作时昏仆抽搐，平时面红目赤，咳痰不爽，心烦失眠，便秘，舌红，苔黄腻，脉弦滑而数。

3. 瘀阻脑络证　平素头晕头痛，痛有定处，常伴单侧肢体抽搐，或一侧面部抽动。舌质黯红或有瘀斑，舌苔薄白，脉弦或涩。多继发于中风、颅脑外伤、产伤、颅内感染性疾患后，或先天脑发育不全。辨证要点：常单侧肢体抽搐，或一侧面部抽动，或有颅脑外伤、产伤等病史者，舌质黯红或有瘀斑，舌苔薄白，脉弦或涩。

4. 心脾两虚证　反复发作，神疲乏力，心悸气短，失眠多梦，面色苍白，体瘦纳呆，大便溏薄，舌质淡，苔白腻，脉沉细而弱。辨证要点：反复发作，神疲乏力，面色苍白，纳呆便溏，舌淡苔白，脉细弱。

5. 肝肾阴虚证　痫病频发，神思恍惚，面色晦黯，头晕目眩，伴两目干涩，耳轮焦枯不泽，健忘失眠，腰膝酸软，大便干燥，舌红，苔薄白或薄黄少津，脉沉细数。辨证要点：头晕目眩，两目干涩，健忘失眠，腰膝酸软，舌红，苔薄白或薄黄少津，脉沉细。

## 【鉴别诊断】

1. 晕厥有诱发因素或原发疾病史　发作时伴有面色苍白、大汗，意识障碍持续时间短，无发作后意识模糊，脑电图多数正常或仅有慢波。

2. 短暂性脑缺血发作（TIA）　多见于老年人，常有动脉硬化、冠状动脉粥样硬化性心脏病、高血压、糖尿病等病史，表现为神经功能的缺失症状，症状迅速达到高峰，然后逐渐缓解，脑电图上无明显的痫性放电。

3. 假性发作　视频脑电图记录到在发作中有意识改变和双侧肢体运动表现，而脑电图无异常。发作没有阵发性和刻板性特点，运动表现为非典型癫痫样抽动，持续脑电图记录在不同生理条件下都无异常，抗癫痫治疗无效。

## 【治疗】

### 一、西医治疗

#### （一）抗癫痫药物治疗

目前癫痫治疗仍以抗癫痫药物治疗为主，但有明确病因者应予病因治疗，如颅内肿瘤、脑血管畸形等可行手术治疗，脑寄生虫病需行抗寄生虫药物治疗。应合理选择抗癫痫药物以达到控制发作或最大限度地减少发作次数，且长期服用无明显不良反应，并能使患者保持或恢复其原有的生理、心理和社会功能状态。抗癫痫药物治疗的原则如下：

1. 正确选择用药时间　39%癫痫患者有自发缓解倾向，因而并非每个患者都需用药。一般半年发作两次以上者，一经诊断明确就应用药；首次发作或半年以上发作一次者，可在告知抗癫痫药可能的副作用和不治疗的可能后果情况下，酌情选择是否用抗癫痫药。

2. 正确选择药物　根据癫痫发作类型、癫痫综合征类型选择用药，如选药不当，不仅治疗无效，而且还可能会导致癫痫发作加重。在实际工作中需要结合临床经验及患者个体情况来选择药物。

3. 尽可能单药治疗　单药治疗应从小剂量开始，缓慢增量至能最大限度控制癫痫发作而无不良反应或不良反应很轻，即为最低有效剂量，有条件可监测血药浓度以指导用药，减少用药过程中的盲目性。总体来说，70%的患者采用合理的药物治疗后能达到无癫痫发作。没有任何一种单一的抗癫痫药物可作为所有患者一线治疗的最理想药物，治疗选择需要考虑患者癫痫类型、症状以及患者其他特征。新诊断癫痫患者常用初始药物的选择参考（表7-2）。

表7-2 发作类型首选可选药物

| 发作类型 | 药物 |
|---|---|
| 部分性癫痫发作 | 卡马西平或拉莫三嗪奥卡西平、丙戊酸、苯妥英钠、苯巴比妥 |
| 全面强直—阵挛发作 | 丙戊酸拉莫三嗪、奥卡西平、卡马西平、苯妥英钠、托吡酯、加巴喷丁 |
| 失神发作 | 丙戊酸或乙琥胺拉莫三嗪 |
| 肌阵挛发作 | 丙戊酸左乙拉西坦、托吡酯 |
| 强直发作或失张力性发作 | 丙戊酸拉莫三嗪 |

4. 严密观察不良反应　抗癫痫药物都有不同程度的不良反应,应用抗癫痫药物前应检查肝肾功能、血尿常规等,用药后还需每月监测血、尿常规,每季度监测肝、肾功能,至少持续半年。多数常见的不良反应为短暂性的,缓慢减量即可明显减少。

5. 联合用药　部分患者在两种单药治疗后仍不能控制发作,应该考虑合理的联合治疗,根据联用药物协同作用的强弱慎重选择: ①不宜合用化学结构相同的药物,如苯巴比妥与扑痫酮,氯硝西泮和地西泮; ②尽量避开副作用相同的药物合用,如苯妥英钠可引起肝、肾损伤,丙戊酸可引起特异性过敏性肝坏死,因而在对肝功能有损害的患者联合用药时要注意这两种药的副作用; ③联合用药时要注意药物的相互作用,如一种药物的肝酶诱导作用可加速另一种药物的代谢,药物与蛋白的竞争性结合也会改变另一种药物起主要药理作用的血中游离浓度。

6. 增减药物、停药及换药原则　①增减药物: 增药可适当的快,减药一定要慢,必须逐一增减,以利于确切评估疗效和毒副作用; ②AEDs控制发作后必须坚持长期服用,除非出现严重的不良反应,不宜随意减量或停药,以免诱发癫痫持续状态; ③换药: 如果一种一线药物已达到最大可耐受剂量仍然不能控制发作,可加用另一种药物,至发作控制或达到最大可耐受剂量后逐渐减掉原有的药物,转换为单药,换药期间应用5~7天的过渡期; ④停药: 应遵循缓慢和逐渐减量的原则,一般说来,全身强直—阵挛性发作、强直性发作、阵挛性发作完全控制4~5年后,失神发作停止半年后可考虑停药,但停药前应有缓慢减量的过程,一般不少于1~1.5年无发作者方可停药。有自动症者可能需要长期服药。

**(二)癫痫持续状态的处理**

癫痫持续状态如不及时治疗可因高热、循环衰竭、电解质紊乱或神经元兴奋毒性损伤导致永久性脑损害,致残率和死亡率均很高。任何类型的癫痫均可出现癫痫持续状态,其中全面强直—阵挛发作最常见,危害性也最大。

癫痫持续状态的治疗目的: 保持稳定的生命体征和进行心肺功能支持; 终止发作,减少癫痫发作对脑部神经元的损害; 寻找并尽可能根除病因及诱因; 处理并发症。

1. 一般措施

(1)对症处理: 保持呼吸道通畅,吸氧,建立静脉通道,进行心电、血压、呼吸、脑电的监测,必要时做气管插管或切开,有牙关紧闭者应放置牙套,定时进行血气分析、生化全项检查,查找诱发癫痫状态的原因并治疗。

(2)积极防治并发症: 脑水肿可用甘露醇; 高热可给予物理降温; 纠正代谢紊乱如低血糖、低血钠、低血钙、高渗状态、酸中毒等,并给予营养支持治疗。

2. 抗癫痫药物选择　应选用能静脉给药、快速起效且不良反应轻的药物。

（1）地西泮：首先用地西泮10~20mg静脉注射，每分钟不超过2mg，如有效，再将60~100mg地西泮溶于5%葡萄糖生理盐水中，于12小时内缓慢静脉滴注。地西泮偶尔会抑制呼吸，需停止注射，必要时用呼吸兴奋剂。

（2）地西泮加苯妥英钠：首先用地西泮10~20mg静脉注射取得疗效后，再用苯妥英钠0.3~0.6g加入生理盐水500ml中静脉滴注，速度不超过50mg/min，用药过程中注意观察血压和心律。

（3）10%水合氯醛：20~30ml加等量植物油保留灌肠，每8~12小时1次，适合肝功能不全或不宜使用苯巴比妥类药物者。

（4）副醛：8~10ml（儿童0.3ml/kg）植物油稀释后保留灌肠。

经上述处理，发作控制后，可使用苯巴比妥0.1~0.2g肌注，每日2~3次，巩固和维持疗效。同时鼻饲抗癫痫药，达稳态浓度后逐渐停用苯巴比妥。上述方法均无效者，需按难治性癫痫持续状态处理。

3. 难治性癫痫持续状态　难治性癫痫持续状态是指持续的癫痫发作，对初期的一线药物地西泮、氯硝西泮、苯巴比妥、苯妥英钠等无效，连续发作1小时以上者，需要迅速终止发作，可选用药物有：

（1）异戊巴比妥：成人每次0.25~0.5g，用注射用水稀释后缓慢静注，每分钟不超过100mg。其主要的不良反应是低血压、呼吸抑制、复苏延迟，因此在使用时往往需行气管插管，机械通气来保证生命体征的稳定。

（2）咪达唑仑：起效快，1~5分钟出现药理学效应，5~15分钟出现抗癫痫作用，其对血压和呼吸的抑制作用比传统药物小。常用剂量为首剂静注0.15~0.2mg/kg，然后按0.06~0.6mg/（kg·h）静滴维持。

（3）丙泊酚：是一种非巴比妥类的短效静脉用麻醉剂，可在数秒钟内终止癫痫发作。建议先1~2mg/kg静注，继之以2~10mg/（kg·h）持续静滴维持。逐渐减量可减少癫痫发作的反复。丙泊酚可能的不良反应包括诱导癫痫发作、肌强直、角弓反张、舞蹈手足徐动症。

（4）也可选用利多卡因、氯胺酮、硫喷妥钠等进行治疗。

### （三）手术治疗

癫痫手术治疗包括切除、损毁或切断脑组织之间的联系等，随着无创性影像学和神经心理学技术的发展，更清楚地定位致痫性病灶区有利于改善癫痫患者手术预后。癫痫外科手术适应证：①必须是药物难治的顽固性癫痫，用任何AEDs治疗不能控制发作（经1~2种或3种一线AEDs）者；②部分性癫痫、继发性（症状性）癫痫和有确定的癫痫发作致痫灶；③癫痫发作必须是致残性的频繁发作，每月3~4次以上，并影响个人的生活质量；④手术前病程要超过2年（除外结构性病变和早期诊断的内侧颞叶癫痫）；⑤对于婴幼儿和儿童，特别是顽固性癫痫影响脑的发育；⑥手术治疗不致引起重要功能缺失；⑦病人和家属对治疗能理解和有强烈要求手术者，必须认识术后仍需服用AEDs。

### （四）神经刺激术

神经刺激术主要适用于那些不适合进行手术的药物难治性癫痫患者，包括迷走神经和三叉神经经皮刺激术、脑深部电刺激术，脑磁刺激。迷走神经刺激术应用最为广泛，适用于小儿局部或全身性癫痫的辅助治疗，已用于Lennox-Gastaut综合征，研究显示超过一半的癫痫患者发作频率减少了50%，不到5%的患者最终达到了无癫痫发作的治疗目标。脑深部刺激术仅用于严重癫痫患者。

### （五）心理治疗

心理治疗包括支持性心理治疗、松弛训练、认知疗法、行为治疗、催眠治疗、家庭治疗、集体心理治疗。心理治疗不但可以使癫痫患者的一些心理、行为方面得到改善，提高患者的生活质量，而且对减少和控制发作也有一定的辅助作用。

## 二、中医治疗

### （一）辨证论治

1. 风痰闭阻证

治法：涤痰息风，开窍定痫。

代表方：定痫丸。

常用药：天麻、川贝、胆南星、姜半夏、陈皮、茯神、丹参、麦冬、石菖蒲、远志、全蝎、僵蚕、琥珀、辰砂、茯苓、竹沥、生姜汁、甘草。

加减：眩晕、目斜视，加生龙骨、生牡蛎、磁石、珍珠母。

2. 痰火扰神证

治法：清热泻火，化痰开窍。

代表方：龙胆泻肝汤合涤痰汤。

常用药：龙胆草、黄芩、山栀子、泽泻、木通、车前子、当归、生地黄、柴胡、生甘草、制半夏、胆南星、天麻、陈皮、茯苓、石菖蒲。

加减：有肝火风动之势，加天麻、石决明、钩藤、地龙、全蝎；大便秘结，加大黄、芒硝；彻夜难寐，加酸枣仁、柏子仁、五味子。

3. 瘀阻脑络证

治法：活血化瘀，息风通络。

代表方：通窍活血汤。

常用药：赤芍、川芎、桃仁、红花、麝香、老葱、鲜姜、大枣、酒。

加减：肝阳上亢，加钩藤、石决明、白芍；痰涎盛者，加半夏、胆南星、竹茹；纳差乏力，少气懒言，肢体瘫软，加黄芪、党参、白术。

4. 心脾两虚证

治法：益气养血，健脾宁心。

代表方：六君子汤合归脾汤。

常用药：人参、炙甘草、茯苓、白术、陈皮、制半夏、生姜、大枣、茯神、黄芪、龙眼肉、酸枣仁、木香、当归、远志。

加减：痰浊盛而恶心，呕吐痰涎，加胆南星、瓜蒌、旋覆花；便溏，加炒扁豆、炮姜。

5. 肝肾阴虚证

治法：滋养肝肾，填精益髓。

代表方：大补元煎。

常用药：人参、炒山药、熟地黄、杜仲、枸杞子、当归、山萸肉、炙甘草。

加减：神思恍惚，持续时间长，合酸枣仁汤加阿胶、龙眼肉；恐惧、焦虑、忧郁，合甘麦大枣汤；水不制火，心肾不交，合交泰丸。

（二）中成药

1. 口服药

医痫丸：祛风化痰，定痫止搐。适用于各类癫痫反复发作者。

安宫牛黄丸：清热泻火，化痰开窍。适用于痫病痰火扰神证。

六味地黄丸：滋养肝肾。适用于痫病肝肾阴虚证。

2. 注射液

痰火扰神证：可选用醒脑静注射液。

瘀阻脑络证：可选用丹参注射液、三七总皂苷注射液（血塞通、血栓通注射液）等活血化瘀中药注射液静脉滴注。

癫痫重症，持续不省人事，属病情危重，抢救时，阴竭者辅以参麦注射液静脉滴注，阳衰者辅以参附注射液静脉滴注。

（三）针灸治疗

有实验证明针刺能够通过提高脑内抑制性递质的水平、降低兴奋性递质的水平，而抑制癫痫脑部异常放电，改善异常脑电图。临床上针灸治疗癫痫的方法很多，包括毫针针刺、穴位埋线、头针、体针、灯火灸、穴位注射等。急性发作宜选用针刺以开窍醒神、息风定痫，间歇期选用穴位埋线可达到长时间的穴位刺激。

## 【诊疗热点】

### 一、首次发作是治疗还是等待?

对于首次非诱发性癫痫发作是否需要治疗存在争议。医师和患者都需要平衡诊断带来的可能影响，包括能否开车、能否从事某些工作如高空作业、癫痫发作导致身体和神经系统损伤甚至是死亡的风险、长期服药所带来的不良反应和经济负担等。分析显示癫痫累计复发率随着时间而逐渐增加，1~2年内最高，1年内更甚，1年复发率为32%，5年累计为46%。在特定情况下癫痫复发的风险会翻倍，比如既往有颅脑损伤的患者1~5年癫痫复发率是无病因癫痫患者的2.55倍。

美国神经病学会（AAN）和美国癫痫协会（AES）2015年联合发布了关于首次非诱发性癫痫发作治疗和预后的指南，医师必须权衡患者癫痫复发风险及使用抗癫痫药物的不良反应，并充分考虑患者及家属的意见。在首次非诱发性癫痫发作后立即开始治疗可降低2年内再发癫痫风险。在一项汇总的2年数据中显示，与延迟治疗相比，立即服用AEDs治疗的患者癫痫复发绝对风险可降低35%。

### 二、癫痫的长程管理对癫痫治疗是否有重要意义?

大多数癫痫患者治疗依从性差，擅自停药、减药、换药及拒服的比例高达67%，直接导致癫痫控制不佳。而且女性癫痫患者面临一系列月经、内分泌等问题，还将面临生育的挑战，因此在治疗女性患者时要注意避免使用影响月经周期、内分泌稳态的药物，妊娠和围产期尽量减少孕期癫痫发作和AEDs对胎儿的影响。而老年癫痫患者常同时合并其他系统疾病如高血压、糖尿病等。还有很多癫痫患者常伴有抑郁或焦虑等精神疾病。因此，癫痫治疗的整体全方位长程管理非常重要，应由医师、社会保健工作者、癫痫患者及其家属共同努力，建立多层面的癫痫长程管理。第一层面,规范化、个体化抗癫痫治疗方案的临床实施,有效控制癫痫发作。应根据发作类型、癫痫综合征和药物不良反应选用最佳AEDs。第二层面,药物治疗的同时应对患者进行躯体、心理康复,包括知识学习、职业技能培训以及就业、婚姻指导,使患者能回归社会。第三层面,对癫痫共患病进行适当的治疗,在用药时要考虑AEDs与其他药物间相互作用。

## 三、手术治疗能否使癫痫患者获益?

经过正规的抗癫痫药物治疗,约有20%~30%的患者发作仍得不到缓解,成为药物难治性癫痫,外科手术是治疗难治性癫痫的主要方法之一。目前研究表明,对于药物难治性局灶性癫痫患者,58%的患者经手术达到癫痫发作停止,而仅有8%的患者通过继续服药达到癫痫发作终止。因此,对于药物难治性局灶性癫痫患者而言,癫痫手术治疗是控制发作最有效的方法,常常可以改善患者的认知功能、行为能力和生活质量。由于患者癫痫发作类型、潜在致病机制的不同,有些患者手术虽然不可能完全切除致痫灶,但通过姑息性手术可减少发作频率和减轻严重程度。

癫痫手术操作的部位多位于大脑的功能区域,术后可能会出现脑神经麻痹、偏瘫、视野缺损、语言能力障碍、遗忘、失联合综合征、原有损害症状的复现、精神疾病等情况出现。尽管致痫病灶对于致痫区定位有巨大的帮助,有时致痫病灶本身并不引起癫痫发作,其周围皮质是致痫区的可能性大,因此单纯切除病灶并不能获得很好的临床效果。因此癫痫的手术治疗是一种有风险的手术,必须严格掌握手术适应证,通过术前综合评估,精确地找出致痫区所在,选择恰当的手术方式,尽最大可能减少手术并发症,加强手术后综合管理,才能使患者获益。

## 四、癫痫的治疗是单药治疗还是联合治疗?

对新诊断的癫痫常使用单药治疗,而联合治疗通常只有在单药治疗失败至少一次后才被考虑,但是只有60%~70%的患者能在初始单药治疗后达到无痫性发作的治疗目标。关于AEDs联合用药相关研究的数据显示,药物联用可使15%~35%的患者无发作,使12%~29%的患者发作频率减少一半以上。虽然单药仍是抗癫痫治疗的基本原则,但随着新一代抗癫痫药物的研发,对联合用药有了新的认识:①对于单药疗效不佳患者,新药的添加治疗往往是成功的,联合用药能提高临床疗效;②有研究表明药物的疗效与总剂量有关,而与药物的种类没有关系;③副作用的产生主要与单药的剂量有关,联合用药可通过减少单药的剂量来减少药物的副作用,小剂量多种药物的联合用药并没有产生更多的不良反应;④其他的疾病证明联合用药可能更加合理,如高血压、帕金森氏病等;⑤传统的AEDs的相互作用多,但近十年来大量新型AEDs的相互作用少,新型AEDs的作用机制有别于传统AEDs,其作用机制可能存在互补性,也为联合用药提供了理论基础。

## 五、难治性癫痫的防治

癫痫是一种慢性反复发作性疾病,经正规治疗仍有20%~30%患者对抗癫痫药物耐药而发展成为难治性癫痫,进而求助于手术、生物疗法,但这些方法价格昂贵、疗效不确定。明确癫痫的耐药机制,发展新型的治疗措施是大势所趋。关于癫痫的耐药性,目前主要有多药转运体学说、药物靶点学说、神经网络重组学说、疾病自身严重性假说等。但由于癫痫的耐药机制复杂,很难用上述任何一种学说完全解释癫痫的耐药问题,因此有关癫痫的耐药机制有待进一步研究。而目前的抗癫痫药物多作用于离子通道或神经递质,只能达到抑制痫性发作的目的,而不是针对癫痫本身的发病机制、形成过程。明确癫痫的耐药机制,结合癫痫本身的病理改变,研发新型的抗癫痫药物可能是解决癫痫耐药性的关键。

另一方面,中至重度的脑外伤或颅内出血患者有25%可能患癫痫,反复高热惊厥的患者则可能有30%~50%的发病风险,癫痫持续状态或脑肿瘤的患者发病风险则为40%,卒中患者癫痫发病风险为10%~20%,以上情况是难治性癫痫的常见病因。现有的癫痫治疗都是在患者出现癫痫发作后进行控制,有没有可能在患者首次癫痫发作前进行干预,预防癫痫呢? 疾病预防的前提是发现某些个体有癫痫的易感体质。Dichter提议建立一组癫痫发病危险因素(RED)综合征来描述癫痫发病的高危人群,探索最有效的干预时间。

### 六、生酮饮食治疗

生酮饮食(ketogenic diet, KD)是一种高脂肪、低碳水化合物和适当蛋白质的饮食。某些动物研究显示生酮饮食具有抗癫痫发生或神经保护作用,它不仅能增加诱导癫痫发作的阈值,延迟癫痫发作的进展,且能减少癫痫发作的风险及严重程度; KD治疗在癫痫儿童非随机的研究中被临床证明能显著的减少癫痫发作,并能改善脑电图背景活动,或减少发作间期癫痫样波。

## 【中西医结合思路】

### 一、中西医结合治疗提高疗效

癫痫反复发作对患者及其家庭乃至社会均造成很大危害,国际社会越来越关注癫痫患者生活质量的提高,明确提出抗癫痫治疗的目标应该是完全控制惊厥,无或仅有轻微不良反应,保持正常的生活方式。目前,抗癫痫药物合理、规范、适时和正确地使用,癫痫患者的发作近60%可得到完全控制且停药后无发作。中西医结合治疗癫痫,可起到良好的协同作用,充分发挥各自的优势,进一步提高疗效。

目前癫痫西药治疗主要是控制癫痫发作,缺乏对于脑血流、脑代谢及神经网络进行全面治疗的药物。而修复癫痫异常灌注灶和异常神经网络对预防癫痫的形成、控制其发作和进展更为重要。研究中药与抗癫痫西药如何联用,以期达到修复癫痫异常灌注灶及控制癫痫发作的双重作用。已有研究显示全蝎有明显的抗癫痫作用,防治癫痫的临床疗效较好。天麻素能从神经元、胶质细胞和血管内皮多个层面保护脑组织免受癫痫性损伤。川芎碱能明显减少癫痫大鼠大脑皮质、海马G1u阳性神经元,增加海马GABA阳性神经元。柴胡总皂苷可干预Glu和GABA的变化使之趋于正常。石菖蒲的主要有效成分β-细辛醚能显著降低癫痫大鼠脑皮质Glu。灵芝孢子粉能有效降低癫痫大鼠皮质和海马区Glu的含量,降低病变神经元兴奋性以达到抗癫痫作用,同时还能增强GABA的表达。

### 二、难治性癫痫治疗的思考与对策

难治性癫痫经过了2种或2种以上抗癫痫药物单药或联合治疗,西药干预后的痫病存在一定病机演变,其证候已经变化或出现新的证候,不可完全套用现有的痫病的辨证分型标准,故其诊断和治疗亟需专门的辨证分型标准为指导。目前,中医药对难治性癫痫的治疗尚停留在实验医学阶段。单味中药的提取物姜黄素、石菖蒲α-细辛醚、柴胡皂苷a、雷公藤内酯醇、川芎嗪、黄芩苷等在不同的癫痫动物模型中显示出了一定的抗癫痫作用,尚缺乏相关的临床研究及相关的文献研究。另一方面难治性癫痫需要较长时间治疗,因此,在本病的研究中应从循证医学角度建立客观公认的中医证候诊断标准和中药的质量控制体系,以期整合建立既符合现代循证医学思想,又能体现中医辨证论治特色的难治性癫痫中医疗效及安全评价体系。

## 【研究展望】

### 一、癫痫的致痫灶如何定位

外科手术是治疗难治性癫痫的有效方法,对致痫灶的确定是外科治疗癫痫的前提。目前采用综合性检查程序来定位致痫灶:

(1)通过病史收集和神经系统检查,明确临床发作类型。

(2)EEG检查:通过长程视频EEG监控以捕获发作间期异常和发作事件提高阳性率。

(3)影像学检查:CT和MRI是癫痫病灶和病因诊断的常用方法。

(4)功能影像学检查:①fMRI(功能MRI)可用于辅助确定致痫灶,术前进行运动、语言、记忆皮质区定位;②PET:癫痫发作间期显示病变呈低代谢,发作期显示病变区呈高代谢;③SPECT:在癫痫发作间期,病灶呈低血流区,而在发作期,则呈高血流区;④磁共振波普分析(MRS):是一种无创伤的新型脑功能性影像学检查方法,用以反映颅内生化代谢情况。

(5)脑磁图(MEG):是对脑的生物磁场加以描记而得到的图形。

(6)磁源成像(MSI):是一种新的无创伤的检查技术,其特点是显示脑功能与结构之间的关系。

(7)神经心理学检查:主要评估智力、记忆及言语功能等。

(8)创伤性检查:用于非创伤性检查不能直接证实手术区域的患者,常用的有深部脑电图(DEEG)、皮质脑电图(ECoG)及立体定向脑电图(SEEG)等。

目前对于MRI正常患者的致痫灶评估方法有许多实质性的进展,但是尚未能明确致痫灶的生物标志物,因此实际临床工作中,有些致痫灶定位往往很困难,尚需开拓更好的方法。

### 二、中药治疗癫痫的作用机制研究

目前中药抗癫痫研究已逐步从单纯疗效验证和疗效比较向作用机制研究方向发展,从整体水平向细胞分子生物学水平发展。如灵芝孢子粉能有效降低癫痫大鼠皮质及海马区Glu的含量,同时还能增强GABA的表达,以降低病变神经元兴奋性达到抗癫痫作用。但中药复方或者中成药成分复杂,药物之间相互影响,要研究其作用机制及评价其疗效目前比较困难,仍然需要做大量的基础研究。

### 三、基因和细胞移植治疗

多种癫痫发作表现及综合征类型的发病机制与基因突变相关,因此未来的癫痫诊治具有以基因作为基础的趋势。基因治疗是指通过在靶细胞中表达该细胞本来不表达的基因或采用特定方式关闭、抑制异常表达基因，达到治疗目的。初步的研究显示，用腺病毒载体的基因治疗能通过调控促生长激素神经肽的表达，减少神经元死亡和抑制癫痫的发作。动物实验证实基因治疗可抑制啮齿动物模型的局部新皮层癫痫发作。目前基因研究的靶向包括神经肽甘丙肽（GAL）和神经肽Y（NPY）、神经元限制性沉默因子（NRSF）、成纤维细胞生长因子（FGF-2）、脑源性神经生长因子（BDNF）等。

近年来，细胞移植技术在癫痫病学中得到飞速发展，移植细胞通过替换、再生或消融神经元来修复神经网络，或通过支持受侵细胞并进行内源性修复起到治疗作用。动物实验研究发现胚胎的神经干细胞移植可防止海马及齿状回神经元变性，这为治疗颞叶癫痫提供了方法。目前基因和细胞移植治疗尚需要开展更多的研究工作。

## 【参考文献】

[1] 王学峰，王亮．癫痫发病中的突触机制[J]．中国神经免疫学和神经病学杂志，2010，17（4）：235-238．

[2] Zupec-Kania BA，Spellman E．An overview of the ketogenic diet for pediatric epilepsy[J]．Nutr Clin Pract，2009，23（6）：589-596．

[3] 成人癫痫患者长程管理共识专家协作组．关于成人癫痫患者长程管理的专家共识[J]．中华神经科杂志，2013，46（7）：496-499．

[4] 吴江．神经病学[M]．第2版．北京．人民卫生出版社，2010．

[5] 司富春，宋雪杰，李洁，等．癫痫证候和方药分布规律文献分析[J]．中医杂志，2014，55（6）：508-512．

[6] 何迎春．国医大师朱良春应用"见痰休治痰"理论的临床经验浅析[J]．中华中医药杂志（原中国医药学报），2013，28（1）：121-122．

[7] 张青，丁成赟，王潇慧，等．癫痫耐药机制的研究进展[J]．中华临床医师杂志（电子版），2015，9（4）：646-650．

[8] 朱晓琴．川芎嗪对癫痫的作用及其与神经递质关系的研究[J]．时珍国医国药，2007，18（10）：2391-2392．

[9] 王为民．中西药联合修复癫痫的异常灌注灶临床研究[J]．世界中西医结合杂志，2015，10（1）：50-56．

[10] Dichter MA．Innovative clinical trial designs for future antiepileptic drugs [J]．Epilepsia，2007，48 Suppl 1：26-30．

[11] 中华医学会神经病学分会脑电图与癫痫学组．抗癫痫药物应用专家共识[J]．中华神经科杂志，2011，44（1）：20-21．

[12] 中国抗癫痫协会．临床诊疗指南—癫痫病分册2015年修订版[M]．北京．人民卫生出版社，2015．

[13] Glauser T，Shinnar S，Gloss D，et al．Evidence-based guideline：treatment of consulsive status epilepticus in children and adults：report of the guideline committee of the American epilepsy society[J]．Epilepsia Currents，2016，16（1）：48-61．

（刘 玲）

# 第八章 头 痛

## 第一节 概 述

头痛是临床的常见症状之一,一般指头颅上半部(眉弓、耳郭上部及枕外隆凸连线以上)的疼痛,可单独出现,也可见于多种疾病过程之中。

引起头痛的原因众多,西医根据病因将头痛分为原发性头痛和继发性头痛。颅内病变(如脑血管疾病、颅内感染、退行性疾病等)、颅外头面部疾患(如眼、耳鼻喉、口腔等疾病)、颅脑外伤、全身性疾病(如发热、尿毒症内环境紊乱等)、精神疾患、滥用精神活性物质等多种因素可导致继发性头痛。无确切病因的则归为原发性头痛,常见的有偏头痛、紧张型头痛。原发性头痛的诊断应建立在排除继发性头痛的基础之上,全面详尽的体格检查尤其是头颈部、五官科和神经系统检查,以及相关的实验室、神经影像学、腰穿脑脊液等辅助检查,能为继发性头痛提供诊断及鉴别诊断的依据。而对患者头痛特征(如头痛的部位、性质、程度、发作频率、持续时间、有无先兆和伴随症状、加重和缓解因素等)的全面把握和分析则有助于进一步对原发性头痛分类分型诊断。

头痛的发病机制复杂。总之是由于颅内外痛敏结构(如头面部血管、神经、皮肤、皮下组织、黏膜、脑膜、脑静脉窦、颅骨骨膜、头颈部肌肉、颅外动脉、眼、耳、牙齿、鼻窦、口咽部、鼻腔黏膜等)受到机械牵拉、化学生物刺激或受体内内环境改变影响时,痛觉经痛觉传导通路传导到大脑皮质,从而引起头痛发生。

中医根据致病原因的不同分为外感头痛和内伤头痛,外感头痛多因风邪兼夹寒、湿、热等外邪上扰清窍,壅滞经络,络脉不通,而发头痛。内伤头痛多因肝、脾、肾三脏功能失调,加之情志、饮食、劳倦、房事、体虚等因素影响,导致气血亏虚、肾精不足以致清窍失养,或肝阳偏亢、痰瘀阻滞以致清窍被扰,发为头痛。诊断头痛时依据疼痛的部位可知其所属经络脏腑,依疼痛性质、特点可辨其证候类型。

### 【分类】

### 一、西医分类

国际头痛协会(International Headache Society, IHS)于1998年制定了头痛的分类和诊断标准,成为头痛分类和诊断的国际规范,其后进行了多次修订。2013年国际头痛协会再次修订了头痛的分类和诊断标准(ICHD-3 beta版),将头痛分为三类,每一类又分为若干亚类(表8-1):

表8-1 2013年国际头痛分类和诊断标准(ICHD-3 beta版)

1. 原发性头痛
(1)偏头痛;
(2)紧张型头痛;
(3)三叉自主神经性头痛;
(4)其他原发性头痛。
2. 继发性头痛
(1)缘于头颈部损伤的头痛;
(2)缘于头颈部血管病变的头痛;
(3)缘于非血管性颅内疾病的头痛;
(4)缘于某一物质或某一物质戒断所致的头痛;
(5)缘于感染的头痛;
(6)缘于内环境紊乱的头痛;
(7)缘于头颅、颈、眼、耳、鼻、鼻窦、牙、口或其他面颈部结构病变的头面痛;
(8)缘于精神疾病的头痛。
3. 痛性脑神经病、其他面部疼痛和其他类头痛
(1)痛性脑神经病和其他面部疼痛;
(2)其他类头痛。

注:丛集性头痛并入三叉自主神经性头痛中。

## 二、中医分型

中医将头痛首先按病因分为外感和内伤两大类,再按寒热、虚实、脏腑辨证再进一步分型。

1. 外感头痛

(1)风寒头痛证:风寒袭表,上犯巅顶,凝滞经脉。主要表现为头痛拘急,连及项背,畏风寒,苔薄白,脉浮紧等。

(2)风热头痛证:风热犯表,上扰清窍,窍络失和。主要表现为头胀痛,发热面赤,口渴喜冷饮,苔薄黄,脉浮数等。

(3)风湿头痛证:风湿之邪,上蒙头窍,困遏清阳。主要表现为头痛如裹,肢体困重,苔白腻,脉濡等。

2. 内伤头痛

(1)肝阳头痛证:肝失条达,气郁化火,阳亢风动。主要表现为头胀痛,两侧为主,烦躁易怒,口苦,舌红苔黄,脉弦数等。

(2)血虚头痛证:气血不足,不能上荣,清窍失养。主要表现为头隐痛,神疲乏力,面色少华,舌质淡,脉细弱等。

(3)痰浊头痛证:脾失健运,痰浊中阻,上蒙清窍。主要表现为头痛昏蒙,胸闷脘痞,舌苔白腻,脉滑等。

(4)肾虚头痛证:肾精亏虚,髓海不足,脑窍失荣。主要表现为头空痛,头晕脑鸣,腰膝酸软,舌红少苔,脉细无力等。

(5)瘀血头痛证:瘀血阻滞,脉络不通,脑窍失养。主要表现为头刺痛,经久不愈,痛处固定,舌紫黯,或有瘀斑、瘀点,脉细涩等。

## 【诊断】

### 一、病因及分类

1. 继发性头痛　继发性头痛病因涉及各种颅内疾病、颅外头面部病变、全身性疾病、神经精神疾患、药物滥用等方面，常见病因如下：

（1）颅内疾病：颅内感染（如脑膜炎、脑炎、脑脓肿、颅内寄生虫感染等）、脑血管病变（如脑梗死、脑出血、蛛网膜下腔出血、脑血管畸形、脑动脉瘤、高血压脑病、脑动脉硬化等）、肿瘤、脱髓鞘疾病、脑退行性疾病、脑外伤等。

（2）头面部病变：五官科疾患（如眼、耳鼻喉、口腔科疾病所致的头痛）、颈椎病及其他颈部疾病引发的头颈痛等。

（3）全身性疾病：急性感染（如流行性感冒、肺炎、伤寒等）、系统性疾病（如高血压、慢性心功能不全、贫血、肺性脑病、肝性脑病等）、内环境紊乱（如尿毒症、低血糖、中暑等）。

（4）神经精神疾患：如焦虑症、抑郁症及其他精神病。

（5）中毒及药物滥用等：如酒精、一氧化碳、有机磷农药等物质中毒，使用过量止痛性药物（如止痛药、颠茄、水杨酸类等）。

2. 原发性头痛　原发性头痛指病因不明确的头痛，以偏头痛、紧张型头痛常见。

### 二、头痛的特点

多种疾病均可引起头痛，应注意患者的发病年龄及性别，头痛的起病方式、部位、性质，疼痛的程度、伴随症状、加重或缓解因素以及发作的时间与规律等。

1. 发病年龄及性别　原发性头痛患者发病年龄以青、中年发病居多。偏头痛患者以女性多见，月经期多发，与家族遗传相关；紧张型头痛女性略多于男性；丛集性头痛男性多发，无家族遗传。继发于脑血管疾病的头痛以老年多见。

2. 头痛的起病方式　偏头痛及紧张型头痛多为慢性起病且反复发作，若起病较急，突发剧烈头痛，多为颅脑外伤、颅内感染或出血等所致的继发性头痛。

3. 头痛的部位　偏头痛多为发作性单侧头痛，但亦可出现交替性或双侧性头痛。若双侧头痛伴枕项部或肩颈部肌肉僵硬感，多为紧张型头痛，但也可能是由蛛网膜下腔出血、脑膜脑炎或颅内高压引起的头痛。其他疾病引起的头痛，若病变在颅外，则头痛部位多与病变部位一致，或邻近病灶处，如眼、鼻源性头痛等；若病变在颅内，则头痛部位不一定与病变部位相符，如颅内感染可表现为弥漫性全头痛等。

4. 头痛的性质　血管性头痛多表现为搏动性疼痛，如偏头痛、丛集性头痛等，头部持续性沉重感及紧束感则多见于紧张型头痛。短暂性针刺样疼痛多为神经痛的表现，弥漫性胀痛或钝痛多见于功能性头痛。

5. 疼痛的程度　头痛程度与病情轻重无平行关系，与患者对痛觉的敏感性有关。一般而言，三叉神经痛、偏头痛和脑膜刺激征所致的头痛最为剧烈。高血压脑病亦可出现严重头痛。鼻源性、牙源性头痛多为中重度。

6. 头痛的伴随症状　发热与头痛同时出现多见于感染、中暑等；头痛后出现发热，多见于急性脑血管病、颅脑外伤、中毒等；头痛伴剧烈呕吐，常提示脑膜炎、脑炎、脑肿瘤等颅内压增高疾患；偏头痛发作前可有视觉先兆表现如闪光性暗点、偏盲，发作时常伴恶心、呕吐；紧张型头痛常伴有精神症状如焦虑、抑郁等。

7. 头痛的加重或缓解因素 日常活动不加重紧张型头痛，但可加重偏头痛。休息和使用麦角胺类药物可缓解偏头痛。咳嗽、打喷嚏、用力排便等可加重颅内压增高所致疾患的头痛。颈肌痉挛引起的头痛可因活动或按摩颈部肌肉得到减轻。

8. 头痛发作的时间与规律 女性偏头痛常在月经期发作。眼源性头痛常在长时间阅读后发生。丛集性头痛常发生于夜间，活动期常反复密集发作。颅内占位性病变、高血压、鼻源性头痛常晨间加剧。脑肿瘤头痛常为慢性进行性。精神因素引起的头痛具有波动性和易变性的特点。

## 三、检查要点

1. 需进行全面详细的体格检查，重点检查头颈部、五官和神经系统。

2. 根据病史、症状、体征，选用相关实验室检查、神经影像学检查、电生理学检查、脑脊液检查等，必要时进行精神或心理检查。

## 四、西医诊断要点

诊断原发性头痛需先根据病史特点、临床症状、体征及辅助检查等排除继发性头痛，再依据患者一般情况（年龄、性别、睡眠和职业状况、家族遗传史等）、头痛的部位、性质、程度、发作频率、持续时间、有无先兆和伴随症状、加重和缓解因素等，结合体检和辅助检查，进一步分类诊断。

## 五、中医诊断要点

中医辨证主要依据头痛之久暂、疼痛特点、舌象及脉象等。

1. 辨头痛的外感与内伤 外感头痛，是因感受外邪而致病，多属实证，起病急，一般疼痛较为剧烈，疼痛性质为掣痛、胀痛、重痛等，痛无休止。内伤头痛以虚证及虚实夹杂证多见，起病较缓，疼痛较轻，虚证头痛性质多为隐痛、空痛、昏痛，疼痛遇劳加重，时作时止；虚实夹杂证头痛性质多为胀痛、昏蒙重痛、刺痛等，痛处固定。

2. 辨头痛的部位与循经 头为诸阳之会，手、足三阳经均循行于头面，可根据头痛的部位判断其所属经络脏腑。太阳头痛，一般表现为头项强痛；阳明头痛，以前额与眉棱骨处为主；少阳头痛，于头之两侧且连及于耳；厥阴头痛，巅顶为主，或连目系。

3. 辨头痛的寒热、虚实及脏腑所属 外感头痛多以风邪为主，兼夹寒、热、湿邪，故辨外感头痛时尤应注意辨其寒热。内伤头痛则应注意辨其虚实，如因气血亏虚、肾精不足之头痛属虚证，因肝阳、痰浊、瘀血所致头痛为实证，久病常属虚实夹杂。另外，头痛主要与肝、脾、肾三脏关系密切，诊断时还可根据头痛的部位、性质等辨其脏腑所属。

# 【治疗原则】

## 一、西医治疗

继发性头痛以积极治疗和预防原发病为主，辅以对症治疗。

原发性头痛的治疗主要以缓解症状、预防复发为主要目的,分为预防性用药和治疗性用药。发作时常需使用镇痛剂、神经阻滞剂等。其中,选用镇痛药治疗时需注意其使用时间不宜过长,以免形成依赖性,从而转变为药物过度使用性头痛。

### 二、中医治疗

外感头痛多属实证,以风邪为主,兼夹寒、热、湿邪,故治疗主以疏风,兼以散寒、清热、祛湿。内伤头痛多属虚证或虚实夹杂证,虚证以滋阴养血、益肾填精为主;实证当平肝、化痰、行瘀;虚实夹杂证则需补虚泻实,标本兼顾。

(刘　玲)

## 第二节　偏　头　痛

### 【概述】

偏头痛(migraine)属原发性头痛,是常见的慢性神经血管性疾病。以发作性、中重度、搏动样头痛为主要表现,单侧多发,多位于颞部、前额,常伴恶心呕吐、畏声畏光,活动后可加重,伴或不伴有视觉、感觉和(或)运动障碍先兆。其中,有明显先兆的偏头痛约占偏头痛患者总数的15%~18%。本病全球患病率约为8.4%~28%,男女比例在1∶2~1∶3之间,50%~80%的患者有家族遗传史。

偏头痛属中医学“头痛”“头风”范畴。头痛之名首载于《黄帝内经》,如《素问·奇病论》曰:“人有病头痛,以数岁不已……脑逆故令头痛”,在《素问·风论》中又称为“首风”“脑风”。汉代张仲景在《伤寒论》中论及了太阳、阳明、少阳、厥阴之头痛见症及治法、方药,如厥阴头痛,“干呕,吐涎沫,头痛者,吴茱萸汤主之”。李东垣《东垣十书》将头痛病因分为外感和内伤。《丹溪心法·头痛》论述了痰厥头痛和气滞头痛,并提出头痛的分经论治。王肯堂《证治准绳·头痛》提出将头痛按病程长短分为头痛和头风。王清任《医林改错·头痛》提出瘀血致头痛之说。

### 【病因病机】

### 一、西医病因、发病机制及病理

偏头痛病因目前尚未明确。85%患者偏头痛发作都伴有明显诱因(饮食、情绪、社会经济状况变化等),多数学者认为本病是环境因素和遗传因素相互作用的多基因、多因素疾病。在遗传因素和环境因素中,遗传因素显得更为重要。50%~80%的偏头痛患者有阳性家族史,通过全基因扫描技术对有确立遗传模式的大家系进行研究,发现某些染色体与偏头痛存在肯定关联。

本病发病机制尚未有统一解释,比较有代表性的学说有3种,即血管源性学说、神经源性学说和三叉神经血管学说。

1. 血管源性学说 1938年Wolff等提出的血管源性学说一度占主导地位，该学说认为偏头痛患者颅内血管收缩引起视觉等其他方面障碍（视觉先兆），随之血管扩张，牵扯神经末梢刺激感受器而发头痛。但是，随着新研究和影像学的发展，不少学者目前认为偏头痛的发生与血管扩张不存在必然因果关系，更多的学者认为血管扩张只是伴随偏头痛的一种现象。

2. 神经源性学说 Leao等提出皮层扩展性抑制学说（cortical spreading depression，CSD），即皮质受到有害刺激后出现枕部脑电活动抑制现象，并以大约3mm/min的速度缓慢向邻近皮质扩散。该学说认为偏头痛的发生并非源于血管因素，而是由神经系统作为中介传导，CSD导致脑血流量的变化，伴随CSD的移动扩张，使感受痛觉的三叉神经核受到刺激，从而引发偏头痛。不少学者认为CSD可能是启动偏头痛发作先兆的基础。研究发现，某些偏头痛患者头痛发作时血中的5-羟色胺（5-hydroxy tryptamine，5-HT）减少，而尿中代谢产物增加。抑制性神经递质5-HT在偏头痛的发病中可能起重要作用。不稳定的5-HT能神经作用于中缝核神经元，可能是偏头痛发病的基础。5-HT能神经广泛分布于皮质，具有多种功能，可能与偏头痛症状的多样性有关。此外，5-HT能神经还分布在小肠的肠肌丛，偏头痛发病时引起的肠道5-HT能神经功能失调，可能是偏头痛伴有胃肠道症状的原因之一。5-HT能受体还可调节卵泡激素，故可解释偏头痛患者在月经、妊娠、哺乳、绝经等阶段症状出现、恶化或改善。衰老可使5-HT能受体减少，可能与偏头痛患者随年龄增大症状改善或消失有关。而睡眠时偏头痛发作减轻或消失，则可能与中缝核5-HT能递质睡眠时触发作用消失有关。临床许多抗偏头痛药就是作为中枢性5-HT受体激动剂或部分激动剂而发挥作用，如曲普坦类制剂。

3. 三叉神经血管学说 该学说将神经、血管、神经递质三者相结合，并统一于三叉神经血管系统中。该学说认为，偏头痛是三叉神经血管系统和中枢痛觉调节系统功能缺陷，以及内外部刺激共同作用引起。中枢神经存在固有痛觉传导通路和调整疼痛的神经结构，当神经传导障碍或功能异常，便可引发头痛。另一方面，当周围三叉神经受到损害或刺激时，释放一些血管活性肽类物质，其中以降钙素基因相关肽（calcitonin gene-related peptide，CGRP）含量最多，这类物质有明显的扩张血管作用，通过扩张血管，血浆蛋白渗出产生无菌炎症，也可导致头痛的发生。此外，在血管周围的三叉神经轴索中存在与5-羟色胺受体类似的抑制性受体，该受体与神经源性炎症有关，可通过激活自主神经系统，导致恶心、呕吐症状的发生。

4. 三叉神经血管痛觉通路的激活学说 近些年在三叉神经血管学说基础上逐渐形成的三叉神经痛觉传导通路激活学说能较为全面地反映偏头痛急性发作——慢性进展的转归过程，逐渐成为引导当今偏头痛病理生理机制研究的主流学说。三叉神经痛觉传导通路是指所有参与偏头痛发病及进展的外周伤害性感受器至中枢疼痛信号传递过程中的各级结构系统，包括：①上行的经典疼痛传导通路，即三叉神经节（trigeminal ganglia，TG）—三叉神经脊束核尾核（trigeminal nucleus caudalis，TNC）—丘脑；②下行的脑干内源性痛觉调制系统（endogenous pain modulatory system），主要由中脑导水管周围灰质（periaqueductal gray，PAG）、延髓头端腹内侧核群（rostral ventromedial medulla，RVM）和一部分脑桥背外侧网状结构的神经元组成。该学说认为，偏头痛的发病时由于神经末梢释放扩血管物质如CGRP、P物质（substance P，SP）、血管活性肠肽（vasoactive intestinal polypeptide，VIP）、神经肽Y（neuropeptide Y，NPY）等，引起颅内、外血管扩张、血浆蛋白外渗、血小板活化及肥大细胞脱颗粒，促使脑膜非特异性炎症，疼痛信息经三叉神经上行传导至三叉神经血管痛觉通路的中枢各级结构引发头痛，与此同时，脑干下行抑制/易化系统发挥其中枢内源性下行调痛作用，调节伤害性信息传入的同时介导中枢敏化及痛觉超敏的形成。

### 二、中医病因病机

中医古代医家认为，头痛可分为外感、内伤两大类，外感多以风邪为主，风邪常夹寒、热、湿邪，上扰清窍而发头痛，内伤多与情志失调、先天不足、房事不节、饮食劳倦、体虚久病等致肝、脾、肾三脏功能失调有关。偏头痛以内伤多见，病机本虚标实，虚者多见，以虚为主，虚实夹杂。

头为诸阳之会、清阳之府，内伤、外感均可致头痛。现代中医学者总结周仲瑛诊治头痛经验，认为头痛需标本同治，辨标尤重风邪，风邪在头痛发生发展病情转归中至关重要，“高巅之上，惟风可到”，“风为百病之长，风性数变”，风易夹寒、湿、热、痰、饮、瘀、火、毒等病理因素而表现不同临床症状；辨本主责于肝，肝性喜条达，主疏泄，体阴而用阳，不受遏郁，易动而难静。头痛常因情志不畅、肝失调达、肝气郁结，或肝阳上亢、阳亢化风、肝风内动，或阳亢化火、耗伤阴血、肝肾亏虚、精血不足，或肝血亏虚、血虚乏力、头脑失荣，或肝气不舒、气不布津、脉络受阻、化痰化瘀。分别予以疏肝解郁、平肝息风、滋肾补肝、补血生血、燥湿化痰及活血化瘀之法。在临床具体治疗中，应强调标本同治。

## 【临床表现】

偏头痛常起病于儿童和青春期，40~50岁达到高峰，其后发病率逐渐降低，女性多见，部分患者有家族史。本病多呈发作性、中重度、搏动性头痛，偏侧多发，持续4~72小时，光、声刺激或日常活动可加重头痛，安静环境、休息可缓解头痛。可伴有恶心、呕吐，畏光、畏声，部分患者发作前有视觉、感觉、语言等先兆症状出现。

2013 IHS（International Headache Society）国际头痛新分类和诊断ICHD-3（International Classification of Headache Disorders，ICHD）beta版将偏头痛分类如下：

1. 无先兆偏头痛　为最常见的偏头痛类型，约占80%，患者常有家族史。头痛发作无明确先兆，主要表现为偏侧分布、中重度、搏动性头痛，日常活动可加重。强烈情绪刺激、月经期、某些食物（乳酪、巧克力、酒等）等可诱发和加重头痛。持续时间较长（4~72小时），重度偏头痛持续72小时反复发作不缓解则为偏头痛持续状态。

2. 有先兆偏头痛　约占10%，多有家族史。特点为头痛发作前有明显先兆症状，表现为完全可逆的视觉、感觉或其他中枢神经症状。临床上以视觉先兆最常见，多为黑朦、暗点、闪光等，部分患者有短暂的视野偏盲或单眼盲等症状，也可为嗜睡、烦躁、偏身感觉或运动障碍等其他先兆表现。先兆症状多持续10~20分钟，不超过60分钟。头痛时常伴恶心呕吐、出汗、面色苍白等自主神经症状。

（1）典型先兆伴头痛及典型先兆不伴头痛：先兆症状主要表现为完全可逆的视觉、感觉、言语症状，无肢体无力表现，先兆症状逐渐发生，单一症状持续时间不超过1小时。与先兆症状同时或者先兆症状后60分钟内出现的符合偏头痛特征的头痛，即为典型先兆伴头痛；与先兆症状同时或者先兆症状后无任何类型的头痛或头痛不符合偏头痛特征则为典型先兆不伴头痛。

（2）脑干先兆偏头痛：患者先兆症状源自脑干。临床可出现构音障碍、眩晕、耳鸣、听力减退、复视、共济失调、意识障碍，但无运动无力及视网膜症状表现，先兆症状完全可逆，至少一种先兆发作呈单侧。先兆伴随头痛或在先兆后60分钟内发生头痛。一般见于有家族史的偏头痛女性患者，起病年龄多在35岁以下，且多与月经相关。

（3）偏瘫性偏头痛：临床较少见。其临床特点为头痛发作时同侧或对侧肢体出现不同程度的瘫痪，上肢多明显，头痛消退后仍可持续一段时间。先兆除应有运动无力的先兆症状外，还可能出现视觉、感觉和言语等先兆症状，完全可逆。脑电图检查可发现慢波。一般有家族遗传史，为常染色体显性遗传。如偏瘫性偏头痛患者的一级或二级亲属中，至少有一人罹患本病，则为家族性偏瘫性偏头痛；否则，为散发性偏瘫性偏头痛。

（4）视网膜偏头痛：反复发作的完全可逆的单眼视觉障碍，包括闪光点、暗点或失明，并伴随偏头痛发作，发作间期眼科检查正常。与脑干先兆偏头痛视觉先兆常累及双眼不同，视网膜性偏头痛常累及单眼。

3. 慢性偏头痛　指在没有药物过度使用的情况下，至少3个月每月发作偏头痛达到或超过15天，且每月至少有8天的头痛具有偏头痛性疼痛的特征，多源于无先兆头痛。通过药物治疗或行为干预等降低偏头痛发作频率、控制体重、治疗睡眠和精神障碍、避免阿片类和巴比妥类等药物使用等可减少发作性头痛转变为慢性偏头痛。

4. 偏头痛并发症　①偏头痛持续状态：表现为偏头痛持续发作在72小时以上，疼痛和伴随症状使人极度衰弱；②无梗死的持续先兆：表现为有先兆偏头痛患者一次发病过程中一个或多个先兆症状持续1周或以上，而无脑梗死的影像学证据；③偏头痛性梗死：表现为1种或多种先兆症状出现并有影像学支持颅脑的相应区域的缺血性脑病变，先兆症状持续1小时以上；④偏头痛先兆触发的痫样发作：表现为偏头痛的先兆症状触发痫样发作，且痫样发作在先兆发生期或之后1小时内。

5. 很有可能的偏头痛　偏头痛样发作，除1项特征外，其他完全符合上述各种偏头痛亚型的标准，且不符合其他头痛的诊断标准。

6. 可能与偏头痛相关的阵发综合征　儿童偏头痛发作时多无先兆，头痛持续时间较短，双侧多见，多伴畏光、畏声。部分患儿发作前或发作时，出现视觉先兆。可能为偏头痛前驱表现的儿童周期综合征包括：①反复的胃肠道功能紊乱：表现为反复的发作性腹痛和（或）腹部不适、恶心和（或）呕吐，发作为偶尔的或慢性的；②周期性呕吐：主要表现为反复发作性恶心、呕吐，通常个体具有刻板性，发作时间可预测，发作可伴面色苍白、嗜睡，间歇期可完全缓解；③腹型偏头痛：表现为反复发作性腹部中重度疼痛，伴血管运动症状、恶心和呕吐，持续2~72小时，发作间期正常。发作时不伴头痛；④儿童良性发作性眩晕：主要表现为无明显诱因，以反复短暂发作的、无预示但能自行缓解的眩晕为特征的疾患，常伴呕吐、眼球震颤等；⑤良性发作倾斜：表现为头向一侧倾斜，可伴有轻度旋转，可自行缓解，主要见于婴幼儿。

## 【诊断】

### 一、西医诊断要点

1. 多起病于儿童和青春期，40~50岁达到高峰，女性多见，部分患者有家族史。

2. 呈发作性、搏动性、中重度头痛，单侧多发，多为额颞部疼痛。

3. 常伴恶心、呕吐，畏光、畏声，伴或不伴有视觉、感觉、语言等先兆症状。

4. 情绪刺激、月经期、某些食物或药物、日常生活等均可诱发或加重头痛，休息、睡眠可缓解头痛。

5. 目前尚缺乏偏头痛特异性诊断手段，诊断偏头痛是建立在排除继发性头痛的基础上，可选用实验室检查、脑电图、经颅多普勒超声、头颅CT、头部磁共振、脑脊液检查、脑血管造影等辅助检查以排除继发性头痛。

## 二、中医诊断要点

1. 头部疼痛，多为单侧。

2. 头痛可位于前额、颞部、巅顶等，性质可为跳痛、刺痛、胀痛、隐痛、昏痛等，持续时间多为数小时，少数可持续数天，疼痛反复发作。

3. 常有情绪失调、脏腑亏虚、饮食劳倦、房事不节等诱因。

## 三、中医主要证候类型

1. 外感头痛

（1）风寒头痛证：风寒袭表，上犯巅顶，凝滞经脉。主要表现为头痛拘急，连及项背，畏风寒，苔薄白，脉浮紧等。

（2）风热头痛证：风热犯表，上扰清窍，窍络失和。主要表现为头胀痛，发热面赤，口渴喜冷饮，苔薄黄，脉浮数等。

（3）风湿头痛证：风湿之邪，上蒙头窍，困遏清阳。主要表现为头痛如裹，肢体困重，苔白腻，脉濡等。

2. 内伤头痛

（1）肝阳上亢证：头晕胀痛，偏侧为主，急躁易怒，口苦面红，胁痛，舌红苔黄，脉弦数。辨证要点：头晕胀痛，性情急躁，胁痛，舌红苔黄，脉弦数。

（2）痰浊内阻证：头痛昏蒙，脘闷纳差，呕恶纳呆，舌胖大边有齿痕舌苔白腻，脉滑或弦滑。辨证要点：头痛昏蒙，脘闷纳差，呕恶纳呆，舌苔白腻，脉滑。

（3）瘀血阻络证：头痛经久不愈，痛处固定不移，痛如针刺，舌紫黯，可见瘀斑、瘀点，苔薄白，脉细涩。辨证要点：头痛如针刺，痛处固定，舌可见瘀斑、瘀点，苔薄白，脉细涩。

（4）气血两虚证：头痛隐隐，或伴头晕，心悸失眠，面色少华，神疲乏力，遇劳加重，舌淡苔白，脉细。辨证要点：隐隐头痛，颜面少华，神疲乏力，舌淡，脉细。

（5）肝肾亏虚证：头痛且空，眩晕耳鸣，腰膝酸软，舌红少苔，脉沉。辨证要点：空痛耳鸣，腰膝酸软，舌红少苔，脉沉。

## 【鉴别诊断】

1. 继发性头痛　常有原发病的临床表现。通过详细询问病史、体格检查及相关辅助检查（如实验室检查、脑电图、经颅多普勒超声、头颅CT、头部MRI、脑血管造影等）多可明确诊断。

2. 紧张性头痛　多为双侧头痛，呈压迫感、紧束感，日常活动后未见加重，少见恶心呕吐，畏光、畏声不同时出现，多伴随焦虑或抑郁情绪。

3. 三叉自主神经性头痛 其中，以丛集性头痛最具代表性，为单侧眼眶或球后部疼痛，呈尖锐剧痛。一段时间内密集发作，每次发作持续时间为15分钟~3小时，密集发作期后间歇期较长。常有眼结膜充血、流泪、流涕、面部潮红和发热，部分患者可出现Horner征，少伴有恶心呕吐。

## 【治疗】

### 一、西医治疗

偏头痛的治疗目的是终止头痛发作、缓解伴随症状和预防复发。治疗包括非药物治疗和药物治疗两方面。药物治疗分预防性用药及发作期用药。

#### （一）非药物治疗

开展卫生宣教，教育患者养成和保持健康的生活方式，识别和避免各种头痛诱发因素，学会记录头痛日记，以帮助诊断和评估预防治疗效果。其他非药物干预手段包括放松训练、按摩、理疗、生物反馈、音乐疗法及应对应激的认知行为治疗等。

#### （二）药物治疗

1. 预防性用药 预防性用药适用范围：①频繁发作每月2次以上，每次发作时间持续48小时以上，或发作程度逐渐加重，严重影响日常生活者；②治疗性用药无效，或存在禁忌，或有严重副反应不能耐受，或有过度使用可能者；③特殊类型偏头痛：如偏瘫性偏头痛、脑干先兆偏头痛、偏头痛性梗死或可能引起永久神经功能缺损者；④1周发作两次以上，头痛程度逐渐加重，患者希望减少发作、减轻症状。

预防性用药原则：首选单药，小剂量单药开始，逐渐加量至有效剂量，注意药物副作用，必要时也可联合用药。治疗需持续6~12个月，然后再逐渐减量。

预防性治疗选用以下药物：

（1）β-受体阻滞剂：普萘洛尔（20~240mg/d），普萘洛尔可引起抑郁、低血压等不良反应，小量开始逐渐加量，禁用于哮喘、心力衰竭、房室传导阻滞及心率过慢（小于60次/分）患者。

（2）钙离子通道阻滞剂：氟桂利嗪（5~10mg/d，睡前服用），维拉帕米（160~320mg/d）。氟桂利嗪可增加患者疲劳感、抑郁等不良反应；维拉帕米可引起便秘、浮肿等不良反应。

（3）抗抑郁药：阿米替林（25~150mg/d，睡前口服），可引起患者嗜睡，大剂量使用需做心电图；舍曲林（50~100mg/d，早晚服用均可），可引起厌食、头晕、嗜睡、多汗等症状。

（4）抗癫痫药：丙戊酸钠（200~600mg/d）、托吡酯（15~150mg/d）等，丙戊酸钠可引起嗜睡、肝功能损害等不良反应，对女性患者需注意体重增加和卵巢功能异常；托吡酯可引起意识模糊、认知障碍等不良反应。

（5）非甾体类抗炎药：参考以下发作期治疗用药。

（6）其他：核黄素、肉毒毒素A、赖诺普利、坎地沙坦等，均尚待临床试验进一步验证。

2. 发作期用药 发作期用药是在偏头痛症状发生时立即使用，分为非特异性药物、特异性药物和复方制剂三类。药物的选择应该根据患者个体差异、发作频率、头痛程度、既往服药史以及伴随症状等综合考虑。临床上采取阶梯疗法分层选药，首先选用非特异性镇痛药如阿司匹林等，治疗无效再予以特异性止痛药如曲坦类，对于头痛严重者可直接选用偏头痛特异性药物以尽快改善症状。注意药物使用不宜超过10天/月，以免导致药物成瘾或药物使用过度性头痛。

（1）非特异性药物

1）非甾体类抗炎药（NSAIDs）：轻、中度偏头痛发作的首选药物，常用的药物有对乙酰氨基酚、阿司匹林、布洛芬、萘普生、双氯芬酸等及其复合制剂；阿司匹林、布洛芬、萘普生常见不良反应有胃肠道反应、过敏、出血、耳鸣、肝功能损害等，孕妇、胃溃疡、过敏者禁用。双氯芬酸主要表现在胃肠道反应、肝功能损害和粒细胞减少。

2）苯二氮䓬类、巴比妥类等镇静药：如地西泮、苯巴比妥等，因有一定成瘾性，仅适用于其他药物无效，或存在睡眠障碍、情绪紧张的严重患者。

3）阿片类药物：如布托啡诺等；急性发作期治疗有效，但容易形成药物依赖性，不建议长期使用。

4）其他：如甲氧氯普胺、多潘立酮等止吐及促进胃动力药物等，可缓解胃肠道伴随症状，还有利于其他药物的吸收，部分患者单用也可起到缓解头痛的效果。

（2）特异性药物

1）曲坦类：多用舒马曲坦（25~50mg口服，或6mg皮下注射），其他还有佐米曲坦、利扎曲坦、那拉曲坦、阿莫曲坦、夫罗曲坦、依来曲坦等。曲坦类药物为5-HT 1B/1D受体激动剂，能特异地控制偏头痛，头痛发作期越早应用效果越好。曲坦类药物疗效和安全性优于麦角胺类，但具有疗效及耐受差异。因其有强力血管收缩作用，可产生恶心、呕吐、周围血管收缩、高血压等不良反应，所以孕妇及心血管疾病患者禁用。

2）麦角胺类：多使用麦角胺咖啡因合剂（2mg和200mg或1mg和100mg合剂）。麦角胺类半衰期长，可降低头痛复发率，适用于发作持续时间长或反复发作的患者。不良反应和禁忌见曲坦类。

3）降钙素基因相关肽（CGRP）受体拮抗剂：如MK-0974，CGRP受体拮抗剂可将扩张的脑膜动脉恢复至正常（过程中不导致血管收缩），而改善偏头痛症状，可用于部分对曲坦类无效或者对曲坦类不能耐受的患者。此类药物可产生恶心、呕吐、嗜睡、感觉异常等不良反应。

（3）复方制剂：麦角胺和咖啡因复合制剂，阿司匹林、乙酰氨基酚和咖啡因复合制剂，乙酰氨基酚和咖啡因复合制剂等。合用咖啡因，可抑制磷酸二酯酶（cAMP），减少cAMP分解破坏，增加细胞内cAMP，从而广泛地发挥收缩脑血管减少其振幅、加强止痛的药理作用。此类药物含有咖啡因可造成药物成瘾性。

## 二、中医治疗

### （一）辨证论治

1. 肝阳上亢证

治法：平肝潜阳，息风止痛。

代表方：天麻钩藤饮加减。

常用药：天麻、钩藤、生石决明、山栀、黄芩、川牛膝、杜仲、益母草、桑寄生、夜交藤、朱茯神。

加减：肝郁化火，目赤口苦，急躁，便秘，加大黄、夏枯草、龙胆草；肝肾阴虚而腰膝酸软，加枸杞、生地、制何首乌、女贞子。

2. 痰浊内阻证

治法：燥湿化痰，降逆止痛。

代表方：半夏白术天麻汤。

常用药：半夏、天麻、白术、茯苓、橘红、甘草、生姜、大枣。

加减：脾虚明显，加党参、扁豆、薏苡仁；痰浊郁久化热见口苦、便秘，舌红，苔黄腻，加黄芩、竹茹、枳实、胆南星；胸闷、呕恶明显，加厚朴、枳实。

3. 瘀血阻络证

治法：活血化瘀，行气止痛。

代表方：通窍活血汤。

常用药：赤芍、川芎、桃仁、红花、大枣、生姜、葱白、石菖蒲。

加减：久病气血不足，加黄芪、党参；头痛剧烈，加土鳖虫、全蝎、露蜂房。

4. 气血两虚证

治法：补气养血，缓急止痛。

代表方：八珍汤。

常用药：当归、熟地、白芍、川芎、党参、茯苓、白术、甘草。

加减：神疲乏力明显，遇劳加重，汗出气短，畏风怕冷，加黄芪、细辛；因肝血、肝阴不足而出现耳鸣、少寐，加制首乌、女贞子、酸枣仁、枸杞子。

5. 肝肾亏虚证

治法：滋补肝肾，育阴潜阳。

代表方：大补元煎。

常用药：人参、山药、熟地、杜仲、枸杞、当归、山萸肉、炙甘草。

加减：头痛而晕，面颊红赤汗出，去人参，加知母、黄柏；头痛畏冷、四肢不温，选用右归丸或肾气丸。

**（二）中成药**

1. 口服药

养血清脑颗粒剂：养血平肝、活血通络。适用于血虚肝旺证。

天麻头痛片：养血祛风、散寒止痛。适用于外感风寒、瘀血阻滞或血虚证。

正天丸：疏风活血、养血平肝、通络止痛。适用于外感风邪、瘀血阻络、肝阳上亢或血虚证。

2. 注射液

天麻素注射液：平肝潜阳，息风止痛。适用于肝阳上亢证。

丹参川芎嗪注射液：活血化瘀，行气止痛。适用于瘀阻脑络证。

**（三）专病专方**

1. 加味选奇汤　由邓铁涛创立，来源于《邓铁涛临床经验辑要》，方药组成：防风、羌活、黄芩、菊花各9g，甘草6g，白芍、白蒺藜各12g。功效：祛风、清热、止痛。主治：风火上扰引起的偏头痛，尤以眉棱骨痛甚。

2. 头痛舒煎剂　由孟澍江创立，来源于《名医名方录》，方药组成：细辛4g，吴茱萸3g，炙全蝎5g，白僵蚕10g，制南星4g，天麻9g，白附子6g，石决明15g，石膏20g，红花10g，川芎5g，生甘草3g。功效：平肝潜阳，息风止痉，活血化瘀，通络止痛。主治：肝阳上亢、瘀血阻滞引起的偏头痛。

3. 芎芷石膏汤加减方 由张琪创立，来源于《国医大师验案良方》，方药组成：川芎30g，白芷15g，生石膏50g，菊花15g，钩藤15g，全虫10g，荆芥10g，细辛5g，黄芩10g，生地15g，白术15g，山药20g，甘草15g。功效：散风清热，解痉止痛。主治：外感风热引起的偏头痛。

**（四）针灸及其他**

1. 针灸 中医认为本病病位在头，头为诸阳之会，与手、足三阳经和足厥阴肝经及督脉相关，基本病机是气血失和、经脉不通、清窍失养。治疗方法为补气养血、疏通经络，辨证取穴和辨病位循经取穴相结合。前额痛者取印堂、上星、攒竹、阳白透鱼腰或丝竹空、合谷、内庭；偏侧头痛取风池、太阳、丝竹空、角孙、风池、合谷、外关、足临泣；巅顶头痛取百会、通天、太冲、行间、太溪、涌泉；全头痛取百会、印堂、太阳、头维、阳白、合谷、风池、外关。气血亏虚者加气海、血海、足三里；痰浊阻络者加足三里、丰隆；瘀血阻络者加合谷、血海、膈俞；肝阳化风者取穴同巅顶头痛。临床配合耳针、电针刺激相关穴位也有一定疗效。

2. 推拿 头为诸阳之会，又为“髓海”。如因先天不足、饮食劳倦、情志不畅等因素导致脏腑功能失调，气血运行不畅而发为头痛，临床通过拇指揉法、掌揉法、指梳法、指尖叩法、穴位点揉等手法按摩头部相关穴位及阿是穴可行气活血、通畅经络，从而缓解头痛及其伴随症状。

3. 康复训练 戒烟、戒酒，避风寒，慎起居，调摄情志，认知行为治疗，放松训练，生物反馈，音乐疗法等。

## 【诊疗热点】

### 一、偏头痛——中枢敏化与皮肤异常性疼痛

随着电生理及功能影像技术在偏头痛机制研究中的不断应用，汇聚临床及动物实验的多项研究已证实：偏头痛发作中，TG的激活介导外周敏化，表现为发作性搏动样疼痛；而关于中枢三叉神经的激活介导偏头痛中枢敏化的形成，其外在征象为皮肤异常性疼痛（cutaneous allodynia，CA），即轻触或抚摸正常皮肤等非伤害性刺激下引起的皮肤痛感，如日常生活中淋浴、梳头、穿紧身衣或暴露于过冷、过热的环境中都可诱发这种不适感。临床研究发现50%~70%的偏头痛患者都会伴有皮肤异常性疼痛，发作期及发作间期均可出现，可出现在头部或头痛放射区域以外的皮肤。除了导致皮肤异常性疼痛之外，中枢敏化亦可降低偏头痛药物的有效性，增加偏头痛急性发作—反复发作—慢性化进展的风险。此外，发作期皮肤痛觉超敏与焦虑、抑郁密切相关，是抑郁、焦虑等精神共病的标志，并可增加偏头痛患者的自杀率；有先兆偏头痛和慢性偏头痛患者伴发这种皮肤异常性疼痛的发生率较高，且其与偏头痛的疼痛时间、疼痛程度及频率密切相关。观察偏头痛患者发作期皮肤异常性疼痛的进展，发现皮肤异常性疼痛随偏头痛的进展而扩展，其与三叉神经脊束核、丘脑及包括下行痛觉调控系统在内的脑干等功能结构的敏化有关。近年的研究证实，下行抑制/易化系统失衡参与偏头痛中枢敏化（皮肤异常性疼痛）的形成，是促使发作性偏头痛向慢性偏头痛进展的重要因素。因此，皮肤异常性疼痛被提议作为疾病恶化或不缓解的独立可预测因素，皮肤异常性疼痛的检测已被作为优化治疗方案的一项策略。延缓或抑制中枢敏化和皮肤异常性疼痛的治疗策略将掀起未来偏头痛治疗的新篇章，对其相关机制的研究将最终会指导临床治疗，以更有效的降低敏化和临床后果。

## 二、偏头痛与脑血管病之间的联系

众多学者认为,偏头痛与脑血管病之间可能有所关联。流行病学研究表明,偏头痛与脑血管病之间存在相似的危险因素(如吸烟、高血压、高脂血症等)和遗传因素,而有先兆偏头痛患者中,育龄女性、口服避孕药则可能增加缺血性卒中风险;临床调查显示,卵圆孔未闭(patent foramen ovale, PFO)患者更多发生在有先兆的偏头痛患者中,机制可能为微栓子经未闭合的卵圆孔至脑血管,诱发偏头痛并导致脑缺血;多个Meta分析研究结果提示,偏头痛患者发生卒中的危险性增加两倍;影像学方面表明,偏头痛的发作频率与MRI上脑白质的改变率相关;另有前瞻性研究发现,偏头痛者血液高凝状态的出现比例明显高于无偏头痛者。偏头痛的发生机制可能是皮层兴奋失衡、脑膜炎症、三叉神经血管系统激活等多重因素的相互作用,而偏头痛促进血管损害性活性物质释放并造成脑部缺血,则可能是偏头痛引起卒中的机制之一。尽管偏头痛与卒中发生风险之间的关联尚未得到明确阐释,其潜在的引起卒中的风险已经得到关注,2014年的AHA/ASA卒中一级预防指南中,偏头痛已被视为“尚未充分确定的、潜在可干预的风险因素”。而2015年,《中国脑卒中一级预防指导规范》中则指出:有先兆症状的女性偏头痛患者,建议改变生活方式:包括戒烟、减少口服避孕药摄入;降低偏头痛发作频率可以减少卒中发生,但不建议过度使用缩血管药物来治疗偏头痛。

## 三、外感因素在治疗偏头痛发病中的作用

虽然内伤因素在偏头痛的发生发展中起主要作用,但是外感因素在偏头痛发病中的作用也不容忽视。“高巅之上,惟风可到”,风为阳邪,其性趋上,引起头痛的外感因素中以风邪为主。《圣济总录》:“偏头痛之状,由风邪客于阳经,其经偏虚者,邪气凑于一边,痛连额角”,即描述了偏头痛是在正气亏虚的基础上外感风邪而发病。经气本虚,贼风乘虚入侵,邪气稽留,风邪入脑,上扰清阳,气血不畅,脉络受阻,不通则痛。风为百病之长,风易夹杂寒、热、湿等致病因素。张琪认为饮食不节,肥甘厚腻,五志失常,情志过急,易生内热,感受风邪,内外相兼,而致风热上攻于头,治疗宜散风清热,方用芎芷石膏汤合四物汤。外风可为诱发因素,内外相引致偏头痛发作。患者机体亏虚易感受风邪而致使病情反复。外风常夹杂寒、热、湿邪,客入虚弱之经络,损伤脏腑,而使得偏头痛病证虚实夹杂,迁延难愈。

## 四、心理干预在偏头痛治疗中的作用

关于心理因素在偏头痛发生发展中的作用,许多学者认为大脑5-HT水平变化是心理因素参与偏头痛发生发展的病理学基础,脑干中缝核团5-HT神经元通过边缘系统参与对情感活动的调节,起到调节情绪、情感和镇痛作用。当5-HT含量减少时可出现痛阈下降、食欲减退、失眠等抑郁临床症状,当5-HT含量增多时可出现狂躁或焦虑表现。研究提示,偏头痛患者多伴有焦虑、抑郁以及睡眠障碍等相关危险心理因素,且偏头痛患者在头痛反复发作过程中也容易产生焦虑、烦躁、睡眠障碍等精神心理障碍。因此,偏头痛的发生发展与精神心理因素常互为因果,恶性循环。临床研究显示,通过心理疏导,帮助患者消除负面情绪,减轻心理负担,配合5-HT受体激动剂和再摄取抑制剂治疗,能缓解偏头痛症状,提高和巩固临床疗效。

### 五、偏头痛治疗的新思路

2013年，FDA批准经颅磁刺激器（Cerena®）用于有先兆偏头痛的急性期治疗，该仪器通过短暂释放的磁脉冲来刺激大脑枕叶皮质达到治疗效果。2014年，FDA批准经皮电池供电的神经刺激器（Cefaly®）用于预防性治疗偏头痛，该设备为电池供电的便携式设备，通过电流刺激三叉神经来预防偏头痛。

有研究提示PFO与伴有先兆的偏头痛之间存在关联，但PFO封堵术对缓解和预防偏头痛是否有效尚待证实。另有解剖研究发现，偏头痛的发生与扳机点导致三叉神经激惹有关，有学者通过对额、颞、枕区或鼻内等主要扳机点部位采取神经减压手术，发现对于保守治疗无效、扳机点部位感觉过敏、每月发生两次以上严重偏头痛、对注射肉毒素或神经阻滞有反应（头痛减少50%以上或消失）的偏头痛患者具有较好的治疗效果，但尚需基础及临床研究进一步证实。

## 【中西医结合思路】

偏头痛发病机制复杂，尚缺乏针对病因的根治性药物。临床上，西医治疗以镇痛为主，在控制和缓解症状方面见效较快，但远期效果尚不理想。中医分型论治在提高和巩固临床疗效、西药副作用等方面具有一定的优势。大量临床研究证实，中西医结合治疗，能更好地缓解患者的临床症状、缩短疗程、降低复发率，并减少西药用量而减轻西药所引起的毒副作用及不良反应。

### 一、中西医结合治疗提高临床疗效

急性发作期，如何快速有效地止痛、控制发作为首要解决的问题。目前一般多使用西药镇痛为主，大部分患者疼痛可以较快缓解，但是也有少数患者疼痛控制不满意，疼痛持续较长时间后方可逐渐缓解。此期中医在辨证论治基础上常选用引经药和虫类药物，并可同时辅以针灸推拿来加强止痛效果、缓解呕吐等伴随症状。对于难以控制的头痛采用中西医结合治疗有利于病情缓解。

部分偏头痛患者头痛反复发作、迁延难愈，西药镇痛虽可获得短期疗效，但长期疗效并不满意，且存在药物滥用、副作用较明显等诸多问题。对于慢性偏头痛的预防，有学者研究提示：肉毒毒素A与托吡酯、丙戊酸钠效果相当，而肉毒毒素A的耐受性较好。中医认为，偏头痛患者久病入络，入络成瘀，如《杂证总诀·头痛》所言“病初在经在气，久病入络入血，气血瘀痹而痛者，宜用虫蚁搜逐血络，宣通阳气”，采用虫类药物如蜈蚣、全蝎、地龙、僵蚕、土鳖虫等，取其上行下走、攻坚破瘀、解痉息风、化瘀通络止痛的功效，对于反复发作、经久不愈的偏头痛，常可取得较为满意的治疗效果。现代研究也发现，蜈蚣等虫类药物具有较强的止痛和痛觉抑制作用，且相较于西药，虫类药物不具有药物成瘾性和依赖性。但是，虫类药物多有小毒，且辛温燥烈，易伤阴血，不可滥用，临床使用时需注意其配伍禁忌，采用正确的炮制方法和用量用法，避免毒副作用。还可以结合针灸、推拿、物理治疗、心理干预、认知训练等非药物疗法以预防偏头痛发作。

## 二、引经药物在偏头痛治疗中的作用机制探讨

头痛位于头部一侧,或连及于耳者,属少阳头痛,引经当选柴胡、黄芩;位于前额眉棱骨者,属阳明头痛,当选用葛根、白芷、知母;头痛位于巅顶,或连及目系者,属厥阴头痛,当选用吴茱萸、藁本;头痛位于枕部,下连于项者,属太阳头痛,当选用羌活、蔓荆子。现代医学关于头痛引经药物的作用机制存在多种观点,有人认为引经药物具有解热镇痛作用,可起到协同止痛的效果;也有人认为引经药物通过引导治疗药物快速准确到达大脑致敏区域,或通过提高止痛递质受体表达,或通过提高血脑屏障通透性,使药物更快被吸收,而起到靶向治疗效果。目前,引经药物的具体作用机制仍不明确。引经药物大多属于几个经络系统,比如蔓荆子,就归属膀胱经、肝经、胃经,如何排除对其他经络的影响,单独研究引经药物对某条经络的具体作用机制也是尚待解决的问题。

## 【研究展望】

## 一、头痛耐受程度与大脑皮质厚度相关

第67届国际头痛年会上,美国神经病学会科学委员会副主席Natalia Rost博士展示了对偏头痛病理生理学的研究探索:通过磁共振成像扫描来比较对疼痛耐受程度不同的偏头痛患者的痛觉相关大脑皮质厚度,发现疼痛耐受性良好的偏头痛患者痛觉相关大脑皮质相对较薄,而疼痛耐受性差的偏头痛患者痛觉相关大脑皮质相对较厚。该研究结果说明偏头痛患者头痛耐受程度与痛觉相关大脑皮质厚度相关。

## 二、中枢致敏和周围致敏参与偏头痛的发病机制

有学者研究周围和中枢致敏是否与偏头痛发病机制有关联。万琪通过总结偏头痛发病机制的研究认为,偏头痛患者大脑皮质高兴奋性和对重复刺激习惯性的降低可被β受体阻滞剂、钙离子拮抗剂、阿司匹林等药物纠正,为中枢致敏推测提供证据;外周致敏主要表现为:通过外周各种刺激激活致敏神经纤维,传递并扩大疼痛感,疼痛域增宽;或因为反复的炎症反应使受累的疼痛区域扩大,疼痛敏感性提高。减少刺激,控制炎症也是预防、治疗偏头痛的方法之一。

## 三、褪黑素预防偏头痛的研究

对于偏头痛的药物预防领域也不断出现新的成果,第65届美国神经病学年会上,首席研究员Mario Peres博士通过随机、双盲、对照实验发现:褪黑素作用与偏头痛发生有关,而头痛跟睡眠关系密切,一方面中断褪黑素的产生可引起睡眠障碍,进而引起头痛,而另一方面头痛也会影响睡眠,导致失眠,进而加重头痛。相关研究也发现血浆、尿液中褪黑素的水平和分泌高峰的时期的变化与各类型头痛相关,包括偏头痛。不少医师表示值得一试,更多的医师认为褪黑素副作用不清楚,大规模的临床运用仍然有待进一步研究。

## 四、偏头痛遗传性探究

流行病学证实,偏头痛存在显著的遗传危险性,约70%左右的偏头痛患者有家族遗传

史,父母有偏头痛,其子女患有偏头痛的概率大大增加,对于无先兆偏头痛患者,其子女发生偏头痛的风险约为一般人群的2倍,而对于有先兆偏头痛患者,风险则约为4倍。因此,询问患者有无家族史是偏头痛诊断的一个重要方面。临床中,也可以见到一个家族中出现多个偏头痛患者的情况。偏头痛与遗传学之间的联系一直广受关注,但因其症状变化多样、病程变异情况突出及缺乏合适的动物模型和有力的实验指标,其确切的遗传因素尚不能定论。作为一种受多种环境和遗传因素相互作用的多基因、多因素疾病,除有先兆偏头痛亚型外,其余类型偏头痛并不单纯地遵循着孟德尔遗传规律。遗传连锁和相关研究证实,偏头痛与癫痫、发作性共济失调等神经系统疾病,与血栓形成、神经元钙通道、5-HT受体和转运子、线粒体DNA、多巴胺受体的突变等多种影响因素有关。比如家族偏瘫型偏头痛多考虑为与神经元钙通道突变有关的单基因突变所致,与脊髓小脑共济失调6型(spinocerebellar ataxia type 6,SCA6)、发作性共济失调2型(episodic ataxia type 2,EA2)密切相关。2013年,由英国、美国、澳大利亚等国研究人员组成的研究小组在《自然遗传学》杂志上发表的论文则表明,通过对近12万个样本进行对比研究,12个与偏头痛易感性有关的基因区域得到确认,其中5个基因区域为首次确认。研究人员发现,这些基因区域中的基因彼此相互关联,有的负责维护脑细胞和组织正常运转,有的则与大脑回路的调控有关,这些区域对于氧化应激反应十分敏感,可能通过对脑组织和细胞的内部调控机制,引起偏头痛的发生。

## 五、基于 5-HT 受体及 CGRP 受体的新药研发

5-HT能神经元是下行抑制/易化系统发挥下行调痛的主要神经元,通过激活分布于三叉神经血管痛觉通路不同结构水平上的各型5-HT受体介导相反的调节疼痛作用,易化疼痛或抑制疼痛。如$5\text{-}HT_{2B}$受体主要分布于硬脑膜血管的内皮细胞,通过调节硬脑膜血管扩张而激活三叉神经末梢,激活血管内皮上的$5\text{-}HT_{2B}$受体能引起NO释放,刺激三叉神经末梢释放CGRP和P物质等炎性肽,进而引起血管扩张和血浆蛋白外渗,$5\text{-}HT_{2B}$受体拮抗剂可作为预防偏头痛的新药。但$5\text{-}HT_{2B}$受体拮抗剂由于缺乏较高的受体选择性及其多种副作用(如肥胖)而被迫撤出市场,最近, Schmitz B等在此基础上选用了更高亲和力和选择性的$5\text{-}HT_{2B}$受体拮抗剂BF-1,发现BF-1能阻断硬脑膜血管内皮上的$5\text{-}HT_{2B}$受体,且副作用低,可能是未来偏头痛预防治疗的新型候选药物; $5\text{-}HT_7$受体是迄今为止5-HT受体家族最后一个被发现的受体亚型,可分布于各级三叉神经痛觉传导通路上,研究证实,$5\text{-}HT_7$受体可能与偏头痛发作时神经源性脑膜血管扩张相关。此外,亦有研究证实$5\text{-}HT_7$受体与偏头痛神经炎症的产生(通过Gs-cAMP-PKA信号通路调节CGRP的释放),中枢敏化及疼痛通路的激活相关。因此,选择性$5\text{-}HT_7$受体拮抗剂可能是潜在的抗偏头痛药。

CGRP是偏头痛发病机制中重要的神经肽,由三叉神经传入纤维产生。具有扩张血管和诱导神经炎症的作用,早在偏头痛患者及动物模型中就有发现,偏头痛发作时CGRP在颈外静脉中明显升高,这是三叉神经血管痛觉通路被激活的表现, CGRP在二级传导神经元TNC和$C_1C_2$水平及外周TG都有表达,传递疼痛信号至丘脑和更高的皮层感觉区。研究发现CGRP阳性纤维存在于TNC和脊髓, CGRP及其受体的表达在外周和中枢神经系统被发现,说明其通过血管和神经双途径发挥作用。CGRP的受体拮抗剂主要包括两种肽类拮抗剂和小分子拮抗剂。

肽类拮抗剂主要有CGRP 8-37,主要用于动物实验研究; 小分子拮抗剂目前有6种,

olcegegant因为给药途径原因未能进一步研究，telcagepant和MK-3207因为肝毒性反应被终止，目前正在试验中的有BI 44370 TA、BMS-927711、MK-1602。

## 【参考文献】


[1] Society IH. The International Classification of Headache Disorders[J]. 3rd edition( beta version ). Cephalalgia, 2013,33：629-808.

[2] 石忠，朱垚，郭立中. 周仲瑛教授辨治头痛经验浅析[J]. 福建中医药，2010，41( 3 )：27-28.

[3] 李舜伟，李焰生，刘若卓，等. 中国偏头痛诊断治疗指南[J]. 中国疼痛医学杂志，2011，17( 2 )：65-86.

[4] 苑庆岭. 按摩治疗偏头痛96例[J]. 实用中医杂志，2006，22( 6 )：358-359.

[5] 郑佳新，张玉梅，张琪. 张琪教授治疗偏头痛经验[J]. 内蒙古中医药，2008，27( 14 )：63.

[6] 万琪. 原发性头痛的发病机制研究进展[J]. 中华现代神经疾病杂志，2010，10( 1 )：77-82.

[7] 郎森阳. 与精神和心理疾病共存的慢性原发性头痛[J]. 中国现代神经疾病杂志，2005，5( 4 )：229-232.

[8] 冯智英，邹静，华驾略，等. 国际头痛疾患分类第3版( 试用版 )——原发性头痛部分解读[J]. 神经病学与神经康复学杂志，2013，10( 2 )：121-140.

[9] Boyer N, Dallel R, Artola A, et al. General trigeminospinal central sensitization and impaired descending pain inhibitory controls contribute to migraine progression[J]. Pain, 2014, 155：1196-1205.

[10] Burstein R, Jakubowski M, Garcia-Nicas E, et al. Thalamic sensitization transforms localized pain into widespread allodynia[J]. Ann Neurol, 2010, 68：81-91.

[11] Ossipov MH, Morimura K, Porreca F. Descending pain modulation and chronification of pain[J]. Curr Opin Support Palliat Care, 2014, 8( 2 )：143-151.

[12] Burstein R, Noseda R, Borsook D. Migraine: multiple processes, complex pathophysiology[J]. J Neurosci, 2015, 35( 17 )：6619-6629.

[13] Ramirez RM, Labruijere S, Villalon CM, Maassen VA. Activation of 5-hydroxytryptamine1B/1D/1F receptors as a mechanism of action of antimigraine drugs[J]. Expert Opin Pharmacother, 2013, 14( 12 )：1599-1610.

[14] Cauchi M, Robertson NP. CGRP and migraine[J]. Journal of Neurology, 2016, 263( 1 )：192-194.


（刘 玲）

# 第三节 紧张型头痛

## 【概述】

紧张型头痛( tension-type headache, TTH )又称紧张性头痛( tension headache )，多呈轻、中度钝痛，无搏动性，呈紧箍、束带、压迫或沉重感，头痛部位不定，可出现于单双侧枕、顶、颞、额及全头部，常伴枕颈部肌肉发紧僵硬，可有头昏、失眠、焦虑、情绪失调等表现，本病可呈发作性，也可表现为慢性头痛。本病约占头痛患者的40%，多见于青、中年，男女患病率之比约为4：5。

紧张型头痛属中医学“头痛”“头风”范畴，以头部疼痛为主要表现。其中医历史沿革详见偏头痛一节。

## 【病因病机】

### 一、西医病因、发病机制及病理

1988年国际头痛学会确立紧张型头痛病名,并制定分类及诊断标准,但其病因及发病机制至今尚不完全明确,可能与情绪紧张、头颈部肌肉骨骼结构性或功能性异常等多种因素有关。比较有代表性的是"周围性"和"中枢性"疼痛机制,认为可能与周围神经系统和中枢神经系统敏化有关。

关于"周围性疼痛机制",认为由于颅周肌肉或肌筋膜等组织结构缺血缺氧或痉挛收缩、细胞内外钾离子转运异常、炎症介质释放等诸多原因,致使颅周肌筋膜等组织结构痛敏度增加而引发疼痛,此机制在发作性紧张型头痛的发病中可能起主导作用。而慢性紧张型头痛的发病,"中枢性疼痛机制"则可能更为重要。"中枢性疼痛机制"与中枢神经系统结构和功能的改变相关。该机制认为慢性紧张型头痛患者三叉神经核、丘脑、皮质、脊髓后角等部位功能和(或)结构异常,造成患者对电、热刺激或触觉的痛觉阈明显下降,引发痛觉过敏而产生疼痛;或者通过引发中枢神经系统单胺能递质慢性或间断性的功能障碍,而导致头痛发生。

近年来神经电生理技术的应用为研究紧张型头痛的病理机制提供了新依据,其中外感受抑制试验模式(exteroceptive suppression patterns,ESP)是当前较为认可的研究本病疼痛机制的客观标准方案。目前通过动物模型实验已证明,ESP的传导通路是刺激经三叉神经传入纤维传至脑桥,再经脊束核传至边缘系统,边缘系统被激活后将冲动传至脑干网状结构中的抑制性中间神经元,最后传导至三叉神经运动核,引起三叉神经运动支支配的肌肉产生抑制性反射。而本病患者的抑制性中间神经元兴奋性降低或抑制过度,导致边缘系统传导不良或被阻断,从而引起ESP缩短或消失。

紧张型头痛还与多种神经介质及脑脊液的代谢紊乱相关。通过将本病患者与健康人对比研究发现,慢性紧张型头痛患者中一氧化碳合酶、谷氨酸水平均有增加,5-羟色胺水平降低,而唾液中的P物质在紧张型头痛发作期的含量明显升高,除此之外,本病患者的脑脊液与健康人相比也存在流量、流速等方面的异常。

作为引起本病的重要原因之一,心理因素与紧张型头痛的关系研究也备受关注。有研究显示,发作性紧张型头痛是机体对压力、焦虑、抑郁等心理状态的一种生理表达,患者心理紧张水平在头痛发作期显著高于非头痛期。心理状态的异常可诱发或加重紧张型头痛,并与颅周肌肉触痛有关。心理状态异常导致紧张型头痛的神经生物学机制可能是由于痛觉上行控制通路的中枢致敏所致。

### 二、中医病因病机

中医认为,头痛病因不外外感与内伤。外感多因六淫邪气侵袭,上扰清窍,导致经络壅滞不通,其中以风邪为主,兼夹寒、热、湿邪。内伤多因情志不遂、饮食劳倦、久病房劳、跌扑损伤等,与肝、脾、肾三脏功能失调密切相关,导致清窍失养或痰瘀蒙窍发为头痛,其中气血亏虚、肾精不足之头痛属虚证,因肝阳、痰浊、瘀血所致头痛为实证,久病常虚实夹杂。

有学者总结刘渡舟诊治头痛经验时认为：头痛或因感受风寒、风热、风湿之邪，上扰清窍而发；或因肝郁化火，阳亢风动而生；或因脾失健运，痰浊中阻，浊阴上蒙而成；或因水气上冲，饮邪上冒，上干清窍所致；或因瘀血内阻脑络而成；或因气血亏虚，清窍失养而发；或因肾精不足，髓海空虚而生。

陈宝田则认为紧张型头痛属于中医学"风湿头痛"范畴，由湿邪主导发病，并兼夹风、瘀、虚、郁等邪气，从而构成了湿、风、瘀、虚、郁五者杂合而发病。

## 【临床表现】

患者多在20岁左右起病，30岁左右达到发病高峰，其后随年龄增长发病率逐渐下降，日常活动不加重头痛，应激和精神紧张常可加重病情。

疼痛特点：头痛部位常为双侧，枕、颞或额部多见，也可为整个头部；多呈轻至中度钝痛，多为压迫感、紧束感、沉重感、闷胀痛等，非搏动性；疼痛为发作性或持续性，不影响日常活动，病程数日至数年不等。

其他症状：常伴有枕颈肩背部肌肉僵硬感，可有头昏、失眠、焦虑、抑郁等症状，常无恶心、呕吐，常不同时伴有畏光、畏声。

体检神经系统检查常无阳性体征，颅周肌肉如颈枕部肌肉等可有压痛或牵拉痛。脑部CT或MRI多无异常。

## 【诊断】

### 一、西医诊断要点

1. 青、中年多发；

2. 以下4项头痛特征至少符合两项：

（1）双侧头痛；

（2）压迫或紧束感（非搏动样）；

（3）轻或中度头痛；

（4）不因走路、爬楼等日常体力活动而加重；

3. 常无恶心、呕吐，畏光、畏声不同时出现；

4. 排除继发性头痛，如颅颈部疾病（颈椎病、占位性病变和炎症性疾病等）、五官科疾病、高血压等其他病因；

5. 根据2013年国际头痛协会的头痛新分类和诊断标准（ICHD-3 beta版），本病分以下4种类型（第4类含3个亚类，前3类根据颅周压痛的有无，各含2个亚类）：

（1）偶发性紧张型头痛：持续30分钟到7天，至少发作10次，平均每月发作不到1天，每年不到12天；

（2）频发性紧张型头痛：持续30分钟到7天，至少发作10次，至少3个月每月发作1~14天，每年发作达12天以上，但不到180天；

（3）慢性紧张型头痛：持续数小时或数天或持续不断，至少3个月每月头痛超过15天，每年发作达180天及以上；

（4）很可能的紧张型头痛：包括很可能的偶发性紧张型头痛、很可能的频发性紧张型头痛、很可能的慢性紧张型头痛3个亚类。

## 二、中医诊断要点

1. 以头部疼痛为主要临床表现。

2. 本病以头顶、颞、枕部轻度或中度无搏动性钝痛为特征，疼痛性质为刺痛、胀痛、闷痛、昏痛等。发作形式多为缓慢起病，时作时止。发作时间可从数小时至数天不等。

3. 外感头痛者多有起居不慎、感受外邪的病史；内伤头痛者常因情绪紧张、思虑过度所致。

4. 排除其他引起头痛的疾病。

## 三、中医主要证候类型

辨证要点：应首辨外感与内伤，再辨寒热虚实、经络脏腑。外感多以风邪为主，兼夹寒、热、湿邪。内伤头痛以虚证及虚实夹杂证多见，主要与肝、脾、肾三脏关系密切，还可根据头痛的部位、性质等辨其经络脏腑所属。

**（一）外感头痛**

1. 风寒头痛　头痛连及项背，常有拘急收紧感，或伴恶风畏寒，遇风尤剧，口不渴，苔薄白，脉浮紧。辨证要点：头痛拘急，连及项背，畏风寒，苔薄白，脉浮紧。

2. 风热头痛　头痛而胀，甚则头胀如裂，发热或恶风，面红目赤，口渴喜饮，大便不畅，或便秘，溲赤，舌尖红，苔薄黄，脉浮数。辨证要点：头胀痛，发热面赤，口渴喜冷饮，苔薄黄，脉浮数。

3. 风湿头痛　头痛如裹，肢体困重，胸闷纳呆，大便或溏，苔白腻，脉濡。辨证要点：头痛如裹，肢体困重，苔白腻，脉濡。

**（二）内伤头痛**

1. 肝阳头痛　头昏胀痛，两侧为重，心烦易怒，夜寐不宁，口苦面红，或兼胁痛，舌红苔黄，脉弦数。辨证要点：头胀痛，两侧为主，烦躁易怒，口苦，舌红苔黄，脉弦数。

2. 血虚头痛　头痛隐隐，时时昏晕，心悸失眠，面色少华，神疲乏力，遇劳加重，舌质淡，苔薄白，脉细弱。辨证要点：头隐痛，神疲乏力，面色少华，舌质淡，脉细弱。

3. 痰浊头痛　头痛昏蒙，胸脘满闷，纳呆呕恶，舌苔白腻，脉滑或弦滑。辨证要点：头痛昏蒙，胸闷脘痞，舌苔白腻，脉滑。

4. 肾虚头痛　头痛且空，眩晕耳鸣，腰膝酸软，神疲乏力，滑精带下，舌红少苔，脉细无力。辨证要点：头空痛，眩晕耳鸣，腰膝酸软，舌红少苔，脉细无力。

5. 瘀血头痛　头痛经久不愈，痛处固定不移，痛如锥刺，或有头部外伤史，舌紫黯，或有瘀斑、瘀点，苔薄白，脉细或细涩。辨证要点：头刺痛，经久不愈，痛处固定，舌紫黯，或有瘀斑、瘀点，脉细涩。

### 【鉴别诊断】

1. 偏头痛　中、重度搏动性头痛，多为单侧，常伴恶心、呕吐，光、声刺激或日常活动可加重头痛，安静环境、休息可缓解头痛，女性多发，且多在青春期发病，月经期易发，妊娠期或绝经后发作减少或停止，部分患者有家族遗传史。典型先兆偏头痛发作前有视觉、感觉和言语等先兆症状。

2. 三叉自主神经性头痛 其中，以丛集性头痛最具代表性，丛集性头痛为单侧眼眶、球后和(或)额颞部发作性剧烈疼痛，常伴同侧眼结膜充血、眼睑水肿、流泪、鼻塞、流涕、瞳孔缩小、眼睑下垂、额面部出汗、发红等自主神经症状，活动期常反复密集发作，好发于男性，无家族遗传史。

## 【治疗】

### 一、西医治疗

#### (一)药物治疗

头痛急性发作时，给予非固醇类抗炎药(nonsteroidal anti-inflammatory drug, NSAID)止痛，可选择对乙酰氨基酚(1000mg)、阿司匹林(500~1000mg)、双氯芬酸钠栓(50~100mg)、酮洛芬(25~50mg)或布洛芬(200~400mg)等。需注意，单种镇痛药使用不超过14日/月，含咖啡因的复合镇痛剂使用不超过9日/月，以免引起药物过度使用性头痛或反跳性头痛。伴失眠者可给予苯二氮䓬类等安眠镇静药口服。对于频发性和慢性紧张型头痛，应采用预防性治疗，可选用抗抑郁药如阿米替林、舍曲林或氟西汀等，或肌肉松弛剂如盐酸乙哌立松、巴氯芬等。预防性用药原则为小剂量起，缓慢加量至最小有效剂量，起效后维持2~4周，足量治疗4~8周才可判断药物是否有效，用药后每6~12个月应尝试逐渐减量至停药。

#### (二)非药物治疗

非药物治疗包括日常活动头颈部正确姿势训练、肌肉锻炼与松弛训练、局部物理治疗、心理治疗等，可改善疼痛症状。对于有用药禁忌或不能耐受药物治疗的患者、孕妇及哺乳者、儿童及青春期患者，应首先考虑非药物疗法。

### 二、中医治疗

#### (一)辨证论治

1. 外感头痛

(1)风寒头痛证

治法：疏散风寒止痛。

代表方：川芎茶调散。

常用药：川芎、荆芥、薄荷、羌活、细辛、白芷、甘草、防风。

加减：恶寒明显，加麻黄、桂枝、制川乌。

(2)风热头痛证

治法：疏风清热和络。

代表方：芎芷石膏汤。

常用药：川芎、白芷、石膏、藁本、羌活、菊花。

加减：烦热口渴，加石膏、知母、黄芩。

(3)风湿头痛证

治法：祛风胜湿通窍。

代表方：羌活胜湿汤。

常用药：羌活、独活、川芎、蔓荆子、甘草、防风、藁本。

加减: 胸闷脘痞,腹胀便溏,加苍术、厚朴、陈皮; 恶心呕吐,加半夏、生姜; 食少纳呆,加麦芽、神曲。

2. 内伤头痛

(1)肝阳头痛证

治法: 平肝,潜阳,息风。

代表方: 天麻钩藤饮。

常用药: 天麻、钩藤、生石决明、川牛膝、桑寄生、杜仲、山栀、黄芩、益母草、朱茯神、夜交藤。

加减: 心烦口苦,加夏枯草、龙胆草; 头晕目涩,视物不明,加枸杞、白芍、菊花、蝉蜕。

(2)血虚头痛证

治法: 养血滋阴,和络止痛。

代表方: 加味四物汤。

常用药: 白芍、当归、生地、川芎、蔓荆子、菊花、黄芩、甘草。

加减: 神疲乏力,加黄芪、白术、党参。

(3)痰浊头痛证

治法: 健脾燥湿、化痰降逆。

代表方: 半夏白术天麻汤。

常用药: 半夏、白术、天麻、橘红、茯苓、甘草、生姜、大枣。

加减: 口苦便秘,加黄芩、竹茹、胆南星; 胸闷呕恶,加厚朴、枳壳、生姜。

(4)肾虚头痛证

治法: 养阴补肾,填精生髓。

代表方: 大补元煎。

常用药: 人参、炒山药、熟地黄、杜仲、枸杞子、当归、山萸肉、炙甘草。

加减: 面赤潮热,去人参,加知母、黄柏; 面色㿠白,四肢不温,加肉桂、附子。

(5)瘀血头痛证

治法: 活血化瘀,通窍止痛。

代表方: 通窍活血汤。

常用药: 赤芍药、川芎、桃仁、红花、麝香、老葱、鲜姜、大枣、酒。

加减: 刺痛剧烈,经久不愈,加全蝎、蜈蚣、土鳖虫。

**(二)中成药**

1. 口服药

养血清脑颗粒: 养血平肝、活血通络。适用于血虚肝亢证。

天舒胶囊: 活血平肝、通络止痛。适用于瘀血阻络或肝阳上亢证。

头痛宁胶囊: 息风涤痰,逐瘀止痛。适用于痰瘀阻络证。

2. 注射液

天麻素注射液: 平肝潜阳,息风止痛。适用于肝阳上亢证。

丹参川芎嗪注射液: 活血化瘀,行气止痛。适用于瘀阻脑络证。

**(三)专病专方**

加味乌星散: 由任应秋创制,方药组成: 制川乌、胆南星、细辛、地龙各3g,菊花6g,冰片0.9g(研细,分2次冲服)。其功效可升清化浊以止头痛,对于慢性头痛,迁延不愈者疗效较好。

养血平肝汤：由关幼波所立，方药组成：旋覆花、生赭石、生石膏各10g，首乌藤30g，当归、杭白芍、川芎、生地黄、杭菊花、木瓜、香附、甘草各10g。有养血平肝，散风止痛之功，可治疗由肝阳上亢等引起的顽固性头痛。

**（四）针灸及其他**

1. 针灸　针灸治疗本病疗效明显。治疗本病首辨外感与内伤，次分虚实，以头部局部取穴为主，疏导头部经气，配合循经远端取穴，通络止痛。目前本病除使用常规毫针刺法以外，还可配合使用耳针、皮肤针、小针刀、穴位注射等方法，疗效俱佳。

2. 推拿　西医学认为颅周肌肉收缩是导致紧张性头痛的主要原因之一，治疗以头部局部治疗为主，辅以手三阳的经筋，采用穴位刺激和舒筋疗法，缓解肌肉痉挛，减轻头痛。另外，腹部推拿手法也较为常用，采用按、揉、运、推等腹部推拿手法疗效尚可。

3. 康复训练　包括训练工作、站立、睡眠时头颈部的正确姿势，加强颈后部肌肉练习，放松锻炼及心理治疗等。

## 【诊疗热点】

### 一、紧张型头痛是肌肉紧张还是心理紧张？

1988年国际头痛分类中将精神性头痛和肌收缩性头痛统称为紧张型头痛，而头痛与肌肉、抑郁之间的关系至今尚不明了，因此目前国内外研究多从颅周肌肉持续痉挛收缩致中枢敏化，和心理因素对紧张型头痛的影响两方面入手研究本病。对于肌肉紧张的研究目前多采用新型非侵入法测量颅周肌肉的紧张程度、触痛定量、压痛阈值等方面进行观察，目前已知紧张型头痛患者头颈部肌肉较健康人紧张程度高而痛阈降低，猜测可能与中枢疼痛机制有关，但其具体关系仍待进一步研究。对于心理因素对本病的影响，目前研究已证实本病患者多数存在不同程度的抑郁、焦虑等精神障碍，至于其作用机制尚存争议，有学者认为是由于精神药物的使用所致，也有学者认为与中枢致敏机制有关，还有学者认为两者互为因果，相互影响。

### 二、紧张型头痛可以非药物治疗吗？需要预防性用药吗？

紧张型头痛的治疗方法分为药物治疗和非药物治疗，其中使用药物治疗慢性紧张型头痛更为常见，但药物治疗的缺点是有时效果不甚明显，且副作用较多，甚至可由于药物滥用引起药物过度使用性头痛，特别是当有药物禁忌证或不能耐受，或患者为孕产妇时，应优先考虑非药物治疗。非药物治疗副作用小，简单方便，目前较常用的方法有针灸推拿治疗、松弛训练、生物反馈、认知行为疗法、心理治疗等方法，但目前仅有大量小型研究证明非药物治疗可行性，其有效性尚缺乏规范设计的大规模试验的证明。

对于频发性紧张型头痛、慢性紧张型头痛的患者，应考虑预防性用药，目前用药原则是小剂量开始，逐渐加量至最小有效剂量维持2~4周，主要方法有抗抑郁药、肌肉松弛剂、部分抗癫痫药物。对于口服药物无效或不能耐受的头痛患者，也有部分采用A型肉毒素注射治疗的方法。

### 三、紧张型头痛的中医证候分布

中医认为本病多涉及情志因素，且其与部分证候类型关系密切。据研究显示，紧张型头痛患者以痰浊阻滞型最为多见，约占50%；其次为肝肾阴虚型和肝阳上亢型，分别约占30%和20%。且大多数患者伴有不同程度的情志失调，其中以思虑过度和郁闷不舒最为多见，其次还可有焦虑烦躁、惊悸不安和精神萎靡等。结合中医证型进一步研究发现，思虑过度和郁闷不舒的患者，中医证候均以风痰和风瘀为主；烦躁焦虑的患者，中医证候以风火为主；精神萎靡状态的患者，中医以气血两虚和阳虚寒凝为主；惊悸不安状态的患者，以气血两虚为主。

## 【中西医结合思路】

虽然本病镇痛剂的使用常能较快缓解症状，但存在诸多副作用及药物滥用问题。中药治疗止痛见效较慢，但从整体出发，可因人因时因地制宜，手段多样，治法灵活，通过辨证论治常可巩固疗效，降低复发率。诸多研究表明，中西医结合施治，可取长补短，提高临床疗效，降低副反应。

### 一、中西医结合分期治疗

急性发作期，以缓解症状为主要目的，以使用西药镇痛、控制发作为主，酌情辅以中药口服、针灸推拿、物理治疗、心理疏导等。当症状缓解或转为慢性时，宜通过中医药辨证施治，补虚泻实，标本兼顾，整体调护，辅以西医预防性用药，配合行为训练、心理疗法等其他非药物疗法，常可取得较好的疗效。

### 二、发挥中药疏肝理气预防紧张型头痛复发的优势

紧张型头痛的发生发展与情志失调密切相关，中医认为该病以肝为病变中心，以气、血、痰、热、风、寒、虚为主要病机，通过疏肝理气，从肝论治紧张型头痛常收效颇佳。有学者总结刘渡舟教授治疗头痛十二法：疏风散寒法、疏散风热法、祛风胜湿法、开郁理气法、平肝潜阳法、清肝泻火法、平肝息风法、燥湿化痰法、利水平冲法、活血化瘀法、益气养血法、补肾填精法，对于头痛的临证遣方用药具有较好的指导作用。

## 【研究展望】

### 一、紧张型头痛与颅周肌肉异常状态的关系

一直以来，紧张型头痛都被普遍认为与头颈部肌肉紧张有关，既往认为是因颅周肌肉不自主收缩，引起头皮动脉收缩，头部缺血所致，目前多数研究都不支持此假设，但多数学者仍认为本病与头颈部肌肉持续痉挛有关，具体机制仍在研究当中。Madsen BK等通过研究对比紧张型头痛患者与正常人的颈部肌力，发现紧张型头痛患者颈部伸肌肌力较正常人下降，使其颈椎的伸屈比降低。Castien R认为颈屈肌等长肌力的增加，可能降低周围或中枢敏化的表达，从而减少慢性紧张型头痛患者的压痛。

### 二、中枢调控机制及心理因素在不同亚型中的作用

目前国内外均致力于研究紧张型头痛的发病机制，现普遍认为其病因与中枢神经调控机制及心理因素有关，但不同亚型的紧张型头痛中这些因素的作用不同。梁瑞华等通过选

取三型紧张型头痛患者各30例，进行ESP及神经心理评估，测定第一、第二ESP的潜伏期、时程及焦虑、抑郁评分，结果表明偶发性紧张型头痛患者无明显心理障碍及中枢调控异常存在；慢性紧张型头痛患者存在中枢性疼痛调节机制异常及焦虑状态；频发性紧张型头痛患者存在相对轻微的中枢调控异常。该研究证明中枢神经系统在不同亚型的紧张型头痛中的主导作用不同，且心理因素与本病发病有关，但其具体作用机制尚待进一步研究。

## 【参考文献】

[1] 闫军堂，刘晓倩，马小娜，等. 刘渡舟教授治疗头痛十二法[J]. 辽宁中医药大学学报，2013，15(8)：68-71.

[2] 伍志勇，白方会，莫孙炼，等. 陈宝田对紧张型头痛的新认识[J]. 安徽中医药大学学报，2014，33(3)：63-64.

[3] 徐向青，亓超. 紧张型头痛与中医心理紊乱状态的相关性研究[J]. 中国医药导报，2013，10(29)：98-100，111.

[4] 徐向青，张蕾. 紧张型头痛患者中医心理紊乱状态与中医证候的相关性研究[J]. 中国医药科学，2014，4(10)：7-9.

[5] Madsen BK, Sogaard K, Andersen LL, et al. Neck and shoulder muscle strength in patients with tension-type headache: A case-control study[J]. Cephalalgia, 2016, 36(1): 29-36.

[6] Castien R, Blankenstein A, De Hertogh W, et al. Pressure pain and isometric strength of neck flexors are related in chronic tension-type headache[J]. Pain physician, 2015, 18: E201-205.

[7] 梁瑞华，张素平，王慕真，等. 不同亚型紧张型头痛的心理因素及中枢调控机制研究[J]. 中华老年心脑血管病杂志，2013，15(7)：735-737.

（刘 玲）

# 第九章 痴 呆

## 第一节 概 述

痴呆是由脑部疾病所致的综合征，以慢性或进行性为主要的发病特点，出现多种高级皮层功能的紊乱，其中包括记忆、思维、定向、理解、计算、学习能力、语言和判断功能，常伴有认知功能的损害，偶尔以情绪控制和社会行为或动机的衰退为前驱症状。痴呆具有后天获得性的、持续性的多个认知功能损害，包括记忆损害和其他认知功能损害，认知功能较先前水平明显减退，在意识清楚和无情绪障碍的情况下明显地影响日常生活能力和（或）社会职业功能，并与以往水平相比有显著的降低的临床特点。

痴呆的病因包括神经系统变性疾病、脑血管病、代谢性疾病、肿瘤和脑积水、头部外伤、中枢神经系统感染、中毒、其他等多个方面，其中脑血管病是早发性痴呆（＜65岁）的主要原因。痴呆根据病因分为原发性（原发病变损伤脑细胞）和继发性或症状性（有其他疾病所致脑细胞损伤）两类。国际上习惯于按照发病年龄是否超过65岁，分为老年前期痴呆（presenile dementia）和老年期痴呆（senile dementia）。这种分类方法的依据是人为的，并不反映疾病本身的规律或特征，多适用于流行病学研究，以了解疾病的社会和经济学负担及影响。我国有学者建议根据国情将老年期的年龄分界定为60岁。根据病变累及部位可分为皮层型痴呆、皮层下痴呆、混合性痴呆三类。临床常见痴呆类型有阿尔茨海默病（AD）、血管性痴呆（VD）和混合性痴呆（MD），其比例各为36%，3%，55%。

痴呆的诊断标准是世界卫生组织国际疾病分类第10版ICD-10标准和美国神经病学会的精神诊断和统计工作手册DSM-IV-R标准。

ICD-10标准内容包括：

1. 痴呆的证据及严重程度

（1）学习新东西障碍，严重者对以往的事情回忆有障碍，损害的内容可以是词语或非词语部分。轻度：记忆障碍涉及日常生活，但能独立生活，主要影响近期记忆，远期记忆可以受或不受影响。中度：较严重的记忆障碍，已影响到病人的独立生活，可伴有括约肌功能障碍。重度：严重的记忆障碍，完全需他人照顾，有明显的括约肌功能障碍。

（2）通过病史及神经心理检查证实智力衰退，思维和判断受影响。轻度：智力障碍影响到病人的日常生活，但病人能独立生活，完成复杂任务有明显障碍。中度：智力障碍影响到病人的独立生活能力，需他人照顾，对任何事情完全缺乏兴趣。重度：完全依赖他人照顾。

2. 出现上述功能障碍过程中，不伴有意识障碍，且不发生于谵妄时。

3. 可伴有情感、社会行为和主动性障碍。

4. 临床诊断出现记忆和智能障碍至少持续6个月以上。出现下列皮层损害的体征时更支持诊断，如失语、失认、失用。影像学出现相应的改变，包括：CT、MRI、SPECT和PET等。

DSM-IV-R标准内容包括：

1. 认知功能障碍表现在以下两方面：

（1）记忆力障碍（包括短期和长期记忆障碍）短期记忆障碍表现为基础记忆障碍，通过数字广度测验至少3位数字，或表现为辅助记忆障碍，间隔5分钟后不能复述3个词或3件物品名称。长期记忆障碍表现可以是不能回忆本人的经历或一些常识。

（2）认知功能损害至少具备下列一项失语：除经典的各类失语症外，还包括找词困难，表现为缺乏名词和动词的空洞语言，类比性命名困难表现在1分钟内能说出动物的名称数，痴呆病人常少于10个，且常有重复。失用：包括观念运动性失用及运动性失用。失认：包括视觉和触觉性失认。抽象思维或判断力损害：包括计划、组织、程序及思维能力损害。

2. 上述两类认知功能障碍（1）和（2）明显干扰了职业和社会活动，或与个人以往相比明显减退。

3. 不只是发现在谵妄的病程之中。

4. 上述损害不能用其他精神及情感性疾病来解释（如抑郁症、精神分裂症等）。

目前对痴呆尚无有效的办法阻止疾病的进展。虽然有几种经过认可的药物在某种程度上可减缓痴呆的发展，但所有的治疗还只是暂时缓解和减轻症状的对症治疗。随着发病机制研究的深入，神经生物学的几个新突破使得我们更接近于开启痴呆的奥秘，有助于制定有效的治疗策略。

（杨东东）

## 第二节 阿尔茨海默病

### 【概述】

阿尔茨海默病（Alzheimer's disease，AD）是一种与年龄相关的慢性进行性中枢神经系统变性疾病，是老年痴呆最常见的类型。临床主要表现以渐进性认知功能障碍，人格精神异常为主。AD症状呈持续进展，病程通常为5~10年。流行病学调查显示，老年人AD的患病率为4.2%，随年龄增加而增加（60岁：2.3%，70岁：3.9%，80岁：32%），男女比例为1∶3。目前全球痴呆患者已超过3000万，其中AD占36%，其余为血管性痴呆（VaD）和AD/VaD混合性痴呆及其他类型的痴呆。

AD属于中医“痴呆”范畴，痴呆作为一种疾病，早在先秦时期，就有类似记载。如《左传》曰：“不慧，盖世所谓白痴”；《景岳全书·杂症谟》有“癫狂痴呆”专篇。此外，历代文献中又有“愚痴”“呆痴”“痴证”“癫病痴呆候”“呆病门”等专论。2007年《中医内科学》第3版教材统一命名为“痴呆”。我国古代医家认识到痴呆是由髓减脑消，神机失用所致，是以呆傻愚笨，智能低下,善忘为主要临床表现。

## 【病因病机】

### 一、西医病因、发病机制及病理

#### (一)病因

AD是一种复杂的异质性疾病,病因迄今不明,多种因素参与致病。从目前研究来看,该病的可能因素和假说多达30余种,如遗传、年龄、环境、血管性因素、头部外伤、低教育程度、抑郁症等。具体如下:

1. 遗传因素 诸多流行病学研究示,遗传是该病的危险因素。AD分为家族性AD和散发性AD。家族性AD呈常染色体显性遗传,多于65岁前发病,相对少见,占AD患者的1%以下。10%的AD患者有明确的家族史,尤其65岁前发病的患者。AD有关的遗传学位点,目前已知的至少有以下4个:早发型AD基因座位分别位于21、14、1号染色体。相应的可能致病基因为*APP*、*PS1*和*PS2*基因。迟发型AD基因座位于19号染色体,可能致病基因为载脂蛋白E(Apolipoprotein E,*ApoE*)基因。最近通过基因定位研究,发现脑内淀粉样蛋白的病理基因位于第21对染色体。可见痴呆与遗传有关是比较肯定的。

2. 年龄和环境因素 年龄是AD重要的危险因素,60岁后AD患病率每5年增长1倍,60~64岁患病率约为1%,85岁以上患病率为35%~40%。AD的发生也受环境因素影响,如精神压力,职业中毒物、重金属接触。

3. 血管性因素 高血压、糖尿病、高脂血症、卒中、脑白质病变、吸烟、酗酒等因素均可导致血管功能损害,进一步导致神经元及突触的正常功能。血管性因素致AD发生的流行病学证据充分。

4. 其他 甲状腺疾病、免疫系统疾病、癫痫等病史与患该病的相对危险度高;头部外伤,临床和流行病学研究提示严重脑外伤可能是该病的病因之一;抑郁症及其他功能性精神障碍如精神分裂症和偏执性精神病也与该病有关。

#### (二)AD的发病机制

1. 淀粉样蛋白(Aβ)沉积 ①*β*-淀粉样蛋白(β-Amyloid,Aβ)是老年斑(senile plaques,SP)的主要成分,它的沉积可能是所有因素导致AD的共同途径。Aβ的神经毒性作用已经被公认是AD形成和发展的关键因素,其具体机制包括破坏细胞内$Ca^{2+}$稳态,促进自由基的生成,降低$K^+$通道的功能,增加致炎细胞因子引起的炎症反应,激活补体系统,增加脑内兴奋性氨基酸(主要是谷氨酸)的含量等。由Aβ诱发的慢性炎症反应是介导神经元损伤的主要途径,而老年斑周围的神经胶质细胞及其分泌产物在这一机制中起主要作用。②T形(*Tau*)微管联合蛋白与神经元纤维缠结(neurofibrillar tangles,NFTs)是AD的主要脑病理改变,且前者与AD临床痴呆症状有相关性。NFT的主要成分是以成对双螺旋丝样结构(paired helical filament,PHF)形成聚集的异常磷酸化的*Tau*蛋白。当*Tau*蛋白发生高度磷酸化、异常糖基化、异常糖化以及泛素蛋白化时,*Tau*蛋白失去对稳定微管的束缚,神经纤维退化,产生AD。*Tau*蛋白的病理变化出现在AD的早期,大多数病人脑脊液中的*Tau*蛋白升高,因此,量化测定脑脊液中的*Tau*蛋白可能成为AD早期诊断的一项有用指标。

2. 胆碱能假说 AD患者中枢神经系统的乙酰胆碱酯酶(AchE)活性和Ach的合成与释

放及胆碱的摄取等多种胆碱能系统的功能均有缺陷。1988年WH ITEHOU SE等采用放射自显影技术发现AD患者大脑皮质的烟碱型乙酰胆碱结合位点的数量显著减少。患者脑内基底核和前脑的胆碱能神经最易受损,随着疾病进展,90%胆碱能神经元都会被破坏,使脑内乙酰胆碱(Ach)水平降低,降低程度与患者认知能力降低呈显著相关,提高脑内Ach水平,患者的记忆力、认知力就能得到改善。

3. 氧化应激与自由基损害　氧化应激是机体内产生自由基和氧化防御系统失衡所致,是与衰老相关的各种退化性疾病的重要病理生理基础。需氧细胞代谢过程中产生的超氧自由基会对脑组织造成损害,促进脑细胞的衰老和死亡。自由基还能损害细胞染色体使第21号染色体畸变而发生AD。

4. 炎症机制　炎症反应在AD发生中的作用一直备受关注,AD病人脑内持续存在着慢性炎症反应,可能是其他病理特征形成和发展的诱因。流行病学研究发现,长期服用非甾体类抗炎药(NSAIDs)的人群中,AD的发病率明显降低。AD患者的炎性反应可能是一种脑内慢性炎症,因为AD患者没有急性炎症特有的红、肿、热、痛的症状,但是却在AD患者脑内发现了急性反应蛋白及炎性细胞因子。免疫学研究发现,大量补体存在于AD的病灶内,但正常血液循环中的补体并不能通过血脑屏障,这说明这些存在于病灶内的补体可能来自于脑内。

**(三)病理**

1. 老年斑(senile plaques, SP)　又称神经炎性斑,镜下表现为退变的神经轴突围绕中心淀粉样物质,形成50~200μm直径的球形结构,HE、Bielschowsky及嗜银染色下形似菊花。可见于全身多处器官,以脑、肾常见。在脑中沉积于脑膜、皮质、深部核团及血管周围,是AD发病机制中至关重要的部分。

2. 神经元纤维缠结(neurofibrillary tangles, NFTs)　是神经元异常细胞骨架的组成结构,是由双股螺旋细丝组成,其化学成分主要是异常磷酸化的Tau蛋白(一种微管相关蛋白),Tau蛋白在神经细胞凋亡中扮演重要角色。用银染和刚果红染色在振光显微镜下观察,神经丝网含双股螺旋细丝突起。AD的NFTs数量多,遍及整个大脑,常见于海马和内嗅皮质,与神经元死亡及临床症状有关。

3. 神经元丢失　在脑皮质表浅的较大胆碱能神经元丢失较显著,常伴星型胶质细胞增生和小胶质细胞增生。AD神经元突出较正常人减少36%~46%,多见于神经炎性斑块部位,神经元及突出缺失与认知功能障碍密切相关。

## 二、中医病因病机

痴呆的形成多以内因为主,多由于年迈体虚、七情内伤、久病耗损等原因导致气血不足,肾精亏耗,脑髓失养或气滞、痰阻、血瘀于脑而成。痴呆病位在脑,与心、肝、脾、肾功能失调密切相关。病理性质多属本虚标实之候,本虚为阴精、气血亏虚、髓海不足;标实为气、火、痰、瘀内阻于脑。虚实可互相影响,相兼为病,因虚致实,实邪伤正,渐至虚实夹杂之证。

1. 年迈体虚　脑为元阳之府,髓之海,神机之用。人至老年,脏腑功能减退,肝肾亏虚,肾中精气不足,不能生髓,髓海空虚,髓减脑消,则神机失用,可致耳失聪、目失明、智力减退、善忘、反应迟钝、语言混乱、少动多眠、孤僻不善交际、痴呆等症。老年人脾胃运化失常,致脏腑气血津液不足,脑髓所养。年高气血运行迟缓,血脉瘀滞,脉络瘀阻,亦可致神机失用,发为痴呆。

2. 七情内伤 肝的疏泄功能与神志活动密切相关。若所愿不遂，肝气郁滞，津液代谢失调，则气不化水，水郁为痰浊或气不行血，瘀血内停，气郁、痰浊、瘀血壅阻于五脏六腑，脏腑功能失常，神志无所主，发为痴呆。气有余便是火，肝郁日久化火，肝火炽盛，上扰清窍，神明受扰，神机失用，出现性情烦乱，忽哭忽笑，变化无常，发为痴呆。五脏之间相生相克，关系极为密切，若肝失疏泄，横逆犯脾，脾土运化功能失调，则气血生化乏源，精血同源，血不足则精亦无所化，精亏无以充养脑髓，而成痴呆。脾胃运化失常，津液化为痰浊，则清窍也受蒙。肝体阴用阳，肝藏血，肝疏泄失当，肝不藏血，日久气病及血而成血瘀，瘀血阻窍导致痴呆发病。《素问·举痛论》曰："惊则气乱……惊则心无所倚，神无所归，虑无所定，故气乱矣。"《素问·阴阳应象大论》曰："恐伤肾"，老年人暴受惊恐，伤及于肾，肾主藏精，肾气损则精气怯，脑髓失荣，发为痴呆。

3. 饮食不节 年老嗜食肥甘厚味，有碍后天脾胃之运化，水谷不得化为气血精微，神失所养；脾虚失蕴，痰湿内生，清窍受蒙则发为痴呆。

4. 痰浊血瘀 《素问·经脉别论》曰："饮入于胃，游溢精气，上输于脾，脾气散精，上归于肺，通调水道，下输膀胱。水精四布，五经并行，合于四时五脏阴阳，揆度以为常也。"水液代谢有赖于五脏六腑功能正常，脏腑失常，则痰浊内生，肺气失宣，通调水道失职；脾失健运，运化失司，湿聚为痰；肾阴不足，虚火内盛，灼伤津液，炼液为痰；七情不畅，恼怒伤肝，肝气郁结，日久气郁化火，灼液为痰；三焦气化不行，水道不利，水湿停聚为痰浊。痰浊阻于脑窍，神机失灵。瘀血的形成与心、脾、肝三脏密切相关。心主血脉，血液运行靠心气的推动；脾为土脏，是气血生化之源，脾虚则气血亏虚，阴血虚少，血行不畅，易于成瘀；肝主疏泄，五志过极，情志不畅，肝气郁滞，全身气机不畅，则气滞血瘀。瘀血的形成累及脑窍，清窍不清，神明失用，表现为表情呆滞、神情恍惚、行为失常、言语混乱等痴呆之症。《医林绳墨》云："血乱而神即失常也。"唐容川《血证论》指出："又凡心有瘀血，亦令健忘……血在上则浊蔽而不明矣。凡失血家猝得健忘者，每有瘀血。"可见瘀血与痴呆发病相关。

5. 中风、眩晕等疾病日久，或失治误治，积损正伤，一是可使肾、心、肝、脾之阴、阳、精、气、血亏损不足，脑髓失养；二是久病入络，脑脉痹阻，脑气与脏气不得相接。

## 【临床表现】

1. 起病隐袭 智能改变较隐匿，早期不易被家人察觉，且说不清确切日期。

2. 逐渐发生记忆障碍或遗忘，是AD的重要特征或首发症状。患者表现近记忆障碍。情景记忆障碍是AD特征性记忆损害的表现。远事记忆可相对保留。

3. 认知障碍是AD的特征性表现，随病程进展逐渐表现明显。包括：①语言功能障碍：特点是命名不能，10%的AD患者首发症状为找词困难，语言表达能力逐渐减退，后期出现命名困难，甚至失语。②视空间功能受损：早期可出现定向力严重障碍，在熟悉环境中迷路，不能看街路地图，不能区别左右。后期不会使用常用物品或工具如筷子或汤匙等。③失用及失认：可出现视失认和面容失认，不能认识亲人和熟悉面孔，也可出现自我认识受损，产生镜子征，患者对着镜子里自己的影子说话。④计算力障碍：常弄错物品价格、算错账，最后连最简单的计算也不能完成。

4. 精神障碍 包括抑郁心境、淡漠情感、焦虑不安、兴奋、欣快、失控等。部分患者出现思维和行为障碍等,如幻觉、古怪行为、攻击倾向及个性改变等。早期患者可保持通常仪表,症状较轻时患者活动、行为无明显异常;严重时表现不安、易激惹、不修边幅。后期可保留习惯性自主动作,但不能完成指令动作。

5. 患者通常无锥体束征和感觉障碍,步态正常,视力、视野相对完整。疾病晚期可见四肢僵直,锥体束征,平衡障碍,二便失禁等。

## 【诊断】

### 一、西医诊断要点

美国国家衰老研究所(National Institute of Aging,NIA)和阿尔茨海默病学会(Alzheimer's Association,AA)成立一个专家组对1984年版阿尔茨海默病(Alzheimer's disease,AD)痴呆的诊断标准进行修订,于2011年4月19日发表了新的诊断指南并且刊登于Alzheimer's Dement杂志上,简称为NIA-AA诊断标准。

由于痴呆临床综合征可由多种原因导致,所以NIA-AA诊断标准首先列举了所有病因痴呆的核心临床诊断标准。

当具备以下认知或行为(神经—精神)症状时可以诊断为痴呆:

(1)日常工作及一般活动能力受损;

(2)生活功能和执行能力较先前水平降低;

(3)无法用谵妄或其他严重的精神疾病来解释;

(4)认知损害可由以下方式发现或诊断:①病史采集(来自患者本人和知情人);②客观的认知评价(床旁精神状态检查或神经心理学测试,神经心理学测试应该在常规病史采集以及床旁精神状态检查不能提供确切的诊断时进行)。

(5)认知或行为受损至少包括以下功能中的两项:①学习及记忆新信息的功能受损,症状包括:重复的发问或话语、乱放个人物品、忘记重要事件或约会、在熟悉的路径中迷路;②推理及处理复杂任务的能力受损、判断力受损,症状包括:对危险缺乏理解、不能胜任财务管理、决断力差、不能计划复杂的或一连串的活动;③视空间能力受损,症状包括:无法识别面孔或常见物品或者尽管视力良好却不能发现正前方的物品,不能使用简单的工具或衣物与躯体关系定向困难;④语言功能受损(说、读、写),症状包括:说话时找词困难、口语量减少、拼写和书写错误;⑤人格或行为举止改变,症状包括:非特异性的情绪波动,如激越、动机受损、主动性丧失、淡漠、失去动力、社交退缩、对先前所从事活动的兴趣降低、强迫或强迫行为,出现社会所不容许的行为。此诊断可由经验丰富的临床医师根据患者的个人情况以及从患者和了解情况的知情者处得到的日常生活事件的描述做出。

工作组建议使用以下术语进行AD痴呆患者的分类:①很可能AD(probable AD);②可能AD(possible AD);③有AD病理生理过程证据的很可能或可能AD痴呆。其中前两者适用于所有临床环境,而最后一项适于研究用途。

1. 很可能AD痴呆的核心临床诊断标准,符合上述痴呆诊断标准,并且具有以下特点者,可以诊断为很可能AD痴呆:

(1)隐匿起病。症状缓慢进展,长达数月乃至数年,并非发生于数小时或数天之内。

(2)报告或观察到明确的认知功能恶化史。

（3）在询问病史和体检中发现的早期和最显著的认知损害属于以下分类：

1）遗忘表现：此类症状为AD最常见症状，即学习和回忆新近习得知识的功能受损，以及至少一项上述其他认知功能缺损的证据；

2）非遗忘表现：①语言障碍：最突出的缺损是找词困难，同时还应存在其他认知功能缺损；②视空间障碍：最突出的缺损是空间认知受损，包括：物体失认、面容识别损害、动作失认、失读，同时还表现其他认知区域的缺损；

3）执行功能障碍：最突出的缺损是推理、判断以及解决问题的能力受损，同时还表现其他认知区域的缺损。

（4）出现以下证据则不能诊断为很可能的AD痴呆：①伴发严重的脑血管病，定义为卒中病史与认知缺损的发生或恶化有短暂的关联或出现多发或严重梗死或重度白质高信号负荷（white matter hyperintensity burden）；②具有路易体痴呆而非痴呆本身的核心特征；③具有行为变异的额颞叶痴呆的显著特征；④具有原发性进行性语义型失语或原发性进行性非流利性语法错乱型失语显著特征；⑤有其他活动性神经疾病并发症或非神经性并发症或药物使用产生严重认知影响的证据。

2. 可能AD痴呆的核心临床诊断标准　符合前文所述的痴呆诊断标准，并且具有以下特点者，可以诊断为可能AD痴呆：

（1）非典型病程：非典型病程的患者符合核心临床诊断标准关于AD痴呆认知功能缺损的特点，但认知缺损是突然发作的或者病史详情表现不充分以及客观认知功能的进行性下降的特征不明显。

（2）混合性病因痴呆的表现：具有混合性病因痴呆表现的患者符合所有AD痴呆的核心临床诊断标准，但具有以下特点：①伴随脑血管疾病，界定为卒中史与认知障碍的发作或恶化有短暂的关联性或出现多发或严重的梗死或重度白质高信号负荷（white matter hyperintensity burden）；②具有路易体痴呆而非痴呆本身的特点；③有其他活动性神经疾病并发症或非神经性并发症或药物使用产生严重认知影响的证据。注意：符合1984年美国国立神经病学、语言障碍和卒中—阿尔茨海默病和相关疾病学会NINCDS-ADRDA标准中可疑AD诊断标准的患者可能不符合本文可能AD痴呆的现行诊断标准，需要进行重新诊断。

3. 纳入生物标记物或得到病理学验证的AD痴呆诊断标准　符合很可能AD痴呆核心临床并具有生物标记物证据的患者，可以更加确定该临床痴呆综合征的基础是AD病理生理学过程。然而，工作组并不推荐将AD生物标记物的检测作为现阶段常规的诊断方法。如果患者符合前文列举的AD痴呆的临床和认知诊断标准，并且符合广泛承认的AD神经病理诊断标准，则可以诊断为得到病理生理学证明的AD痴呆。AD痴呆诊断标准配合生物标记物包括了β淀粉样蛋白（Aβ）、脑脊液中Tau蛋白等，具体使用方法请自行查阅2011年NIA-AA诊断标准。

## 二、中医诊断要点

本病归属于“呆证”“健忘”“痴呆”“癫证”病证的范畴，可参见上述病证进行辨病诊断。临床以呆傻愚笨为主要表现，其轻者可见神情淡漠、寡言少语、反应迟钝、善忘等症；重则表现为终日不语或闭门独居或口中喃喃，言辞颠倒或举动不轻，忽笑忽哭或不欲食，数日不知饥饿。

### 三、中医主要证候类型

1. 髓海不足 神情呆顿,伴头晕耳鸣,怠惰思卧,毛发焦枯,骨软痿弱,腰酸骨软,舌质瘦小,苔淡白,脉沉细弱,两尺无力。

2. 脾肾两虚 表情呆滞,沉默少言,记忆力减退,失认失算,口齿不清,词不达意,伴气短懒言,纳呆乏力,口角流涎或腰膝酸软,四肢欠温,腹痛喜按,腹胀便溏,舌淡白胖大,苔薄白或舌质红,苔少或无苔,脉沉细弱。

3. 心脾两虚 智能减退,善忘呆顿,言语颠倒,静而少言,心悸怔忡,失眠多梦,头晕目眩,纳差腹胀,神疲乏力,便溏腹泻,面色萎黄,舌淡边有齿痕,脉细弱无力。

4. 痰浊蒙窍 表情呆钝,智力减退或哭笑无常,喃喃自语或终日不语,伴纳差,脘腹胀痛,痞满不适,口多涎沫,头重如裹,舌质淡,苔白腻,脉滑。

5. 瘀血内阻 神情迟钝,言语混乱,善忘,易惊恐或思维异常,行为怪癖,伴肌肤甲错,皮肤黯黑,口欲漱水不欲咽,双目暗黑,舌质黯或有瘀点瘀斑,脉细涩。

6. 心肝火盛 精神紧张,胡言乱语,声高气粗,坐卧不安,性情易怒,眩晕头痛,心烦不寐,咽干舌燥,尿赤便干,舌红便干,苔黄,脉弦数。

## 【鉴别诊断】

1. 血管性痴呆(VaD) 是指由缺血性卒中、出血性卒中和造成记忆、认知和行为等脑区低灌注的脑血管疾病所致的严重认知功能障碍综合征。血管性痴呆与脑血管病两者相关,主要在时间上有关(卒中后3个月内发生痴呆),认知功能呈突然或阶梯性下降,Hachinski缺血量表及影像学有助于与AD的鉴别。

2. 克—雅氏脑病 是一种朊蛋白病,散发、传染伴有遗传性的疾病。组织学改变以脑海绵状变性为特征,发病年龄在50~70岁,为亚急性起病,病程数周或数月内显著恶化,多在1年内死亡。表现为进行性痴呆、伴有肌阵挛、锥体外系征、癫痫等。辅助检查:脑脊液14-3-3蛋白阳性,脑电图为周期性尖慢波,MRI的弥散加权上显示在皮层表面“彩带征”。

3. 路易体痴呆 其病理改变以皮质下有路易小体(Lewy body)为特征的痴呆,本病包括痴呆、锥体外系症状、视幻觉三组征。痴呆呈波动性,主要表现为注意力减退、视空间能力减退、结构能力、语言流畅性障碍,早期记忆减退并不明显。锥体外系症状为类似帕金森综合征:肌张力增高、运动减少,但震颤较少见。视幻觉是本病一个突出的特点,可反复发生,形式完整,其内容鲜活具体。本病患者对抗精神病药物过度敏感,这类药物导致的严重不良反应可使病人死亡率增加3倍。

## 【治疗】

### 一、西医治疗

目前无特效治疗方法,针对痴呆的治疗药物,除改善认知功能的疗效外,更重视对患者生活质量的影响。

1. 药物治疗 以最大限度地延迟进程为原则,改善患者和照料者的生活质量为目标。治疗药物主要包括胆碱酯酶抑制剂、兴奋性氨基酸受体拮抗剂、脑代谢增强剂及抗精神病药物等。

（1）胆碱酯酶抑制剂：目前乙酰胆碱酯酶抑制剂是治疗老年性痴呆的一线药物，为轻、中度老年性痴呆病患者的标准治疗药物。此类药物是第一个被FDA批准的AD治疗药物。临床常见的药物有多奈哌齐（donepezil）、重酒石酸利斯的明（rivastigmine）、加兰他敏（galanthamine）等。

（2）兴奋性氨基酸受体拮抗剂：N-甲基-D-天冬氨酸（NMDA）受体是谷氨酸受体中最重要的一种，在人类学习和记忆过程中发挥重要作用，在神经退行性疾病的发病机制中，NMDA受体介导的兴奋毒性可引起细胞内钙超载，导致神经元损伤。美金刚是美国FAD批准用于治疗中、重度痴呆的治疗药物。由于美金刚和AChE抑制剂作用机制的差别，两者可联合应用。

（3）针对痴呆精神和行为症状的药物主要包括抗抑郁药、抗焦虑药及镇静催眠药和抗精神病药。

1）抗抑郁药：治疗应选用5-羟色胺再摄取抑制剂，常见的有帕罗西汀。西酞普兰、氟西汀、舍曲林。使用SSRIs应考虑对肝脏P450酶的影响，舍曲林和西酞普兰对肝脏P450酶影响较小、安全性较好。

2）抗精神病药：传统抗精神病药包括氯丙嗪、氟哌啶醇、舒必利等，新型抗精神病药包括氯氮平、奥氮平、利培酮和喹硫平等。传统抗精神病药物不良反应多，临床少用。新型抗精神病药物除氯氮平外，大多数药物副作用较少，适用于老年痴呆患者。

3）睡眠障碍：治疗痴呆患者睡眠障碍是为了减少失眠、易醒、减轻家属和照料者的痛苦。苯二氮䓬类药多数可加重认知功能的损害，引起跌倒发作和骨折。选药可根据其他患者存在的其他症状而定，若有精神症状可在睡前与给予抗精神病药；若合并抑郁状态，可睡前给予镇静作用的抗抑郁药如帕罗西汀；如患者只有睡眠障碍及焦虑激越可选用苯二氮䓬类药。

（4）抗炎药物：炎症反应在AD的病理生理机制中起到一定作用。环氧合酶（COX）对前列腺素的合成十分重要，非类固醇类抗炎药（NSAIDs）的抗炎作用与其抑制COX、继而抑制前列腺素的合成有关。回顾性研究提示长期使用NSAIDs能够降低AD的发病率，其中选择性COX-2抑制剂因具有更好的耐受性和较小的毒副作用而提倡用于AD的治疗。

（5）脑代谢增强药：脑血流减少和糖代谢减低是AD的重要病理变化。血管扩张药可增加脑血流，脑细胞代谢药可提高脑对葡萄糖摄取和利用，改善症状或延缓疾病进展。常用药物有银杏叶提取物、奥拉西坦、吡拉西坦等。

2. 其他 心理社会治疗是对药物治疗的补充。鼓励早期患者参加各种社会活动和日常活动，以延缓衰退速度，但应注意对有精神、认知功能、视空间功能障碍、行动困难的患者提供必要的照顾，以防意外，患者如外出活动无人陪同时需随身携带身份证明或联系方式，以防走失。

## 二、中医治疗

### （一）辨证论治

1. 髓海不足证

治法：补肾益髓，填精养神。

代表方：七福饮。

常用药：人参、熟地、当归、白术、枣仁、远志。

加减：肝肾阴虚，加怀牛膝、生地、枸杞子、女贞子、制何首乌、黄精；肾阳不足，加制附片、巴戟天、益智仁、仙灵脾、肉苁蓉；心肾不交，以知柏地黄丸加丹参、莲子心、石菖蒲。本型亦可以参茸地黄丸或河车大造丸制成膏方以缓图之。

2. 脾肾两虚证

治法：补肾健脾，益气生精。

代表方：还少丹。

常用药：山药、牛膝、山茱萸、白茯苓、五味子、肉苁蓉、石菖蒲、巴戟天、远志、杜仲、楮实子、茴香、枸杞子、熟地黄。

加减：如见气虚较著，甚至肌肉萎缩，可配伍紫河车、阿胶、川断、杜仲、鸡血藤、何首乌、黄芪等。

若脾肾两虚，偏于阳虚者，方用金匮肾气丸加减温补肾阳，再加紫河车、龟板胶、鹿角胶血肉有情之品，填精补髓。若伴有腰膝酸软，颧红盗汗，耳鸣如蝉，舌瘦质红，少苔，脉弦细数者，是为肝肾阴虚，可用知柏地黄丸加减滋养肝肾之阴。

3. 心脾两虚证

治法：健脾养心，安神益智。

代表方：归脾汤。

常用药：白术、当归、白茯苓、黄芪、龙眼肉、远志、酸枣仁(炒)、人参，木香。

加减：脾虚痰盛，合二陈汤加减，药用陈皮、法半夏、茯苓、苍术、薏苡仁；阳虚较盛，加干姜、补骨脂、巴戟天、淫羊藿；心神不宁，加酸枣仁、柏子仁、制何首乌、远志、合欢花、龙骨、牡蛎；食欲不振，加炒白术、砂仁、木香、焦山楂、炒麦芽。

4. 痰浊蒙窍证

治法：健脾化浊，豁痰开窍。

代表方：涤痰汤。

常用药：茯苓、人参、甘草、橘红、胆星、半夏、竹茹、枳实、菖蒲。

加减：脾气亏虚者，加党参、茯苓、黄芪、白术、山药、麦芽、砂仁；若痰浊闭塞较著，加胆南星、白附子、佩兰、白豆蔻、瓜蒌、薤白；久郁化火，扰动心神，加黄芩、黄连、石膏、竹沥。

5. 瘀血内阻证

治法：活血化瘀，开窍醒脑。

代表方：通窍活血汤。

常用药：赤芍、川芎、桃仁、红枣、红花、老葱、鲜姜、麝香。

加减：久病气血不足，加党参、黄芪、熟地、当归；血虚明显者，加当归、鸡血藤、三七；瘀血日久，郁而化热，加丹参、丹皮、栀子、夏枯草、竹茹；久病入络，可加僵蚕、蜈蚣、地龙、水蛭虫类药。

6. 心肝火盛证

治法：清热泻火，安神镇惊。

代表方：黄连解毒汤。

常用药：黄芩、黄连、黄柏、栀子。

加减：肝郁气滞，加柴胡、香附、合欢皮、川芎；阳热内扰，加羚羊角、钩藤、珍珠母、菊花、桑叶；痰火较盛，加瓜蒌、竹沥、天竺黄、法半夏、石膏、知母；火热夹瘀，加丹参、郁金、川楝子、桃仁、红花、川牛膝。

**（二）中成药**

1. 口服药

银杏黄酮苷：临床上主要用于阿尔茨海默病，如记忆力减退、智能衰退、精力不集中、头痛、耳鸣等。

2. 注射剂

银杏黄酮苷注射：临床上主要用于阿尔茨海默病，如记忆力减退、智能衰退、精力不集中、头痛、耳鸣等。

**（三）专病专方**

李文彪等运用疏肝理气、健脾补肾、化痰通络、开窍醒脑的疗法，用天竺醒脑胶囊治疗AD患者，疗效显著。

寇胜玲等用补肾化痰通络方治疗AD患者，方中诸药配合能补肾虚、通脑络、充脑髓，使神志恢复。

钟岩认为补气活血汤有补气活血、化瘀祛痰、益气醒脑的功效，运用自拟补气活血汤治疗AD患者，在一定程度上改善患者的各项症候。

高影等采用补肾益脑、通脉活血之法，自拟益脑通脉汤治疗AD，并且与都可喜对比，发现疗效优于都可喜。

**（四）针灸及其他**

1. 针刺治疗

（1）体针：治疗AD的体针疗法主要有韩景献教授提出益气调血、扶本培元法治疗AD，石学敏院士提出醒脑开窍法治疗AD，郑魁山教授总结其60余年临床经验，独创了温通针法。韩景献教授的疗法重在调理三焦，并提出“益气调血、扶本培元”的针刺方法。石学敏院士指出“脑主神明”与“心主神志”是并存的，但脑所主之神是广义之神，包括机体的外在生命活动与内在精神活动，起决定性作用，故提出“醒脑开窍”法。郑魁山教授的手法突出“温、通、补”的作用，能够激发经气，推动气血运行，使气至病所，扶正不留邪，祛邪不伤正，从而疏通经络、填精补髓、醒脑开窍。

（2）头针：根据针灸邻近取穴的原则，常选择以头部作为主要的治疗部位，故头针应用较多。

（3）药氧针刺法：用药氧针刺结合的方法取四神聪、百会、神门、丰隆、内关（用泻法）及肝俞、肾俞、足三里（用补法），同时把具有醒脑开窍、补益肝肾、活血化瘀作用的中药与氧气制成药雾吸入治疗，使针刺、中药、氧气三者同步发挥作用。药氧针刺治疗AD有显著疗效，可能有促进大脑类神经元再生及代偿作用。

（4）穴位注射法：针刺百会、神门、率谷、玉枕、神庭、太阳、四神聪、印堂，留针接G6805治疗仪，低强度，每日1次，30次为1个疗程。穴位注射：取左风池、鸠尾、肾俞、足三里；取右风池、大椎、肝俞、三阴交。交替使用，每日1组。主穴肾俞用补法，配穴足三里、三阴交用泻法。

（5）眼针：眼内络脉，向上“皆悬贯于脑”，向下“下连脏腑”。《证治准绳·目门》曰：“八廓应乎八卦，脉络经纬于脑，贯通脏腑，以达血气，往来以滋于目。”《灵枢·邪气脏腑病形》有：“十二经脉、三百六十五络，其血气皆上于面而走空窍，其精阳气上走于目而为睛。”故眼与脑、脏腑以及全身经脉皆有联系，能够反映气血盛衰，脏腑虚实及邪气的性质。

2. 艾灸治疗 AD的发病大多是一个慢性进展性的过程，艾灸可以发挥其温和而长久的良性调节作用。由于其时限较长，这种预防性的治疗在目前的临床应用可能有一定的困难，但可以作为一种保健知识进行全民推广和普及。临床常取百会、大椎、神庭、神道为主穴，辨证配穴。百会用隔附子灸，神庭、大椎、神道穴用清艾条悬灸，配穴予以毫针针刺。

3. 康复治疗

（1）心理康复，尊重患者的人格根据不同患者的心理特征，采用安慰、鼓励、暗示等方法，给予开导。对情绪悲观的患者，应该耐心解释，唤起患者战胜疾病的勇气和信心。鼓励患者参加一些学习和力所能及的社会、家庭活动，以分散患者的不良情绪和注意力，唤起其对生活的信心。

（2）智力训练，根据患者的病情和文化程度，可教他们记一些数字，由简单到复杂反复进行训练，利用玩扑克牌、玩拼图、练书法等，以帮助患者扩大思维和增强记忆。

（3）强化记忆，不让患者单独外出，以免走失。在室内反复带患者辨认卧室和厕所，以强化其回忆和记忆。

（4）生活训练：教患者做些力所能及的家务，如扫地、擦桌子、整理床铺等，以期生活能够自理。

4. 其他 针药结合在针刺与药物配合治疗AD的临床研究中，以中药为辅的较多见。临床常见服用的中药为补肾益气活血为主，配合风池、四神聪、足三里（双）、太溪（双）、内关（双）、百会、神庭、本神、神门（双）、三阴交（双）、太冲（双）等穴位进行针刺。

## 【诊疗热点】

### 一、遗传基因研究的聚焦

AD的病因十分复杂，涉及神经生化、细胞因子、分子病理和分子遗传各个方面分子遗传研究发现多个基因与AD相关。目前较为确定的相关基因有四个：21号染色体上的*APP*基因，19号染色体上的*APOE*基因，14号染色体上的*PS1*基因及1号染色体上的*PS2*基因。其中在早发性AD家系中发现*APP*、*PS1*和*PS2*基因突变，呈常染色体显性遗传模式，3个基因的突变率分别是2%~3%，70%~80%和20%。而*APOE*基因则被认为是迟发性AD的相关基因。另外，组织蛋白酶D（*catD*）基因、半胱氨酸蛋白酶抑制剂C（CST3）及白介素1也被怀疑与AD相关。2011年5月*Nature Genetics*杂志刊登了这一疾病的重要研究成果，来自英国、德国、美国等多个国家的研究人员组成的研究组剖析了几个与阿尔茨海默病相关的新基因，为深入了解和研究这一疾病提供了重要资料。这四种与阿尔茨海默病相关的新基因为*MS4A*、*CD2AP*、*CD33*和*EPHA1*。这项研究是由来自44所美国大学和研究机构的科研人员共同完成的，是迄今涉及科研人员最多的关于阿尔茨海默病的研究之一。

### 二、影像学诊断研究的突破

确诊的AD患者往往已经到了中晚期，此时已严重影响到患者的生活质量，并给治疗带来很大困难，因此需要早期发现才能起到很好的防止疾病进展和改善患者生活质量的作用。CT灌注成像、MRI体积测量、1HMRS、PET对AD的早期诊断及AD与MCI鉴别方面的指导意义相对比较大,但这些影像学技术均不能够较准确地对AD做出早期诊断,因此如何利用影像学技术对早期AD做出准确的诊断,成为目前的热点。2015年4月,Amyvid,一种用于活体检测疑似AD患者脑内β-淀粉样蛋白的药物获得FDA批准。这种名为Amyvid的药物能够与淀粉体斑块结合在一起,在进行正电子发射层析(PET)扫描之前,Amyvid使得医师能够看清淀粉体是否已经开始在大脑中积聚。该药物为AD的诊断和鉴别诊断提供了很大的帮助,β-淀粉样蛋白成像检测为神经科医师提供了一种有价值的新型诊断AD的方法。

### 三、治疗药物的探索与研究

AD尚无特殊治疗,到目前为止,美国FDA批准用于AD治疗的药物有5种,其中胆碱酯酶抑制剂有4种:四氢氨基吖啶、多奈哌齐、重酒石酸卡巴拉汀和加兰他敏;NMDA受体拮抗剂有美金刚。但是这5种药均不能延缓或者是停止疾病的进展,而且对患者的效果也不一致。除了上述5种FDA批准的药物之外还有正在研究中的抗淀粉样蛋白方法、他汀类、抗炎类及含半胱氨酸的天冬氨酸蛋白水解酶(Caspase)抑制剂等多种药物。目前所采用的治疗方法无论是药物疗法还是其他疗法,主要是尽量减轻疾病过程中所出现的包括精神症状在内的各种症状,延缓痴呆的进一步发展,一旦患者发展到痴呆则很难逆转,故最新的治疗理念是对AD的临床前期进行干预,从而延缓AD的发生。2011年7月Nature杂志刊登美国科学家们发现一种原先被用于治疗哮喘的药物可以通过抑制大脑中两种酶的活动减少β淀粉样蛋白的含量,从而减缓阿尔茨海默病的发展。动物实验发现,接受药物的小鼠的大脑中淀粉样蛋白斑块减少了50%。

## 【中西医结合思路】

"整体观念"与"辨证论治",是中医学的最基本特点,也是中医学的优势所在,中西医结合的重要任务之一就是要为中医现代化服务,进行中西医结合的研究与实践,必须符合中医学基本原理,不能以西医标准与尺度作为中医的标准,不要强以西医解释中医,不能丢失中医学的精髓,应保持中医学的特点与优势,把整体观念的辨证论治体现于结合之中,不能一味分割人体,全依赖实验与局部检测,完全走西医的道路,以往的中西医结合研究与实践证明不能坚持衷中原则,把中医西化只会使中西医结合徒有形式,难以发展。所以在AD的中西医结合诊断治疗上,一定要根据整体观念辨证论治,结合现代医学技术进行诊治。

## 【研究展望】

AD的出现已有百年的历史,人们一直不断地探索它的病因、病理机制,对它的精确诊断、治疗方法和手段的应用也是多种多样。早期识别和精确诊断是临床试验中经常面临的问题,在Ⅲ期临床试验阶段高达25%的参与者被误诊。AD患者脑组织异常类型多样,因此即使脑组织分析也不能给出精确诊断。所以大量研究集中在关于AD的早期诊断方法和标准上,其研究多以量表测试、血液监测、基因检测、脑脊液排查为主。在治疗方面,大部分药物只对AD的某一环节有阻断作用,并不能阻断AD发病的病程,这也是这些药物能够改善AD早、中期的症状,但对AD晚期疗效较差的原因。因此,寻找能够阻断AD病程发展的多靶点药物,具有更重要的意义。因此,设计多靶向治疗AD的药物、寻找多靶点作用的中药、神经干细胞治疗AD已成为抗AD治疗的新方向。由于缺乏有效的治疗,预防显得非常重要。临床医师已经公认可以通过早期的行为干预来延缓AD的进展，行为干预包括学习新的语言、拼图游戏、增加社交活动等，但这些行为干预仍需进行长时间的实施和临床观察，以明确疗效。目前共有60种药物正在接受FAD审批，它们在疾病预防、治疗方面发挥着不同的作用。我们相信，随着对AD的病因和病理机制的深入研究，行之有效的诊断和治疗方法将会随之出现。

## 【参考文献】


[1] McKhann G, Drachman D, Folstein M, et al. Clinical diagnosis of Alzheimer's disease: report of the NINCDS-ADRDA Work Group under the auspices of Department of Health and Human Services Task Force on Alzheimer's Disease[J]. Neurology, 1984, 34(7): 939-944.

[2] McKhann GM, Knopman DS, Chertkow H, et al. The diagnosis of dementia due to Alzheimer's disease: recommendations from the National Institute on Aging-Alzheimer's Association workgroups on diagnostic guidelines for Alzheimer's disease[J]. Alzheimer's Dement, 2011, 7(3): 263-269.

[3] Huang Y, Mucke L. Alzheimer mechanisms and therapeutic strategies[J]. Cell, 2012, 148(6): 1204-1222.

[4] Paul Holling worth, Denise Harold, Rebecca Sims, Amy Gerrish, Jean-Charles Lambert, et al. Common variants at ABCA7, MS4A6A/MS4A4E, EPHA1, CD33 and CD2AP are associated with Alzheimer's disease[J]. Nature Genetics, 2011, 43: 429-435.

[5] Lauren Gravitz. Drugs: a tangled web of targets[J]. Nature, 2011, 475(7355): S9-11.


（杨东东）

# 第三节 血管性痴呆

## 【概述】

血管性痴呆（vascular dementia, VaD）是由多次脑卒中或长期慢性脑缺血所致的大脑皮质获得性高级功能进行性衰退性疾病。疾病的症状与体征常呈阶梯式发展，发病可以突然，也可隐匿。每一次发作后，症状叠加，直到智能全面衰退，成为痴呆。据流行病学研究，脑卒中后第1个月VaD发病率约20.4%，随时间的延长，VaD发病率逐渐升高。65岁以上老年人患病率为1.2%~4.2%，发病随年龄增长而增多，卒中后痴呆的发病率为31.8%。

VaD在中医中归属于"中风后神志疾病""呆证""健忘""痴呆""癫证"病证的范畴。汉代《金匮要略·中风历节病脉证并治》曰："邪入于腑，即不识人；邪入于脏，舌即难言，口吐涎。"叶天士《临证指南医案·中风》中指出："中风初起，神呆遗尿，老年厥中显然"；"或风阳上僭，痰火阻窍，神识不清……"均言中风时神志受累。综合历代医家对VaD的描述，VaD是因老年人精气虚衰，气血不足，以至阳化风动，气血上逆，夹痰夹瘀，直冲犯脑，蒙蔽清窍，元神失聪，而灵机记忆皆失。

## 【病因病机】

### 一、西医病因、发病机制及病理

目前VaD的病因尚不十分清楚,既往认为大多数VaD是由于多发性脑梗死所致。目前认为,血管性痴呆病人存在以额叶为中心的诸多脑区弥漫性脑血流量下降。近年来,临床研究发现慢性脑灌注不足尤其是皮质下区域脑血流量慢性持续性下降可能是导致血管性痴呆的主要原因之一。

胆碱能系统与大脑记忆的形成和贮存有着十分密切的相关性。记忆的痕迹即乙酰胆碱(Ach)是由胆碱能神经通路通过神经及生化方式参与构成的;与大脑的空间识别、工作记忆功能有关的是大脑的隔核—海马神经传导通路,而与神经的传导通路与大脑的学习过程调制、参照记忆有关的则是大细胞基底核(nucleus basalis magnocellularis)—大脑皮质。大脑的皮质、海马及大细胞基底核细胞的萎缩以及胆碱能传导通路的受损,可以引起胆碱能的缺陷,胆碱能神经通路受损,学习记忆功能障碍,从而造成血管性痴呆记忆功能的障碍。

兴奋性氨基酸和抑制性氨基酸是中枢神经系统中作为神经递质的游离氨基酸,正是这两种氨基酸各自受体相互作用,从而维持了正常人体的神经生理活动。脑部损伤如缺氧、缺血时,兴奋性神经递质就会过量释放,而其再摄入机制衰竭,大量谷氨酸堆积于突触间隙内,突触后神经元处于持续去极化状态,大量钙离子内流,介导细胞内一系列依赖钙离子的生化反应以致细胞凋亡。

脑缺血再灌流的急性期可产生大量的自由基,自由基的连锁反应主要攻击灰质的神经元等富含脂质的脑细胞,引起磷脂破坏降解从而发生变性失能,使细胞膜的通透性大大增加了,从而发生了细胞的毒性水肿,兴奋性递质释放。自由基由于连锁反应而发生的急速蓄积,进一步攻击其他细胞的生物膜结构,造成细胞的坏死,使得细胞的死亡数目增加,半暗带区进一步恶化,梗死范围迅速扩展。

在脑组织缺血早期,由于脑缺血过度激活谷氨酸受体,导致细胞内的$Ca^{2+}$超载、自由基数目增加、细胞内的线粒体损伤受损,出现神经元和胶质细胞的快速死亡,近期研究显示其可能是凋亡。

急性脑缺血后,在继发性神经损伤中起主要作用的是炎性反应,其中IL-1β和炎性细胞因子可引起缺血再灌注中炎性反应,其局部表达最为突出。在脑缺血再灌注时,神经元、内皮细胞局部被激活,释放炎性因子IL-1β和TNF-α触发炎性反应,导致白细胞迁移至炎症组织的损伤区,出现脑血管再闭塞,引发“无再流”现象。

一氧化氮(NO)对神经元具有保护作用,可以调节脑血流,在中枢神经系统中起信使和递质样作用。但在脑缺血时,各个阶段的NO产生均有增加,参与过氧化物反应,生成过硝酸盐,造成脂质膜、核酸、蛋白质损伤,从而造成神经毒性。

家族性卒中的原因之一——CADASIL病,是伴有白质脑病及皮质下梗死的常染色体显性遗传性动脉病,此病是*Notch3*基因的异常突变,此异常突变是*Notch*受体端的表皮生长因子(EGF)样重复片段,该片段突变后使*Notch*受体蛋白积聚,导致*Notch3*配体枯竭,*Notch3*信号通路传导中断,从而导致该疾病的发生。*Notch3*基因定位于*19PB13.1*,常染色体显性遗传性动脉病80%以上伴有痴呆,是一种有明确遗传性的VaD。

## 二、中医病因病机

本病归属于“中风后神志疾病”“呆证”“健忘”“痴呆”“癫证”病证的范畴，多见于中风病之后。中医学认为心藏神、肝藏魂、脾藏意、肺藏魄、肾藏志，均与人的神志活动有关。痴呆的病位虽在脑，但与五脏亦有明显的内在关系。五脏功能失常都会导致清窍失聪，神无所主。病位在脑，涉及肝、肾、心、脾、玄府、三焦；中医的病理性质为本虚标实，髓海不足、肾精亏虚证为本，风火痰瘀为标。

1. 髓海不足 《医学衷中参西录》：“人之脑髓空者，甚或突然昏厥，知觉运动俱废。”清代王清任指出：“高年无记性者，脑髓渐空。”血管性痴呆以髓海不足、肾精亏虚证为基础，痰浊、热毒为主要病理因素。

2. 痰、浊(水湿)、瘀血等蒙蔽(阻)脑窍 《景岳全书》有云：“痴呆证，凡平素有痰，或以郁结，或以不遂，或以思虑，或以惊恐而渐至痴呆。”《石室秘录》云：“治呆无奇法，治痰即治呆。”这些都说明痰浊和痴呆有着密不可分的关系。《黄帝内经》云：“血并于下，气并于上，乱而善忘，蓄血在上善忘。”王清任曰：“瘀血也令人善忘。”《血证论》云：“须知痰水之壅，由瘀血使然。”说明痰、湿、瘀三者互为因果，致血管性痴呆。呆不离痰，痴者多瘀，痰瘀互结、痰瘀搏结是血管性痴呆的病机关键。

3. 玄府郁阻 玄府为遍布人体内各处的一种微细结构，神、识等功能与玄府通闭有关。血管性痴呆病位在脑，病变在玄府，发于五脏，以肾为本，浊毒壅塞，玄府郁闭而发为本病。

4. 本虚标实，虚实夹杂 孙思邈提出：“下焦虚寒损，腹中瘀血，令人善忘。”实是在本虚的基础上产生，是脏腑亏虚，功能失调导致的病理产物，故血管性痴呆的病理特点是虚实夹杂，本虚标实。年轻患者或是患者发病的初期多以标实为主，年老患者或者发病的中后期或多为本虚标实。

5. 三焦气化失司 三焦气化为脑神的基础，三焦气化失司，则气血津液升降出入的通道不畅，其化生、运行、输布异常，内生风、火、湿、热诸邪，血瘀、痰浊、水饮、浊毒等病理产物随之而生。

# 【临床表现】

## 一、症状和体征

1. 认知功能障碍 全面的认知功能下降，包括记忆力、语言功能、视空间能力、认知功能(计算、理解、判断抽象思维、学习能力等)。

2. VaD的临床类型

(1)多发梗死性痴呆：是由于多发的较大动脉梗死引起，为血管性痴呆中最常见的类型。是否发生痴呆与脑梗死的数目、大小、部位有关，绝大多数患者为双侧MCA供血区的多发性梗死。表现为反复多次突然发病的脑卒中，阶梯式加重、波动病程的认知功能障碍，以及病变血管累及皮层和皮层下区域的相应症状体征。

(2)关键部位梗死性痴呆：为发生在重要部位的脑梗死引起，如丘脑梗死表现为注意力、始动性、执行功能和记忆受损，垂直凝视麻痹、内直肌麻痹，会聚不能，构音障碍和轻偏瘫；内囊膝部受累，表现为认知功能突然改变，注意力波动，精神错乱、意志力丧失、执行功能障碍等。

（3）出血性痴呆：脑实质内出血、蛛网膜下腔出血后引起的痴呆。丘脑出血导致认知功能障碍和痴呆常见。硬膜下血肿也可以导致痴呆，常见于老年人，部分患者认知障碍可以缓慢出现。

（4）皮层下动脉硬化性脑病（Binswanger's病）：1894年Binswanger首先描述，指由于长期高血压、动脉硬化、慢性脑缺血导致大脑半球皮层下及脑室旁白质髓鞘脱失，尤其以颞、顶、枕叶最为明显。多在50岁以后起病，多伴有腔隙性脑梗死病史，隐袭性起病，进行性加重的智力减退。

（5）分水岭脑梗死（边缘区脑梗死）：主要发生在MCA、ACA和MCA、PCA的供血区域的交界带。发病原因多为在颈动脉狭窄或闭塞的基础上伴有全身性低血压（脑部低灌注），属于低灌注性血管性痴呆。表现为经皮质性失语、记忆减退、失用症和视空间功能障碍等。

3. 脑卒中与痴呆在时间上有相关性　卒中后3个月内发生的痴呆，认知功能呈突然或阶梯性恶化。

4. 精神症状　常有强哭、强笑及假性延髓性麻痹的表现，精神行为异常如情绪激动、暴躁、精神错乱、骂人、虚构等，但人格相对保持良好，常合并有抑郁。

## 二、影像学改变

1. 多梗死性痴呆　脑部MRI表现为$T_2$加权像示独立梗死灶，梗死灶为大脑深部较小的梗死灶（直径2~15mm），主要位于基底节、内囊、丘脑。

2. 关键部位梗死性痴呆　脑部MRI表现为$T_2$加权像示独立梗死灶，梗死灶多发生在颞叶、乳头体、丘脑、顶叶角回等与记忆、认知功能有关的部位。

3. 出血性脑卒中引起的痴呆　脑部MRI表现为长$T_1$、长$T_2$信号，或者是短$T_1$、长$T_2$信号，出血的部位脑实质，蛛网膜下腔、丘脑、硬膜下血肿，丘脑最为常见。

4. 皮层下动脉硬化性脑病　影像学上表现为双侧侧脑室旁，以前角及侧脑室三角区最为明显的、基本上对称的异常信号（CT低密度，MRI长$T_1$、长$T_2$），常伴有脑萎缩和多发腔梗。

# 【诊断】

## 一、西医诊断要点

首先确定是否为痴呆，其次是确定其基础病因为脑血管病变。诊断符合以下条件：①痴呆；②脑血管病；③以上二者密切相关。痴呆和卒中在时间上密切联系，通常卒中后3个月内发生痴呆。临床根据病史、神经系统检查及神经影像学检查表明有2次以上卒中、或有一次时间上与痴呆明确相关的卒中、CT或MRI表明小脑外至少有一个缺血灶，有血管危险因素（高血压、心脏病、糖尿病、高脂血症等），Hachinski缺血量表（HIS）分值增高，则考虑为VaD的诊断；④排除其他痴呆的病因（如AD、各种脑炎、麻痹性痴呆、失语、去皮层状态、假性痴呆等）。

## 二、中医诊断要点

本病归属于"中风后神志疾病""呆证""健忘""痴呆""癫证"病证的范畴。临床以呆傻、愚笨为主要表现，其轻者可见神情淡漠、寡言少语、反应迟钝、善忘等症；重则表现为终日不语，或闭门独居，或口中喃喃，言辞颠倒，或举动不轻，忽笑忽哭，或不欲食，数日不如饥饿，可参见上述病证进行辨病诊断。

## 三、中医主要证候类型

1. 肾精亏虚，髓海不足证　记忆模糊，失认失算，神情呆滞，目不识人，表情淡漠，动作迟钝，头晕耳鸣，腰膝酸软，齿枯发焦，骨痿无力，懈惰思卧，步履艰难。舌体瘦，色淡红，少苔或无苔，脉沉细弱，尺脉尤甚。辨证要点：失认失算，神情呆滞，头晕耳鸣，腰膝酸软，齿枯发焦，舌体瘦，色淡红，少苔或无苔，脉沉细弱，尺脉尤甚。

2. 痰瘀化火，上扰清窍证　烦躁易怒，多语无伦，善忘颠倒，头痛眩晕，面红目赤，声高气粗或气促，呼吸气臭或口臭，心烦不寐，多疑善虑，惊悸不安，口干咽燥，尿赤便干。舌质红绛，苔黄厚或灰黑干燥，脉数大有力或弦数。辨证要点：善忘颠倒，头痛眩晕，面红目赤，心烦不寐，多疑善虑，舌质红绛，苔黄厚或干燥，脉数大有力或弦数。

3. 肝肾阴虚，痰瘀阻络证　表情迟钝，呆如木鸡，精神抑郁，语无伦次，喃喃自语，哭笑无常，遇事多忘，头目眩晕，耳鸣耳聋，腰膝酸软，盗汗遗精。舌质紫黯，苔黄腻，脉濡缓或弦滑或滑数。辨证要点：表情迟钝，呆如木鸡，语无伦次，遇事多忘，头目眩晕，耳鸣耳聋，腰膝酸软，盗汗遗精。舌质紫黯，苔黄腻，脉濡缓或弦滑。

4. 脾肾阳虚，痰瘀阻络证　表情痴呆，沉默缄言，顾前忘后，口齿含糊，言不达意，伴有神疲气短，食少纳呆，口涎外溢，自汗，大便溏或初便后溏，小便自遗，轻微活动即心悸，安静时常心悸，四肢不温，面唇苍白，爪甲苍白。舌胖色淡，萎缩，苔薄白，脉沉细或迟缓。辨证要点：表情痴呆，沉默缄言，顾前忘后，言不达意，神疲气短，口涎外溢，自汗便溏，舌胖色淡，萎缩，苔薄白，脉沉细或迟缓。

## 【鉴别诊断】

鉴别诊断方面应注意与以下疾病鉴别：

1. 阿尔茨海默病　一种渐进性的神经退行性疾病，其病理特征主要是出现老年斑、神经纤维缠结、神经元原发变性、坏死。临床特征逐渐出现记忆力减退、认知功能障碍、行为异常和社交障碍，最终丧失独立生活能力，发病多年后会因并发症死亡。改良的Hachinski缺血量表，用于AD与VaD的鉴别。

2. Creutzfeldt-Jakob病　一种朊蛋白病，散发、传染伴有遗传性的疾病。组织学改变以脑海绵状变性为特征，发病年龄在50~70岁，为亚急性起病，病程数周或数月内显著恶化，多在1年内死亡。表现为进行性痴呆、伴有肌阵挛、锥体外系征、癫痫等。辅助检查：脑脊液14-3-3蛋白阳性，脑电图为周期性尖慢波，MRI的弥散加权上显示在皮层表面"彩带征"。

3. 路易体痴呆　病理改变以皮质下有路易小体（Lewy body）为特征的痴呆，本病包括痴呆、锥体外系症状、视幻觉三组征。痴呆呈波动性，主要表现为注意力减退、视空间能力减退、结构能力、语言流畅性障碍，早期记忆减退并不明显。锥体外系症状为类似帕金森综合征：肌张力增高、运动减少，但震颤较少见。视幻觉是本病一个突出的特点，可反复发生，形式完整，其内容鲜活并具体。本病患者对抗精神病药物过度敏感，这类药物导致的严重不良反应可使病人死亡率增加3倍。

## 【治疗】

### 一、西医治疗

目前尚无标准统一的治疗方法，主要针对挽救缺血半暗带的神经细胞，防止梗死灶的面积进一步扩大，应用改善脑循环、脑代谢，提高脑细胞供氧等治疗方法。

**（一）药物治疗**

1. 预防和控制血管性痴呆的危险因素　VaD是可治疗并可预防的，它是迄今为止唯一的一种可以预防的痴呆类型。对VaD最关键的治疗是预防卒中的发生，而预防的关键在于控制引起VaD发生的危险因素。一级预防主要针对其发病危险因素，如高血压、糖尿病、吸烟、酗酒等。高同型半胱氨酸血症、胰岛素抵抗、高脂血症、缺血性心脏病、感染、心理因素（如抑郁倾向）等亦与VaD有关。一般认为，老年时期收缩压控制在135~150mmHg比较合适，过度降压会导致脑血流量减少，加重脑缺血性损害，而相对高的血压水平可能起到保护作用。多食用富含叶酸和维生素$B_{12}$的食物可降低血浆同型半胱氨酸水平。口服抗血小板药物、颈动脉支架成形术等介入治疗可预防卒中再发，改善脑供血，降低VaD的发病。控制体重，规律体育锻炼。二级预防主要是针对卒中后认知功能下降及预防再次发生卒中所采取的保护性措施。

2. 脑保护剂及提高脑细胞代谢的药物

（1）胆碱酯酶抑制剂（CHEI）：①多奈哌齐：属6氢吡啶衍生物中枢性CHEI。对于轻、中型AD患者的认知功能、整体功能、日常生活能力有改善作用。②卡巴拉汀：丁酰胆碱酯酶和乙酰胆碱酯酶双重抑制剂。③加兰他敏：有抑制胆碱酯酶和调解中枢尼古丁受体而增加胆碱能神经传导的双重作用。④石杉碱甲：有较强的胆碱酯酶抑制作用，提高患者的记忆和认知功能。

（2）与神经递质有关的药物：①美金刚：为NMDA受体拮抗剂，能降低谷氨酸毒性又具有神经保护作用。2002年、2003年分别被欧洲和美国批准为治疗中重度AD的药物。两项临床验证证实美金刚可以改善AD患者的认知能力，但对于临床印象改善和整体功能评价无明显变化。②丙戊茶碱：属腺苷受体拮抗剂，能抑制神经元对腺苷的重吸收，同时有抗自由基作用。对神经保护起到作用。

（3）钙拮抗剂：尼莫地平通过阻止神经元和血管平滑肌细胞内病理性钙超载，对脑组织起到保护作用。最近的研究证实尼莫地平对VaD患者的病情进展有一定的延缓作用，但长期疗效有待进一步研究。

（4）神经肽类及神经生长因子：是痴呆治疗中最有潜力的治疗药物，动物实验证实神经生长因子能防止老年记忆减退动物脑内胆碱能神经元数目减少。脑蛋白水解物产生的小分子氨基酸和肽类，可能含有神经生长因子。小牛血清去蛋白提取物含低分子肽类及核酸衍生物。

3. 其他促进脑代谢、增进脑功能的药物　①氢化麦角碱类：甲磺酸双氢麦角毒碱、尼麦角林等。②吡咯烷酮及其衍生物类：吡拉西坦、奥拉西坦、茴拉西坦等。③银杏叶提取物。

4. 治疗行为异常及合并的精神障碍　精神药物的使用上，喹硫平、利培酮、奥氮平、氯氮平未被批准用于痴呆，建议谨慎使用。

**（二）其他加强护理，家庭社会支持**

## 二、中医治疗

### （一）辨证论治

1. 肾精亏虚，髓海不足证

治法：补肾填精，益髓增智。

代表方：七福饮。

常用药：熟地黄、怀山药、山萸肉、紫河车、龟板胶、猪脊髓、五味子。

加减：肝肾阴虚，加怀牛膝、生地、枸杞子、女贞子、制何首乌、黄精；肾阳不足，加制附片、巴戟天、益智仁、仙灵脾、肉苁蓉；心肾不交，以知柏地黄丸加丹参、莲子心、石菖蒲。

2. 痰瘀化火，上扰清窍证

治法：清热泻火，通络开窍。

代表方：黄连解毒汤。

常用药：黄连、黄芩、黄柏、栀子。

加减：阳热内扰，加羚羊角、钩藤、珍珠母、菊花、桑叶；痰火较盛，加瓜蒌、竹沥、天竺黄、法半夏、石膏、知母。

3. 脾肾阳虚，痰瘀阻络证

治法：健脾益肾，涤痰化瘀。

代表方：还少丹。

常用药：山药、牛膝、山茱萸、白茯苓、五味子、肉苁蓉、石菖蒲、巴戟天、远志、杜仲、楮实、茴香、枸杞子、熟地黄。

加减：脾气亏虚明显者，可加党参、茯苓、黄芪、白术、山药、麦芽、砂仁；痰浊闭塞较著，重用陈皮、半夏，配伍胆南星、白附子、佩兰、白豆蔻、瓜蒌、薤白；久郁化火，扰动心神，加黄芩、黄连、石膏、竹沥。

4. 肝肾阴虚，痰瘀阻络证

治法：补益肝肾，化痰通络。

代表方：六味地黄丸。

常用药：熟地黄，山茱萸，山药，泽泻，茯苓，牡丹皮。

加减：瘀血日久，瘀血不去，新血不生，血虚明显者，可加当归、鸡血藤、三七；痰浊闭塞较著，重用陈皮、半夏，配伍胆南星、白附子、佩兰、白豆蔻、瓜蒌、薤白。

### （二）中成药

口服药

（1）复方苁蓉益智胶囊：益智养肝，活血化浊，健脑增智。适用于轻、中度血管性痴呆肝肾亏虚兼痰瘀阻络证。

（2）天智颗粒：平肝潜阳、补益肝肾、益智安神。用于肝阳上亢的中风引起的智能减退，记忆力差，思维迟缓，定向力差、计算力差，理解多误，伴头晕目眩、头痛、烦躁易怒、失眠、口苦咽干、腰膝酸软等，即肝阳上亢的轻中度血管性痴呆属上述证候者。

### （三）针灸及其他

针灸疗法是在中医药整体观念和辨证论治指导下，将辨病和辨证有机结合，副作用小、方便快捷，是提高临床疗效的可行性治疗方法。针灸治疗可以通过调节神经递质、改善脑血流、保护神经元等机制达到治疗的目的。

1. 针刺治疗 ①传统体针：在常规针刺偏瘫的基础上，加用百会、水沟和神门穴治疗患者，能够显著改善患者的认知功能，不同穴位在影响病人认知功能障碍方面各有其相对的特异性，百会穴偏重于改善VaD患者的长期记忆和现实保持接触的程度，神门穴偏重于改善患者的注意力和瞬时记忆力，百会和神门则长于改善患者在特定范围内提取信息的能力。②头针：一般认为VaD与中风的危险因素相同，常见的有高血压、高胆固醇血症、高黏血症、糖尿病等，头针疗法具有改善上述危险因素的作用。

2. 康复治疗 越来越多的研究结果提示，适度的体力运动有益于脑健康。因此，早期依据患者个体情况制定积极康复治疗和功能训练计划是必要的。

3. 其他 ①穴位注射治疗：穴位注射是通过全息穴、头穴、体穴注射神经生长因子。②心理行为治疗：治疗VaD的重要环节，以提高患者生活质量为主要治疗目标。对病情较轻的患者给予情志疏导及耐心细致的智能训练，避免其产生情志抑郁等精神性疾患，并掌握一定的生活及工作技能。

## 【诊疗热点】

### 一、有关基因突变和基因多态性的研究情况

1. 载脂蛋白E（ApoE）基因多态性 ApoE基因定位于染色体19q13.2上，有3种常见的等位基因£2、£3、84，分别编码3种主要的ApoE异构体ApoE2、ApoE3、ApoE4。由于许多研究发现ApoE与血脂代谢关系密切，ApoE4可使血总胆固醇和低密度脂蛋白水平升高，加速动脉硬化的形成，促进VaD的发生，ApoE4与VaD的关系已被多项研究所证实。但亦有报道，ApoE基因多态性与VaD无关，可能原因为研究人群不同、研究入选标准的差异、研究样本量大小不同，其两者之间的关系尚有不同意见，需进一步探讨研究。

2. Notch3基因 *Notch3*基因定位于染色体19q12上，其编码的跨膜受体端的表皮生长因子样重复片段基因突变后，使该受体蛋白积聚导致配体枯竭，信号通路中断。CADASIL（伴皮质下梗死和白质脑病常染色体显性遗传性脑动脉病）是VaD的发病病因之一，有研究表明，CADASIL患者中普遍存在*Notch3*基因外显子4的第583位核苷酸的置换，这种基因突变与VaD的发病病因之一的CADASIL高度相关，引起VaD患者认知功能障碍。

3. MTHFR基因多态性 MTHFR（N5，N10-亚甲基四氢叶酸还原酶）基因定位于染色体*lp36-3*上，该基因三种基因型（I、T/C、C/C），在677位核苷酸C突变为T，产生T/T基因型，使MTHFR活性下降，导致高同型半胱氨酸血症，与VaD的发病有关。

4. 其他 VaD相关基因：ICAM-1（细胞间黏附因子-1）基因多态性、ASA-PD（芳香硫酸脂酸假性缺陷）基因、纤维蛋白原基因、ENOS（内皮型一氧化氮合酶）基因、ACT（血浆1-抗胰蛋白酶）基因、LPL（脂蛋白脂酶）基因、ANP（心房利钠肽）基因等与脑血管疾病有相关性，但是否与VaD有关尚处于研究阶段。

### 二、影像学诊断研究情况

从临床诊断角度来说，MRI能够显示脑萎缩的程度、发生的病灶部位、偏向、数目、容积等，是以形态结构为主的检查方法。而SPECT功能成像方法。显示脑血流灌注状态。能够

较早地反映出脑神经细胞在亚临床期的血流灌注异常改变。有研究证明采用SPECT脑灌注检测是临床准确判断和评估VaD和AD的重要手段。VaD患者脑组织病理改变与认知功能障碍的关系。从SPECT比较显示，VaD患者与非痴呆组比较，额叶血流灌注减低明显，颞叶也有一定程度的血流灌注减低，丘脑、基底节、顶叶灌注状态与对照组差别不显著（$P>0.05$）。提示影响认知功能与皮质受损有关，特别是额叶、颞叶。

### 三、治疗方向的探索与研究

根据VaD发病的分子机制，乙酰胆碱酯酶抑制剂（多奈哌齐、加兰他敏、利凡斯的明）和NMDA受体拮抗剂（美金刚）在VaD患者的治疗中显示出良好的应用前景。美金刚作为低亲和力的NMDA受体拮抗剂，可以阻止兴奋性氨基酸的细胞毒性，而又不影响学习记忆所需谷氨酸的生理作用，其安全而且耐受性好，但目前还不能证实其在所有认知转归和临床总体评价中有效。有研究显示，虽然胆碱酯酶抑制剂和美金刚与安慰剂相比，对轻微的认知功能有所改善，但这些药物并没有被证实可以改善综合行为能力。

钙超载为细胞死亡的总通路，故钙离子拮抗剂如尼莫地平等治疗VaD的临床应用也较多，疗效也较满意。抗氧化剂（如维生素C、维生素E、B族维生素）可使自由基减少，保护神经细胞，亦可作为VaD的治疗手段之一。神经营养因子对神经元的生存、分化、生长起到重要作用，能促进受损后神经元再生。研究发现神经营养因子可以通过减少细胞内钙超载来拮抗脑缺血后兴奋性氨基酸的毒性以起到神经保护剂的作用。嘧啶类化合物通过嘧啶—受体通路参与信号传导过程，可能对VaD有治疗作用。此外，骨髓干细胞移植、经颅磁刺激、电针等物理疗法亦尚在研究进行中。

## 【中西医结合思路】

血管性痴呆通常以血管病变在前，痴呆结果在后，痰浊瘀血为病机的重要环节，痰瘀停留体内，一则蒙蔽脑窍，气血失于奉养之能，二则阻遏清阳，清阳不升，浊阴不降，神失所养则智能障碍，因此，血瘀痰浊闭阻脑窍是血管性痴呆的重要致病因素。以肾虚为主的脏腑功能失调可导致痰浊、瘀血抑郁为证候特征的神志病。精神失常的发生与“痰”密切相关，常兼夹“气、瘀、火”等病邪，共同上扰脑神，而致神志失常。精神行为症状退化的病因病机，历代医家认为离不开气、血、痰、火。《类证治裁》云：“若血瘀于内，而善忘如狂。”瘀血内停，使脑气与脏气不能相接，气血不能上行濡养脑窍，脑失所养，精髓逐渐枯萎，从而使病情进一步加剧，临床见思维异常，行为古怪，呆滞少语。痰浊上蒙清窍，可见头昏目眩、精神不振、呆顿无言、倦怠嗜卧、或心烦易怒、多疑善虑、喃喃自语、举止失常等症。结合西医学认为：“瘀”对大脑微循环通路的影响和“痰”对脑细胞新陈代谢的影响，导致了大脑对各种信息的接收、贮存、分析、传递等发生障碍，导致了各种精神症状的产生，故可进而影响日常生活能力。需注重血管性痴呆与“痰瘀”相结合的基础研究。

西医学认为血清胆固醇升高可导致脑动脉和毛细血管内皮细胞功能受损，加速动脉粥样硬化进展，降低脑血流，使脑代谢受损，从而增加认知功能障碍和痴呆的危险性。此外，血清胆固醇升高也可直接影响与认知功能障碍有关的神经元变性，其可能的生物学机制是血清胆固醇升高影响神经细胞淀粉样前体蛋白代谢，加速$\beta$-淀粉样蛋白的产生和沉积，从而导致认知功能障碍。血管性痴呆的发病因素较多，动脉粥样硬化与其发病密切，LDL在动脉粥样硬化形成中起着重要作用。所以,研究血管性痴呆可以血中TG、TC、LDL水平升高作为其重要的生化基础。

## 【研究展望】

在当今老龄化日趋严重的社会,老年性痴呆已成为严重威胁高龄人群生命质量的重要疾病之一。随着卒中发病率的逐年升高,血管性痴呆在老年性痴呆中所占的比例也呈逐年升高的趋势。对于血管性痴呆的治疗,西医主要从预防卒中,改善脑代谢、脑循环,神经元保护等方面治疗。目前,神经营养因子、胆碱酯酶抑制剂和他汀类降脂药联合治疗都处于进一步的临床研究中,但治疗效果不尽如人意,尚未开发出有效治疗药物。从中医药中寻找新的有效的药物已成为当前治疗研究的热点之一。中医药治疗主要从该病的本虚标实上入手,“虚者补之,实者泻之”。治疗上注重攻补兼施,即“寓补于通,寓通于补”,通即是通窍、开窍之意,无论是补虚还是逐邪,最终目的是恢复清窍神明的功能。中医药物治疗VaD取得了一定的进展,但仍存在许多问题,如辨证治疗多,专方专药少,疗效标准不一,缺乏有效对照等。

VaD是一种可以预防的痴呆,对VaD最重要的是,有效地控制脑血管病的发生,即控制脑血管病的危险因素,如高血压、糖尿病、高脂血症、肥胖等,但目前绝大部分研究都是从治疗VaD的角度来设计的,而忽略了中药预防给药,以及对危险因素的控制。中医一贯倡导“不治已病治未病”,本病除在已病之后积极治疗外,未病之时应立足于防,如通过饮食、运动、气功按摩等简便易行的传统保健措施防患于未然,并应积极防心脑血管病,以减少本病的发生。另外,要尽可能多关心身边的老人,及时发现痴呆症状尽早治疗。这些都是今后的研究中应予注意和解决的问题。中医药治疗VaD具有独到的优势,但要取得突破性进展,还需要科研思路和方法的客观性、科学性与规范化的提高,加强中药复方对本病研究的深度与广度,深入有关中医治疗本病的临床研究。

## 【参考文献】

[1] Béjot Y, Aboa-Eboulé C, Durier J, et al. Prevalence of early dementia after first-ever stroke: a 24-year population-based study[J]. Stroke, 2011, 42(3): 607-612.

[2] A Cagnin, L Battistin. Vascular Dementia[J]. Springer US, 2007, 81(11): 253-265.

[3] Demaersehalk BM, Wingerehuk DM. Treatment of vascular dementia and vascula cognitive impairment[J]. Neurologist, 2007, 13(1): 37-41.

[4] Ka. Virajan, Schneidert LS. Efficacy and adverse effects of cholinesterase inhibitors and memantine in vascular dementia: a meta-analysis of randomised controlled trials[J]. Lancet Neurol, 2007, 6(9): 782-792.

[5] Zhang J, Shi Q, Yang P, et al. Neuroprotection of neurotrophin-3 against focal cerebral ischemia/reperfusion injury is regulated by hypoxia-responsive element in rats[J]. Neuroscience, 2012, 222 : 1-9.

[6] Taguchi A, Nakagomi N, Matsuyama T et al. Circulating CD34-positive cells have prognostic value for neurologic function in patients with past cerebral infarction[J]. J Cereb Blood Flow Metab, 2009, 29(1): 34-38.

[7] Ding J, Cheng Y, Gao S, et al. Effects of nerve growth factor and Noggin-modified bone marrow stromal cells on stroke in rats[J]. J Neurosci Res, 2011, 89(2): 222-230.

（杨东东）

# 第十章　神经系统变性疾病

## 第一节　概　　述

神经系统变性疾病(degenerative diseases of the nervous system)又称为神经变性疾病，是指遗传性或内源性原因造成的神经元变性的一组慢性进展性疾病。常见的疾病包括阿尔茨海默病、帕金森病、运动神经元病以及多系统萎缩等，具有病因不明、疗效不佳、预后不良的特点。

神经变性疾病的基本病理改变：神经系统特定部位的神经元出现萎缩或消失，部分尚可有继发性脱髓鞘改变；胶质细胞反应，变性物质引起胶质化和细胞吞噬反应；无明显的特异性组织反应和细胞反应，主要表现为神经元缺失和胶质细胞增生。

按病理损害范围及临床特征，可分为下列几种类型：①大脑皮质变性，如阿尔茨海默病、额颞叶痴呆；②脑干小脑变性，包括各种小脑型共济失调、脊髓小脑变性、橄榄体—脑桥—小脑变性等；③基底神经节变性，如帕金森病、进行性核上性麻痹；④脊髓变性，如进行性痉挛性截瘫；⑤运动系统变性，如运动神经元病；⑥自主神经系统变性，如Shy-Drager综合征。

神经变性疾病有着以下共同的临床特征：①起病隐袭，表现为患者常不能说出准确的起病日期；②缓慢进展，病程相对较长，常以年计算；③病灶呈选择性，常常是一定解剖部位的一个或几个系统的神经元受损，如运动神经元病主要是皮质、脑干、脊髓的运动神经元选择性受累，帕金森病主要是中脑—纹状体的多巴胺能神经元受累；④临床症状多样化，几个系统损害的症状可互相叠加；⑤实验室检查通常缺乏具有诊断价值的特异性生物学标志物；⑥神经影像学检查可以正常，亦可有轻度至重度的脑萎缩表现。

目前尚无有效的办法能阻止该类疾病的进展，所有的治疗措施只是暂时缓解或减轻症状的对症治疗。中医药干预或中西医结合治疗在一定程度上有可能延缓其进展。随着对发病机制研究的不断探索与深入，神经生物学的一些新突破将使我们有希望揭开神经变性疾病的奥秘，并找到有效的临床治疗方法。

本章主要讨论具有代表性的运动神经元病和多系统萎缩。

（杜宝新）

# 第二节 运动神经元病

## 【概述】

运动神经元病(motor neuron disease, MND)是一种病因不明、累及大脑皮质锥体细胞、脑干后组运动神经元、脊髓前角细胞以及锥体束病变的神经变性疾病。MND根据病变部位和症状分为四种类型:上、下运动神经元同时病变,称为肌萎缩侧索硬化(amyotrophic lateral sclerosis, ALS);以上运动神经元为主,称为原发性侧索硬化(primary lateral sclerosis, PLS);以下运动神经元为主,称为进行性脊肌萎缩(progressive spinal muscle atrophy, PMA);以脑干后组运动神经元变性为主,称为进行性延髓麻痹(progressive bulbar palsy, PBP)。ALS是最常见的类型,以进行性加重的肌无力、肌萎缩、肌束颤动、延髓麻痹、腱反射活跃、锥体束征为主要临床表现,一般不涉及眼外肌及括约肌。其年发病率为(1~2)/10万,患病率为(4~6)/10万,ALS具有明显的临床异质性,生存期不等,发病起平均存活3~5年,最终多死于呼吸衰竭或严重肺部感染。

ALS以肌无力、肌萎缩为核心症状,中医主要将其归属于"痿病"范畴,尚有四肢拘挛、构音不清表现,而归于"痉病""喑痱"范畴,本篇统一以"痿病"论之。

## 【病因病机】

### 一、西医病因、发病机制及病理

ALS确切的病因和发病机制尚不明确,目前已知的病因与机制包括分子遗传机制、兴奋性氨基酸毒性机制、氧化应激机制、神经微丝聚集机制等。

1. 分子遗传机制 5%~10%的ALS患者具有家族遗传性,其中铜/锌超氧化物歧化酶(superoxide dismutase [Cu-Zn]/superoxide dismutase 1, SOD1)基因突变观点已被广泛接受。SOD1发生突变后与锌的结合力下降,导致SOD1蛋白稳定性下降、线粒体出现空泡化与膨胀,进而对运动神经元产生毒性作用。近年来又发现TDP43等相关基因与ALS密切相关,TDP43通过影响RNA和DNA的加工过程或影响蛋白酶体中代谢和崩裂,最终导致神经元细胞病理性死亡。

2. 兴奋性氨基酸毒性机制 谷氨酸是中枢神经系统中重要的兴奋性神经递质,过多谷氨酸在突触间隙中蓄积可导致突触后神经元及其周围组织的损害,从而诱导相关的神经元出现病理性死亡。研究表明,ALS患者血液和脑脊液中的谷氨酸水平明显高于健康人,另有研究指出高水平的谷氨酸血清可诱发机体产生类似脊髓前角细胞损害表现。

3. 氧化应激机制 氧化应激是由于活性氮自由基和氧自由基的产生与清除失衡引起,其中,8-羟基-2-脱氧鸟苷酸(8-hydroxy-2 deoxyguanosine, 8-OHdG)为评价DNA氧化损伤的重要标志物。在运动神经元病患者脑和脊髓中8-OHdG的水平明显高于正常人群,所以这些患者具有更严重的氧化损伤表现。

4. 神经微丝聚集机制 构成神经元细胞骨架的主要成分之一是神经微丝,其对维持运动神经元的正常生存极为重要。当神经细胞体和轴突中的神经微丝异常积聚,会引起运动神经元变性、死亡。

5. 其他机制 如重金属中毒、病毒感染、神经营养因子缺乏、免疫反应和非神经细胞作用机制等,但目前均无明显证据支持其相关发病。

其最主要的病理特点是运动神经元选择性丢失,表现为大锥体细胞的消失、脑干和脊髓前角的运动神经元脱失以及皮质脊髓束变性等。

## 二、中医病因病机

中医学认为“痿病”与脾、肾、肺、肝密切相关,其病因主要为先天不足、后天失养、饮食劳倦、久病体虚以及外感湿热毒邪等,以致五脏虚损,气血亏耗,肌肉筋脉失养而致痿。病变部位在肌肉筋脉,以气血阴阳亏虚为主,派生痰、瘀、风、热诸象,虚实互参多见。《黄帝内经》提出“肺热叶焦”以及“五脏致痿”理论,值得借鉴。

中医学家通过临床实践与理论探索,对ALS的病因病机有了较好的认识,其中代表性的理论观点如下:

邓铁涛认为ALS的基本病机是以脾肾亏虚为本,虚风内动、痰瘀阻络为标,治疗上主张健脾益肾,兼息风化痰、祛瘀通络、调节督脉。

周仲瑛认为其发病本源为脾肾亏虚,主要病理因素是湿热瘀阻,治疗上常多法合用,以补益脾肾、清热化湿、活血化瘀为主要治疗大法。

吴以岭从奇经角度,结合五脏、三焦分治ALS,丰富了本病的论治体系。

## 【临床表现】

ALS起病隐匿,进展缓慢,多为单一部位起病,逐渐进展至另一个部位,少数患者可见两个部位同时起病。约75%患者从单侧上肢远端起病,首发症状为手指运动不灵或握力减弱,精细动作笨拙,逐渐出现大、小鱼际肌、蚓状肌萎缩,随后累及上肢近端肌群、肩胛带肌,出现肩胛下垂、抬肩和举臂无力。伸肌无力通常较屈肌无力明显,萎缩肌群可见粗大的肌束颤动。

随病情进展,肌无力、肌萎缩可扩展至下肢、躯干及颈部,累及胸锁乳突肌时患者出现转颈、抬头无力;少数患者从下肢起病,肌无力前常先出现肌肉痛性痉挛,后出现垂足、上楼、蹲起动作完成困难,病情加重使患者逐渐丧失行走能力。体格检查可发现受累肢体及躯干部、颈部肌无力、肌肉萎缩,伴肌束颤动,腱反射通常活跃至亢进,病理征阳性等上、下运动神经元损害表现;在出现明显肌肉萎缩无力的区域,如果腱反射不低或活跃,即使没有病理征,也可以提示锥体束受损。

延髓麻痹常较晚出现,约25%患者以此为首发症状。构音不清常先出现,表现为说话缓慢费力、鼻音重、音调低、音量小等。随病情进展逐渐出现流涎、咀嚼费劲、吞咽困难、进食呛咳,部分患者可出现强哭、强笑等假性延髓性麻痹症状。体检可发现面肌无力、鼓腮困难、咀嚼无力、软腭提升无力、舌体运动不灵活、舌肌萎缩和颤动、咽反射减弱或消失、吸吮反射和下颌反射阳性。

少数患者呼吸肌先受累,大部分患者出现呼吸症状通常较晚,表现为胸闷、气促出汗、呼吸困难、咳嗽咯痰无力,甚至端坐呼吸等,查体可见呼吸减弱,频率加快、呼吸音减弱、心动过速。乏力和体重下降也是本病常见症状。约5%患者合并额颞叶痴呆,表现为认知功能减退及人格障碍。本病不累及眼外肌及括约肌。小部分患者发病初期有麻木、疼痛等主观感觉异常，但无客观感觉障碍，可能与周围神经嵌压有关。

## 【诊断】

### 一、西医诊断要点

1. 中年隐袭起病，缓慢进行性加重的病程，通过病史、体检或电生理检查，证实临床症状或体征在一个区域内进行性发展，或从一个区域发展到其他区域;

2. 临床、神经电生理或病理检查证实有下运动神经元受累的证据;

3. 临床体检证实有上运动神经元受累的证据;

4. 排除其他可导致肌无力、萎缩的疾病。

（注：神经电生理下运动神经元受累的证据主要指肌电图检查提示进行性失神经表现，如纤颤电位、束颤电位、正锐波；慢性失神经表现如运动单位电位的时限增宽与波幅增高，大力收缩时运动单位募集减少，波幅增高，严重时呈单纯相等；当同一肌肉肌电图出现进行性失神经、慢性失神经共存时，对于诊断具有重要价值）

### 二、诊断分级

1. 临床确诊ALS　通过临床或神经电生理检查，证实在4个区域中至少有3个区域存在上、下运动神经元同时受累的证据;

2. 临床拟诊ALS　通过临床或神经电生理检查，证实在4个区域中至少有2个区域存在上、下运动神经元同时受累的证据;

3. 临床可能ALS　通过临床或神经电生理检查，证实仅有1个区域存在上、下运动神经元同时受累的证据，或者在2或以上区域仅有上运动神经元受累的证据。已经行影像学和实验室检查排除了其他疾病。

（注：4个区域指脑干段、胸段、颈段、腰骶段）

### 三、中医诊断要点

1. 受累肢体出现活动不利、软弱无力，肌肉萎缩，甚则瘫痪;

2. 在肌肉痿软无力基础上，可出现气短、言语不清、吞咽障碍、呼吸困难等;

3. 应该与风痱、痹证等相鉴别。

### 四、中医主要证候类型

1. 湿热浸淫证　新近发病，肢体逐渐出现痿弱无力，下肢为甚，疲倦困重，或发热口干，或伴言语不清、吞咽困难、口气秽臭，纳差胸闷，小便短赤，大便黏腻，舌红，苔黄厚腻，脉濡数或滑数。辨证要点：肢体乏力，疲倦困重，尿赤便黏，舌苔黄腻，脉濡滑。

2. 脾气亏虚证　渐见肢体无力、肌肉萎缩，神疲倦怠，面色少华，少气懒言，口腻纳呆，食少腹胀，便溏不爽，舌色淡，舌体胖大、边有齿痕，苔白腻，脉细弱。辨证要点：肢体无力或萎缩，神疲懒言，纳呆便溏，舌淡苔白，脉细弱。

3. 肺脾两虚证　肢体无力、肌肉萎缩，甚则四肢不用，皮肤干枯，面色不荣，声低懒言或饮水呛咳或吞咽困难，食少消瘦，胸闷，咳唾涎沫，舌淡，苔白腻，脉细弱；若化热者，可见口干咽燥，苔黄腻，脉虚数。辨证要点：肢体无力、肌肉萎缩，声低懒言、饮水呛咳、吞咽困难，咳唾涎沫，自汗，气短，舌淡，苔白，脉细弱。

4. 肝肾阴虚证　肢体肌肉萎缩，时有肌束颤动，或下肢僵硬，甚者拘挛、筋惕肉瞤，耳鸣腰酸，情绪不稳，夜眠梦多，潮热颧红，口干，尿少便结，舌红，舌体萎弱、薄瘦，少苔，脉弦细。辨证要点：肢体肌肉萎缩、拘挛僵硬，潮热颧红，耳鸣腰酸，舌红，舌体薄瘦，少苔，脉弦细。

5. 脾肾阳虚证　肢体痿软乏力，肌肉瘦削，喜暖畏寒，肢体不温，纳差懒言，腰膝酸软，小便清长，舌苔薄白，舌体淡胖，脉沉迟而细。辨证要点：肢体痿软乏力，肢体不温，喜暖畏寒，纳差懒言，腰膝酸软，小便清长，舌淡胖，脉沉迟。

## 【鉴别诊断】

1. 脊髓型颈椎病　由颈椎病变而出现脊髓和（或）神经根症状，可表现为颈部酸痛，上肢节段性肌无力和肌萎缩，下肢痉挛性瘫痪。查体可见腱反射活跃、双侧病理征阳性，多伴有感觉障碍。但脊髓型颈椎病无延髓症状，肌电图提示局限于颈段的神经源性损害，而胸锁乳突肌肌电图检查无异常，颈部CT或MRI可见与症状相对应的颈椎病变或脊髓受压表现。

2. 肯尼迪病　是一种遗传性运动神经元病，多见于中年男性，缓慢病程，临床表现可有延髓症状、肌无力、肌萎缩，但无上运动神经元受累症状，常伴内分泌紊乱如乳房发育、少精症，肌电图除神经源性损害外，可涉及感觉神经受累，基因检测发现CAG重复序列异常增加可确诊。

3. 多灶性运动神经病（multifocal motor neuropathy，MMN）　是由免疫介导的周围神经病，中年男性多见，典型表现为以手部小肌肉不对称性无力、萎缩起病，逐渐累及上肢近端，受累肌肉分布呈多数单神经病的特点，无延髓症状以及锥体束征，周围神经可发现非嵌压部位的运动神经传导阻滞，约半数患者血清中抗GM1抗体阳性，使用免疫球蛋白或免疫抑制剂可取得疗效。

## 【治疗】

### 一、西医治疗

目前本病尚无特效治疗药物，各国指南均提倡从诊断开始全程为ALS患者提供服务，尽可能改善患者生存质量。主要有以下治疗措施：

#### （一）药物治疗

1. 利鲁唑（riluzole）　主要作用机制有稳定电压门控钠通道的非激活状态、抑制突触前谷氨酸释放、激活突触后谷氨酸受体以促进谷氨酸的摄取等，是目前唯一通过大型临床研究证实可延长ALS患者存活时间以及推迟气管切开时间的药物。适用于轻、中症的ALS患者，推荐用量为50mg口服，每日2次。常见不良反应有疲乏、恶心、嗜睡、转移酶升高等。

2. 其他药物　肌酸、辅酶$Q_{10}$、维生素E、碳酸锂、拉莫三嗪、睫状神经营养因子、胰岛素样生长因子等，但在临床研究中均未能证实有效。

#### （二）营养管理

ALS患者应高度重视营养和体重管理，定期测量体重指数。

1. 能够正常进食者,提倡均衡饮食,出现吞咽困难时宜高蛋白、高热量饮食,保证营养摄入。

2. 咀嚼费力、吞咽困难者,可改变饮食质地,进食软食、半流食,少食多餐。

3. 对于吞咽困难、体重下降明显或存在呛咳误吸高风险者,应尽早行经皮内镜胃造瘘术(percutaneous endoscopic gastrostomy, PEG)。建议PEG应在用力肺活量(forced vital capacity, FVC)大于预计值50%时进行,否则需要评估麻醉风险,呼吸机支持下进行。对于拒绝或无法行PEG者,可采用鼻胃管进食。

**(三)呼吸管理**

1. 建议定期检查肺功能,有条件者可每3个月检查1次。

2. 尽早识别患者呼吸肌无力的早期表现,及时使用双水平正压通气(Bi-level positive airway pressure, BiPAP)。开始无创通气的指征包括:端坐呼吸,或最大吸气压力(maximal inspiratory pressure, MIP)$<60cmH_2O$,或用力吸气鼻内压(sniff nasal pressure, SNP)$<40cmH_2O$,或FVC<70%,或夜间血氧饱和度降低。

3. ALS患者易出现咳嗽、排痰无力,应使用人工辅助咳嗽或吸痰器,减少呼吸道分泌物。当患者病情进一步恶化,无创通气不能维持血氧饱和度>90%,二氧化碳分压<50mmHg,或分泌物过多无法排出有堵塞气道可能时,建议采取有创呼吸机辅助呼吸。

**(四)对症处理,提高生活质量**

在本病各个阶段,患者都可能出现如流涎、抑郁、焦虑、失眠、构音障碍、交流困难等,应根据具体情况,选择适当的药物、辅助设施以及心理治疗,提高其生活质量,预防各种并发症。

## 二、中医治疗

**(一)辨证论治**

1. 湿热浸淫证

治法:清热燥湿,化浊通络。

代表方:三仁汤合四妙散。

常用药:杏仁、白蔻仁、薏苡仁、半夏、厚朴、通草、滑石(包煎)、竹叶、黄柏、苍术、川牛膝。

加减:吞咽困难、声音嘶哑,加石菖蒲、桔梗、木蝴蝶;食少纳呆,加山药、白术。

2. 脾气亏虚证

治法:益气升清,补中强肌。

代表方:补中益气汤。

常用药:黄芪、党参、陈皮、白术、当归、升麻、柴胡、炙甘草。

加减:口淡纳少,加山药、白扁豆、麦芽;气虚明显,加人参,并重用黄芪;口角流涎,加益智仁、山药。

3. 肺脾两虚证

治法:健脾益肺,固护宗气。

代表方:健脾益肺方。

常用药:黄芪、党参、白术、五味子、菟丝子、麦冬、陈皮、法夏、僵蚕、杏仁、桔梗、柴胡、制马钱子,炙甘草。

加减:声音嘶哑,加蝉蜕、木蝴蝶;涎多、喘咳,加射干、麻黄;咯痰色黄,加黄芩、瓜蒌。

4. 肝肾阴虚证

治法: 补益肝肾,滋阴柔筋。

代表方: 左归丸。

常用药: 熟地黄、山药、山茱萸、枸杞子、牛膝、鹿角霜(先煎)、龟甲胶(烊化)、菟丝子。

加减: 肢体挛急,加白芍、熟附子、甘草; 筋惕肉瞤,可加羚羊骨、阿胶; 舌萎语謇,加白附子、僵蚕、石菖蒲。

5. 脾肾阳虚证

治法: 温肾健脾,养血荣肌。

代表方: 右归丸。

常用药: 熟地黄、山药、山萸肉、菟丝子、枸杞子、鹿角霜(先煎)、杜仲、制附子、肉桂(焗服)、当归。

加减: 阳衰气虚,加高丽参、紫河车,并重用黄芪; 腰膝酸软,加续断、肉苁蓉; 阳虚精滑或带浊、便溏,加补骨脂、五味子。

**(二)中成药**

1. 口服药

(1)金水宝胶囊: 补益肺肾。适用于肺脾两虚及肺肾两虚证。

(2)壮骨丸: 滋阴降火,强筋壮骨。适用于肝肾不足,阴虚内热证。

(3)右归丸: 温补肾阳。适用于肾阳虚证。

2. 注射液

(1)黄芪注射液: 益气扶正。适用于气虚证。

(2)参麦注射液: 益气固脱,养阴生津。适用于气阴两虚证。

**(三)针灸及其他**

1. 针刺　针灸治疗本病有一定的临床疗效。本病以虚证多见,或虚实夹杂,治疗上以补虚泻实,调理脏腑为则。临床治疗上多采用多种疗法综合应用,包括体针、头针、耳针、灸法、穴位注射等。主穴多取手、足阳明经脉,兼取奇经八脉,尤其重视任督二脉的穴位,达到运行气血,通督疗痿作用。

2. 捏脊疗法　取足太阳膀胱经和背部督脉相关穴位。本疗法具有促进气血运行,疏通经络,调整阴阳作用。

3. 中药熏洗　通过中药汤剂的温热作用、机械作用和药物作用,刺激作用部位的皮肤、血管和神经,起到通调腠理、活血通络的作用。

4. 中药贴敷　坎离砂(由当归、川芎、透骨草等组成),贴敷双侧涌泉穴或劳宫穴处,达到温运气血的作用。

## 【诊疗热点】

### 一、病因及发病机制

ALS病因迄今未明确,有很多问题仍需探索,如运动神经元为什么成为主要的损伤靶点,它们是否是损伤发生中的源头、为什么只是特异性地损伤α运动神经元等。而发病机制涉及多种学说,如遗传性、兴奋毒性、神经微丝异常聚集、氧化损伤、神经营养因子缺乏、线粒体功能缺陷等。其中,1993年SOD1基因的突变出现在部分家族性ALS患者身上,对该病的病因研究具有重要意义。目前在ALS遗传方面研究中,国内学者在散发ALS患者中发现,作为本病易感基因的血管内皮细胞生长因子(VEGF)启动子区的多态性分布与欧美国家的白种人明显不同,首次提出中国人群中VEGF启动子区的多态性分布与起病年龄明显相关,1190A/G与1190G/G患者的发病年龄显著早于1190A/A患者。

## 二、早期诊断方法

ALS是进展性和致死性神经变性疾病,临床症状隐匿,无特异性表现,缺乏特异性诊断的生物学标记物,早期诊断困难。对于怀疑病例,临床医师应当全面细致采集病史及体格检查,进行规范的肌电图检查,积极寻找上、下运动神经元损害证据。此外,应重视随访,无论是临床还是电生理检查,尽可能每3个月或更短时间随访1次。对早期患者,如何提高诊断效率,具有重要作用,是延缓病情发展、提高患者生存质量的关键。

为了尽可能更早地发现上、下运动神经元损害证据,有学者研究发现,三叉神经-颈反射(TCR)检测方法可用于评价ALS最早累及的部位(即上颈段及延髓区的亚临床损害),显著提高了本病的亚临床检出率;腹直肌肌电图检测本病胸段脊髓的亚临床损害,是检测胸段下运动神经元损害的重要检查手段,提高了早期诊断水平,可靠性强;咀嚼肌运动诱发电位对上运动神经元通路的检测,能够比较敏感地评估ALS皮质脑干束功能受损(头区上运动神经元受损)的亚临床损害,亦可提高早期诊断率。此外,肌电图F波测定、运动单位数目评估(MUNE)、经颅磁刺激也有一定帮助,而磁共振弥散张量成像(DTI)能够反映白质纤维束的病变,发现常规磁共振成像无法显示的白质病变,有助于寻找早期上运动神经元损害的证据。

## 三、ALS 呼吸评估和管理

呼吸功能下降是ALS患者的常见症状,流行病学调查及尸检证实70%以上患者死于呼吸衰竭。呼吸功能是影响ALS患者生存期及生存质量的重要因素。临床上约3%ALS患者以呼吸功能障碍为首发症状。早期呼吸肌受累以及延髓部起病的ALS患者往往预示其生存时间相对于肢体起病者较短,故对ALS患者呼吸功能的研究有着重要意义。

早期的呼吸功能障碍容易被忽视。患者可出现体重下降、口干、食欲减退、注意力不集中和(或)记忆力减退。其他症状包括音量和音调的变化,运动耐力下降,活动时气促,咳嗽无力,口中分泌物难以清除,呼吸时需要动用辅助呼吸肌,严重时出现呼吸困难。随着疾病的进展,咳嗽受累越明显,增加了黏液栓形成的风险,导致肺不张而使病情进一步恶化,使用减少唾液分泌的药物也使该风险增加。夜间低氧血症患者出现噩梦、夜尿、夜间频繁觉醒和白天嗜睡。清晨头痛可能意味着高碳酸血症。轻度的低氧血症和高碳酸血症也可影响认知,导致误诊患者存在认知功能障碍。

下列体征提示存在呼吸功能下降:呼吸频率加快;辅助呼吸肌参与呼吸;胸式呼吸减弱;吸气时腹部矛盾运动;端坐呼吸;咳嗽无力;心动过速;出汗;难以清除口中分泌物,体重下降。

ALS患者呼吸功能评估应该在疾病诊断时就开始,一般每3个月评估一次。目前常用的呼吸功能评价指标有肺活量、呼吸肌力、经鼻吸气压、膈肌肌电图等。

通过对68例ALS患者进行肺功能及呼吸肌功能检测，并与同期68例正常人的检测结果进行配对分析。结果得出77.94%ALS患者的肺功能异常，表现为肺活量（VC）、用力肺活量（FVC）、第1秒用力呼气量（$FEV_1$）、用力呼气高峰流量（PEF）、最大通气量（MVV）呈不同程度下降，91.18%ALS患者出现呼吸肌功能异常，表现为最大吸气压（MIP）、最大呼气压（MEP）下降。

为了探讨ALS患者病情轻重程度与肺功能受损的相关性，国内学者对56例ALS患者进行研究，得出ALS患者肺功能损害表现为限制性通气障碍，病情的严重程度与肺功能下降程度呈正相关。

### 四、中医辨证论治

ALS疾病属于罕见的神经变性病，临床表现复杂，治疗难度大，对本病的中医认识尚有一定的局限性，其中医证候及演变规律仍缺乏统一的认识，大多数学者多从古代痿病理论基础上进行辨证论治。有学者对62例ALS患者进行相关资料收集，对证型、证候要素等进行统计分析，得出中医证型中以脾肾亏虚、脾胃亏虚最多见，其次为肝肾亏虚、湿热内蕴、瘀血阻络，建议将补益脾肾作为治疗ALS的重要治法。另有学者建议将本病分四型论治：肝肾阴虚型，治宜补益肝肾，滋阴柔筋，方用地黄饮子加减；阴虚火旺型，治宜滋补肝肾，育阴清热，方用壮骨丸加减；脾肾阳虚型，治宜温肾健脾，荣血养肌，方用右归丸加减；气虚血瘀型，治宜益气活血，通络起痿，方药用补阳还五汤加减。

ALS患者表现为肌无力、肌萎缩，且多伴有言语不清、饮水呛咳、吞咽困难、流涎等延髓麻痹表现，又可累及呼吸肌导致呼吸肌无力，出现气短、汗出、咳吐痰涎、咳嗽无力等肺气虚弱之症，有学者提出肺脾两虚是本病的核心病机，临床上符合ALS发生发展的病情演变规律，针对ALS患者延髓麻痹和呼吸功能不全两个最重要的临床问题，提出治疗上须固护宗气，肺脾同病贯穿疾病始终。

## 【中西医结合思路】

### 一、中西医结合对延髓麻痹及呼吸功能的保护

延髓麻痹是ALS的常见症状，而呼吸衰竭是导致本病患者死亡的最常见原因。一旦诊断ALS就应警惕呼吸衰竭的发生，当患者出现呼吸功能不全时应立即开始讨论分阶段地治疗。首先，考虑采用简单的措施，如保持有效排痰、减轻呼吸困难、防止肺部感染；其次，使用相关药物对症处理，运用无创通气缓解患者的呼吸困难症状；最后考虑使用有创通气。

近年来广东省中医院通过大量探索性研究，在以流涎、言语不清、吞咽困难等症状为表现的延髓麻痹及致死性的呼吸衰竭防治方面，取得一定的经验。经长期的临床观察及证候研究，发现本病常见气短、言语不清、咳吐无力症状多有肺气不足征象，最终因肺脏不能主气司呼吸而死亡，故提出本病治疗应肺脾并重，在前人基础上，总结出健脾益肺方（黄芪、党参、白术、菟丝子、制马钱子等）。通过比较36例接受健脾益肺方治疗的患者治疗前后的肺功能及呼吸肌力，结果显示用力肺活量及最大吸气压无显著性差异，提示健脾益肺方具有保护呼吸功能的作用。

临证应用之际，如涎液清长者，加用益智仁、诃子；咯痰色黄稠者，加用桑白皮、金荞麦以

清肺化痰；若痰热壅肺之象显著者，当急则治其标，可予清气化痰丸为主先泻肺热实证，待热邪祛除后，可予二陈汤合四君子汤以培土生金。由于本病为虚损痼疾，后期往往肺气虚衰、元气大伤，故治当缓图之，可配合《神农本草经》中具有"轻身益气、不老延年"及现代药理证实抗缺氧、抗氧化、神经保护作用的红景天。

### 二、中医扶正与西医营养支持相结合

合理的营养对延长ALS患者存活期、提高生存质量起到重要作用。患者因吞咽困难、上肢无力、高代谢状态等引起长期营养不良，可导致死亡风险增加7.7倍。通过对患者进行营养状态评估，监测体重，指导其高蛋白、高热量饮食以保证营养摄入；对于咀嚼和吞咽困难的患者应进食软食、半流食，少食多餐，利于吞咽和消化吸收的饮食质地，避免引起呛咳和误吸；当患者吞咽明显困难、体重下降（超过10%或体重指数低于18.5kg/m$^2$），或明显呛咳有误吸风险时，可行经皮内镜胃造瘘术（PEG）。PEG应在FVC＞50%进行，以减少麻醉风险。对于拒绝或无法行PEG者，可采用鼻胃管进食。中医饮食调护重在增加营养，增强体质，宜清淡、易于消化，避免油腻、煎炸、辛辣。根据患者的体质及中医辨证合理使用中药健脾益气之品，如人参、太子参、黄芪、山药、薏苡仁等扶正固本，固护中焦脾胃。

### 三、多学科合作提高生存质量

ALS目前仍无有效治愈方法，总体以延缓疾病进展、减轻临床症状、提高生存质量为治疗目标，治疗上需采用多学科综合治疗，尤其关注由于延髓麻痹导致流涎、言语不清、吞咽困难等给患者带来的极大痛苦。当出现言语不清时，可配合中医传统疗法如针灸"醒脑开窍法"、中医吐纳疗法等，辅以言语功能训练；吞咽困难者，针灸可选用廉泉、百会等穴位，辅以吞咽功能治疗及训练；轻度呼吸不全者，可配合中医吐纳疗法，中重度者需辅以无创或有创辅助通气；合并情绪障碍如抑郁、焦虑者，可予调节情志配合中医五音疗法。

总之，注重多学科合作，建立包括神经科、言语吞咽诊疗中心、营养科、消化科、呼吸科、康复科、中医传统疗法科等多学科紧密协作的团队，尽可能早期采取中西医结合治疗，包括药物、营养支持、言语和吞咽功能评估与治疗、呼吸功能评估与管理、情志调节等综合治疗方案，延缓疾病进展，提高生存质量。

## 【研究展望】

### 一、ALS 相关基因研究

ALS大多数（90%~95%）为散发，5%~10%的ALS患者有家族遗传史，其遗传方式符合孟德尔遗传规律，表现为常染色体显性遗传、常染色体隐性遗传或X染色体连锁遗传，20%为21染色体长臂SOD1基因突变，4%为TARBP基因突变，3%肉瘤融合FUS基因突变，4%为VCP基因突变。但目前证实与ALS明确相关的基因仍非常有限。

其研究主要集中在C9ORF72基因、六核苷酸重复扩增、FUS与脂肪肉瘤基因（TLS）基因突变等。至今这些研究领域仍处于突现阶段，也具有较高的突现强度，说明其代表了ALS的前沿研究领域。

国外学者提出C9ORF72基因第一外显子内部非编码区六核苷酸重复扩增突变与额颞

叶痴呆(FTD)和ALS的关系。其在扩展临床系列分析中发现的C9ORF72重复扩增突变在两个家族FTD(11.7%)和家族性ALS(23.5%)中是最常见的遗传异常。重复扩增突变导致了一个选择性剪接C9ORF72的损失,并形成RNA灶,提示多种疾病机制,其研究结果认为C9ORF72基因重复扩增突变是FTD和ALS的一个主要原因。

国外学者研究报告了16号染色体上的FUS与TLS的基因突变与家族性ALS的关系。通常情况下,FUS/TLS蛋白结合的RNA在细胞核中,但FUS/TLS突变形式蓄积在神经元的细胞质中。其认为神经元胞质蛋白聚集和有缺陷的RNA可能参与ALS的发病机制。

## 二、干细胞治疗

干细胞是一类具有自我更新能力并能产生子代的细胞。当神经干细胞被植入运动神经元缺失的成年大鼠脊髓内后,在一定程度上能定向分化为运动神经元,支配骨骼肌、恢复部分运动功能,干细胞也可释放神经营养因子或者重建运动神经元微环境去保护濒死的运动神经元。

由于ALS本身存在选择性神经元细胞的丢失,而干细胞具有分化、保护等重要功能,干细胞替代治疗或许能给ALS患者带来希望的曙光,被认为是一种很有前景的治疗措施。在部分动物实验中,神经干细胞治疗证明是有效的,但是被应用于临床后却不尽如人意。综合国外相关研究,干细胞治疗的运用需要解决的关键问题有:①干细胞在足够的信号下诱导成脊髓前角运动神经元细胞,并与周围神经整合、与正确肌细胞建立突触联系;②新生的运动神经元整合入脊髓内,形成有效神经环路;③干细胞治疗后,运动功能是否得以恢复。目前干细胞研究还处于探索阶段,需要开展更进一步、更深入的实验研究。

## 【参考文献】

[1] 吴江,贾建平,崔丽英. 神经病学[M]. 第2版. 北京:人民卫生出版社,2010,328-331.

[2] 周仲瑛. 中医内科学[M]. 北京:中国中医药出版社,2007,481-489.

[3] 黄培新,黄燕. 神经科专病中医临床诊治[M]. 北京:人民卫生出版社,2013,125-149.

[4] 中华医学会神经病学分会肌电图与临床神经电生理学组,中华医学会神经病学分会神经肌肉病学组. 中国肌萎缩侧索硬化诊断和治疗指南[J]. 中华神经科杂志,2012,45(7):531-533.

[5] 樊东升,张俊,邓敏,等. 肌萎缩侧索硬化/运动神经元病的基础与临床研究[J]. 北京大学学报(医学版),2009,41(3):279-281.

[6] 周明娟,郑瑜,杜宝新,等. 肌萎缩侧索硬化患者肺功能及呼吸肌功能特点[J]. 广东医学,2010,31(24):3209-3211.

[7] 杨志敏,冯梅,覃小兰,等. 62例运动神经元病的中医证候分析[J]. 新中医,2010,40(6):60-61.

[8] 张丽萍,王珏,裘昌林. 裘昌林治疗运动神经元病的经验[J]. 中华中医药学刊,2011,29(1):86-88.

[9] Boulis NM, Federici T, Glass JD. Translational stem cell therapy for amyotrophic lateral sclerosis. Nat Rev Neurol,2012,8(3):172-176.

(杜宝新)

# 第三节 多系统萎缩

## 【概述】

多系统萎缩（multiple system atrophy，MSA）是一种散发性、快速进展的神经系统退行性疾病，临床表现为以自主神经功能障碍、小脑性共济失调、帕金森综合征及锥体束受损为主的组合症状与体征。近年研究认为MSA属于α-突触共核蛋白病。MSA在1969年被首次提出，对此疾病曾有不同的命名：纹状体黑质变性（striatonigral degeneration，SND）、橄榄体脑桥小脑萎缩（olivopontocerebellaratrophy，OPCA）和Shy-Drager综合征（Shy-Drager Syndrome，SDS）。目前主要分为两种临床类型：帕金森型（MSA-P）和小脑型（MSA-C）。多于50~60岁发病，男性发病率高于女性。欧美人群每年发病率约为0.60/10万，日本人群中MSA患病率约为8/10万。在不同种族背景人群中，MSA-P和MSA-C分型比例不同。MSA病程进展快，平均病程8~9年，早期出现自主神经功能障碍的患者预后不良。

中医对于MSA目前尚无统一病名，但根据其症状出现的频繁程度，可将以行走不稳为主要特征的归为“骨繇”病，《灵枢·根结》篇曰：“枢折即骨繇而不安于地，故骨繇者取之少阳，视有余不足，骨繇者，节缓而不收也，所谓骨繇者，摇也。”有足能伸而行不稳，手能举而抓不准的特点，其含义基本与小脑性共济失调的表现相符。以运动迟缓、肢体震颤为主要特征的归为“颤证”。以头晕和尿便障碍为主要表现者则可分别归属为“眩晕”及“遗尿”“便秘”范畴。主要表现为肢体无力者，属中医“风痱”范畴。《灵枢·热病》：“痱之为病也，身无痛者，四肢不收，智乱不甚，其言微知，可治；甚则不能言，不可治。”根据其言语不清、吞咽困难及下肢无力也将其归为“喑痱”，《素问·脉解》篇曰：“内夺而厥，则为喑俳，此肾虚也，少阴不至者，厥也。”《奇效良方》中说：“喑痱之状，舌喑不能语，足废不为用。”

## 【病因病机】

### 一、西医病因、发病机制及病理

MSA是一组原因不明的神经系统多部位进行性萎缩的变性疾病或综合征。神经系统变性病常见有如下病理改变：①神经元数量减少和体积变小。②神经元空泡变性：变性病的空泡数量是正常老化的2~100倍，胞质中脂褐素含量也明显增多。③神经间质内老年斑形成：神经系统变性病的老年斑的数量明显多于正常老化。④结：神经元微丝和微管相关蛋白Tau（microtubule-associated protein tau）发生异常的磷酸化，以双股螺旋细丝形成神经原纤维缠结。⑤异常包涵体：在神经元胞质内、胶质细胞内和神经间质中存在形态各异的包涵体，MSA患者存在的少突胶质细胞胞质内包涵体（oligodendroglial cytoplasmic inclusions，GCIs）等。

MSA的病理损害主要有两大特点。其一是易损结构广泛，包括纹状体、黑质、苍白球、下橄榄核、蓝斑、迷走脊核、桥脑核、小脑浦肯野细胞、脊髓侧角以及Onuf核等。这些结构神经元丧失和胶质细胞增生，而大脑白质、小脑蚓部、齿状核、小脑绳状体、脑桥被盖则相对保存。

Wenning等对203例MSA病理分析，发现运动减少与黑质及壳核细胞减少有关，强直仅与壳核病变有关，直立性低血压（orthostatic hypotension，OH）与脊髓中间外侧细胞柱变性有关。骶髓Onuf核变性导致尿便障碍及阳痿，且病变常从骶段开始；另一特点为胶质细胞内可发现胞浆内包涵体。各型的病理改变可以互相重叠，因此有理由认为它们是同一种疾病的不同阶段或不同变异。根据目前对多种神经系统变性病所进行的神经病理学、免疫组织化学和超微结构的研究，有作者提出，可根据神经元变性中沉积物质和包涵体中蛋白质成分对人类晚发性神经系统变性疾病进行分类：①Tau蛋白病：阿尔茨海默病（Alzheimer's disease，AD）患者神经原纤维缠结是与过度磷酸化的Tau蛋白有关的微管组成的，大量的含有Tau蛋白的NFT还可在Pick病、进行性核上性麻痹（progressive supranuclear palsy，PSP）患者的脑组织中见到，与Tau蛋白过度磷酸化过程有关的病理生理机制在以认知功能障碍为主要表现的神经系统变性病的发病过程中起着重要的作用。②α-突触核蛋白病：家族遗传性PD患者α-突触核蛋白基因发生2个点突变、MSA患者脑组织内发现的GCIs中、PD和痴呆患者的Lewy小体中含有的大部分细丝成分均与α-突触核蛋白有关，与该蛋白合成和代谢有关的生物化学异常和病理生理过程构成了α-突触核蛋白变性疾病，出现神经系统的多部位损害。MSA独特的神经病理改变为少突胶质细胞和神经元胞浆内和核内存在嗜银性包涵体，其内含有堆积的微管结构。不管生前是否诊断为SND、SDS还是OPCA型MSA，所有患者脑中均可见到神经胶质胞浆内包涵体。目前多数研究显示少突胶质细胞包涵体只见于散发性MSA病例的脑和脊髓白质内。

### 二、中医病因病机

MSA具有以50~60岁中老年多发，行走不稳和（或）双下肢无力、头晕甚至晕厥、尿便障碍、性功能减退、运动迟缓、智能减退等特点，因此中医认为其与衰老机制密切相关。

王永炎认为帕金森病（Parkinson's disease，PD）震颤、强直、拘痉为风邪内动之象，为虚风内动，为内风暗煽。内风是颤病病变过程贯穿始终的因素之一，且为震颤、强直发作的主要动因。平息内风主治在肝，治疗上可以镇肝息风，养血柔肝息风，滋阴潜阳息风。应辨证论治，但无论何法，均可加入息风药物羚羊角，平肝息风。MSA-P可参照治疗。

王松龄认为，风痱病虽以虚证居多，但它是一个缓慢发展过程，在疾病发展过程中多会夹杂或风、或火、或湿、或瘀、或痰等，因此主张在治疗中辨证加减应用；或加祛风化痰药，如白附子、僵蚕；或加祛湿药，如苍术、砂仁；或加清热化湿药，如四妙丸加减，化瘀药三七、血竭等。

## 【临床表现】

主要包括自主神经功能障碍、PD样表现、共济失调等。

1. 自主神经功能障碍　为MSA各亚型的共同特征，包括：①体位性低血压：测量血压显示收缩压下降>30mmHg或舒张压下降>15mmHg。②泌尿生殖系统功能障碍：主要表现为尿频、尿急、尿失禁和夜尿增多，残余尿量增加。女性患者尿失禁更为明显；而男性患者尿不净感更为明显，还常伴有勃起功能障碍。③排便费力或便秘：感觉排便无力，部分患者为干燥便秘。④排汗异常：头颈部以上多汗，躯干少汗或无汗。

2. PD样表现　有运动迟缓、肢体僵直、姿势性震颤、姿势平衡障碍，对左旋多巴反应差，但静止性震颤少见,可与原发性PD相鉴别。

3. 共济失调症状　有构音障碍、眼动异常,共济失调以躯干为主,下肢无力;常存在锥体束征。

## 【诊断】

### 一、西医诊断要点

1. 自主神经功能和排尿功能障碍

(1)特征:①体位性低血压(收缩压下降20mmHg或舒张压下降10mmHg);②尿失禁或尿不净。

(2)诊断MSA标准:体位性低血压(收缩压下降30mmHg或舒张压下降15mmHg)或尿失禁(持久的,不自主的部分或全部膀胱排空,男性伴随阳痿)或两者同时存在。

2. 帕金森综合征

(1)特征:①运动迟缓(随意动作减慢伴重复动作的速度和幅度进行性减小);②强直;③姿势不稳(排除原发视觉、前庭、小脑或本体感觉障碍原因);④震颤(姿势性、静止性或二者均存在)。

(2)诊断MSA标准:运动迟缓加2~4中的一项。

3. 小脑功能障碍

(1)特征:①步态共济失调(步基增宽,步距和方向不规则);②构音障碍;③肢体共济失调;④持续不变的凝视诱发眼震。

(2)诊断MSA标准:步态共济失调加2~4中的一项。

4. 皮质脊髓束损害

(1)特征:伸性足跖反射伴腱反射亢进。

(2)诊断MSA标准:无需皮质脊髓束损害特征。

可能的MSA:符合1项功能障碍的诊断标准和另外的不同功能障碍的2个特征。当诊断标准为帕金森氏综合征时,如果对多巴胺反应差可作为1个特征,此时仅需另1个特征即可;

很可能的MSA:自主神经功能和排尿功能障碍诊断标准加多巴胺反应差的帕金森综合征或小脑功能障碍;

肯定的MSA:病理证实的胶质细胞胞浆中的高密度的包涵体伴黑质纹状体和橄榄桥小脑通路的变性改变。

### 二、中医诊断要点

1. 主要表现为步履维艰或步态蹒跚、头晕、乏力、言语謇涩、饮水反呛、腰膝酸软、尿急尿频或小便滴沥不尽,甚或失禁、阳痿等;

2. 好发于中老年人,男性多于女性,一般起病隐袭,逐渐加重,不能自行缓解。具备以上临床表现,结合年龄、起病形式即可诊断。

### 三、中医主要证候类型

1. 脾肾两虚证　面色萎黄,形体消瘦,语音低微,食欲差,食少腹胀,尿频,尿急,尿失禁,腰膝酸软，舌淡红，无苔，脉沉弱。辨证要点：面色萎黄，形体消瘦，语音低微，腰膝酸软，舌淡无苔，脉沉弱。

2. 肝肾不足证　头晕，阳痿，耳鸣，腰膝酸软，肢体倦怠，肢体颤动，舌质淡苔白，脉沉细迟。辨证要点：头晕，阳痿，耳鸣，腰膝酸软，肢体颤动，舌淡苔白，脉沉细迟。

3. 阳虚气陷证　体位性头晕、黑矇或猝倒、神识不清，或伴全身冷汗，口唇苍白，起坐位加重，脉数无力。辨证要点：体位性头晕、黑矇或猝倒、神识不清，或伴全身冷汗，脉数无力。

## 【鉴别诊断】

1. PD　MSA-P发病初期表现类似PD，但是左旋多巴治疗效果不明显，而且自主神经功能障碍更为明显。

2. 遗传性共济失调　个别晚发型共济失调患者，如家族史不明者需注意与MSA-C型相鉴别。遗传性共济失调晚发病例病程进展较MSA-C型缓慢，自主神经功能障碍不明显，基因检测有助于鉴别。

3. 慢性酒精中毒引起的共济失调　患者具有长期大量饮酒史，主要表现为步态和下肢共济失调，而上肢、语言和眼动症状不明显，自主神经功能障碍不明显。

4. 副肿瘤综合征　亚急性发病，伴有共济失调，患者一般短时间内体重明显下降，肿瘤相关检测有助于鉴别。

## 【治疗】

### 一、西医治疗

目前的治疗包括对症治疗和神经保护治疗。

#### （一）对症治疗

1. 体位性低血压　卧位血压偏低或正常的患者，可以试用盐酸米多君（3次/d）口服，初始剂量为2.5mg/次，监测卧、立位血压，以卧位血压＜140/90mmHg为限调整剂量（需参考患者发病前血压水平）。卧位血压高于正常，不建议服用盐酸米多君。改善体位性低血压亦可试用溴比斯的明，或穿弹力袜、弹力腰带增压。

2. 排尿障碍　尿失禁可选用曲司氯铵（trospium chloride）20mg（2次/d）或15mg口服（3次/d），或奥昔布宁2.5~5.0mg（2~3次/d），但需注意该药的中枢性不良作用，或托特罗定2mg口服（2次/d）。残余尿量＞100ml是留置尿管的适应证，晚期患者可行耻骨上尿道造瘘。

3. 排便无力　可按摩腹部及做提拉运动训练括约肌。

4. 睡眠障碍　快速眼动睡眠期行为障碍可试用氯硝西泮，睡前半片，但是需要注意患者呼吸情况，如果已经出现睡眠呼吸暂停则应慎用氯硝西泮及其他镇静催眠药物。

5. 僵直和动作迟缓　尽管服用美多芭等药物效果不明显，但是国外仍推荐增加多巴丝肼的剂量，但需注意多巴丝肼可能加重体位性低血压。

6. 行走不稳　据国外文献报道，MSA患者姿势反射异常可能存在脑内胆碱能神经递质缺乏，可尝试予以胆碱类药物治疗。另外，可在改善体位性低血压的基础上，进行平衡康复训练。

#### （二）神经保护治疗

1. 雷沙吉兰　作为新型选择性单胺氧化酶B抑制药，基础研究和临床试验均显示该药具有神经保护作用。

2. 辅酶$Q_{10}$ 作为线粒体呼吸链的组成成分,其安全性和对神经退行性疾病的潜在治疗作用已被一些基础研究和临床试验初步证实。

3. 艾地苯醌 脑代谢、精神症状改善药,可激活脑线粒体呼吸活性,改善脑缺血的脑能量代谢,改善脑内葡萄糖利用率,使脑内三磷酸腺苷(adenosine triphosphate,ATP)产生增加,抑制脑线粒体生成过氧化脂质,抑制脑线粒体膜脂质过氧化作用所致的膜障碍。艾地苯醌比辅酶$Q_{10}$更容易透过血脑屏障,已有治疗神经系统变性病如AD的报道。

## 二、中医治疗

### (一)辨证论治

1. 脾肾两虚证

治法: 补肾健脾。

代表方: 补中益气汤合肾气丸。

常用药: 黄芪、人参、陈皮、白术、升麻、当归、熟地、山萸肉、山药、茯苓、丹皮、桂枝。

加减: 尿频、失禁,加五味子、覆盆子、锁阳; 心烦失眠,加炒枣仁、夜交藤、丹参。

2. 肝肾不足证

治法: 补益肝肾。

代表方: 地黄饮子。

常用药: 熟地、山萸肉、巴戟天、石斛、肉苁蓉、附子、五味子、茯苓、麦冬、远志、石菖蒲。

加减: 血压偏低,加人参、黄芪等; 心烦、口干口苦,加荷叶、夏枯草。

3. 阳虚气陷证

治法: 回阳救逆。

代表方: 四逆汤。

常用药: 附子、干姜、甘草、人参。

加减: 但头颈自汗出,加山萸肉、五味子、煅牡蛎; 排便无力或便秘,加制首乌、肉苁蓉、枳壳。

### (二)中成药

1. 口服药

金匮肾气丸: 温补肾阳,化气行水。适于肾阳不足证。

还少胶囊: 温肾补脾。适用于脾肾虚损。

生脉饮: 益气复脉,养阴生津。适用于气阴两虚证。

补中益气丸: 补中益气,升阳举陷。适用于脾气不足,中气下陷证。

2. 注射液

参附注射液: 回阳救逆。适用于阳虚气陷证。

生脉注射液: 益气复脉,养阴生津。适用于气阴两虚证。

### (三)专病专方

张沛然等根据本病以肝、脾、肾亏虚为主的证候特点,拟定以补气温阳、滋肾益髓为主的"益髓汤"。具体方药如下: 红参10g,黄芪30g,鹿角胶(烊化)10g,熟地30g,仙鹤草30g,枸杞子10g,当归15g,麦冬10g,肉苁蓉15g,火麻仁10g,熟附片6g,肉桂3g,山萸肉10g,陈皮10g。该方对改善MSA患者的疲乏无力、夜寐不安及其诸多自主神经功能障碍(如体位性低血压、便秘、泌汗异常等)有一定作用。

鲍远程等宗温补肾阳、滋肾填精、健脾益气、养血复脉的治疗原则,以右归饮合炙甘草汤加减: 熟地黄30g,山药30g,山茱萸30g,五味子6g,菟丝子10g,枸杞子20g,党参15g,黄芪30g,龟甲10g,鹿角胶6g,附子6g,炙甘草10g,肉桂6g。水煎温服,早晚各1次。该方可改善Shy-Drager综合征体位性低血压。

**(四)针灸及其他**

1. 针灸 针灸治疗以健脾补中、益肾滋肝、化痰逐瘀、调神醒脑、平衡阴阳等法为治疗原则。王乐亭经验方"手足十二针""老十针""督脉十三针"以及具有调神作用的百会、神庭、印堂等穴针刺组方,百会、神庭、印堂为基础方,选取: 处方一: 合谷、内关、曲池、三阴交、足三里、阳陵泉; 处方二: 中脘、上脘、下脘、气海、天枢、足三里、内关; 处方三: 风府、大椎、陶道、身柱、神道、至阳、筋缩、脊中、悬枢、命门、腰阳关、长强。脾肾阳虚者仰卧位针刺时加取中脘、关元,加艾盒灸; 痰瘀内阻者仰卧位时加取血海、丰隆; 肝肾亏虚者仰卧位时加取太冲、太溪。

韩景献教授采用"枕三经"排刺法、头皮针震颤区针刺法、"三焦"针法治疗本病,并取得了较好的疗效。

2. 康复训练 包括放松锻炼、关节运动范围训练、平衡训练、步态训练。

## 【诊疗热点】

### 一、关于 MSA 的辅助诊断

神经影像学检查在MSA的诊断中具有重要价值。常规MRI扫描可见壳核、小脑中脚和脑干萎缩,即$T_2$WI的脑桥"十字征"、壳核"裂隙征"及壳核背外侧低信号,然而这些信号改变缺乏特异性。2002年Horimoto等根据不同病程阶段$T_2$WI异常信号的特点,提出脑桥"十字征"和壳核"裂隙征"的分期方法。近年来,一些基于MRI的新技术被用于MSA的早期诊断与鉴别诊断,包括基于体素的形态测量学(voxel-based morphometry, VBM)、扩散加权成像(diffusion weighted imaging, DWI)和扩散张量成像(diffusion tensor imaging, DTI)、磁化传递成(magnetiation transfer imaging, MTI)等,主要用于监测基底节和小脑中脚变性程度。经颅超声(transcranial sonography, TCS)作为一种无创、价廉的检测手段,对鉴别PD和MSA-P等帕金森综合征极具临床价值。

肛门、尿道括约肌肌电图检查对MSA具有支持诊断的作用,但是对其特异性存在较大争议。可检出程度不同的神经源性损害,包括平均时限延长、自发电位、纤颤电位、正锐波、波幅增高等。

但以上这些辅助检查无法明确诊断该病,活检仍是诊断的金标准,故需要进一步探求更有价值的辅助检查手段。

### 二、MSA 量表评价

2004年欧洲MSA研究组(European MSA Study Group, EMSA-SG)建立了统一MSA评价量表(unified multiple system atrophy rating scale, UMSARS),以Hoehn-Yahr分级、日常生活能

力评分量表(activity of daily living scale, ADL)、PD统一评价量表(unified Parkinson's disease rating scale, UPDRS)、国际协作共济失调评价量表(international cooperative ataxia rating scale, ICARS)和复合自主神经系统量表等作为模板,主要包括病史回顾、运动检查、自主神经功能检查和整体失能程度评分,每一项目定义0分(正常)至4分(严重异常)的特征。通过在欧洲的多个神经病学研究中心的应用,显示该量表能够较好地反映疾病严重程度的变化。随着疾病的研究不断进展,MSA特定性评估和患病个体的个性化评估将越来越受到广泛期待。目前关于该病的研究和疗效评估,尚缺乏适合中国国情的测量量表,现大多数采用国外研制的量表或由国外量表翻译而成。因此,制定符合中国患者特点的MSA疾病特定量表,并有效评估MSA患者不同阶段的病情以指导干预策略,显得尤为重要。

### 三、MSA 的治疗进展

MSA是一种累及多系统的α-突触核蛋白病,目前无有效治疗方法,各国学者正着眼于MSA发病机制和治疗方法等方面的研究。欧洲MSA研究小组研究发现人重组生长激素可部分改善患者运动功能。最近,小样本临床试验发现粒细胞集落刺激因子可能对部分患者有效。单胺氧化酶-B抑制剂rasagiline对转基因MSA小鼠有明显的神经保护作用,目前该药已进入临床试验阶段。神经科较为常见的疾病——PD也属于α-突触核蛋白病,故MSA在治疗方面可借鉴PD的一些治疗手段。细胞移植尤其是胚胎干细胞的应用,为PD的治疗带来新的曙光。分析国内外文献:细胞移植治疗PD的主要细胞来源有肾上腺髓质细胞、胎儿中脑腹侧组织细胞、异种移植、神经干细胞、骨髓干细胞、胚胎干细胞等。其临床应用前仍存在许多技术难题,如移植物的来源、移植部位与方法、移植环境等。随着这些基础研究和临床治疗上难题的解决,细胞移植必将成为治疗PD和MSA等α-突触核蛋白病的重要手段。

### 四、MSA 中医治疗

由于目前国内外对此病的发病机制并不很明确,西医治疗仅以对症处理为主,效果甚微。而中医治疗此病具有一定优势,对于缓解和控制体位低血压等症状、改善生活质量、延缓病情发展及延长生存年限等有一定效果。通过分析近10年国内文献,归纳出MSA证候分型中以肾虚为主的肝、脾、肾亏虚多见,虚候贯穿疾病始终;治疗方法中,单方单法具有一定的普适性,揭示了重在守病、守方。但目前由于研究该疾病的病例数较少,治疗方剂分散,针灸治疗亦局限于个人经验层面。因此,中医药对此病的治疗效果仍需进一步系统研究。

## 【中西医结合思路】

本病的药物治疗是个复杂的问题,迄今尚无根治药物,西医西药目前仅以对症治疗为主,治疗效果不佳。因此,近年来对MSA的中医辨证治疗为的临床研究越来越多,其治疗优势逐渐突显。中药治疗在提高患者生活质量、改善体位性低血压等症状、降低副作用及减缓病情发展速度等诸多方面,充分显示了中医药治疗本病的潜力和优势。

张沛然等根据本病以肝脾肾亏虚为主的证候特点,拟定以补气温阳、滋肾益髓为主的"益髓汤",联合西药治疗60例MSA:红参10g,黄芪30g,鹿角胶(烊化)10g,熟地30g,仙鹤草30g,枸杞子10g,当归15g,麦冬10g,肉苁蓉15g,火麻仁10g,熟附片6g,肉桂3g,山萸肉10g,陈皮10g;同时全部患者均口服辅酶$Q_{10}$、丁苯酞,MSA-P患者加服多巴丝肼片并随诊调整至合适剂量，严重体位性低血压患者加服米多君。王玉玲等用注射用益气复脉加米多君治疗MSA体位性低血压32例，并与单用米多君的22例做对比观察，疗效明显。牛月红等认为本病系脾、肾、肝亏虚，气血阴阳不能上奉于脑，其病性为虚，多为先天禀赋不足、后天失养所致，病势始则气机升降不利，继则阴阳气血衰败。以针刺治疗辅以中药。主穴：人迎、关元、足三里，脾肾阳虚型加脾俞、肾俞，配合口服金匮肾气丸；肝肾阴虚型加太溪、三阴交，口服益肾养肝口服液（院内制剂，以黄芪、山茱萸为主药）。李涛等针刺配合驯龙汤治疗帕金森叠加综合征12例，其中驯龙汤为清朝费伯雄《医醇剩义》专为震颤所设：龙齿15g，珍珠母50g，生地30g，当归10g，沉香5g，续断15g，玄参25g，麦冬25g，丹皮15g，怀膝15g，龟板10g，鳖甲10g，黄芪100g，苡仁25g，黄连15g，连翘15g，竹茹15g，车前子15g，青皮15g，水牛角20g，羚羊角2g，菊花15g，白芍10g，薄荷10g，独活10g，钩藤50g，阿胶（烊化）10g，桑叶10g，补骨脂15g，益智仁15g，生牡蛎50g，金铂纸一张（研磨冲），芡实25g，茯苓35g，肉苁蓉15g，肉桂10g，乳香10g，没药10g。焦永波等采用针灸、中药、电脑平衡训练、言语训练、运动疗法综合治疗MSA患者30例，取得较好疗效。

## 【研究展望】

### 一、MSA的病理研究

MSA的病理学标志是在神经胶质细胞胞浆内发现嗜酸性包涵体，其他特征性病理学发现还有神经元丢失和胶质细胞增生。病变主要累及纹状体—黑质系统、橄榄—脑桥—小脑系统和脊髓的中间内、外侧细胞柱和Onuf核。MSA包涵体的核心成分为α-突触核蛋白，因此，MSA和PD、Lewy体痴呆一起被归为突触核蛋白病（synucleinopathy）。α-突触共核蛋白的发现一定程度解释了MSA发病机制。α-突触共核蛋白常常较早的异常聚集在少突胶质细胞中，故少突胶质细胞变性可能是神经元变性的触发因素。GCIs是近年来在MSA患者脑组织中发现的一种特征性病理改变，许多作者采用改良的Bielschowsky银染法证实GCIs是少突胶质细胞胞质中的嗜银性包涵体，主要分布在脑干、基底节、小脑和大脑的白质中，GCIs的数量因人而异，目前，尚未发现GCIs数量的多少与MSA病变的严重程度有何相关性。含有GCIs的少突胶质细胞一般有较大的、淡染的细胞核，通过免疫组织化学方法可分离和提纯GCls，在电子显微镜下观察它们是直径10~15nm由微丝包裹的小体。应用多聚丙烯酰胺凝胶电泳可将GCIs分离出多种蛋白带，其中主要含有α-突触核蛋白、αB-微晶（αB-crystallin）、微管（tubulins）和泛素。这些蛋白质均为细胞骨架蛋白，有学者认为GCIs可能代表神经元同步变性，也可能是神经元变性前的一种现象，可作为诊断MSA的病理学的特殊标志。

### 二、MSA发病特点与基因研究

在不同种族背景人群中，MSA-P和MSA-C分型比例不同，欧美国家MSA-P型患者占MSA患者总数的80%左右，而日本MSA-C型所占比例较大。我们发现这一现象，但国内外对其发病特点与基因关系的研究较少，未能得出确切结论。

### 三、MSA的致病因素研究

MSA的致病因素到底是什么，目前不能给出明确答案。就常见的两方面因素而言：

1. 遗传因素　MSA患者鲜有家族史，全基因组单核苷酸多态性（SNP）关联分析显示，单核苷酸多态性与患病风险有关，例如*α-synuclein*基因*rs11931074*、*rs3857059*和*rs9822086*位点单核苷酸多态性可增加MSA的患病风险。

2. 环境因素　环境因素的作用尚不十分明确。临床对照试验提示，MSA患病风险可能与职业、生活习惯有关，诸如有机溶剂、塑料单体和添加剂暴露、重金属接触、从事农业工作等，但这些危险因素未获得另一项研究的证实。

## 【参考文献】


[1] 邹忆怀. 王永炎教授治疗颤振病（帕金森氏病）经验探讨[J]. 北京中医药大学学报，1996，19（4）：15-16.

[2] 张沛然，郭改会，顾卫红，等. 益髓汤为主的综合方案治疗MSA疗效分析[J]. 中国中药杂志，2014，39（3）：2968-2971.

[3] 鲍远程，张波. 右归饮合炙甘草汤对Shy-Drager综合征患者血压的影响[J]. 中医杂志，2000，41（5）：311.

[4] 孙敬青. 王乐亭经验方合调神穴位治疗MSA-C型8例临床观察[J]. 北京中医药，2013，32（1）：60-62.

[5] 王元，韩景献. 针药并用治疗多系统萎缩[J]. 内蒙古中医药，2013，16：64-65.

[6] 王玉玲，刘军玺，张伟. 西医结合治疗MSA体位性低血压32例分析[J]. 中国药物与临床，2011，3（11）：339-340.

[7] 牛红月，段洪涛. 针刺配合中药治疗MSA8例[J]. 中国针灸，2005，6（25）：399-400.

[8] 李涛，刘勇前. 针刺配合驯龙汤治疗帕金森叠加综合征12例临床观察[J]. 中国医药指南，2009，4（4）：178-180.

[9] 焦永波，李伟，张庆茹. 针药结合康复疗法治疗MSA30例[J]. 陕西中医，2010，11（31）：1517-1518.


（陈志刚）

# 第十一章　中枢神经系统感染性疾病

## 第一节　概　　述

病原微生物侵犯中枢神经系统（central nervous system，CNS）的实质、被膜及血管等引起的急性或慢性炎症性（或非炎症性）疾病即为中枢神经系统感染性疾病。这些病原微生物包括病毒、细菌、真菌、螺旋体、寄生虫等。

### 【中枢神经系统感染性疾病分类】

1. 依据中枢神经系统感染部位的不同可分为：

（1）脑炎、脊髓炎或脑脊髓炎：主要侵犯脑和（或）脊髓；

（2）脑膜炎、脊膜炎或脑脊膜炎：主要侵犯脑和（或）脊髓软膜；

（3）脑膜脑炎；脑实质和脑膜合并受累。

2. 依据中枢神经系统感染病原体的不同可分为：

（1）病毒所致中枢神经系统感染性疾病；

（2）细菌所致中枢神经系统感染性疾病；

（3）真菌所致中枢神经系统感染性疾病；

（4）螺旋体所致中枢神经系统感染性疾病；

（5）支原体所致中枢神经系统感染性疾病；

（6）立克次体所致中枢神经系统感染性疾病；

（7）寄生虫所致中枢神经系统感染性疾病；

（8）朊蛋白感染性疾病。

### 【中枢神经系统感染的途径】

病原微生物主要通过三种途径进入中枢神经系统：

（1）血行感染：病原体通过昆虫叮咬、动物咬伤损伤皮肤黏膜后进入血液，或使用不洁注射器、输血等直接进入血流，面部感染时病原体也可经静脉逆行入颅，或孕妇感染的病原体经胎盘传给胎儿。

（2）直接感染：颅外伤或邻近组织感染后病原体蔓延进入颅内。

（3）神经干逆行感染：嗜神经病毒如单纯疱疹病毒、狂犬病毒等首先感染皮肤、呼吸道或胃肠道黏膜至末梢进入神经干，然后逆行进入颅内。

本章重点介绍单纯疱疹病毒性脑炎、结核性脑膜炎和脑囊虫病。

（张艳慧）

## 第二节 单纯疱疹病毒性脑炎

### 【概述】

单纯疱疹病毒性脑炎（herpes simplex virus encephalitis，HSE）是由单纯疱疹病毒引起的一种急性中枢神经系统感染性疾病。常可导致脑组织出血及坏死，故又称为出血性脑炎或急性坏死性脑炎，占病毒性脑炎的10%~20%，是最常见的病毒感染性疾病。本病呈散发性，一年四季均可发病，在非流行性病毒脑炎中系最常见的一种，无明显性别差距，各种年龄均可发病，病情严重，预后较差。20世纪60年代中期美国学者Nahmas和Dowdle提出本病具有HSV-1型和HSV-2型两个抗原型，不同的病毒类型导致的临床表现亦有所不同，两型病毒均有引起口周或生殖道疱疹的可能。但多数观察者发现近90%的HSE患者都是HSV-1型感染。

在中医学相关病证描述中，本病多属于“头痛”“温病”“痉证”和“癫证”等范畴。《景岳全书·痉证》篇云：“凡属阴虚血少之辈不能养营筋脉，以致抽挛僵仆者，皆是此证。”叶天士在《临证指南医案》中首先阐述痉证与肝脏的关系，认为“肝为风木之脏……倘精液有亏肝阴不足，血燥生热，热则风阳上升，窍络阻塞，头目不清，眩晕跌仆”。王清任对痉证认识：“元气一时不能上传入脑髓”，补充说明了痉证发病与脑髓海不足密切相关。综上，中医学认为本病是由于人体正气内虚，温热疫邪和湿热疫邪乘虚侵袭，起病急骤，变化迅速，即表现为一派里热炽盛之象。

### 【病因病机】

#### 一、西医病因、发病机制和病理

单纯疱疹病毒，是一种嗜神经性双链DNA包膜病毒，90%以上在病毒分类学上归于人疱疹病毒科α亚科，单纯疱疹病毒属，分为HSV-1、HSV-2两个亚型。人单纯疱疹病毒对外界抵抗力不强，56℃加热30分钟、紫外线照射5分钟或乙醚等脂溶剂均可使之灭活；但其可在-70℃环境长期保存生物学活性。HSE患者和健康带病毒者是主要传染源。单纯疱疹病毒性脑炎的发病机制比较复杂，在儿童和青年原发性HSV感染可导致脑炎；可以是病毒血症的后果，但也可能系疱疹病毒经鼻咽部沿嗅神经直接侵入脑部所致。动物实验研究表明，HSV-2比HSV-1对神经系统更具毒力。鉴于HSV-1主要与口唇感染有关，而HSV-2主要是引致生殖器感染，显然HSV-1更容易接近和侵入脑部，故疱疹病毒性脑炎95%以上为HSV-1感染所致；而在新生儿患者则以HSV-2常见。成人单纯疱疹病毒所致脑炎的特征是损害以颞叶最为严重，患者多数曾有单纯疱疹感染的病史，或潜伏性感染的再激活。在机体免疫功能低下时，潜伏于三叉神经节（半月节）或脊神经节的HSV沿神经轴突侵入中枢神经系统，导致脑组织损害；或长期潜伏于中枢神经系统内的病毒在某些条件下激活而发生脑炎，此类患者可无病毒血症过程。近年研究证明，在病毒感染所致脑组织损害的机制中，部分是免疫病理反应损害的结果。

HSV-1感染的脑炎约70%为内源性病毒活化。病毒感染后引起疱疹性角膜炎或者口唇疱疹，随后病毒逆轴突进入三叉神经节潜伏，当机体免疫力降低时，病毒被激活，激活的病毒具有神经系统亲嗜性，可特异性进入轴索，并沿轴索逆行到达基底部脑膜，引起颞叶、额叶底部及边缘系统炎症性坏死；仅约25%的病例为原发感染，病毒经嗅球和嗅束直接侵入脑叶，或口腔感染后经三叉神经入脑引起脑炎。

HSV-2感染的脑炎，多经生殖道传播，复制后潜伏于骶部脊神经节。新生儿HSV-2型毒感染多来源于产妇生殖道分泌物，胎儿宫内感染罕见。该型病毒也可通过性接触转播感染青年人。

单纯疱疹病毒所致的脑炎病理改变为急性坏死脑炎，表现为非对称的弥漫性全脑损害，形成大小不一的出血性坏死灶。其中，以颞叶、额叶及边缘叶受累最重，亦可波及脑膜。病变可先损及一侧大脑半球随后延及对侧，但常以一侧为重，发病总数中约1/3的病例仅仅限于颞叶；病灶中心神经细胞变性、坏死、缺失，外周神经元和胶质细胞的核内出现A型嗜酸性包涵体，伴淋巴细胞、浆细胞浸润。电镜下可观察到脑组织标本的神经细胞胞核内存在病毒颗粒。

## 二、中医病因病机

中医学虽无脑炎之病名，但根据其临床表现，一般可以用温病学说理论来阐明。温病学说认为，本病病因乃外感温热毒邪内侵。温热毒邪为阳邪，善上行，头在上为阳位，故温热之邪上行易袭头位；头之清阳被扰，故发热、头痛、头晕，温热毒邪初起即热象偏盛，易化火、化燥伤阴且传变迅速，表证短暂；旋即入里，并易窜入血分。本病邪气猖獗，肺卫病邪未能控制，病情急剧传变，病势凶险，可不顺经传于阳明而逆传心包，随即出现昏迷、意识障碍。叶天士的《外感温热篇》中有云："温邪上受，首先犯肺，逆传心包。"若邪热炽盛，津液耗伤，热极生风，则高热、惊厥、抽搐；若热灼津液成痰，痰热蒙蔽心窍，则神昏谵语，精神异常，痰瘀凝滞、经络闭阻则舌强语謇，肢体瘫痪，甚者可发生阴竭阳脱而亡。

本病病位在心包、肝、肾。初起邪气盛实，故为实证、热证；病久温热之邪伤津耗气，故中后期为虚实夹杂；后期恢复以虚证多见；而不同时期可出现痰、湿、瘀证的证候变迁。

## 【临床表现】

本病可发生于任何年龄，多急性起病，但亦有亚急性、慢性和复发病例。HSV感染是中枢神经系统病毒感染中最重的一型，发病无季节性。

### （一）HSV-1型脑炎

1. 前驱期　表现为头晕、头痛、全身肌肉疼痛等，随后可有上呼吸道感染症状，发热可达38~40℃，部分病例出现皮肤疱疹。此期一般不超过2周。

2. 精神神经症状期　其表现多种多样。早期常以精神症状为突出表现，包括人格改变、行为异常、答非所问、定向力障碍、幻觉、妄想、失忆、失语等，可能是病毒经三叉神经及嗅球早期侵犯颞叶、额叶、边缘系统所致。随着疾病进展，患者表现不同程度的意识障碍。例如嗜睡、昏睡、谵妄、昏迷等；产生惊厥、抽搐、偏瘫及脑神经功能障碍及眼球偏斜、瞳孔不等大、偏盲等,伴颅内高压表现。患者颈项强直、肌张力增高、有病理反射。部分病例在早期即呈去大脑强直状态。病情严重者可发生脑疝。

(二)HSV-2型脑炎

多见于新生儿和青少年,多急性、暴发性起病,常见受累部位为肺脏、肝脏和脑,患儿出现难喂养、易激惹、嗜睡、局灶性或全身性抽搐、去大脑强直或昏迷,死亡率极高。胎儿早期感染常造成先天性畸形。

## 【诊断】

### 一、西医诊断要点

单纯疱疹病毒所致的脑炎临床表现没有特异性,仅约1/4的患者同时伴有皮肤疱疹(唇疱疹)出现;倘若脑炎产生于初发性疱疹感染患者,则更无既往病史踪迹可循;尽管新生儿患者以HSV-2常见,但并不一定能查见其生母存在生殖器疱疹的体征,故疱疹性病毒脑炎的临床诊断有时比较困难。脑活检发现胞核内嗜酸性包涵体,电镜见到病毒颗粒;培养出HSV病毒有确诊意义。因此,目前临床诊断主要依据临床表现及实验室检查结果进行综合分析。以下各点提示疱疹性脑炎的可能:

1. 患者急性或亚急性起病,先有全身不适或上呼吸道感染的前驱表现,往往起病数日之后才有发热。

2. 脑实质受损的表现,出现意识障碍、精神异常及脑实质受损征象。

3. 异常脑电图有助于早期诊断,表现为额颞叶为主的弥漫性异常,两侧可不对称,以一侧大脑半球明显;CT及MRI显示颞叶额叶出血性坏死灶,或呈脑组织弥漫性病变。

4. 脑脊液压力增高 蛋白质及白细胞轻至中度增加,以淋巴细胞为主;脑脊液发现多量红细胞具有诊断价值;脑脊液标本HSV抗体滴度明显升高;PCR技术检出HSV-DNA是诊断的金标准。

### 二、中医诊断要点

本病归属于"头痛""温病""痉证""癫证"等范畴,可参见相关疾病进行辨病诊断。

### 三、中医主要证候类型

多数学者主张本病以温病卫气营血辨证,但有的病例自始至终无温病证候,有的并无热象,有发热者亦为低热或中度发热,持续时间不长,而且温热与病势进退并非正比,临床上亦少见或未见温病传变规律;有的首发症状常常是突然发生意识障碍、情感、言语、行为及二便障碍。故本病虽然以卫气营血辨证为主,必要时当辅以三焦辨证或脏腑辨证。

1. 卫气同病证 发热,或微恶寒,头痛;恶心呕吐,口渴咽痛,颈项强直,或烦躁,神倦嗜睡,舌红苔薄白或薄黄,脉浮数或滑数。辨证要点:发热,或微恶寒,头痛;恶心呕吐,口渴咽痛,颈项强直,舌红苔薄白或薄黄,脉浮数或滑数。

2. 气营两燔证 高热,头痛,项背强直,汗多气粗,口渴,恶心呕吐,烦躁或嗜睡,甚则昏迷,或伴谵语,抽搐,二便失禁,舌质红绛,脉数。辨证要点:高热,头痛,汗多气粗,口渴,恶心呕吐,烦躁,或伴谵语,抽搐,二便失禁,舌质红绛,脉数。

3. 热陷营血证 壮热，入夜尤甚，神昏谵语，反复惊厥，抽搐；甚则全身强直，角弓反张，皮肤可见瘀点、瘀斑，或见鼻衄、肌衄，舌绛，少苔，脉细数。辨证要点：壮热，入夜尤甚，神昏谵语，甚则全身强直，角弓反张，皮肤可见瘀点、瘀斑，舌绛，少苔，脉细数。

4. 痰热内扰证 高热，神昏，谵语，痰涎壅盛，喉间痰鸣，痰黏色黄，难咯，胸脘满闷，烦躁，舌质红，苔黄，脉滑数。辨证要点：高热，神昏，谵语，喉间痰鸣，痰黏色黄，难咯，烦躁，舌质红，苔黄，脉滑数。

5. 气阴两伤证 低热或午后潮热，自汗，神倦乏力，口干；心悸，舌淡红，少苔，脉细数无力。辨证要点：低热或午后潮热，自汗，神倦乏力，舌淡红，少苔，脉细数无力。

## 【鉴别诊断】

1. 其他病毒性脑炎 病毒性脑炎的病原体多样，临床表现相似，血清及脑脊液检查出相应病毒的特异抗体有助于鉴别。乙型脑炎病情重进展快，常以突发高热而起病，迅速出现意识障碍、惊厥、抽搐等脑实质损害表现；而且发病集中在夏秋季多蚊季节，患者未接种乙脑疫苗，均可帮助诊断。

2. 感染中毒性脑病 常在急性细菌感染的早期或极期，机体对感染毒素产生过敏反应，导致脑充血水肿所致；临床表现为高热、头痛呕吐、谵妄、惊厥、昏迷、脑膜刺激征等；脑脊液压力增高，蛋白质可轻度增高，细胞一般不增多，糖和氯化物正常。原发疾病好转后脑症状则随之逐步消失，一般无后遗症。

3. 化脓性脑膜脑炎 化脓性脑膜脑炎以伴有严重的全身感染中毒症状为特点，外周血白细胞明显增高，脑脊液呈化脓性改变，细菌涂片或培养阳性。

## 【治疗】

### 一、西医治疗

#### （一）药物治疗

1. 抗病毒药物 由于病损发生在中枢神经系统，故抗病毒治疗越早越好；但由于病毒仅在细胞内复制的末期才导致典型症状的出现，故抗病毒治疗的时机往往偏晚，影响疗效和预后。理想的抗病毒药物能选择性地抑制病毒核酸和蛋白质的代谢，而完全不影响宿主细胞；但目前的抗病毒药物尚未能做到这一点，大多存在一定的毒副作用。如阿昔洛韦仅对感染病毒的细胞起作用，而不影响未感染细胞，已成为首选药物，还有更昔洛韦、阿糖腺苷、利巴韦林等。

2. 肾上腺皮质激素 尽管存在争论，鉴于免疫损害参与本病的发病机制，多数学者仍然主张应用激素治疗本病。皮质激素可减轻炎症反应，解毒和稳定溶酶体系统，降低毛细血管通透性，保护血脑屏障，消除脑水肿，克服脱水剂所致的反跳作用，一旦确诊本病可早期大量、短程使用激素，以地塞米松为首选。

3. 干扰素及其诱生剂 干扰素对多种病毒具有抑制作用；干扰素诱生剂如聚肌胞等可促使人体产生内源性干扰素，亦可用于治疗本病。

#### （二）其他

应加强护理，预防褥疮及肺部感染等并发症；同时根据病情采取降温、抗痉、脱水等处理。颅内高压危象经药物治疗无效者,必要时可做脑室引流去骨瓣术等以紧急减压。

## 二、中医治疗

### (一)辨证论治

1. 卫气同病证

治法: 辛凉解表,清气泄热。

代表方: 银翘散合白虎汤。

常用药: 金银花、板蓝根、生石膏、连翘、芦根、薄荷、大青叶、桑叶、知母、淡豆豉、生甘草。

加减: 神昏嗜睡,加石菖蒲、郁金; 腹满大便不通,加大黄、芒硝; 腹胀,纳呆,口渴不欲饮,苔腻,加藿香、佩兰、苍术。

2. 气营两燔证

治法: 清气泄热,凉营解毒。

代表方: 白虎汤合清营汤。

常用药: 生石膏、生地黄、金银花、大青叶、板蓝根、水牛角、知母、连翘、玄参、丹参、石菖蒲、竹叶。

加减: 高热,神志不清,鼻饲安宫牛黄丸或至宝丹; 抽搐,惊厥,加羚羊角粉冲服。

3. 热陷营血证

治法: 清热凉血解毒,息风开窍。

代表方: 清瘟败毒饮。

常用药: 水牛角、生地黄、赤芍药、生石膏、大青叶、牡丹皮、钩藤、僵蚕、栀子、黄芩、知母、板蓝根。

加减: 壮热不已,热极动风,神昏惊厥,加羚羊角粉(冲服),或加天麻、蜈蚣; 热盛伤阴,口干咽燥,舌绛而干,加生地黄、玄参、白芍。

4. 痰热内扰证

治法: 清热化痰,开窍醒神。

代表方: 黄连温胆汤合至宝丹。

常用药: 黄连、茯苓、郁金、石菖蒲、连翘、黄芩、金钱草、枳实、胆南星、竹茹、瓜蒌。

加减: 痰鸣者,加竹沥; 兼有瘀血,加丹参、当归、赤芍药、川芎; 口眼歪斜,加白附子、僵蚕、全蝎; 二便失禁,加炒山药、山茱萸、桑螵蛸; 半身不遂,加鸡血藤、全蝎、蜈蚣。

5. 气阴两伤证

治法: 益气养阴,清虚热。

代表方: 竹叶石膏汤。

常用药: 竹叶、石膏、沙参、西洋参、石斛、白芍、牡丹皮、麦冬、地骨皮、生地黄。

加减: 手足颤动,拘挛,加龟甲、鳖甲; 气少神疲,加太子参、山药; 神呆,加石菖蒲、郁金。

### (二)中成药

1. 口服药

牛黄清心丸: 清气泄热。适用于HSE卫气同病证。

安宫牛黄丸: 凉血解毒,息风开窍。适用于HSE气营两燔证或热陷营血证。

紫雪丹: 清热凉血解毒。适用于HSE气营两燔证。

2. 注射液

清开灵注射液：清热解毒，镇静安神。适用于HSE卫气同病或气营两燔证轻型。

醒脑静注射液：清热解毒，凉血活血，开窍醒脑。适用于HSE痰热内扰证或气营两燔证。

（三）针灸及其他

取穴：大椎、曲池、风池、合谷和曲泽；针刺大椎、曲池穴可清泄高热，治疗头痛，抽搐，癫痫；风池穴可疏风解毒，合谷疏利阳明，共具清热息风、止痛功效；曲泽为手厥阴之合穴，可清血热、镇惊悸、开心窍。

## 【诊疗热点】

### 传统脑电图在单纯疱疹性脑炎早期诊断中受到重视

随着影像技术的广泛应用和技术的提高，CT和MRI在神经疾病诊断中发挥重要作用。但是，单纯疱疹性脑炎病变初期组织结构改变并不明显而神经细胞已受病毒感染发生功能紊乱。CT和MRI检查可无异常，而脑电图（EEG）已有明显异常，所以传统的EEG是HSE早期诊断的重要依据，是CT和MRI技术所不能替代的诊断方法。对HSE患者治疗时机和预后影响具有重要意义。临床诊断中越来越重视EEG应用和结果判定。HSE在早期EEG可出现弥漫性慢波。有研究显示EEG在HSE发病早期异常率可高达90%以上，所以对可疑病例应及早应用EEG检查。有学者建议对住院患者进行持续的脑电监测，长程EEG可排除干扰，提高确诊率。

1. 脑脊液HSV-DNA测定可提高早期诊断率　由于HSE具有病情严重、病死率高、可造成严重神经系统损害等特点，故HSE早期诊断尤为重要。目前采用聚合酶链式反应（PCR）方法测定患者脑脊液（CSF）中HSV-DNA，大大提高HSE早期诊断率。PCR方法检测HSV-DNA已成为HSE诊断的金标准，且定量检测发现，HSV-DNA含量与病情严重程度、病灶大小、预后密切相关，说明PCR方法可在HSE的临床监测和预后评估中发挥重要作用。近年来，又发展了多巢式PCR、实时荧光微芯片杂交分析及PCR产物微芯片电泳分析等，使诊断技术更为快捷、自动化和便捷。有研究表明，半巢式PCR敏感性和特异性均较高，在疾病早期，特别是10天内检出的阳性率较高。

2. HSV抗药问题难以解决　多年来，在HSE治疗中抗病毒药阿昔洛韦（ACV）一直是首选药，但临床上对于免疫缺陷患者抗病毒治疗剂量增加和疗程延长可造成病毒对ACV及其他抗病毒药物耐药性的出现。ACV通过作用于HSV的胸苷激酶（TK）和DNA多聚酶发挥作用，这两种酶的变异造成HSV对ACV产生耐药。其中胸苷激酶（TK）变异引发耐药占95%，一旦出现耐药，可以用磷甲酸（foscarnet，PFA）代替ACV进行抗病毒治疗，但PFA长期治疗后有61%患者产生对PFA的耐药。所以，抗病毒药耐药性亟待解决。

## 【中西医结合思路】

基于大量临床诊疗经验的积累，目前对单纯疱疹性脑炎病因病机的认识有了进一步提高，治疗方法较前更加丰富，概括其中西医结合治疗的基本思路如下：

1. 中西医结合抗病毒治疗　是中西医结合治疗思路的具体体现。近年来抗病毒药治疗病毒感染性疾病的疗效得到了肯定，故应作为治疗本病的首选药物。药理研究证实：中药穿琥宁注射液、双黄连注射液有抑制病毒合成和明显的抗病毒作用,不少中药饮片或方剂也有一定的抗病毒作用。因此。在西药抗病毒治疗的同时,结合中医辨证论治,在辨证论治、选方用药、整体调理基础上选择和配伍使用具有抗病毒作用的中药,可获得更好的疗效。

2. 中西医结合对症治疗 发热是HSE的主要症状之一,持续的高热对大脑及其他重要器官均可造成严重损伤,对此应严格关注并积极治疗。西医针对发热除应用解热止痛药之外,应对患者的水、电解质平衡予以关注,保证合理的入量等亦是治疗发热的基本措施。中药安宫牛黄丸、紫雪散、至宝丹、清开灵注射液,醒脑静注射液及白虎汤等均宜根据辨证及早合理使用。其次,HSE患者大多存在不同程度的脑水肿,对脑水肿明显者应及早使用甘露醇、甘油果糖、激素等药物脱水降颅压。中药制剂醒脑静注射液有显著改善脑水肿、保护脑细胞的作用; 七叶皂苷钠有显著的抗炎、抗渗出及消肿作用,均可根据辨证合理使用。

3. 分期与辨证治疗结合 即在明确HSE的疾病诊断和同步明确中医的辨证诊断前提下,采用西医辨病论治和中医辨证论治相结合的治疗方法。首先应明确西医学诊断,再运用中医学理论针对HSE进一步进行个体化认识,根据该病不同时期的临床表现进行中医辨证论治。众多临床研究表明,在西药治疗的基础上加用中医辨证论治取得了较好的临床疗效,尤其是对昏迷、抽搐等危重患者; 合并使用中药汤剂鼻饲或保留灌肠治疗能提高疗效。神经营养药和补虚中药对大脑的有益作用近年来被逐渐认可,可用于康复期的患者,改善脑细胞功能。部分中药注射液及补气、补肾中药对脑的有益作用亦逐步得到了证实,如醒脑静注射液能显著改善脑水肿、保护脑细胞。黄芪有提高机体免疫能力,增强机体自身抗病毒的作用; 人参有提高机体免疫能力,促进细胞向神经元细胞转化的作用; 何首乌、山茱萸有促进受损神经恢复的作用等。同样在临床治疗脑疾病方面,西药如: 脑蛋白水解物(脑活素)、胞磷胆碱、二磷酸胞苷二钠等,对患者整体疗效的提升也起到了不可忽视的作用,都为本病的中西药结合治疗提供了支持。

## 【研究展望】

### 一、小胶质细胞和$CD_{40}$分子—$CD_{40}L$分子在HSE发病机制中作用

HSV在脑组织潜伏与再激活的机制引起学者的重视和研究,小胶质细胞激活在各种发病机制对中枢神经系统造成的损伤中起主要作用。研究表明,$CD_{40}$分子—$CD_{40}L$分子在HSE中能影响小胶质细胞激活和小胶质细胞分泌细胞因子,小胶质细胞激活后部分产物在HSE中有抗病毒作用,但同时产生的NO可导致免疫损伤。$CD_{40}$分子—$CD_{40}L$分子还具有抑制HSV-1抗凋亡机制的作用。$CD_{40}$分子—$CD_{40}L$分子在HSE发病机制中作用有待进一步研究。

### 二、HSV-1的病毒蛋白基因*ICP34.5*对神经细胞的影响

近年来,HSV-1的病毒蛋白基因*ICP34.5*对神经细胞的影响受到关注。*ICP34.5*基因产物一旦感染细胞,就会导致HSV-1突变,是HSV-1分株的主要依据,又决定病毒感染斑大小、病毒糖蛋白作用的有效性和病毒对神经系统致病的有效性。另外,对*ICP34.5*进一步研究发现,病毒感染可引起机体产生干扰素,从而激活宿主细胞的磷酸激酶R(PKR),PKR可以磷酸化蛋白质合成起始因子,从而抑制蛋白合成。*ICP34.5*基因产物可影响PKR,使PKR磷酸化减少,进一步干扰蛋白的合成。

HSE发病机制目前尚未完全阐明，很多学说成为研究热点，如凋亡和抗凋亡机制、免疫介导机制、原发感染和潜伏感染及病毒活化等都有待进一步研究。

## 【参考文献】

[1] 贾建平，崔丽英，王伟. 神经病学[M]. 北京：人民卫生出版社. 2008：233.
[2] 孙怡，杨任民，韩景献. 实用中西医结合神经病学[M]. 北京：人民卫生出版社. 2011：261.
[3] 汪叶松，李媛媛，邓艳春. 持续视频脑电检测单纯性疱疹病毒脑炎早期诊断和预后的意义[J]. 内科急危重症杂志，2009，15(6)：308-309.
[4] 李梅，李晓眠，刘民. 半巢式聚合酶链反应快速诊断单纯性疱疹病毒脑炎及病毒分型[J]. 天津医学，2000，28(4)：223-224.
[5] 赵琦，路晖. 单纯性疱疹病毒脑炎的研究进展[J]. 实用心脑肺血管病杂志，2011，19(6)：1057-1058.
[6] 魏桂荣，张敏. 单纯性疱疹病毒脑炎研究进展[J]. 国外医学内科分册，2004，31(9)：399-402.
[7] 左联，谢鹏. 单纯性疱疹病毒脑炎发病机制的研究进展[J]. 国外医学神经病学神经外科学分册，2003，30(3)：237-240.

（张艳慧）

# 第三节 结核性脑膜炎

## 【概述】

结核性脑膜炎(tuberculous meningitis, TBM)是由结核分枝杆菌引起的脑膜和脊膜的非化脓性炎症性疾病。临床表现主要有低热、头痛、呕吐，脑膜刺激征。结核性脑膜炎常继发于粟粒性肺结核及淋巴、肠、骨、肾等器官的病灶，多见于儿童。近年来，成年人发病率有所增加。因结核分枝杆菌的基因突变、抗结核药物研制相对滞后和AIDS患者增多，结核病的发病率及病死率逐渐增高。目前我国结核病年发病人数约130万例，位居世界第二，其中5%~15%肺结核患者继发结核性脑膜炎，使得结核性脑膜炎在世界范围内重新呈上升趋势。

结核性脑膜炎相当于中医学中"痨病""头痛""痉证"等范畴。《素问·至真要大论》篇认为："诸痉项强，皆属于湿"，"诸暴强直，皆属于风"。巢元方《诸病源候论·风痉候》描述痉证的症状为"口噤不开背强而直，如发痫状"。吴鞠通《温病条辨》中说："痉者，强直之谓，后人所谓角弓反张，古人所谓痉也。"1997年颁布实施的中华人民共和国国家标准《中医临床诊疗术语》明确提出"脑痨"的病名，因痨虫侵袭于脑，损伤脑神所致。

## 【病因病机】

### 一、西医病因、发病机制和病理

结核分枝杆菌是一种需氧菌，菌壁富含多种脂质，结核病变波及脑膜主要通过血行—脑脊液途径，其发生与机体对结核分枝杆菌的高度过敏有关。此外，亦可因脑实质或脑膜干酪样坏死病灶破溃而引起，偶见脊椎、颅骨或中耳与乳突的结核灶直接蔓延侵犯脑膜。

结核菌多经呼吸道进入肺部，数周后杆菌侵入淋巴系统进入局部淋巴结，因菌血症经血行播散进入脑膜和脑实质包括室管膜下等部位，并在此复制。当宿主免疫功能降低或年老时，病灶内的结核菌激活而破入蛛网膜下腔，随脑脊液播散，历时数天至数周即可引起结核性脑膜炎，炎性反应可迅速增加，但其程度和菌壁的抗原物质引起的超敏反应有一定的关系，炎性过程产生的大量渗出物多沉积在脑底池，随时间的进展可引起蛛网膜炎。

病理改变：早期病理改变主要为渗出，灰黄色浆液纤维素性渗出物遍布脑膜，以脑底部桥池、视交叉池及额叶底部最为显著，炎性渗出物侵入脑神经鞘可包绕并挤压神经纤维，引起脑部肿胀，软脑膜呈弥漫性混浊，镜下可见软脑膜弥漫性炎细胞浸润，以单核细胞、淋巴细胞为主，并有少量巨噬细胞及浆细胞。逐渐变性、坏死，大脑实质水肿，有时可见结核瘤，软脑膜血管及脑实质内的小动脉常有血管炎性改变，进一步引起血管闭塞、脑梗死或出血。

## 二、中医病因病机

中医学认为，本病系正气内虚，感染痨虫，痨虫内舍脏腑。阴阳、气血失调的缓慢过程。结核性脑膜炎常由于劳倦、饮食、七情内伤等因素内损，致正气不足，感受痨虫，损伤阴精，阴精亏耗，阴不制阳，虚热内生。久则导致阳气亏虚，而成阴阳两虚之象；阳气虚弱，推动无力，布津运血失职，或因阴虚内热煎熬津血，均可导致痰浊、痰热内生，形成本虚标实之象。由于人体正气亏耗，脾胃虚损，气血不足，抗病力降低，病邪郁热化火，窜入营血而酿成。痨虫极易耗伤津液气血，常致肺阴不足、脾虚肝旺，阴血亏损，风热郁蒸，阴血不足，血不养筋，虚风内动，脾虚肝旺，肝胃不和，胃气上逆，火盛热极，肝风内动，胃气上逆如火盛热极，肝风内动，邪窜背俞，心窍被蒙，气伤阴耗，久病阴血枯涸，元气亏虚，出现阴阳俱虚。总之本病由于禀赋虚弱，正气不足，真阴消烁，引起虚实内动，病位重点在脑、肝和肾。

## 【临床表现】

**(一)症状和体征轻重不一，可缺乏结核接触史，常见表现有：**

1. 结核中毒症状　午后低热、盗汗、食欲减退、消瘦、倦怠无力。

2. 颅内压增高和脑膜刺激症状　早期表现为发热、头痛、呕吐及脑膜刺激征。颅内压多为轻、中度增高，通常持续1~2周。晚期蛛网膜、脉络丛粘连，呈完全或不完全性梗阻性脑积水，颅内压多明显增高，表现头痛、呕吐和视乳头水肿。严重时出现去脑强直发作或去皮质状态。

3. 脑实质损害　常在发病4~8周时常出现脑实质损害症状，由脑实质炎症或血管炎引起，常见症状有精神萎靡，淡漠，谵妄或妄想，部分性、全身性癫痫发作或癫痫持续状态，昏睡或意识模糊；肢体瘫痪如因结核性动脉炎所致，可呈卒中样发病，出现偏瘫、交叉瘫等；如由结核瘤或脑脊髓蛛网膜炎引起，表现为类似肿瘤的慢性瘫痪。

4. 脑神经损害　20%~30%的结核性脑膜炎因渗出物刺激及挤压、粘连等引起脑神经损害，以动眼、外展、面和视神经最易受累，表现视力减退、复视和面神经麻痹等。

**(二)分期一般分为3期：**

1. 前驱期(早期)　1~2周，前驱症状包括有精神状态的改变，如烦躁，或精神呆滞，此外可有低热、食欲减退、睡眠不安、消瘦、便秘或无原因的呕吐。

2. 脑膜刺激期(中期)　1~2周,头痛持续并加重,呕吐可变为喷射状。逐渐出现嗜睡,或嗜睡与烦躁不安相交替,可有惊厥发作,但发作后神志尚清醒。

3. 昏迷期(晚期)　1~3周,以上症状逐渐加重,神志由意识模糊、半昏迷而进入完全昏迷,多于惊厥后陷入昏迷。阵挛性或强直性惊厥发作频繁。

## 【诊断】

### 一、西医诊断要点

1. 病史　患者有其他部位结核病史,如肺结核、肠结核、骨结核等病史。

2. 临床表现　多数急性或亚急性起病,主要表现为发热、头痛、呕吐、全身乏力、食欲不振、精神差、脑膜刺激征阳性,病程后期可出现脑神经、脑实质受累表现,如复视、肢体瘫、昏迷、癫痫发作、脑疝等。

3. 辅助检查

(1)血液检查外周血白细胞计数增高、红细胞沉降率增快;

(2)皮肤结核菌素试验阳性;

(3)胸部X线片可见活动性或陈旧性结核感染证据;

(4)CSF压力增高可达400mm$H_2O$或以上,外观无色透明或微黄,静置可有薄膜形成;淋巴细胞显著增多,蛋白增高,糖及氯化物下降,脑脊液涂片抗酸染色可见结核菌;

(5)头颅CT或MRI　主要表现为脑膜强化,也可发现梗阻性脑积水、脑梗死、结核球等。

### 二、中医诊断要点

本病归属于“头痛”“痉证”等范畴,可参见相关疾病进行辨病诊断。

### 三、中医主要证候类型

1. 阴虚内热证　头痛,恶心呕吐,耳鸣,潮热盗汗,五心烦热,咽干颧红,形体消瘦,舌红,少苔,脉细数。辨证要点:头痛,恶心呕吐,潮热盗汗,五心烦热,咽干颧红,舌红,少苔,脉细数。

2. 气血两虚证　头痛,恶心呕吐,眩晕耳鸣,心悸不宁;气短乏力,项背强直,舌淡苔薄,脉细。辨证要点:头痛,恶心呕吐,眩晕耳鸣,心悸不宁;气短乏力,舌淡苔薄,脉细。

3. 热甚发痉证　头痛,恶心呕吐,发热口燥,手足挛急,项背强直,咽干口渴,心烦急躁,甚者神昏谵语,大便干结,苔黄,脉弦数。辨证要点:头痛,恶心呕吐,发热口燥,手足挛急,项背强直,咽干口渴,心烦急躁,甚者神昏谵语,大便干结,苔黄,脉弦数。

## 【鉴别诊断】

1. 病毒性脑膜炎　轻型或早期TBM脑脊液改变和病毒性脑膜炎相似,可同时给予抗结核与抗病毒治疗,同时寻找诊断证据。病毒感染通常有自限性,4周左右明显好转或痊愈,而TBM病程迁延,短期难以治愈。

2. 化脓性脑膜炎　重症TBM临床表现与化脓性脑膜炎相似,脑脊液细胞数和分类中性粒细胞占优势时更难以鉴别,必要时可双向治疗。反复腰椎穿刺、细菌培养,可进一步明确。

3. 隐球菌性脑膜炎　亚急性或慢性脑膜炎，与TBM病程和CSF改变相似，TBM早期临床表现不典型时不易与隐球菌性脑膜炎鉴别，隐球菌性脑膜炎颅内高压特别明显，脑神经损害出现比TBM晚，精神症状比结核性脑膜炎重，尤其是视力下降最为常见，脑脊液糖含量降低显著。隐球菌性脑膜炎多无结核中毒症状，脑脊液涂片墨汁染色可找到隐球菌。

## 【治疗】

### 一、西医治疗

#### （一）药物治疗

1. 常用化疗药物　异烟肼（isonicotinyl hydrazide，INH）、利福平（rifampicin，RFP）、吡嗪酰胺（pyrazinamide，PZA）或乙胺丁醇（ethambutol，EMB）、链霉素（streptomycin，SM）是治疗TBM最有效的联合用药方案，儿童因乙胺丁醇的视神经毒性作用、孕妇因链霉素对听神经的影响而尽量不选用。

（1）异烟肼全杀菌剂，可抑制结核分枝杆菌DNA合成，破坏菌体内酶活性，对细胞内、外结核分枝杆菌均有杀灭作用。无论脑膜有无炎症，均能迅速渗透到脑脊液中。单独应用易产生耐药性。主要不良反应有末梢神经炎、肝损害等。

（2）利福平全杀菌剂，利福平与细菌的RNA聚合酶结合，干扰mRNA的合成，抑制细菌的生长繁殖，导致细菌死亡。对细胞内外结核分枝杆菌均有杀灭作用。利福平不能透过正常的脑膜，只部分通过炎性脑膜，是治疗结脑的常用药物。单独应用也易产生耐药性。主要不良反应有肝毒性、过敏反应等。

（3）吡嗪酰胺半杀菌剂，在酸性环境中杀菌作用较强，pH 5.5时杀菌作用最强，能杀灭酸性环境中缓慢生长的吞噬细胞内的结核分枝杆菌，对中性和碱性环境中的结核分枝杆菌几乎无作用。吡嗪酰胺能够自由通过正常和炎性脑膜，是治疗结核性脑膜炎的重要抗结核药物。主要不良反应有肝损害、关节酸痛、肿胀、强直、活动受限、血尿酸增加。

（4）链霉素半杀菌剂，仅对吞噬细胞外的结核菌有杀灭作用，链霉素能透过部分炎性的血脑屏障，是结核性脑膜炎早期治疗的重要药物之一。主要不良反应有耳毒性和肾毒性。

（5）乙胺丁醇抑菌剂，对生长繁殖状态的结核分枝杆菌有作用，对静止状态的细菌几乎无影响。主要不良反应有视神经损害、末梢神经炎、过敏反应。

2. 化疗方法

（1）短程化疗：是指联合应用异烟肼、利福平等两种以上杀菌药6~9个月者，称为短程化疗，具有患者易坚持和费用低的优点，现广泛采用。

（2）间歇化疗：临床实验发现结核菌与药物接触数小时后，常可延缓数天生长。因此，现将采用每天应用化疗药1~3个月（强化阶段），后每周3次间歇用药（巩固阶段），称为间歇化疗，其具有易督导、费用低和减少药物不良反应等优点。

3. 化疗方案

（1）初治方案：分强化治疗和巩固治疗两个阶段。

1）每日用药：①强化治疗：前2个月用异烟肼、利福平、吡嗪酰胺和乙胺丁醇，每日1次；②巩固治疗：后4个月用异烟肼和利福平，每日1次，简写为2HRZE/4HR。

2）间歇用药：①强化治疗：前2个月用异烟肼、利福平、吡嗪酰胺和乙胺丁醇，隔日1次或每周3次；②巩固治疗：后4个月用异烟肼、利福平，隔日1次或每周3次，简写为$2H_3R_3Z_3E_3/4H_3R_3$。

（2）复治方案：需根据药物敏感试验结果选用敏感药物。①强化治疗：前2个月用异烟肼、利福平、吡嗪酰胺、链霉素和乙胺丁醇，每日1次。②巩固治疗：后6~10个月用异烟肼、利福平和乙胺丁醇，每日1次，简写为2HRZSE/6~10HRE。

4. 辅助药物治疗

（1）糖皮质激素用于脑水肿引起颅内压增高，伴局灶性神经体征和蛛网膜下腔阻塞的重症患者，可减轻中毒症状，抑制炎症反应及减轻脑水肿。成人常选用泼尼松60mg口服，3~4周后逐渐减量，2~3周内停药。

（2）药物鞘内注射脑脊液蛋白定量明显增高、有早期椎管梗阻、肝功能异常致使部分抗结核药物停用、慢性、复发或耐药的情况下，在全身药物治疗的同时可辅以鞘内注射，异烟肼—糜蛋白酶4000U、透明质酸酶1500U，每隔2~3天1次，注药宜缓慢；症状消失后每周2次，体征消失后地塞米松5~10mg、周1次，直至CSF检查正常。脑脊液压力较高的患者慎用此法。

**（二）降颅压及对症治疗**

颅内压增高者可选用渗透性利尿剂，如20%甘露醇、甘油果糖或甘油盐水等，同时需及时补充丢失的液体和电解质。加强呼吸道护理，防止窒息。高热可采取物理降温，抽搐予以地西泮静推，加强康复训练等。

## 二、中医治疗

**（一）辨证论治**

1. 阴虚内热证

治法：滋阴清热。

代表方：清骨散。

常用药：银柴胡、胡黄连、鳖甲（先煎）、龟甲（先煎）、地骨皮、知母、甘草、当归、白芍、生地黄、青蒿。

加减：盗汗甚，加乌梅、麻黄根、煅龙骨、煅牡蛎；虚烦失眠，加栀子、淡竹叶、菊花、夜交藤。

2. 气血两虚证

治法：益气补血，养筋缓痉。

代表方：八珍汤合止痉散。

常用药：当归、白芍、生地黄、川芎、党参、茯苓、白术、甘草、黄芪、肉桂、天麻、钩藤、僵蚕。

加减：抽搐，加全蝎、蜈蚣；虚烦，加酸枣仁、制何首乌、枸杞子、黄精。

3. 热甚发痉证

治法：养阴泄热，息风镇痉。

代表方：增液承气汤合羚角钩藤汤。

常用药：生大黄、芒硝、玄参、生地黄、羚羊角粉（冲）、麦冬、菊花、钩藤、茯神、全蝎、桑叶。

加减：热盛伤阴，加生石膏、生晒参；烦躁较甚，加淡竹叶、栀子。

**（二）针刺**

1. 体针

主穴：风池、百会、大椎、内关、外关、合谷、阳陵泉、太溪。

配穴：神昏，加刺印堂、水沟、中冲；抽搐，烦躁，加太冲、照海；频繁呕吐，加内庭、金津、玉液。

2. 耳针

取穴：心、脑、肝、皮质下、神门、肾上腺、内分泌、交感。

## 【诊疗热点】

结核性脑膜炎早期表现差异性大，常类似病毒性脑膜炎或化脓性脑膜炎导致早期误诊，未能及时使用抗结核药物进行针对性治疗，致残率较高，预后不良。目前寻找可靠早期诊断的方法，及时有效治疗，降低致残率和病死率成为临床研究热点。

### 一、结核性脑膜炎早期诊断手段的选择

目前，国内外都在致力于尝试先进检测手段获得早期诊治的时机。结核性脑膜炎确诊的金标准是脑脊液中直接检出或培养分离结核分枝杆菌，但脑脊液中结核分枝杆菌含量低，常规抗酸染色难以取得阳性结果；培养法耗时长，需4~8周，不能指导临床。目前，先进检测手段已应运而生，有望提高结核性脑膜炎早期诊断率。

应用分子生物学检查方法聚合酶链反应（PCR）法检测脑脊液中结核分枝杆菌，特异性强且灵敏度高，且研究表明通过PCR检测可发现抗酸杆菌的部分基因突变片段，与抗结核药物耐药有关可以早期明确患者是否为耐药结核分枝杆菌感染，可早期使用敏感药物辅助治疗。另外，脑脊液酶活性测定方法简单且灵敏度高可用于早期诊断，如腺苷脱氢酶（ADA）、溶菌酶（LZM）、乳酸脱氢酶（LDH）、天冬氨酸氨基转移酶（AST）等。免疫学检查采用酶联免疫吸附试验可检测脑脊液中结核抗原抗体亦提高了结核性脑膜炎早期诊断。

### 二、治疗方法的优化

随着结核分枝杆菌广泛耐药，四联疗法越来越受到重视。目前公认的核心抗结核药物为异烟肼（INH）、利福平（RFP）、吡嗪酰胺（PZA），对第四种药的选择颇受青睐的是乙胺丁醇（EMB），其次是链霉素（SM）和喹诺酮类药物。

脑脊液置换配合鞘内给药受到关注。脑脊液置换可加速脑脊液相关物质代谢减轻脑膜粘连。配合鞘内给药，使得药物直接作用于病变部位，快速控制炎症，并降低药物全身用药副作用。脑脊液置换配合鞘内给药是一种简单、容易操作、行之有效且相对安全的治疗方法。

### 三、中医药潜力的进一步挖掘

虫类药材具有镇痉、息风、止痛之功效，对于缓解本病具有很好疗效，如全蝎、蜈蚣、僵蚕等受到临床医家重视。研究表明虫类药材可帮助药物透过血脑屏障，可明显提高抗结核药物作用。虫类药材资源丰富，可进一步研发其有效成分的提纯，研制出新的剂型。

单味药和复方药在临床应用取得了满意效果。有学者把具有抗结核作用的中药进行分类，发现麦冬、大蓟、野菊花、红花、狼毒、旱莲草等30多味中药有较好的抗结核分枝杆菌作用。并把治疗有效成方进行总结，有清瘟止抽方、化痰息风汤、息风开窍汤、胆星丸等。

## 【中西医结合思路】

虽然随着抗结核药物的不断更新，治疗TBM的疗效有所提高，但随着耐药菌株的增多，不典型的脑膜炎患者和艾滋病合并TBM者不断增加，TBM的治疗难度越来越大；抗结核药物耐药性的增强及常见的不良反应亦很严重。

### 一、提高疗效，降低副作用，较少复发

理想的治疗原则应该是选用有效的抗结核药物，配用激素以减轻粘连。中医药参与治疗可减轻药物的副作用，增强化疗药物的疗效，减少复发。在辨证论治基础上，可考虑加入有抗结核作用的中药，如黄芪、升麻、大蒜、玉竹、紫花地丁、冬虫夏草、百部、丹参等，在改善患者自觉症状方面，有较为明显的作用，并可减轻患者因使用抗结核、激素药物固有的毒性反应。

### 二、加强康复，防止后遗症

对本病晚期常见的听力视力、智力减退，以及偏瘫、截瘫、四肢瘫等，运用针灸、推拿、中药熏洗、服用中药等方法，可改善TBM的预后及提高临床疗效。

## 【研究展望】

由于耐药菌株广泛传播，免疫抑制剂的不规范使用以及全球艾滋病的流行，使结核性脑膜炎的发病率有所提升。如何广泛宣传，加强结核病预防，了解结核病危害具有重要意义。其次，由于早期结核性脑膜炎患者症状错综复杂，脑脊液实验室检测结果灵敏度有限使得结核性脑膜炎早期诊断遇到困难，常常延误病情，导致严重并发症，对预后影响较大，如何做到早期诊断仍是亟待解决的重要问题。另外，由于结核性脑膜炎治疗时间长，加之药物副作用明显，不良反应多，导致患者依从性较差，擅自停药，轻易换药，导致病情复发。如何避免这种情况并做到高效治疗是我们面临的重要问题。

## 【参考文献】

[1] 贾建平，崔丽英，王伟. 神经病学[M]. 北京：人民卫生出版社，2008.
[2] 孙怡，杨任民，韩景献. 实用中西医结合神经病学[M]. 北京：人民卫生出版社，2011.
[3] 张淑娟. 结核性脑膜炎诊疗概况[J]. 中国当代医药，2015，22(13)：22-16.
[4] 张舒林，王洪海. 结核分枝杆菌特异性抗原检测研究现状及展望[J]. 中国热带医学，2008，8(1)：299-301.
[5] 孟兆华. 结核性脑膜炎脑脊液免疫学诊断新进展[J]. 国际检验医学杂志，2012，24(12)：1322-1336.
[6] 马占运，陈鹏，范学文. 结核性脑膜炎临床研究进展[J]. 中国现代神经疾病杂志，2014，14(18)：664-670.

（张艳慧）

## 第四节 脑囊虫病

### 【概述】

脑囊虫病(cerebral cysticercosis)是由猪绦虫蚴虫(囊尾蚴)寄生于脑组织形成包囊所致。脑囊虫病可引起癫痫、高颅压、精神和智力障碍等,是严重的人脑寄生虫病。由于人们生活环境的卫生水平不断提高和预防疾病的意识增强,近年来,脑囊虫病的发病率逐渐下降。欧洲、北美洲的国家发病率很低,而拉丁美洲、非洲和亚洲的某些国家发病率较高,我国山东、华北、东北和西北地区较多见。

在古代中医籍中,对囊虫病记载较少,其原因可能是由于囊虫本身及其与本病表现的相互联系在宏观观察中难以确认。但对绦虫病已有较多记载。《金匮要略·禽兽鱼虫禁忌并治》篇有"食生肉……变成白虫"的描述。中医学认为囊虫与其成虫绦虫有关,称绦虫为寸白虫,属"虫证"。根据脑囊虫病的临床表现,本病归属于中医学的"痫证""痉证""头痛""痴呆"等范畴。

### 【病因病机】

#### 一、西医病因、发病机制和病理

猪囊尾蚴病为人兽共患性寄生虫病。人因吃生的或未煮熟的含囊尾蚴的猪肉而被感染,在胃中,囊尾蚴的囊壁很快被消化,至小肠后经肠液及胆汁作用头节翻出,靠其吸盘和小钩固着于十二指肠和空肠曲下40~50cm处的肠壁上,随着虫卵的受精发育,孕节片形成,从链体脱落,随粪便排出。人是猪带绦虫的终末宿主,中间宿主主要是猪,当病人患猪囊尾蚴病时,即变为中间宿主。绦虫卵进入胃,经胃及十二指肠内消化液的作用,六钩蚴自囊内逸出,钻入肠壁,经血散于人体皮下、肌肉、脑、眼、心、肺、肝、脊髓等处各种组织,形成囊虫病,其中寄生于脑组织者称脑囊虫病。

寄生的囊虫产生异性蛋白或异物反应引起局部炎症,早期中性粒细胞和嗜酸性浸润,继而以浆细胞和淋巴细胞浸润为主,外观有豆粒大小,半透明状,有一个呈圆形囊壁向内翻的头节。囊虫内可分布在皮质、白质、脑室、基底节、软脑膜;也可以混合分布在多个部位。囊体大小数目不一,可以单独存在,也可以多达数百或上千个。

#### 二、中医病因病机

《诸病源候论·寸白虫候》有"以桑枝贯牛肉炙食,并生粟而成"的记载。《金匮要略·禽兽鱼虫禁忌并治》即有"食生肉……成白虫"之说。说明病源来自活体囊虫肉,未被煮死或生食而易感染致病。饮食不洁,致使绦虫卵侵入机体,继而入脑形成脑囊虫。病因病机多属虫毒内蕴,脏腑功能失调,虫邪犯脑伤脾,痰浊内生,气机逆乱,气血不畅,诸症而生。初起病多实,久则邪盛正虚,虚实夹杂。病位在脑,涉及脾、心、肝。关于虫证的概念,《景岳全书·诸虫》云:"凡虫痛证必时发时止,来去无定。"《医述·杂证汇参》云:"如或稀奇怪病,除痰、血外……即是虫为患。”《医学津梁·齿》曰:“或大痛难忍,又忽然痛止如无恙者,非属风火,乃为虫蠹。”关于虫证的病机,古人对其概括为风、湿、热,如《说文解字·风部》曰:“风动虫生。”《儒门事亲·虫之生湿热为主诀》曰:“然虫之变,不可胜穷,要之皆以湿热为主……以《玄珠》考之,虫得木之气乃生,得雨之气乃化,以知非厥阴风木之气不生,非太阴湿土之气不成。岂非风木主热,雨泽主湿所致耶?”《诸病源候论·卷三十五》论皮肤湿疡:“湿癣者,亦有匡郭,如虫行,浸淫色赤湿痒,搔之多汁成疮……其里亦有虫。”《读医随笔·虫脉虫证》论痨瘵:“虫病多起于湿热太盛,木郁土中而化生也。亦有瘀血所化者,世谓痨虫是也。”关于虫证的辨治,《汤头歌诀》《医方集解》均把乌梅丸列为“杀虫剂”的首方,陈修园在《医学三字经·腹痛》篇亦云:“虫痛要用乌梅丸。”

1. 风痰上扰　虫邪入脑伤肝,入脑则损伤脑神;伤肝则肝失疏泄,气机失调,气郁化火生风,风邪夹痰上扰清窍,以致突然昏仆、不省人事、口吐涎沫、四肢抽搐等。

2. 痰浊中阻　脾主运化水谷,又为生痰之源。饮食不洁,虫邪侵入机体,损伤中焦脾胃,健运失司,以致水谷不化精微,聚湿生痰,痰浊中阻,则清阳不升、浊阴不降,引起头痛、头晕、呕吐等。

3. 痰浊蒙窍　虫邪入脑犯脾,脾失健运,酿湿生痰,痰浊上逆,上犯清窍,导致神情淡漠、反应迟钝、头晕、头痛、胸闷等。

4. 痰瘀互结　虫邪入脑日久,犯脾伤肝,脾失健运而生痰;肝失疏泄,气滞血瘀,致痰瘀互结,经络阻滞,气血不畅,脑神失养,则头痛、言语不利、肢体不遂等。

## 【临床表现】

本病见于任何年龄,以青壮年为多。脑囊虫自感染至出现症状的时间不等,一般虫卵至囊尾蚴形成包裹约3个月时间。囊虫数目、部位和炎症反应的不同,决定其临床表现的多样性。临床表现可分为脑实质型、蛛网膜型、脑室型、脊髓型四种基本类型。

1. 脑实质型　临床表现与包囊的位置有关。皮质的包囊引起全身性和部分性痫性发作,可突然或缓慢出现偏瘫、感觉缺失、偏盲和失语;小脑的包囊引起共济失调;血管受损后可引起卒中,出现肢体无力、瘫痪、病理反射阳性。极少数患者的包囊数目很多,并分布于额叶或颞叶等部位可发生精神症状和智能障碍。罕见情况是,在感染初期发生急性弥漫性脑炎,引起意识障碍直至昏迷。

2. 蛛网膜型　脑膜的包囊破裂或死亡可引起脑膜刺激症状、交通性脑积水和脑膜炎等表现;包囊在基底池内转化为葡萄状后不断扩大,引起阻塞性脑积水;脊髓蛛网膜受累出现蛛网膜炎和蛛网膜下腔完全阻塞。

3. 脑室型　在第三和第四脑室内的包囊可阻断循环,导致阻塞性脑积水。包囊可在脑室腔内移动,并产生一种球状活瓣(ball-valve)作用,可突然阻塞第四脑室正中孔,导致颅内压突然急骤增高,引起眩晕、呕吐、意识障碍和跌倒,甚至死亡,即布龙征(Brun sign)发作,少数患者可在无任何前驱症状的情况下突然死亡。

4. 脊髓型　非常罕见,可在颈胸段出现硬膜外的损害。

## 【诊断】

### 一、西医诊断要点

1. 相关病史　有与绦虫感染者密切接触史、食“米猪肉”史等流行病学资料。

2. 典型的临床表现　有癫痫、高颅压、精神症状等脑组织损害的表现。

3. 辅助检查

（1）颅脑CT、MRI影像学检查有脑囊虫病特征性表现；

（2）免疫学检查血、脑脊液免疫试验阳性；

（3）粪便检查可能发现绦虫虫卵或妊娠节片；

（4）皮下结节活检可查找病原体。

### 二、中医诊断要点

本病归属于“痫症”“头痛”“痉证”等范畴，可参见相关疾病进行辨病诊断。

### 三、中医主要证候类型

1. 风痰上扰证　平素头晕，胸闷，突然昏仆，双眼上吊，口吐涎沫，牙关紧闭，肢体抽搐，舌胖苔腻，脉弦滑。辨证要点：头晕，胸闷，突然昏仆，口吐涎沫，牙关紧闭，肢体抽搐，舌胖苔腻，脉弦滑。

2. 痰浊中阻证　头晕而重，或头晕而旋，头痛如裹，胸闷作恶，呕吐痰涎，食少多寐，苔白腻，脉弦缓或濡。辨证要点：头晕而重，头痛如裹，胸闷作恶，呕吐痰涎，苔白腻，脉弦缓或濡。

3. 痰浊蒙窍证　神情淡漠，反应迟钝，头晕，恶心，呕吐，胸闷，舌体胖，有齿痕，舌苔白腻，脉滑或缓。辨证要点：神情淡漠，反应迟钝，头晕，恶心，呕吐，胸闷，舌体胖、有齿痕，舌苔白腻，脉滑或缓。

4. 痰瘀互结证　患病日久，头痛，眩晕，言语不利；口角流涎，肢体不遂，舌质黯红，或有瘀斑，脉弦细。辨证要点：头痛，眩晕，言语不利；口角流涎，肢体不遂，舌质黯红，或有瘀斑，脉弦细。

## 【鉴别诊断】

1. 原发性癫痫和脑脓肿、颅内肿瘤　孤立囊虫和单发巨大囊虫引起的癫痫，应与原发性癫痫和脑脓肿、颅内肿瘤继发癫痫者相鉴别。原发性癫痫客观检查找不到明确的病因，脑脓肿和颅内肿瘤常有脑局部受损的症状、高颅压表现，头颅CT及MRI有相应的改变。

2. 腔隙性脑梗死　多发囊泡型囊虫和小的单发或多发囊虫，应与多发或单发腔隙性脑梗死鉴别。后者发病年龄多为中老年，有长期高血压病史等脑血管疾病的危险因素，急性起病，出现局灶性神经功能缺损症状，CT、MRI有与神经功能缺失一致的脑部腔隙病灶。

3. 细菌性、病毒性、真菌性脑膜炎　囊虫性脑膜炎还应与各种细菌性、病毒性、真菌性脑膜炎鉴别。后者可经脑脊液常规检查、细胞学检查、生化检查和PCR检查得到证实。

## 【治疗】

### 一、西医治疗

#### (一)药物治疗

目前已证明对脑囊虫治疗有效的药物有吡喹酮和阿苯达唑。但抗寄生虫药物只是对活的囊虫有效,囊虫的生活期一般为2~5年,如囊虫已死或钙化斑则是无效的。抗寄生虫药物只是促进和加快脑囊虫的死亡,死亡的虫体蜕变和裂解产物会对宿主的组织产生剧烈的炎症反应,导致病情加重,因此对于脑实质内多发性囊虫不宜积极应用抗寄生虫药物,如用抗寄生虫药物,需在住院条件下应用,以便密切观察用药过程中病情变化。

1. 吡喹酮(Praziquantel) 为广谱抗吸虫和绦虫药物,也适用于治疗脑囊虫病。如囊虫数量多、病情严重者,用药须谨慎,以小剂量、长疗程、多疗程治疗为宜,总疗程视病情而定。

2. 阿苯达唑(Albendazole) 是广谱高效安全的抗寄生虫药。服药后2~7日可出现皮疹、发热、头痛、颅内压增高、精神障碍等不良反应。不良反应明显者可用糖皮质激素减轻炎症反应。

#### (二)对症治疗

1. 降颅压治疗应用甘露醇等脱水降颅压药及糖皮质激素。

2. 癫痫发作应抗癫痫治疗,根据不同的发作类型选择相应的抗癫痫药物。

3. 精神障碍应用抗精神障碍药物。

#### (三)手术治疗

单个囊虫或脑室囊虫,可行手术摘除。后颅凹粘连造成脑脊液循环障碍伴脑积水者,可行脑脊液分流术缓解症状。

### 二、中医治疗

#### (一)辨证论治

1. 风痰上扰证

治法:平肝息风,涤痰开窍,杀虫。

代表方:定痫汤。

常用药:竹茹、石菖蒲、胆南星、法半夏、天麻、钩藤、全蝎、茯苓、远志、僵蚕、牡丹皮、栀子、槟榔、使君子。

加减:面红目赤、烦躁不安,加龙胆草;视物不清,加菊花、枸杞子。

2. 痰浊中阻

治法:燥湿祛痰,健脾和胃,杀虫。

代表方:半夏白术天麻汤。

常用药:陈皮、半夏、茯苓、薏苡仁、白术、天麻、蔓荆子、甘草、生姜、大枣、槟榔、使君子。

加减:呕吐频繁,加代赭石、竹茹。

3. 痰浊蒙窍证

治法:健脾祛湿,化痰开窍,杀虫。

代表方:涤痰汤。

常用药：半夏、陈皮、茯苓、白术、胆南星、竹茹、枳实、石菖蒲、槟榔、使君子。

加减：烦躁、精神错乱、谵妄、大便秘结，加黄连、栀子、赤芍药、牡丹皮。

4. 痰瘀互结证

治法：活血化瘀，祛痰通络，杀虫，

代表方：血府逐瘀汤。

常用药：当归、赤芍药、川芎、红花、柴胡、僵蚕、石菖蒲、鸡血藤、地龙、郁金、川牛膝、槟榔、使君子。

加减：肢体疼痛，加威灵仙、海桐皮。

**（二）中成药**

口服药

（1）癫痫康胶囊：镇惊息风，化痰开窍。适用于脑囊虫病风痰上扰证。

（2）半夏天麻丸：健脾祛湿，化痰息风。适用于脑囊虫病痰浊中阻证。

（3）苏合香丸：芳香开窍，行气止痛。适用于脑囊虫病痰浊蒙窍证。

**（三）专病专方**

1. 槟榔汤　槟榔60~100g，捣碎或切碎，文火煎2小时，于早晨空腹顿服。服药后4小时若无大便排出，可加服芒硝10g。个别患者服药后若表现面色苍白、眼花、呼吸困难等中毒症状，可皮下注射肾上腺素0.2~0.5ml。

2. 南瓜子槟榔汤　南瓜子60~120g，去壳碾粉水煎服；2小时后服槟榔汤，剂量同上。

## 【诊疗热点】

### 一、检查手段的丰富有益早期诊断

目前临床启用的检查手段开始多样化，如：①免疫学检查：酶联免疫吸附试验、斑点酶联免疫吸附试验、生物素—亲和素酶联免疫吸附试验、单克隆抗体酶联免疫吸附试验、囊虫循环抗体及短程抗体检测，都提高了临床诊断率，使假阳性几乎不再发生，同时囊虫循环抗体及短程抗体检测，还可作为疗效考核的指标；②基因检测技术：PCR技术用于检测猪囊尾蚴蛋白基因，借助这项技术，可采用特异性DNA探针来鉴别不同种属的绦虫。也有研究发现，不同标本检测结果意义不同，脑脊液CAg有助于脑囊虫病诊断，而血清CAg有助于脑囊虫病疗效考核。

### 二、鸡尾酒疗法尝试

吡喹酮和阿苯达唑都是较好的杀虫药，但作用机制有所不同。实践中发现不同个体对这两种药敏感程度不同，仅用一种药治疗效果较差。将吡喹酮和阿苯达唑交替使用疗效优于单用一种药物。在一个疗程中同时应用这两种药物称为鸡尾酒疗法。临床实践证实鸡尾酒疗法可缩短疗程，提高治愈率。

### 三、中医药在脑囊虫病康复中作用受到重视

脑囊虫病治疗不再是单一杀虫，脑功能恢复即康复期治疗越来越受到重视，患者存在不同程度的癫痫、瘫痪、失语等后遗症，中药在康复过程中将发挥重要作用。研究发现很多中

药在促进囊虫吸收,防止脑细胞纤维化钙化,恢复脑功能具有很好作用,可改善脑供血,减少癫痫发作,提高治愈率。研究药物既有单味药,也有复方药,如丹红、丹参酮和丹参多酚酸、干芫散、囊虫丸等。

## 【中西医结合思路】

### 一、充分发挥中西医各自优势

西医治疗脑囊虫病以杀虫为主,效果显著,疗效肯定,同时可辅以对症治疗。但应用杀虫药后,死亡的囊尾蚴易引起急性炎症反应,形成脑水肿,严重者颅内压急骤升高引起脑疝,容易导致患者死亡。中医治疗本病历史悠久,积累了丰富的经验。如陈治水等应用消痰、杀虫、息风、活血法治疗癫痫型脑囊虫病300例,收到了较好的效果。中药不仅具有显著杀灭囊虫的作用,而且具有显著的抗癫痫作用。动物实验研究表明,中药还能明显降低实验大鼠脑水肿模型的颅内压,但对严重高颅压脑疝形成者疗效较差,对癫痫、高颅压、精神症状不能迅速控制。

### 二、中西医结合治疗优势互补，达到最佳疗效

轻症患者可完全采取中药治疗,囊虫病急性期,尤其高颅压、痫性发作频繁者,应首先采取西药治疗,如脱水、降颅压和解痉止抽,杀虫过程中应辅以激素、脱水药物。当出现轻、中度不良反应时,可选用中药,中药在辨证论治时应兼顾治疗其不良反应;当出现严重不良反应时,必要时停用西药,可以中医辨证论治为主;对严重高颅压欲致脑疝形成时,应行手术去骨瓣减压挽救患者生命。中西医结合治疗可缩短治疗周期,把不良反应降到最低。今后仍需继续探索中西医结合治疗脑囊虫病的有效方法,为脑囊虫病患者提供最佳中西医结合治疗方案。

## 【研究展望】

中医药治疗脑囊虫病虽取得一定疗效,但从总体来看,仍不十分理想。有些问题还需进一步研究:①加强囊虫囊壁通透性,因囊壁是天然屏障,阻碍药物通过,故治疗的效果与囊壁通透性密切相关。按中医理论,无论是囊壁、囊液,还是宿主纤维性被膜,均属痰湿和瘀血等病理产物,若治以化痰祛湿、软坚散结、活血化瘀,必将改变囊壁通透性,甚至消散或破坏囊壁,同时,又能夺取或吸收滋养体的囊液,不利其存活。②适当运用补益药物,即可提高机体免疫力,扶正祛邪,又能提高机体对攻伐药的耐受性,不致耗损正气。

## 【参考文献】

[1] 贾建平. 神经疾病治疗学[M]. 北京:人民军医出版社,2006:229.
[2] 孙怡,杨任民,韩景献. 实用中西医结合神经病学[M]. 北京:人民卫生出版社. 2011:320.
[3] 杨艳君,甄天民,孔庆安. 囊虫病的药物治疗研究进展[J]. 中国病原生物学杂志,2008,3(9):704-706.
[4] 徐安健,谷俊朝. 囊虫病的临床诊断及治疗进展[J]. 中国热带医学,2010,10(4):506-508.
[5] 宋晓正,魏巍. 脑囊虫病治疗进展[J]. 职业与健康,2009,25(24):2821-2823.

（张艳慧）

# 第十二章　神经—肌肉接头和肌肉疾病

## 第一节　概　述

神经—肌肉接头疾病（neuromuscular junction diseases，NMJ）是指神经—肌肉接头传递功能障碍的疾病，以重症肌无力为代表；肌肉疾病（muscular disorders）是指骨骼肌本身病变所致的疾病，主要包括进行性肌营养不良症、多发性肌炎、周期性瘫痪、代谢性肌病等。

### 一、骨骼肌的结构与生理功能

人体共有600多块骨骼肌，每一块肌肉由众多肌束组成，每一条肌束再由许多肌纤维聚集而成。肌纤维又称肌细胞，是肌肉收缩功能的最小解剖单位，呈圆柱形，平均长度2~15cm，直径7~100μm。肌纤维由肌膜、肌核、肌原纤维、线粒体、高尔基体、溶酶体、糖原颗粒等结构组成。肌膜除具有普通细胞膜功能外，尚有兴奋传递功能，动作电位可经肌膜扩布。肌膜的终板与神经末梢构成神经肌肉突触联系，是完成神经肌肉兴奋传递的结构。肌核呈椭圆形，位于肌纤维膜下，一个肌纤维内有数百个肌核。肌浆中有许多肌原纤维，其中粗肌丝含肌球蛋白，细肌丝含肌动蛋白。静息状态时，细肌丝的两端相距较远，但收缩状态时，细肌丝两端的接近使肌节缩短。其收缩和舒张所需的能量来源于ATP。

骨骼肌由运动神经支配，一个运动神经元所支配的范围称为一个运动单位。一个运动神经元的轴突可分出众多分支与所支配的肌纤维形成突触。突触由突触前膜（神经末梢）、突触间隙和突触后膜（肌膜的终板）构成。突入肌纤维的神经末梢可通过由载体介导的“胞饮作用”摄取胆碱，然后合成Ach，贮存于突触前膜的突触囊泡中。突触后膜存在许多皱褶，每个皱褶的隆起处存在许多乙酰胆碱受体（acetylcholine receptor，AchR）。突触间隙中内含使Ach降解的乙酰胆碱酯酶（acetylcholine esterase，AchE）。

神经—肌肉接头的传递过程是一个复杂的电—化学传递相结合的过程，电冲动从神经轴突传到突触前膜，促使$Ca^{2+}$内流，继而使突触前膜的囊泡向轴突膜的内侧面靠近，囊泡膜与轴突膜融合并出现裂口，使囊泡中的Ach按“全或无”的定律进行量子释放，一次释放约$10^7$个Ach进入突触间隙。1/3的 Ach弥漫到突触后膜，两个Ach与一个AchR结合，引起细胞内的$K^+$外流，细胞外大量的$Na^+$进入细胞内，导致细胞膜的去极化，进而产生终板电位，沿着突触后膜进入横管系统并扩散到整个肌纤维，促使$Ca^{2+}$从肌浆网中释放，肌球蛋白与肌动蛋白结合，引起肌肉收缩。另1/3的Ach被突触间隙中的胆碱酯酶分解成乙酸和胆碱而灭活，其余

1/3的Ach则被突触前膜重新摄取，准备下一次的释放。释放到肌浆中的$Ca^{2+}$迅速被肌浆网纵管系统重吸收，肌浆中$Ca^{2+}$浓度降低，肌凝蛋白与肌动蛋白解离，粗、细肌丝恢复到收缩前状态，引起肌肉舒张。同时，肌细胞外的$K^{+}$内流，$Na^{+}$外流以恢复静息膜电位，完成了一次肌肉收缩周期。

## 二、发病机制及临床表现

神经—肌肉接头疾病可涉及突触前膜、突触间隙、突触后膜病变。如氨基糖苷类药物或癌性毒素等可使突触前膜内的Ach合成和释放减少；有机磷通过降低乙酰胆碱酯酶活性，使得突触间隙的Ach浓度增加，导致突触后膜过度去极化；重症肌无力患者体内产生AchR抗体直接破坏AchR，使其结构功能破坏和数量减少，导致Ach不能与AchR正常结合。

肌肉疾病可涉及肌细胞膜、能量代谢、肌细胞膜内病变。因肌细胞膜电位异常而引起去极化阻断如周期性瘫痪；能量代谢障碍中，涉及某些酶或载体缺乏而不能产生足够的ATP如线粒体肌病；膜内病变见于各种肌营养不良症、代谢性肌病、炎症性肌病、先天性肌病等。

肌病主要临床表现包括肌无力、肌萎缩、肌肉疼痛、肌强直、假性肌肥大等。

## 三、诊断与治疗

肌肉疾病的诊断首先判断是肌肉本身病变还是神经—肌肉接头病变。一般情况，四肢近端、肩胛带和骨盆带对称性肌无力、肌萎缩，无感觉障碍、腱反射减弱或消失，提示肌肉损害。根据详细的病史与细致的体格检查(肌无力和肌萎缩起病时间、进展速度、萎缩肌群的分布、病程等)，结合实验室检查、神经电生理检查、肌肉病理活检以及基因分析，可对各种肌肉疾病进行诊断和鉴别诊断。

目前治疗包括病因治疗与对症治疗。其中免疫介导的肌病通过抑制免疫达到治疗效果，甚至治愈，如重症肌无力者使用糖皮质激素以及免疫抑制剂，伴有胸腺瘤或胸腺增生者可行手术切除；多发性肌炎和皮肌炎者可使用糖皮质激素、免疫抑制剂、丙种球蛋白等治疗。

本章重点探讨重症肌无力、进行性肌营养不良症、多发性肌炎和皮肌炎。

（杜宝新）

# 第二节 重症肌无力

## 【概述】

重症肌无力(myasthenia gravis, MG)是一种神经—肌肉传递障碍的获得性自身免疫疾病，病变部位在神经—肌肉接头处的突触后膜，膜上的乙酰胆碱受体(AchR)受损后数目减少或功能障碍，导致神经—肌肉接头的传递功能异常。临床表现为部分或全部骨骼肌极易疲劳，一般在活动后加重，休息或使用胆碱酯酶抑制剂后减轻。感染、疲劳、妊娠、麻醉药物等为常见诱因，MG病情严重时易出现危象。其发病率为(8~20)/10万，患病率约50/10万。

MG的临床表现多样，可分属中医学的不同病证。如以眼睑下垂、复视为主症，属于中医学“睑废”或“上胞下垂”“视歧”范畴。以吞咽困难、言语含糊为主,可诊断为“喑痱”。以四肢乏力为主,诊断为“痿证”。病情危重出现呼吸困难,甚至发生肌无力危象的,则属于“痿病”中“大气下陷”范畴。

## 【病因病机】

### 一、西医病因、发病机制及病理

MG是一种自身免疫性疾病,发病机制主要可分为免疫因素及遗传因素两方面。

#### (一)免疫因素

1. 自身免疫抗体　大多数MG患者血清可检出乙酰胆碱受体(AchR)抗体,该抗体与AchR的特异性结合部位结合后,抑制AchR与Ach正常结合,使得AchR降解加快,最终导致突触后膜上AchR数目大幅度减少,导致神经肌肉传递功能障碍。

2. 细胞因子　T细胞是人体免疫的重要组成,其分泌的不同细胞因子主要参与炎症反应及细胞毒性作用,其过程对MG的发病及疾病的进展有促进作用。

3. 补体及胸腺　在MG患者血清中检测到补体水平下降,提示在MG发病过程中有补体参与。MG患者体内的AchR抗体与AchR结合后,补体系统被激活,大量补体沉积在神经—肌肉接头处,引发自身免疫反应,AchR大量溶解、破坏,导致神经—肌肉接头处传递功能障碍。胸腺是诱导T细胞分化、成熟的重要免疫器官,正常情况下,T细胞在胸腺发育过程中形成对自身抗原的耐受,不会攻击自身组织。病理状态下,胸腺对AchR的免疫耐受出现破坏,引发自身免疫反应,导致AchR大量破坏,神经—肌肉接头传导障碍。

#### (二)遗传因素

目前暂无研究表明MG是一种遗传性疾病,但家系研究发现该病的发病具有家族聚集倾向。MG患者的亲属发病率高于一般人群,且MG患者患其他自身免疫疾病的概率也高于一般人群。

#### (三)病理

1. 肌肉组织　可见肌纤维凝固、坏死、肿胀,肌纤维淋巴细胞浸润。慢性或病情严重患者,可出现肌萎缩。

2. 神经—肌肉接头　突触间隙增宽,突触后膜皱褶稀少,电镜可见有Ig-$C_3$-AchR结合的免疫复合物沉积,AchR明显减少等。

3. 胸腺　年轻患者常见出现局限于胸腺髓质生发中心的淋巴样增生,滤泡中心可见辅助性T细胞、B细胞及浆细胞,生发中心合成IgG。20%~25%的MG患者合并胸腺瘤,主要为T淋巴细胞为主的淋巴细胞增殖。

### 二、中医病因病机

中医古代医家认为痿证的主要病位在肌肉,主脏在脾,并与肾、肝密切相关,病性多为虚证,可有虚实夹杂,病机以脾肾虚损为主。后期病情持续加重不能缓解,可出现大气下陷、元气衰脱等严重后果。

现代中医继承古代医家的学术观点,通过大量的临床实践和理论探索研究,对痿证的病因病机有了进一步、系统、创新性的认识。

邓铁涛教授认为MG的病因可归纳为先天禀赋不足、后天失调、情志刺激、外邪所伤、疾病失治、误治、病后失养等，以上病因均导致脾胃气虚，渐而积虚成损。故该病病机主要为脾胃虚损。病程中脾病可以影响他脏，而他脏有病也可影响脾脏，从而形成多脏同病的局面，即五脏相关，但矛盾的主要方面仍然在于脾胃虚损。

其他医家对痿证病因、病机存在不同看法，如肝肾亏损、肝脾不足、气血津液亏虚、痰瘀互结、经络失养等。

## 【临床表现】

### 一、症状和体征

#### （一）症状

MG呈隐袭起病，任何年龄段均可发病，通常在20~40岁、40~60岁出现发病高峰，前者女性与男性发病比例约为3∶2，后者男性多见，多合并胸腺瘤。患者全身骨骼肌均可受累出现肌肉无力或瘫痪，眼外肌为常见的受累部位并通常最先受累，疾病逐渐发展可累及延髓肌、颈肌、上肢肌、躯干肌、下肢肌。肌无力具有易疲劳性、波动性、晨轻暮重的特点。疾病严重时呼吸肌受累出现呼吸困难，称为重症肌无力危象，是MG的致死原因。

#### （二）体征

MG患者受累骨骼肌疲劳试验阳性。表现为肌肉持续收缩（如快速眨眼、重复蹲起等）后出现肌肉无力甚至不能活动，休息后症状减轻或缓解。

#### （三）临床分型

1. 目前国内外普遍采用Osserman改良分型。

Ⅰ型：眼肌型病变仅局限于眼外肌，2年之内其他肌群不受累。

Ⅱ型：全身型，有一组以上肌群受累。包括：

ⅡA型：轻度全身型四肢肌群轻度受累，伴或不伴眼外肌受累，通常无咀嚼、吞咽和构音障碍，生活能自理。

ⅡB型：中度全身型四肢肌群中度受累，伴或不伴眼外肌受累，通常有咀嚼、吞咽和构音障碍，生活自理困难。

Ⅲ型：重度激进型起病急、进展快，发病数周或数月内累及咽喉肌；半年内累及呼吸肌，伴或不伴眼外肌受累，生活不能自理。

Ⅳ型：迟发重度型，隐袭起病，缓慢进展。2年内逐渐进展，由Ⅰ、ⅡA、ⅡB型进展而来，累及呼吸肌。

Ⅴ型：肌萎缩型起病半年内可出现骨骼肌萎缩、无力。

2. MG的其他分型

（1）儿童型MG：约占我国MG患者的10%，多数患者仅有眼外肌麻痹，约25%病例可自然缓解，少数患者病情发展累及全身骨骼肌。

（2）少年型MG：发病年龄为14~18岁。多为单纯性眼外肌麻痹，部分伴吞咽困难及四肢无力。

#### （四）MG危象

MG患者病程中出现肌无力急骤加重，导致呼吸肌无力，不能维持正常换气功能，称为

MG危象,是MG死亡的常见原因。

1. 肌无力危象(myasthenic crisis) 临床常见,占危象例数的95%。由于疾病快速进展及抗胆碱酯酶药物量不足导致,表现为迅速加重的肌无力,出现延髓性麻痹及呼吸肌麻痹。主要症状有肢体无力或瘫痪,吞咽困难和呼吸困难,查体可见意识模糊或烦躁、瞳孔扩大、出汗,注射新斯的明后症状明显好转。

2. 胆碱能危象 约占危象例数的4%,系由于抗胆碱酯酶药物过量所致。临床表现为肌无力迅速加重,出现毒蕈碱样反应,如恶心、呕吐、面色苍白、肌束颤动、唾液增多、出汗、腹痛、腹泻、肠鸣音亢进、二便失禁、瞳孔缩小、心动过缓等。肌注新斯的明后症状加重。

3,反拗性危象 约占危象1%。MG患者在服用抗胆碱酯酶药物期间,由于感染、分娩、手术等诱因致使患者突然出现对抗胆碱酯酶药物不敏感,注射新斯的明后症状不能改善。

## 二、实验室和其他检查

### (一)新斯的明(neostigmine)试验

是诊断MG最常用的方法。肌内注射新斯的明1~1.5mg,根据症状的改善程度可明确试验结果是否为阳性。通常在注射后10~15分钟后症状开始改善,20分钟后达到高峰,效果可持续1~2小时;为了防止新斯的明的副作用,一般同时肌内注射阿托品0.5mg。

### (二)神经电生理检查

是诊断本病最为客观、关键的检查指标,通常进行以下2项检查:

1. 重复神经电刺激(repeating nerve electric stimulation, RNS) 是确诊MG最常用的方法。典型改变为低频(2~5Hz)重复刺激尺神经、面神经和腋神经等时均会出现动作电位波幅的递减。低频刺激递减在10%~15%以上称为RNS阳性。必须注意在RNS检查之前,患者应停用抗胆碱酯酶药物至少12小时,否则有出现假阴性可能。

2. 单纤维肌电图 可反映神经—肌肉接头处功能,MG患者表现为颤抖增宽和(或)阻滞。

### (三)免疫学检查

多数患者血清中可检测出AchR抗体,该项检查对MG的诊断有特征性意义。但在眼肌型MG患者中,仅50%~60%左右患者AchR抗体阳性,部分AChR抗体阴性的全身型MG患者中可检测到抗MuSK抗体,在伴有胸腺瘤、病情较重的晚发型MG或对常规治疗不敏感的MG患者中抗Titin抗体、抗RyR抗体有较高敏感性及特异性。

### (四)胸部X线、CT、MRI等检查

在部分患者中,可发现合并胸腺增生或胸腺肿瘤,且多出现于40~60岁年龄段。

# 【诊断】

## 一、西医诊断要点

1. 临床表现 受累骨骼肌病态肌疲劳、症状波动及晨轻暮重特点,查体提示疲劳试验阳性。

2. 药理学表现 新斯的明试验阳性。

3. 神经电生理表现 重复神经电刺激波幅递减现象、单纤维肌电图提示颤抖增宽和(或)阻滞。

在具有MG典型临床特征的基础上，具备药理学表现特征和（或）神经电生理特征，可诊断为本病。有条件可检测患者AchR抗体，有助于进一步明确诊断。注意排除其他导致肌无力的疾病。

## 二、中医诊断要点

1. 四肢痿软无力，肌肉瘦削松弛，筋脉弛缓不收。
2. 肌肉痿软无力可出现上胞下垂、视歧、声音嘶哑、颈软等，甚至影响吞咽、呼吸。
3. 部分患者发病前可有外邪侵袭导致外感、腹泻等病史。

## 三、中医主要证候类型

1. 脾胃虚损　神疲乏力，少气懒言，面色萎黄，上胞下垂，吞咽无力，肢体痿软，朝轻暮重，纳差便溏，舌质淡，舌体胖，舌边有齿痕，苔薄白，脉细弱。辨证要点：神疲乏力，少气懒言，纳差便溏，舌质淡，舌边有齿痕，苔薄白，脉细弱。

2. 气血两虚　神疲乏力，少气懒言，面色萎黄无华，四肢软弱无力，行动困难，心悸气短，自汗，舌淡而嫩，苔薄白，脉弱。辨证要点：神疲乏力，少气懒言，面色萎黄无华，心悸气短，舌淡而嫩，苔薄白，脉弱。

3. 肝肾阴虚　上胞下垂，视物不清，或视歧，四肢乏力，目干涩，口干咽燥，头晕耳鸣，少寐多梦，五心烦热，腰酸膝软，舌红少苔，脉细数。辨证要点：四肢乏力，口干咽燥，五心烦热，腰酸膝软，舌红少苔，脉细数。

4. 脾肾阳虚　畏寒肢冷，四肢倦怠无力，吞咽困难，言语欠清，腰酸膝软，小便清长，或有便溏，舌质淡，舌体胖，苔薄白，脉沉细。辨证要点：畏寒肢冷，四肢倦怠无力，腰酸膝软，舌质淡，舌体胖，苔薄白，脉沉细。

5. 肺脾肾虚，大气下陷　病情猝然加重，呼吸无力，呼多吸少，气不得续，吞咽困难，全身无力，颈软头倾，语声低微，甚难发音，眼睑下垂，或面色苍白、肢冷汗出，喉中痰鸣，舌淡或黯瘀，苔薄，脉微细或脉浮大无根。辨证要点：病情突然加重，呼多吸少，气不得续，全身无力，或面色苍白、肢冷汗出，喉中痰鸣，舌淡或黯瘀，苔薄，脉微细或脉浮大无根。

## 【鉴别诊断】

1. 眼咽型肌营养不良　是一种遗传性肌肉疾病，常染色体显性遗传多见。中老年隐袭起病，以眼睑下垂、吞咽困难、四肢肌无力为主要症状。病情逐渐加重，无波动性及晨轻暮重特点。

2. 周期性瘫痪　该病多有家族史，反复发作。发病时以四肢弛缓性瘫痪为主要临床表现，多数患者发病时检测血钾偏低，及时补钾可使症状迅速改善。肌电图检查可有周围神经损害，但RNS阴性。

3. 肌无力综合征（Lambert-Eaton综合征）　多见于男性患者，常合并燕麦细胞型支气管肺癌。病变主要累及下肢近端肌，活动早期出现肌肉易疲劳，继续活动疲劳感反减轻。肌电图特征性改变为低频重复神经电刺激时波幅递减，高频重复神经电刺激时波幅递增，且递增幅度为100%以上。检测血清AchR抗体阴性。盐酸胍治疗后症状改善。

## 【治疗】

### 一、西医治疗

#### (一)药物治疗

1. 抗胆碱酯酶药物

(1)溴吡斯的明(pyridostigmine bromide):是治疗MG最常用的药物,成人每次口服量为60~120mg,每日3~4次。进餐前30分钟服用可减少胃肠道不良反应。服药后药效可维持6~8小时。副作用主要为毒蕈碱样反应,可用阿托品对抗。

(2)溴化新斯的明(neostigmine bromide):该药物作用时间比新斯的明长,毒蕈碱样副作用轻,针对延髓肌、眼肌无力的患者更为适用。成人每次口服量为15~30mg,每日3~4次。

2. 免疫抑制剂

(1)糖皮质激素:适用于各型患者,尤其是反复出现危象的重症或全身型患者,或是合并胸腺异常及其他免疫异常的患者,可提高及巩固疗效,使70%~80%患者的症状得到缓解或显著改善。病情稳定的患者泼尼松从0.5~1mg/(kg·d)晨起顿服开始,视病情变化情况调整,开始用药时要注意足量,病情稳定或好转后减量要慢,维持4~16周后方逐渐减量,每2~4周减5~10mg,至20mg每4~8周减5mg,直至隔日服用最低有效剂量。如病情重或发生危象,可行冲击治疗,其使用方法:甲泼尼龙1000mg,静脉滴注,每日1次,连用3~5天,逐渐减量,改为口服泼尼松1mg/(kg·d)晨起顿服,症状缓解后,按上述方法缓慢减量。使用糖皮质激素期间须严密观察病情变化,因其可使40%~50%的MG患者肌无力症状在4~10天内一过性加重,甚至有诱发危象可能。同时应注意预防类固醇肌病,补充钙剂、维生素D和双磷酸盐类药物预防骨质疏松,使用抗酸药物预防胃肠道并发症。

(2)其他免疫抑制剂:如环磷酰胺、硫唑嘌呤、甲氨蝶呤、环孢素、他克莫司(FK506)等,可单用或与激素合用,适用于不能耐受糖皮质激素治疗患者,或对激素反应不佳者。使用免疫抑制剂期间需要注意骨髓抑制及肝肾功能损害。

3. 免疫球蛋白 丙种球蛋白适用于病情急性进展、各种类型的肌无力危象和手术术前准备的MG患者,常规用量为0.4g/(kg·d)静脉滴注,连用5日为一疗程,可连用2~3个疗程。

#### (二)胸腺治疗

主要治疗包括胸腺切除和胸腺放射治疗,主要用于伴有胸腺肿瘤、胸腺增生、药物治疗困难患者。胸腺切除适用于大多数患者,后者主要用于少数不能进行手术或术后复发者。对于18岁以下病情较轻的MG患者,如无明确胸腺肿瘤证据,且胸腺增生不严重,不建议采用此治疗。

#### (三)血浆置换

起效快,近期疗效好,但不持久,长期重复使用并不能增加远期疗效。血浆置换第1周隔日1次,共3次,其后每周1次,连用3~8次。交换量每次用1.5L。需要注意的是在免疫球蛋白使用后2~3周内不进行血浆置换。

#### (四)危象的救治

发生危象时首先应立即开放气道,保证呼吸道通畅,加强痰液引流,积极人工辅助呼吸,选用有效、足量和对神经—肌肉接头无阻滞作用的抗生素积极控制感染。如属肌无力危象应增加胆碱酯酶抑制剂剂量，胆碱能危象及反拗危象者暂停胆碱酯酶抑制剂使用。MG危象死亡率高，预后不良，应引起高度重视及进行积极治疗。

#### （五）禁用和慎用药物

MG患者使用以下药物可能诱发或加重病情，如糖皮质激素、甲状腺素、氨基糖苷类抗生素、利多卡因、奎尼丁、β受体阻滞剂、维拉帕米、苯妥英钠、乙琥胺、氯丙嗪、地西泮、氯硝西泮、吗啡、哌替啶、青霉胺、氯喹等。

### 二、中医治疗

#### （一）辨证论治

1. 脾胃虚损证

治法：益气升阳，调补脾胃。

代表方：补中益气汤。

常用药：黄芪、党参、白术、升麻、当归、陈皮、葛根、柴胡。

加减：痰多脘痞者，加厚朴、法半夏、茯苓；食少纳呆者，加砂仁、鸡内金、焦三仙。

2. 气血两虚证

治法：补气养血。

代表方：八珍汤。

常用药：党参、白术、茯苓、甘草、当归、生地黄、白芍、川芎。

加减：气虚明显者，可加用黄芪、五爪龙；久病舌黯夹瘀者，加丹参、红花；心悸失眠者，加酸枣仁、柏子仁、夜交藤。

3. 肝肾阴虚证

治法：滋补肝肾，强筋壮骨。

代表方：左归丸。

常用药：熟地、龟甲胶（烊化）、枸杞子、山茱萸、山药、怀牛膝、鹿角胶（烊化）、菟丝子。

加减：神疲乏力、少气懒言者，加党参、黄芪；阴虚火旺，口干舌燥者，加麦冬、西洋参、黄柏；大便干结者，加火麻仁、肉苁蓉。

4. 脾肾阳虚证

治法：温补脾肾。

代表方：右归丸。

常用药：熟地、制附子、肉桂、山药、山茱萸、菟丝子、当归、杜仲、鹿胶、枸杞子。

加减：畏寒肢冷明显者，可加干姜、仙茅；便溏者，加炒白术、补骨脂、肉豆蔻。

5. 肺脾肾虚，大气下陷证

治法：益气温阳升陷。

代表方：升陷汤合右归丸加减。

常用药：熟地、制附子、肉桂、山药、山茱萸、菟丝子、当归、杜仲、鹿胶、枸杞子、黄芪、知母、柴胡、桔梗、升麻。

加减：阳脱者，加参附汤。阴脱者，加生脉散。

#### （二）中成药

1. 口服药

(1)补中益气丸:补中益气。主治气虚。

(2)金水宝胶囊:补益肺肾。主治肺肾两虚。

(3)右归丸:温补肾阳。主治肾阳虚。

2. 注射液

(1)黄芪注射液:益气扶正。主治气虚。

(2)参麦注射液:益气固脱,养阴生津,主治气阴两虚。

**(三)专病专方**

邓铁涛教授强调脾胃虚损及大气下陷的病因病机,首创强肌健力口服液治疗MG,此方源于东垣补中益气汤,但又与补中益气汤不同,东垣方用药量较轻,意在升发脾阳,强肌健力方中参芪术用量很大,专治脾胃虚损之痿。

**(四)针灸及其他**

针灸治疗MG有一定的临床疗效。本病病性大多属虚证,少数为虚中夹实,治疗上重在调补脏腑,补养气血。治疗上多采用综合治疗,如毫针、电针、灸法、

针灸结合、穴位注射、梅花针叩刺等。

## 【诊疗热点】

### 一、MG自身抗体的研究

目前国内外大多数学者认为AchR抗体对诊断MG有重要的意义,根据是否在MG患者血清中检测出AchR抗体把患者分为血清反应阳性MG(SPMG)及血清反应阴性MG(SNMG)。近年来的研究表明,MG患者血清除AchR抗体还存在其他自身抗体。其中肌肉特异性酪氨酸激酶抗体(MuSK-Ab)主要存在于SNMG患者体内,肌联蛋白抗体(Titin-Ab)和兰尼碱受体抗体(RyR-Ab)对合并胸腺瘤的MG(MGT)及迟发型MG有较高的诊断价值,并与其病情严重程度相关。抗Titin抗体对诊断MGT敏感性高,而抗RyR抗体对诊断MGT特异性高。对MG患者进行以上自身抗体联合检测,可全面地分析MG患者的病原学机制,能更准确地诊断MG。

### 二、MG药物治疗的研究

绝大多数MG病例对常规免疫治疗反应较好,但仍有部分“难治性”MG患者。通常将经过传统免疫抑制剂(如糖皮质激素、硫唑嘌呤或环孢素等)治疗后仍有明显肌无力或不能耐受其不良反应者归为难治性MG。国内外学者一直致力于难治性MG治疗的探索,复旦大学赵重波等对18例难治性全身型MG患者予小剂量他克莫司治疗,发现患者疲劳耐受性、徒手肌力、生活状态等在治疗1月至5月内均有改善。在减少合并应用激素方面,研究中15例服用泼尼松的患者,在6个月随访终点泼尼松剂量较治疗前明显减少,表明加用他克莫司可明显减少泼尼用量。原因可能与他克莫司能部分降低外周血$CD19^{+}BAFF\text{-}R^{+}$ B细胞数量有一定关系。

## 【中西医结合思路】

### 一、中西医协同治疗

MG的中西医治疗各有优缺点。西医多采用免疫治疗,起效快,疗程长,但疗效不巩固,

容易复发，有一定副作用。而中药可提高疗效，减轻免疫抑制剂的副作用。近年来研究表明中西药协同治疗可提高临床疗效。由于MG是自身免疫性疾病，在中医“健脾、益气、补肾”治法的指导下，选用对免疫功能有调节作用的中药如五爪龙、西洋参、黄芪、白术、杜仲、巴戟天、肉苁蓉、菟丝子、紫河车、当归、桃仁、红花、赤芍等，方选补中益气汤、金匮肾气丸等，在辨病的基础上，再予以辨证论治和加减用药，可望取得更好的临床疗效。

## 二、中医药在MG危象抢救中的作用

MG危象是患者死亡的常见原因。单纯使用中医难以缓解症状或阻止疾病发展，中西医结合，发挥中医药在MG危象抢救中的作用，对提高抢救成功率非常关键。MG危象病机涉及脾气虚、心气衰、肾气损，急以培补脾肾、扶正纳气为主，肃肺化痰为辅。用药可选人参、附子、煅龙骨、熟地黄、紫河车、煅牡蛎、猴枣散、鲜竹沥、生姜汁等。如患者神志不清，容易出现脱证或闭证。脱证时可予参麦注射液、参附注射液静注，同时鼻饲苏合香丸。闭证时可予醒脑静注射液静注，同时鼻饲安宫牛黄丸。若呼吸道分泌物增多而不易排出，可选用鲜竹沥或生姜汁调匀鼻饲或灌服。

## 三、中医药增效减毒的作用

糖皮质激素是治疗MG的主要手段之一，长期应用均可能出现一些不良反应和并发症。因此，合理中医辨证论治，防治激素的副作用非常重要。在足量或大量冲击阶段，患者可出现口干咽燥，手足心热，头晕耳鸣，或气短乏力、烦躁、夜不能眠等症状，属于中医阴虚内热或气阴两虚的症状，治疗上应配合使用滋阴清热、益气补阴或滋阴清火的法则，采用知柏地黄丸、生脉散等。中药可选择沙参、石斛、竹叶、麦冬、天冬、黄柏、知母、西洋参等辨证加减；在激素减量时，出现腰酸腿软，头晕耳鸣，食欲不振，疲乏无力，小便清长，舌质淡嫩或有齿痕，脉沉细或细缓，此种表现属于中医之肾气虚、肾阳虚或脾肾两虚，需采用益气温阳或补肾温阳之法，可用补中益气汤合金匮肾气丸，或在原治疗方剂上加菟丝子、仙灵脾、肉苁蓉、补骨脂、黄芪、人参或党参等；激素减至维持阶段时，出现腰膝酸软、疲乏无力、畏寒怕冷，甚至水肿、夜尿增多等脾阳不振、脾肾双亏的现象，此时应着重温肾补脾，用右归丸合补中益气汤，或金匮肾气丸合补中益气汤，或用右归丸加红参、黄芪；也可以选择黄芪、人参、白术、熟地、肉苁蓉、补骨脂、巴戟天等加入原治疗方中。

## 【研究展望】

虽然大部分MG患者血清中AchR抗体阳性，但仍有部分MG患者血清AchR阴性。研究表明此类患者血清中可检测出基质金属蛋白酶（matrix metalloproteinases，MMPs）。MMPs是一类金属依赖的水解酶家族，其可通过水解细胞外基质在组织的重塑过程中发挥作用。AChR抗体阴性的MG患者血清中MMP-2、MMP-3、MMP-9较正常值升高，提示MMP-2、MMP-3、MMP-9与MG的发病以及疾病的进展有一定联系。聚蛋白是神经—肌肉接头处的细胞外基质蛋白，可控制AChR的聚集，从而对于形成与维持神经—肌肉接头结构及功能稳定方面有重要作用。有研究证实聚蛋白能被MMP-3降解，表明MMP-3的蛋白水解活性能影响突触后膜AChR的正常聚集。因此，MMPs在MG致病中作用的研究可为MG患者的治疗提供新的方向。基质金属蛋白酶组织抑制因子（TIMPs）是MMPs活性的特异性抑制剂，可能成为治疗

MMPs升高所致的MG患者的新一类药物，而高选择性的单克隆抗体药物将有可能是新的治疗方向。

## 【参考文献】


[1] 吴江，贾建平，崔丽英. 神经病学[M]. 第2版. 北京：人民卫生出版社，2010.

[2] 黄培新，黄燕. 神经科专病中医临床诊治[M]. 北京：人民卫生出版社，2013.

[3] 邓铁涛. 邓铁涛临床经验辑要[M]. 北京：中国医药科技出版社，1998.

[4] 中华医学会神经病学分会神经免疫学组、中国免疫学会神经免疫学分会. 中国重症肌无力诊断和治疗指南2015[J]. 中华神经科杂志，2015，48(11)：934-940.

[5] 吴君霞，王训. 重症肌无力相关自身抗体的研究进展[J]. 医学综述，2013，19(19)：3491-3093.

[6] 易芳芳，赵重波，朱雯华. 小剂量他克莫司添加治疗难治性全身型重症肌无力的疗效及对外周血$CD19^+BAFF-R^+B$细胞的影响[J]. 中国临床神经科学，2014，22(2)：171-175.

[7] Luckman SP, Gilhus NE, Romi F. Matrix metalloproteinase-3 in myasthenia gravis compared to other neurological disorders and healthy controls[J]. Autoimmune Dis, 2011, 8(5): 1258-1261.

[8] Helgeland G, Petzold A, Luckman SP, et a1. Matrix metalloproteinases in myasthenia gravis[J]. Eur Neurol, 2011, 65(1): 53-58.

[9] 黄蕾，李作孝. 基质金属蛋白酶在重症肌无力发病中作用的研究进展[J]. 中华神经医学杂志，2014，13(3)：323-324.


（杜宝新）

# 第三节 进行性肌营养不良症

## 【概述】

进行性肌营养不良症(progressive muscular dystrophy, PMD)是一组原发于肌肉组织的遗传性疾病，临床特点是缓慢起病、进行性加重的对称性肌无力和肌萎缩，多有家族史，遗传方式主要有常染色体显性、隐性和X连锁隐性。电生理、组织学、分子生物学检查均有明显特征支持诊断。目前该病尚无有效根治方法，主要为对症治疗。根据不同临床表现及遗传方式，可分为Duchenne型(Duchenne muscular dystrophy, DMD)、Becker型(Becker muscular dystrophy, BMD)、面肩肱型肌营养不良(facioscapulohumeral muscular dystrophy, FSHD)、肢带型肌营养不良(limb-girdle muscular dystrophy, LGMD)等临床类型。

不同类型的发病率不同，其中最常见的Duchenne型假肥大型肌营养不良症发病率为活产男婴的1/3500。

本病以肢体近端肌肉萎缩、肌无力为主要临床表现，属中医学“痿证”范畴。

## 【病因病机】

### 一、西医病因、发病机制及病理

#### (一)病因及发病机制

所有肌肉疾病的病因都有相应的基因缺陷,如点突变、基因缺失或重复等。基因缺陷致基因产物缺失、变异或获得毒性而引起病理生理改变。各种类型均是一种独立遗传病,因其基因位置、突变类型和遗传方式不同,致病机制也不同。

(1)假肥大型肌营养不良:为X-连锁隐性遗传病,基因位于Xp21(即X染色体短臂2区1带)上,此基因缺陷导致骨骼肌中缺乏一种特异的抗肌萎缩蛋白(dystrophin),该蛋白主要位于骨骼肌和心肌细胞膜的质膜面,为细胞骨架主要成分,并具有抗牵拉、防止肌细胞膜在收缩活动中撕裂的作用。抗肌萎缩蛋白与肌纤维膜糖蛋白结合成抗肌萎缩蛋白相关蛋白,与肌细胞的黏附蛋白连接后,可维持肌纤维稳定性。若基因缺陷,则抗肌萎缩蛋白缺失,肌细胞膜不稳定致肌细胞坏死、功能缺失而使患者发病。另外,部分DMD患者出现智力发育迟滞可能是因大脑皮质神经元突触区抗肌萎缩蛋白缺乏而致。

(2)面肩肱型肌营养不良:为常染色体显性遗传病。大多数FSHD基因位于4号染色体长臂末端(4q35),此区域有与KpnI酶切位点相关的3.3kb重复片段。正常人该3.3kb/KpnI片段重复11~150次,而FSHD患者通常少于8次,由此可做出FSHD基因诊断。

(3)肢带型肌营养不良:90%以上为常染色体隐性遗传,少部分为常染色体显性遗传,具有高度遗传异质性和表型异质性,根据不同的致病基因分为不同亚型。肢带型肌营养不良与肌纤维膜上附着的抗肌萎缩蛋白—糖蛋白复合物构成一个肌纤维蛋白复合体。LGMD发病机制在于该肌纤维蛋白复合体内任何一种蛋白的缺失均可破坏肌膜结构稳定性,而导致肌细胞的坏死。

#### (二)病理

PMD的肌肉病理呈肌纤维的坏死和再生,肌膜核内移,肌细胞萎缩与代偿性增大镶嵌分布的典型表现。光镜下肌细胞大小差异,肌纤维内横纹消失,坏死肌细胞空泡增多;肌细胞间质内大量脂肪和结缔组织增生。电镜下肌细胞膜有锯齿状改变。组织化学染色Ⅰ型和Ⅱ型纤维均受累。各种类型的特异性蛋白改变可应用相关抗体检测协助诊断,如DMD和EDMD型的肌活检标本可分别用抗肌萎缩蛋白抗体和emerin抗体进行免疫组化染色,结果见相应蛋白的缺失。

### 二、中医病因病机

PMD是一种遗传性疾病,先天禀赋不足是发病的关键所在。肾为先天之本,先天不足,肾精亏虚,诸脏皆虚。肾精不足,不能养骨,骨枯髓减;元阳不足,无以温脾,易致脾胃虚弱,气血生化不足,化源枯竭,肌肉失养,肌肉萎缩。

本病因先天不足,肾精亏虚而起,其本为虚,而因虚不运,邪实丛生,如痰湿、湿热、湿邪、血瘀等,都可兼夹发生。临床可有虚实转化,故其病理性质有虚有实,虚实夹杂者亦不少见。

邓铁涛教授根据PMD发病特点,认为主要病机为先天肾精亏损,后天脾虚痰瘀。本病既有肌肉萎缩和肌无力,又有假性肥大,乃因脾虚失运、痰瘀互结,总归属虚损范畴,包括形质亏损(肌萎缩)和功能虚衰(肌无力)以及因虚致实(假性肥大)三方面。

## 【临床表现】

### 一、假肥大型肌营养不良

由于肌束内大量脂肪和结缔组织堆积造成肌肉假性肥大,主要发生在学龄前和学龄期的进行性肌营养不良症。根据抗肌萎缩蛋白疏水肽段存在与否和蛋白结构变化及功能丧失程度的不同,分为Duchenne和Becker型肌营养不良症(DMD/BMD),DMD是小儿时期最常见的遗传性肌病,BMD仅为其1/10。DMD和BMD临床表现相似,但轻重明显差异,后者症状较轻。

1. Duchenne型肌营养不良　DMD是我国最常见的X连锁隐性遗传的肌病,1/3患儿由DMD基因新突变所致,女性为致病基因携带者。

(1)发病年龄在3~5岁,隐匿性起病,突出症状为骨盆带肌无力,表现为行走缓慢,脚尖着地,易跌倒;髂腰肌和股四头肌无力,上楼、蹲位起立困难;背伸肌无力,站立时腰椎过度前凸,臀中肌无力,骨盆两侧上下摆动,行走左右晃摆,为典型鸭步;腹肌和髂腰肌无力,仰卧位起立时需翻身转为俯卧位,屈膝屈髋,以手支撑成俯跪体位,然后双手攀附下肢缓慢起立,称为Gower征,为DMD的特征表现。

(2)肩胛带肌、上臂肌常可同时受累,但程度相对较轻。可出现游离肩、翼状肩胛。肌肉假性肥大,触之坚韧,90%患儿有此症状,为首发症状之一。以腓肠肌最明显,三角肌、臀肌、股四头肌和肱三头肌等也可发生。

(3)心肌损害表现为心律不齐,心脏扩大,心瓣膜关闭不全。平滑肌损害可见胃肠功能紊乱,如呕吐、吸收不良、腹痛、腹泻、巨结肠等。面肌、眼肌、吞咽肌和括约肌不受累。约30%患儿出现不同程度的智力障碍。

随着病情发展,症状加重,至12岁左右不能行走,需坐轮椅,此为DMD和BMD主要鉴别依据。最终累及呼吸肌,多于20多岁死于呼吸衰竭或心力衰竭。

2. Becker型肌营养不良　BMD与DMD是等位基因病,呈X连锁隐性遗传,临床表现与DMD类似。发病年龄多在5~15岁,进展缓慢,病情相对较轻,出现症状后25年或以上不能行走,多数在30~40岁时仍不发生瘫痪,心脏很少受累,智力正常,存活期长,接近正常生命年限。

3. DMD与BMD均有血清酶升高,但Becker型不如Duchenne型显著。肌电图为肌源性损害,尿中肌酸增加而肌酐减少。肌肉MRI检查提示变性肌肉呈"虫蚀现象"。肌肉活组织检查可见肌纤维萎缩,结缔组织增生,通过免疫组化染色可区分不同亚型。抗肌萎缩蛋白基因诊断可发现基因缺陷。

### 二、面肩肱型肌营养不良(FSHD)

FSHD发病率国内为0.3/10万~0.4/10万,多数在青少年期起病。首发症状为面肌或肩胛带肌无力,常不对称。患者面部表情少,眼睑闭合无力,不能闭眼及皱眉,不能露齿、吹口哨、鼓腮,口轮匝肌可有假性肥大,以致口唇肥厚而微翘,称为"肌病面容"。肩、肱部肌群首先受累,两臂不能上举而成垂肩,肩胛带及上臂肌肉明显萎缩,可见三角肌假性肥大,但前臂及手部肌肉未受累。晚期也可累及躯干和骨盆带肌群。可有视网膜病变、听力障碍、大脑发育迟滞。生命年限接近正常。

### 三、肢带型肌营养不良(LGMD)

起病年龄多在10~20岁,部分类型患者中年发病。首发症状多为骨盆带肌肉萎缩、腰椎前凸、鸭步、下肢近端无力而上楼困难,可见腓肠肌假性肥大。逐渐累及肩胛带肌肉萎缩、抬举手臂和梳头困难、翼状肩胛,面肌受累罕见。病情发展缓慢,平均在病程20年左右时丧失劳动能力。

## 【诊断】

### 一、西医诊断要点

1. 隐袭起病,缓慢进行性病程;

2. 对称性肌无力、肌萎缩,多数近端受累较远端受累明显,可伴运动不耐受、肌肉假性肥大、肌痛、肌强直、痛性痉挛、肌张力低、特殊的肌病面容等症状、体征,以及全身其他系统受损;

3. 肌酶谱不同程度升高,一般高于正常值10倍以上;肌电图呈肌源性损害;

4. 肌肉活检病理呈肌病表现,Duchenne型肌营养不良抗肌萎缩蛋白Dys缺失或异常,肢带型肌营养不良可见镶边空泡,免疫组化见Caveolin-3蛋白等缺失或表达减少等;

5. 基因检测可确诊本病。

### 二、中医诊断要点

1. 缓慢起病,逐渐加重,以肢体痿软无力、肌肉萎缩为主,甚则瘫痪,部分病人伴筋脉拘急;

2. 部分患者为面部、眼睑肌或咽喉肌痿软无力,表现为睑废、声音嘶哑、吞咽困难、抬头无力等症状;

3. 部分有家族遗传史。

### 三、中医主要证候类型

1. 脾肾阳虚证 神疲,肩背软弱,不能抬举,面肌萎缩,肢体肌肉萎缩,步行困难,肢冷畏寒,腰膝酸软,舌淡,苔白,脉沉无力。辨证要点:肌肉萎缩,肢体痿软乏力,肢冷畏寒,腰膝酸软,舌淡,苔白,脉沉无力。

2. 肝肾阴虚证 行走缓慢,如鸭行步态,易于绊倒跌跤,上楼及下蹲起立困难,肌肉萎缩,形体消瘦,筋脉拘急,舌偏红,苔少,脉沉细。辨证要点:肌肉萎缩,形体消瘦,筋脉拘急,舌偏红,苔少,脉沉细。

3. 脾胃虚弱证 神疲肢倦,肌肉萎缩,软弱无力,行走易跌倒,鸭步,上楼梯困难,起立困难,足下垂,少气懒言,腹胀,纳呆便溏,面色㿠白或萎黄无华,面浮。舌淡,苔薄白,脉细弱。辨证要点:神疲肢倦,少气懒言,肌肉萎缩无力,腹胀,面色㿠白或萎黄无华,面浮。舌淡,苔薄白,脉细弱。

4. 气血两虚证　肢体软弱，四肢近端无力萎缩，步履缓慢，起蹲困难，神疲易倦，乏力自汗，头晕目眩，气短懒言，或心悸失眠，或唇甲淡白，舌淡，苔薄白，脉细弱或虚大无力。辨证要点：神疲易倦，肢体软弱，乏力自汗，气短懒言，或唇甲淡白，舌淡，苔薄白，脉细弱或虚大无力。

## 【鉴别诊断】

1. 儿童型脊肌萎缩症　一般为幼年期至青春起病，表现为对称分布的进行性肢体近端肌无力和萎缩，需与DMD/BMD/LGMD相鉴别。但本病男女均可罹患，多伴有肌束震颤，肌电图提示神经源性损害，肌活检病理呈神经源性肌萎缩，一般鉴别并不困难。

2. 腓骨肌萎缩症　具有明显的遗传异质性，临床主要特征是四肢远端进行性的肌无力和萎缩，伴感觉障碍。肌电图呈神经源性损害，肌肉活检显示为神经源性肌萎缩。基因检查可协助分型。

3. 多发性肌炎　须与肢带型肌营养不良区别。多发性肌炎一般进展较快，肌无力的程度比肌萎缩明显，常有肌痛，无家族遗传史，且应用皮质类固醇治疗效果较好。通过肌肉活检可以鉴别。

## 【治疗】

### 一、西医治疗

迄今无特异性治疗，目前以对症支持治疗及康复治疗为主。应鼓励患者尽可能进行日常活动，适当运动，避免长期卧床。基因治疗和干细胞治疗尚在探索中，有望成为有效的治疗方法。

1. 骨骼肌改善治疗

（1）糖皮质激素泼尼松0.75mg/（kg·d），每个月治疗10天，停用20天后再序贯治疗。可延缓患者运动功能恶化，保持呼吸功能，但不能延长寿命。

（2）沙丁胺醇可促进肌蛋白合成代谢，减少蛋白分解，促进肌卫星细胞增殖。

（3）其他如ATP、肌苷、维生素E、胞磷胆碱、肌生注射液、氯沙坦等对改善肌肉营养状况具有一定作用。

2. 并发症治疗

（1）呼吸困难应用无创呼吸机可纠正通气不足，缓解症状，延长生存期。

（2）心脏病早期治疗效果好，ACEI、β受体阻滞剂、利尿剂可改善患者症状，延缓心功能衰退，提高生存率。

3. 康复治疗　早期进行运动训练、物理治疗和心肺功能训练是延长生命的重要因素。

### 二、中医治疗

#### （一）辨证论治

1. 脾肾阳虚证

治法：补肾健脾，温阳壮骨。

代表方：右归丸合四君子汤。

常用药：熟地黄、山药、山茱萸、杜仲、鹿角胶、菟丝子、枸杞子、当归、肉桂、制附子、党参、炒白术、茯苓、炙甘草。

加减：精泄，加补骨脂、金樱子、芡实；腰膝冷痛，加怀牛膝。

2. 肝肾阴虚证

治法：滋补肝肾，强筋壮骨。

代表方：壮骨丸。

常用药：黄柏、龟板、知母、熟地黄、陈皮、白芍、锁阳、狗骨、干姜。

加减：神疲、怯寒怕冷、阳痿早泄、尿频而清、脉沉细无力，去黄柏、知母，加淫羊藿、肉桂；面色萎黄或无华、头晕心悸，加黄芪、党参、何首乌；腰膝酸软，加补骨脂、狗脊。

3. 脾胃虚弱证

治法：健脾益气，补中生肌。

代表方：补中益气汤。

常用药：黄芪、白术、人参、当归、升麻、陈皮、柴胡、炙甘草。

加减：汗多，加大黄芪、防风用量；小腿僵硬肥大，加鳖甲或土鳖虫。

4. 气血两虚证

治法：益气养血，强筋养肌。

代表方：八珍汤。

常用药：人参、白术、茯苓、当归、川芎、熟地黄、白芍、炙甘草。

加减：心悸失眠，加酸枣仁、远志、珍珠母；胃弱纳差，加神曲、砂仁；气虚重，加黄芪。

**（二）中成药**

1. 口服药

（1）金匮肾气丸：温补肾阳。适用于痿证肾阳虚证。

（2）金水宝胶囊：补益肺肾。适用于痿证肺肾两虚证。

（3）壮骨丸：滋阴降火，强筋壮骨。适用于痿证肝肾不足，阴虚内热证。

（4）八珍颗粒：补气益血。适用于痿证气血两虚证。

2. 注射液

黄芪注射液：益气扶正。适用于痿证气虚证。

**（三）针灸及其他**

1. 针刺　针灸治疗本病具有一定的临床疗效。本病以本虚为主，治法主张虚则补之，调理脏腑。奇经八脉起着调节十二正经气血的作用，治疗上以督脉为主，阳明为辅，兼取其受病之足少阴肾经，而由于各种原因不宜针刺的督脉穴位，临床上可灵活选用脊柱旁侧的夹脊穴治之。具体补泻方法应根据中医辨证确定。

2. 推拿　推拿具有疏通经络、调和气血的作用。可预防肌肉萎缩和关节、肌腱挛缩。

## 【诊疗热点】

### 一、基因治疗

DMD及BMD都是位于X染色体上的编码Dystrophin蛋白的DMD基因缺陷所致，因此又统称为Dystrophin病。基因治疗主要针对Dystrophin基因的缺陷，包括外显子跳跃剪接治疗、以腺体相关病毒为载体介导的DMD小基因治疗、越过DMD基因异常终止密码等。其原理大同小异,均是通过基因修饰技术重新翻译出有功能的Dystrophin蛋白,这些治疗目前已进行不同阶段的临床研究,其安全性已有明确验证,疗效需进一步观察。

## 二、干细胞治疗

干细胞是一类具有自我更新能力和多向分化增殖潜能的原始细胞。目前干细胞治疗研究包括自体或异体肌卫细胞、成肌细胞、骨髓及其他组织间充质细胞、胚胎干细胞、诱导多能干细胞分化等。

近年来研究发现骨髓中除造血干细胞(hematopoietic stem cells, HSC)外,还包含间充质干细胞(mesenchymalstem cells, MSC)。MSC具有促进造血重建和抑制异基因T细胞增殖的作用。MSC是来源于发育早期中胚层的一类多能干细胞,是造血微环境的主要细胞成分,具有低免疫原特性、多向分化潜能、造血支持和促进干细胞植入、免疫调控和自我复制等特点,有对抗移植物抗宿主作用,目前已广泛应用于异基因造血干细胞移植。

有学者运用骨髓间质干细胞(BMSCs)和脐血间质干细胞(CMSCs)联合移植治疗,与单倍型异基因造血干细胞与脐带间充质干细胞联合移植等研究均表明MSC治疗可使患者肌肉功能恢复,肌力有所提高。

诱导多能干细胞(induced pluripotent stem cells, iPSCs)来源于终末分化的躯体细胞或单骨髓干细胞。iPSCs具有与胚胎干细胞(embryonic stem cells, ESCs)十分相似的特性,即自我更新能力与多向分化潜能,可分化成为包括骨骼肌细胞在内的三胚层细胞,为DMD患者细胞移植后的肌肉再生提供了充分的细胞来源。具有"自体特异性"的iPSCs的出现更为DMD的个体化治疗提供了可能。

## 三、药物治疗

地夫可特(deflazacort):Utrophin蛋白是一个与抗肌萎缩蛋白相似的结构蛋白,其基因位于第6号染色体,含有75个外显子,已有研究者将地夫可特试用于DMD患者,使其Utrophin蛋白表达上调和表型改善,结果提示可延缓病情进展。此外临床试验已证明PTC124具有一定安全性及有效性,但尚需进一步大规模的对照研究。Secco研究小组的实验研究证明人骨髓间充质干细胞治疗结合胰岛素样生长因子(insulin-like growth factor-1, IGF-1)全身给药可提高LAMA2 $^{dy/2j}$肌营养不良小鼠的肌肉功能恢复。

# 【中西医结合思路】

## 一、西医诊断与中医辨证证候分型

进行性肌营养不良是基因突变引起的遗传变性疾病,基因治疗或干细胞治疗是最有希望的治疗方法,而中医治疗可调节和纠正病程中的生化代谢、信号转导异常。辨证施治是中医学的特色,在西医诊断明确前提下,规范中医辨证分型体系,对每一个被研究患者进行规范化的中医证候辨证分型,是建立该病的中西医结合诊治思路的关键。

## 二、深入探讨中医药促进干细胞分化的作用

目前干细胞治疗表明在患者体内可分化为肌肉细胞,并且具备收缩功能。中药可促进

肌肉细胞的分化和再生。在干细胞治疗中，中医药可对干细胞的多向分化能力起到影响作用，中药的抗氧化、抗衰老能力可起到诱导及保护作用。研究中药的诱导机制可为进行性肌营养不良症的治疗带来新的靶点，可促进干细胞治疗的靶向分化。

## 【研究展望】

目前对于PMD的治疗尚无有效方法，正在进行的各种研究如基因及干细胞治疗对PMD具有明显的疗效和良好应用前景，相信随着临床研究的开展，将会大大提高对PMD的治疗技术，改善患者生活质量。而中医药治疗除了传统方药的治疗，也需系统整理中医理论对新生医学的认识，探讨有效方药对新技术治疗的协同或减轻排斥免疫等副作用的疗效，开辟新的道路。

## 【参考文献】

[1] 孙怡，杨任民，韩景献. 实用中西医结合神经病学[M]. 第2版. 北京：人民卫生出版社，2011，639-664.

[2] 王维治. 神经病学（下册）[M]. 北京：人民卫生出版社，2013，1573.

[3] 刘焯霖，梁秀龄，张成. 神经遗传病学[M]. 第3版. 北京：人民卫生出版社，2011，194-256.

[4] 周仲瑛. 中医内科学[M]. 北京：中国中医药出版社，2007，481-489.

[5] 熊文生，刘小斌. 邓铁涛教授治疗进行性肌营养不良症经验介绍[J]. 新中医. 2005，37（11）：9-10.

[6] 戴毅，崔丽英. Duchenne型肌营养不良分子发病机制及基因治疗新进展[J]. 中华神经科杂志，2011，44（5）：350-353.

[7] Meng J，Muntoni F，Morgan J E，et al. Stem cells to treat muscular dystrophies-Where are we? [J]. Neuromuscular Disorders，2011，21（1）：4-12.

[8] 吕乃武，杨晓凤，许忆峰，等. 骨髓和脐血间质干细胞联合移植治疗杜氏型进行性肌营养不良症269例疗效研究[J]. 中国全科医学，2010，13（14）：1525-1528.

[9] 贾锐，杨晓凤，陆岩，等. 单倍型异基因造血干细胞与脐带间充质干细胞联合移植进行性肌营养不良症15例临床观察[J]. 医学临床研究. 2012，29（4）：606-609.

[10] Secco M，Bueno Jr C，Vieira NM，et al. Systemic delivery of human mesenchymal stromal cells combined with IGF-1 enhances muscle functional recovery in LAMA2$^{dy/2j}$ dystrophic mice[J]. Stem Cell Rev，2013，9（1）：93-109.

（杜宝新）

# 第四节　多发性肌炎和皮肌炎

## 【概述】

多发性肌炎（polymyositis，PM）是指由多种病因引起的骨骼肌群弥漫性炎症为特征的综合征，当病变同时累及皮肤时称为皮肌炎（dermatomyositis，DM）。其主要临床特点为四肢近端肌无力伴有肌肉压痛，可涉及肺部、心脏、肾脏等脏器损害，常合并其他自身免疫性疾病或并发恶性肿瘤、血清肌酶增高、肌电图呈肌源性损害等。本病的发病率为(2~5)/10万，PM主要见于成人，儿童罕见，DM可见于成人或儿童。其中儿童5~14岁和成人45~60岁为高发段，女性多于男性。及时诊断和规范治疗，大多数患者可获较好疗效，但少数患者因出现严重的呼吸肌麻痹、吞咽困难或反复肺部感染所致的呼吸衰竭而致死，需引起重视。

依据本病主要出现肌肉疼痛、肌无力、萎缩等症状，属于中医学的“肌痹”“痹病”“痿病”等范畴，本篇将以此论之。

## 【病因病机】

### 一、西医病因、发病机制及病理

PM与DM的病因主要认为与遗传因素、病毒感染及自身免疫功能异常相关。

1. 遗传因素　本病部分患者有家族史，提示与遗传因素相关，如人类白细胞抗原HLA-DR3、HLA-DR52多见于本病患者。

2. 病毒因素　研究发现部分PM、DM患者发病前可涉及流感病毒A和B、柯萨奇病毒、巨细胞病毒等感染，但其致病作用未得到充分证实，病毒感染可能仅是触发肌炎的因素之一。

3. 免疫因素　PM可伴随桥本甲状腺炎、硬皮病、重症肌无力、Waldenstrom巨球蛋白血症等自身免疫性疾病。发病机制与免疫失调有关，包括细胞免疫和体液免疫，提示自身免疫机制参与本病的发生。

虽然PM、DM的发病机制尚不完全清楚，但多认为具有遗传易感性的个体在病毒感染后，机体启动了对病毒肽段的免疫应答，导致自身免疫反应的发生。PM的发病以细胞免疫为主导，研究发现PM患者肌束膜和肌内膜出现大量T细胞和巨噬细胞浸润，T细胞以抑制性T淋巴细胞($CD8^+$)和自然杀伤细胞(natural killer cell，NK)为主；而DM的发病以体液免疫为主导，主要以B细胞浸润为主。

病理改变主要表现为骨骼肌弥漫性炎症、肌纤维变性与坏死、炎症细胞浸润。PM肌纤维变性、坏死呈散在分布，局限于单个肌纤维，炎症细胞浸润以T细胞为主；DM萎缩的肌纤维呈束周分布，肌束中央纤维完整，炎症细胞浸润主要在血管周围，以B细胞为主。

### 二、中医病因病机

本病病变在肢体肌肉，可涉及皮肤，可由湿、热、毒邪侵于肌肤或因七情内伤，郁久化热生毒或本虚邪恋，正不胜邪，毒邪侵犯所致，累及脾、肝、肾等脏腑。

急性期主要是湿热、寒湿或血热毒邪为患；恢复期病机关键为虚实夹杂，气血不畅，四肢百骸失养，脏腑功能失调，痰湿瘀血内生；慢性期表现虚损为主，虚多实少。患病日久，邪实不愈，正气渐虚，引起肢体软弱乏力，甚则瘦削枯萎，此乃脾、肾、肝三脏内伤，诸损不足所致。

## 【临床表现】

发病前多有感染或低热史，主要表现为急性或亚急性对称性近端肌无力，在数周至数月内逐渐出现骨盆带和肩胛带无力，表现为上楼、起蹲或双臂上举困难；颈肌无力表现为抬头困难；咽喉部肌无力表现为吞咽困难、构音障碍；呼吸肌受累表现为胸闷、呼吸困难；少数可出现心肌受累；常伴有肌肉疼痛及压痛，一般无感觉障碍。严重者可出现肌肉挛缩，影响肢体活动功能。神经系统查体可见上、下肢近端、颈部肌无力，肌肉压痛，肌萎缩，腱反射通常不减弱。

涉及皮肤病变时，可见颜面、前胸、肩背以及肢体外侧淡紫色皮疹，随后渐为棕褐色，后期出现脱屑、色素沉着和硬结，一般病程为2~3周。有些患者见Gottron征，即关节伸面，尤其肘、掌指、近端指间关节出现鳞屑的红斑、皮肤萎缩及色素脱失。部分患者可见手足发绀、发白等雷诺现象。

本病常合并其他脏器系统损害，主要有肺、心脏、消化道、肾脏、周围神经等。约17%出现间质性肺炎，可有咳嗽、胸闷、呼吸困难症状；约40%出现心脏损害，出现心悸、心律失常、心衰；约8%合并周围神经损害，为肢体远端手套—袜套样感觉障碍、腱反射减弱或消失；部分出现消化道症状，表现恶心、呕吐、腹泻或便秘症状；肾脏受累时，可有血尿、蛋白尿、肾衰竭；有些常合并其他自身免疫性疾病，如干燥综合征、白塞病、系统性红斑狼疮等，部分合并恶性肿瘤。

根据发病年龄、是否合并自身免疫病和肿瘤，可分为6种类型：

Ⅰ型：单纯多发性肌炎，病变局限于骨骼肌，无皮肤损害；

Ⅱ型：单纯皮肌炎，病变累及骨骼肌和皮肤；

Ⅲ型：儿童型PM/DM；

Ⅳ型：PM/DM叠加综合征，即合并自身免疫病如干燥综合征、白塞病、系统性红斑狼疮；

Ⅴ型：PM/DM合并恶性肿瘤；

Ⅵ型：无肌病性DM，即有皮损无肌炎表现。

## 【诊断】

### 一、西医诊断要点

目前多数沿用1975年由Bohan和Peter提出多发性肌炎的诊断标准（简称B/P标准）：

（1）亚急性起病的对称性近端肌无力，颈肌、咽喉肌、呼吸肌可受累；

（2）血清肌酶增高，特别是CK、LDH明显增高；

（3）肌电图呈现肌源性损害；

（4）肌肉活检提示Ⅰ型、Ⅱ型肌纤维同时受累，可见肌纤维变性、坏死、被吞噬和再生，间质有炎症细胞浸润；

（5）特征性的皮肤损害。

上述（1）~（4）项为PM的诊断标准，具备前4项可确诊PM；具备前4项中3项很可能为PM；具备前4项中2项可能为PM。

上述（1）~（5）项为DM的诊断标准，在具备第5项的基础上，如果还具备3项即可确诊为DM；具备2项很可能为DM；具备1项可能为DM。

但B/P标准会导致过度诊断，且未对PM分型，故2004年欧洲神经肌肉疾病中心（ENMC）提出IIMs分类诊断标准，加入免疫介导的坏死性肌病（IMNM），据病理表现进行了更细致的分型，把炎症性疾病分为PM、DM、包涵体肌炎、非特异性肌炎、免疫介导的坏死性肌炎5类，增加了诊断指标，肌肉活检符合原发性炎症，肌纤维膜有MHC-Ⅰ表达和具备$CD8^+$阳性细胞浸润或围绕未坏死的肌纤维，肢体肌肉磁共振的短时间反转恢复序列成像可见因炎症所致的弥漫或局灶性水肿，这一修订可更充分合理地诊断PM。

## 二、中医诊断要点

1. 近端肢体出现肌无力、肌肉疼痛或见淡紫色皮疹，日久可见肌肉萎缩。

2. 在肌无力、肌肉疼痛基础上，可出现气短、心悸、胸闷、呼吸困难、吞咽障碍等。

## 三、中医主要证候类型

1. 毒热炽盛证　肌肉疼痛无力，发热，皮肤痈疡疔毒，口气秽臭，咽喉干痛，便干尿赤，舌红绛，苔黄厚，脉数有力。

2. 湿热蕴结证　肌肉酸痛，重着无力，发热，腹胀纳差，大便黏软不爽，小便短赤，舌质红，苔黄腻，脉滑数。

3. 气血亏虚证　病程日久，肌肉酸痛无力，不能久立，甚则肌肉渐脱，精神疲惫，面色无华或萎黄，皮肤干燥，食少懒言，气短心悸，头晕自汗，失眠健忘，舌淡苔白，脉细弱。

4. 阴虚内热证　肌肉疼痛痿软无力，局部皮肤黯红或不明显，低热，消瘦，心烦多梦，五心烦热，咽干口燥，盗汗，小便黄少，大便干，舌红苔少，脉细数。

5. 阴阳两虚证　病程较久，肌肉酸痛无力，皮肤干燥，视物昏花，食少懒言，畏寒或气短，腰酸腿软，舌质淡苔白，脉沉细。

## 【鉴别诊断】

1. 肢带型肌营养不良症　可出现近端肢体无力、萎缩，肌酶增高与多发性肌炎相似的特点，但肢带型肌营养不良症有家族病史，无肌肉疼痛，肌肉活检无明显炎性细胞浸润。

2. 线粒体肌病　与多发性肌炎均可见肌无力、肌肉疼痛，后期可见肌肉萎缩，但线粒体肌病血乳酸/丙酮酸试验阳性，肌肉活检可资鉴别。

3. 重症肌无力　肌无力呈晨轻暮重特点，常有眼外肌受累，疲劳试验或新斯的明试验阳性，肌电图提示低频重复神经电刺激波幅减低。

## 【治疗】

## 一、西医治疗

### (一)一般治疗

急性期卧床休息，适当进行肢体被动运动，以防肌肉萎缩；给予高热量、高蛋白饮食；预防肺部感染；伴有吞咽困难者，可予鼻饲；出现呼吸困难者，可予无创或有创通气。

### (二)药物治疗

1. 糖皮质激素　是治疗本病的首选药物，急性或病情危重者(肌无力进展性加重、出现吞咽困难、构音障碍、呼吸困难)，应该早期冲击治疗，疗效更佳。常用甲泼尼龙500~1000mg/d，静脉滴注，连用3~5天，逐渐减量，改为口服泼尼松1mg/(kg·d)晨起顿服。多数患者激素冲击后1周左右症状开始减轻，6周左右症状改善明显，泼尼松维持剂量因人而异，一般为5~20mg，使用1~3年不等。地塞米松、氢化可的松亦可使用。病情较轻者可口服泼尼松1mg/(kg·d)。长期使用激素治疗应补充钙剂、维生素D以及护胃、补钾治疗。应注意类固醇性肌病，可导致肌无力加重及CK增高。

2. 免疫球蛋白　适用于大剂量激素治疗效果欠佳者，剂量0.4g/(kg·d)，静脉滴注，连用3~5天为一疗程，可使用3~5个疗程。不良反应有恶心、呕吐、头晕等，多可自行缓解。

3. 免疫抑制剂　是治疗PM的二线药物，对激素治疗欠佳或病情反复者，可考虑加用免疫抑制剂治疗。常用药物有甲氨蝶呤、硫唑嘌呤、环磷酰胺等。用药期间应注意骨髓抑制，定期监测血常规及肝、肾功能。①甲氨蝶呤：开始时口服5~10mg，每周1次，后每周增加2.5mg，至总量20mg，显效后减量，以最低有效剂量维持。②硫唑嘌呤：1~2mg/(kg·d)，分2~3次口服，可长期使用。③环磷酰胺：50mg/d，分2次口服，逐渐增加至100mg/d，连续4~6周，显效后可减量。

4. 血浆置换　主要用于上述疗法无效而病情进展加重者可考虑，其疗效尚未充分肯定。

## 二、中医治疗

### （一）辨证论治

初期多表现为湿热、毒邪壅盛，治疗宜利湿清热解毒，祛邪为要；在中、后期则常表现为虚实夹杂，治当扶正为主，兼以祛邪；同时在疾病各期可适当加入通络和营之品，以期达到活血调营、宣畅经络、通痹疗痿之功。

1. 毒热炽盛证

治法：清热解毒，凉血止痛。

代表方：黄连解毒汤。

常用药：黄连、黄芩、黄柏、栀子。

加减：便秘，加大黄；发斑，加玄参、丹皮、生地；皮肤痈疡、疔毒，加蒲公英、银花、连翘。

2. 湿热蕴结证

治法：清热除湿，和营通络。

代表方：宣痹汤。

常用药：防己、杏仁、滑石(包煎)、栀子、连翘、薏苡仁、半夏、蚕砂(包煎)、赤小豆。

加减：痛甚，加姜黄、海桐皮；湿盛伴胸脘痞闷，加厚朴、茯苓、泽泻。

3. 气血亏虚证

治法：益气补血，荣肌止痛。

代表方：补中益气汤。

常用药：黄芪、党参、陈皮、白术、当归、升麻、柴胡、炙甘草。

加减：口淡纳少，加山药、白扁豆、麦芽；气虚明显，加人参，并重用黄芪；肌肉萎缩日久，加鸡血藤、鹿角胶、制马钱子。

4. 阴虚内热证

治法：滋阴清热，柔阴养络。

代表方：六味地黄汤。

常用药：熟地、山茱萸、山药、泽泻、茯苓、丹皮。

加减：虚火明显，加知母、黄柏、玄参；兼脾虚气滞，加白术、陈皮、砂仁(后下)。

5. 阴阳两虚证

治法：滋阴补阳。

代表方: 以阳虚为主可用阳和汤; 以阴虚为主可用大补阴丸。

常用药: 熟地、麻黄、鹿角胶(烊化)、白芥子、肉桂、炮姜炭、甘草、熟地、炙龟板、炒黄柏、知母、猪脊髓。

加减: 神疲无华,加黄芪、当归、陈皮; 畏冷、腰背酸软、肌肉萎缩,加肉苁蓉、巴戟天、紫河车。

**(二)中成药**

1. 口服药

(1)新癀片: 清热解毒,活血止痛。适用于毒热炽盛证。

(2)补中益气丸: 补中益气。适用于脾虚气陷证。

(3)六味地黄丸: 滋阴补肾。适用于肾阴亏虚证。

(4)金匮肾气丸: 温补肾阳。适用于肾阳虚证。

2. 注射液

(1)黄芪注射液: 益气扶正,适用于气虚证。

(2)参麦注射液: 益气固脱,养阴生津,适用于气阴两虚证。

**(三)针灸及其他**

1. 针刺　针灸治疗本病具有一定的临床疗效。本病急性期实证为主,恢复期多为本虚标实之证,治法主张补虚泻实,调理脏腑。治疗上多采用综合治疗,如体针、耳针、穴位注射和灸法等。针刺时主穴多选取手、足阳明经脉为主,以调整全身气血,平衡阴阳,舒筋通络。

2. 中药熏洗　通过中药汤剂的温热作用、机械作用和药物作用,起到通调腠理、活血通络的作用。可根据中医证型选用不同的药物,如海风藤、忍冬藤、透骨草等。

3. 推拿　推拿具有疏通经络、调和气血、祛邪扶正、提高免疫力的作用。可预防肌肉萎缩和关节、肌腱挛缩,急性期手法宜轻柔。

## 【诊疗热点】

### 一、肌炎特异性抗体

肌炎特异性抗体(myositis-specific autoantibodies, MSAs)的发现对PM/DM的临床表型及预后判断有重要意义,因此备受关注。既往发现的抗体如抗Jo-1抗体阳性患者常伴有发热、关节炎、肺间质病变、雷诺现象等临床表现; 抗SRP抗体阳性患者肌肉病理表现较一致,表现为明显的肌纤维坏死,但常无炎症细胞浸润; 抗Mi-2抗体阳性患者多见于DM等。新近发现的抗体如抗NXP-2抗体与DM的皮肤病变及肿瘤相关; 抗MDA5抗体是无肌病性DM合并间质性肺病的特异抗体; 抗TIF1抗体在合并肿瘤患者阳性率较高; 抗SAE抗体阳性者常有典型皮损表现; 抗HMGCR抗体见于免疫介导性疾病并与疾病活动相关等。对MSAs的深入研究除了能判断表型和预后,也可由此探讨发病机制及寻找有效治疗靶点。

### 二、证型研究与探讨

有学者通过对80例PM/DM患者进行中医辨证、分型研究,结果示单证的发生率为86.3%火热证、75%痰湿证、63.8%血瘀证、60%气虚证、56.3%阴虚证; 证候组合形式以三证最多,最常见的为痰热瘀证; 活动期血瘀证高于稳定期,而气虚证和阴虚证则低于稳定期; 重型组阴虚证明显高于轻型组，即阴虚证与患者肌肉病理损害的程度有一定的相关性。

通过探讨PM/DM的证治规律，其中出现频数由高至低的症状依次是四肢无力、肌肉疼痛、肌力下降、纳差、精神疲倦、皮肤皮疹、关节疼痛、睡眠差等。得出PM以湿热浸淫，虚实夹杂及脾胃虚弱，痰瘀阻络型为主，其中脾虚湿热可作为PM基本证型；DM以气阴两虚，湿热型多见。证型研究对分型、分期论治PM/DM有重要意义。

### 三、中药单药研究

由于PM的治疗涉及长期使用皮质类固醇和硫唑嘌呤等免疫抑制药物，这些药物有一定副作用和依赖性，有学者试图寻找具有免疫调节作用且副作用小的单味中药来治疗PM。有研究通过选取天然单味中药柴胡、桂枝分别来治疗PM，得出柴胡和桂枝对多发性肌炎豚鼠有良好的治疗作用。既往有研究提示柴胡对Ⅳ型变态反应中淋巴因子的游离及其所致的炎症有明显的抑制作用，在一定程度上减轻细胞免疫反应负面作用；桂枝能抑制IL-2（调节细胞和体液免疫的重要因子）的产生，IL-2的抑制能大大减弱免疫反应的过程，对感染性及非感染性炎症均有显著的抑制作用。柴胡、桂枝单味中药在PM治疗上的运用及其相关机制的研究，值得我们进一步探索。天然中药治疗PM具有广阔前景，在可控范围内，具有副作用小，患者依从性高的优势。

## 【中西医结合思路】

对PM/DM而言，采取中西医结合，相辅相成，可取得较好效果。治疗上，不仅要考虑整体观，还要注重个体化治疗，优化各个阶段的选择方案。急性活动期西药治疗为主导，在使用糖皮质激素、免疫抑制剂后中医药起互补作用；病情缓解期，中药的合理选用对减少糖皮质激素毒副作用、提高患者机体免疫力、防止感染具有重要作用。

### 一、PM/DM 分期论治

PM/DM初期多有寒、湿、热诸邪由外而内滞留肢体筋脉及肌肉，久郁化毒，营卫受阻，经络不通，故可见肌肉疼痛、四肢无力；日久不愈，耗气伤阴，累及血分，而脏腑以脾、肝、肾亏虚为内因。

在急性期，患者本身存在免疫功能紊乱，加之长期使用糖皮质激素和免疫抑制剂造成机体免疫力低下，副作用相对明显，尤其是在急性活动期更容易出现。

如使用免疫抑制剂环磷酰胺后往往出现白细胞、血小板减少等造血系统的改变，可导致各种病原微生物的感染。在此阶段重视调气活血利湿、兼解毒涤痰通络，可选清瘟败毒饮、清营汤、犀地清络饮、三仁汤等方剂化裁，热重者可加用人工牛黄，高热不退加用羚羊角粉，痰瘀明显者加用半夏、贝母、土鳖虫、丹参、三七片。若患者存在正虚表现，可适当益气扶正，加温而不燥，清补相兼的药物如太子参、沙参、黄芪等能减轻相应毒副作用。有研究证明，黄芪对血液成分具有明显保护作用，对环磷酰胺影响动物骨髓造血功能有明显的保护、可阻止骨髓有核细胞数的明显减少。另外，使用西药治疗的同时患者容易出现消化系统症状，如恶心、呕吐、食欲减退、腹胀、腹泻等，中药可选用半夏、生姜、苍术、陈皮、茯苓、布渣叶、藿香等来调理中焦脾胃功能。

在病情缓解期，多数存在虚实夹杂局面，气阴两虚占主导，此时可选用益气养阴的药物，如生脉散、竹叶石膏汤、补中益气汤等化裁上添加清热解毒的药物,如玄参、生地、赤芍、丹皮、金银花、薏苡仁、白花蛇舌草等。结合现代药理研究,生甘草、生地等有类皮质激素样作用,可酌情选用,减少激素用量。

## 二、中西医结合救治危重患者

PM合并间质性肺炎,出现以呼吸困难为首发表现者治疗效果差,虽然PM出现呼吸肌麻痹临床少见,但一旦呼吸肌受累出现呼吸衰竭时病死率高。对于有呼吸症状的PM患者,除常规治疗外,应密切监控自主呼吸和血氧饱和度,及时使用辅助通气。当患者出现明显呼吸肌疲劳、呼吸急促、心动过速、血氧饱和度降低以及动脉血氧分压<70mmHg时,宜及早使用呼吸机辅助通气,仍无好转应及早气管切开,人工辅助呼吸。

对有肺部感染者及时使用抗生素治疗。此阶段中医证型多考虑“肺热叶焦”或“痰热瘀毒互结于肺”,在清热救肺的同时不忘顾护人体气血津液,即存一分正气方可抵抗邪气。随着病情好转,残余之邪留连肺系,内灼肺津,可予竹叶石膏汤合清气化痰丸加减调护。总之中药的合理使用,在减少糖皮质激素副作用、提高机体免疫力、防止继发感染等亦占有重要地位。

# 【研究展望】

## 一、发病机制研究

PM是细胞免疫性疾病,以$CD8^{+}$阳性T细胞和巨噬细胞浸润到肌纤维内膜为主。树突细胞(dendritic cells,DCs)是唯一有能力激活幼稚T细胞和记忆T细胞的细胞,也称特异抗原递呈细胞。通常DCs吞噬抗原,在主要组织相容性复合物MHC-Ⅰ、MHC-Ⅱ、辅助刺激分子和细胞因子等作用下,将抗原递呈幼稚T细胞,使之成为记忆T细胞,进而作用到肌纤维及其毛细血管内皮细胞,导致肌纤维变性与坏死。研究证实PM中存在DCs,也发现PM中浸润单核细胞表达MHC-Ⅰ、MHC-Ⅱ、协同刺激分子和黏附分子,一些浸润单核细胞具有DCs的形态。国外有研究发现在PM肌内膜浸润细胞中有大量幼稚DCs,侧面支持其相关发病机制。

各种细胞因子、趋化因子和黏附分子在PM/DM中的研究已成热点,研究者试图从分子水平更深入地了解PM/DM的发病机制。单核因子IL-1α、IL-1β和TNF-α是重要的促炎因子,在多项研究的炎症肌肉组织中被检测到。IL-1α能诱导人肌细胞萎缩。在PM患者肌活检中发现,浸润的非坏死肌纤维内存在TNF-α阳性的$CD8^{+}$阳性淋巴细胞,显示了TNF-α高表达,提示TNF-α在PM肌肉损伤及炎症反应中的作用。

## 二、动物实验模型研究

国内研究者为探索兔骨骼肌匀浆多点皮下注射方法制备多发性肌炎大鼠模型最佳的实验对象与实验条件,结果得出选择雌Lewis大鼠作为实验对象,注射兔骨骼肌匀浆10mg/kg,连续免疫5周可出现与人类多发性肌炎非常相似的骨骼肌病变,具有死亡比例低、成模比例高、造模效果理想的优点。

另有学者采用家兔骨骼肌匀浆加弗氏佐剂作为免疫原皮下注射实验豚鼠,使其体内发生特异性免疫反应,产生相应肌肉抗体。其中湿热模型组除上述多次免疫豚鼠外,结合湿热证造模(湿热环境、病原微生物、肥甘饮食等复合因素)的方法,形成多发性肌炎湿热证模型。以上相关动物实验研究为进一步研究PM中医证型的机制及药物治疗提供理论依据。

## 【参考文献】

[1] 王维治. 神经病学[M]. 北京: 人民卫生出版社,2013.

[2] 孙怡,杨任民,韩景献. 实用中西医结合神经病学[M]. 第2版. 北京: 人民卫生出版社,2011.

[3] 沈定国. 肌肉疾病[M]. 北京: 人民军医出版社,2007.

[4] 周仲瑛. 中医内科学[M]. 北京: 中国中医药出版社,2007. 481-489.

[5] 中华医学会风湿病学分会. 多发性肌炎和皮肌炎的诊断及治疗指南[J]. 中华风湿病学杂志,2010,14(12): 828-831.

[6] Hoogendijk JE, Amato AA, Lecky B, et al. 119th ENMC international workshop: trial design in adult idiopathic inflammatory myopathies, with the exception of inclusion body myositis, 10-12 October 2003, Naarden, the Netherlands[J]. Neuromuscular Disorders, 2004, 14(5): 337-345.

[7] 高长玉,王彩娟,韩淑,等. 多发性肌炎和皮肌炎中医证候分布规律探讨[J]. 中医杂志,2007,48(4): 348-353.

[8] 储旭华,侯熙德. 柴胡及桂枝治疗多发性肌炎的实验研究[J]. 中国中西医结合杂志,1998,18(6): 356-358.

[9] Terrance PO, Lisa GR, Gulnara M, et al. HLA polymorphisms in African Americans with idiopathic inflammatory myopathy: allelic profiles distinguish patients with different clinical phenotypes and myositis autoantibodies[J]. Arthritis Rheumatism, 2006, 54(11): 3670-3681.

[10] 赵华,王国春. 多发性肌炎大鼠模型制作的对比[J]. 中国实验动物学报,2011,19(3): 203-206.

[11] 赖名慧,刘友章. 多发性肌炎湿热证模型的制作[J]. 中华中医药杂志,2009,24(4): 522-525.

（杜宝新）

# 第十三章　神经系统发育异常性疾病

## 第一节　概　　述

神经系统发育异常性疾病(developmental diseases of the nervous system)也称为神经系统先天性疾病(congenital disease of the nervous system),是一组由于胚胎期特别是妊娠期前3个月神经系统处于发育旺盛时期,胎儿受到母体内、外环境的各种致病因素的侵袭,造成神经系统发育障碍、缺陷或迟滞,出生后导致神经组织及其覆盖的被膜和颅骨的各种畸形和功能异常。本组疾病与遗传性疾病的区别在于,其病因是来自自身或环境性因素,而后者则由遗传基因决定。本组疾病种类很多可达上百种,但有些病种非常罕见。

引起神经系统先天性发育异常的病因及发病机制尚不完全清楚,一般认为胎儿早期特别是前3个月受到致畸因素的损害而致病。本组疾病可在出生时即显示明显的症状,也可在出生后神经系统发育的过程中而逐渐表现出来。常见的病因有:

1. 感染　母体受到细菌、病毒、螺旋体和原虫等感染时,病原体可透过胎盘侵犯胎儿,引起胚胎内先天性感染而致畸,如风疹病毒常见;也可致多种先天性畸形,如先天性心脏病、脑发育异常、脑积水、白内障和先天性耳聋等。

2. 药物　已确认可使胎儿致畸的药物有雄性腺激素、肾上腺皮质激素、苯二氮䓬类和氮芥等;抗甲状腺药物或碘剂可引起甲状腺功能不足,影响脑发育而导致呆小症。

3. 辐射　妊娠期前4个月母亲下腹及骨盆部接受放射治疗或强γ-射线辐射可引起小头畸形及小脑、眼球发育畸形。

4. 身体疾病　孕妇患糖尿病、严重贫血或一氧化碳中毒等疾病均可导致胎儿的神经系统发育畸形,异位胎盘可致胎儿营养障碍,羊水过多使子宫内压力过高,引起胎儿窘迫和缺氧。

5. 社会心理因素　妊娠期孕妇心情抑郁、焦虑、恐惧、紧张及酗酒、吸烟等均可对胎儿发育造成伤害而致畸形。

6. 先后天性混合因素　有时先天性原因不易与后天性原因鉴别,如分娩时产伤、窒息及新生儿期代谢紊乱,已有先天性缺陷的胎儿也更易受到产期和产后期不良环境因素的影响。

常见的神经系统发育性疾病的主要分类如下:

(1)与颅骨脊柱畸形相关的神经疾病:①神经管闭合缺陷:颅骨裂、脊柱裂及相关畸形,可分为隐性和显性两类。②颅骨、脊柱畸形:如狭颅症、小头畸形、枕骨大孔区畸形(扁平颅底、颅底凹陷症等)、寰枢椎脱位、寰椎枕化、颈椎融合、小脑扁桃体下疝及先天性颅骨缺损等。③脑室系统发育畸形：如中脑导水管闭塞、第四脑室正中孔及外侧孔闭锁等导致的先天性脑积水，常合并脑发育障碍。

（2）神经组织发育缺陷：①脑皮质发育不良：如脑回增宽、脑回狭小、脑叶萎缩性硬化及神经元异位等。②先天性脑穿通畸形（congenital porencephalia）：局部脑皮质发育缺陷，脑室向表面开放呈漏斗状，可双侧对称发生。③胼胝体发育不良：胼胝体部分或完全缺如，常伴有其他畸形，如脑积水、小头畸形及颅内先天性脂肪瘤等。④全脑畸形：如脑发育不良（无脑畸形）、先天性脑缺失性脑积水、巨脑畸形、左右半球分裂不全或仅有一个脑室等。

（3）脑性瘫痪（cerebral palsy）：表现为先天性运动功能异常。

（4）神经外胚层发育不全：也称斑痣性错构瘤病（phakomatosis），临床上称神经皮肤综合征，如结节性硬化症、多发性神经纤维瘤病、脑面血管瘤病、共济失调—毛细血管扩张症和视网膜小脑血管瘤病等。

中医对神经系统发育异常性疾病的认识，分别见于五迟病、五软病、五硬病、佝偻病、脑瘫病、慢惊风病、聋哑病、痿病、不典型痫病等有待深入发掘提高。

（林亚明）

## 第二节　脑性瘫痪

### 【概述】

脑性瘫痪（cerebral palsy，CP）是指出生前到出生后1个月内，由于各种原因引起的脑部非进行性脑损伤或发育缺陷所致的在婴儿期及以后出现脑损伤以运动功能障碍及姿势异常为特征的临床综合征，简称脑瘫。我国1988年将此病定义为在妊娠期到新生儿期之间各种原因所致的脑的非进行性病变为基础，形成永存的、但可以变化的运动和姿势异常，其症状在2岁前出现。应除外进行性疾病所致和一过性运动障碍，以及将来可能正常化的运动发育落后。婴儿期病因清楚者可视为症状性脑性瘫痪或后遗症。表现为痉挛性双瘫、偏瘫、手足徐动等锥体与锥体外系症状，可伴有先天性畸形、智力低下及癫痫发作等。脑性瘫痪是儿童中最常见的先天性或围生期所发生的脑功能障碍综合征。本病发病率较高，国际上脑性瘫痪的发病率为1‰~5‰，我国脑性瘫痪患儿的发病率为1.8‰~4‰。

根据脑瘫的临床症状与中医学相关病证的比较，将其归属于中医学“五迟”“五软”“五硬”等范畴；小儿发育障碍、成长不足等表现，可归于“胎弱”“胎怯”范畴。

1. 五迟　是以立、行、发、齿、语的发育迟于正常儿为特征的一种病证，多见于婴幼儿。本病由于先天禀赋不足、后天调护失当，肾脾不足，累及五脏，进而影响生长发育，遂可出现五迟证候。本病患儿如果不进行积极的治疗和护理，患儿的致残率将明显升高，甚至导致死亡。

2. 五软　是指头项、口、手、足和肌肉五个部位所发生的软弱无力，为幼儿时期生长发育障碍的一种病证，多见于6岁以内的幼儿。本病的病因大多责之于先天禀赋不足，后天调护失宜而致脾肾两亏，气血虚弱，四肢肌肉失于充养而出现软弱无力的症状。

3. 五硬　是以小儿头项硬、口硬、手硬、足硬和肌肉僵硬、屈伸不利为特征的一种病证，多见于新生儿和年长儿。本病多由禀赋不足,元阳不振,生后感受外寒所引起的。多在寒冷季节发病,尤其冬季分娩后,气温骤降,室温降低,护理不当,极易受寒,寒冷之邪从肌肤侵入而发病。常在出生后不久,或一星期之内发病,预后较差。

早在《诸病源候论·小儿杂病诸候》中就有"齿不生候""数岁不能行候""头发不生候""四五岁不能语候"的记载。五迟见于《小儿药证直诀·杂病证》:"长大不行,行则脚细,齿久不生,生则不固"及"发久不生,生则不黑";《张氏医通·婴儿门》认为其病因为"皆胎弱也,良由父母精血不足,肾气虚弱,不能荣养而然"。五软在宋代之前,多与五迟并论,最早见于《活幼心书·五软》:"爰自降生之后,精髓不充,筋骨痿弱,肌肉虚瘦,神色昏愦,才为六淫所侵,便致头项手足身软,是名五软";病因为"良由父精不足,母血素衰而得"。五硬首见于明代《婴童百问·第二十七问》"五硬则仰头取气,难于动摇,气壅疼痛连胸膈间,脚手心如冰冷而硬,此为风证难治"。

## 【病因病机】

### 一、西医的病因、发病机制及病理

病因繁多,一般可分为出生前、出生时和出生后。

1. 出生前病因　胚胎期脑发育异常;孕妇妊娠期间受外伤或患重症感染、妊娠毒血症、糖尿病及放射线照射影响胎儿脑发育而致永久性脑损害;妊娠早期患风疹、带状疱疹、弓形体病、巨细胞包涵体病等使中枢神经系统遭受损害。

2. 出生时病因　早产、分娩时间长、脐带绕颈、胎盘早剥、前置胎盘致胎儿脑缺氧;产伤、急产、难产、出血性疾病所致的颅内出血;新生儿高胆红素血症所致的核黄疸等。

3. 出生后病因　中枢神经系统感染、中毒、呼吸障碍、心跳停止、头部外伤、持续惊厥、脑血管损害及原因不明的急性脑病等。

4. 遗传性因素　一些脑性瘫痪患儿可有家族遗传病史,在同辈或上辈的母系及父系家族中有脑性瘫痪、智力障碍或先天畸形等,近亲结婚出生的婴儿中脑性瘫痪的发生率增高。其中,早产、低出生体重是目前公认的最主要的脑性瘫痪致病因素,且孕龄越小、出生体重越低,脑性瘫痪患病率越高。

病理改变与发病机制以弥散的、不同程度的大脑皮质发育不良或萎缩性脑叶硬化为最多见。皮质和基底节有分散的状如大理石样的病灶瘢痕;其次为脑局部白质硬化和脑积水、脑穿通畸形,脑点状出血或局部出血,锥体束也有变性。出生前损害以脑发育不良为主,出生时及出生后损害以瘢痕、硬化、软化和部分脑萎缩、脑实质缺陷为主。不论基本病因如何,1/3的病例有肉眼可见的畸形,如脑回狭窄、脑沟增宽等;2/3的病例有显微镜下的结构异常,如皮质各层次的神经细胞退行性变,神经细胞数目减少,白质萎缩、部分中枢结构胶质细胞增生等。缺氧与出血引起的病理变化极其重要,脑组织对缺氧敏感,另外缺氧还增加了血管内皮的渗透性和脆性而造成脑血管的损害。

### 二、中医的病因病机

脑瘫的中医病因病机分为先天因素和后天因素两个方面。先天禀赋不足与肾密切相关;后天失养与脾有关。本病病位在脑髓,发病与肝、脾、肾密切相关。病性多属虚证,或虚实夹杂。

1. 肾精亏虚　《灵枢·经脉》曰:“人始生,先成精,精成而脑髓生。”肾藏精,主骨生髓,为先天之本,作强之官;脑为髓海,只有肾精充足,才能保证脑髓的正常发育,保证智力正常及肢体活动自如。患儿出生前若父母气血虚衰或母孕多病等,导致胎儿禀赋不足,肾精亏虚,精不生髓,髓减脑枯,则智力低下、肢体运动不利或瘫痪。

2. 肝肾阴虚　肾藏精,肝藏血,精血同源,精血相生。父母精血虚衰,胎儿先天禀赋不足,肾精亏虚,精不生血,则精亏血少,肝肾阴虚,脑及筋脉失养,则智力低下、四肢痿软无力,甚至瘫痪。

3. 脾气亏虚　脾为后之本,气血生化之源,主四肢肌肉。婴幼儿因养育不当,饮食失调,脾气亏虚,气血乏源,脑及四肢肌肉失养,则出现智力低下、四肢痿软无力或瘫痪。

4. 痰湿内阻　素体痰盛,或脾虚生痰,痰湿内生;痰蒙清窍,或痰浊阻络,气血运行不畅,脑失所养,则智力低下、肢体运动不利或痿软无力。

5. 瘀阻脑络　出生时胎儿或婴儿,以及出生后新生儿颅脑损伤,或久病入络,加之先天元气不足,不能通达于血脉,则气虚血滞,必停留而瘀,瘀阻脑络,脑失所养,则智力低下、肢体活动不利或瘫痪。

## 【临床表现】

脑性瘫痪的临床表现包括3个特征:①早期性,即从出生前到出生后1个月内所致的脑损伤;②非进行性,即脑性瘫痪是非进行性的中枢性运动障碍;③障碍多重性,主要障碍为运动功能障碍及姿势异常,同时伴有肌肉强直或痉挛、异常感知、抽搐及视听言语等其他障碍。

脑性瘫痪的临床特点为运动障碍,主要为锥体系损伤,并发锥体外系、小脑、脑干、脊髓等损伤,常伴智力发育障碍和癫痫发作。临床症状多始于婴幼儿期。病情轻重不一,最严重者在出生数日就出现症状,多表现肌肉强直、角弓反张、吃奶困难。多数患儿在出生数月后被家人试图扶起时才发现,表现为不同程度的瘫痪、肌张力增高、腱反射亢进、病理征阳性。患儿常有视力障碍如斜视,弱视,视野缺损,听力障碍及认知、行为异常等,这些伴随症状随年龄增长可能会有所改善。

脑性瘫痪的临床表现分型如下:

1. 按临床表现分型

(1)痉挛型(spastic):以锥体系受损为主。主要表现为上肢屈肌张力增高,下肢伸肌、内收肌张力增高。四肢瘫者上肢关节均呈屈曲性痉挛,肩关节内收、内旋,肘、腕、指关节屈曲,腕、臂内旋,手指屈曲呈紧握拳状,拇指内收,紧握于掌心中。两上肢动作笨拙、僵硬、不协调,两下肢僵直、内收呈交叉状,髋关节内旋,踝关节跖屈。扶站时,双足下垂、内翻,足尖着地,足跟不能踩平。走路时呈踮足、剪刀样步态。

(2)不随意运动型(dyskinetic):以锥体外系受损为主,不随意运动增多。表现为手足徐动(athetosis)、舞蹈样动作(choreic)、肌张力失调(dystonia)、震颤(tremor)等。

(3)强直型(rigidity):以锥体外系受损为主,少见。由于全身肌张力显著增高,身体异常僵硬,使其四肢被动运动时,检查者可感觉其主动肌和拮抗肌有持续的阻力,强度可随时变化,呈齿轮样肌张力增高、铅管样肌张力增高。

(4)共济失调型(ataxic):以小脑损伤为主,少见。主要表现为稳定性、协调性差,步态蹒跚,辨距不良,平衡能力差。走路时两足间距加宽,四肢动作不协调,上肢常有意向性震颤。

（5）肌张力低下型（hypotonic）：患儿肌张力显著降低而呈弛缓性瘫痪状态，肌肉松软无力，自主动作极少。仰卧时，四肢均外展，外旋，似仰翻的青蛙。俯卧时，头不能主动偏向一侧，易致口、鼻堵塞而发生窒息。

（6）混合型（mixed type）：同一患儿表现有两种或两种以上类型的症状。

2. 按瘫痪部位分型

（1）单瘫（monoplegia）：单个肢体受累；

（2）双侧瘫痪（diplegia）：四肢受累，上肢轻，下肢重；

（3）三肢瘫（triplegia）：三个肢体受累；

（4）偏瘫（hemiplegia）：半侧肢体受累；

（5）四肢瘫（tetraplegia）：四肢受累，上、下肢受累程度相似。

## 【诊断】

### 一、西医诊断要点

脑性瘫痪缺乏特异性指标，主要依靠临床诊断。主要包括以下诊断要点：

1. 在出生前或出生后1个月内有致脑损伤的高危因素存在。

2. 在婴儿期出现脑损伤的早期症状。

3. 有脑损伤的神经体征，例如中枢性运动障碍及姿势和反射异常。

4. 常伴有智力低下、言语障碍、惊厥、感知觉障碍及其他异常；进行性疾病所致的中枢性瘫痪及正常儿的一过性运动发育滞后需除外。

一些必要的辅助检查能够协助诊断，其中头颅CT能帮助了解颅内的结构有无异常，对探讨脑性瘫痪的病因及预后有帮助；MRI扫描能较好地显示脑室旁白质软化症（periventricular leukomalacia）的病变特点及合并存在的其他脑组织异常，为患儿的早期诊断、治疗及预后提供影像学依据；脑电图对于脑性瘫痪是否合并癫痫及合并癫痫的风险具有特殊意义；神经诱发电位从感觉方面发现患儿异常，从而为脑性瘫痪的确定提供佐证，同时能更深层次地诊断病情，更好地指导治疗。这些应在发现脑性瘫痪的早期症状后尽快进行，做到早诊断、早干预。

### 二、中医诊断要点

#### （一）五迟诊断要点

依据五迟主要表现临床表现和病史拟定：

1. 可有孕期调护失宜、药物损害、产伤、窒息、早产，以及喂养不当史，或有家族史，父母为近亲结婚者。

2. 生后月龄达11个月，甚至周岁时，尚不能站立者，为立迟；小儿到2岁还不能开步行走者，为行迟；足月婴儿出生时，如见头发稀而疏，色不黑而枯，且月龄至3个月时，仍不见改善者，为发迟；婴儿于生后逾10个月不见牙齿出生者，为齿迟；小儿16个月，甚至2岁时，仍不能讲出单句者，为语迟。

3. 五迟不一定悉具，但见一迟者便可分别做出诊断。临床还应根据小儿生长发育规律，及早发现生长发育迟缓变化。

### （二）五软诊断要点

依据五软的主要临床表现及病史拟定：

1. 以头项、口、手、足和肌肉五个部位软弱无力为特征。如头项软而无力，不能支持，东倒西歪；两手无力不能握举；两脚痿弱，不能步行；口齿软弱、唇薄无力，不能咬嚼；皮肉宽松，瘦削无力等。

2. 五软不一定悉具，也可见一二者，或仅见于局部。

3. 最早发病者可见于新生儿。患儿出生前常有父母体虚或母体受孕期间因病服药过多及出生后养育不当而多病的病史。

### （三）五硬诊断要点

依据五硬主要临床表现和病史拟定：

1. 病史　发病处于寒冷季节，有环境温度过低或保暖不当史；严重感染史；早产儿或足月低体重儿；窒息、产伤等所致的摄入不足或能量供给低下。

2. 临床表现　全身发凉，局部皮肤僵硬，不能用手捏起，体力衰惫。气息微弱，哭声细小无力，动作少，反应低下，昏昏多睡，严重者面颊肌肤僵硬，关节强直，活动受限，不能吮吸。

总诊断要点

（1）可有孕期调护失宜、药物损害，产伤、窒息、早产，以及喂养不当史，或有家族史，父母为近亲结婚者。

（2）小儿2~3岁还不能站立、行走，为立迟、行迟；初生无发或少发，随年龄增长，仍稀疏难长为发迟；12个月时尚未出牙以及此后牙齿萌出过慢为齿迟；1~2岁还不会说话为语迟。

（3）小儿半岁前后颈项仍软弱下垂为头项软；咀嚼无力，时流清涎为口软；手臂不能握举为手软；2岁以后尚不能站立、行走为足软；皮肤肌肉松软无力为肌肉软。

（4）五迟、五软不一定悉具，但见一、二症者可分别做出诊断。临床还应根据小儿生长发育规律，及早发现生长发育迟缓的变化。

## 三、中医主要证候类型

### （一）五迟证候类型

1. 脾肾气虚证　头发稀疏，色黄或枯；牙齿生长迟缓，不依期而生，生而牙质不良；囟门常宽大，面色萎黄，肌肉不坚，乳食纳差，夜卧欠安，大便不调，小便清长，舌淡，苔薄白，脉沉无力，指纹色淡不显。

2. 肝肾亏损证　坐起、站立、行走、生齿均迟于正常同期年龄小儿，甚至4~5岁者，尚不能行走，亦有10岁左右行而不稳；有的伴有发和齿的异常，头型多呈方大，肢体无力，喜卧懒动，动则易汗；乳食减少，睡眠不良，易受惊吓；大小便自调，形体瘦弱，面色不华，口唇干淡，舌质淡，舌苔薄白，脉细无力，指纹色淡。

### （二）五软证候类型

1. 脾肾两亏证　头项软弱，不能抬举。口软唇弛，咀嚼无力，手足弛缓活动无力，肌肉松软，不能握举，足软迟缓，不能站立，手软下垂，按压失去弹性，发育较差，神乏无欲，面色萎黄，舌淡、苔薄白，脉沉无力，指纹色淡。

2. 气血虚弱证　肢体软弱，四肢关节柔软，肌痿肤糙，神情呆滞，智力迟钝，面色苍白，肢末不温，发育落后，喜卧身倦，饮食懒进，夜卧不安，大便秘结，小便短少，口开不合，舌伸口外而流涎,食少不化,唇白苔光。

3. 肝肾阴虚证　头项乏力,挺而不坚,口唇松软,舌舒缓动。手握无力,坐不持久,起立艰难,步履蹒跚,容易跌倒,肌肉萎缩,酸软无力,心烦不寐,潮热盗汗,舌红少苔,脉沉细数。

**(三)五硬证候类型**

1. 阳气虚弱证　患儿体质虚弱,全身冰凉,僵卧少动,昏昏多睡,气息微弱,哭声低怯无力,仰头取气,关节不利,吸吮困难,头身难以动摇,局部皮肤板硬如木,苍白肿亮,按之凹陷,硬肿范围较广,唇舌淡白,指纹淡红或隐伏不现。

2. 寒凝血涩证　四肢发凉,全身欠温,皮肤失去柔软常态,僵硬不能提起,多见于小腿、臀、臂、面颊等部位,皮肤不易捏起,患处皮肤色黯发紫,或红肿如冻伤,面色晦黯,唇舌黯红,指纹紫滞或不显。

3. 脾肾亏虚证　硬处肌肤呈粗糙状,形体瘦弱,发育不佳,气虚多汗,精神不振,面色苍白。肢末欠温,乳食乏味,夜卧不安,大便不调,小便清长,口唇淡白,舌淡、苔薄,脉沉缓无力,指纹色淡或隐伏不现。

## 【鉴别诊断】

鉴别诊断方面应注意与以下疾病鉴别:

1. 遗传性痉挛性截瘫　本病多有家族史,病程呈缓慢进展,无智能障碍可以鉴别。

2. 先天性肌张力不全　与弛缓型双侧脑性瘫痪都有肌张力低下,但先天性肌张力不全肌腱反射消失,无智能障碍,也无不自主运动和其他锥体束损害征。

3. 急性婴儿型脊肌萎缩(Ⅰ型)　胎儿期出现胎动减少,出生后3~6个月发病。表现为自主活动减少,四肢近端无力、伴肌萎缩、束颤,不能抬头、屈颈,腱反射降低或消失。严重者出现髋关节外展外翻,吸吮及吞咽困难,常因呼吸系统反复感染死亡。本型病进展迅速,平均生存期7~9个月。可行基因检测鉴别。

4. 慢性婴儿型脊肌萎缩(Ⅱ型)　通常出生后6个月发病,个别患儿可1~2岁发病。以肢体近端对称性无力为主,下肢常重于上肢,近端肌群重于远端,肌张力低下,腱反射减弱或消失,病程早期可出现舌肌萎缩、肌束颤,但无呼吸肌和延髓麻痹症状。本型预后良好,除个别患儿死亡,多数可活到青少年。也可行基因检测鉴别。

## 【治疗】

### 一、西医治疗

本病目前主要采取医疗康复与教育康复相结合的方法,通过各种手段改善患儿的功能,充分发挥其潜能。

1. 医疗康复

(1)一般治疗: 加强患儿的护理,注意营养状况,对言语障碍及智能不全者加强语言训练,音乐文体训练,提高智能; 进行理疗、体疗、按摩改善和提高患肢的运动功能; 对患儿现有能力进行鉴定,制订康复治疗方案和训练,使其达最佳水平。

(2)药物治疗: 主要有促进脑代谢的脑神经细胞营养药,以利于患儿神经功能的恢复; 用于对症治疗的药物,如癫痫发作者可根据不同类型服用恰当的抗癫痫药物; 氯苯氨丁酸等肌肉松弛药物可降低肌张力等；对于挛缩的肌肉还可以注射A型肉毒毒素。

（3）手术治疗：①经保守治疗无效者可行选择性脊神经后根切断术（selective posterior rhizotomy，SPR）治疗肢体痉挛。其手术机制为选择性切断肌梭传入神经Ⅰa纤维，阻断脊髓反射环路而解除肌痉挛，且不复发，而肌张力的降低并不影响运动功能。手术最佳年龄为2~6岁，以痉挛性脑性瘫痪，肌张力在3级以上，并保持一定的肌力和运动功能为宜。手足徐动型及共济失调型患儿不宜行此手术。此手术对痉挛解除的有效率为96.6%，功能改善率为83.6%。②蛛网膜下腔持续注入或泵入氯苯氨丁酸（continuous intrathecal baclofen infusion，CIBI）：治疗痉挛性脑性瘫痪，其机制为氯苯氨丁酸在脊髓灰质细胞突触前与GABA-B受体结合，阻止兴奋性神经递质的释放，减少运动神经的兴奋性冲动的释放，抑制脊髓反射，消除肌痉挛。对不宜或不接受SPR手术者可应用CIBI治疗。③对于由于关节囊挛缩而出现关节不易改变的畸形及肢体痉挛经长期治疗运动能力进展不大者可行肌腱切开、移植或延长等矫形手术。

2. 教育康复　是脑性瘫痪患儿生活自理的基础。

（1）教育康复的原则：①早期干预；②娱乐性；③个体化；④集体性。

（2）教育康复的内容主要有3个方面：①日常生活活动能力（activities of daily living，ADL）：ADL是指人们为独立生活而每天必须反复进行的、最基本的、具有共性的身体动作群，即进行衣、食、住、行、卫生等的基本动作和技巧；②基本动作模式：是指组成功能活动的基本动作，它可提供正确、协调的动作，完成功能活动，又称为功能生效的动作模式；③日常生活管理：是指导患儿使其运动逐渐接近正常的一种方法，从而使强直的患儿放松，松软或徐动的患儿得到稳定，使失调型和徐动型患儿能更好地控制自己的动作。

（3）教育康复的方式方法主要有下列5种：①家庭教育：家庭康复的方法包括正确的卧姿、抱姿、运动训练、头部稳定性、翻身、坐位爬行、跪立、站立、行走、语言等训练。②特殊教育：在特殊学校、福利院、康复机构中，对不能适应正常学校教学环境的脑性瘫痪儿童进行的教育康复形式，将医疗、康复、教育、抚养等融于一体。包括：德育教学直观教育、实际训练等。③引导式教育：一种集体的、游戏式的综合康复方法，利用认识、感觉交流的方式，对患儿日常生活给予各种刺激，逐渐形成功能性动作与运动。④感觉统合训练：是指人体器官各部分将感觉信息组合起来，经大脑的统合作用，对身体内外知觉做出反应。⑤音乐治疗：提高患儿四肢的协调能力和语言表达及运动的技巧、学习的兴趣与积极性。

## 二、中医治疗

### （一）辨证治疗

1. 五迟辨证治疗

（1）脾肾气虚证

治法：补肾益脾。

代表方：肾气丸加减。

常用药：熟地黄、山药、山茱萸、茯苓、泽泻、牡丹皮、桂枝、制附子、黄芪、党参、煅牡蛎。

加减：见囟门开裂，或闭合迟者，加煅龙骨、煅珍珠母；食少便溏者，加白术、佛手；夜卧不宁者，加白芍、蝉蜕。

（2）肝肾亏损证

治法：补肾养肝，强筋壮骨。

代表方：六味地黄丸加减。

常用药：熟地黄、山茱萸、山药、茯苓、泽泻、五加皮、牡丹皮、鹿茸冲服。

加减：气血不足者加黄芪、人参、当归、白芍补气养血；先天禀赋不足者加枸杞子、紫河车补肾生精；阴虚精亏者加炙龟甲（先煎）、金樱子、女贞子滋肾填精；神烦不安者加煅龙骨（先煎）、煅牡蛎（先煎）镇静安神；多汗者加浮小麦、煅牡蛎（先煎）、麻黄根敛汗。

2. 五软证候类型

（1）脾肾两亏证

治法：以健脾补肾为主，佐用生肌壮骨之法。

代表方：补肾地黄丸合补中益气汤加减。

常用药：熟地黄、山药、茯苓、牡丹皮、泽泻、山茱萸、牛膝、鹿茸（冲服）、人参、黄芪、白术、当归、柴胡、升麻、陈皮、甘草、生姜、大枣。

加减：手软甚而不能举者加桂枝、姜黄使药力达其病所；脚软甚者加杜仲、川断以强筋壮骨；汗多者加煅龙骨、煅牡蛎、五味子以敛汗潜阳；睡眠不安者加酸枣仁、钩藤以镇静安神；伴元气不足而哭声无力者，重用人参或太子参；乳少口干者，加石斛、玉竹；大便秘结者，加当归、火麻仁。

（2）气血虚弱证

治法：补气养血为主，佐用滋补脾、肝、肾之法。

代表方：八珍汤加减。

常用药：当归、川芎、白芍、熟地黄、人参、白术、茯苓、山药、芡实、牛膝、大枣、甘草、生姜。

加减：气虚阳衰而肢末逆冷者，加制附子、肉桂；血虚而心悸，脉弱者，加五味子、麦冬；胸闷纳呆者加枳壳、川郁金理气宽胸；汗出不已者加煅龙骨、煅牡蛎、麻黄根、浮小麦止汗。

（3）肝肾阴虚证

治法：以滋阴柔肝，填精益肾为主，佐强筋健骨之法。

代表方：左归丸合养肝汤加减。

常用药：熟地黄、枸杞子、山茱萸、鹿角胶、龟甲胶、菟丝子、山药、川芎、茯苓、牡丹皮。

加减：食纳减少者，加佛手、甘草；体怠懒动者，加黄精、大枣；由肌萎而气血不畅引起血瘀血结者，加丹参、煅瓦楞子；汗多者加煅龙骨、煅牡蛎、五味子；大便秘结者加当归、郁李仁。

3. 五硬证候类型

（1）阳气虚弱证

治法：益气温阳。

代表方：参附汤加减。

常用药：人参、制附子、当归、黄芪、石菖蒲、生姜、大枣、甘草。

加减：肢末逆冷，血行不畅者，加桂枝以增强温经通脉之功，或加麦冬、五味子；肌硬而拘挛者，加白芍、木瓜；硬肿起于足而向上蔓延者，加芫荽、白附子；小腿硬而肿者，加薏苡仁；腰腹硬紧而冷者，加吴茱萸；口吐白沫，呼吸不匀加僵蚕、胆南星、郁金、姜黄活血化瘀；小便不利者加五苓散以通利小便。

（2）寒凝血涩证

治法：温经通络。

代表方：当归四逆汤加减。

常用药：细辛、桂枝、当归、白芍、通草、甘草、大枣。

加减：寒甚者可加制附子、干姜、吴茱萸，以增强祛寒温经作用；气行则血行，气滞则血滞，故活血必先益气行气，益气加党参、黄芪，行气加木香、乌药；精神萎靡，口吐白沫，呼吸不匀，加白僵蚕、法半夏、石菖蒲、郁金以化痰；硬肿甚加鸡血藤以活血行瘀。

（3）脾肾亏虚证

治法：温补脾肾。

代表方：人参养荣汤加减。

常用药：人参、黄芪、白术、当归、熟地黄、炙甘草、陈皮、桂心、远志、五味子、生姜、大枣。

加减：肿甚，小便不利者，加猪苓、泽泻、车前子；气阴不足者加麦冬；咳嗽痰多或大便稀溏者，合二陈汤。

**（二）中成药**

1. 五迟中成药

（1）参苓健脾胃颗粒、参苓白术散颗粒：健脾补气。适用于脾胃虚弱证以及病久不愈而导致脾肾虚弱证。

（2）六味地黄丸：滋阴补肾。适用于肝肾亏损者。

2. 五软证候类型

（1）十全大补丸：温补气血。适用于心脾两虚，气血不足者。

（2）河车大造丸：补肾养阴。适用于精血不足，髓海空虚者。

（3）杞菊地黄丸：滋肾养肝。适用于肝肾亏损证。

3. 五硬证候类型

（1）阳气虚弱证：参附注射液：每次20ml，加入5%葡萄糖注射液100ml中，静脉滴注，每日1次。扶阳救逆，益气固脱，适用于阳气虚衰证。

（2）寒凝血涩证：复方丹参注射液：每次5~10ml，加入5%葡萄糖注射液100ml中静滴。每日1次，7~15日为1疗程。活血祛瘀，理气止痛，用于气滞血瘀，胸阳不振者。

（3）脾肾亏虚证：黄芪注射液：10~20ml加入0.9%氯化钠250ml，静脉滴注，每日1次，15日为1疗程。益气养元，健脾通脉，适用于虚损不足者。

**（三）专病专方**

1. 五迟

（1）单验方：①醋炒鱼骨50g，胎盘粉7g，炒鸡蛋壳20g，白糖25g，共研为细粉，每次0.5g，每日3次，连服1~3个月，用于五迟。②当归10g，山药、熟地黄、防风各6g，石菖蒲3g，研粉、煎汁均可，适量口服，用于行迟。③肉苁蓉、当归、生地黄、白芍各30g，轻粉1.0g，蜜丸粟米大，每次10丸，黑豆汤送下，服后漱口；也可制成药饼，外敷头部。用于发久不生。④五加皮100g，研细粉，粥饮调下，每次9g，每日3次。用于腰膝软，筋骨弱而行迟。

（2）食疗方：①桑椹子，每次1g，每日2次。久服可黑发，健步，利关节。②龙眼肉，每次1g，每日2次。常服能益智安神。③公鸡骨架一具，用净黄土焙黄，加入东北人参9g，共研细末，按患儿年龄酌用，每次1.5~3g，红枣煎汤送服。适用于立迟、行迟。

2. 五软　单验方：①白僵蚕、薄荷，先煎薄荷取其汁，浸泡白僵蚕8小时，将僵蚕汁分为3份，每日3次分服。用于五软证。②楮实子，研细粉，每次3g，每日3次，连服1个月。用于五软证。

3. 五硬 单验方：①生葱30g，生姜30g，淡豆豉30g，捣碎混匀，酒炒，热敷于局部。用于寒凝血涩证。②当归15g，红花15g，川芎15g，赤芍15g，透骨草15g，丁香9g，川乌7.5g，草乌7.5g，乳香7.5g，没药7.5g，肉桂6g。研末，加羊毛脂100g，凡士林900g，拌匀成膏。油膏均匀涂于纱布上，加温后，敷于患处。每日1次。用于阳气虚衰证。

**（四）针灸及其他**

1. 针灸

（1）五迟针灸治疗：①肾脾气虚证：四神聪、神门、照海、足三里；手法以补法为主，每日针1次，每次留针20分钟。②肝肾亏损证：百会、四神聪、三阴交。手法以补法为主，每日针1次，每次留针20分钟。

（2）五软针灸治疗：①脾肾两亏证：取大椎、百会、足三里、肾俞、脾俞，下肢瘫痪加环跳、秩边、阳陵泉；腕下垂加外关、阳池；予补法或平补平泻法，不留针。每日1次，3个月为1疗程。②气血虚弱证：关元、内关、合谷、百会、印堂予补法或平补平泻法，不留针每日1次，2个月为1疗程。③肝肾阴虚证：肾俞、关元、气海、中极、三阴交予补法或平补平泻法，不留针。每日1次，3个月为1疗程。

（3）五硬针灸治疗：①阳气虚弱证：关元、气海、足三里。针后加灸。每日1次，一个月为一疗程。②寒凝血涩证：百会、风池、风府、大椎、合谷得气后行捻转泻法，局部配合艾条温灸。③脾肾亏虚证：关元、气海、阳陵泉，合谷，局部用艾条温灸。每日2次，一个月为一疗程。

2. 推拿

推拿疗法：取额、脊、腰部穴。上肢部取大椎、肩井、肩髃、曲池、阳池、合谷；下肢部取肾俞、命门、腰阳关、居髎、环跳、殷门、委中、承山、解溪、昆仑、足三里、阳陵泉等。用推、拿、按、揉、搓、插等手法。每日1次，连做6日休息1日，3个月为1疗程。用于运动功能发育迟缓者。

3. 康复

（1）五迟康复：本病患者一般均采取综合性的康复措施，对先天禀赋不足，发育迟缓者，除辨证用药外，可配合食疗康复，坚持服用填补肾精、益智健脑之品。还可采用针灸、推拿等其他康复性措施。此外，还可对患儿进行早期教育，以促进患儿智能的开发与改善。

（2）五软康复：对本病的患者一般采取综合性的康复措施。主要采用辨证用药，针灸、推拿，并配合食疗康复等，特别是要加强对患儿的护理，经常对患处进行按摩，以促使肌肉功能的恢复。另外还要对患儿加强肢体功能锻炼，积极开展早期智力教育，促进患儿的早期功能的康复。

（3）五硬康复：本病一般采用综合性的康复措施。除辨证用药治疗外，可采用针灸推拿，药浴，食疗。在硬肿部位给予局部按摩，促进血液循环。另外对患儿要加强护理，促进患儿康复。

## 【诊疗热点】

### 一、影像学检查有助于脑性瘫痪的诊断

近年来，有学者将脑性瘫痪的头颅MRI分为4类，分别为脑白质软化、脑发育畸形、皮质及皮质下损伤及其他。磁共振张量成像（DTI）在婴幼儿脑瘫诊断中的应用有一定的价值，DTI异常表现与脑性瘫痪具有相关性，DTI检查有助于对婴幼儿脑瘫做出早期诊断，为制订

合理的诊疗方案提供依据。此外，脑瘫患儿高危因素或头颅MRI表现与粗大运动之间具有相关性，不同高危因素脑瘫患儿粗大运动障碍程度不全相同，不同头颅MRI表现，其运动障碍程度亦不全相同。

## 二、中西医康复方法相得益彰

脑瘫至今还没有很有效的治疗方法，但积极给予早期中医康复干预意义重大。目前脑瘫的中医药及康复治疗的最新临床研究主要有针灸、中药、推拿、康复、理疗等，配合西医的肢体功能锻炼，两类方法结合提高疗效。

# 【中西医结合思路】

## 一、传统康复方法与现代康复手段相互交融

康复训练是脑瘫患儿康复的必要手段，以达到抑制异常姿势与异常运动模式，促进大运动、精细动作、语言功能的恢复。

传统康复主要包括针灸治疗、推拿治疗、穴位注射、穴位埋线、中药药浴疗法等多种方法。

现代康复主要包括：

1. 作业治疗

（1）日常生活活动训练；

（2）手的技巧训练，职业前训练；

（3）从事社会活动和娱乐活动训练。

2. 物理疗法

（1）神经电刺激疗法；

（2）温热疗法；

（3）水疗；

（4）磁疗、光疗、超短波、激光、生物反馈。

3. 语言治疗　包括听力、发音、语言和咀嚼、吞咽功能的协同矫正等。

传统医学康复补充现代康复的不足，通过针灸刺激神经系统，经大量、多次信息刺激传递疏通了神经传导通路，既加速了脑细胞的修复、发育，又抑制了异常姿势反射，促进正常运动的发育。中医的推拿按摩手法与康复训练不同，补充了训练的不足，起到了很好的协同作用，在运动平衡功能恢复中发挥了很重要的作用。

## 二、中西药物治疗与康复训练齐头并进

中药内服方选用较多的单味药是人参、黄芪、白术、杜仲、石菖蒲、当归、牛膝、鹿茸、茯苓、熟地黄、远志、益智仁、蜈蚣、全蝎、天麻等，以入肝、脾、肾经，调理体质，充养脑髓，体现了中医辨证论治的特点，配合常规西药L-赖氨酸冲剂、脑活素、利他林等药物进行对症支持治疗，在此基础上采用针灸、推拿、功能训练等康复手段，治疗小儿脑瘫疗效确切，值得临床推广应用，但应注意该病的早期治疗疗效更好，并且需长期训练与锻炼，同时患儿接受治疗时还可加以舒缓的音乐做背景，或在以绿色为基调的房间接受治疗，均有助于提高疗效。

### 三、中医药的全程干预与西医治疗方法适时切入

近年来，由于各种因素的影响，小儿脑瘫的发病率在我国呈现出逐年上升的趋势，对于该疾病，早期发现、早期治疗是关键因素，传统康复治疗以其简单、有效的特征受到了国内外专家学者的重视，中医对于小儿脑性瘫痪的治疗也取得了良好的成就，中西医结合的治疗方式也逐步在临床中得到普及。中医药是祖国医学的精华，按照中医辨证体系，采用中药、针灸、推拿等方法对患者进行治疗，现代医学常将中医药治疗与西医治疗相结合，效果显著。中西医结合治疗小儿脑瘫优势在于：①中医康复治疗采用辨证施治，因证使用中药方剂，选择有安神、益智、开窍、散风等功效的中药辨证组方，对西药治疗是一个良好的补充，能够提高患儿整体的康复进度；②推拿治疗，能够刺激患儿血管、肌肉、神经系统和各脏器活动，反馈至中枢神经系统，提高大脑的功能活动，结合西医康复训练，如肢体按摩疗法、电磁疗法、音乐治疗，同提高小儿脑瘫治疗效果，减少致残情况的发生。

## 【研究展望】

### 一、关注遗传基因在脑性瘫痪发生中的作用

近年来，遗传因素在脑瘫中的作用逐渐被人们所重视。脑瘫患儿近亲中有癫痫、脑瘫及智力低下者较正常人群中要高；而分娩中同等程度的损伤，在有些小儿出现明显的神经系统障碍，在另一些小儿并不引起神经系统障碍，提示有遗传因素的可能。因此，对脑瘫病因学的研究应关注胚胎发育生物学领域，重视对受孕前后有关的环境和遗传因素研究。

### 二、探索多样病因与脑性瘫痪发病的关联性

目前研究发现先天性感染、遗传、早产、损伤等，概括为：

（1）产前因素：孕期感染；遗传因素；多胎儿童；

（2）产中因素：早产、低体重；窒息；新生儿缺血缺氧性脑病；

（3）产后因素：高胆红素血症。

以上都是脑性瘫痪的主要病因，脑性瘫痪是基因与环境相互作用的结果。当前对脑性瘫痪相关易感基因多态性的研究多集中在遗传性血栓形成、载脂蛋白 E 和细胞因子的基因多态性。研究发现脑瘫危险因素依次为新生儿缺氧缺血性脑病、既往不良孕产史、羊水异常、胎头吸引或产钳助产、多胎妊娠、宫内窘迫、胎膜早破、新生儿窒息、孕次大于1次、新生儿高胆红素血症等10个独立危险因素，但产时和产后危险因素很可能是产前因素导致的结果变量，而不是脑瘫的直接病因。

### 三、选择性脊神经后根切断术治疗痉挛性脑瘫

脑瘫的临床表现多种多样，根据欧洲脑性瘫痪检测组织的临床分型原则，在当代常用的小儿脑性瘫痪临床分型方案中，将小儿脑瘫主要分为痉挛性脑瘫、运动障碍型脑瘫以及共济失调型脑瘫三大类。其中，痉挛型脑瘫约占60%，其典型的临床表现，主要为以双下肢为主的痉挛性截瘫或四肢瘫痪，关节僵硬，肢体活动性下降，腱反射亢进，肌肉被动平伸时表现出强烈的阻力，屈肌反射过强，患儿行走、站立困难，走路足尖着地呈剪刀步态，常伴有语言

及智能障碍。传统治疗包括药物、物理康复、功能训练，肌肉、肌腱、骨的手术治疗均不能有效改善患儿痉挛症状，远期疗效不理想，复发率较高。早在20世纪初，德国首次选择从脊神经后根作为治疗对象来探索解决肢体痉挛，但是存在所有感觉传导通路被切断的后遗症。1978年意大利学者提出电刺激选择敏感脊神经后根切断来治疗痉挛性脑瘫，手术既缓解了患者痉挛的症状也保留了患者的肢体感觉；随后，美国学者继续对脊神经后根切断进行改进，将手术部位从脊髓圆锥水平改为腰骶部。1990年，美国JAMA杂志公布了26位医疗专家对选择性脊神经后根切断术（SPR）手术的评估意见，肯定了SPR治疗痉挛性脑瘫的有效性和安全性。同时我国著名专家徐林等率先在亚太地区开展了SPR手术治疗脑瘫，并为SPR手术的发展做出了许多推进工作，使得SPR手术在1992年后开始在国内推广。1994年，国内首届脑瘫外科会议确定了SPR手术的适应证和禁忌证，并将其确定为治疗痉挛性脑瘫的重要手段之一；赵蓉淋探讨改进脑瘫患儿功能，选择性脊神经后根部分切断术的护理方法，指充分术前准备，术后严密观察，科学护理，能够有效减少手术并发症及术后不良反应。

## 四、人神经干细胞（neural stem cells，NSCs）治疗小儿脑瘫

NSCs不但有利于神经元的再生和脑功能的重组，而且有望以基因治疗的方式，利用基因修饰治疗神经系统疾病，表达外源性的神经递质、神经营养因子及代谢性酶，为神经系统的诸多疑难疾病提供新的治疗途径。这种具有广泛应用前景的干细胞，有望作为脑内移植的供体细胞以及基因治疗的载体用于临床，这也为CP的治疗提供了新的思路。人神经干细胞临床治疗小儿脑瘫有一定的安全性，采用立体定向移植的方法，将培养好的、符合需要的人神经干细胞移植入患儿额叶、内囊前肢或脑室旁等脑实质处，比较手术治疗前后患儿的血常规、肝肾功能、出凝血时间等常用指标以及体温、血压、精神状态等一般情况有无差异。结果显示，脑瘫患儿治疗前后红细胞总数、白细胞总数、血红蛋白、血小板、总蛋白、尿素氮、肌酐以及出凝血时间、体温、血压等比较，差异均无统计学意义（$P>0.05$），验证了神经干细胞治疗小儿脑瘫的临床应用是安全可行的。目前神经干细胞移植的有效性虽未得到公认，但其机制主要为细胞移植后的神经营养作用，对神经轴突的恢复和生长有明显的作用，也有学者认为或许是细胞的移植启动了损伤脑组织的某种自身修复机制，从而产生效果。神经干细胞研究越来越受到人们的关注，在医学研究领域中去粗取精，去伪存真，更好地发挥其临床应用的巨大潜力，将为重度小儿脑瘫的治疗，带来新的希望。

## 五、神经肌肉激活技术治疗小儿脑瘫

神经肌肉激活（neuromuscular activation，NEURAC）技术提高了脑瘫患儿治疗效果，为脑瘫治疗提供合理、规范、有效的康复治疗方法，具体的方法：将步态异常、步行能力差、能执行一定指令的脑瘫患儿，在治疗前进行三维步态分析检查和粗大运动功能评估量表（gross motor function measure，GMFM）评估，确定引起异常步态的肌肉问题，设计训练方案，治疗1~2个月后再进行评估检查，NEURAC技术可以在较短时间改善脑瘫患儿的步行能力。

## 【参考文献】

[1] 张运华，邓晓东，王英华. 沈阳地区55例脑瘫患儿染色体多态性遗传学分析[J]. 中国优生与遗传杂志，2014，22(6)：39.

[2] 杜翔,梁松,吴兆芳.脑性瘫痪相关易感基因多态性研究现状[J].中国儿童保健杂志,2013,23(4):374-37.
[3] 张朋,刘鹏,刘杰.磁共振扩散张量成像在婴幼儿脑瘫诊断中的应用价值[J].中国医疗设备,2015,30(2):53-55.
[4] 陈玉萍,吴德,唐久来.脑瘫患儿粗大运动与高危因素及头颅MRI表现的相关分析[J].安徽医学,2014,35(1):1-4.
[5] 于海波,刘永锋,何玉海.小儿脑瘫的中医康复治疗最新研究进展[J].辽宁中医药大学学报,2015,17(4):14-16.
[6] 屠长兰.感觉统合训练在脑瘫患儿智力康复中的临床疗效[J].中国现代药物应用,2015,9(1):239-240.
[7] 吴鹤鸣,李鸣.选择性脊神经后根切断术治疗痉挛性脑瘫现状及其进展[J].中国临床研究,2015,28(4):529-531.
[8] 孙怡,杨任民,韩景献.实用中西医结合神经病学[M].第2版.北京:人民卫生出版社,2011:834-846.
[9] 吴江.神经病学[M].北京:人民卫生出版社,2005:331-334.
[10] 王永炎,张伯礼.中医脑病学[M].北京:人民卫生出版社,2007:529-546.

（林亚明）

# 第十四章　神经系统遗传性疾病

## 第一节　概　　述

神经系统遗传性疾病是由于生殖细胞或受精卵遗传物质的数量、结构或功能改变，使发育的个体出现以神经系统功能缺损为主要临床表现的疾病。

神经系统遗传性疾病居各系统遗传病之首（占60%以上），国内神经系统单基因遗传病患病率109.3/10万，以遗传性共济失调、进行性肌营养不良症最常见。

神经系统遗传病可在任何年龄发病，但绝大多数在小儿或青少年期起病，具有家族性、终生性特点，不少疾病的病因和发病机制尚未阐明，致残、致畸及致愚率很高，危害极大，治疗困难。

在研究、诊断和治疗遗传性疾病时，临床核心问题主要包括某疾病是否具有家族遗传性、其再发风险率是多少、发病受环境因素影响的大小以及预防或延缓疾病发生的可能性。同时，医学伦理问题密切贯穿遗传病的诊断和治疗等过程，如产前和症状前诊断、基因诊断和治疗等，应给予高度关注。

### 一、分类

1. 神经系统遗传病依据受累的遗传物质不同，可分为五大类。

（1）单基因遗传病：是单个基因突变所致。人类体细胞中染色体是成对的，染色体上基因也是成对的，如果一种遗传病发病涉及一对基因，这个基因就称为主基因，由它引起的疾病称为单基因疾病。单基因疾病严格遵循孟德尔遗传定律，所以单基因疾病又称孟德尔疾病。单基因遗传的常染色体显性、常染色体隐性、性连锁遗传中，突变常引起单个蛋白分子异常。临床常见的单基因遗传病包括假肥大型肌营养不良、遗传性脊髓小脑性共济失调、腓骨肌萎缩症、肝豆状核变性等。其中许多疾病是已知的生化异常导致共济失调。本类疾病，约1/4是出生后出现明显症状，青春期发病的占90%，其中一半以上累及多数器官。

（2）多基因遗传病：是多个基因座位上基因与一种或数种环境因素共同作用产生的疾病，不遵循孟德尔遗传方式，是突变的累加效应与环境因素相互作用所致的疾病，又称为多因子疾病或复杂性疾病。多基因疾病包括一些先天性发育异常及常见的疾病，有家族聚集现象。临床表现上由遗传因素决定的个体对环境因素作用易感性，在家族发病风险增加。

（3）线粒体遗传病：由线粒体DNA的基因突变所致线粒体代谢缺陷，导致ATP合成障碍、能量来源不足出现的一组多系统疾病。线粒体基因突变的重要特点多是母系遗传,可以通过母系遗传使突变得到累加。新生儿死亡和婴儿肌病是线粒体遗传病特征之一。本病包括线粒体肌病、线粒体脑肌病、线粒体脑病等。

(4)染色体病:由染色体中一条或多条数目或结构异常所致疾病,可出现各种先天性发育异常表现为复杂综合征。如唐氏综合征患者体细胞中多了一个21号染色体。染色体病通常不在家系中传递,可根据受累染色体种类分类。目前有逐渐增加的趋势。

(5)体细胞遗传病:是体细胞中遗传物质改变导致的疾病。本病一般不向后代传递,发生与遗传物质突变有关。体细胞遗传物质突变是肿瘤发生的直接原因,是多种遗传性改变的结果。

2. 根据病变的部位分类　包括遗传性周围神经病、遗传性脊髓—脑干—小脑系统疾病、遗传性锥体外系疾病、遗传性运动神经元病、遗传性肌肉疾病。

## 二、症状体征

1. 神经系统遗传病的普遍性症状和特征性症状

(1)普遍性症状:包括智能发育不全、痴呆、行为异常、言语障碍、痫性发作、眼球震颤、不自主运动、共济失调、行动笨拙、瘫痪、肌张力增高、肌萎缩和感觉异常等。

具有以下特点:①发病年龄早:尽管发病年龄变化较大,但多以儿童、青壮年发病多见。发病年龄大的疾病往往与基因突变导致的功能改变较轻或需要环境因素参与有关,如部分类型的遗传性共济失调、肝豆状核变性等。②进行性加重:基因突变导致的缺陷以及功能障碍往往表现出进展性加重的特点。③家族聚集现象:显性遗传性疾病往往有明显的家族史,而隐性遗传疾病也具有隔代遗传和非直系亲属发病以及近亲结婚史。

(2)特征性症状:是某些疾病的诊断依据或重要提示,如肝豆核变性的K-F环,黑朦性痴呆的眼底樱桃红斑,共济失调毛细血管扩张症的结合膜毛细血管扩张,结节性硬化症的面部血管纤维瘤等。

2. 神经系统遗传病的主要临床表现

(1)智力减退:亦称为精神发育不全。根据程度可分为白痴(智商在0~30)、痴愚(智商在30~50)和愚鲁(智商在50~70)3个等级。见于大多数常染色体病,WHO估计约10%的严重智力障碍是先天性氨基酸代谢障碍所致。

(2)行为异常:是神经系统常见的遗传病症状之一,常与智力减退伴存。表现为兴奋、易激惹、烦躁、人格改变等,少数病人可有冲动行为而被误诊为精神病。

(3)言语障碍:发音障碍和先天性聋哑。发音障碍是发音器官神经—肌肉病变所致,可分为痉挛性发音困难、迟缓性发音困难、运动失调型发音困难、运动障碍性发音困难。

(4)不自主运动:是累及锥体外系统的遗传病的常见症状,可表现:①以肌张力增高、动作减少为特征的震颤,见于原发性震颤、遗传性共济失调;②张力降低、动作增多的舞蹈动作,见于Huntington病;③肌张力不规则的手足徐动、扭转痉挛等,见于肝豆状核变性、苍白球黑质变性、原发性肌张力障碍等;④扭转痉挛,见于原发性肌张力障碍;⑤肌阵挛:分为节律性和非节律性肌阵挛;⑥肌束颤动:见于家族性肌萎缩侧索硬化等疾病;⑦口面部不自主运动:见于肝豆状核变性、原发性肌张力障碍等疾病。

(5)抽搐:是遗传性神经系统疾病中常见症状之一。抽搐类型可为局灶性、全身性及精神运动性发作等。

（6）共济失调：多呈双侧对称性，躯干共济失调较四肢共济失调出现早且明显，多慢性起病，多数呈进行性加重。表现为运动性、感觉性，或运动性兼感觉性。

（7）瘫痪：可分为上运动神经源性瘫痪、下运动神经源性瘫痪、肌病性瘫痪。

（8）感觉异常：以下肢远端为主，呈对称性袜套样分布，深浅感觉均受累。

（9）肌肉异常：表现为肌张力减低、肌张力增高、肌萎缩、假性肌肥大。

## 三、病因及发病机制

根据受累基因的改变方式、所影响的部位以及基因所表达蛋白改变形式等，将目前已明确的神经系统遗传病病因和发病机制归类为：

（1）三核苷酸重复扩增：导致减数分裂复制不稳定，基因表达产物功能异常所致疾病。如Huntington病、部分脊髓小脑性共济失调、强直性肌营养不良、脆性X综合征和Kennedy综合征等。

（2）离子通道病（channopathies）：由编码离子通道蛋白亚基的基因突变导致钙、钠、钾和氯通道功能改变所致的疾病。如低钾性周期性瘫痪、家族性偏瘫型偏头痛、部分遗传性共济失调、新生儿惊厥和原发性癫痫等。

（3）遗传代谢病（inherited metabolic disorders）：由于基因突变引起的酶活性降低或缺乏，使有机酸、糖、脂肪、电解质、激素等物质正常代谢过程不能完成，如代谢终末产物缺乏、底物蓄积、中间代谢产物增加，形成额外产物在体内蓄积，引起毒性作用所致。如糖原病、脂类代谢病、黏多糖病、糖蛋白病等。

（4）异常蛋白产物沉积：淀粉样前体蛋白（amyloid precursor protein，APP）基因突变所致的淀粉样斑块在神经元细胞外沉积与家族性老年性痴呆发病有关。突触核蛋白（α-synuclein）基因突变，使该蛋白在神经元胞浆内积聚形成路易小体（Lewy bodies）与家族性帕金森病有关。另外，朊蛋白（prion protein，PrP）形成稳定的β-PrP结构可导致克雅病（Creutzfeldt-Jakob disease，CJD）。

（5）金属离子转运障碍：Menkes病和肝豆状核变性（Wilson's disease，WD）均为铜离子转运代谢障碍性疾病，由P类ATP酶的金属转运蛋白家族中不同基因突变，使铜离子在不同组织器官中沉积或缺乏而引起神经功能缺陷。

## 四、检查方法

1. 实验室检查

（1）染色体检查：常规的染色体检查包括染色体数目、形状，观察染色体是否有单倍体、三倍体出现，染色体是否有畸变、易位、倒错等情况。

有下列情况者应做染色体检查：①有先天畸形的家庭成员；②有多次流产病史的妇女及其丈夫；③有唐氏综合征的儿童、兄妹及父母；④有明显智能减退和体态异常的神经系统疾患病者。

（2）生化酶检测：许多遗传性代谢病的诊断依赖于血清、皮肤成纤维细胞、白细胞中某些特殊酶的缺乏予以诊断。

（3）细胞学检查：某些遗传病，如戈谢病（Gauchers disease，GD）的肝、脾或骨髓中发现

Gaucher细胞。Niemann-Pick病者的骨髓中可以发现“泡沫细胞”。

（4）重组核酸技术：从已知遗传病病者的尸体的脑组织或活体标本中分离出信使RNA（messenger RNA，mRNA），通过反转录酶将遗传信息转给DNA，即互补DNA（complementary DNA，cDNA）上形成DNA探针。然后，应用核素标记cDNA探测活体标本中分离的核酸，作为遗传病诊断，为神经系统遗传病的诊断开辟了新途径。

（5）产前诊断：利用孕妇羊水细胞或绒毛细胞做染色体检查可以确定性别。若X-连锁隐性遗传者均在男孩中罹病，可为终止妊娠提供指导。亦可为进一步检查提供线索，当性别确定后可做进一步生化酶活性或DNA探针检测。如Duchenne肌营养不良症几乎均发生在男性，当染色体检查后，可有1/2发病。因此需做肌酸磷酸激酶及磷酸激酶测定。若结果仍有可疑时可做DNA探针检测予以产前诊断。

2. 其他辅助检查　电生理、影像学X线片、CT、MRI检查和病理检查等，对诊断及鉴别诊断颇有意义。

## 五、疾病诊断

1. 诊断要点　①在同胞兄妹或血缘关系较近亲戚中出现类似的神经系统病变。②反复出现非惊厥性意识障碍。③出现无法解释的痉挛性无力、小脑性共济失调及锥体外系损害的征象。④数周、数月甚至数年进行性发展的小儿神经病。⑤同胞和近亲中有智力障碍。⑥无先天性体细胞异常，却有智力减退。

2. 诊断方法　通过病史、症状、体征及常规辅助检查等发现上述临床表现的共同特征时应首先考虑到遗传病的可能，然后依据遗传学特殊诊断方法，如系谱分析、染色体检查、DNA和基因产物分析来提出和确定诊断。具体路径包括：

（1）临床资料收集：注重发病年龄、疾病进展、多系统和多功能障碍以及独特的症状和体征，初步提出神经遗传病的可能。

（2）系谱分析：开展详细的家系调查，根据画出的系谱图，判断是否为遗传病，区分是单基因、多基因或线粒体遗传，显性或隐性遗传，根据有无遗传早现现象推测是否为动态突变病。

（3）常规辅助检查：生化检查往往能发现特定的基因缺陷导致的酶和蛋白改变，如假肥大型肌营养不良的血清肌酸激酶增高，肝豆状核变性者血清铜和铜蓝蛋白（ceruloplasmin，CP）水平降低、尿铜排泄增加。影像学检查可以发现特定神经结构的变化，如结节性硬化症、脊髓小脑性共济失调及橄榄脑桥小脑萎缩的头部影像检查。病理学检查可以发现特征性改变，对某些神经遗传病具有确诊价值，如常染色体显性遗传病合并皮质下梗死和白质脑病（cerebral autosomal dominant arteriopathy with subcortical infarcts and leukoencephalopathy，CADASIL）和腓骨肌萎缩症等。

（4）遗传物质和基因产物检测：往往可以达到确诊疾病的目的。①染色体数目检查：检查染色体数目异常和结构畸变，如先天愚型和性染色体疾病等。②DNA突变诊断：应用广泛，主要针对单基因遗传病，如检测假肥大型肌营养不良、家族性肌萎缩侧索硬化症和帕金森病、遗传性共济失调等疾病。适用于有症状患者、症状前患者、基因携带者和高危胎儿（产前诊断）等。③基因产物检测：主要针对已知基因产物的遗传病的特定蛋白进行分析，如假肥大型肌营养不良症患者，可用免疫法测定肌细胞膜的抗肌萎缩蛋白（dystrophin，Dys）含量等。

### 六、用药治疗

随着医学的发展，能够医治的遗传病逐渐增多，如能早期诊断、及时治疗可使症状减轻或缓解，如肝豆状核变性患者用铜的螯合剂青霉胺治疗促进体内铜排除，苯丙酮尿症患儿用低苯丙氨奶粉和苯丙氨酸降氨酶治疗等，其他治疗如神经营养药、饮食疗法、酶替代（如粘多糖Ⅰ型和Ⅱ型）、康复和手术矫正等有一定的疗效。

基因治疗是应用基因工程技术替换、增补或校正缺陷基因，达到治疗遗传病目的。引入外源性基因方法是利用病毒载体把正常基因携带到靶细胞中，并产生有生理意义的表达。

随着人类基因组计划完成、分子遗传学发展和神经系统遗传病的病因和发病机制阐明，预期基因治疗在不久的将来在遗传病治疗方面会发挥重要作用。

### 七、预后预防

多数神经系统遗传病在30岁前出现症状，多数尚无有效的治疗方法，预后多不良。

由于神经系统遗传病治疗困难，疗效不满意，预防显得更为重要。预防措施包括避免近亲结婚，推行遗传咨询、携带者基因检测及产前诊断和选择性人工流产等，以防止患儿出生。

### 八、中医认识

现有文献有关神经系统遗传疾病的中医认识，散见于所包含疾病的临床报道。

中医考虑本病的病机，从疾病源于先天遗传，肾为先天之本，病变原发脏腑在于肾，病变性质应为肾虚所致，病变日久或者调摄不良，出现阴阳偏颇、累及肝脾等脏腑，合并气滞、血瘀、痰湿等病邪。

相关中医病证可参考痴呆、痉、痿、痫、颤振、骨摇、癫狂等进行辨证治疗，本着“虚则补之”的治疗原则，以补肾为主，分清阴阳，兼顾祛邪为辅。中医治疗的疗效因缺少足够的高质量文献，尚需进一步评价。正确的辨证、适当的中药治疗，相信可以帮助患者改善症状，能否延缓病变进展尚需进一步研究。

（陈志刚）

## 第二节　遗传性共济失调

### 【概述】

遗传性共济失调（hereditary ataxia，HA）是一组以共济失调为主要表现的神经系统遗传变性疾病，占神经系统遗传性疾病的10%~15%，遗传方式以常染色体显性遗传（autosomal dominant inheritance，AD）为主，部分可呈常染色体隐性遗传（autosomal recessive inheritance，AR），极少数为X-连锁遗传和线粒体遗传，散发病例不少见。

HA多中青年发病，临床以小脑共济失调为主要特征，表现为平衡障碍、进行性肢体协调运动障碍、步态不稳、眼球运动障碍、构音障碍等，可伴复杂的神经系统损害，包括锥体系、锥体外系、视听觉、脊髓、周围神经、自主神经等，有时伴有大脑皮质功能损害，如认知障碍、精神行为异常。目前尚缺乏有效的治疗方法。HA的总人口年发生率为(2~17)/10万，占神经系统遗传病的10%~15%，是较为常见的神经系统遗传病。本病在很多国家和地区均有发生，区域不同，HA的发病率也有不同，如冰岛17/10万，日本4.1/10万，中国广东9.9/10万。

中医对本病的归属尚无定论，可归属为"痿躄""颤证""痿证""风痱病""骨摇"等疾病范畴。多数医家认为，以"骨摇"更贴切。《灵枢·根结》云:"骨繇者，节缓而不收也。所谓骨繇者，摇也……"文中"繇"通"摇"，故骨繇即骨摇，是指骨节迟缓不收、动摇不定的意思，与本病的表现特点比较相符。

## 【病因病机】

### 一、西医病因、发病机制及病理

#### (一)病因、发病机制

随分子遗传学的进步，HA的基因诊断越来越丰富，但发病机制尚未阐明。近年来，ADCA致病基因位点已发现约45个，其中35个已被克隆，主要包括由致病基因编码区三核苷酸异常重复扩展突变导致的亚型、致病基因非编码区三核苷酸或多核苷酸异常重复扩展突变导致的亚型、致病基因编码区非核苷酸异常重复扩展突变(点突变、插入/缺失突变等)导致的亚型等。ARCA致病基因位点已发现约70个，至少50个已被克隆，主要由致病基因内含子三核苷酸重复突变、致病基因编码区点突变、插入/缺失突变、拷贝数变异等所致。

尽管HA很多致病基因已明确，但具体发病机制尚未完全阐明。近年来，选择性神经元损伤的机制日渐明确，包括: ①毒性蛋白片段假说: 蛋白错误折叠是发病的中心环节，但关于蛋白错误折叠、聚集以及神经元核内包涵体形成三者的关系还不清楚; ②基因的转录和表达失调假说: 突变型蛋白可能通过与转录调节因子发生异常的蛋白—蛋白、RNA—蛋白相互作用而抑制基因的转录和表达; ③细胞内蛋白稳态破坏假说: 分子伴侣通路、泛素—蛋白酶体降解通路、自噬/溶酶体通路、苏素化修饰通路、磷酸化修饰通路、组蛋白乙酰化修饰通路等破坏造成蛋白错误折叠和聚集引起蛋白稳态的持久破坏; ④钙超载、轴突运输障碍和线粒体功能障碍假说等。

目前已知的下列因素与发病有关: 酶缺乏、生化缺陷、三核苷酸动态突变、线粒体功能缺陷、DNA修复功能缺陷等。

1. 酶缺乏　如弗里德赖希共济失调(Friedreich's ataxia, FRDA)的丙酮酸脱氢酶的活性降低，只有正常人的15%~30%。

2. 生化缺陷　不同类型的共济失调可出现不同的生化异常，如共济失调伴选择性维生素E缺乏症(ataxia with isolated vitamin E deficiency, AVED)中的维生素E缺乏; 维生素E(vitamin E, VE)具有抗氧化，消除自由基，降低谷氨酸神经毒性保护神经元等功能。极低密度脂蛋白(very low density lipoprotein, VLDL)是VE的转运分子，缺乏VLDL将导致VE的转运发生困难，而产生VE的降低，从而引起神经细胞的受损而发生AVED; β-脂蛋白缺乏症(abetalipopro-teinemia, ABL)中的β-脂蛋白缺乏、血棘红细胞增多和血VE低，ABL实验室检查可见红细胞形态改变，出现棘红细胞，同时低密度脂蛋白、胆固醇和甘油三酯水平降低。植烷酸沉积症(Refsum disease, RD)由于植烷酸聚集于血液及组织中而致病。

3. 三核苷酸动态突变　突变形式可表现为突变无义、缺失突变。动态突变是一种新型的突变形式，其是由于脱氧核糖核酸（deoxyribonucleic acid，DNA）中的碱基重复单位拷贝数不稳定扩增而导致。正常情况下重复单位拷贝数有一定限制，而在动态突变下则大大增加。其CAG重复扩增的基因产物是一个扩展的多聚谷氨酰胺链，对神经元细胞具有毒性作用。

4. 线粒体功能缺陷　线粒体是给细胞提供能量的细胞器。线粒体（mitochondria，MT）病是一组由线粒体DNA（MTDNA）或核DNA（NDNA）缺陷导致MT结构和功能障碍，ATP合成不足所致的多系统疾病。线粒体病是由核或基因缺陷引起。人类的MTDNA是一个环状双链分子，含37个基因，主要编码呼吸链和与能量代谢有关的蛋白。MTDNA基因突变，如点突变、缺失、重复、丢失，最终后果是不能产生足够ATP，不能维持细胞正常生理功能，产生氧化应激，诱导细胞凋亡。

5. DNA修复缺陷　DNA修复缺陷有关的共济失调有毛细血管扩张共济失调（AT）、着色性干皮病（XP）、Cockayne综合征。

**（二）病理**

1. 部位选择性　累及某一区域的神经元，往往是对称性改变，主要累及小脑、脑干、脊髓，但神经系统其他部位皆可能涉及，是HA病理改变的部位的三大特点。

小脑改变广泛，除FRDA、遗传性痉挛性截瘫（hereditary spastic paraplegia，HSP）外，大部分HA的小脑病理改变明显。FRDA及HSP的脊髓病理改变明显。某些HA伴有大脑皮质、丘脑、脑干运动核、视神经的病理改变。

2. 大体所见　小脑萎缩，重量减轻，小脑沟回变宽；脑干变小，萎缩；脊髓萎缩，颈段及以上胸段明显。

3. 镜下所见

（1）神经细胞脱失：小脑皮层purkinje细胞、颗粒细胞脱失，齿状核神经细胞脱失，小脑白质纤维及小脑三个脚脱髓鞘；脑干舌下神经核、橄榄核、桥脑核、弓状核、外侧网状核、黑质等细胞脱失；脊髓前角细胞、clarke柱细胞、后根神经节细胞等脱失。此外，基底节包括苍白球、尾状核、丘脑底核，以及大脑皮质、丘脑、脑神经运动核团、视神经、视网膜也可出现神经细胞脱失。

（2）神经细胞胞浆内和核内出现蛋白沉积—包涵体。

（3）胶质细胞增生。

（4）神经纤维髓鞘脱失，轴索变性。

皮质脊髓束、脊髓小脑束、后索髓鞘、橄榄小脑束、桥脑小脑束、桥横纤维、小脑脚髓鞘脱失及轴索变性。由于轴索增生，轴索球形成，少数病例还可见到内分泌、皮肤、骨骼等方面的改变。如心肌肥厚、糖尿病、鱼鳞病和毛细血管扩张、脊柱侧弯和弓形足。

## 二、中医病因病机

本病隐性起病，故应以“虚”为发病的病因，因虚而致气滞、血瘀、痰浊阻滞。虚包括肾虚、阴虚、气血亏虚。如高鼓峰在《医宗己任编》中说“大抵气血俱虚，不能荣养筋骨，故为之振摇，不能主持也”。

本病源于先天，病位应始于肾，病性为虚，所以是由肾元亏虚导致的慢性虚损性疾病，随着疾病的慢性进展，在肾元亏虚的基础上发生变证，临证时常见叠加证候，时有虚中夹实，风、火、痰、瘀并存之象。

鲍远程认为“肢体之共济运动由脑神所主，由筋、骨、肉共司之”，肾气为人体五脏阴阳之根本，肾虚则脑髓、肝、脾亦虚。本病患者因遗传基因异常，肾精亏虚，脑之形成“本原于肾”，肾为先天之本，精血本源，司觉悟动作的完成，肾精亏虚则不能动；脾为后天之本，气血生化之源，脾亦主身之肌肉，脾虚则肢体筋脉失于濡润，肌痿肉缩。肝主藏血，肝主身之筋脉，肝血不足则筋膜干，拘急而挛。并提出了“补肾填精，调肝健脾”之法治疗遗传性共济失调。

周德安认为此病中医属“脑痿”，主因五脏亏虚，气血不足，使脑髓空虚所致，治疗当滋补肝肾、填髓益精为主，佐以活血化瘀，通经活络。总的原则是针药结合，可延缓病情发展。

## 【临床表现】

遗传性共济失调的典型临床表现包括运动障碍、认知功能及精神障碍，以及其他非特异性症状。

1. 运动障碍

（1）共济运动障碍

步态异常：多为首发症状，表现为醉酒样或剪刀步态，道路不平时行走不稳更加明显。随着病情的进展，可出现起坐不稳或不能，直至卧床。

构音障碍：主要表现为发音生硬（爆发性言语）、缓慢，单调而含糊，构音不清，音量强弱不等，或时断时续，呈呐吃语言或吟诗样语言；病情进展至晚期时，几乎所有患者均出现运动失调性构音障碍。

书写障碍：为上肢共济失调的代表症状，患者常继下肢共济失调症状后随病情进展而发生，表现为字线不规则、字行间距不等，字越写越大，称为“书写过大症”，严重者无法书写。

眼球震颤及眼球运动障碍：可表现为水平性、垂直性、旋转性或混合性眼球震颤，部分患者可出现不协调性眼震、周期交替性眼震或分离性眼震等；眼球运动障碍多见于核上性眼肌麻痹，或注视麻痹、眼球急动缓慢、上视困难等。

吞咽困难和饮水呛咳：由于脑干神经核团受损所致，随着病情的进展逐渐明显且多见。

震颤：主要表现为运动性震颤、姿势性震颤或意向性震颤，若伴有锥体外系损害，也可出现静止性震颤。

（2）痉挛状态：由锥体束受损所致，表现为躯干及肢体肌张力增高、腱反射活跃或亢进、髌踝阵挛、Babinski征阳性等，行走时呈明显的痉挛性步态。

（3）锥体外系症状：部分患者由于基底节受损，故可伴发帕金森病样表现，或出现面、舌肌搐颤、肌阵挛、手足徐动症、扭转痉挛、舞蹈样动作等锥体外系表现。

2. 认知功能及精神障碍　表现为注意力、记忆力受损，任务执行功能下降，其中抑郁、睡眠障碍、精神行为异常、偏执倾向是临床常见的精神障碍。

3. 其他症状与体征　包括视神经病变、骨骼畸形、皮肤病变。

## 【诊断】

### 一、西医诊断要点

1. 临床分型　HA分类十分混乱，但尚无统一和公认的分类方法。

目前常见的分类有以下几种：

（1）以综合征形式进行的分类：以最早发现和报道的个人名字进行命名。有些沿用下来，有些进行了新的归类和命名，如FRDA、Gerstmann-Straussler病、Machado-Joseph病等。

（2）按解剖部位分类：①脊髓型：FRDA、HSP、脊髓后索性共济失调（Biemond综合征）。②脊髓小脑型：Marie遗传性小脑共济失调、β-脂蛋白缺乏病（Bassen-Kornzweig综合征）、共济失调毛细血管扩张症（ataxiatelangiectasia，AT）、脊髓脑桥变性（spino-pontine degeneration，SPD）。③小脑型：橄榄—脑桥—小脑变性（Menzel病）、小脑—橄榄萎缩（Holmes病）、肌阵挛性小脑协调障碍（Ramsay-Hunt综合征）、Marinesco-Sjögren综合征、Joseph病、Hartnup综合征、前庭小脑性共济失调。

（3）按遗传类型分类：Rosenberg（1982）将本症分为以下各类：①常染色体显性遗传：橄榄—脑桥—小脑萎缩（olivopontocerebellar atrophy，OPCA）Ⅰ、Ⅲ、Ⅳ、Ⅴ型、Machado-Joseph's disease（MJD）、小脑实质变性Ⅰ型和Ⅳ型（cerebellar parenchymatous degeneration，CPD）、SPD、HSP、发作性共济失调（episodic ataxia，EA）、后索性共济失调（posterior column ataxia，PCA）。②常染色体隐性遗传：OPCAⅡ、Ⅵ、小脑实质性变性Ⅱ、Ⅲ、Ⅳ型（cerebellar parenchymatous degeneration typeⅡ、Ⅲ、Ⅳ）、肌阵挛性小脑性共济失调、AT、FRDA。

（4）按基因定位Rosenberg（1998）分类：按各小脑共济失调的基因进行分类。①常染色体显性遗传性小脑性共济失调—脊髓小脑性共济失调Ⅰ型（spinocerebellar ataxia，SCA1）：基因定位于*6p22~23*，包含CAG重复，主要临床表现为共济失调，有锥体系和锥体外系体征，同时伴眼外肌麻痹。②脊髓小脑性共济失调Ⅱ型（SCA2）：属常染色体显性遗传，基因定位于*12q23~24.1*。包括CAG重复，临床表现为共济失调，轻度锥体系及锥体外系体征和眼球颤动。③脊髓小脑性共济失调Ⅲ型（SCA3）：常染色体显性遗传。基因定位于*14q24.3~32*，含CAG重复。临床表现为共济失调、眼外肌麻痹和各种锥体系及锥体外系体征。④脊髓小脑性共济失调Ⅳ型（SCA4）：常染色体显性遗传。基因定位于*16q21.1*。临床表现为共济失调，锥体束征阳性，眼球运动正常，但伴感觉性轴索性周围神经病。⑤脊髓小脑性共济失调Ⅴ型（SCA5）：常染色体显性遗传。基因定位于第11号染色体着丝粒区。临床主要表现为共济失调，无眼球和锥体系受累。⑥齿状红核—苍白球—路易体萎缩（dentatorubro-pallidolewisia atrophy，DRPLA）：常染色体显性遗传。基因定位于*12p12*末端，包含CAG重复。临床表现为共济失调，肌张力障碍（手足徐动）、肌阵挛和癫痫、痴呆等。⑦脊髓小脑共济失调Ⅶ型（SCA7）：常染色体显性遗传，基因定位于*3p12~21.1*，视紫质基因，含CAG重复。临床表现为共济失调和视网膜色素变性。⑧发作性共济失调-Ⅰ（episodic ataxia，EA-1）：常染色体显性遗传。基因定位于*12p*。钾通道基因-Ⅰ（potassium ion channel，KCNA-Ⅰ），主要临床特征为发作性共济失调，受惊或运动诱发，每次持续数分钟，发作时伴面及手部肌肉的纤束颤动，应用苯妥英钠有效。本病不进展。⑨发作性共济失调-Ⅱ（EA-2）：亦称脊髓小脑共济失调-Ⅵ（SCA6）型。常染色体显性遗传，基因定位*19p*，CAG重复，表现为共济失调、小脑萎缩，点突变出现发作性共济失调或家族性偏瘫性偏头痛。临床表现为发作性共济失调，紧张和疲劳可诱发，每次发作持续数天。眼球下视时出现眼球震颤。病程为进展性。⑩FRDA：常染色体隐性遗传，基因定位于*9q13~21.1*，含GAA重复，临床表现青少年共济失调，伴脊柱侧弯、高足弓、踝反射消失，病理束征阳性和下肢位置觉消失以及伴发糖尿病、心肌病、线粒体铁转运障碍等。⑪Friedreich综合征：常染色体隐性遗传，基因定位于*8q13.1~13.3*，由生育酚蛋白缺陷所引起。⑫AT: 常染色体隐性遗传,基因定位于*11q23*,临床特征为共济失调,毛细血管扩张,构音障碍,常有淋巴恶性肿瘤和IgA、IgG缺乏。因继发肺部感染而死亡。⑬婴儿期发病的小脑性共济失调: 常染色体隐性遗传,基因定位于*10q23.3~24.1*。临床表现为婴儿期出现的共济失调、眼肌运动麻痹、耳聋、手足徐动、感觉性周围神经病和视神经萎缩及女性性腺发育不全等。⑭卡—塞综合征(Kearns-Sayre'syndrome, KSS): 散发性,由MTDNA缺失或重复所引起。临床表现为共济失调、上睑下垂、眼外肌麻痹、视网膜色素变性、糖尿病、心肌病和脑脊液蛋白质升高。⑮线粒体脑肌病。

2. 基本诊断策略　诊断主要依据两项共同特征: 一是缓慢发生(少数为急性发作或间歇性发作)和进展对称性共济失调; 二是有家族遗传史。

诊断遗传性共济失调的一般顺序: 首先,须确认患者的主要临床特征是共济失调,并收集家族史资料; 其次,排除非遗传性病因,并检测有无特定的生化指标异常,最后进行基因学检测。目前以基因定位进行诊断是一种趋势。

3. 诊断流程　具有典型小脑共济失调临床表现的患者,排除继发原因后,可根据家族遗传史确定遗传类型。

4. 辅助检查

(1)常规影像学检查: CT或MRI检查显示小脑或脑干不同程度萎缩,有些亚型尚可见脊髓变细、萎缩。

(2)血清学检测: 血清化合物检测多无明显异常,一些特殊类型的遗传性共济失调患者可表现有血清葡萄糖、脂质、维生素E或血涂片异常。

(3)功能影像学检查: 遗传性共济失调患者呈现以小脑、脑干和基底节为主的局部脑血流量(regional cerebral blood flow, rCBF)、脑局部氧代谢率和葡萄糖代谢率显著降低。

(4)神经电生理学检查: 可发现部分脊髓小脑共济失调患者体感诱发电位和听觉诱发电位、眼球运动检测及眼震电图的异常。

## 二、中医诊断要点

多数中医医家认为,本病属于"骨摇"范畴,常涉及"痿证""痉证""喑痱""舌喑""痴呆""震颤""风痱""癃闭"和"遗尿"等病证。可参见上述病证进行辨病诊断。

## 三、中医主要证候类型

1. 肾精亏虚证　步态蹒跚,言语不清,动作震颤,腰膝酸软,头晕眼花,两耳失聪,健忘痴呆,阳痿遗精,舌质淡或红,苔薄白,脉沉细或细。辨证要点: 步态蹒跚,言语不清,动作震颤,健忘痴呆,舌淡苔白,脉沉细或细。

2. 脾肾阳虚证　腰膝酸软,肢体发凉,阳痿,大便泄泻,面色㿠白,精神萎靡,站立不稳,行走摇摆,两手笨拙,苔白水滑,脉沉迟。辨证要点: 行走摇摆,两手笨拙,腰膝酸软,肢体发凉,苔白水滑,脉象沉迟。

3. 肝肾阴虚证　动作笨拙,摇摆不稳,肉削肌萎,肢体震颤,头晕眼花,耳鸣耳聋,烦躁易怒,舌红少苔,脉细数。辨证要点: 动作笨拙,摇摆不稳,肉削肌萎,肢体震颤,舌红少苔,脉象细数。

4. 气血两虚证　四肢僵硬,时时抖动,不能做精细动作,步履蹒跚,神疲乏力,头晕眼花,面色苍白,爪甲见有枯萎,舌淡边有齿痕,苔薄,脉细。辨证要点: 四肢僵硬,时时抖动,不能做精细动作，步履蹒跚，爪甲枯萎，舌淡苔薄，脉细。

## 【鉴别诊断】

许多神经系统获得性疾病亦可导致进行性平衡障碍，但无家族史可鉴别。对于家族史不能确定的患者，必须逐一排除非遗传性病因。常见病因有多发性硬化、多发性脑梗死、酒精性或中毒性小脑变性、小脑肿瘤、肿瘤或炎症浸润基底脑膜、副肿瘤综合征和甲状腺功能减退等。

1. 小脑本身疾患　可出现小脑性共济失调，但易发颅内压增高，有后组脑神经受损症状，CT有特殊表现。小脑出血或梗死，轻型者可出现小脑性共济失调，但发病急，CT有特殊表现。慢性脂肪吸收不良、腹腔疾病、交通性或梗阻性脑积水、慢性进行性多发硬化、朊病毒病等也可引发小脑性共济失调。

2. 药物性共济失调　如癫痫病长期服用苯妥英钠可以造成苯妥英钠中毒，表现为不可逆的小脑共济失调、眼震和构音障碍。

3. 副肿瘤性小脑变性　常呈亚急性发病，最常见于小细胞肺癌、乳腺癌、卵巢癌和淋巴瘤患者，小脑变性可在发现肿瘤前出现，影像学检查表现为小脑进行性萎缩，血液和脑脊液中可检出抗神经（Yo）、抗自身（Hu）、抗核糖核酸酶抑制因子（Ri）等相应抗体，有助诊断。

## 【治疗】

### 一、西医治疗

治疗原则目前尚无能够完全阻止病情进展的治疗手段，临床治疗仍以经验性对症治疗为主，主要目标是减轻症状，维持日常生活自理能力以及焦虑抑郁等共病的治疗。

#### （一）药物治疗

运动障碍如共济失调症状尚无有效的药物。锥体外系及痉挛症状可试用左旋多巴、苯海索、盐酸乙哌立松等。共济失调伴肌阵挛的患者可首选氯硝西泮，伴肌痉挛者适用氯苯氨丁酸。对于有肌张力障碍表现的患者可通过注射肉毒杆菌毒素治疗。卡马西平可较好地控制患者的癫痫发作症状。构音障碍可通过言语矫正训练进行改善。伴发抑郁症的患者可首选选择性五羟色胺再摄取抑制剂（5-hydroxytryptamine reuptake Inhibitor，SSRI），包括氟西汀、帕罗西汀、舍曲林、西酞普兰、艾司西酞普兰等，但应注意风险效益比，部分SSRI类不适宜18岁以下青年使用，已发现有增加自杀风险；米氮平也有一定效果；喹硫平常用于并发幻觉者。伴有躁狂的患者，可选用心境稳定药物如丙戊酸钠、碳酸锂；表现有强迫症状、易激惹的患者，应提供情感支持，同时辅以SSRI类抗抑郁药物。

#### （二）非药物治疗

步态不稳可通过持续性神经肌肉锻炼加以改善；共济失调伴骨骼畸形可行择期矫形手术。经颅磁刺激、慢性丘脑刺激能够部分改善SCA2型患者的临床震颤症状。

### 二、中医治疗

#### （一）辨证论治

1. 肾精亏虚证

治法：补肾填精。

代表方：六味地黄丸合龟鹿二仙胶。

常用药：熟地黄、山茱萸、牡丹皮、山药、茯苓、泽泻、龟板胶、鹿角胶、枸杞子、人参。

加减：舌质红偏于阴虚，加女贞子、墨旱莲；腰膝酸软、形寒肢冷，偏于阳虚，加附子、肉桂。

2. 脾肾阳虚证

治法：温补脾肾。

代表方：右归丸合补中益气汤。

常用药：熟地黄、附子、肉桂、山药、山茱萸、菟丝子、鹿角胶、枸杞子、当归、杜仲、党参、黄芪、甘草、橘皮、升麻、柴胡、白术。

加减：言语障碍明显，加远志、石菖蒲；小便不利、舌苔水滑、水肿，加茯苓、泽泻、车前子；脾虚泄泻便溏，加芡实、肉豆蔻。

3. 肝肾阴虚证

治法：滋补肝肾，养阴息风。

代表方：大补阴丸。

常用药：熟地黄、知母、黄柏、龟板。

加减：头晕眼花，加潼蒺藜、枸杞子、菊花；烦躁易怒，阴虚火旺，加黄柏、牡丹皮；阴阳两虚兼夹伏痰之喑痱，可用河间地黄饮子加减。

4. 气血两虚证

治法：益气养血。

代表方：八珍汤。

常用药：人参、白术、白茯苓、当归、川芎、白芍药、熟地黄、甘草。

加减：失眠，加五味子、远志、龙眼肉；肢体麻木，加鸡血藤、桑枝。

**（二）中成药**

龟鹿补肾口服液：补肾壮阳，益气血，壮筋骨。适用于肾精亏虚证。

温肾全鹿丸：补肾填精，健脾益气。适用于肾阳虚损证。

杞菊地黄丸：滋肾养肝。适用于肝肾阴虚证。

十全大补丸：温补气血。适用于气血两虚证。

**（三）专病专方**

救脑益智胶囊：银占魁等使用治疗281例患者，治疗6个月，显效101例，有效131例，无效49例，总有效率82.5%，主要成分：黄芪、党参、白术、肉苁蓉、鹿角、龟甲、桃仁、冰片等，该药对50岁以下的患者疗效好。

**（四）针灸及其他**

1. 针灸　因对本病的中医病机认识不一致，医家多根据各自经验，选用不同的穴位组合针刺治疗，多为体针和头针，其他如头项针等。

针灸治疗此病选穴主要以手足阳明经穴为主。主穴：上肢：取肩髃、曲池、手三里、外关、合谷；下肢：取环跳、风市、足三里、悬钟。配穴：肺热伤津，则加大椎、尺泽、肺俞，用泻法；湿热浸淫，加阳陵泉、行间，用泻法；脾胃亏虚，加脾俞、胃俞，用补法；肝肾亏虚，加用阴陵泉、肝俞、肾俞，用补法。皮肤针法：沿患肢阳明经及相应夹脊穴反复叩刺，以微出血为度，隔日1次。周德安对本病取穴分为2组：第1组是常用代表针灸处方“补中益气方”加申脉、照海，通过补益后天之本，益气活血，促进正气生发；第2组是金针王乐亭的著名针灸处方一“督脉十三针方”加肝俞、肾俞、后溪、申脉。督脉主一身之阳，针刺该组穴位，振奋机体阳气，促进全身经络气血运行，促进脏腑功能恢复，取肝、肾俞补肾填髓。

2. 推拿 目前有关推拿治疗HA的报道较少。

3. 康复训练 包括医疗体操、理疗等，可改善平衡动作。

## 【诊疗热点】

### 一、间充质干细胞治疗——小荷才露尖尖角

间充质干细胞最常见的来源是骨髓，也可来源于脐血、脐带、自体脂肪组织等。现在脐带来源的间充质干细胞因来源方便，获得了较为广泛的临床应用。间充质干细胞治疗目前的报道主要集中于脐带间充质干细胞（mesenchymal stem cells，MSCs）鞘内注射。

刘静等对脊髓小脑性共济失调患者进行鞘内注射脐带间充质干细胞共52个疗程（1次/周，4次为1个疗程），治疗方法是安全有效的，疾病稳定时间在半年左右，多疗程治疗有助于多数患者神经功能的进一步改善，延缓疾病进展。长时间随访，随访期间无治疗相关的不良事件发生。胡晶琼等比较了自体骨髓间充质干细胞、脐带充质干细胞两种方法，治疗脊髓小脑性共济失调的疗效。实验结论显示，脐带间充质干细胞治疗脊髓小脑性共济失调是安全的，可在一定程度上改善神经功能，但是干细胞治疗只能在一定时间内改善症状、延缓疾病进展。脐带间充质干细胞治疗神经变性疾病尚处于临床试验阶段，多为小样本分析。脐带间充质干细胞治疗系非病因治疗，无法根治疾病，只能在一定时间内改善症状、延缓疾病进展。治疗疗程安排、最佳的鞘注剂量、最好的治疗途径等问题，需要大量病例长期、随机对照研究，才能够明确。

### 二、脊髓小脑性共济失调的症状前诊断——医学与伦理之争

有医家认为，对经基因诊断明确为脊髓小脑性共济失调患者，对家系内正常人均应留取血液进行基因学检测，筛选家系内的症状前患者，做出症状前诊断。症状前诊断的重要意义在于，使家系中正常人对于自己是否发病有准确的预测，症状前患者在婚育年龄对下一代做到产前诊断，防止带有异常基因的患儿出生。

当今国外对于症状前诊断仍有争议，一方面，基因诊断较传统诊断方法能更早更准确地诊断疾病，受到普遍医学工作者的认可；另一方面，基因诊断可加重患者心理负担，导致家庭和社会关系不稳定，且一旦患者的隐私不能得到保护，更会带来一系列的社会歧视与舆论压力，使患者的婚姻、就业、保险等正常权益受到损害。大多学者认为，在坚持自主、行善、无伤害、公正的原则基础上，医疗人员应遵循严格的协议，提供广泛的咨询，以确保患者心理健康。

## 【中西医结合思路】

### 一、中药提供间充质干细胞所需的内环境

有研究表明，脐带间充质干细胞联合补肾中药能改善遗传性共济失调的临床症状，主要体现在姿势和步态方面，且患者在治疗后3个月期间病情稳定，共济失调症状无明显进展，可

延缓疾病的进展。

间充质干细胞迁移到受损组织，并在局部存活，进而分化为功能细胞，这三步是其发挥作用的前提和关键，而局部微环境则是主要决定因素，故改善微环境是干细胞研究方向。中医药参与间充质干细胞修复损伤的组织器官的研究已经初步展现了前景，中医辨证治疗有望能改善损伤局部的微环境。补肾中药对干细胞可能有促进作用，机制可能为干细胞的特性与中医学先天之肾精相类似，肾精充足的情况下可能有助于干细胞的增殖。有研究表明，补肾益精中药可诱导干细胞向神经细胞分化的。

现代药理研究表明，六味地黄丸含药血清可促进骨髓细胞的增殖。在动物实验中，六味地黄丸对干细胞有激活的作用，能提高骨髓中造血干细胞的数量。故六味地黄丸可辅助干细胞治疗。

## 二、中医治疗SCA的优势和不足

中医学个体化辨证治疗模式符合SCA多态性的特点。采用中医药治疗SCA，可以从整体状况如体力、睡眠、饮食、情绪、神经系统症状全面调整，改善病人生活质量，甚至延缓病情进展。随着基因组学研究的迅猛发展和不断深入，把中医学融入基因组学，在治疗中采用中西医结合的治疗方法，使宏观辨证与微观辨证相结合，能更有针对性地进行个体化治疗。

中医药治疗SCA目前尚存在以下不足：①由于SCA临床表现极为复杂多样，其命名、分型和诊断标准一直以来较为混乱，目前已有的文献缺乏统一的病例入组标准；②目前文献多为验证某一治法或验方的个案报道，缺乏大样本、多中心、随机双盲对照试验的依据，因此疗效的可靠性受到怀疑，影响了这些治法或验方的进一步推广；③由于缺乏一套标准化的疗效评估体系（如被大家公认的量表或规范化的评价指标等）来客观地评价某一治法或验方的疗效，因此对疗效的评价主观性较强。如能解决以上问题，中医药治疗SCA将有更为光明的应用前景。

# 【研究展望】

## 一、SCA的分子生物学研究

SCA是一个庞大的疾病系统。自从1993年识别第1个显性SCA基因（*SCA1*）以来，目前已经发现26个基因位点和9个基因，已经发现SCA亚型约30种。还有约80%不明原因的共济失调没有明确诊断，许多SCA亚型还尚未发现，SCA的确切发病机制也有待进一步阐明。由于不同的SCA和单个亚型表位在临床表现上的重叠，临床上根据患者个体判断SCA的基因亚型困难。合理的基因测定可能提供临床线索，对于该类疾病的准确分类、病因探讨、治疗、产前诊断等具有重要意义。

由于分子生物学、遗传学检查手段的发展，更多的SCA亚型不断出现。目前的研究更注重于基因诊断、发病机制的研究，临床治疗方面进展稍欠缺。20世纪90年代末，SCA孕期诊断开始得以运用，虽然主要用于SCA3产前检查，对于提高SCA患者优生优育有重大意义。

## 二、我国神经遗传性疾病存在的一些问题及认识上的误区

基因诊断成本昂贵，检测技术复杂，临床上能够真正进行基因诊断的疾病还为数不多，基因诊断尚不能替代临床诊断。基因诊断技术发展历史较短，各研究机构、医疗中心实验室

之间缺乏标准化的操作规程和质量认证体系,需建立一项完善的遗传性疾病诊断控制体系。

在蛋白质功能研究方面尚较薄弱,许多神经遗传性疾病的发病机制尚未完全阐明,有待进一步探索。国内目前的研究大多仍停留在单基因遗传性疾病的基因结构、基因突变分析、基因诊断及产前诊断研究,而对多基因遗传性疾病的研究,与发达国家相比,尚存有一定的差距。

## 三、中医的研究展望

应开展中医药对核心症状的改善(包括肌张力、共济、震颤)研究。现有的研究仅为简单临床总结,未涉及核心症状治疗前后的量表学研究、无中药治疗的对比研究,未能使用统计学方法证明疗效。

开展中医药对基因的修饰调控研究。目前仅有非常少数文献,开展中医药对共济失调的基因修饰调控进行研究,尚待进一步增强。

现已有研究证明,中医药为新技术(干细胞移植)提供好的微环境,可能促进干细胞移植疗效,应进一步深化研究。

针灸治疗对缓解症状有一定作用,是否有长期疗效尚需进一步研究探索。

## 【参考文献】

[1] 中华医学会神经病学分会神经遗传学组. 遗传性共济失调诊断与治疗专家共识[J]. 中华神经科杂志,2015,48(6):459-463.

[2] 张娟,周磊,杨波,等. 鲍远程从"肾"论治遗传性共济失调经验[J]. 中医药临床杂志,2015,10(27):1407-1408.

[3] 赵因. 周德安学术思想与临床经验总结及针灸"调气止痛方"治疗痛经的临床研究[D]. 北京中医药大学,2016.

[4] 骆君骅,郭进明. 皮部针刺治疗小脑共济失调30例[J]. 上海针灸杂志,1996,15(4):25-26.

[5] 刘静,韩冬梅,丁丽,等. 脐带间充质干细胞鞘内注射治疗脊髓小脑性共济失调[J]. 中国组织工程研究,2014,18(41):6666-6670.

[6] 胡晶琼,欧阳为相,李慧玉,等. 间充质干细胞治疗脊髓小脑性共济失调[J]. 中国组织工程研究,2013,17(27):5019-5024.

[7] 卢爱丽,刘锐楷,冯梅,等. 脐带间充质干细胞联合补肾中药治疗遗传性共济失调31例临床观察[J]. 时珍国医国药,2013,24(6):1462-1463.

[8] 张新华,黄有文,王荣新,等. 益髓生血灵对小鼠骨髓造血干/祖细胞的影响[J]. 浙江中医杂志,2002,37(10):448-449.

[9] 高丽,白赞,王永辉. 六味地黄丸含药血清对骨髓细胞增殖的影响[J]. 时珍国医国药,2012,23(7):1598-1599.

[10] 高冬,郑良朴,林久茂,等. 六味地黄丸对老年小鼠造血干细胞影响的实验研究[J]. 中药材,2008,31(2):251-254.

[11] 张忠敏,毕鹏翔,王晓莉. 针灸配合盐酸法舒地尔治疗脊髓小脑性共济失调13例[J]. 中国中医药现代远程教育,2012,10(16):62.

(陈志刚)

# 第十五章 自主神经系统疾病

## 第一节 概 述

自主神经系统(automatic nervous system)是由交感神经和副交感神经两大系统构成,支配内脏器官、平滑肌、心肌、腺体等活动。其活动属于不随意运动,不受意志的控制,所以称为自主神经。根据解剖学、生理学和药理学原理,自主神经分为交感神经系统和副交感神经系统,两者在大脑皮质及下丘脑的支配调节下,相互协调、相互拮抗,共同维持着机体内环境稳定。

### 一、自主神经区分为中枢部分和周围部分

**(一)中枢部分**

1. 大脑皮质各个区有自主神经的代表区,位置在相应的躯体运动功能区附近或与之重叠。旁中央小叶与膀胱、肛门括约肌调节有关,岛叶、边缘叶与内脏活动调节有关。

2. 下丘脑是自主神经皮质下的调节中枢,控制着机体糖、水、盐、脂肪等代谢活动,与体温、血压、睡眠、呼吸调节有密切关系。下丘脑位于第三脑室底壁,界沟以下,前界为视交叉,后界为大脑脚底。其中包含很多神经细胞核团和复杂的联系纤维。分为前区(副交感神经中枢)和后区(交感神经中枢)。

3. 脑干、脊髓也是自主神经系统主要中枢。中脑、延髓和骶髓是副交感神经发源地,而脊髓胸、腰侧角是交感神经发源地。网状结构与睡眠醒觉、清醒状态的维持、注意力集中及知觉的联系等功能有关;功能障碍时出现昏迷或意识障碍。延髓中有呕吐、咳嗽、吞咽、心跳、呼吸等自主神经中枢。

**(二)周围部分**

1. 自主神经系统在解剖结构上具有两级神经元。一级神经元的细胞体在中枢神经系统内部,发出轴突(节前纤维)与二级神经元发生突触联系;二级神经元细胞体在周围神经节内,由此发出节后纤维分布至各内脏及肌肉。自主神经按照节前神经细胞体的位置可分为两组,即交感(颈、胸、腰)神经系和副交感(脑干、骶)神经系。各自又有传入和传出通路。

2. 自主神经除有运动和分泌功能外,尚含有传导血管及内脏感觉的传入纤维。感觉冲动由不同水平的后根传入丘脑,然后到达中央后回,其传导路径除周围部分外均与躯体感觉神经的传导通路相同。

## 二、交感和副交感神经功能不同

1. 交感神经和副交感神经的功能是通过神经末梢释放的神经递质来完成的。按所释放神经递质的不同,可分为胆碱能神经和肾上腺素能神经。所有副交感神经的节后纤维末梢、交感、副交感神经的节前纤维释放乙酰胆碱。绝大部分的交感神经节后纤维末梢释放去甲肾上腺素。但支配子宫、汗腺、骨骼肌的交感舒血管节后纤维末梢则释放乙酰胆碱。

2. 交感神经主要表现为机体消耗增加,器官功能活动增强,适应应激状态下的变化,如心跳加快、眼睑裂和瞳孔扩大、血压上升、血糖升高、内脏循环血量减少、肠蠕动抑制等。

3. 副交感神经表现为抑制机体能量的消耗,增加积蓄,适应安静休息状态下的变化,如心跳减慢、眼睑裂和瞳孔缩小、血压下降、血糖降低、内脏循环血量上升、肠蠕动增加等。

4. 人体大多数内脏器官一般均由交感和副交感神经双重神经支配。二者在大脑皮质的影响下相互协调和拮抗,共同维持保证机体内环境的稳定,任何一方面的功能亢进或不足均可引起自主神经功能失调。

## 三、自主神经系统疾病检查

采用以下检查方法了解自主神经的功能亢进与不足状态

1. 汗腺分泌　观察皮肤的湿度以判断汗腺分泌的多少以及是否对称。必要时可进行发汗试验。曼纳(Minor)法先在皮肤上涂以碘溶液(碘15g、蓖麻油100ml、酒精900ml),待干后敷以淀粉均匀撒一层,然后用下列方法诱发汗腺分泌。出汗后局部皮肤即变成蓝色,注意发汗部位的先后及多少。

(1)毛果芸香碱试验:皮下注射1%硝酸毛果芸香碱1ml,其作用系刺激汗腺神经纤维末梢以引起汗腺分泌。

(2)反射性发汗试验:物理加温法,用被罩式热光浴或用电热架,周围盖毛毯,增加患者周围温度,热刺激通过脊髓反射而泌汗(皮肤温度刺激→传入神经→脊髓侧角→交感神经传出神经→汗腺分泌出汗)。

(3)中枢性发汗功能试验:服阿司匹林0.6~0.9g及热饮料300ml,数分钟后注意发汗情况,该药可作用于下丘脑汗腺分泌中枢引起汗腺分泌。汗腺分泌障碍如完全的交感神经损害,则导致无汗。

因损害部分的不同,上述三种发汗试验可产生不同的结果。

(4)用中医药的方法:如伤风感冒后,服用麻黄汤发汗,或者热姜糖水发汗、姜汤发汗等。

2. 竖毛反射　以针尖或寒冷刺激皮肤,注意有无“鸡皮”形成。通常反应限于刺激的局部或扩散向肢体的同侧而不越过中线。当脊髓或周围神经病变引起交感神经节前、节后或温痛觉传入或运动觉传出纤维损害时,则产生相应的节段性或周围性分布的竖毛反应消失,而病变水平以下的刺激则引起病变水平以下的竖毛反应亢进。

3. 血管运动　观察全身或四肢皮肤的颜色(有无潮红或发绀)及温度,以检查血管的运动功能。血管收缩受交感神经支配。如其功能亢进产生小动脉收缩引起皮肤苍白、温度降低,可由寒冷而诱发,如“雷诺现象”;当交感神经损害则血管扩张,初期可引起皮肤潮红及温度升高,长期损害则可产生血循环停滞而引起皮肤发绀。临床最常用的是皮肤划纹试验:可分为白色划纹和红色划纹两种。白色皮肤划纹试验:用钝头竹签等物品(分别自颈往下至胸、腹、臀部，或反之自臀、腹、胸部向上，自四肢近端向远端或反之）轻轻划过皮肤，局部皮肤出现的白色皮纹，即为白色皮肤划纹（交感神经兴奋引起血管收缩所致）。正常者一般持续1~5分钟，5分钟后仍不消退为阳性，强阳性为在白色皮纹外周镶嵌着白色花纹状皮纹。均提示交感神经功能亢进。红色皮肤划纹试验：用钝头竹签等物品（分别自颈往下至胸、腹、臀部，或反之自臀、腹、胸部）轻轻划过皮肤，局部皮肤出现红色皮纹。正常者持续7~8分钟，如超过8分钟仍不消退者为阳性，提示副交感神经功能亢进。如划过皮肤的红色皮纹基底部逐渐变宽、隆起、水肿，或同时出现瘙痒者，称为皮肤划纹症，提示副交感神经功能过度亢进；反之，提示其功能减退。该检查方法可作为自主神经功能临床检查和评估的简易方法；可协助周围神经、侧角、前根毁坏性病变的定位诊断；皮肤划纹中断的部位与横贯性脊髓（灰质侧角）病变所处的髓节相一致，故可协助定位出横贯性脊髓病变的上界与下界。

4. 内脏疼痛　内脏器官疼痛感觉是通过交感神经的传入纤维，到达脊神经后再经后根进入脊髓。因为这样的解剖关系，内脏疼痛刺激可扩散到同一节段的痛觉神经纤维引起相应节段的肢体疼痛，成为牵涉痛。如冠心病心绞痛可引起向左肩部放射的疼痛，在相应节段的皮肤还可发现感觉过敏。而脊髓后根的病变也可引起发作性内脏疼痛，称为内脏危象。如胃危象可见于脊髓结核。

5. 眼心反射　用食指中指压迫被检查者双眼球侧部，持续20~30秒，同时另一人测其15秒脉搏数，然后换算成1分钟脉搏数，和压迫前的脉搏数比较，正常人在压迫时脉搏数减慢数次（10次以内）。如减慢更多超过12次认为是迷走神经紧张反应；如不减慢，反而加快，则认为是交感神经紧张反应。

6. 姿势反射　包括立卧反射和卧立反射。立卧反射：被检查者由立位变为卧位时，正常人脉搏减慢，每分钟脉搏数减少10~12次。卧立反射：被检查者由卧位变为立位时，正常人脉搏加快，一般每分钟增加10~12次。如果立卧试验减慢过度，卧立试验时增高过快，应认为是心脏神经肌肉兴奋性增高的指征。

7. 皮肤白斑试验　系通过检查者的手指轻压受检者的指（趾）腹、手（足）掌（背）皮肤或甲床，刺激交感神经末梢，引起该处皮肤局部毛细血管收缩和皮肤颜色变白，轻压后正常者应迅速恢复至原有的粉红色，恢复时间是1~2秒，通过皮肤白斑试验观察皮肤颜色恢复的快慢（即毛细血管扩张和血流的充盈功能），即可了解交感神经功能和供血功能的好坏。检查方法：检查者用左手托住被检查者的手掌或足掌，用右手拇指分别轻压受检者的两侧手背皮肤或甲床，持续3秒后松开，观察被压处变白的皮肤颜色恢复至压前原有粉红色皮肤颜色所需要的时间，两侧对比。正常人的白斑多在1~2秒内即可恢复正常，足背白斑恢复正常所需的时间一般较手背略长1~3秒。指压去除后白斑处的血液充盈缓慢或局部呈苍白色或发绀，或指压去除后白斑的恢复时间超过3秒以上者，视为异常。该法作为机体交感神经功能检测和评估的简易方法，可协助周围脊髓神经、后根、侧角、前根毁坏病变的定位诊断，以及区别肢体组织是否已坏死，如重压下出现持续苍白色，提示局部已严重缺氧，组织已失活。

8. 皮肤温度测量法　在室温恒定处（20~27℃），患者休息后（15~30分钟）应用半导体或红外线点温计，在双侧肢体不同平面的对称点上进行定点测量和进行对比，如对称部位的皮肤温度相差超过2℃以上，或有显著降低者，视为检查阳性，强化检查做法为在室温中先测定两侧手拇指或足踇趾尖的基础温度，然后将两手或双足同时浸泡于冰水中降温一分钟，立即擦干和复测手拇指或足踇趾尖的皮肤温度，分别观测其温度恢复至原基础温度所需要的时间。95%正常人的手指温度在15分钟内可恢复正常,恢复缓慢和不完全者视为试验阳性,提示局部肢体有缺血和交感神经功能亢进。测量皮肤温度有以下临床意义:

(1)皮温降低多和冰水试验阳性,提示交感神经功能亢进或肢体缺血,特别是冰水试验可对雷诺病的诊断提供客观依据,且具有操作简单可靠、无损伤性,并可重复检查和用于评估治疗效果和预后等特点。

(2)皮温增高常见于急性深静脉血栓形成和动—静脉瘘等病人。

9. 磷酸组胺皮内试验 当周围神经支配完整和血管功能健全时,皮内注射1∶10 000的磷酸组胺能引起局部小动脉和毛细血管渗透力的改变,因而局部出现1cm的丘疹和1.5cm的红晕。本试验是根据其反应的强弱试验记录单,来了解神经血管的功能状态,以达到协助诊断偏头痛和丛集性头痛等血管性头痛和周围神经疾病,以及评估交感神经功能状态及其程度的目的。

10. 体位变位试验 是通过先让受试者仰卧3分钟,等其脉率稳定后测试其1分钟内的脉率,然后让其骤然直立,重复测试其脉率半分钟(因脉率增快在10秒内即可达最高峰,故一般只需测试30秒即可),将所测脉率乘以2即为其站立位1分钟的脉搏数。从体位改变后的脉率数减去体位改变前的脉率数之差,即为脉率的增快数。一般正常人的脉率增快数约在12次/分钟,如脉率增快超过12次/分钟(阳性),提示交感神经功能增高。再让受试者直立3分钟,等其脉率稳定后测试其1分钟内的脉搏数,然后让其骤然仰卧,重复测试其脉率半分钟(因脉率减慢在10秒内即可达最高峰,故一般只需测试30秒即可),将卧位所测脉率乘2以即为其卧位1分钟的脉搏数。从体位改变前的脉率数减去体位改变后的脉率数之差,即为脉率的减慢数。一般正常人的脉率减慢数约在12次/分钟,如脉率减慢超过12次/分钟,提示副交感神经功能增高(阳性)。受试者从仰卧突然站立时,有时会出现头晕和不稳,故在检查中注意保护好受试者,以免发生跌伤。检测体位变位可知:卧立试验和立卧试验阳性者,分别提示交感或迷走神经功能增高,可作为评估自主神经功能状态的简便方法。

总之,自主神经是神经系统不可分割的一部分,它与全身内脏器官、血管、腺体,糖、水、盐、脂肪代谢以及体温、睡眠、血压调节等均有关系。自主神经障碍可以出现全身各系统的症状,一些中枢或周围神经病变,也常伴有自主神经障碍的症状。本章主要介绍以自主神经功能障碍为突出表现的独立疾病。中医对自主神经系统疾病的认识,分别见于中医学中的"寒厥""四肢逆冷""血痹""寒痹""热痹""眩晕""厥证""汗证""黄汗""自汗""盗汗"的范畴等,有待深入整理发掘提高。

(林亚明)

## 第二节 雷 诺 病

雷诺病(Raynaud's disease)本病于1862年由法国人雷诺首先提出,是指由局部受寒或情绪激动所激发,血管、神经功能紊乱,引起肢端小动脉阵发性痉挛,以阵发性四肢末端(手指为主)对称的间歇发白与发绀、感觉异常为特征,伴有指(趾)疼痛的一种疾病,常见于青年女性。本病男女比例为1∶10,发病年龄多在20~40岁之间,在寒冷季节发作较重。

中医学中无此病名，一般归属“寒厥”“四肢逆冷”“血痹”“寒痹”等范畴，在一些经典中医书籍中可见到与本病相类似的记载。寒厥者，《素问·厥论》：“阳气衰于下，则为寒厥。”“寒厥之为寒也，必从五指而上于膝者……阴气起于五指之里，集于膝下而聚于膝上，故阴气胜则从五指至膝上寒。其寒也，不从外，皆从内也。”《医方考》曰：“阳气衰乏者，阴必凑之。令人五指至膝上皆寒，名曰寒厥。寒厥者，寒气逆于下也。”四肢逆冷，亦称手足厥冷，《伤寒论·辨厥阴病脉证并治》：“厥者，手足逆冷者是也。”《金匮要略·腹满寒疝宿食病脉证治》：“寒疝绕脐痛，若发则白津出，手足厥冷。”血痹，《金匮要略·血痹虚劳病脉证并治》：“血痹阴阳俱微，寸口、关上微，尺中小紧，外证身体不仁，如风痹状，黄芪桂枝五物汤主之。”《诸病源候论》卷一：“血痹者，由体虚邪入于阴经故也。血为阴，邪入于血而痹，故为血痹也。”

对于雷诺病的中医病机，《素问·五脏生成》篇曰：“卧出而风吹之，血凝于肤者为痹。”本病的治疗，《伤寒论·辨厥阴病脉证并治》曰：“手足厥寒，脉细欲绝者，当归四逆汤主之。”开治疗本病之先河。本病的病因病机为阴寒内盛，肾阳虚衰，复被寒邪所，内外合邪，加之情志不舒，血气运行不畅所致。

## 【病因病机】

### 一、西医病因、发病机制及病理

目前仍不清楚，可能机制有交感神经功能紊乱、血管内皮损伤、神经激素异常和血液学异常。有遗传倾向，约30%患者有家族史。由于病情常在月经期加重，在妊娠期减轻，有学者认为与性腺功能有关。有研究表明，雷诺病患者常呈交感神经功能亢奋状态，应用交感神经阻滞剂可缓解症状，因此交感神经过度兴奋可能是本病的主要原因。病理变化包括毛细血管迂曲、扭转，动脉部分呈痉挛性狭窄，静脉则呈扩张充血。

### 二、中医病因病机

1. 寒邪凝滞或外感寒邪，或禀赋不足，素体阳虚，阴寒内生，寒性收引，凝滞经脉，脉行不利，气血运行不畅，故可见肢端发冷、苍白。寒邪或夹杂风邪侵袭经脉，风邪善行数变，可见皮肤麻木不仁等症。

2. 气滞血瘀　本病患者多为青年女性，平素情志不畅，则肝气不舒，肝郁气滞，阴阳失调，气血输布失常，脏腑功能紊乱，血停脉道，阻塞经脉，不通则痛，气血运行受阻，不能荣养四末，可见肢端青紫、疼痛等。

3. 先天禀赋不足，或后天失养，素体脾胃虚弱，或病程较长，终致气血亏虚，腠理空虚，卫外不固，或外感风、寒之邪侵袭络道，四末失于荣养，肌肤失于温煦，或血虚生内风，不荣则痛，故出现麻木、疼痛、肢端青紫症状。

本病病位在络脉，证有虚实，虚主要为血虚、阳虚；实多因寒凝、气滞、血瘀。上述因素并不单独出现，常兼夹出现。

## 【临床表现】

主要表现为间歇性出现的肢端血管痉挛伴有疼痛及感觉障碍。大多数雷诺病患者部位仅累及手指，不到1/2的患者可同时累及足趾，仅累及足趾的病例极少。某些雷诺病病例可累及鼻尖、外耳、面颊、胸部、舌、口唇及乳头等部位、在雷诺病早期，一般仅1~2个指受累，后期多个手指受累并累及足趾。拇指因其动脉血供丰富，故一般不受累。

1. 临床表现可分为三期

（1）缺血期：当患者处于低温环境或情绪激动时，两侧手指或足趾、鼻尖、外耳皮肤颜色突然变白并僵冷。在肢端皮肤温度降低的同时，可有皮肤冷汗、蚁走感、麻木感、疼痛感等症状，发作的频率一般无明显规律，上述症状常持续数分钟至数小时。

（2）缺氧期：局部缺血期继续，可伴感觉障碍及皮肤温度的降低，肢端青紫或呈蜡状，可出现疼痛感，延续数小时至数日，之后消退或转入充血期。

（3）充血期：动脉充血、皮温升高、皮肤潮红，之后恢复正常，或开始发作时即出现青紫而无苍白，或在苍白后即转为潮红。某些病例在苍白或青紫之后即代之以正常色泽。上述经症状反复多次出现，晚期指尖偶可出现溃疡或坏疽，肌肉及骨质可有轻度萎缩。

2. 体格检查　体检可现指（趾）皮肤温度发凉，有时体格检查除发现手部多汗外，其余正常，桡动脉、尺动脉、足背动脉及胫后动脉搏动均可触及。

3. 辅助检查

（1）激发试验：①冷水试验：将指（趾）浸于4℃左右的冷水中1分钟，可诱发上述典型发作；②握拳试验：两手握拳1.5分钟后，在弯曲状态下松开手指，也可出现上述临床症状。

（2）指动脉压力测定：用光电容积描记仪（PPG）测定指动脉压力同指动脉造影一样精确。如指动脉压低于肱动脉压40mmHg以上，则指示为梗阻型。

（3）腕部尺、桡动脉压迫（Allen）试验：检查者面对病人，将双侧拇指分别置于病人一侧腕部的尺、桡动脉搏动之上。嘱病人紧握拳头，待排出患者手指及手掌部血管中血液后，检查者用拇指同时压迫尺、桡两根动脉直至远端动脉搏动消失（此时病人手指颜色呈苍白色）。之后嘱病人松开紧握的手，检查者放开对桡动脉的压迫而保留对尺动脉的压迫，如腕以下的桡动脉血运畅通，手指皮肤颜色即立即转为红色（试验阴性）；如动脉存在闭塞或痉挛，则手指依然呈苍白色（试验阳性）。嘱患者稍休息后重复上述检查，改为放开尺动脉上的压迫而保留对桡动脉的压迫，如腕以下的尺动脉血运通畅，手指皮肤颜色即立即转为红色（试验阴性）；如动脉有痉挛或闭塞，手指依然呈白色（试验阳性）。

（4）指温恢复时间测定：嘱患者手指浸入冰水20秒，使手指受冷后，正常者，手指温度恢复正常所需平均时间为15分钟以内，雷诺病患者，时间往往延长至20分钟以上。

（5）指动脉造影：通过行手指动脉造影，有助于对雷诺病的诊断，可确诊动脉是否存在器质性病变，但是该检查为有创性检查。此外，该检查对设备要求较高，该检查方法只适合少数重症疑难病人，不宜作为常规检查之列。

（6）其他：血液检查雷诺病患者可见血管紧张素含量增高，抗核抗体、类风湿因子、补体、冷凝球蛋白等可有异常。

## 【诊断】

### 一、西医诊断要点

雷诺病的诊断主要根据临床表现、体格检查及相关辅助检查实验：

1. 发作由寒冷或情感刺激诱发；

2. 双侧受累;

3. 一般无坏疽,即使有也仅限于指尖皮肤;

4. 无其他引起血管痉挛发作疾病的证据;

5. 病史2年以上;

6. ESR正常,血清学检查阴性,尤其是ANA阴性。

## 二、中医诊断要点

1. 好发于20~40岁女性,症状常持续发生2年以上。

2. 常因情绪激动或寒冷刺激诱发。

3. 发作时可见指(趾)皮色苍白,继而青紫,逐渐变为潮红,最后恢复正常皮色,手足不温,肢体麻木、疼痛、感觉异常等,遇寒加剧,得暖得缓,双上肢或双下肢常对称出现。

4. 排除器质性疾病所致的"雷诺现象"。

中医学一般归属"寒厥""四肢逆冷""血痹""寒痹"等范畴。

## 三、中医主要证候类型

1. 阴寒凝滞证　肢体发凉,指(趾)寒凉,麻木疼痛,喜暖怕冷,甚至手足发冷至肘膝,周身怕冷,遇寒冷发作,得温缓解,冬季症状加重,舌质淡,苔薄白,脉沉细。辨证要点:肢端寒凉,麻木疼痛,遇寒加重,得温则缓,舌质淡,苔薄白,脉沉细。

2. 风寒阻络证　肢端皮肤麻木不仁,偶感肢体疼痛,筋脉挛急,肌肤痒痛不自知,舌质淡,苔薄白,脉微涩紧等。辨证要点:肢端麻木不仁,肌肤痒痛不自知,舌质淡,苔薄白,脉微涩紧。

3. 阳气虚衰证　肢端冷痛,频繁发作,指(趾)苍白,得暖亦不缓解,冬季尤重,腰膝酸软,纳呆乏力,大便溏薄,舌质淡,脉沉细。辨证要点:肢端冷痛,指(趾)苍白,腰膝酸软,舌质淡,脉沉细。

4. 气滞血瘀证　肢端皮色苍白、青紫、潮红,或肢段持续性青紫、肿胀、刺痛,夜间加重,发凉,舌质紫黯或有瘀斑,脉弦涩或细涩。辨证要点:病程日久,肢端皮色苍白、青紫、潮红或感刺痛,夜间加重,舌质紫黯或有瘀斑,脉弦涩或细涩。

## 【鉴别诊断】

1. 雷诺现象　是指继发于其他疾病或药物或损伤导致肢端小动脉痉挛现象。

2. 手足发绀症　是自主神经功能紊乱所致的血管痉挛性疾病。多见于青年女性,手足皮肤呈对称性均匀发绀,遇寒冷症状加重。查体皮肤划痕症或手足多汗等自主神经功能紊乱现象。手足发绀症病理改变是肢端小动脉持续性痉挛及毛细血管和静脉曲张,需与雷诺病相鉴别。手足发绀症患者无典型的皮肤颜色改变,发绀范围较广泛,累及整个手和足,甚至可涉及整个肢体,发绀持续时间较长。寒冷虽可使症状加重,但在温暖环境中常不能使症状立即减轻,或消失,情绪激动和精神紧张一般不诱发本病。

3. 红斑性肢痛症　是自主神经功能紊乱所致的血管扩张性疾病。确切病因尚不清楚,病理变化为肢端对称性、阵发性血管扩张。多见于青年女性。起病急骤,两足同时发病,偶可累及双手,呈对称性阵发性严重灼痛。当足部温度超过临界温度(33~34℃)时,如足部在温暖的被褥内，疼痛即可发作，多为烧灼样，也可为刺痛或胀痛。肢体下垂、站立，运动时均可诱发疼痛发作，抬高患肢、休息或将足部露在被褥外，疼痛可缓解。症状发作时，足部皮色呈潮红充血，皮温升高伴出汗，足背和胫后动脉搏动增强。根据本病特征，易与雷诺综合征相区别。少数红斑性肢痛症可继发于真性红细胞增多症或糖尿病等。

4. 腕管综合征　本病是周围神经卡压中最常见的一种，是指正中神经在腕管内受压而产生的手指麻木、刺痛或鱼际肌麻痹的一组综合征。多见于中年女性，有职业病史，病人临床多表现为桡侧拇指、示指、中指手指端麻木或疼痛，持物无力，其中以中指为甚。夜间或清晨症状较剧，适当抖动手腕症状减轻。疼痛可放射至前臂，感觉异常或仅出现腕下正中神经支配区。体检可有拇、食、中指感觉过敏或迟钝。大鱼际肌萎缩，拇指对掌无力。腕部正中神经提内耳征（Tinel征）阳性：轻叩腕掌侧正中神经上方引出放射至手的正中神经支配区麻刺感。屈腕试验（Phalen征）阳性：屈肘、前臂上举，双腕同时屈曲90°，1分钟内患侧即会诱发出正中神经刺激症状，阳性率70%左右。腕管内有炎症或肿块者，局部隆起、有压痛或可扪及包块边缘。上肢肌电图检查提示神经传导速度存在异常可予鉴别。

## 【治疗】

### 一、西医治疗

本病目前治疗为对症治疗，主要有药物疗法、肢体负压、生物反馈和手术等，依据患者具体情况加以选用。

#### （一）药物治疗

主要采用交感神经阻断药及其他血管扩张剂，目的为解除血管痉挛，降低周围血管对寒冷刺激的反应。

1. 钙通道阻断药　二氢吡啶类钙通道阻断药是治疗本综合征的有效药物。对偶尔发作者可在接触寒冷环境前0.5~1小时口服硝苯地平10~20mg，发作频繁者可给予缓释制剂30~90mg/d。维拉帕米每次口服45~90mg，4次/日。

2. α肾上腺素能受体阻断药　①盐酸妥拉唑林25~100mg，4次/日；②哌唑嗪1~5mg，3次/日，也可用特拉唑嗪等。

3. 前列腺素　可静脉给药，如前列腺素E1（$PGE_1$），或前列腺素I（$PGI_2$）。前者剂量为10ng/（kg·min），静滴数小时至3天；后者7.5ng/（kg·min），静滴5小时，1次/周，共3次。

4. 其他　利血平、三碘甲状腺原氨酸、血管舒缓素、β组胺都可能有效。烟酸和罂粟碱虽是扩血管药物，但无益处。药物一般口服给予，必要时可肌注或静脉给药。

#### （二）非药物治疗

1. 肢体负压治疗　患者取坐位，将患肢置入负压舱内。治疗原理为负压使肢体血管扩张，克服了血管平滑肌的收缩，动脉出现持续扩张。

2. 诱导血管扩张疗法　患肢及全身暴露在寒冷环境中，而双手浸泡在43℃的热水中，每次治疗10分钟。冷试验结果表明，治疗后肢端温度平均升高2.2℃，其机制为通过条件反射，使患者再次暴露于寒冷环境中，肢端血管不再出现过度收缩反应。

#### （三）手术治疗

1. 指征

（1）病程>3年；

（2）症状严重，影响工作和生活；

（3）药物治疗无效；

（4）免疫学检查无异常发现。

2. 方法

（1）交感神经切除术：上肢病变可考虑施行传统的或经胸腔镜上胸交感神经切除术，有效率为40%~60%，2~5年后症状可复发。下肢病变可施行腰交感神经切除术。

（2）掌和指动脉周围微交感神经切除术。

（3）星状神经结阻滞术：随医疗技术的发展，新的手术方式也逐步应用临床，如动脉外膜交感神经末梢剥脱切除术、经皮射频胸交感神经切除术、行氦—氖激光血管内照射法等。

## 二、中医治疗

### （一）辨证论治

1. 阴寒凝滞证

治法：温经散寒，养血通脉。

代表方：当归四逆汤。

常用药：当归、桂枝、芍药、肉桂、细辛、通草、甘草、大枣。

加减：肢端逆冷甚，加附片、鹿角胶；气血亏虚可加黄芪、党参、附片、良姜、砂仁。

2. 风寒阻络证

治法：益气和血，祛风通痹。

代表方：黄芪桂枝五物汤。

常用药：黄芪、桂枝、芍药、生姜、大枣。

加减：血虚较甚者，加川芎、当归、熟地黄；风邪留滞经脉者，佐以乌梢蛇、蜈蚣；营卫不调者，宜调和营卫，酌加桂枝、芍药、当归、麻黄。

3. 阳气虚衰证

治法：温阳补血，散寒通滞。

代表方：阳和汤。

常用药：熟地、肉桂、白芥子、姜炭、生甘草、麻黄、鹿角胶。

加减：兼气虚不足者，加党参、黄芪等甘温补气；阴寒重者，加附子；肉桂亦可改桂枝。

4. 气滞血瘀证

治法：补气活血，温经通痹。

代表方：补阳还五汤。

常用药：黄芪、当归、赤芍、地龙、川芎、红花、桃仁。

加减：瘀血严重，加水蛭、莪术；瘀而化热者，加连翘、黄柏、牡丹皮。

### （二）中成药

注射液

（1）参附注射液：回阳救逆，益气固脱。用于阳气暴脱的厥脱证或阳虚（气虚）所致的痹证等。

（2）丹红注射液：活血化瘀，通脉舒络。用于瘀血闭阻所致的胸痹及血痹等病症。

（三）针灸及其他

1. 针刺 主穴：尺泽、合谷、足三里、三阴交；配穴：气海、关元。治法：主穴针刺，尺泽、三阴交先泻后补法，合谷、足三里可施烧山火手法。

2. 灸法 用艾条雀啄灸阳池、足三里2穴（双侧）20~30分钟，以局部皮肤潮红为度。

## 【诊疗热点】

### 一、雷诺病中医证候研究

目前，雷诺病症状在中医的“痹证”“脉痹”“四肢厥冷”等病中均有描述，在1993年原卫生部制定的《中药新药临床研究指导原则》中将雷诺病分为阴寒证、气滞血瘀证、阳气虚衰证三种证型，指导雷诺病临床与科研工作。有观点认为，雷诺病病程日久，临床上存在虚实夹杂的病理状态，主张雷诺病辨证应分为血虚寒凝型、阳虚寒凝型、气虚血瘀型、四末失荣型四种证型。部分医家认为气虚血瘀的病理因素是雷诺病发病的原因，并且贯穿整个疾病发病过程中，主张使用补阳还五汤加减治疗雷诺病。

### 二、雷诺病经方研究

依据雷诺病证候表现，临床上常用的经方有阳和汤、补阳还五汤、黄芪桂枝五物汤、当归四逆汤等。阳和汤温阳补血，散寒通滞，主要用于因营血亏虚，寒浊侵袭，痹阻于筋脉、肌肉之证。补阳还五汤补气活血通经，用于“因虚致瘀”之证。黄芪桂枝五物汤出自《金匮要略·血痹虚劳病脉证并治》：“血痹阴阳俱微，寸口关上微，尺中小紧，外证身体不仁，如风痹状，黄芪桂枝五物汤主之。”具有温阳行痹、调和气血之效，临床上使用此方治疗雷诺病者亦多，气虚甚者，黄芪可加30~120g；血虚甚，则加当归 30~60g；寒甚者，加干姜、熟附子各10g；郁火者，可加栀子、竹叶各6g。当归四逆汤出自《伤寒论》：“手足厥寒，脉细欲绝者，当归四逆汤主之。”宋代医家成无己曰：“手足厥寒者，阳气外虚，不温四末，脉细欲绝者，阴血内弱，脉行不利。”各医者以当归四逆汤化裁治疗雷诺病，取得较满意疗效。其他用于治疗雷诺病的成方还包括温经汤、桃红四物汤、通痹汤、四妙勇安汤、麻黄附子细辛汤等。

## 【中西医结合思路】

### 一、中药内服结合西药治疗

近十几年来，中医工作者应用中医汤剂治疗雷诺病的文献较多，根据经方如当归四逆汤、黄芪桂枝五物汤、阳和汤等进行加减治疗，取得较好疗效，并可以起到改善免疫功能、调节神经内分泌、降低血液黏度及加强局部血液循环而取得治疗作用，但中药汤剂往往起效相对较慢，不利于发作期的治疗，如何更好地中西医结合治疗雷诺病，值得深入研究。

### 二、中医特色外治法结合西药治疗

按摩法可采用按、揉、弹、拨、疏理等按摩手法，取风池、肩中俞、缺盆、天宗、极泉、曲池、少海、内关、阳池、后溪、合谷等穴，该法简便易行。穴位注射常使用药物有维生素$B_1$100mg、维生素$B_{12}$0.25mg、丹参、当归注射液等。取穴多取大肠经、胆经穴位，曲池、肩髎、手三里、外关、合谷等穴，下肢常取足三里、阳陵泉、阴陵泉、三阴交、悬钟等穴位。阳虚甚者可加取肾俞、关元等穴，血瘀则加取太冲穴。雷诺病患者可行皮肤或患肢熏蒸和浸浴，常选用川椒、川芎、红花、乳香、没药、刘寄奴、炮附片、伸筋草、透骨草、艾叶、桂枝、川乌、生草乌等药物熏洗肢端，每次10~20分钟。耳穴常取穴为双耳、心血管、皮质下、交感、心、肺、右肝、左脾、指等。每3~5天贴压一次，可使发作次数减少，恢复时间缩短。

## 【研究展望】

### 一、西医病因发病机制研究

尽管经历了上百年的研究，雷诺病确切原因和发病机制尚未完全明确。Raynaud在最初的描述中，认为是由于支配肢端血管的中枢神经过敏而引起血管痉挛，导致肢端缺氧窒息而发病。目前，雷诺病发病机制学术界归结为神经机制、血管机制和血管内机制以及免疫机制的四个异常所致。其他如雌激素水平、遗传、物理因素如震动性损伤、直接的动脉创伤、冻伤等；某些药物所致，如麦角、铅、铊、砷等中毒，聚氯乙烯、丙咪嗪；影响神经血管的因素，如颈肋、前斜角肌综合征、腕管综合征、胸廓出口综合征、拐杖使用不当压迫腋部、肿瘤压迫臂丛和锁骨下血管、周围神经炎、脊髓空洞症或脊髓痨等。此外，有观点认为长期劳动者长期接触机械振动，也可发生机械振动现象。这主要是由于自主神经功能紊乱、内皮损伤造成指端血管功能异常以及肢端血流动力学异常所致。

### 二、中医证治标准研究

目前中医对于雷诺病的证候研究，辨证标准更新较慢。当前，各家对雷诺病研究，其辨证证型多由各家依据自己经验进行归纳，据此提出方药进行治疗，缺乏一个广泛认可的雷诺病中医辨证诊疗标准，这制约着雷诺病中医证候研究的发展。近年来，中医对于雷诺病的临床研究近年来取得了一些进展。但遗憾的是存在着样本量较小，缺少随机、盲法的设计，还需要深入规范研究。

## 【参考文献】

[1] 陈灏珠. 实用内科学[M]. 第14版. 北京：人民卫生出版社，2013：1637-1638.
[2] 吴江. 神经病学[M]. 北京：人民卫生出版社，2010：410-412.
[3] 张建平，余土根，程立峰. 张仲景经方论治雷诺病探略[J]. 中华中医药杂志，2014，29(06)：1884-1886.
[4] 陈四清. 周仲瑛医案当归四逆汤加减治雷诺氏病[J]. 江苏中医药，2005，26(05)：30-31.
[5] 韩云，刘旭生. 名中医黄春林教授治疗雷诺氏病经验[J]. 黑龙江中医药，2000，06：2-3.
[6] 刘丽莎，陈以国. 陈以国教授治疗雷诺病临证经验[J]. 辽宁中医药大学学报，2014，6(03)：197-198.
[7] 薛远志，邓国昌. 穴位注射为主治疗雷诺氏病57例[J]. 湖北中医杂志，1996，18(06)：42.
[8] 黄丽春，黄峰. 耳穴贴压对雷诺氏现象治疗作用的初步观察[J]. 针灸临床杂志，1994，10(01)：28-30.
[9] 陈佰锋，叶方立，朱长才. 振动致雷诺现象的致病机制[J]. 国外医学(卫生学分册)，2006，33(06)：338-342.

（林亚明）

# 第三节 红斑性肢痛症

## 【概述】

红斑性肢痛症（erythromelalgia, EMA），是由美国学者Mitchell于1878年首次提出，是一种少见的自主神经系统疾病，是以肢体远端阵发性皮温增高、血管扩张、皮肤发红和剧烈烧灼样疼痛为主要临床表现的疾病。本病多见于20~40岁青年男女，以女性为多，可散发。

中医学没有红斑性肢痛的病名，但认为红斑性肢痛属于“热痹”范畴。热痹多因寒邪内侵，凝于脉络，郁久化热，导致气血运行不畅，久之则致气滞血瘀，脉络不通，不通则痛，湿热外蒸肌肤而出现皮肤灼热潮红。明代秦景明在《症因脉治》中明确提出了热痹之名，指出“热痹之症，肌肉极热，唇口燥，体上如走鼠状”；《素问·逆调论》中记载“人有四肢热，逢风寒如炙如火者”；《疮医大全·奇病部》载“人脚板中色红如火，不可落地……故经岁经年不愈”；《诸病源候论》中有“夫热病毒攻手足，及人五脏六腑井荥俞皆出于手足指，今毒气从脏腑而出，循于经络，攻于手足，故手足指皆肿赤焮痛也”的记载。叶天士在《临证指南医案》中指出“经热则痹，络热则痿”，指出了痹证之“热”，其热在经。

## 【病因病机】

### 一、西医病因、发病机制及病理

#### （一）病因

原发性红斑肢痛症病因：原发性红斑性肢痛症是一种常染色体显性遗传性疾病，多为幼年起病。SCN9A（原发性红斑性肢痛症一家系成员中*SCN9A*基因）可能是原发性红斑性肢痛症的致病基因，SCN9A是钠离子通道的成员之一，对维持机体的正常功能起着非常重要的作用，其主要表达于外周神经系统，与痛觉感受密切相关。

继发性红斑性肢痛症病因：

1. 基因突变；
2. 骨髓增生性疾病（如红细胞增多症及血小板增多症）；
3. 胶原性血管病；
4. 周围性神经病；
5. 自身免疫性疾病（如艾滋病和系统性红斑狼疮）；
6. 与使用特定的食物和药物以及感染性疾病有关。

#### （二）发病机制

1. 微循环学说 有很多病因可以导致EMA，但是微循环的动静脉分流已被大多数学者认为是一个共同的发病机制。此病者由于肢端微血管动脉分流，温度调节血流增加，营养血流减少，继而导致患处皮温升高、皮肤新陈代谢加快，血管耗氧量增加，组织缺氧，引起小动脉扩张，皮肤充血，表现为患处红肿、皮温升高以及灼热般疼痛。有学者通过研究表明，EMA患者在受热后皮肤真皮层毛细血管密度的减少和增加的微血管的动静脉分流一致，相对应的皮肤组织缺氧导致能量不足(盗血现象)是引起EMA综合征疼痛的原因。

2. 神经学说 尽管EMA的发病机制主要和微循环改变相关,但也有集中于相关的末梢神经传出纤维损伤的学说,这说明了EMA的发病机制有神经性的成分参与。

3. 自身免疫性疾病导致微循环改变,而引发红斑性肢痛症的学说。

4. 钙离子通道阻塞学说 钙离子通道受阻使得钙调素蛋白信号传导受阻,从而外周血管扩张,引发红斑性肢痛症。部分学者研究发现服用环孢菌素(钙阻滞剂)可诱发红斑性肢痛症。

5. 钠离子通道异常 若钠离子通道异常,血管扩张,传导给神经,患者即感疼痛,肢端肿胀,临床表现出红肿、灼热般疼痛等原发性红斑性肢痛症的主要症状。

6. 可与某些致热物质增多,以及某些原因使血中血清素浓度增高有关。

**(三)病理**

组织病理学研究发现,红斑性肢痛症病变皮肤活检可见在非特异性的炎症背景上有着特异变化,是小动脉或小血管的肌纤维增生及血栓性闭塞,却缺乏血管病变的表现。

### 二、中医病因病机

中医古代医家认为本病多由寒邪内侵,凝于脉络,郁久化热,气血运行不畅,久至气血瘀滞,脉络不通,不通则痛,湿热外蒸肌肤出现皮肤灼热潮红。因此,湿、热、瘀为本病基本病理因素,湿热内郁,气血凝滞为其主要病机。

虽有瘀、湿、热为患之标,但更有脾肾阳虚、心脉瘀阻之本。患者多因饮食偏嗜或久病年迈,脾胃受损,脏腑虚弱,气血健运不足,日久则伤及肾阳;或脾肾阳虚,致使心阳亦虚,无力鼓舞血行,脉络瘀阻,日久化湿生热,郁于四肢而发。

## 【临床表现】

1. 多见于中青年;

2. 患者表现为阵发性或持续性,发作历时数分钟、数小时或数日,多数反复发作,可连续数年或持续终身;

3. 主要症状 肢体远端局部皮肤温度增高、皮肤潮红肿胀及剧烈的肢端灼痛,症状可随环境温度、局部因素、精神状态等改变而变化;

4. 少数有感觉及运动障碍,极少数晚期患者可由于营养障碍出现坏疽或溃疡;

5. 夜间发作次数较多,局部检查皮肤发红,压之可暂时退色,皮温高,足背动脉与胫后动脉搏动增强,多汗。

## 【诊断】

### 一、西医诊断要点

1. 肢端阵发性红、肿、热、痛四大症状;

2. 冷敷后疼痛减轻,受热后疼痛加剧;

3. 无局部炎症感染;

4. 实验室检查及特殊检查 皮肤临界温度试验检查阳性。

## 二、中医诊断要点

1. 有感受风寒湿热等外邪病史，或既往有关节痛病史者，或有慢性劳损或跌打损伤史；

2. 肢体肌肉或关节疼痛、酸楚、重着、麻木、活动受限、或者关节僵硬、畸形或关节红肿疼痛等。

## 三、中医主要证候类型

1. 湿热痹阻证　肌肤或关节红肿热痛，有沉重感，伴有发热，口渴不欲饮，烦闷不安，小便赤黄，关节屈伸不利，步履艰难，或有红斑结节，舌质红，苔黄腻，脉濡数或滑数。辨证要点：关节红、肿、热、痛，发热，小便赤黄，舌质红，苔黄腻。

2. 寒邪痹阻证　疼痛较剧，痛有定处，遇寒增痛，遇热痛减，局部皮色不红，触之不热，舌质淡，苔薄白，脉弦紧。辨证要点：关节痛有定处，遇寒痛甚，舌质淡，苔薄白，脉弦紧。

# 【鉴别诊断】

1. 雷诺病　多见于青年女性，由于交感神经功能紊乱而引起肢端局部缺血现象，遇冷是主要诱因。临床主要有苍白、发绀、潮红三项反应，局部温度低。

2. 血管闭塞性脉管炎　多在青、中年起病，几乎都是男性，主要为血流不足引起的症状。可分局部缺血期、营养障碍期、坏疽期三期，相应地出现间歇性跛行、皮肤苍白发绀和足背动脉减弱（或消失）及足部干性坏疽溃疡表现。

3. 小腿红斑病　寒冷为发病诱因，红斑以小腿为主，无明显疼痛。

4. 多发性神经病　又称末梢神经病或周围神经炎，其主要表现为四肢远端对称性的或非对称性的运动、感觉以及自主神经功能障碍性疾病。

# 【治疗】

## 一、西医治疗

应首先确定是原发性红斑性肢痛症还是继发性红斑性肢痛症，继发性红斑性肢痛症有原发疾病，应先注意积极治疗原发疾病。

### （一）一般治疗

急性期应卧床休息，避免久站，可抬高患肢，局部宜行冷敷，避免过热及其他各种引起患部血管扩张的刺激。

### （二）药物治疗

红斑性肢痛症的治疗尚无特效药物。西医学主要采用抗炎、抗过敏、抗抑郁焦虑、调节周围血管舒缩功能药物，目前临床常用药物有以下几种：①肠溶阿司匹林：能抑制5-羟色胺释放，并减少前列腺素生成，故可减轻血管扩张、降低皮温、缓解疼痛；②苯噻啶：具有强烈的抗5-羟色胺与组胺作用，能使扩张的动脉管壁的痛阈降低，可改善症状；③普萘洛尔：可使血管收缩减轻对血管周围神经的压迫，同时减慢心率，减少心排血量，减少对周围血管的压力；④利血平与氯丙嗪合用；⑤卡马西平：通过阻滞$Na^+$通道，以降低外周神经和交感神经细胞兴奋性，从而抑制外周神经及交感神经过度兴奋，最终达到控制症状的作用；⑥普鲁卡因：

可能阻断过敏因子与中枢神经联系,切断抗体与抗原结合,抑制机体继续产生抗体; ⑦维生素E: 增强细胞抗氧化作用,使末梢血液循环得到改善,并维持血管通透性,使血管运动功能得到恢复; ⑧维生素$B_1$:改善周围神经的作用; ⑨维生素$B_{12}$:具有促进神经再生,髓鞘复原,维持神经系统功能等作用; ⑩抗抑郁焦虑制剂: 文拉法辛、舍曲林、阿米替林等。以上疗法均对缓解症状有益。

**(三)物理治疗**

可用超声波、超短波、紫外线照射的方法进行治疗。

**(四)手术治疗**

少数患者各种治疗无效,采取交感神经切除术或局部神经切除术(如踝部的神经,或于骶部硬膜外封闭,或进行腰交感神经节阻滞)可起到缓解或根除症状的作用。

## 二、中医治疗

**(一)辨证论治**

1. 湿热痹阻证

治法: 清热除湿,宣痹通络。

代表方: 宣痹汤合当归拈痛汤。

常用药: 滑石、防己、栀子、苦参、茵陈、黄芩、知母、连翘、蚕砂、薏苡仁、当归、赤小豆、羌活。

加减: 高热口渴,烦闷汗出,脉数,加生地黄、寒水石,并重用知母、栀子; 壮热不退,大便秘结,加大黄、芒硝、白芍; 痛尤甚,加海桐皮、片姜黄、地龙。

2. 寒邪痹阻证

治法: 祛风散寒,化湿通络,益气活血。

代表方: 寒湿痹汤。

常用药: 附子、麻黄、蜈蚣、制川乌、威灵仙、黄芪、桂枝、白术、木瓜、细辛、当归、白芍、炙甘草。

加减: 病久有化热之象,加生地黄、知母; 痹证日久,病重成顽,肝肾亏虚,加熟地黄、桑寄生、杜仲、续断。

**(二)中成药**

四妙丸: 清热除湿,通筋利痹。适用于热痹湿热下注证。

**(三)针灸及其他**

1. 针灸 取双侧涌泉、三阴交、太溪、解溪、太冲、足临泣、商丘、足三里,可交济水火,壮水之主,泻经络之热邪而调畅经气。

2. 穴位注射 可用维生素$B_1$、$B_{12}$采用穴位注射方式以加强营养神经功效,调节周围神经功能。

# 【诊疗热点】

## 一、基因突变

不同人种、不同地域的人群间存在遗传异质性。通过对已报道的原发红斑性肢痛症患者*SCN9A*基因突变的分析，在遗传背景不同的人群中，无论是有家族史的病例还是散发病例，都可以出现十分相近甚至完全相同的*SCN9A*基因突变，且主要集中在*L858*、*I848*和*N395*三个位点上，发生频率占已报道病例总数的70%以上，提示*SCN9A*基因的*L858*、*I848*和*N395*位点可能为原发红斑性肢痛症的突变热点。

### 二、病因不明

红斑性肢痛症病因暂时不明确，制约着临床有效的诊治方法的研究。有学者研究表明，5-羟色胺受体参与疼痛的调制或产生。疼痛主要是由于5-羟色胺而产生的炎性疼痛，这种疼痛机制相对复杂，可以通过受体、离子通道、神经递质以及调节蛋白来实现。研究考虑红斑性肢痛症发病机制可能是由于原发性疾病导致5-羟色胺代谢异常，并且5-羟色胺在外周是重要的致痛因子，从而产生了炎症性疼痛。张卫红等研究表明红斑性肢痛症可能与寒冷导致肢端毛细血管舒缩功能障碍有关，由于肢端小动脉扩张，血液流量显著增加，局部充血，血管内张力增高，压迫或刺激动脉及邻近神经末梢而致病。

### 三、难防复发

原发性、继发性红斑肢痛症患者在经过治疗症状得到控制后部分患者会出现复发情况，目前尚无有效方法能防止其复发，针对继发红斑性肢痛症复发，可以控制原发病而减少其复发率。

中医对热痹病因病机的新认识主要是基于古代医家的医学观点发展而来的，近20年来在充分继承古代医家关于热痹病因病机的论述上，通过大量的临床实践和理论探索研究，对热痹的病因病机有了进一步、系统、创新性的认识，具有代表性的理论学术观点有：①郑绍周认为本病有火热之邪贯穿始终，极易耗气伤津。故急性发作期忌用大量清热解毒类药物，选药时应选取少量或取性寒而不峻猛者为妙。同时认为本病多为先天禀赋不足所致，缓解期补肾以固先天之本，健脾益气以补充人体正气，为长期服药打下基础，另外温补之品可反制清热解毒凉血之苦寒之性。②唐祖宣认为此病系寒邪内侵，凝于脉络，致阴阳失和，郁久化热，气血运行不通所致，血不流而滞则成痹，不通则痛；并认为气血凝滞、湿热内郁为此病的主要病机，治疗应采取活血化瘀、清热解毒、益气通络为治法。

## 【中西医结合思路】

中医中药对红斑性肢痛症的确有一定的作用，在疾病的发展过程中，中医中药在某个阶段，某个证型上能发挥很好作用。由于这一类疾病存在着病因的多源性，应选择有条件的医院，对红斑性肢痛症的不同时期、不同证型采用单纯的中医中药、或中西药联合应用，或单纯西药，进行临床治疗，观察疗效，对比三者的疗效差异，并通过实验室检查，探讨其治疗机制，争取通过若干年的努力，达到红斑性肢痛症辨证治疗规范化，中西药切入时机及用药剂量合理化。

红斑性肢痛症病因的复杂性决定了其治疗的复杂性和多样性，在现阶段缺少足够循证医学证据的情况下，某些类型的红斑性肢痛症的治疗存在争议是正常的，但不能因为其弊而全盘抛弃某种治疗方法，应当积极实践、认真总结、科学地把握各种治疗方法的优缺点，目前由于没有一种通用的治疗方法能缓解所有患者的临床症状。因此应重视联合治疗，注重内治与外治、手术与非手术、中药与西药治疗的有效结合，从而将红斑性肢痛症的治疗提高到一个新的水平。

## 【研究展望】

### 一、明确发病机制

长期以来,由于对原发性红斑性肢痛症的发病机制缺乏明确的认识,对其治疗各家也莫衷一是,因此,通过对其进行更深入的分子遗传学和免疫学研究,阐明致病机制,继而找到可行的治疗方法,有着极其重要的意义。

### 二、如何降低该病复发率

由于该病病情特殊,复发率较高,严重影响患者的生活质量。对此,如何在积极治疗该病的同时有效地控制该病的复发率,尚有待研究。可以进行医学知识讲座,宣传具体预防措施:嘱患者穿多孔的凉鞋,夜间睡眠时足部不宜覆盖,足部应尽量避免暴露于温热的环境中,不宜用冰块或冰水局部降温的方法来缓解发作,以免损伤肢端血管和周围神经,反而使病情加重。同时要使患者减轻思想负担。

### 三、加强综合护理防止继发心理疾病

红斑性肢痛症是一种原因不明的末梢血管舒缩功能障碍性疾病,临床表现红、肿、热、痛严重影响患者生活质量,造成心理负担。一经诊断要及时治疗,护理显得尤为重要,通过给予正确的体位,细致的病情观察,指导患者科学合理地饮食,疏导患者心理,使其保持良好的心态,及时采取有效措施解除患处不适,详细的健康教育等综合护理可以使患者减轻痛苦,促进患者早日康复。

## 【参考文献】

[1] 卢丽翔. 红斑性肢痛症的研究进展[J]. 中国全科医学,2005,8(16):1370-1371.

[2] 王丹,赵铎. 郑绍周治疗红斑性肢痛症经验[J]. 光明中医,2013,28(1):20-21.

[3] 崔炎,孙莎莎,韩丽丽. 崔公让对继发性红斑肢痛症的诊治经验[J]. 辽宁中医杂志,2011,38(2):232-233.

[4] 吴江. 神经病学[M]. 北京:人民卫生出版社,2012:413.

[5] 王永炎,张伯礼. 中医脑病学[M]. 北京:人民卫生出版社,2007:408-409.

[6] 冯辉,臧莉. 中西医结合治疗红斑性肢痛症疗效观察[J]. 新乡医学院学报,2009,126(2):199-200.

[7] 孙怡,杨任民,韩景献. 实用中西医结合神经病学[M]. 第2版. 北京:人民卫生出版社,2011:918.

[8] 李晓绿. 针刺配合药物治疗红斑肢痛症临床观察[J]. 中医学报,2012,27(165):243-244.

[9] 张黎黎,林志淼,马志红,等. 原发性红斑肢痛症中*SCN9A*基因的突变热点[J]. 中国皮肤性病学杂志,2006,20(11):649-651.

[10] 庄丽华,胡家才,吴昊,等. 红斑肢痛症病因、病理机制及治疗的中西医研究进展[J]. 现代中西医结合杂志,2014,23(33):3754-3756.

[11] 李谋,余利红,刘小林,等. 原发性红斑性肢痛症致病基因研究进展[J]. 国外医学遗传学分册,2005,28(4):248-250.

(林亚明)

# 第四节　自发性多汗症

## 【概述】

自发性多汗症(spontaneous hyperhidrosis),是指在情绪紧张或气温升高甚至多数无明显诱因的情况下,手或颜面或身体其他部位出现的大量出汗或大汗淋漓的这种出汗过度为主要表现的临床症状。自发性多汗症为非生理状态下出汗异常增多,病因多数不明。西医学根据出汗异常病因的不同分为原发性多汗症、继发性多汗症、味觉性局部多汗和无汗症。后三者不在本章节讨论的范围,本节主要讨论原发性多汗症。其多因在情绪激动或环境温度升高,或活动后面部及肢体出现对称性多汗,出汗较正常汗量增多,常见大汗淋漓,湿透衣服,为自主神经中枢调节失常所致。自发性多汗症的病理生理机制主要是汗腺功能亢进,而汗腺在数量和结构上并无改变。

中医学无自发性多汗症的病名,而是将其归属于"汗证"范畴,具体分别归属于"黄汗""自汗""盗汗"等范畴。《黄帝内经》认为"五脏化液,在心为汗""阳加于阴谓之汗",早在《黄帝内经》即对生理性汗出及病理汗出有了一定的认识,如《灵枢·五癃津液别》说:"天暑衣厚则腠理开,故汗出……天寒则腠理闭,气涩不行,水下流于膀胱,则为溺与气。"汉·张仲景《金匮要略·水气病脉证并治》首先记载了"盗汗"的名称。《三因极一病证方论·自汗论治》对自汗、盗汗做了鉴别:"无问昏醒,浸浸自出者,名曰自汗或睡著汗出,即名盗汗或云寝汗。"

本节主要讨论的"汗证",是指由于湿热内蕴,阴阳失调,腠理不固,而致汗液外泄的失常的病证。其中,汗呈黄色、易染衣,并常有刺鼻气味,谓为黄汗;不受环境因素影响,而白天时时出汗,动则出汗更多,谓为自汗;睡眠中出汗不止,醒来自止者,称为盗汗,也称为寝汗。"汗证"作为症状,可单独出现,也在其他疾病过程中伴随出现,本节主要讨论单独出现的"汗证"。另由于个体差异,少数人平常容易出汗,但并不伴有其他症状者,不属于本节范畴,正如《笔花医镜·盗汗自汗》说:"盗汗为阴虚,自汗为阳虚,然亦有秉质如此,终岁习以为常,此不必治也。"

## 【病因病机】

### 一、西医病因、发病机制及病理

目前自发性多汗症的病因尚不完全清楚,多数学者认为可能与交感神经功能亢进有关。人体汗腺分布于全身皮肤,分为小汗腺和大汗腺,主要受交感神经节后纤维释放乙酰胆碱支配。小汗腺为一种结构比较简单的盲端管状腺体,其分泌的汗液成分主要为水、氯化钠、钾、钙、尿素、乳酸及氨基酸等。大汗腺主要分泌水、铁、脂质、有臭物质、荧光物质及有色物质等。人体汗腺部位不同,性质相异和多少不同,因此对感觉和心理刺激等可呈现不同的反应。具体说来,面部发汗受交感神经颈上神经节支配;上、下肢及躯干发汗则受颈下神经节、胸节及腰节支配。发汗高级中枢在大脑皮质、丘脑下部、延髓及脊髓。神经系统的一些器质性疾病,多表现为偏身多汗,如某些偏头痛、脑炎后遗症。炎症、肿瘤等刺激一侧交感神经节,可引起头部一侧汗多。而味觉刺激致局部多汗在摄食过热或辛辣性食物时,引起面部局部发汗,与延髓发汗中枢有关。有些遗传综合征可出现先天性多汗症。

### 二、中医病因病机

中医学对“汗证”病因病机的认识以及治疗方法的积累,在《伤寒论》中已形成了较完备的体系,关于汗证的条文有一百多条,详尽论述了汗证的发生、转归、理法方药及预后,涉及六经病和杂病。出汗为人体正常的生理现象,在天气炎热、运动过后、饮用热汤、穿衣过多、情绪激动、劳动等情况下,属于正常现象。并认为本病因多是病后体虚、表虚受风、思虑烦劳过度、情志不舒、嗜食辛辣等多种因素引起肺气不足,或营卫不和,或心血不足,或阴虚火旺,或邪热郁蒸而致阴阳失调,腠理不固,营卫不和,汗液外泄失常所致。本病病机重点是阴阳失调,腠理不固,营卫失和,汗液外泄失常,在辨证上应着重辨阴阳虚实。汗证以虚者多,自汗多属气虚不固;盗汗多属阴虚内热。但因肝火、湿热等邪热郁蒸所致者,则属实证。《金匮要略·水气病脉证并治》首先记载了盗汗的名称,并认为由虚劳所致者较多。朱丹溪对自汗、盗汗的病机属性做了概括,认为自汗属气虚、血虚、阳虚、湿、痰;盗汗属血虚、阴虚。《景岳全书·汗证》对汗证做了系统的整理,认为一般情况下自汗属阳虚,盗汗属阴虚。但“自汗盗汗亦各有阴阳之证,不得谓自汗必属阳虚,盗汗必属阴虚也”。

## 【临床表现】

临床表现多为头、颈、腋及肢体远端局限性多汗,尤以掌、跖部最易多汗,多呈对称性,也可见一侧或身体局部部位,也可表现为全身性多汗,周身容易汗出,有时仅表现为一侧或双侧足底或腋下局部多汗,有时也可表现为手背、头颈部、前臂和小腿等部分多汗,偶见出现一侧半身性多汗。外界环境变化时,如气温升高、进食辛辣和热食时,或情绪紧张或激动时,病情多会加重。轻度多汗者只表现为手掌或(和)面部的明显湿润,重度多汗者可出现明显的汗珠,甚至汗如雨下和汗流浃背。手部或足部多汗者,多为冷汗,可伴皮肤湿冷,皮肤可呈苍白色、青紫色,偶伴随出现水疱及湿疹样皮炎,患者常常因皮肤汗液增多,部位尤其是足部、腋部、阴部出汗后会发出刺激性气味,并容易擦破皮肤、出现汗疹及毛囊炎等。

## 【诊断】

### 一、西医诊断要点

1. 手足心、腋窝、面部及肢体对称性多汗或局部多汗。

2. 在情绪紧张或激动时、气温升高或活动后出汗比正常汗量增多。

3. 碘与淀粉实验的检查、皮肤表面电阻的检查、汗液分泌功能的定量检查是进行汗液分泌异常的定性及定量检测。

### 二、中医诊断要点

1. 不因外界环境因素影响,在头面、颈胸,四肢、全身出汗者。自汗:昼日汗出溱溱,动则益甚;盗汗:睡眠中汗出津津,醒后汗止为盗汗;黄汗:汗出呈黄色、易染黄衣服,常有刺鼻气味,谓为黄汗。

2. 行相关实验室及影像学检查,排除肺痨、甲亢、风湿热等引起的自汗、盗汗。

## 三、中医主要证候类型

1. 肺卫不固证　汗出恶风,稍劳汗出尤甚,易于感冒,体倦乏力,面色少华,脉细弱,苔薄白。

2. 营卫不和证　汗出恶风,周身酸楚,时寒时热或表现半身、局部出汗,苔薄白,脉缓。

3. 心血不足证　自汗或盗汗,心悸少寝,神疲气短,面色不华,舌质淡,脉细。

4. 阴虚火旺证　夜寝盗汗或有自汗,五心烦热,或兼午后潮热,两颧色红,口渴,舌红少苔,脉细数。

5. 气滞血瘀证　局部或偏身汗出,紧张、兴奋或情绪激动时加重,心烦,两胁作胀,寐差,舌质黯或有瘀斑,舌苔薄白,脉弦涩。

6. 湿热郁蒸证　汗出色黄,黄如柏汁,染衣着色,伴有口中黏苦,渴不欲饮,小便色黄,苔黄腻,脉弦数。

## 【鉴别诊断】

1. 继发性多汗症　本节主要讨论原发性多汗症,需要与继发性多汗症相鉴别,后者有明确的原发疾病,如神经系统疾病延髓及脊髓空洞早期、交感神经节炎症或肿瘤压迫等;一些内分泌疾病如甲亢,感染性疾病如肺结核,风湿免疫性疾病如风湿热等通过临床、病史、影像学、实验室检查可鉴别。

2. 耳颞综合征　表现为一侧颞部发红,伴局限性多汗,且多汗常发生于进食酸、辛食物刺激味觉后,产生反射性汗出增多,也可伴流泪。多汗局限于交感神经丛、耳大神经和舌神经支配的范围内。颈交感性味觉出汗常见于胸口部位病变术后。上肢交感神经切除术后数周或数年,约有1/3病例可出现味觉刺激后出汗。

## 【治疗】

## 一、西医治疗

目前西医对本病症主要采取药物疗法、手术治疗及其他疗法三大类。

### (一)药物治疗

1. 抗胆碱能药物　阿托品每次0.3mg,每日2次,口服;山莨菪碱每次5~10mg,每天2~3次,口服;异丙嗪12.5~25mg,每日2次,口服;也可口服溴苯胺肽林(普鲁本辛)或颠茄合剂等抗胆碱能药物。但要注意,有口干、青光眼、尿潴留等病人慎用此类药物。

2. 镇静剂　如氯丙嗪、地西泮等,主要用于情绪紧张导致的多汗症的患者。

### (二)手术治疗

1. 对于口服及其他治疗无效的顽固性局部多汗症,尤其是中度、重度面、手、头部多汗而影响工作或学习者,可先试行颈或胸交感神经节封闭术,如果效果肯定或明显者,才可行微创式颈或胸交感神经节切除术。即术前行普鲁卡因交感神经节封闭试验治疗,若封闭不见效果者,一般也不宜行手术治疗。对腋臭可手术直接去除毛囊、汗腺组织,手术治疗腋臭效果较满意,不易复发。

2. 对于中度、重度足、腿部多汗症病人,可先试行颈或胸交感神经节封闭术,如果效果肯定或明显者,才可行微创式腰交感神经节切除术。

**(三)其他疗法**

1. 局部用药涂擦　如用5%~10%的甲醛溶液局部擦拭或3%~25%的氯化铝局部敷用或5%~10%的枯矾等收敛剂局部外搽可暂时有效;对手足多汗者可用乌洛托品粉均匀涂于多汗部位。

2. 放射治疗　手足掌多汗者,可试用深部X线治疗,每次1Gy,每周2次,总量为8~10Gy。

3. 物理治疗　应用自来水离子透入法,每周2~3次,以后每月1~2次维持,有一定的效果。

4. 肉毒素注射疗法　用A型肉毒素杆菌毒素进行腋下注射,为国内外一项新兴的疗法,主要是麻痹神经末梢、减少汗腺分泌来消除异味。本疗法具有创伤小、痛苦少、疗效满意的优点;但其缺点是需要反复注射,同时技术要求较高,而且注射过量可引起眼肌、吞咽肌、骨骼肌、呼吸肌瘫痪的危险,有些过敏体质的病人甚至可发生过敏性休克,另外本疗法价格较昂贵。

## 二、中医治疗

**(一)辨证论治**

1. 肺卫不和证

治法:益气固表。

代表方:玉屏风散。

常用药:黄芪、白术、防风。

加减:汗出多者加浮小麦、牡蛎、糯稻根固表敛汗;气虚甚者,加党参、黄精;阴虚者,加麦冬、五味子;气血不足,体质虚弱,症见汗出恶风,倦怠乏力,面色不华,舌质淡,脉弱者,改用大补黄芪汤。

2. 营卫不和证

治法:调和营卫。

代表方:桂枝汤。

常用药:桂枝、芍药、生姜、大枣、甘草。

加减:汗多者加煅龙骨、煅牡蛎固涩敛汗;兼气虚者,加黄芪;兼阳虚者加附子;如半身或局部出汗,配合甘麦大枣汤予以甘润缓急治疗;营卫不和而兼见气虚症状者,改用黄芪建中汤主之;由瘀血阻滞导致,改用血府逐瘀汤主之。

3. 心血不足证

治法:补血养心。

代表方:归脾汤。

常用药:人参、黄芪、白术、茯苓、当归、龙眼肉、酸枣仁、远志、木香、甘草、生姜、大枣。

加减:汗出多者加煅牡蛎、五味子、浮小麦;血虚者加制首乌、枸杞子、熟地。

4. 阴虚火旺证

治法:滋阴降火。

代表方:当归六黄汤。

常用药：当归、生地黄、熟地黄、黄芩、黄连、黄柏、黄芪。

加减：汗出多者加浮小麦、煅牡蛎、糯稻根；潮热甚者加秦艽、青蒿、银柴胡、白薇；以阴虚为主，而火热不甚者，改用六味地黄丸。

5. 气滞血瘀证

治法：疏肝行气，活血止汗。

代表方：逍遥散。

常用药：柴胡、当归、白芍、茯苓、白术、薄荷、赤芍、川芎、香附、郁金、红花、莪术、甘草。

加减：出汗过多者，加煅牡蛎；胁痛者，加延胡索；气郁化火，加牡丹皮、炒栀子、炒黄连；兼便秘者，加决明子、大黄。

6. 湿热郁蒸证

治法：清肝泄热，化湿和营。

代表方：龙胆泻肝汤加减。

常用药：龙胆草、黄芩、栀子、柴胡、泽泻、木通、车前子（另包煎）、滑石（另包煎）、当归、生地、甘草。

加减：里热较甚，小便短赤加茵陈、滑石（另包煎）；湿热内蕴而热势不盛，面赤红热、口苦等症状不显著者，改用四妙丸。

**（二）中成药**

1. 自汗、盗汗　可辨证选用黄芪口服液、生脉胶囊、归脾丸、补中益气丸、玉屏风散、龙牡壮骨颗粒、知柏地黄丸等。

2. 黄汗　可选用四妙丸、知柏地黄丸等。

**（三）专病专方**

1. 肺卫气虚自汗者　可选用玉屏风散，每日3次。

2. 阴虚火旺自汗者　可选用当归六黄汤煎服，每日3次。

3. 外敷　枯矾30g，干姜5片，水煎30分钟，取汁外洗出汗部位，日1次。

4. 密陀僧60g，寒水石60g，研细末备用，每天3次外扑出汗处，1月1疗程。

5. 枯矾30g，轻粉10g，滑石粉15g，研细末备用，每晚1次外扑出汗处，1月1疗程，1月后数日1次。

6. 食疗　羊肚1具，黄芪50g，黑豆50g，盐少许。加水共煮，食肚饮汤，分次服用。

**（四）针灸及其他**

1. 针灸

（1）针灸：主穴：肺俞、鱼际、太渊、大都、太白。配穴：肺卫不固证加气海、太渊、肺俞、鱼际、足三里、脾俞；营卫不和证加肺俞、脾俞、肾俞、鱼际、足三里、气海、太渊、内关；阴虚内热证加内关、劳宫、太溪、三阴交、肺俞、脾俞、肾俞、鱼际；气滞血瘀证加复溜、内关、行间、复溜、郄门、阴郄、劳宫、脾俞、膈俞、气海、太渊；湿热蕴蒸证加脾俞、足三里、阴陵泉、气海、行间、复溜、太白。

（2）耳针：可取穴肺、脾、肾、交感、神门等穴，耳穴埋压法。

2. 其他疗法　脐疗：五味子粉适量（鸽蛋大小），开水调湿，外敷神阙。

## 【诊疗热点】

原发性多汗症西医迄今尚无特效的治疗对策,而对本病中医药辨证论治,标本同治,发挥中医药特色优势,能提高临床疗效,改善患者生活质量。现代医家多对本病的病因病机及诊疗亦有不同认识。张世友等认为:汗证应当分虚实、辨寒热。自汗有虚有实,有寒有热;盗汗以虚热多见;黄汗多属湿热。国医大师路志正认为:病汗责之于虚实两端,阴阳气血之虚、风寒暑湿火热痰瘀食滞之邪均可致汗,而湿热盗汗临床常见却易被忽视,尤其湿热兼有阴虚者甚多。王霞随师临证发现:汗证常虚实夹杂,病变涉及多个脏腑,尤其长期出汗者,多与肝脏功能失调有关。黄飞龙、钱林超等认为,汗虽由肺气宣发津气于体表而生,然其化生之源则在心,调汗之枢也不离乎心,是以汗证当以心论治。陈国政等认为从心论治汗证为临床提供了新的诊治思路。

杨荣辉在《中西医结合治疗多汗症探析》一文提出:西医认为汗液中钙离子浓度较正常增高时,体内的钙离子减少,血钙下降后刺激中枢神经系统,以致自主神经系统汗腺分泌纤维过度活动而出汗,而中医理论无缺钙之说,但中药敛汗之品龙骨、牡蛎为动物类药含钙质多,具有敛汗作用,表明出汗和缺钙之间存在密切关系;西医认为,心血管病患者动脉供血受阻,静脉回流不畅,以致毛细血管内$CO_2$含量升高刺激汗腺而致出汗,而中医认为,汗为心之液,心阴亏虚致汗多;西医认为,多汗是中枢神经系统受到刺激导致自主神经功能失调汗腺分泌旺盛所致,而中医理论认为“汗多者内热也”“热逼汗出也”。所以中医认为,多汗与“热”密切相关。

对于重症患者,国外目前主张通过胸腔镜行胸2~3交感神经切断或消融术,据报道,疗效较服药者好,且副作用少,安全性较高。

## 【中西医结合思路】

中西医之间对多汗症的理论认识有互补性、相通性,为中西医结合治疗该病提供了新的思路。

目前西医治疗自发性多汗症多对症治疗,其方法不良反应较多。如用镇静剂或抗胆碱能药物,可暂时抑制出汗,由于不良反应多,无特异性,故不能长期使用。对于病情顽固的患者可采取手术治疗方法,交感神经离断术及后来的改良方法是长期治疗掌跖及腋下多汗症的选择,但应严格选择适应证。为此当今有研究者提出按中西医结合的思路来治疗该病,根据西医学观点:汗出异常通常与自主神经功能紊乱有关,而自主神经功能紊乱又多源于交感神经的兴奋性异常,交感神经主要分布在脊髓的胸、腰节段,传统的针灸可以改变交感神经的兴奋性,故反复针刺夹脊穴,可能通过改变交感神经的兴奋性来调节自主神经功能,进而达到治疗汗出异常的目的。

运用中医治疗不良反应小、方便、实用、经济,并且中医对汗证的治疗,是根据不同病因病机,分清虚实,依证施治,个体化针对性较强。可见中医治疗本病具有一定的优势,故在自发性多汗症的治疗,可在中医辨证论治的基础上,再适当配合西医对症治疗,则效果会更理想。中医治疗主要是调和营卫,扶正祛邪,强调辨证论治,注重内服与外用相结合。在辨证论治中,适当配以麻黄根、浮小麦、糯稻根、煅龙骨、煅牡蛎等固涩之品,可加强敛汗作用;在出汗明显增多时,可对症选用抗胆碱能药物等以迅速减轻症状,但只宜临时应用,并注意这些西药的不良反应。值得注意的是，根据目前的研究，多汗或出汗异常仅是症状表现，在诊断方面应该特别强调症状鉴别，要病证结合诊断，不能在不明确西医诊断的情况下，仅单纯按中医诊断“汗证”去行辨证论治，以防贻误病情。

## 【研究展望】

本病病因病机尚不完全清楚，国内外相关研究文献不多，在未来研究中通过体内微量元素如钙、铁、镁等或神经电活动、相关神经递质以及基因的检测可能不失为一种探索其病因病机的方法。在治疗方面，西医目前为对症处理，药物治疗效果差，副作用多，手术治疗适应人群又少，关于药物及手术治疗目前都缺乏深入研究。中医关于汗证的论述，汉代就有条文有一百多条，详尽论述了汗证的发生、转归、理法方药及预后，以后历代做了大量补充，现代反而相关文献多是一些个案、小样本的报道，缺乏大样本的临床观察，因此结合现代循征医学，收集整理挖掘古籍，中西医结合研究诊疗本病也不失为一种新思路。

## 【参考文献】


[1] 王永炎. 中医内科学[M]. 上海: 上海科学技术出版社,2003.

[2] 粟秀初. 自主神经系统疾病的诊断与治疗[M]. 西安: 第四军医大学出版社,2010.

[3] 孙怡,杨任民,韩景献. 实用中西医结合神经病学[M]. 北京: 人民卫生出版社,2011.

[4] 张世友. 汗证辨治六法[J]. 中国中医急诊,2009,18(10): 1715.

[5] 马秀文. 国医大师路志正谈汗证[J]. 中医药通报,2011,10(5): 41-42.

[6] 王霞,韩晓,王少贤. 汗证从肝辨治验案3则[J]. 新中医,2005,37(2): 79.

[7] 黄飞龙,钱林超. 汗证从心论治初探[J]. 光明中医,2009,24(11): 2055-2056.

[8] 王伟志,赵亮. 盘龙刺治疗自发性多汗症[J]. 四川中医,2006,24(3): 104.

[9] 彭慕斌,彭应涛. 神阙穴贴敷牡倍散治疗汗证136例[J]. 中医外治杂志,2009,18(6): 25.

[10] 于乐,李宁. 足三里穴位注射结合口服在牡壮骨颗粒治疗小儿汗证临床研究[J]. 亚太传统医药,2014,10(11): 82.


（林亚明）

# 第五节　特发性直立性低血压

## 【概述】

特发性直立性低血压（idiopathic orthostatic hypotension），又称西氏（Shy-Drager）综合征（SDS），是一种以α-突触核蛋白异常聚集引起少突胶质细胞和神经细胞变性坏死导致自主神经功能障碍为主的多系统变性病，主要表现为直立位时血压显著下降引起全脑供血不足，病人头昏、眼花甚至晕厥。1925年Bradburg和Eggtestoton首先详细地描述本病的临床特征为直立性低血压（即从卧位或蹲位突然起立时血压明显下降）、晕厥、脉率固定（即直立时心率无相应增加）、无汗、勃起功能障碍和夜尿增多等，称为“自发性直立性低血压”。1960年美国学者Shy和Drager从本病患者尸检材料中发现有中枢神经系统弥漫性变性，以脊髓中间外侧柱最明显，可侵犯苍白球、黑质、小脑和丘脑等部位，而交感神经功能障碍仅为神经系统病损的一部分。

中医学中尚无与特发性直立性低血压的病名，与之相对应的病证，多按照其临床症状可归属于“眩晕”“厥证”等范畴。眩晕是由于情志失调、病后体虚、年高肾亏、饮食不节、跌仆外伤等因素，引起风、火、痰、瘀上扰清空或精亏血少，清窍失养，临床上以头晕、眼花为主要表现的一类病证。眩晕最早见于《黄帝内经》，认为本病属肝所主，主要与邪中、髓海不足、血虚等多种因素有关。《灵枢·大惑论》指出：“故邪中于项，因逢其身之虚……入于脑则脑转。脑转则引目系急，目系急则目眩以转矣。”《灵枢·海论》曰：“脑为髓之海”，“髓海有余，则轻劲多力，自过其度；髓海不足，则脑转耳鸣，胫酸眩冒，目无所见，懈怠安卧。”《灵枢·口问》曰：“上气不足，脑为之不满，耳为之苦鸣，头为之苦倾，目为之眩。”

厥证是指由于阴阳失调、气机逆乱所引起的以突然昏倒、不省人事，或伴有四肢逆冷为主要临床表现的一种病证。厥证之名首先见于《黄帝内经》，除《素问》有厥论专篇外，还散见于其他三十多个篇章之内。厥之不同名称大约有三十多种，其临床表现也相当复杂，本篇所讨论的厥与特发性直立性低血压相对应的厥证是指以突然昏倒、不知人事为表现的厥证。如《素问·大奇论》曰：“暴厥者，不知与人言。”后世《诸病源候论》对尸厥进行了描述：“其状如死，犹微有息而不恒，脉尚动而形无知也”，并认为其病机为“阴阳离居，营卫不通，真气厥乱，客邪乘之。”

## 【病因病机】

### 一、西医病因、发病机制及病理

特发性直立性低血压的明确的发病原因尚不清楚，一般认为是一种原发中枢神经系统或周围自主神经系统的变性疾病，导致中枢或周围自主神经系统的功能失调。另有人认为是因体内传导功能缺陷，使去甲肾上腺素的合成不足所致。一些学者提出，儿茶酚胺的代谢障碍构成自主神经和锥体外系疾病的基础，并发现体内多巴脱羧酶及高香草酸等成分也有所减少。也有学者认为本病患者下肢及内脏血管壁内的压力感受器反应失常，故而发生站立时小动脉反射性收缩障碍及静脉回流量降低，从而出现直立性低血压。

病理方面，本病病变多累及胸、腰髓侧角交感神经细胞、脑干和骶髓的副交感神经细胞、神经节细胞、节前节后纤维、基底节、小脑和锥体束。电镜发现病变部位的胶质细胞和神经元细胞核、胞浆、突触中出现线状嗜银包涵体，其中包涵直径为20~30μm的绒毛状物质，这种异常的结构是本病的基本病理改变。

### 二、中医病因病机

中医古代医家认为，眩晕者多因先天不足、气血两虚、情志失调或饮食不节等病因导致髓海空虚、清窍失养，或出现风、火、痰等病理因素上扰清空而引发，其病位在脑，与肝、脾、肾三脏关系密切，病理性质总体属于本虚标实；厥证者多因体质虚弱、情志失调或饮食不节等因素导致机体气机逆乱、升降失常，气血阴阳不相顺接而引发，其病位主要在心、肝，与脾、肾两脏关系密切，病理性质则有虚实之别。

## 【临床表现】

特发性直立性低血压起病多隐匿，通常中年起病，男性多见，病程大多进展缓慢，其症状可归纳为以下几方面：

1. 特发性低血压　直立性低血压是突出的表现，患者平卧时血压正常，站立时血压则很快下降，收缩压可下降30mmHg以上，舒张压可下降20mmHg以上。病情轻者站立时感头昏、眩晕、视物模糊，病情较重者可出现晕厥，最严重者则需长期卧床，无法站立及行走。

2. 其他自主神经功能障碍　包括性功能减退、阳痿、括约肌功能障碍、便秘、腹泻、尿潴留或尿失禁等，常于直立性低血压发生前出现。部分患者由于迷走神经背核受累，可出现声音嘶哑、吞咽困难，甚至突发心跳骤停。

3. 躯体神经功能损害　SDS起病数年后，除存在直立性低血压和自主神经症状外，大部分患者可先后出现小脑、基底节或锥体系统受累表现。以小脑受累为主者表现为共济失调、步态不稳、步行易跌倒、构音不良等，称为小脑型Shy-Drager综合征（SDS-C）；以基底节受累为主者表现为肌肉强直、动作减少、肢体震颤、腱反射亢进及锥体束征阳性等，称为帕金森病型Shy-Drager综合征（SDS-P）；上述两组症状均存在者称为混合型Shy-Drager综合征（SDS-M）。躯体神经功能损害症状可在发病后逐渐出现，部分病人可伴随精神异常。

## 【诊断】

### 一、西医诊断要点

1. 中年患者，隐匿起病。

2. 临床表现为脑供血不足的症状，如头昏、头晕或晕厥，或同时伴有其他自主神经症状、锥体系统或锥体外系症状等。患者平卧时血压正常，站立时血压则很快下降，收缩压可下降30mmHg以上，并缺乏反应性的心率加快。

3. 辅助检查　①患者24小时尿中去甲肾上腺素和肾上腺素的排泄量可低于正常；②肾素释放在直立位时未见明显增多，部分患者可伴有醛固酮分泌减少；③自主神经功能检查中的出汗试验，在体表局部受热或口服阿司匹林后的出汗反应可消失；皮肤划痕试验可减弱或消失；1%肾上腺素或3%可卡因溶液滴眼，可见瞳孔反应异常；④磁共振扫描，在双侧壳核可能显示在$T_2$的加权像见高信号区；⑤当患者出现肢体震颤、直肠膀胱功能失调时，对会阴肌行肌电图检查，可有神经源性损伤的表现。

### 二、中医诊断要点

1. 眩晕者自觉头晕目眩，视物旋转，轻者闭目自止，重者如坐车船，甚至仆倒。严重者可伴有恶心呕吐，耳鸣耳聋，自汗出，面色苍白等。厥证患者在发病前常有先兆症状，如头晕、视物模糊、面色苍白、汗出等，随即突然出现昏仆，人事不知，持续时间较短，移时苏醒。发病时常伴有恶心、汗出，或有四肢逆冷，醒后常感头晕、疲乏、口干，但无失语、瘫痪等后遗症，缓解时如常人。

2. 眩晕多慢性起病，逐渐加重，或反复发作，多有由诱因引发病史。厥证者应了解既往有无类似病证出现，及发病前有无明显诱因，如情志变动、精神刺激等，或有无大失血病史，或暴饮暴食、痰盛宿疾等情况。

3. 好发于中年，男性多见，一般起病隐匿，病程大多进展缓慢；具备以上临床表现，结合年龄、病史特点、发病形式等可诊断眩晕或厥证。

### 三、中医主要证候类型

1. 肾精不足证　眩晕日久不愈，精神萎靡，视力减退，咽干口燥，腰膝酸软，少寐多梦，阳痿早泄，大便秘结，小便不利；舌质红，苔少或无，脉细数。辨证要点：眩晕日久不愈，腰膝酸软，阳痿早泄，二便不调，舌质红少苔，脉细数。

2. 气血亏虚证　眩晕动则加剧，遇劳则发，神疲懒言，乏力自汗，面色无华，心悸少寐，舌质淡，苔薄白，脉细弱；或突然昏厥，面色苍白，口唇无华，目陷口张，自汗肢冷，舌质淡，脉芤或细数无力者，则为厥证之血厥。辨证要点：眩晕动则加剧，神疲懒言，乏力自汗，舌质淡，脉细弱；突然昏厥，面色苍白，自汗肢冷，舌质淡，脉芤或细数无力。

3. 痰浊中阻证　视物旋转，头重如蒙，胸闷恶心，呕吐痰涎，脘腹痞满，大便稀溏，舌质淡，苔白腻，脉弦滑；或素体多痰多湿，快速起立后突发昏厥，喉中可闻痰鸣，或咯吐涎沫，舌苔白腻，脉沉滑者，则为厥证之痰厥。辨证要点：眩晕时发，头重如蒙，大便稀溏，舌苔白腻，脉弦滑；突发昏厥，咯吐涎沫，舌苔白腻，脉沉滑。

## 【鉴别诊断】

1. 交感张力性直立性低血压　本病患者交感神经系统对体位变化的反应正常，但去甲肾上腺素效应器官功能出现障碍，站立时心率每分钟可增加30次以上，并伴有血压下降。

2. 排尿性晕厥　本病为站立排尿过程中或排尿刚结束后所出现的一种晕厥，主要见于青、中年男性，偶见于老年人。晕厥多发生于夜间醒后起床站立排尿过程中或排尿结束后的片刻，气候寒冷时易发生，也多见于憋尿较多较久、排尿较快及饮酒后的病人。

3. 心源性晕厥　是指因心脏疾病引起心输出血量减少及脑缺血所导致的晕厥。本病常因冠心病、心肌梗死、完全性房室传导阻滞、阵发性心动过速、心动过缓、病态窦房结综合征、心肌炎、QT间期延长综合征及某些药物（如奎尼丁、洋地黄、酒石酸锑钾等）对心肌的毒害作用等所引起的心律失常，及由主动脉瓣狭窄、严重肺动脉狭窄、左心房黏液瘤等病变导致的心输出量减少所致。临床通过体检、心电图、心肌酶和心脏超声检查等可发现相应异常改变。

## 【治疗】

### 一、西医治疗

本病目前尚无特效治疗方法。除伴有帕金森病患者可予抗帕金森药物治疗外，其余治疗可参考下述方法。

#### （一）非药物治疗

常用方法包括：

1. 嘱患者避免长时间处于热环境及长时间泡热水澡；避免饮用浓茶、饮酒或一次性摄入过多碳水化合物；对于餐后低血压者应建议少食多餐。

2. 可予腹带加压，必要时使用双下肢弹力袜。指导患者起床前使用，可减少体位改变时内脏肠系膜及下肢静脉淤血，从而提高有效循环血量，维持正常血压。本法便于个体化治疗，效果可靠且安全性好。

3. 夜间入睡时调整床头高度，可将患者夜间睡眠床头抬高10~20cm，从而减少肾动脉压力，增加肾素—醛固酮释放，使水钠潴留而升高血压。

4. 体位改变干预　因直立性低血压多发生在直立后数分钟内，故应指导患者缓慢改变体位，站立前可在床边坐几分钟，并注意观察患者心率及面容变化，若其出现头晕、恶心、面色苍白等晕厥前兆表现，则应立即平卧，避免出现跌倒等意外。

5. 应鼓励患者独立按照治疗计划进行上述行为训练，并可结合适度有氧运动以改善机体循环。

**（二）药物治疗**

1. 增加血容量的药物

（1）9-α-氟氢考的松：该药为盐皮质激素的合成物，既能增加血容量，又可升高血压。常见不良反应是仰卧位高血压和低钾血症，因此在大剂量使用该药时应注意补钾。

（2）L-苏氨酸-3、4-双羟苯基丝氨酸：该药可升高平均动脉压及血流量。

（3）静脉滴注羟乙基淀粉代血浆或低分子右旋糖酐等药物，可作为辅助治疗，对脑及全身血液供应和微循环的改善有良好作用。

2. 作用于自主神经的药物

（1）交感神经兴奋药物：①麻黄素：可间接作用于交感神经末梢，提高血管张力而升高血压。②米多君（管通）：可直接作用于交感神经，本品应在白天、病人需要站立进行日常活动时服用。

（2）预防血管扩张药：如吲哚美辛、普萘洛尔等。

## 二、中医治疗

**（一）辨证论治**

1. 肾精不足证

治法：补肾填精。

代表方：左归丸。

常用药：熟地、山茱萸、山药、枸杞子、菟丝子、鹿角胶、牛膝、龟板。

加减：阴虚内热甚，加炙鳖甲、知母、炒黄柏、丹皮、地骨皮；心肾不交，失眠、多梦、健忘，加阿胶、炒黄连、炒酸枣仁、柏子仁；阴损及阳、肾阳虚者，加附子、肉桂，或改为右归丸并重用附子治疗。

2. 气血亏虚证

治法：补养气血，健运脾胃。

代表方：归脾汤。

常用药：黄芪、当归、党参、白术、茯苓、龙眼肉、炒酸枣仁、茯神、炙远志、木香、生姜、大枣。

加减：自汗多，重用黄芪，加煅牡蛎、浮小麦；畏寒肢冷，加桂枝、干姜；心悸怔忡、不寐，重用炒酸枣仁，加柏子仁。

3. 痰浊中阻证

治法：燥湿祛痰，健脾和胃。

代表方：半夏白术天麻汤。

常用药：法半夏、陈皮、茯苓、白术、天麻、甘草、生姜、大枣。

加减：呕吐频繁，加代赭石、竹茹；脘闷、纳呆、腹胀，加白豆蔻、砂仁；肢体沉重、苔腻，加藿香、佩兰。

**（二）中成药**

1. 口服药

养血清脑颗粒：养血平肝，活血通络。适用于眩晕血虚肝旺证。

归脾丸：益气健脾，活血通络，养血安神。适用于眩晕气血不足证。

六味地黄丸：滋阴补肾。适用于眩晕肾精不足证。

右归丸：温补肾阳。适用于眩晕肾阳亏虚证。

2. 注射液

生脉注射液或参麦注射液：益气养阴，复脉固脱。适用于厥证气阴两亏证。

参附注射液：回阳救逆，益气固脱。适用于厥脱阳气暴脱证。

**（三）针灸及其他**

1. 针灸　针灸治疗本病取得了良好的临床疗效，治疗时应根据患者体质、症状进行辨证分析，虚者补之、实者泻之，同时应兼顾调节脏腑功能。治疗方法上除传统毫针针刺外，还可配合艾灸、温针灸、穴位贴敷、穴位埋针、耳穴压籽等多种疗法。厥证的抢救中，针灸治疗简便易行，是急救的重要措施。

2. 推拿　颈部推拿治疗对于因脑供血不足导致的头昏、眩晕等症状有较好疗效。对于其他自主神经功能障碍，如便秘、尿潴留等，推拿也可起到一定的辅助治疗作用。针对临床出现肌肉强直、肢体震颤等帕金森病表现的患者，可通过推拿治疗来改善其肌肉僵直情况。推拿治疗时应力度适中，选择具有疏通经脉、行气活血功效的手法，可每日治疗一次。

3. 预防调护　本病患者应劳逸适度，避免过度疲劳、饥饿等；加强饮食调护，以清淡易消化饮食为主，应多吃蔬菜、水果，忌烟酒、油腻、辛辣之品，少食鱼腥发物。眩晕发作时应卧床休息，闭目养神，避免旋转头部及弯腰等动作；室内保持安静、舒适，避免噪声，光线柔和为宜。发生厥证时，不宜妄加搬动病人，应予其平卧，松解衣领，保持呼吸道通畅，防止窒息；痰多者应及时吸痰。

## 【诊疗热点】

### 一、西医临床用药经验总结与方法探索

氟氢可的松疗法，可使本病患者的血容量与心搏出量增加，收缩压及中心静脉压增高，同时直立性低血压也获得改善。二氢麦角胺可改善直立位血压，这可能与药物直接引起血管平滑肌收缩和抑制α受体的抗肾上腺素作用有关。吲哚美辛能提高去甲肾上腺素及血管紧张的敏感性，可抑制前列腺素E的血管扩张作用，但它对升高卧位低血压较升高直立位低血压更为显著，这是吲哚美辛治疗SDS的主要缺点。普萘洛尔治疗本病是否有效尚存在争议。

### 二、中医辨证论治在本病治疗中的疗效研究

傅能、赵韧考虑本病多为先天禀赋不足，后天失养或思虑过度所致。病变涉及脾、心、

肾三脏，其主要病机为中气虚弱致清阳不升；心脾两虚导致气血不足；脾肾阳虚，髓海失煦。病机要点为阴阳气血亏损，进而损及五脏功能，治疗以益气养阴、壮阳升清为主，选取补中益气汤和黄芪生脉饮两方为基础进行治疗。方中黄芪生脉饮中药药理研究表明能增强心脏收缩力，纠正休克状态；党参、黄芪对血压有良好的双向调节作用；白术、陈皮益气健脾；黄精滋养真阴；制附子温阳；当归、炙甘草养血生血；柴胡、升麻佐以升阳，达到标本兼顾的整体治疗效果。经临床观察结果显示脾肾双补法对本病疗效显著。

白雪、杨思进等通过对本病的中医辨证治疗，认为本病从属于中医学“眩晕”“厥证”范畴，主要病机为中气不足，气虚下陷，清阳不升，精明失养，兼肾阳不足、髓海空虚，日久渐及肾阴阳两虚。治疗上亦着重选用补中益气汤合温肾填精之品，以益气升阳、温肾填精。同时，本着“阴阳互根”“善补阳者必阴中求阳”及“久病入络”等理念，适当佐以滋肾养阴之品及活血化瘀通络治疗，收到了较好的临床疗效。

### 三、中药联合针灸治疗效果显著

针刺能调整阴阳，疏通经络、气血，对于本病的治疗已显示出独特优势，而针药结合治疗则具有更加明显的疗效。张连城等运用醒脑开窍针刺法结合中药治疗特发性直立性低血压患者，同时加用滋阴补肾、健脾益气类中药口服治疗，取得了良好疗效。陈仙菊治疗本病患者，全部采用针药结合方法治疗，针刺结合中药治疗则弥补了针刺治疗远期效果差的不足，并且达到了标本兼治的效果，故临床疗效佳，值得推广使用。

特发性直立性低血压多属虚证，故宜使用补法，在施灸时应采用不吹艾火、使艾炷自行燃尽的方法。本法持续时间长，火力微而持久，连绵不断，可循经内达脏腑、直趋病所，温通经脉、补益阳气，能使气血通畅从而收到良好疗效。

## 【中西医结合思路】

特发性直立性低血压的治疗药物选择较为复杂，至今尚无可根治的药物。近年来开展的以中医辨证施治为主体的临床研究，进一步加强了中医在本病诊治方面的作用。目前，中医药治疗在提高临床疗效、减少西药副作用、改善患者生活质量及优化病情预后等方面，都起到了较为重要的作用。中西医结合治疗特发性直立性低血压，既能良好地控制临床症状，又能充分发挥二者各自的优势，为今后本病的治疗提供了更多的选择。

### 一、治疗药物选择上的结合

米多君是目前唯一通过认证的治疗本病的药物，但其副作用易引起卧位高血压、脑出血，也有报道溴吡斯的明联合小剂量米多君在减轻卧位高血压同时增加直立位血压。在治疗直立性低血压方面，传统中医药体现出了一定的治疗优势。生脉注射液主要成分为人参、麦冬、五味子，源于传统医学中的生脉散，主要功效为益气复脉。对应现代药理学，其具有强心、提高血压的功效，在这些方面已被诸多临床及基础研究证实，并用于增加心肌收缩力、改善微循环、调节血流动力学等方面。杨志勇等研究表明，常规治疗联合生脉注射液的临床疗效与患者症状好转率均优于单用常规治疗，同时联合生脉注射液并加强临床护理可显著提高直立性低血压患者的治疗效果。

### 二、晕厥患者多种治疗方案与中医辨证论治相结合

张件云将本病表现为晕厥的患者根据其舌脉症而辨为虚证之"血厥",予补中益气汤合四味回阳饮加减治疗,并辅以针刺治疗。西医方面采取一般治疗和药物治疗兼顾的原则,并结合高压氧治疗。通过上述中西医结合疗法,患者取得了良好的临床疗效。

### 三、中西药联合在本病治疗方面优势互补

张汝菁、童文新等使用生脉散加减联合654-2注射液静滴治疗直立性低血压患者20例,经过对疗效进行分析研究后显示此法具有较好的临床疗效。从生脉散和654-2的药理作用特点来看,二者都具有提高组织耐氧能力的作用,可能与本病近期疗效明显有关。同时生脉散的养阴生津功效有利于减轻654-2所致口干、口渴副作用。

## 【研究展望】

### 一、新药研发

O.Oldenburg、St.Sack等提出新的治疗方案,包括使用抗贫血药物及5-羟色胺再摄取抑制剂等。研究表明,红细胞生成素不仅能刺激红细胞生成,而且还有助于成功的治疗直立性低血压,其机制尚不清楚。氟西汀、帕罗西汀等5-HT再摄取抑制剂类药物,有报道已成功应用于某些病例。

### 二、起搏器治疗

双心室同步起搏治疗在直立性低血压的治疗中具有特殊地位,但其疗效目前尚有争议。在心源性抑制型血管迷走神经调节障碍时,心脏固有频率下降,因此通过双心室同步超律刺激可阻止血压下降。此项应用在美国心脏协会与美国心脏病学学院的治疗准则中作为可选择项(Ⅱb型适应证)被提及。为了改善心功能不全时心脏的泵功能,进行右侧连续性房室刺激可极大提高心输出量,从而有助于减轻直立性低血压的症状。由此分析,使用双心室的或左侧连续性房室刺激的治疗方案也可能对本病同样有效,但仍需进一步研究证实。

### 三、基因研究

最近有研究表明,*IL-8(255) TT*基因型携带者患特发性直立性低血压的风险率可增加4倍,在与*ICAM-1(E469K) KK*基因型的相互作用下,患病风险率则增加11倍,这使对本病病因的研究进入了基因水平。

## 【参考文献】

[1] 史玉泉,周孝达. 实用神经病学[M]. 上海: 上海科学技术出版社,2004.

[2] 王维治. 神经病学[M]. 北京: 人民卫生出版社,2006.

[3] 粟秀初. 自主神经系统疾病的诊断与治疗[M]. 西安: 第四军医大学出版社,2010.

[4] 肖振辉. 中医内科学[M]. 北京: 人民卫生出版社,2010.

[5] 许继宗. 眩晕的中医证治研究近况[J]. 第四届中医药继续教育高峰论坛论文集,2011:365-368.

[6] 邱长龙. 原发性直立性低血压23例药物治疗体会[J]. 中国卫生标准管理,2014,5(22):78-79.

[7] 傅能,赵韧. 脾肾双补法治疗特发性直立性低血压30例[J]. 中国中医药科技,2013,20(3):308-309.

[8] 白雪,杨思进,赵立志,等. 中医辨证论治特发性直立性低血压综合征[J]. 湖北中医杂志,2010,3(24):56.

[9] 张连城,王占奎. 针刺治疗Shy-Drager综合征[J]. 上海针灸杂志,2006,25(4):23-24.

[10] 郭轶峰,孙崇玲. 中医药治疗特发性直立性低血压临床研究近况[J]. 医学研究杂志,2007,36(10):84-86.

[11] 杨志勇,任治坤,李佳旎,等. 生脉注射液对直立性低血压疗效的短期观察[J]. 安徽医学,2012,33(9):1176-1178.

[12] 张件云. 中西医结合治愈原发性直立性低血压1例[J]. 中外健康文摘,2010,7(24):306.

[13] 张汝菁,童文新,董延芬,等. 生脉散加减合654-2治疗原发性直立性低血压20例[J]. 中医杂志,2001,42(10):634.

[14] Aydoğdu İ, Kuku İ, Sevinç A, et al. Therapie der orthostatischen hypotonie[J]. Turk J Haematol,2000,17(4):213-215.

（林亚明）

# 第十六章 睡眠障碍

## 第一节 概 述

睡眠障碍是指个体由于心理和环境因素的影响，或由于各种精神疾病、神经系统疾病、躯体疾病的影响，或由于各种药物和精神活性物质的影响所产生的睡眠发动和维持障碍（disorders of initiating and maintaining sleep，DIMS）、过度睡眠障碍（disorders of excessive somnolence，DOES）、睡眠觉醒节律障碍（sleep-wake schedule disorders，SWSD）以及与特定睡眠阶段有关的各种功能障碍的总称。

睡眠障碍可以作为某种单独的疾病，也可以作为各种原因所导致的共同表现；另外各种睡眠障碍的表现可以是各种躯体疾病、中枢神经系统疾病或精神疾病的前驱症状或重要症状，如结核、脑血管疾病、高血压、冠心病、抑郁障碍、焦虑障碍、精神分裂症等均可表现出各种形式的睡眠障碍。

### 一、流行病学

据世界卫生组织的调查，全球27%的人有睡眠问题。中国睡眠研究会的调查显示，我国成年人失眠发生率高达38.2%，约5亿成年人存在失眠问题。失眠程度常随年龄而增加，老年人主要是易醒、早醒，年轻人以入睡困难居多。而幼儿、青少年、躯体疾病、学习能力低下以及痴呆等特别容易出现持久的睡眠障碍。

### 二、正常睡眠节律及分期

根据睡眠期脑电图（electroencephalograph，EEG）、眼球运动和肌张力变化，将睡眠分为两种不同时相：非快速眼动（NREM）睡眠相和快速眼动（REM）睡眠相。

非快速眼动睡眠（non-rapid eye movement sleep，NREM）期，也称慢波睡眠，发生于睡眠开始阶段，伴随低频率高电位脑电。此期特点是全身代谢减慢，总代谢率较入睡前安静状态降低10%~25%，脑血流量减少，大部分脑区神经元活动减少，循环、呼吸及交感神经系统活动降低，表现呼吸平稳、心率减慢、血压和体温下降、肌张力降低（但仍能保持一定姿势），无明显眼球运动等。NREM睡眠期可分为S1期（入睡期）、S2期（浅睡期）、S3期（中度睡眠期）和S4期（深度睡眠期）。

快速眼动睡眠（rapid eye movement sleep，REM）期，也称快波睡眠，是较特殊的睡眠状态，大脑活化程度及各项生理指标与清醒状态相似,脑代谢与脑血流量增加,大部分脑区神经元活动增加,EEG表现也与觉醒时类似,为快波、低电位脑电,眼睑闭合后出现双眼球往返的快速眼动。自主神经功能不稳定,呼吸浅快不规则,心率增快,血压波动,瞳孔时大时小,体温调节功能丧失,阴茎或阴蒂勃起,各种感觉功能显著减退。

正常成年人的睡眠周期具有以下特点:①每次睡眠都是从NREM开始;②NREM睡眠和REM睡眠以90分钟的周期交替出现;③NREM睡眠在夜间睡眠开始的前半期占优势,REM睡眠在夜间睡眠的后半期占优势;④在夜间睡眠中觉醒通常不超过夜间总睡眠时间的5%;⑤REM睡眠占睡眠时间的20%~25%;⑥NREM睡眠的S1期占睡眠时间的2%~5%;S2期占45%~55%;S3期占3%~8%;S4期占10%~15%。

## 三、睡眠—觉醒的生物学基础

关于睡眠与觉醒的生物学基础目前知之不多,研究发现睡眠与觉醒由分布广泛的脑系统调控。其中支持觉醒的关键脑区主要包括:后侧下丘脑的组胺能核团,释放前脑基底部的胆碱能与5-羟色胺能核团,脑干网状上行激活系统与中脑被盖及桥脑被盖中的去甲肾上腺素能与5-羟色胺能核团。另外,最近发现一种系统通过"下丘脑泌素"的肽类神经递质活动而促进觉醒。孤束是与NREM睡眠发生相关的关键脑区,它从腹侧和从背侧通过丘脑投射至皮质,在NREM睡眠期,皮质丘脑环路的不断超极化形成了该期特征性的节律性脑电波。而REM睡眠是由脑干胆碱能"REM-on"核团与桥脑被盖去甲肾上腺素能/5-羟色胺能被盖区的"REM-off"核团相互作用形成的。总之,乙酰胆碱、组胺、5-羟色胺(5-HT)、去甲肾上腺素以及下丘脑泌素等神经递质促进与维持觉醒,而抑制类神经递质γ-氨基丁酸(GABA)和促生长激素神经肽(甘丙肽)与促进NREM睡眠有关。另外,睡眠的发动与维持还需要一些睡眠因子或内源性致睡眠复合物和各种激素的参与,这些因子包括白细胞介素-1、肿瘤坏死因子、前列腺素D2等。

## 四、睡眠障碍的病因

睡眠障碍的确切原因目前还不十分明确,主要与以下几方面有关。

1. 心理因素　病人对睡眠、健康过分关注和担心。由于生活及工作中的压力造成精神紧张、不安、焦虑、抑郁等影响睡眠。

2. 环境因素　环境嘈杂,卧室内声、光、温度不适宜,居住拥挤或突然改变睡眠环境,或工作与起居无常,旅行时差转换等,均可影响睡眠。

3. 遗传因素　有的睡眠障碍和遗传因素关系密切,如发作性睡病。

4. 器质性因素　睡眠障碍与诸多疾病相关,如心肺疾病、肌肉骨骼肌疾病、慢性疼痛、脑血管病、心境障碍、焦虑障碍、精神障碍等。

5. 药物及食物因素　所有作用于神经系统的药物均会影响睡眠。如抗抑郁药、中枢神经兴奋剂、多巴胺受体激动剂、他汀类药物、氢化可的松、茶碱类衍生物及其他镇静药物戒断等。长期饮酒、咖啡、茶也可造成睡眠障碍。

## 五、睡眠障碍症状

睡眠障碍主要包括失眠、睡眠过多、睡眠相关异常以及睡眠—觉醒节律紊乱等四种症状，并经常重叠出现。

1. 失眠 是指难以入睡或维持睡眠困难，是临床最常见的主诉之一，可以是一过性或持续性。短暂性失眠常伴焦虑体验，由于诱发焦虑的事件所致（如考试），或与悲痛、精神失常或生活事件有关，失眠虽不严重，须注意是否为精神疾病或抑郁症的早期表现，通常可短期服用镇静催眠药。持续性失眠临床多见，主要为入睡困难，病人常伴躯体紧张或焦虑状态，经常不自主表达焦虑心境，描述躯体不适感，如头痛、头晕、心慌、气短等。

2. 日间过度嗜睡 是指在正常清醒时的入睡倾向。临床表现为并无夜间睡眠减少，但白天睡眠过多；有时睡眠发作；睡眠持续时间较长，醒来时达到完全清醒状态的过渡时间延长。

3. 睡眠相关异常 是指一组不寻常的和无法预测的睡眠状况，常在睡眠中或介于睡眠—觉醒间突然发作，由于常见于NREM3、4期，病人往往不能回忆发作的经过。

4. 睡眠—觉醒节律紊乱 是正常睡眠昼夜节律紊乱，病人在应睡眠时不能入睡，应醒来时不能觉醒，但在其他时间能睡又能醒。

## 六、睡眠障碍分类

睡眠障碍分类系统，包括：DSM-Ⅳ（美国《精神障碍诊断统计手册》第4版，APA2000）、ICSD-2（睡眠障碍国际分类第2版，American academy of sleep medicine 2005）、ICD-10（国际疾病分类第10版，世界卫生组织1992）以及CCMD-2-R（中国精神疾病分类方案与诊断标准）。本章内容主要以ICSD-2分类标准为蓝本。ICSD-2的详细分类见表16-1。

**表16-1 睡眠障碍分类（ICSD-2）**

| | |
|---|---|
| Ⅰ失眠症 | 不伴有长睡眠时间的特发性嗜睡症 |
| 适应性失眠症 | 行为诱导的睡眠不足综合征 |
| 心理生理性失眠症 | 继发于躯体疾病的嗜睡症 |
| 异型失眠症（paradoxical insomnia） | 药物或物质滥用所致嗜睡症 |
| 原发性失眠症 | Ⅳ昼夜节律性睡眠障碍 |
| 精神障碍所致失眠症 | 昼夜节律性睡眠障碍，睡眠相延迟型 |
| 睡眠卫生不良所致失眠症 | 昼夜节律性睡眠障碍，睡眠相提前型 |
| 儿童行为性睡眠 | 昼夜节律性睡眠障碍，不规律睡眠-觉醒模式 |
| 药物或酒精所致失眠症 | 昼夜节律性睡眠障碍，非24小时周期型 |
| 躯体疾病所致失眠症 | 其他疾病所致昼夜节律性睡眠障碍 |
| Ⅱ睡眠相关的呼吸障碍 | Ⅴ异态睡眠 |
| 中枢性睡眠呼吸暂停（OSA）综合征 | NREM睡眠期觉醒障碍（意识模糊性觉醒、睡行症、睡惊症） |
| 阻塞型睡眠呼吸暂停综合征（成人、儿童） | 与REM睡眠相关的异态睡眠（REM睡眠行为障碍、反复发作性睡眠麻痹、梦魇） |
| 睡眠相关的肺通气不足/血氧不足综合征 | 其他异态睡眠（如睡眠相关的夜尿症、睡眠相关呻吟、睡眠相关幻觉、爆裂性头痛、睡眠相关进食障碍） |
| 其他睡眠相关的呼吸障碍 | Ⅵ睡眠相关的运动障碍 |

续表

| | |
|---|---|
| Ⅲ中枢性嗜睡症(非继发于昼夜节律睡眠障碍、睡眠相关的呼吸障碍或其他夜间睡眠紊乱) | 不宁腿综合征 |
| 猝倒型发作性睡病 | 周期性肢体运动睡眠障碍 |
| 不伴猝倒型发作性睡病 | 睡眠相关的腿痉挛 |
| 躯体疾病所致发作性睡病 | 睡眠相关磨牙症 |
| 反复发作性嗜睡症 | 药物或物质滥用所致睡眠相关的运动障碍 |
| 伴有长睡眠时间的特发性嗜睡症 | 躯体疾病所致睡眠相关的运动障碍 |

注：此处的ICSD-2是经简化的版本

## 七、睡眠障碍诊断

1. 病史收集　对睡眠主诉的诊断及处理依赖于对病史进行准确详细了解。病史的要素包括：病情的性质、严重程度及发作次数；主诉的持续时间；相关的病损；加剧与减轻症状的因素；有无躯体疾病、神经系统疾病和精神障碍；有无药物应用史和物质滥用史。

2. 体格检查　尽管多数睡眠障碍无特征性的临床体征，但也应仔细进行常规内科检查和神经系统检查。对于睡眠呼吸暂停综合征的患者应进行耳鼻喉科和口腔科检查，了解有无上气道阻塞现象。

3. 问卷睡眠—觉醒日记　有助于了解患者的个体化睡眠模式、每天的变异，还可以帮助患者发现睡眠问题的特异性模式。Epworth睡眠量表（Johns 1991）通过了解个体在特异性场合下入睡的可能性来评估其白天嗜睡情况。分值由0分（毫无睡意）至24分（特别想睡）。匹兹堡睡眠质量指数（SQI）是评估睡眠总体质量的自评问卷，共19项，分值由0分（睡眠良好）至21分（睡眠差）（Buysse et al.1989）。若分值>5，则被认为是有明显的睡眠问题。

4. 多导睡眠图（polysomnography，PSG）　对可疑的睡眠呼吸暂停与嗜睡症，PSG有诊断指导意义；也有助于一部分异态睡眠的诊断。

## 八、睡眠障碍的中医认识

睡眠障碍相当于中医的“不寐”“多寐”，属于中医文献中“不得眠”“目不瞑”“不得寐”“嗜寐”等范畴。中医学认为，睡眠主要与卫气有关，人体睡眠与清醒决定于卫气的出入运行和阴阳二气的升、降、出、入，卫气行于阴则睡眠，行于阳则清醒，阳入于阴则寐，阳出于阴则寤。早在《黄帝内经》中即有关于睡眠生理、病机的论述。如《灵枢·大惑论》云：“夫卫气者，昼日常行于阳，夜行于阴，故阳气尽则卧，阴气尽则寤。”《素问·逆调论》指出：“胃不和则卧不安”；《灵枢·海论》：“髓海不足，则脑转耳鸣，胫酸眩冒，目无所见，懈怠安卧。”指出了肾精亏虚，髓海不足，元神疲惫而出现的懈怠嗜睡病证。《金匮要略·血痹虚劳病脉证并治》中亦有“虚劳虚烦不得眠”的论述。《景岳全书·不寐》进一步对不寐的原因做了分析：“盖寐本乎阴，神其主也，神安则寐，神不安则不寐；其所以不安者，一由邪气之扰，一由营气不足耳。有邪气多实，无邪者皆虚。”故本病的发生主要与心、脾、肾、髓海、肝胆、肺等脏腑有密切关系，病机不外乎虚实两端，实邪干扰和正气不足、神气失养，且易受情志因素诱发。

### 九、睡眠障碍的治疗原则

睡眠障碍的治疗以重建正常的睡眠节律为目标，针对病因采用中西医结合治疗，即审因论治、综合治疗为原则。

1. 有器质性疾病者应治疗原发病为主。

2. 由心理、社会因素造成者以心理治疗、行为治疗为主，辅以药物治疗。

3. 对于严重的睡眠障碍，可先短期内用西药“急则治其标”，以减轻症状，缓解焦虑；继以中药、针灸等辨证施治，并结合心理治疗，调理脏腑功能，以“缓则治其本”。

4. 病情较轻者以心理治疗，或配合中医药治疗即可。

5. 苯二氮䓬类药物不宜长期使用，以免造成药物依赖。

### 【参考文献】

[1] 张宏耕. 中西医结合精神病学[M]. 北京：中国中医药出版社，2005.

[2] 孙学礼. 精神病学[M]. 第3版. 北京：高等教育出版社，2008.

[3] 刘协和. 牛津精神病学[M]. 第5版·中文版. 成都：四川大学出版社，2005.

[4] 王维治. 神经病学[M]. 第2版. 北京：人民卫生出版社，2013.

[5] 赵靖平. 精神障碍治疗学[M]. 第4版. 北京：人民卫生出版社，2010.

[6] 张明园. 精神病学[M]. 第5版. 北京：人民卫生出版社，2010.

（邹 伟）

## 第二节 失 眠 症

### 【概述】

失眠症（insomnia）以入睡和（或）睡眠维持困难所致的睡眠质量或数量达不到正常生理需求而影响白天社会功能的主观体验，是最常见的睡眠障碍性疾病。主要临床表现以入睡困难、易醒、多梦、早醒、再睡困难、醒后疲乏为主。由于社会节奏加快和竞争加剧，失眠症的患病率愈来愈高，欧美等国家患病率在20%~30%左右，我国则10%~20%左右，其中女性与老年人多见。

中医学认为失眠症属于“不寐”范畴，是以轻者不易入寐，重者彻夜不寐为主要临床特点的一类病症。《黄帝内经》认为卫气夜不入阴而使阳气盛、阴气虚则不寐。东汉张仲景《伤寒论》中有许多论及失眠的条文，如“虚烦不得眠”“但欲寐”等。汉代华佗《中藏经》曰：“……有寤而不寐者，有寐而不寤者……状名不同，皆生六腑也。”唐代孙思邈《备急千金要方》论述了脏腑虚实与睡眠障碍的关系。张子和首先在医案中别立“不寐”一门，使睡眠疾病跻于内科诸症之列。明代张景岳《景岳全书》则将不寐病机概括为有邪无邪两种类型。

## 【病因病机】

### 一、西医病因、发病机制

1. 失眠的精神心理与躯体疾病的病因有很多,基本包括四类:

(1)躯体因素:如头痛、关节痛、心悸、气短、频繁咳嗽或咳痰、尿频、瘙痒等躯体不适以及失眠肌阵挛、不宁腿综合征、睡眠呼吸暂停综合征、睡眠觉醒节律紊乱等疾病所导致的失眠。

(2)环境因素与不良睡眠习惯:如卧室内声、光、温度不适宜导致的难以安睡,旅行时差转换、睡眠环境改变而引起失眠。不良睡眠习惯如睡眠时间无规律、睡前做剧烈活动、喝茶、喝咖啡等。

(3)心理因素:焦虑症患者多见入睡困难与易醒,抑郁症患者常见早醒。

(4)药物因素:中枢兴奋剂如苯丙胺、哌甲酯、咖啡因、麻黄碱、氨茶碱等,乙醇、巴比妥及其他镇静药物戒断。

2. 失眠的发病机制 西医学认为,失眠的发病机制有几个方面:

(1)自身的易感素质:如性别、年龄、个性和遗传因素等。特别是患者自身的性格特点,患者在睡前若对睡眠有不良的联想,而这些联想常常会使患者感到紧张、焦虑,反复思考如何能使自己得到足够的睡眠,睡眠是大脑本身生理的自然反应,不受主观意识控制,对睡眠的渴望和由此产生的焦虑破坏睡眠所需要的内环境,造成睡眠结构的混乱。

(2)外界的特定条件:如生活质量、经济条件、人际关系、睡眠环境等。

(3)睡眠—觉醒周期:失眠与睡眠—觉醒周期密切相关,但睡眠—觉醒具体机制尚不明确,多认为脑干的中缝核、孤束核能诱导睡眠的发生,而脑桥背内侧被盖的蓝斑头部对维持觉醒起作用。视交叉上核是体内基本的生物钟,其包含了自我维持昼夜节律的振荡器,可以使内源性的昼夜节律系统和外界的光暗周期相耦合。另外丘脑也是参与睡眠与觉醒节律的重要结构之一,具有诱导睡眠和引导觉醒两种调节机制。大脑皮质作为体内的高级中枢,其产生的意识活动对睡眠觉醒节律有一定影响。因此,神经生理功能的抑制作用减弱或易化作用增强,造成大脑皮质某些神经中枢过度兴奋的现象以及参与其中的神经解剖结构发生病理性改变,都可以导致失眠症的发生。

### 二、中医的病因病机

中国古代医家认为,本病多由情志失调、饮食失节、劳倦内伤、素体不足等多种致病因素相互影响,导致心、肝、脾、肾脏腑功能失调,阴阳气血失和,以致心神失养或心神被扰。本病以虚证多见,常兼有虚实夹杂。虚证多为心脾两虚、心虚胆怯、心肾不交、精血亏虚;实证多为肝郁化火,痰热内扰。久病多瘀,故失眠日久可与瘀血互结,同时本病实证与虚证可以相互联系、相互转化。

随着生活节奏和工作压力的日益加剧,深受失眠困扰的人逐年增多,失眠症这一疾病也越来越受到医学界的关注,投入失眠研究的医学工作者也越来越多,他们在失眠的研究中取得了巨大的进展,并对其病因病机有了更加系统和创新的认识,其中具有代表性的医家观点有:

王翘楚认为“天人相应”“人与天地同纪”是睡眠疾病研究的基本理论。《素问·金匮真言论》说:“阴中有阴,阳中有阳。平旦至日中,天之阳,阳中之阳也;日中至黄昏,天之阳,阳中之阴也;合夜至鸡鸣,天之阴,阴中之阴也;鸡鸣至平旦,天之阴,阴中之阳也。故人亦应之。”这进一步说明了自然界阴阳消长规律,其人亦与之相应,不能违背,违背就会疾病丛生。《灵枢·营卫生会》又从气血理论详细描述人体卫气运行时间、空间变化与睡眠—觉醒昼夜节律变化的生物钟现象。即:“人受气于谷,谷入于胃,以传与肺,五脏六腑,皆以受气,其清者为营,浊者为卫,营在脉中,卫在脉外,营周不休,五十而复大会,阴阳相贯,如环无端。卫气行于阴二十五度,行于阳二十五度,分为昼夜,故气至阳而起,至阴而止……日中而阳陇,日西而阳衰,日入阳尽而阴受气矣。夜半而大会,万民皆卧,命曰合阴,平旦阴尽而阳受气,如是无已,与天地同纪。”这更清楚地揭示人与天地之间阴阳之气运行是同步的,不能分离,且说明人身之卫气运行与地球—太阳—月亮之间的运行是一致的,且每昼夜是不等的,这与当今有关昼夜节律及人体生物钟现象的研究是不约而同的。

陆伟珍认为肝为刚脏,体阴而用阳,主情志疏泄。而情志所伤、劳逸失度、久病体虚等均能引起肝之气血紊乱,阴阳失调,病久易牵涉心、脾、肾等各脏腑的功能失衡,出现各种临床证候,所以肝与失眠的关系十分密切,故治疗失眠症从肝立法可取得较好的疗效。中医的肝包括西医的消化系统、神经系统及内分泌系统。肝郁证表现为基础代谢率低,自主神经功能紊乱等;肝阳上亢证表现为外周交感—肾上腺髓质功能偏亢等;肝火证及肝胆湿热证表现为抗体处于应激状态,炎症递质增加,血管内皮细胞损伤,血管扩张等。可见肝的功能障碍均可引起机体的一系列内环境改变,从而引起机体的一系列病理反应,故从肝入手调理机体是有一定理论和实践依据的。而睡眠是中枢神经系统和神经递质协同完成的复杂过程,所以通过调整人体内环境可以达到改善睡眠的目的,也为从肝论治睡眠障碍提供了一定的理论依据。

## 【临床表现】

失眠症主要表现为轻者入睡困难,睡眠不深,易醒和(或)早醒,醒后再次入睡困难,重者则整夜不能入睡,甚至还有些患者表现为睡眠感缺失。患者晨起后头脑不清醒,有程度不等的不适、疲劳感,部分患者可有紧张性头痛、头昏、手足冰凉、心悸,胸闷,气短,食欲减退,腹部胀痛等躯体表现并伴有注意力、警觉性、精力下降。常有紧张性头痛或手足冰凉等躯体表现。呈慢性病程,持续几年甚至数十年。长期失眠可导致情绪不稳,如心情低落、焦虑、急躁以及压抑感等,亦可以导致个性改变,进而影响学习和工作,给患者带来很大的困扰。

若出现早醒或易醒,有时可能是抑郁症的表现;而焦虑症患者也常表现为入睡困难。

## 【诊断】

临床诊断标准:诊断主要依靠病史,产生失眠问题的原因很多,寻找睡眠障碍、躯体疾病、情感因素、生活方式以及环境因素等导致失眠的原因,也是诊断需要解决的内容。

### 一、西医诊断要点

1. 睡眠障碍　包括难以入睡(卧床30分钟没有入睡),易醒、频繁觉醒(每夜超过2次)、多梦、早醒或醒后不能再入睡甚至通宵难眠。总睡眠时间不足6小时。有上述情况1项以上,同时伴有醒后头昏、乏力等不适症状。

2. 社会功能受损　白天出现精神疲乏不振,或头晕头胀、心慌心烦等症状,影响工作、学习和社会活动功能。

3. 上述睡眠障碍每周至少发生3次,并持续1个月以上。

4. 排除各种神经、精神和躯体疾病导致的继发性失眠。经各系统和实验室检查未发现异常。

5. 按国际通用的SIPEGEL量表(改进型)6项内容(入睡时间、总睡眠时间、夜醒次数、睡眠深度、做梦情况、醒后感觉)检测评分=9分、<12分为失眠,=12分为失眠症。严重程度: ≥12分为轻度失眠症; ≥18分为中度失眠症; ≥24分为重度失眠症。

### 二、中医诊断要点

患者轻则入睡困难,或寐而易醒,时寐时醒,甚至醒后不能再睡,重则彻夜不眠。

### 三、中医主要证候类型

1. 肝火扰心证　夜寐早醒,多梦,头晕胀或痛,目赤口苦,口干,耳鸣,急躁易怒,面红,大便干结,舌黯红,苔黄,脉弦而数。辨证要点: 夜寐早醒,头晕胀或痛,目赤口苦,急躁易怒,舌红苔黄,脉弦数。

2. 痰热扰心证　不寐头重,痰多胸闷,恶食嗳气,恶心吞酸,心烦口苦,目眩,舌质红,苔腻而黄,脉滑数。辨证要点: 不寐头重,胸闷,目眩,舌红苔黄腻,脉滑数。

3. 心肾不交证　心烦不寐,头晕耳鸣,烦热盗汗,咽干,精神萎靡,健忘,腰膝酸软,男子滑精阳痿,女子月经不调,舌红少苔,脉细数。辨证要点: 心烦不寐,烦热盗汗,腰膝酸软,舌红少苔,脉细数。

4. 心脾两虚证　难以入寐,多梦易醒,心悸健忘,头晕目眩,肢倦神疲,腹胀,便溏,饮食无味,面色无华,舌淡,苔薄白,脉细弱。辨证要点: 难以入寐,心悸目眩,肢倦神疲,腹胀便溏,舌淡苔薄白,脉细弱。

5. 心胆气虚证　不寐多梦,易于惊醒,胆怯心悸,遇事易惊,气短倦怠,小便清长,舌淡,脉弦细。辨证要点: 不寐易醒,心悸胆怯,气短倦怠,舌淡,脉弦细。

## 【鉴别诊断】

1. 继发性失眠　中枢神经系统的躯体疾病,如周围神经炎、脊髓病; 身体方面的痛苦或不适,如皮肤疾病的瘙痒或疼痛、风湿性关节病、癌性疼痛等; 精神障碍患者常伴有失眠症状,特别是焦虑症(常表现为入睡困难)及抑郁症(常表现为早醒); 酒、咖啡、茶或药物等引起的失眠。只要临床表现(包括病史、体检、各种检查结果)足以诊断以上疾病之一者,原发性失眠诊断不予考虑。

2. 其他睡眠障碍　如夜惊、梦魇患者可有失眠,若有典型的夜惊和梦魇症状,则不考虑失眠症。一过性睡眠障碍。这在日常生活中常见,不需任何治疗,身体可做自然调节,故病程不足者不诊断失眠症。

## 【治疗】

### 一、西医治疗

#### (一)药物治疗

治疗失眠症的药物包括:①巴比妥类,目前临床很少用,仍有使用的是司可巴比妥。②苯二氮䓬类,目前临床最广泛的安眠药。短效类:三唑仑、咪达唑仑、去羟西泮、溴替唑仑等;中效类:替马西泮、劳拉西泮、艾司唑仑、氯氮平等;长效类:地西泮、氯硝西泮、氟硝西泮、氟西泮等。③新型非苯二氮䓬类催眠药包括佐匹克隆、唑吡坦和扎来普隆等。这类药物具有起效快、半衰期短、次晨没有宿醉症状、药物依赖和停药反跳少等优点,是目前推荐为治疗失眠的一类药物。

其他药物如具有催眠效果的抗抑郁药物、抗抑郁药物、褪黑素受体激动剂对失眠症也有一定的疗效。

#### (二)非药物治疗

1. 睡眠卫生教育 ①睡前数小时(一般下午4点以后)避免使用兴奋性物质(咖啡、浓茶或吸烟等);②睡前不要饮酒,酒精可干扰睡眠;③规律的体育锻炼,但睡前应避免剧烈运动;④睡前不要大吃大喝或进食不易消化的食物;⑤睡前至少1小时内不做容易引起兴奋的脑力劳动或观看容易引起兴奋的书籍和影视节目;⑥卧室环境应安静、舒适,光线及温度适宜;⑦保持规律的作息时间。

2. 心理行为治疗

(1)认知与心理治疗:运用认知理论改变病人对睡眠和失眠的认知信念和态度偏差,改善睡眠。有些患者常以8小时作为睡眠优劣的标准;有些患者过分关注失眠的不良后果,临睡时担心失眠而恐惧;通过认知与心理治疗帮助病人疏泄焦虑,恢复正常睡眠。

(2)松弛疗法:应激、紧张和焦虑是诱发失眠的常见因素。放松治疗可以缓解上述因素带来的不良效应,因此是治疗失眠最常用的非药物疗法,其目的是降低卧床时的警觉性及减少夜间觉醒。减少觉醒和促进夜间睡眠的技巧训练包括渐进性肌肉放松、指导性想象和腹式呼吸训练。患者计划进行松弛训练后应坚持每天练习2~3次,环境要求整洁、安静,初期应在专业人员指导下进行。松弛疗法可作为独立的干预措施用于失眠治疗。

### 二、中医治疗

#### (一)辨证论治

1. 肝火扰心证

治法:疏肝泄热,佐以安神。

代表方:龙胆泻肝汤。

常用药:龙胆、栀子、黄芩、泽泻、车前子、柴胡、当归、生地、合欢皮、夜交藤、酸枣仁、甘草。

加减:不寐较重,加炒酸枣仁、柏子仁、夜交藤。

2. 痰热扰心证

治法:化痰清热,和中安神。

代表方：黄连温胆汤。

常用药：黄连、半夏、陈皮、竹茹、枳实、茯苓、黄连、生姜、甘草。

加减：心悸不安，加朱砂、琥珀；宿食停滞，加神曲、莱菔子；痰热壅盛，加礞石。

3. 心肾不交证

治法：滋阴降火，养心安神。

代表方：朱砂安神丸。

常用药：朱砂、甘草、黄连、当归、生地黄。

加减：眩晕耳鸣，加牡蛎、龟板。

4. 心脾两虚证

治法：补养心脾，以生气血。

代表方：归脾汤。

常用药：白术、人参、黄芪、甘草、当归、茯神、远志、酸枣仁、龙眼肉、木香。

加减：不寐较重，加合欢花、柏子仁；痰浊内阻，加陈皮、半夏、肉桂。

5. 心胆气虚证

治法：益气镇惊，安神定志。

代表方：安神定志丸。

常用药：人参、龙齿、茯苓、茯神、石菖蒲。

加减：气血不足，加熟地、当归、白芍、阿胶。

**（二）中成药**

口服药

（1）百乐眠胶囊：滋阴清热，养心安神。适用于失眠症肝郁阴虚证。

（2）乌灵胶囊：补肾健脑，养心安神。适用于失眠症心肾不交证。

（3）枣仁安神胶囊：养血安神。适用于失眠症心血不足证。

**（三）针灸及其他**

针灸治疗本病效果良好，本病多为虚实夹杂之证，治疗主张补虚泻实，调节脏腑。治疗方法也由传统的毫针向多种疗法综合应用，针刺八脉交会穴、手少阴经及督脉穴为主。临床治疗多头针、体针并用，兼以耳针或耳穴压籽多种治疗方法。另外，卧位气功、瑜伽、按摩等方法也对失眠有很好的疗效。

## 【诊疗热点】

### 一、多导睡眠图在失眠症诊断中的应用

多导睡眠图（polysomnography，PSG）是研究催眠药物或其他形式治疗效果的有用工具，也是探讨药物作用机制的一种手段。李冲等通过PSG描记并进行各睡眠参数比较（包括进程睡眠、睡眠结构、REM），认为PSG对失眠症患者睡眠质量的评价是可行的，不仅为临床治疗提供参考而且有助于主、客观失眠的鉴别诊断。江帆、袁强认为PSG今后的发展趋势上应寻求更为恰当的方法对研究对象进行纯化；多种指标相互结合并应与新技术的统计学方法相结合，才能提高结果的客观性和准确性。

## 二、重复经颅磁刺激对失眠症患者睡眠的影响

重复经颅磁刺激（repetitive transcranial magnetic stimulation，rTMS）是目前一种无创伤、无依赖性的新型的失眠治疗非药物方案，重复经颅磁刺激是一种神经刺激和神经调节电生理技术，原理是应用电磁场在大脑中产生感应电场，调节大脑皮质兴奋性，一般来说，高频（>1Hz）rTMS对大脑皮质的兴奋性具有促进作用，而低频（=1Hz）rTMS则对大脑皮质的兴奋性产生抑制。失眠症患者大脑皮质处于高唤醒状态，故低频rT-MS可能通过抑制大脑皮质的兴奋性来改善睡眠。磁场作用还可通过影响睡眠中枢的神经元细胞放电及神经递质的释放来调节脑功能的兴奋及抑制水平，可促进5-HT和γ-氨基丁酸（GABA）的释放，而5-HT、GABA是引起睡眠的重要神经递质，GABA是哺乳动物中枢神经系统内重要的抑制性神经递质，也能影响松果体褪黑激素的合成和分泌，对维持机体正常睡眠觉醒周期和生理功能具有极为重要的调节作用，以达到治疗失眠的目的。基于它能调节大脑皮质的兴奋性而被广泛地应用于精神病学和神经病学的临床诊断与治疗，其可以和药物联合迅速阻断失眠的发生，特别适用于妇女哺乳期间及产后抑郁所导致的失眠。

## 【中西医结合思路】

失眠病理机制非常复杂，西医学认为是由于长期情绪紧张，或抑郁，或负性精神刺激及精神创伤等因素造成的大脑睡眠中枢兴奋与抑制两者动态失衡当是失眠症的主要病机。西医通过抑制睡眠中枢兴奋性的药物治疗本病，近期疗效虽好，但往往有日间困倦、成瘾及撤药后发生戒断症状等不良反应。中医学认为本病在现今主要是由于精血不足，脑髓失养而引起的不寐证，可采用中药汤剂以补气养血，益脑安神为法。中医在治疗失眠方面亦积累了不少临床经验，虽取得一定的疗效，但其主要缺点为起效较慢。使用中西医结合的方法，则能以长补短，增强疗效。

但迄今为止，以中西医结合疗法治疗失眠症的文献报道多是经验性的，小样本量的，尚无严格的质量评价肯定其疗效，所以有必要对其建立循证医学模式的诊疗规范，进一步探讨对症治疗及中西医结合疗法治疗失眠症的方法。

## 【研究展望】

理想的催眠药物应具有下列特点：吸收快，改善异常的睡眠时相，影响正常的生理睡眠时相轻，作用时间短，体内消除快，无蓄积作用，清醒后无药物延续作用，副作用小。但到目前为止尚无一种理想的催眠药物，仍有待进一步深入研究解决。在失眠的治疗上，应强调个体化原则，在采用药物治疗的同时，加强心理、行为、认知等综合治疗，增强病人战胜失眠的信心，使患者更快、更好地解除失眠带来的各种疾苦。

近年来不乏关于中医治疗失眠的随机对照临床研究及系统回顾发表。虽然当中大部分研究结果都指出中医疗法比安慰对照、西药或其他治疗更能有效地治疗失眠，但综观这些随机对照临床研究的研究方法都有一定问题，包括未盲法（不论是对病者或对评估者）及未有清楚报告退出人数及原因等。另外研究中所使用对失眠的诊断及评估方法亦可参考国际对睡眠医学研究的建议，包括：①使用标准化的失眠诊断标准，例如DSM-5的失眠症诊断标准；②使用睡眠日记来记录各项睡眠指征如入睡所需时间、睡后醒来时间、总睡眠时间及睡眠效

率等；③用客观的量度睡眠方法，如腕动计或多导睡眠监测。比较以辨证论治中医治疗与常规化中医治疗的研究可以展示中医疗法治疗失眠的价值。若要确定中医治疗失眠的疗效，尚需更多大型及高质量的随机对照临床研究。

## 【参考文献】

[1] 杜好瑞，赵洪祖. 失眠症患者状态—特质焦虑与睡眠结构的关系[J]. 中国心理卫生杂志，2009，23(12)：868-871.

[2] 徐建，王翘楚，许良，等. 从肝论治睡眠疾病的临床和康复预防研究[R]. 北京：中华中医药学会，2012.

[3] 陆伟珍. 五脏与失眠[J]. 中国中医基础医学杂志. 2005，11(5)：381-382.

[4] 李文伟. 龙胆泻肝汤加减治疗“不寐”临床疗效观察[J]. 临床医药文献杂志，2014，1(13)：2525.

[5] 朱卫红，房滢熙，陆乾人. 乌灵胶囊联合枣仁安神胶囊治疗慢性失眠症31例[J]. 陕西中医，2011，32(6)：691-692.

[6] 张林挺，李裕和. 酸枣仁汤对失眠大鼠大脑c-fos和c-jun含量的影响[J]. 陕西中医，2009，30(7)：928-929.

[7] 江帆，袁强. 失眠症睡眠脑电的研究进展[J]. 国外医学；精神病学分册. 2000，27(2)：112-115.

[8] 陈运平. 低频重复经颅磁刺激与抑郁治疗的实验和临床研究[D]. 武汉：华中科技大学，2005.

[9] 赵立刚，栾志勇，郑祖艳. 中西医结合治疗失眠症64例体会[J]. 中医药信息，2002，19(3)：35.

（邹　伟）

# 第三节　发作性睡病

## 【概述】

发作性睡病(narcolepsy，NRL)，又称发作性嗜睡症，是一种较为罕见的睡眠障碍。临床表现上发作性睡病主要表现为白天过度睡眠(excessive daytime sleepiness，EDS)，部分病人伴猝倒症、睡瘫症和入睡性幻觉，即“发作性睡病四联症”。患者很少会有四联症的同时存在，通常表现为其中的一种或几种。本病除发作性的睡眠增多等四大主要特征外，还可能有睡眠时不自主肢体运动，以及夜间睡眠不安等症状。患病率1/2000，男性患病率比女性稍高(相对危险性1.6∶1)。

发作性睡病大致属于中医学“多寐”“嗜睡”“多睡”等范畴。“多寐”之病名首见于清代沈金鳌所著之《杂病源流犀烛·不寐多寐源流》。《黄帝内经》《伤寒论》等中医经典医籍中虽无多寐之病名，但有类似此病之记载。如《素问·诊要经终论》云：“秋刺夏分，病不已，令人益嗜卧。”《伤寒论·辨少阴病脉证并治》云：“少阴之为病，脉微细，但欲寐也。”《灵枢·大惑论》以问答的方式，对多寐的病因病机进行了讨论。《灵枢·寒热病》篇提出：“阴跷阳跷，阴阳相交……交于目锐眦，阳气盛则瞋目，阴气盛则瞑目。”

## 【病因病机】

### 一、西医病因、发病机制

本病的病因及发病机制迄今未明,但发现与遗传、环境因素及某些中枢神经疾病有关。

1. 下丘脑分泌素　下丘脑分泌素是由下丘脑背侧核团分泌的神经肽类物质,分为下丘脑分泌素1和下丘脑分泌素2两个亚型,其功能与调节睡眠–觉醒周期,进食和奖赏机制有关。分泌下丘脑分泌素的核团又向蓝斑、乳头体、中缝核和腹侧背盖投射,相应地调控去甲肾上腺素、组胺、5-HT、多巴胺的分泌。在睡眠调控中,多巴胺和组胺维持觉醒状态,去甲肾上腺和5-HT调节进入快速动眼睡眠期的时相。下丘脑分泌素通过G蛋白偶联受体激活它所支配的单胺神经递质系统,其缺乏会导致以上系统的功能紊乱,进而导致快速动眼睡眠时相异常和过度睡眠。1979年,Foutz教授用小鼠建立了常染色体隐性遗传的发作性睡病模型,该模型后来证实为下丘脑分泌素受体2的突变型。最早有关人类下丘脑分泌素缺乏与发作性睡病的相关报道见于2000年,西野教授在他的发作性睡病患者的脑脊液中未检测出下丘脑分泌素,而对照组中的8位志愿者,均可检出下丘脑分泌素。重复实验均表明,在伴发猝倒的发作性睡病患者中,下丘脑分泌素缺乏的患者占90%以上。这引发了新一轮的探索,人类中的下丘脑分泌素缺乏,主要源自下丘脑背侧分泌下丘脑分泌素神经元的丢失,而非受体基因的突变。神经元丢失造成的下丘脑分泌素缺乏,在人类中与发作性睡病成高度相关性。提示神经元的丢失可能与神经退行性病变如帕金森病和阿尔茨海默病一样,存在炎症反应。

2. HLA　表型与自身免疫性疾病　虽然多数发作性睡病为散发性,但仍有家族性发作性睡病的报告。研究表明,患者的一级亲属有1%~2%的患病可能性,是普查人群中患病率的10~40倍。表明发作性睡病与遗传存在相关性。对病患家系与普通人群的DNA分析显示*HLADQB1*0602*(常伴HLA DR2 DRB1*1501)的表型与发作性睡病高度相关。大于85%的伴发猝倒的发作性睡病患者*HLADQB1* 0602HLA DQB1 0602*表达阳性,另有一半的不伴发猝倒的发作性睡病患者*HLADQB1* 0602HLA DQB1 0602*表达阳性。中国相关研究也表明,HLA-DQ相关的等位基因于发作性睡病有重要关联。但是在正常人群中,有12%~38%的人携带有该HLA表型。这种情况类似于HLA B27在诊断血清阴性的脊柱关节病中的作用,HLA表型单独不能作为明确诊断发作性睡病的标准。发作性睡病的发病具有与HLA表型有关以及青少年起病的特点,另外某些动物实验和临床实验证据表明该病在应用免疫抑制剂后可短期缓解,均提示自身免疫在发病机制中的重要作用。近期研究结果也支持自身免疫性抗体的存在。研究发现一种自身免疫性葡萄膜炎的抗原(Trib2)在下丘脑分泌素能神经元中也有高表达,而酶联免疫复合物分析显示在患有发作性睡病的患者中,Trib2特异性抗体滴度升高(26.1%)远高于患有其他神经系统疾病的患者(2.3%)。另有研究显示,白细胞介素-6(IL-6)、肿瘤坏死因子-α(TNF-α)、肿瘤坏死因(TNF)受体p75均在患者血清中有升高。因此,发作性睡病很可能是产生Trib2的一种自身免疫性疾病。然而这些细胞因子缺乏其自身特异性,故其与疾病的联系有待进一步探究。

综上,产生下丘脑分泌素神经元的缺失是发作性睡病,尤其是伴发猝倒的发作性睡病的原因,原发性缺失可能与Trib2相关的自身免疫性疾病,而各种造成下丘脑背侧核团受损的理化因素,例如外伤、血管炎、缺氧、肿瘤等均可造成一过性或持久性发作性睡病样临床表现。

## 二、中医病因病机

中医古代认为，睡眠主要与卫气有关，人体睡眠与清醒决定于卫气的出入运行和阴、阳二气的升降出入，卫气行于阴则睡眠，行于阳则清醒，阳入于阴则寐，阳出于阴则寤。本病的发生主要与心、脾、肾、髓海、肝胆、肺等脏腑有密切关系，病机不外乎虚实两端，实邪干扰和正气不足、神气失养，且易受情志因素诱发。

近现代以来，医学研究者们在继承古代医家关于嗜睡病的理论成果的基础上，通过大量医学实验及临床实践，对其病因病机有了进一步的认识，其中代表性学术观点有：黄鼎坚教授认为，嗜睡的发生与季节有一定的关系，但总因阳虚阴盛，"阴气盛则阴跷满，不得入于阳则阳气虚，故目闭也"。我国近代著名的针灸学家承淡安先生认为，嗜睡的病因是大劳大病之后，脾阳虚惫，精神不振，湿热内恋，神志不清，昏迷好睡，亦有以饮食不节，脾阳不振，终日欲睡不清。

## 【临床表现】

NRL通常发病于10~25岁，小则童年期即有症状，老则60岁后起病。本病主要表现为难以自控的发作性白天嗜睡，常伴发作性摔倒、睡眠瘫痪、入睡前幻觉及夜间睡眠紊乱，上述前四种症状称为发作性睡病四联症。此外，临床还存在心理、肥胖等。初发症状以白天过度嗜睡症最多。

1. 白天过度嗜睡症（EDS）　所有患者均有EDS，表现为白天突发的难以自控地嗜睡，常在单调久坐的情形引发，下午加重，饭后或温暖环境中尤易发生，病情重者可在吃饭、谈话或活动时发作，难以自控。发生频率每天数次到数十次不等，每次时间数秒至数小时，大多情况下持续十几分钟，任何吵声、触碰都可唤醒患者。醒后可感到短暂的精神恢复，此特征对本病的诊断有重要意义。

2. 猝倒（catalepsy）　指一种短暂突发的肌无力，多由情绪因素诱发，比如大笑、激动、受惊、生气等。典型发作开始时可出现持续数秒的双侧眼睑下垂、视物模糊等，继而出现屈膝、头下垂、颈下垂或上肢无力，常伴有言语不清或不能言语，但神志清楚。程度多为轻度，持续数分，大部分患者能坐下或找到支撑而跌倒较少。

3. 睡眠瘫痪（sleep paralysis）　发生率为20%~50%，指患者刚入睡或睡眠结束后无力进行随意运动，持续数秒至数分钟，常被噪声或者其他外界刺激中止。此时患者虽然意识清楚，但全身无力或者不能活动。

4. 睡眠幻觉　指患者在入睡或将醒时出现异常的视觉或听觉，常伴有恐惧感或威胁感。幻觉常常包括视觉、听觉、运动或触觉，常常生动如梦境一般，可伴随猝倒及睡瘫。

5. 夜间睡眠紊乱　典型的发作性睡病患者入睡容易，但是易醒多梦，入睡后2~3小时即难以再入睡。本病患者24小时的总睡眠时间基本正常，但晚间睡眠已受到外界干扰，很难保持正常的夜间优质睡眠。这些症状也可以是致残性的。此外，患者还可出现阻塞性呼吸暂停、肢体不自主运动以及焦虑抑郁等。

6. 其他症状　包括睡眠时不自主肢体运动及记忆和视觉障碍等。

## 【诊断】

### 一、西医诊断要点

1. 伴猝倒症的发作性睡病（Ⅰ型）

（1）白天过度嗜睡症状至少持续3个月；

（2）至少具备以下两条中的1条：①猝倒发作，多次睡眠潜伏期试验显示睡眠潜伏期=8分钟，出现两次及以上的睡眠始发快速动眼期睡眠；②脑脊液Hcrt浓度=110μg/L或＜1/3平均正常对照值。

2. 不伴猝倒症的发作性睡病（Ⅱ型）

（1）白天过度嗜睡症状至少持续3个月；

（2）多次睡眠潜伏期试验显示睡眠潜伏期=8分钟，出现两次及以上的睡眠始发快速动眼期睡眠；

（3）没有猝倒发作；

（4）脑脊液Hcrt浓度未检测或者检测＞110μg/L及＞1/3平均水平对照值；

（5）嗜睡症状不能用其他疾病来解释。

### 二、中医诊断要点

1. 白天有发作性、难以控制的入睡；重者不分时间与场合，随时入睡，呼之即醒，醒后复睡。

2. 精神萎顿，神疲乏力，四肢倦怠，头晕，纳少，脉细弱。

### 三、中医主要证候类型

1. 湿困脾阳证　昏沉多寐，肢体困重，体倦乏力，胸痞脘闷，口苦黏腻，食少纳差，舌苔白腻，脉濡缓。辨证要点：昏沉多寐，肢体困重，口苦黏腻，舌苔白腻，脉濡缓。

2. 脾气困顿证　食后多寐，脘腹胀满，肢体倦怠，舌苔白质淡，脉沉细。辨证要点：食后多寐，脘腹胀满，舌苔白质淡，脉沉细。

3. 胆热好眠证　昼夜耽眠，精神昏聩，胁肋胀满，口干口苦，舌苔黄腻，脉弦滑或弦数。辨证要点：昼夜耽眠，胁肋胀满，舌苔黄腻，脉弦滑或弦数。

4. 气血虚弱证　沉困多寐，气短懒言，纳少运迟，怯寒肢怠，心神恍惚，面色㿠白或萎黄，舌苔薄白，脉细弱。辨证要点：沉困多寐，气短懒言，心神恍惚，舌苔薄白，脉细弱。

5. 髓海不足证　头昏多寐，思维迟钝，善忘少语，头晕耳鸣，腰膝酸软，舌苔薄白，脉细数。辨证要点：头昏多寐，思维迟钝，腰膝酸软，舌苔薄白，脉细数。

## 【鉴别诊断】

1. 阻塞性睡眠窒息　许多阻塞性睡眠窒息病人因有睡眠过多易误诊为发作性睡病，兴奋剂治疗又能减轻症状，但未治疗阻塞性睡眠窒息的医学后果如心律失常和高血压，甚至能恶化这些结果。可通过多导仪评价所识别。

2. 帕金森病　20%~50%的帕金森病病人表现白天睡眠过多，病因不清，与夜间分段睡眠或睡眠有关运动障碍有关。多巴胺受体激动剂可导致白天睡眠过多，撤除多巴胺受体激动剂可部分缓解白天睡眠过多，但可恶化帕金森病症状。

3. 精神分裂症　精神分裂症与发作性睡病均以15~25岁发病为多，都有幻觉，但发作性睡病的幻觉多与睡眠有关，而精神分裂症则不是如此。

## 【治疗】

### 一、西医治疗

#### （一）药物治疗

目前主要治疗手段包括：应用中枢神经兴奋药物并辅以行为疗法改善白天过度嗜睡；应用三环类或新型抗抑郁药物治疗猝倒发作及其他REM相关症状；应用镇静剂改善患者的夜间睡眠。

1. 中枢兴奋药物　①苯丙胺：包括左苯丙胺、右苯丙胺、甲基苯丙胺。苯丙胺（10~60mg/d）对发作性睡病的日间过度嗜睡非常有效，通常耐受性良好不会导致夜间失眠。常见的不良反应包括兴奋、激惹、失眠、高血压、异常运动（60mg/d以下），60mg/d以上剂量时可出现严重的毒性反应包括焦虑、激惹、精神病性反应，可能有潜在的药物耐受和滥用，但非常罕见。②哌甲酯：是广泛应用的强中枢兴奋剂，主要抑制单胺类（主要为多巴胺）神经递质的再摄取，但对单胺的储存作用不明显。与苯丙胺相比，它的$t_{1/2}$更短，为2~7小时。临床经验显示哌甲酯在10~100mg/d时即可改善发作性睡病的日间过度嗜睡，作用时间可持续4小时，不良反应与苯丙胺相似，但更少出现。③莫达非尼：是目前较常用的药物，被认为对下丘脑控制的多巴胺能、组胺能及肾上腺素能神经元均有刺激作用，以此来促进觉醒状态的维持。每天治疗剂量为100~400mg，分开服药效果好于一次性服药。主要不良反应有口干、头痛、焦虑、失眠等，超过67%的患者可耐受。目前已被FDA（美国食品药品管理局）批准用于儿童。

2. 抗抑郁药物　①三环抗抑郁药（TCAs）：TCAs是目前治疗伴猝倒发作的发作性睡病最常用的手段，氯丙咪嗪常用剂量25~75mg/d，一般低剂量即有效，建议逐渐加量以减轻抗胆碱能效应。普罗替林有效剂量为2.5~10mg/d。不良反应主要为抗胆碱能作用所致。②选择性5-HT再摄取抑制剂（SSRIs）：与TCAs相比，SSRIs为高选择性5-HT再摄取抑制剂，可用于猝倒发作的治疗，但需要更高的剂量，且疗效偏低。氟西汀（20~60mg/d）、氟伏沙明（25~200mg/d）不良反应有：头痛、呕吐、体重增加、口干、性功能障碍。③去甲肾上腺素/5-羟色胺再摄取抑制剂（SNRIs）：文拉法辛75~300mg/d可以控制猝倒与日间过度嗜睡。④选择性去甲肾上腺素再摄取抑制剂：瑞波西汀2~10mg/d、维路沙嗪100~300mg/d和阿托西汀40~60mg/d在非对照试验中显示有抗猝倒作用。

3. 羟丁酸钠　γ-羟基丁酸盐用来预防猝倒的发生。研究表明，γ-羟基丁酸盐与莫达非尼合用疗效好于单用莫达非尼。但由于其成瘾性强，临床上应慎用，推荐剂量为9mg/d。

#### （二）非药物治疗

非药物治疗（如行为调整等）常常是发作性睡病有效的辅助治疗方法。保持规律的作息时间，加强白天体力活动和各种视听刺激，以改善日间过度嗜睡症状，从而改进夜间睡眠质量。改进饮食习惯（如减少碳水化合物的摄入、睡前禁用含咖啡因的饮料等）、经常锻炼减肥和具备良好的社会家庭环境（患者团体、支持团体）等对患者均有帮助。避免独自远行，以免发生意外事故。学会控制自己的情绪，避免过分兴奋、激动、愤怒，以减少猝倒发作。有心理症状的患者尤其以抑郁、自卑较为常见者,应给予有效的心理干预。

## 二、中医治疗

### (一)辨证论治

1. 湿困脾阳证

治法: 芳香化浊,燥湿健脾。

代表方: 藿朴夏苓汤。

常用药: 藿香、川朴、姜半夏、赤苓、杏仁、生苡仁、白蔻仁、猪苓、淡豆豉、泽泻、通草。

加减: 胸膈不爽,加厚朴、苍术、砂仁; 头闷昏重,加半夏、陈皮。

2. 脾气困顿证

治法: 健脾益气,以醒脾困。

代表方: 六君子汤。

常用药: 人参、白术、茯苓、炙甘草、陈皮、半夏。

加减: 倦怠嗜卧,加黄芪、炒白术; 头目昏眩,加人参、当归、炙甘草。

3. 胆热好眠证

治法: 清胆泻热。

代表方: 蒿芩清胆汤。

常用药: 青蒿、黄芩、枳壳、竹茹、陈皮、半夏、茯苓、碧玉散(滑石、甘草、青黛)。

加减: 便干便秘,加大黄、芒硝、枳实; 胸闷心烦,加黄连、胆南星。

4. 气血虚弱证

治法: 益气养营,调理心脾。

代表方: 人参养荣汤。

常用药: 人参、白术、茯苓、甘草、陈皮、黄芪、当归、白芍、熟地黄、五味子、桂心、远志。

加减: 面色㿠白,加制附子、桂枝; 嗜卧少神,加山药、泽泻。

5. 髓海不足证

治法: 填精益肾,补督生髓。

代表方: 龟鹿二仙胶。

常用药: 鹿角、龟板、人参、枸杞子。

加减: 头目眩晕,加石菖蒲、丹参。

### (二)针灸及其他

1. 针灸　针灸治疗本病有确切的临床优势,治疗主张以督脉、阴跷脉、阳跷脉为主,补虚泻实,调节阴阳。督脉总督一身之阳,为阳脉之海。阳气盛则瞋目,阴气盛则瞑目。阳跷主寤、阴跷主寐,补阳泻阴,阴阳平和,则昼明夜安,睡眠功能正常。针刺阴、阳跷脉上的腧穴可以起到调节阴阳,达到阴阳动态平衡,故对不寐与多寐症有很好的疗效。故临证时应以此三脉为主,根据辨证论治随症加减取穴。临床可结合耳穴、电针等多种手法综合治疗。

2. 推拿　多选用背部阳经进行循经松解手法治疗,以振奋阳气、调整阴阳平衡及五脏六腑功能。发作性睡病一般为神经衰弱,推拿可对中枢神经有一定兴奋作用。

## 【诊疗热点】

### 一、下丘脑分泌素与发作性睡病发病机制的研究

最近研究的关注焦点为中枢神经系统下丘脑分泌素合成过低的机制。对发作性睡病患者的磁共振波谱学研究表明，与对照组相比，其丘脑-N乙酸天门冬氨酸/肌酸—磷酸/肌酸水平下降。对散发的发作性睡病患者大脑尸解标本的研究显示下丘脑的下丘脑分泌素神经元明显缺失，部分研究显示合并神经胶质增生。在包含神经元活性调节的穿透素和强啡肽原的神经元中也发现有类似的缺失现象，这些神经元在睡眠过度中的作用目前尚不完全清楚。OlivieroA研究表明，发作性睡病下丘泌素神经递质系统兴奋性不足表明皮质环路兴奋性改变，该环路包括运动皮质，起源于下丘脑外侧部、基底前脑，并向新皮质投射。日间过度的睡眠与皮质网络结构兴奋性的异常可能有关，导致患者失去清醒状态与睡眠状态的平衡态，在清醒时突然进入睡眠，引发发作性睡病的症状。

通过动物实验下丘脑分泌素减少作为发作性睡病的主要发病机制的现有研究已被广泛认可，目前多认为其是一种自身免疫性介导的过程，并与人类白细胞抗原基因亚型密切相关。但是引起其合成减少的原因和具体的作用机制还未能明确，且尚缺乏研究着眼于其损伤机制具体过程，如是否存在细胞介导的反应方向。此外还应扩展研究重点，如研究本病是否与非基因的可能关联及在下丘脑分泌系统是否存在感染或中毒反应，为本病发病机制的研究提供进一步的方向。

### 二、NRL的替代治疗

Hypocretin-1（下丘脑神经肽）由于受到血脑屏障的影响，直接进入脑内是比较困难的，静脉注射高剂量的hypocretin1在hypocretin配体缺乏的动物身上产生短时间的持续的抗猝倒效果。经鼻给予hypocretin1对猝倒型发作性睡病患者的睡眠亦有较大改善。经鼻给药出现意想不到的效果的原因可能是药物经过嗅神经进入脑内。非肽类小分子hypocretin受体激动剂（ACT-078573）可能给失眠以及发作性睡病的治疗带来希望。经鼻给药机制虽然不是很明确，但疗效尚可，技术日益成熟，估计将会成为目前主要的替代治疗方式。

### 三、重复睡眠潜伏试验（multiple sleep latency test，MSLT）是诊断NRL的金标准吗?

美国睡眠疾病协会推荐对所有怀疑发作性睡病的患者进行MSLT检查，但是也有作者对MSTL的诊断价值提出异议。首先大约15%的伴有明确的猝倒的发作性睡病患者未能在一次MSLT检查中出现短睡眠潜伏期和（或）两次SOREMPs（为睡眠开始后15分钟内REM相睡眠的次数）。相反，一部分呼吸异常的患者可能表现出发作性睡病样的MSLT结果。由于上呼吸道阻塞和睡眠呼吸暂停患者比那些发作性睡病伴猝倒患者的发病率高100倍，如果不排除其他原因的EDS该检查的假阳性率可能会较高。有人提倡使用24小时或36小时多导睡眠记录，或动态脑电多导记录，但是大多数研究者已经发现对诊断发作性睡病MSLT比其他上述检查更有预见性。

### 四、NRL 的易感基因

发作性睡病与遗传基因的关系是近年来的研究热点，特别是在HLA易感基因及下丘脑分泌素取得了很大进展。Hypocertin-(Hcrt-)1及Hcrt-2是1998年发现的二种肽类物质。其前体为Preprohypocertin，由分布在下丘脑后侧部的少量神经细胞合成，并广泛投射到大脑及脊髓各部分，其中以与发作性睡病有关的上行网状激活系统的单胺及胆碱能神经元区为最多。国外的研究者对成人发作性睡病患者进行基因测序并未发现Hcrt或其受体基因的缺陷，提示这些患者的发作性睡病为获得性。患者脑脊液中Hcrt-1及Hcrt-2水平的变化可以作为诊断发作性睡病中的一种新方法，Preprohypocertin基因G-T颠换及其他易感基因的发现进一步加强了对该疾患发病机制的认识，明确Hcrt与发作性睡病的关系可以指导选择新的药物治疗发作性睡病。

## 【中西医结合思路】

发作性睡病是一种具有特殊临床表现、发病机制尚不明确的睡眠疾患，严重影响人们的健康及生活工作。目前传统治疗发作性睡病的药物临床疗效肯定，但都有或多或少的不良反应，新药开发如莫达非尼国产制剂治疗发作性睡病的临床试验正在进行，但其他药物的研发及引进工作尚待进一步努力。中医治疗发作性睡病有一定的优势。中医是运用中医基础理论，平调阴阳，以脏腑经络辨证体系为指导，在调整睡眠和精神状态方面副作用小。故在研制开发疗效好、选择性强、副作用更少的发作性睡病新药的同时，更应重视中医诊疗发作性睡病的研究。

### 一、NRL 与中医辨病辨证治疗层次上的结合

张志民、刘启庭治疗多寐的医案中，认为白天嗜睡属少阴病范畴。《伤寒论·辨少阴病脉证并治》少阴病提纲:“少阴之为病，脉微细，但欲寐也”。多寐是少阴阳虚阴盛证，脾肾阳虚、寒饮内阻证的表现，分别以麻黄附子甘草汤、益气化饮汤治疗，香砂六君子丸后续调理，服药数剂至数十剂不等，病均痊愈。阳虚阴盛，肾阳虚衰症见：倦怠嗜卧，畏寒肢冷，小便清长，大便不成形，舌淡、苔白滑腻，脉沉迟、细微。治疗当以扶阳抑阴之法，严重的急以回阳救逆。脾肾阳虚，痰浊上蒙症见疲乏嗜睡，肢体沉重或虚浮，脘腹痞胀，恶心呕吐，胸闷咯痰，便溏，舌淡胖、苔白腻，脉滑或濡，身体肥胖。取“病痰饮者当以温药和之”之意。

### 二、中药对 NRL 治疗进展

发作性睡病是一难治病，目前对NRL的治疗都是症状性治疗，尽管现有的各种治疗手段能减少其发作次数，但无法完全阻止其发生，西药新药在进一步研制过程中。目前有证据表明，中药对NRL有一定的治疗作用，且副作用小，患者耐受。因此，在本病治疗时应积极探索，充分发挥中药的优势，从而有望为NRL的治疗提供新思路。

## 【研究展望】

对发作性睡病患者进行生物学标记检查以明确诊断将可能是未来的一个发展趋势和主要研究方向。脑脊液低食欲素水平与发作性睡病患者的猝倒确切相关，但脑脊液中食欲素

水平与发作性睡病其他症状(包括白天过度嗜睡)之间的关系尚不十分明确。此外,检测脑脊液食欲素在临床应用推广存在一定限制:采集、检测的专业人员技术水平要求高,存在一定的安全风险,患者可能不愿意配合等。外周血食欲素及其受体与发作性睡病临床症状的相关性及诊断敏感性、特异性是一个重要研究方向。鉴于HLA-DR2和HLA-DQB1*0602相关性支持发作性睡病的诊断特异性较低,未来的研究可着眼于特异性较高的其他HLA分型。

由于大多数发作性睡病患者需长期服药,药物研究的一个方向是研发长效、高效的制剂,以提高患者的依从性和药物疗效。药物研究的另一个方向是减少副作用,特别是降低成瘾的可能性。γ-羟丁酸钠在发作性睡病治疗中的成功应用提示,能够增加深睡眠的促眠药及开发其他GABA-B受体激动剂均是发作性睡病治疗药物的可能研发方向。

近年来研究发现,食欲素在发作性嗜睡型睡眠紊乱的发病过程中起重要作用,提示基于食欲素的抗嗜睡药物有可能从根本上治愈发作性睡病。该类药物的治疗作用可能通过以下应用途径实现:应用受体激动剂;食欲素基因治疗包括外源性食欲素、食欲素前体或拟似品替代疗法等。尽管目前该类药物尚未问世,但是已经成为治疗嗜睡型睡眠紊乱的研究热点之一。

### 【参考文献】

[1] 许彦臣,刘艳骄,孙书臣,等. 嗜睡中医临床评价初步研究[J]. 中国中医基础学杂志,2013,19(7):753-757.

[2] 霍晓东,高允旺. 醒脑解寐汤治疗32例发作性睡病[J]. 中医杂志,1996,(8):486.

[3] 陈景河,高研. 活血化瘀法治愈4例发作性睡病临床报告[J]. 中医杂志,1980,(8):31-32.

[4] 王惠,蔡国锋. 针刺治疗发作性睡病[J]. 针灸临床杂志,2007,23(3):26-27.

[5] 沈沸,张瑛. 发作性睡病[J]. 神经病学与神经康复学杂志,2008,5(4):243-246.

[6] 慈勤仁,解乐青,仲春光. 针刺治疗发作性睡病18例[J]. 中国针灸,2007,27(8):568.

[7] 赵因,刘红. 针刺督脉治疗发作性睡病探析[J]. 北京中医药,2008,27(12):950-952.

[8] 朱慧明,杨国晶,李阿玲. 电针与耳穴贴压法治疗发作性睡病临床观察[J]. 白求恩医科大学学报,2001,27(1):81-82.

(邹 伟)

## 第四节 不安腿综合征

### 【概述】

不安腿综合征(restless legs syndrome, RLS)又称不宁腿综合征,是一种常见的神经系统疾病,以有强烈活动双下肢的欲望为特征,常伴有感觉异常,症状在休息或夜间时发生或加重,运动后减轻。由瑞典神经病学专家Ekbom于1945年报道了此病,并称为不宁腿综合征,1960年被正式命名为RLS。流行病学调查显示,人群中RLS患病率为1.2%~5%, RLS可以发生于任何年龄,以中年人多见,老年人患病率更高。尿毒症和缺铁性贫血患者的RLS患病率高达10%以上。

早在《灵枢·百病始生》篇中就有“厥气生足悗,悗生胫寒,胫寒则血脉凝涩”的论述,除《黄帝内经》《伤寒论》外,明代薛己《内科摘要》中有“夜间少寐,足内酸热。若酿久不寐,腿内亦然,且兼腿内筋似有抽缩意,致二腿左右频移,辗转不安,必至倦极方寐”的论述,更酷似本病。现代中医医家多将RLS归为“痹证”及“痉病”范畴。

## 【病因病机】

### 一、西医病因、发病机制

不安腿综合征的发病机制目前尚不十分清楚,有以下假说:

1. 遗传因素 近年来大量的临床调查发现,遗传因素是引起不安腿综合征的主要原因。国外的一项研究发现,约有50%的不安腿综合征患者其病情是由于遗传因素引起的,而且此病的遗传属于显性遗传,可遗传此病的基因可能为12q、14q和CAG三核苷酸。Montplaisir等人的研究结果显示,约有63%的不安腿综合征患者其直系亲属中至少有一人也患有不安腿综合征,这说明不安腿综合征存在明显的家族遗传性。Berger等人对上千名不安腿综合征患者进行了一项大型的家族横断面调查,结果显示在不安腿综合征患者家族的横断面中,此病的发病率高达10.6%,而且不安腿综合征患者家族中的人年龄越大,患此病的几率就越高。此外,另有一项调查结果显示,不安腿综合征男女患者的比例为1∶2。

2. 多巴胺神经元受损与铁储备量异常 近年来的研究发现,不安腿综合征的发生与患者存在多巴胺神经元受损有密切的关系,这也是此病患者使用多巴胺制剂进行治疗的效果较好而使用多巴胺受体阻滞剂会加重病情的主要原因。神经解剖学研究发现,不安腿综合征患者发生多巴胺神经元受损的部位主要为间脑的A11区域和第3脑室旁的A14区域。另有一项尸检研究发现,不安腿综合征患者的大脑内存在铁和铁蛋白染色体含量下降、转铁蛋白染色体增多和转铁蛋白受体减少的情况,这说明不安腿综合征的发生与患者体内铁储备量异常有关。同时期的另一项研究发现,当人体血清中的铁蛋白含量<50ng/mol时,就可引发不安腿综合征,而且不安腿综合征患者血清铁蛋白的含量越低,其病情就越重。2005年的一项临床研究发现,不安腿综合征患者脑脊液内的铁和铁蛋白含量较少,但转铁蛋白的含量较高,而且其间脑A11区域和第3脑室A14区域中的铁离子浓度、多巴胺受体的浓度和多巴胺转运体的数量均明显降低。这与以往的研究结果相似。有专家认为,铁储备量异常之所以会引起不安腿综合征,是因为铁是酪氨酸羟化酶的辅助因子。而酪氨酸羟化酶是合成多巴胺的主要物质。

3. 阿片受体功能受损 有研究人员通过PET技术检查发现,不安腿综合征患者的病情越严重,其脑组织中内源性阿片的释放量就越大。同时,另有研究发现,给不安腿综合征患者使用外源性阿片类药物能够有效地缓解其病情。上述研究的结果说明,不安腿综合征的发生与患者存在阿片受体功能受损有关。不过,阿片受体功能受损引发不安腿综合征的机制目前尚不清楚。临床应用多巴胺及多巴胺受体激动剂治疗有效,用外源性阿片类物质竞争性结合内源性阿片受体也可有临床效果。

4. 发生下肢局部血液循环障碍 近年来有研究发现,发生下肢局部血液循环障碍是引起不安腿综合征的原因之一。有研究人员对近千例不安腿综合征患者进行下肢功能检测后发现,他们中有67.6%的人患有下肢血管炎性改变、内皮细胞肿胀、血管闭塞性坏死和肌束间结缔组织增生等可引起下肢血液循环障碍的疾病。Rajaram等人的研究发现,促进不安腿综合征患者下肢的血液循环可有效地缓解其不适的症状。上述研究均说明发生下肢局部血液循环障碍是引起不安腿综合征的原因之一。改善下肢血液循环可以缓解RLS的症状。

### 二、中医病因病机

中医认为本病多由于劳逸不当、劳欲过度、年老久病、老年体虚、禀赋不足等,以致肝、脾、肾虚,气血不足,筋肉失养而发病。或在素体亏虚基础上久居炎热、潮湿之地、严寒冻伤、贪凉露宿、睡卧当风、暴雨浇淋以致风、寒、湿邪气滞留肢体筋脉、关节肌肉,经脉痹阻,气血运行不通,肌肉、筋脉失于濡养而发为此病。本病病机重点是本虚标实,虚者多为肝肾亏虚、气血两虚,实证多见风寒、湿、热,正虚邪恋,虚实互见。

中医医务工作者在继承古代医家关于本病病因病机的论述上,通过大量的临床实践和理论探索,对本病的病因病机有了新的认识,具有代表性的理论学术观点有:

熊学琼认为病因为肝肾虚损、精血不足及风寒湿邪乘虚而侵。病机包括营阴不足,卫阳循行异常,阴、阳跷脉失调;阴血虚损,不能制阳,阴阳失交;经气不利,气血不畅,甚或寒凝气滞血瘀,经脉痹阻不通,肌肉、关节、筋脉失养,故而出现肢体难以忍受的不适感,如紧张酸困、麻木疼痛,或如针刺、如虫蚀、蚁走感等。营行脉中,卫行脉外,卫气的运行主要是通过阴、阳跷脉而散布全身,日间卫气行于阳则阳跷脉盛,主目张不欲睡,夜晚卫气行于阴则阴跷盛,主目闭而欲睡;又因跷脉从下肢内、外侧上行头面,具有交通一身阴阳之气,调节肢体运动的功用,所以,营阴不足,卫阳循行异常,夜晚阳跷脉过盛而阴跷脉偏虚,则睡眠失节,肢体运动失调。

赵建国认为本病之主要病机,其一乃风、寒、湿邪由足下入侵,或痰瘀内生,厥逆上行,阻滞经络,阳气不得布达通行而成;其次为肝肾虚衰,气血不足,筋肉失养而发病。肾藏精,精者,生之本也,肾精主生长发育、生殖与脏腑气化,亦与五脏密切相关,如肾精不足,则致五脏六腑不得滋养,故筋骨、肌肉失养、失充而发病。肝主疏泄,又主藏血,濡养筋脉,若肝阴不足,则失其凉润之能,既对筋脉失之滋润,又不能制阳而致阳气相对亢盛,因而产生筋挛肉瞤、手足蠕动等动风症状,可见肝肾虚衰乃本病之本。

余锐等通过研究,认为本病病机:其一为感受外邪,络脉郁滞。人体正气不足,卫外功能失调,汗出当风、涉水雨淋,或长期从事水上作业,或久居潮湿阴冷之地,极易为风寒湿所侵,尤以湿邪为著,且其性阴柔、重浊黏滞,最易留滞经络关节肌肉,又易合邪为患,痹阻气血,致络中气血郁滞,津凝为痰,血滞为瘀,痰瘀阻络。其次为肝郁气滞,络脉不畅。肝主疏泄,调理气血。若情志失调,抑郁不舒致肝之疏泄功能失常,气机不畅,则血行易于受阻而致络脉涩滞。同时,木郁土壅,一旦肝病传脾,则脾失健运,痰湿内生,流注络脉,痰阻气滞,阻遏血行,络脉失畅。再次为肝血不足,络脉失荣。先天禀赋不足精不化血,后天脾胃亏损生化乏源;或病久不愈、思虑过度,暗耗阴血;或新久失血等致肝血不足,络脉失濡,筋脉失养。

## 【临床表现】

任何年龄均可发病,中老年多见。主要症状包括下肢远端难以名状的不适感,例如虫蠕动感、刺痛感、肿胀感、麻木感等,以及强烈的活动双腿的愿望。下肢活动后不适感得以部分或者完全缓解。80%表现有周期性肢动(periodic limb movement in sleep, PLMS),重复刻板的髋—膝—踝的三联屈曲以及拇指背伸。症状在觉醒和睡眠的移行过程中最为严重,绝大多数患者有入睡困难/觉醒次数增多等。

## 【诊断】

### 一、西医诊断要点

不安腿的诊断主要基于详细的临床病史,目前尚无实验室检查可以确诊,常用的辅助检查包括多导睡眠图(PSG)及暗示性制动试验,可以协助诊断。疑诊病例国际RLS研究小组于1995年提出诊断RLS的必要标准,并于2003年由美国国立卫生研究所研讨会讨论并修改包括:

(1)强烈活动双腿的欲望,通常伴随腿部不舒适或不愉快的感觉,有时可不伴不适感,或除双腿外上肢或身体其他部位受累;

(2)强烈活动双腿的欲望,或不舒适的感觉,在休息或者不活动时出现或加重,如卧位或坐位;

(3)强烈活动双腿的欲望,或不舒适的感觉,通过运动或拉伸可部分或完全缓解,至少在活动持续时如此(当症状非常严重时,活动也不能缓解,但既往存在该特点);

(4)强烈活动双腿的欲望,或不舒适的感觉,在傍晚或夜间加重,或者仅仅发生在傍晚或夜间(当症状非常严重时夜间加重可能不显著,但既往存在该特点)。

有时RLS临床表现不典型,可参考以下临床特征协助诊断,包括:

(1)RLS阳性家族史;

(2)治疗反应:几乎所有RLS患者最初使用小剂量多巴胺能药物治疗有效;

(3)周期性肢体运动:至少85%的RLS患者出现睡眠周期性肢体运动,表现为单侧或双侧下肢周期性反复出现刻板样不自主运动,形式多样,持续0.5~5秒,间期4~90秒;

部分人群由于情况特殊,诊断需谨慎:

(1)认知障碍的老年人:诊断很可能RLS需满足以下条件:①存在腿部不适的体征,如摩擦双腿及抱着下肢呻吟;下肢活动过多,如来回走动,反复踢腿,拍打腿部等;②腿部不适征象仅在休息或不活动时出现或加重;③腿部不适征象在活动时消失;④标准①和②在傍晚或夜间加重,或者仅仅发生在傍晚或夜间。

(2)儿童(2~12岁)RLS诊断标准:由于儿童表达有困难,需要满足成人的必须诊断标准和以下2条诊断标准之一:①儿童自己描述腿部不适,如瘙痒、蚁爬感等;②满足下列2条及以上的标准:睡眠障碍;一级亲属中有明确的RLS病史;PSG记录睡眠周期性肢体运动指数大于5次/小时。

国际RLS研究小组于2003年制订了RLS严重程度的调查问卷,这是一个自评问卷,包含45个条目,以评价过去一周症状发生的频度和严重程度,特别适用于评价疗效,根据评分可将RLS分为轻度、中度、重度、极重度。

### 二、中医诊断要点

1. 有强烈活动双腿的愿望,常常伴有下肢各种不适的感觉异常,表现为单侧或双侧下肢深部难以形容的极度不适，如麻木、蚁行、疼痛、烧灼、蠕动、痉挛等，严重的患者常常累及身体的其他部位；

2. 肢体不适感出现在睡眠或静息状态下；

3. 肢体不适感在被迫走动、揉捏、捶打等活动肢体的状态下可以暂时部分或完全缓解；

4. 肢体感觉异常夜间加重或仅于夜间出现，症状严重时昼夜变化可能不明显，但追问病程早期应具有这一特点。

### 三、中医主要证候类型

1. 气血虚弱证　下肢不适，酸胀麻木，困重乏力，似痛非痛，捶后减轻，夜间更甚，神疲乏力，面色萎黄，纳少便溏，舌质淡，苔薄，脉细等。辨证要点：下肢不适，酸胀麻木，神疲乏力，面色萎黄，舌质淡，苔薄，脉细。

2. 肝肾亏虚证　下肢不适，酸胀麻木，困重乏力，似痛非痛，腿动不安，烦躁失眠，口苦咽干，腰膝酸软，舌红少苔，脉弦细。辨证要点：下肢不适，酸胀麻木，困重乏力，似痛非痛，腰膝酸软，舌红少苔，脉弦细。

3. 瘀血阻络证　下肢不适，酸胀麻木，困重乏力，刺痛不适，夜间加重，舌质瘀黯，苔薄黄或薄白，脉沉涩。辨证要点：下肢不适，酸胀麻木，刺痛明显，舌质瘀黯，苔薄黄或薄白，脉沉涩。

4. 寒湿痹阻证　下肢不适，酸胀麻木，困重乏力，腿足冰凉，腿动不安，揉后痛减，遇寒加重，舌淡，苔白，脉迟缓。辨证要点：下肢不适，酸胀麻木，腿足冰凉，遇寒加重，舌淡，苔白，脉迟缓。

5. 湿热下注证　下肢不适，酸胀麻木，困重乏力，小便短赤，便溏臭秽，舌红，苔黄腻，脉滑数。辨证要点：下肢不适，酸胀麻木，小便短赤，便溏臭秽，舌红，苔黄腻，脉滑数等。

## 【鉴别诊断】

本病需与周期性肢体运动障碍、静坐不能及周围神经病和神经根病相鉴别。RLS具有周期性肢体活动，而周围性神经病变没有；周围神经病没有活动的强烈欲望；神经根病变往往影像学有脊膜或神经根受压的表现，而且神经根痛特别明显。

## 【治疗】

### 一、西医治疗

不安腿综合征治疗药物的研究进展中，目前可用于治疗不安腿综合征的药物主要包括多巴胺类药物、阿片制剂和抗癫痫类药物。

1. 多巴胺类药物

（1）多巴胺类受体激动剂　多巴胺类受体激动剂是临床上治疗不安腿综合征的首选药物。此类药物具有半衰期长、不需夜间服药、耐受性佳和不容易引起并发症等优点。有调查发现，有超过90%的不安腿综合征患者使用多巴胺类受体激动剂进行治疗可取得较好的效果。多巴胺类受体激动剂可分为非麦角类多巴胺类受体激动剂和麦角类多巴胺类受体激动剂两大类。其中，非麦角类多巴胺类受体激动剂主要包括罗匹尼罗和普拉克索：①罗匹尼罗：

大量的研究发现,此药对中度和重度不安腿综合征具有很好的治疗效果,而且不会引起嗜睡和多巴胺分泌失调等不良反应。此药的用法为推荐剂量0.25~4mg/d。②普拉克索:此药可用于治疗中度和重度不安腿综合征,尤其对白天症状严重的不安腿综合征患者有很好的疗效。此药的用法为推荐剂量0.125~1.5mg/d。需要注意的是,由于此药具有引起嗜睡的可能性,因此不安腿综合征患者在服用此药后,不可进行驾驶机动车和高空作业等活动。麦角类多巴胺类受体激动剂主要包括培高利特、卡麦角林、二氢麦角碱(DHEC)和罗替高汀:①培高利特:此药具有控制不安腿综合征患者的临床症状、改善其睡眠质量的作用。培高利特的用法为推荐剂量0.25~0.75mg/d。②卡麦角林:此药具有控制不安腿综合征患者临床症状的作用。卡麦角林的用法为推荐剂量0.5~3mg/d。③二氢麦角碱:此药具有控制不安腿综合征患者临床症状的作用。二氢麦角碱的用法为推荐剂量20~40mg/d。④罗替高汀:有研究结果显示,用此药治疗不安腿综合征可以取得一定的效果,但这一研究结果目前尚未被证实。需要注意的是,不安腿综合征患者在使用麦角类多巴胺类受体激动剂治疗期间,要注意监测心脏的功能,以免发生心脏瓣膜纤维化等不良反应。

(2)多巴胺制剂　可用于治疗不安腿综合征的多巴胺制剂主要为左旋多巴。此药可用于治疗重度不安腿综合征,其用法为推荐剂量50~250mg/d。需要主要注意的是,此药的半衰期很短,因此患者在病情急性发作时可临时加服此药2~3次,每次服50mg/d。但是左旋多巴有一个非常严重的不良反应,就是可导致患者的病情加重。此类患者可表现为病情发作频率加快、症状蔓延至上肢和躯干等。因此,不安腿综合征患者在服用左旋多巴期间若发现自己的病情有加重的倾向,应立即停药。

2. 阿片制剂　可用于治疗不安腿综合征的阿片制剂主要包括羟考酮、美沙酮和曲马多:①羟考酮:一项为期28天的临床研究证实,用羟考酮治疗轻、中度不安腿综合征能够明显缓解患者的临床症状,改善其睡眠质量。此药的用法为推荐剂量15mg/d。②美沙酮:有研究证实,用美沙酮治疗重度不安腿综合征可取得一定的效果。此药的用法为推荐剂量15mg/d。需要注意的是,由于美沙酮具有抑制呼吸的作用,因此患有呼吸系统和心血管系统疾病的不安腿综合征患者应慎用。③曲马多:有研究发现,用曲马多对处于病情进展期的不安腿综合征患者进行治疗可取得较好的效果。此药的用法为推荐剂量50~150mg/d。需要注意的是,此药可引起头晕、恶心、呕吐、便秘、尿潴留和呼吸抑制等不良反应。

3. 抗癫痫药　可用于治疗不安腿综合征的抗癫痫药主要包括加巴喷丁、卡马西平、丙戊酸和托吡酯:①加巴喷丁:此药对轻、重度不安腿综合征有较好的疗效,而且适合与罗匹尼罗或左旋多巴联合使用。加巴喷丁的用法为推荐剂量200~2000mg/d。此药的不良反应主要包括嗜睡、头晕和外周水肿。②卡马西平:此药的用法为推荐剂量200~400mg/d。此药可引起精神异常等不良反应。③丙戊酸:此药的用法为推荐剂量600mg/d。此药可引起血小板减少、肝功能受损和震颤等不良反应。④托吡酯:此药的用法为推荐剂量40mg/d。

## 二、中医治疗

### (一)辨证论治

1. 气血虚弱证

治法:益气养血,濡养筋脉。

代表方:八珍汤。

常用药: 党参、黄芪、茯苓、白术、当归、白芍、熟地黄、怀牛膝、木瓜、茯神、远志、何首乌藤、炙甘草。

加减: 气短乏力加可合用补中益气汤; 易于感冒可重用黄芪。

2. 肝肾亏虚证

治法: 滋补肝肾,养阴舒筋。

代表方: 六味地黄丸合补肝汤。

常用药: 熟地黄、山茱萸、怀山药、当归、白芍、怀牛膝、木瓜、酸枣仁、牡丹皮、栀子、生龙骨、生牡蛎、龟板、甘草。

加减: 睡眠不安,加夜交藤、五味子; 头晕目眩,加何首乌、旱莲草、女贞子; 下肢不适,加怀牛膝、鸡血藤、伸筋草。

3. 瘀血阻络证

治法: 活血祛瘀,通经活络。

代表方: 桂枝茯苓汤。

常用药: 桂枝、茯苓、桃仁、牡丹皮、焦栀子、赤芍、川芎、枳实、香附、丹参、牛膝、益母草、白芍、木瓜、甘草。

加减: 眩晕明显,加当归、天麻; 纳差,加麦芽、山楂; 疼痛明显,加僵蚕、全蝎。

4. 寒湿痹阻证

治法: 温阳散寒,除湿通痹。

代表方: 附子汤。

常用药: 附子、茯苓、党参、白术、白芍、生姜、防己、木瓜、独活、桑寄生、细辛、防风、秦艽、牛膝。

加减: 舌苔厚腻,湿胜,加薏苡仁、苍术; 皮肤晦黯,加丹参; 关节疼痛,加威灵仙、海风藤。

5. 湿热下注证

治法: 清热利湿,舒筋通络。

代表方: 四妙汤。

常用药: 苍术、生薏苡仁、牛膝、黄柏、木瓜、滑石、泽泻、蚕砂、木通、络石藤、藿香、佩兰。

加减: 下肢灼热,加知母、忍冬藤; 酸胀筋挛,加芍药、木瓜、甘草; 麻木沉重,加木防己利湿; 胸脘痞闷,加枳壳、杏仁; 症情较重,加秦艽、桑枝、钩藤、伸筋草。

**(二)中成药**

仙灵骨葆胶囊: 滋补肝肾,活血通络,强筋壮骨。适用于肝肾亏虚,瘀血阻络证。

**(三)针灸及其他**

1. 针灸治疗　方式包括毫针、眼针、芒针结合、头针、皮肤针等,还有穴位注射,针刺配合推拿手法、针刺配合拔罐、针刺配合中药、西药等治疗。治疗方法有齐刺法、合谷刺、温针灸、电针、足疗等。选穴大多为循经取穴、也有选取特定穴等。本病多夜间加重,也有报道根据子午流注按时取穴治疗。

2. 推拿　推拿采用按、揉、滚、推、捏等手法。推拿具有舒筋活血,改善局部营养状况,促进血液循环等作用。

3. 温热足疗　取肝俞、肾俞、环跳、阳陵泉、足三里、委中、承山、三阴交、神门穴。采用"纳米负离子远红外玉石按摩垫"对局部穴位进行适度按压刺激。

4. 中药熏洗　用针刺加中药熏洗治疗不安腿综合征。主要药物：艾叶、木瓜，红花、透骨草、伸筋草、桂枝、川芎、川乌。

## 【诊疗热点】

### 一、RLS与代谢紊乱、心血管疾病的相关性

近年国外多项研究发现RLS与心血管疾病和代谢紊乱（如糖尿病、高血压、血脂异常、肥胖等）有着密切相关。RLS患者常伴发糖尿病、心血管疾病及其他代谢紊乱，成年RLS患者有明显的夜间血压升高和心率加快，并且与睡眠期周期性肢体运动无明显相关。实验发现一些可降低交感神经兴奋性的药物，如β-受体阻滞剂（普萘洛尔）和α-受体阻滞剂（乌拉地尔）均可减轻RLS症状。这均提示过度兴奋的交感神经系统与RLS发病机制有关。研究发现RLS和2型糖尿病也有明显相关性。RLS的睡眠障碍表现为入睡困难、夜间易醒、睡眠时间短、睡眠质量差、白天困倦等，并且通过激活HPA轴和交感肾上腺系统，抑制副交感神经系统等导致情绪异常，诱发自主神经系统功能紊乱。所以，RLS病人的不良睡眠和情绪也有可能促发了糖尿病、心血管等相关疾病。心血管疾病、糖尿病和其他代谢紊乱易伴发不安腿综合征，心血管疾病、糖尿病和代谢紊乱均可伴随炎症反应、神经内分泌和代谢改变，也可导致交感神经系统和HPA轴的激活，诱发或加重RLS和RLS相关的睡眠期周期性肢体运动。而且，心血管疾病、糖尿病和肥胖也可引起睡眠和情绪的异常，后者同样通过影响自主神经系统、HPA轴的功能、神经内分泌改变等促使RLS的发生和进展，并导致疼痛的出现。RLS和心血管疾病、糖尿病及其他代谢紊乱的共同危险因素RLS和心血管疾病、糖尿病及其他代谢紊乱的密切关系表明它们有共同的危险因素。这些危险因素包括睡眠障碍、情绪异常、持续的应激、交感肾上腺的激活、HPA轴的过度兴奋，还有糖耐量异常、肥胖和其他导致心血管疾病的危险因素。RLS和成年人肥胖、糖耐量异常相关，而后者又都是2型糖尿病、心血管疾病的危险因素。不安腿综合征和心血管疾病、糖尿病及相关的代谢紊乱间的相互关系是复杂的、双向的，潜在的机制是多样的，而且互相促进使疾病恶化。

### 二、中医非药物治疗

针灸治疗有效，作用持久且无副作用，故临床应用较广泛，针灸主要以下肢穴位为主，少数学者根据下病上治原则用上肢穴位治疗，也有用耳针治疗取得一定疗效者。研究证明针灸能增强血管的张力，促进局部血液循环和代谢产物的排泄，减轻或消除局部肌肉和软组织的压迫和阻滞。针灸既能使升高的交感神经兴奋性降低又能使升高的副交感神经兴奋性下降，还能使不对称的自主神经功能恢复对称并趋于稳定，故针灸对神经系统具有双向的调节作用。除针灸外还包括穴位中药注射、推拿、点穴、火罐、耳穴贴压法等多种方法。

### 三、RLS的药物治疗研究

当患者主诉为严重的RLS的运动症状和（或）睡眠障碍或者疲乏时，应该使用适当的药物治疗。总的说来，治疗都是对症的，只能暂时缓解症状。由于RLS的症状可能自发性缓解，所以医师在适当的时候，可以考虑药物减量或者休假疗法。对原发性RLS的药物治疗，多巴胺能的药物是首选的。症状轻~中度的时候，首选左旋多巴，从小剂量开始，如50~100mg。

根据患者的需要，整个夜晚的剂量可以达到100~400mg，可在睡前一个小时服用。常用制剂是左旋多巴与多巴脱羧酶抑制剂的复方制剂，如多巴丝肼。如果患者的症状发展到白天或者上半夜，左旋多巴的量不宜再增加，可以考虑转用多巴胺受体激动剂。对重度的RLS，可首选多巴胺受体激动剂，如溴隐亭或协良行。溴隐亭的起始剂量是1.25~2.5mg，有效剂量大约在5~7.5mg；协良行起始剂量为0.05mg，有效剂量为0.25~0.5mg。如果患者对多巴胺能的药物有禁忌，如心律失常或者精神疾病，或者产生了严重副作用，可以考虑换用阿片类药物。双氢可待因对严重的原发性或继发性的RLS都有很好的效果，但长期应用易产生药物依赖性。0.5~2mg的氯硝安定可交替使用或者与多巴胺能药物或阿片类药物联合使用。卡马西平、丙戊酸钠或者加巴喷丁等抗惊厥药物作为二线药物，在上述药物无效或者副作用不能耐受时可以选用。对继发性RLS，首先是要治疗原发疾病。随着病因的消除，RLS的症状也会随之消失。如尿毒症患者的肾移植、缺铁性贫血病人的铁剂治疗，叶酸缺乏病人的叶酸补充等。

## 【中西医结合思路】

中医治疗不安腿综合征主要应用汤药、针灸、推拿等手段，具有副作用小，安全性高的优势，西医治疗主要采取药物控制，一部分病例表现出症状改善迅速的特点，但持续时间较短，需要长期持续用药。在中医辨证中不安腿综合征以本虚主，故治疗上首先以扶正为主，根据不同的证型采取相应的方法以祛邪，总的来说，以中医理论指导下的各类方法在治疗不安腿综合征上已经取得了较好的效果。而目前看来中医治疗相比西医治疗具有一些优势，同时中西医结合综合疗法相互搭配所获得的效果高于一种治疗方法的效果。中医证型不超过痹证的分型范围。故诊病时明确疾病名称之后，仍需审慎小心，辨清证型后对证治疗，综合运用四诊获得的全部资料，从多方面、多层次、多角度进行分析，去伪存真，最后选取正确的治疗方案。

## 【研究展望】

不安腿综合征在临床上有多种治疗方法，针灸在治疗本病上具有简单易行、经济实惠、无副作用等优点，且患者易于接受；在控制症状、缩短病程上效果显著，值得临床推广。总体上看，针灸为主配合其他疗法优于单纯西医药疗法；多疗法配合优于单一疗法。临床上应推广多种疗法联合应用，因其不仅可以控制发作程度、缩短病程，还可改善患者睡眠情况。但目前仍存在不少缺陷：①不安腿综合征临床研究中病例纳入标准比较统一，但是疗效标准不统一，体现在对治愈和显效的评价不统一，且不能将数据具体化量化，这给临床及科研带来不便；②不安腿综合征主要是以病人的自觉症状为准，所以在观察比较上存在不少主观因素，缺乏客观可靠的临床证据；③临床上治疗方法的联合应用不足，操作的可行度不够。

## 【参考文献】

[1] 肖震心，张玉莲. 中医治疗不宁腿综合征临床研究进展[J]. 四川中医，2014，32(7)：184-186.

[2] 马必委，王德伟，林豪，等. 针刺配合温热足疗治疗不安腿综合征疗效观察[J]. 上海针灸杂志，2012，31(6)：419-420.

[3] 耿同超，史洁. 不安腿综合征的药物治疗[J]. 临床药物治疗杂志，2012，10(6)：39-43.

[4] 王海申. 不安腿综合征中医辨证论治经验[J]. 中医研究，2015，28(2)：39-41.

[5] 张丹,张春红,杨励. 针灸治疗不安腿综合征进展[J]. 河南中医,2014,34(3):527-529.
[6] 吴江. 神经病学[M]. 第3版. 北京:人民卫生出版社,2010.
[7] 张伯礼,薛博瑜. 中医内科学[M]. 第2版. 北京:人民卫生出版社,2012.
[8] 梁雄壮. 浅谈对不安腿综合征病因和治疗药物的研究进展[J]. 当代医药论丛,2014,12(13):3-5.
[9] 刘红,唐向东. 不宁腿综合征的研究进展[J]. 临床神经病学杂志,2013,26(1):76-78.
[10] 吴东阳,丁钦慕,焦海霞. 星状神经节阻滞治疗不安腿综合征的疗效观察[J]. 中国实用神经疾病杂志,2013,16(17):68-69.
[11] Pan W, Wang M, Li M, et al. Actigraph evaluation of acupuncture for treating restless legs syndrome[J]. Evidence-Based Complementary and Alternative Medicine,2015(6):343201.

（邹 伟）

# 第十七章　精神障碍疾病

## 第一节　概　　述

精神障碍(mental disorders)是指在各种致病因素(包括物理、化学、生物、心理和社会等方面的因素)影响下所导致的精神活动的失调或异常情况的总称。人的精神活动主要是指整个心理现象,包括两个方面:一方面是包括人的三个心理过程,即认识过程、情感过程和意志过程。其中,认识过程又包括感性认识过程(即感知觉)和理性认识过程(即思维)以及保证认识过程得以顺利进行的注意、记忆等方面的内容;另一方面就是人的人格,当然也包括上述各方面(感觉、思维、注意、记忆),特别是以认识过程各方面组合所能体现出的智能。精神障碍就是指以上任意一方面或多方面异常的总称。

### 【流行病学】

1993年,世界卫生组织(WHO)等开展全球疾病负担问题的研究,在研究中应用伤残调整生命年的减少作为衡量单位。1990年全球疾病负担前5位的疾病为下呼吸道感染、围生期疾病、腹泻、获得性免疫缺陷综合征AIDS(简称艾滋病)和抑郁障碍,提示精神疾病中的抑郁障碍已经排位到第5位。据WHO公布的1998年度调查资料显示,中国精神疾病负担已接近或超过某些发达国家。

近年来,各地运用新的方法学及诊断标准进行的大样本精神疾病流行病学研究发现,抑郁症及焦虑障碍患病率居各类精神障碍疾病的前两位,成为当前国家防治与科研的重点疾病。

1982年在卫生部领导下,我国组织了全国第一次12个地区的精神疾病流行病学协作调查。调查涉及地区为北京(2个单位)、大庆、广州、湖南、吉林、兰州、辽宁、南京、上海、四川、新疆。调查以ICD-9相对应的自编流行病学调查精神疾病诊断标准,以精神病筛选表(10题)、神经症筛选表(12题)、儿童智力筛选表(40题)、PSE(140题和54题)、SDSS(10题)、一般资料表和各类病史表为调查工具,采用分层、整群、随机三阶段的多级抽样方法,在每个单位调查城乡各500户,共调查12 000户,51 982人。调查结果获得了各类精神障碍的时点患病率为10.54‰,终生患病率为12.69‰;其中精神分裂症时点患病率为4.75‰,终生患病率为5.69‰,城市时点患病率为6.06‰,明显高于农村3.42‰;情感性精神障碍的时点患病率为0.37‰,终生患病率为0.76‰。后期又陆续开展大规模人群的精神疾病流行病学调查,由于在诊断工具、诊断标准、调查方法、调查对象、调查员构成和时间、地区等不同的情况下，患病率结果也有较大差异。

## 【精神障碍疾病的分类与诊断标准】

20世纪中叶以前，精神障碍没有国际公认的分类，各国所采用的诊断体系不一，名词繁多易混淆，研究无法相互比较，学术成果难以交流，由于大部分精神障碍缺乏客观的诊断指标，不同的医师对同一疾病的理解和认识又有差异，导致临床医师对同一病人的诊断一致性差，而诊断不一致使研究成果一书英文书名的缩写无法比较和难以理解，这一直是困扰功能性精神障碍研究的重要因素之一，因此制定统一的精神障碍诊断标准意义重大。

### 国际疾病分类和诊断标准

《国际疾病的分类（International Classification of Diseases，ICD）》第6版，简称ICD-6，成为第一个全面的疾病分类，首次将精神病列入第五章“精神、心理神经和人格障碍”。之后大约每10年ICD就被修订一次，最近的版本ICD-10于1992年出版。ICD-10中涉及精神障碍的内容是“第五章 精神和行为障碍”，编码为“F”。为目前一项官方的全面的精神障碍分类系统，并在世界范围内得到广泛应用。

**ICD-10 关于精神和行为障碍的分类**

| 分类 | 主要内容 |
| --- | --- |
| 器质性精神障碍 | F00~F09 |
| 使用精神活性物质所致的精神和行为障碍 | F10~F19 |
| 精神分裂症、分裂型障碍和妄想性障碍 | F20~F25 |
| 心境（情感）障碍 | F30~F31 |
| | F32抑郁发作 |
| | F33发作性抑郁障碍 |
| | F34、F38~F39 |
| 神经症性、应激相关的躯体形式障碍 | F40恐怖性焦虑障碍 |
| | F41其他焦虑障碍 |
| | F42强迫性障碍 |
| | F43~F45、F48 |
| 伴有生理紊乱及躯体因素的行为综合征 | F50~F55 |
| 成人人格与行为障碍 | F60~F69 |
| 精神发育迟滞 | F70~F79 |
| 心理发育障碍 | F80~F89 |

美国精神障碍诊断和统计手册（Diagnostic and Statistical Manual of Mental Disorders，DSM）是世界上另一颇具影响的精神障碍分类系统。之后对该系统不断修订，最新的版本2013年颁布的DSM-Ⅴ。而DSM-Ⅳ对每一种精神障碍均提供了特异的诊断标准。

**中国精神疾病分类方案和诊断标准**

中国精神疾病分类方案和诊断标准(Chinese Classification and Diagnostic Criteria of Mental Disease, CCMD)是我国自行编制的精神疾病分类和诊断标准。

1996年,中华精神科学会成立中国精神障碍分类与诊断标准第3版工作组(CCMD-3工作组),在国家卫生部科学研究基金资助下,于1996-1998年期间,组织全国41个单位的114名医师,对17种成人精神障碍及7种儿童和青少年期精神障碍进行现场测试,于2001年出版了CCMD-3。

目前,在我国影响较大的分类与诊断标准有DSM-Ⅳ(美国精神疾病的诊断和统计手册第4版),ICD-10(《国际疾病分类》第10版),CCMD-3(中国精神障碍分类与诊断标准第3版)。

## 【精神障碍的中医分类】

精神障碍相关疾病相当于中医"癫狂病""郁病""梅核气""百合病"等范畴。从远古时代的殷墟甲骨文就有散在的记载。《黄帝内经》就有论述精神疾病的专门篇章《灵枢·癫狂》,在分类上将重性精神病划分为癫、狂两大类。把精神性疾病分为"狂疾""癫疾""善惊""善喜""善恐"。初步形成了癫狂学说、情志学说。《素问·阴阳应象大论》有怒伤肝、喜伤心、思伤脾、忧伤肺和恐伤肾之说。《难经》中对癫狂进行了鉴别,提到"重阳则狂,重阴则癫"。《金匮要略》对奔豚、梅核气、脏躁、百合病等相关疾病都有描述,并制定了相关方剂。魏晋至金元时期,中医学家对精神障碍相关疾病又有了新的认识,孙思邈在《备急千金要方》中有"风入阳经则狂,入阴经则癫"的记载。李东垣将精神病人的语言障碍分为狂言、谵语、郑声三类。陈无择的《三因极一病证方论》在病因上将精神障碍疾病为内因、外因、不内外因三类。明清时期,王肯堂的《证治准绳》中,列出了"神志门"篇,将精神障碍疾病分为癫狂痫、烦躁、惊悸恐三大类,在癫狂痫下又将癫、狂、痫明确区分十五种。《证治要诀》有"癫狂由七情所郁"等论点。后世医家经过不断完善,逐渐形成了有中医特色的精神疾病病因病机的分类方法。主要有以下几类:

1. 内伤类　主要以心神、脑神病变,以及其他脏腑病变引发的精神障碍。其特点为发病前均有先兆症状,有明显的诱因,发病后有不同程度的神志异常,如癫狂病。另外还有神昏、中风、厥证等引起的精神疾病。

2. 情志类　主要以情志症状为主的精神障碍。该类疾病有明显的情志诱因,临床以情志症状突出为特点,一般无器质性病变。如惊证、郁证。

3. 先天类　主要以先天禀赋不足为主要原因的精神障碍。有明显的遗传因素,临床表现为发育迟缓、思维迟钝、痿软无力等症状。

4. 外感类　主要是指外感六淫以及伏气、疫戾之气侵入人体引起的精神障碍。具有外感症状以及明显的季节性和传染性等特点。如伤寒、春温、暑湿等引起的高热、神昏等神志变化异常。

5. 中毒类　主要是指中毒以及病毒侵入人体引起的精神障碍。特点有明显的中毒病史,如芳草、药石、食物等。临床症状有神昏、谵语、惊厥、语无伦次等中毒性脑病等精神症状。

6. 外伤类　是指外伤性脑病引起的精神障碍,如打击、车祸、禽兽等各种损伤。该类疾病有明显的外伤史,情志异常随受伤的轻重和部位而异,精神症状随脑部损伤的程度而变化。临床以头痛、眩晕、惊恐不安为特征。

7. 其他类　主要指一类与饮食、痨虫或寄生虫感染、劳逸有关的精神障碍。常见神劳、厌食、脑痨等。

## 【精神障碍的常见中西医结合辨证分型】

精神障碍中西医结合诊断分类，采用了“西医辨病，中医辨证”的病证结合方法诊断分类。它的特点是吸收了中医和西医各自的长处，把中西医诊断融于一体，为中西医结合治疗和中西医结合的病证研究提供了理论依据。中西医结合学会精神疾病专业委员会以CCMD-2为依据，拟定了精神障碍的三大疾病的中西医结合分型诊断标准，即精神分裂症、躁郁症、神经症的辨证分型标准，于1991年修订后颁布。简要介绍如下：

### （一）精神分裂症

1. 痰火内扰型

（1）精神症状：①不协调性兴奋；②思维紊乱；③矛盾情感；④情绪易激惹；⑤注意力涣散。

（2）躯体症状：①*大便秘结、溲赤、面红目赤、喜冷饮；②舌红或绛，苔黄厚或黄腻；③脉滑数有力。

2. 痰湿内阻型

（1）精神症状：①思维散漫；②幻觉或妄想；③情感淡漠；④精神活动迟缓；⑤意志减退或接触不良。

（2）躯体症状：①心烦失眠、倦怠乏力、纳呆便溏；②*舌体胖或有齿痕，舌苔白腻；③脉滑或沉缓。

3. 气滞血瘀型

（1）精神症状：①行为幼稚或愚蠢；②思维破裂；③幻觉、妄想；④情绪不稳；⑤兴奋躁动。

（2）躯体症状：①周身不适、肌肤粗糙、面色晦黯、痛经、闭经、经少色黯或有血块；②舌质紫或瘀黯、少苔、舌下静脉曲张淤血；③脉涩或弦。

4. 阴虚火旺型

（1）精神症状：①病情迁延不愈或偶见冲动；②幻觉、妄想；③情感平淡偶见激惹；④思维联想障碍；⑤孤独退缩。

（2）躯体症状：①大便干燥、小便短赤、颧红、口干少饮；②舌红无苔，或舌绛花剥苔；③脉细数。

5. 阳虚亏损型

（1）精神症状：①情感平淡；②懒散退缩；③思维贫乏或片段妄想；④意志减退；⑤寡言少动。

（2）躯体症状：①面色无华或萎黄、体虚乏力、形寒肢冷、食物不化；②舌质淡、苔薄白；③脉沉细弱。

6. 其他型　难以纳入以上各型者，可自行分型。

说明：①精神症状五项中，应具备其中五项；②躯体症状三项中，划“*”号者为必备症状，并同时具备其余任何一项症状；③各项症状中具有其中一个症状即可；④各症状的解释按全国统编教材为准。

**（二）情感性（心境）障碍**

**躁狂发作**

1. 肝胆郁热型

（1）精神症状：①情感高涨、易激惹；②思维联想迅速、言语明显增多；③夸大、自负；④精力充沛、动作增多或躁动不宁；⑤睡眠较少；⑥重者可有意识障碍。

（2）躯体症状：①大便干结；②小便黄；③*舌质红、苔黄燥或黄腻；④脉弦洪数或弦滑数。

2. 热盛伤阴型

（1）精神症状：①情绪饱满；②言语增多；③动作增多，但疲惫；④注意力不集中、睡眠减少。

（2）躯体症状：①大便干；②体质较弱；③*舌质嫩红、少苔；④脉弦细数或细数。

3. 其他型

**抑郁发作**

1. 肝郁脾虚型

（1）精神症状：①多愁善虑；②*情绪抑郁、悲观厌世；③失眠多梦；④善叹息；⑤动作减少或虚烦不宁。

（2）躯体症状：①*两胁胀满；②腹胀痛泻；③身倦纳呆；④舌质淡红或淡白、苔薄白；⑤脉细数或沉细。

2. 肝郁气滞型

（1）精神症状：①*情绪抑郁；②自杀观念或行为；③焦虑、烦躁；④思维迟缓；⑤运动减少或迟缓。

（2）躯体症状：①面色晦黯；②胁肋胀满；③妇女闭经；④*舌质紫或瘀点、苔白；⑤脉弦数。

3. 心脾两虚型

（1）精神症状：①*情绪低沉；②善悲易哭、嗜睡少动或倦怠乏力；③心悸易惊；④兴趣减低或缺乏。

（2）躯体症状：①*面色淡白或萎黄；②食少、腹胀、便溏；③舌质胖淡或有齿痕；④脉沉细或细。

4. 肝肾阴虚型

（1）精神症状：①*情绪低落、精神萎靡；②健忘少眠；③心烦易惊；④自罪自责。

（2）躯体症状：①颧红盗汗；②胁痛、腰膝酸软；③口干不思饮或便干；④*舌红或绛有裂纹、苔薄白或无苔；⑤脉弦细数或细数。

5. 其他型不属于以上四型的抑郁发作（应注明具体的辨证分型）

说明：①本分型的每一证型的精神症状必须符合其中两项，躯体症状需符合两项；②“*”号的为必备症状。

**（三）神经症**

1. 肝郁化火型

（1）精神症状：①烦躁，紧张易激惹；②情绪不宁，意识朦胧；③入睡困难，多噩梦，易醒；④肌肉紧张，麻木感。

（2）躯体症状：①头痛、头晕、面红、目赤、震颤；②口苦、咽干、胸胁胀痛、便秘；③舌边尖红、苔黄；④脉弦或弦数。

2. 肝郁脾虚型

(1)精神症状: ①情绪低落,烦闷; ②敏感多疑、注意力不集中、梅核气; ③入睡困难; ④强迫思虑、强迫行为。

(2)躯体症状: ①纳差、便溏、头晕; ②胸胁胀满、腹胀、月经不调; ③舌质黯淡、舌苔白腻; ④脉弦细。

3. 心脾两虚型

(1)精神症状: ①易兴奋但易疲劳; ②嗜睡多梦; ③健忘; ④抑郁、焦虑不安。

(2)躯体症状: ①心悸、乏力; ②纳差、腹胀、便溏; ③舌质淡、体胖、边尖有齿痕、苔薄; ④脉沉细弱。

4. 肝肾阴虚型

(1)精神症状: ①焦虑不安、惊恐、悲泣; ②虚烦不眠、多梦、易醒; ③健忘、敏感多疑; ④肢体麻木感、抽搐、强迫思虑、强迫行为。

(2)躯体症状: ①五心烦热、盗汗、耳鸣; ②腰酸、腿软、遗精、月经不调; ③舌红少津、少苔; ④脉细数或沉细。

5. 脾肾阳虚型

(1)精神症状: ①抑郁、少动; ②喜卧、少眠; ③胆怯、惊恐; ④健忘。

(2)躯体症状: ①形寒、畏冷、纳差、便溏; ②性欲减退、月经不调; ③舌淡、苔滑润; ④脉沉迟弱。

6. 其他型不属于以上五种神经症(应注明具体的辨证分型)

说明: 本分型中,每一证型的躯体、精神症状必须具备两项以上者,方可纳入该型。

## 【西医病因、发病机制及病理】

### 一、西医病因

20世纪以后,随着现代科学技术的发展,人们从流行病学、生物学、心理学、临床医学、社会科学等多角度去研究、诠释精神障碍的起因和演变规律,并已经取得相当的成果。精神障碍疾病的病因大致上可以分为三大因素。生物学因素,包括遗传、生物化学、神经病理、神经发育、神经内分泌等因素; 心理学因素,包括心理发育、病前性格/人格因素、思维因素等; 社会因素,包括社会阶层、社会经济状况、文化背景、人际关系、生活事件、家庭因素等。现介绍几种主要的病因(或易感因素)。

**(一)生物学因素**

1. 遗传因素　所谓遗传因素是指遗传物质基础发生病理改变,从而引起疾病的作用。遗传因素是精神障碍疾病发生中较为重要的因素之一。已经有较多证据表明部分精神疾病,如精神分裂症、心境障碍、癫痫性精神障碍、某些精神发育迟滞障碍、人格障碍、某些神经症等有明显的遗传倾向。

2. 年龄及性别因素　人在不同的年龄和性别上的差异,可以表现出对某些疾病的易患性。如儿童时期由于大脑功能和心理发育未完善,特别容易受到损害,可出现精神发育障碍、情绪行为障碍。青春期是癔症、精神分裂症、心境障碍等的高发年龄。中年阶段,由于各种压力影响,易出现各种身心疾病,抑郁障碍。女性由于特殊的生理因素,可产生月经周期性的精神病和精神障碍。

3. 化学物质、感染及器官疾病

(1)化学物质各种对中枢神经系统有害的物质都可引起精神障碍。如海洛因、苯丙胺。

(2)躯体感染中枢神经系统的感染容易引起精神障碍。如病毒性脑膜炎、结核性脑膜炎等。

(3)器官疾病各种相关颅脑病变,心肝肾功能不全,内分泌系统疾病和代谢系统疾病等可损害人脑的正常功能,引起精神障碍。

**(二)心理社会因素**

1. 素质因素　个体素质和人格特征与某些精神障碍有着密切关系。

2. 心理应激　各种心理的、躯体的和社会的刺激因素,可引起心理和生理的应激反应、导致心身疾病、反应性精神障碍和行为障碍。

## 二、发病机制及病理

精神障碍的发病机制是指致病因素作用于个体,引起个体一系列病理生理和病理心理反应,最终表现为临床精神症状的过程。例如:精神分裂症的阳性症状被认为是中脑边缘系统多巴胺能活动过度所致。神经递质系统功能过度活跃只是发病的中间环节,导致活动过度很可能与遗传因素或者其他致病因素有关。在精神疾病中除了器质性精神障碍,物质依赖和部分精神发育障碍的病因已经明确之外,大部分精神障碍的病因和发病机制都还处在探索之中,由于理论观点和研究方法的不同,形成了许多假说。以下为几种发病机制及病理举例:

1. 中枢神经系统疾病所致精神障碍　意识清晰度下降主要是由于中枢神经系统脑干网状上行激活系统、丘脑弥散投射系统等结构受到损害所致。

2. 躯体障碍所致的精神障碍　如躯体的中毒感染、重要的脏器疾病、内分泌疾病、代谢性疾病及结缔组织疾病等造成的躯体血流动力学的改变、水和电解质的平衡紊乱、中间代谢产物的积累、微生物毒素、神经递质的改变、高热、维生素缺乏等情况所致的精神障碍。

3. 精神活性物质所致的精神障碍　①如氯胺酮会选择性阻断痛觉冲动向丘脑—新皮质传导,具有镇痛作用;对脑干和边缘系统有兴奋作用,能使意识和感觉分离。②阿片类物质、酒精性依赖所致的精神障碍还有一定的遗传因素,阿片类物质依赖与OPRM、PENK、D3、D4、D5受体基因有关。酒精性依赖主要集中在DNA甲基化和组蛋白的修饰上。

4. 药物依赖所致的精神障碍　①代谢耐药性和细胞耐药性。代谢耐药性是指因药代谢过程加快,在组织内浓度降低、作用减弱、有效时间缩短而言。细胞耐药性是指因神经细胞有了某种适应性的改变而引起,使神经细胞只有血液中含有高浓度药物的情况下才能正常工作。这种细胞适应性改变的机制尚不清楚。②受体学说,脑内发现了对吗啡类药物有特殊亲和力的吗啡受体以及内源性吗啡受体激动剂。因此推测药物依赖性的迅速形成可能与外源性吗啡与吗啡受体的特殊亲和力有关,后者被阻断后,造成耐药性的急剧增高。③戒断综合征的失用性增敏假说。吗啡受体长期被吗啡阻断后出现耐药性增高的同时,也可由于瘾药阻断了受体,出现失用性增敏,以致在停药过程中出现戒断综合征。④生物胺学说,研究资料证明单胺类神经递质参与镇痛和成瘾机制。注射吗啡后脑内5-HT的更新率随着耐药性的出现而增高。

## 【中医病因病机】

### (一)病因

包括自然界的各种致病因素和机体的内部因素,如六淫以及疫疠之气、先天禀赋、七情变化、劳倦、饮食、芳草、药石、中毒和外伤等各种致病因素等均可导致阴阳、气血、痰火等病理变化,影响神明而产生精神障碍。中医认为精神障碍的常见病因有以下几点:

1. 七情内伤　突然的、剧烈的和持久的精神刺激,超出一定的限度,失去正常的调节,可导致机体的气血逆乱,阴阳失调,从而影响人的精神情志活动,出现精神情志失常。

2. 六淫致病　六淫可直接或间接导致精神障碍。《左传》曰:"阴淫寒疾,阳淫热疾,风淫末疾,雨淫腹疾,明淫心疾,晦淫惑疾……"其中的"心疾"与"惑疾"都是与六淫有关的精神疾病。

3. 其他因素　是指存在于内因和外因之间的致病因素。例如先天因素、饮食劳倦、虫痨所伤、跌扑所伤等。

### (二)病机

1. 阴阳失调　中医认为人是阴阳对立统一的整体,必须保持阴阳相对平衡,才会"阴平阳秘,精神乃治"。由于某些因素造成机体阴阳平衡失调,就会造成不正常的病理现象,导致神明逆乱而发癫狂,即所谓"重阴者癫,重阳者狂","邪入于阳则狂,邪入于阴则癫"。

2. 脏腑失调　中医认为人的精神活动可分为五脏神,与五脏关系密切,因此各种原因导致的五脏功能病变时,均可引起精神症状。五脏还有化生和贮藏精气,与全身的气血精液有着密切的关系,并可濡养脑神。脏腑功能失调不但可以引起气血津液的失常,还会影响脑神,导致脑神失养,出现精神异常。

3. 痰迷心窍　痰饮为机体血液代谢障碍所致的病理产物,具有致病广泛的特点。且有"百病皆由痰作祟"之说。脑为人体真气所聚之处,故痰饮极易停滞于脑窍。如痰迷心窍出现神志昏蒙,喉中痰鸣,不省人事;痰火容易扰乱心神,出现不寐多梦,甚则狂越妄动,哭笑无常而发癫狂;痰气交阻,凝结于喉,阻塞气道,出现咽部梗塞,吐之不出,咽之不下之梅核气。正应古有"无痰不作眩""怪病多生于痰"之说。

4. 火热过亢　火热之邪包括外感六淫之火和内伤所生之火。火热致病,大多会热扰心神。《素问·至真要大论》中记载"诸躁狂越,皆属于火",刘完素也认为:"多喜为癫,多怒为狂。""骂詈不避亲疏,喜笑恚怒而狂,本火热所生"。《伤寒论》还详尽地论述了伤寒高热引起的谵妄状态。

5. 气血失调　一切精神活动的正常,都要以气血的正常运行为基础。"神为血气之性","血脉和利,精神乃居"。脑神的功能离不开气机调畅和血脉的濡养。气血失调,易导致脑神失调,精神情志的异常。如气滞血瘀可使脑部气血凝滞,出现脑神功能失调出现精神异常;气血亏虚不能上荣于脑,可导致脑神失养,出现精神障碍。

总之,精神疾病的病因错综复杂,但最终都是导致正气损伤,正不胜邪;人体的阴阳失调,气血失调,津液代谢失常和脏腑失调,都可以影响脑神而发病。

## 【临床表现】

### 一、常见的精神症状

**（一）感知觉障碍**

1. 感觉与感觉障碍　①感觉过敏；②感觉减退；③感觉倒错；④体感异常。
2. 知觉与知觉障碍　①错觉；②幻觉；③感知综合障碍。

**（二）思维障碍**

1. 思维联想过程障碍　①思维奔逸；②思维迟缓；③思维贫乏；④病理性赘述。
2. 思维的连贯性障碍　①思维散漫；②思维破裂；③思维云集。
3. 思维逻辑障碍　①病理象征性思维；②语词新作；③逻辑倒错性思维；④内向性思维。
4. 主观体验的思维障碍　①思维插入；②思维被禁播；③思维化声；④思维被夺。
5. 思维内容障碍　①妄想；②超价观念；③被迫观念。

**（三）注意障碍**

1. 注意增强；
2. 注意减退；
3. 注意转移；
4. 注意涣散；
5. 注意狭窄。

**（四）记忆障碍**

1. 记忆量方面的障碍；
2. 记忆质方面的障碍。

**（五）智能障碍**

1. 精神发育迟滞；
2. 痴呆。

**（六）自知力障碍**

**（七）定向力障碍**

**（八）情感障碍**

1. 情感高涨；
2. 情感低落；
3. 焦虑；
4. 恐惧；
5. 易激惹；
6. 情感迟钝；
7. 情感淡漠；
8. 情感倒错；
9. 情感幼稚。

**（九）意志行为障碍**

1. 意志障碍　①意志增强；②意志减退；③意志缺乏；④意向倒错；⑤矛盾意向。

2. 运动及行为障碍 ①精神运动性兴奋; ②精神运动性抑制; ③其他特殊症状。

**(十)意识障碍**

1. 意识清晰度降低为主的意识障碍;
2. 意识范围改变为主的意识障碍;
3. 意识内容改变为主的意识障碍;
4. 自我意识障碍。

**(十一)精神障碍的综合征**

1. 幻觉妄想综合征;
2. 精神自动综合征;
3. 情感综合征;
4. 紧张综合征;
5. 遗忘综合征。

## 二、精神障碍的常见中医症状

①妄见妄闻; ②语言错乱; ③独语; ④狂言; ⑤狂越; ⑥狂妄; ⑦善喜; ⑧善悲; ⑨善恐; ⑩善怒; ⑪善惊; ⑫忧思; ⑬烦躁; ⑭惊悸; ⑮怔忡; ⑯失志; ⑰神昏; ⑱谵语; ⑲郑声; ⑳痴呆; ㉑健忘; ㉒但欲寐; ㉓失眠; ㉔多梦; ㉕梦魇; ㉖梦惊; ㉗嗜睡; ㉘脑鸣; ㉙耳鸣; ㉚失音; ㉛梅核气; ㉜郁冒; ㉝谵妄; ㉞循衣摸床; ㉟卑惵。

# 【精神障碍的检查】

## 一、病史采集

1. 病史的提供者;
2. 病史采集的内容 ①一般情况; ②现病史情况; ③既往病史; ④家族情况; ⑤个人情况。

## 二、精神状态检查

1. 精神状态检查的程序 ①一般性接触; ②开放性交谈; ③询问性交谈。

2. 精神状态的检查内容 ①一般表现; ②认知活动; ③情感活动; ④意志、动作和行为; ⑤自知力。

3. 对不合作病人的检查 ①一般表现; ②语言情况; ③面部表情与情感反应; ④动作和行为。

## 三、躯体及特殊检查

神经系统检查包括脑脊液检查、脑电图检查、计算机的断层扫描CT、磁共振成像MRI可以了解大脑的结构改变,功能性磁共振(fMRI)、单光子发射计算机断层成像(SPECT)、正电子发射断层成像(PET)可以使我们对脑组织的功能水平进行定性甚至定量分析。这都有助于我们进一步了解精神障碍的神经生理基础。

## 【精神科量表】

### 一、诊断量表

根据诊断要点和诊断标准所编制的标准化精神检查工具和计算机诊断系统。目前常用的有复合性国际诊断交谈检查表（CIDI）、神经精神病学临床评定表（SCAN）和精神障碍诊断量表（DSMD）。

### 二、症状量表

精神症状评定量表是将量表评定的方法用于精神症状的评定。目前国内外较为通用的症状量表有临床总体印象量表（CGI）、简明精神病评定量表（BPRS）、阳性和阴性症状量表（PANSS）、汉米尔顿抑郁量表（HAMD）、汉米尔顿焦虑量表（HAMA）、躁狂评定量表（MRS）、不良反应症状量表（TESS）、症状自评量表（SCL-90）。

### 三、人格测定

常用的人格检测工具为艾森克个性问卷（EPQ）和明尼苏达多相个性调查表（MMPI），也是世界上应用最为广泛的心理测验。

### 四、中医心理测验量表

常用的有中医肝脏象情绪量表和阴阳五态人格量表。

## 【治疗】

### 一、西医西药治疗

精神障碍的治疗经历了漫长的历史过程，直至20世纪才有较大的发展。精神障碍的治疗可概括为三个阶段：第一阶段是20世纪30年代的胰岛素休克治疗、电痉挛治疗，发烧疗法等称为“躯体治疗”。第二阶段是20世纪50年代氯丙嗪的问世，开创了现代精神药物治疗的新纪元；第三阶段是20世纪80年代新一代精神药物的不断开发和应用，使精神疾病的治疗现状有了较大改观。目前，各种新型的精神治疗药物处于不断研发的过程中。

常用的精神药物分类：

1. 抗精神病药　目前认为抗精神病药的药理作用，主要是通过阻断脑内多巴胺（主要是$D_2$）和5-羟色胺受体而实现。

2. 抗抑郁药　其抗抑郁的机制尚未完全阐明，药理作用所涉及的神经递质较广，包括中枢和外周的去肾上腺素、5-羟色胺、组胺和乙酰胆碱。

3. 抗躁狂药　碳酸锂对狂躁症患者及精神分裂症的狂躁、兴奋症状具有抑制作用。碳酸锂发挥药理作用的成分是锂离子，其作用机制尚未阐明，可能与离子转运或是神经递质有关。

4. 抗焦虑药　苯二氮䓬类的主要药理作用包括抗焦虑、镇静催眠、骨骼肌松弛、和抗惊厥。主要作用机制是作用于γ-氨基丁酸（GABA）、苯二氮䓬受体和氯离子通道复合物，通过增强GABA的活性，加快氯离子通道开放，氯离子大量流入细胞内，使神经细胞超极化而产生中枢神经抑制作用。

5. 精神振奋药 咖啡因可以兴奋中枢神经系统，其作用强弱与剂量有关，小剂量（50~200mg）口服时，可致精神兴奋、思维活跃、疲乏减轻、消除瞌睡，并提高对外界的感受性。

6. 脑代谢药物 脑蛋白水解物可以促进脑的新陈代谢，改善脑的血液循环，补充脑发育的营养物质，对神经细胞的发育及轴突的形成均有良好的作用。

## 二、中医中药治疗

中医治疗精神障碍在我国有两千多年历史，其基本方法是辨证论治。治疗精神障碍疾病的原则“三因制宜”，急则治标，缓则治本。

### （一）辨证论治

1. 清热泻火法 主要用于因火热亢盛引起的狂证。

代表方剂有：龙胆泻肝汤、凉膈散、当归龙荟丸、犀角地黄汤、抽薪饮、泻心汤。

2. 活血化瘀法 主要用于气血瘀滞所致病证的方法。

代表方剂有：桃核承气汤、抵当汤、失笑散、癫狂梦醒汤、血府逐瘀汤。

3. 涤痰开窍法 主要用于肝郁气滞、化火炼津为痰、上扰神明，阻塞清窍所致的精神障碍。

代表方剂有：温胆汤、礞石滚痰丸、安宫牛黄丸、苏合香丸。

4. 安神定志法 主要用于心火亢盛，阴血不足之心神烦乱证。

代表方剂有：朱砂安神丸、生铁落饮、甘麦大枣汤。

5. 温阳醒脑法 本法运用温补心肾之阳的药物治疗心肾阳气不足的病证。

代表方剂有：地黄饮子、金匮肾气丸、保元汤。

6. 理气解郁法 主要运用疏肝理气的药物治疗情志不畅、气机失调病证。

代表方剂有：越鞠丸、逍遥散、柴胡疏肝散。

### （二）单味中草药

磁石、龙骨、琥珀、珍珠、远志、合欢皮、天麻、牡蛎、地龙、赭石、茯苓、刺五加、当归、甘松、柴胡、牛黄、大黄等单味药物都有报道和文献记载可以治疗精神障碍。

## 三、心理治疗

另一种治疗方法是心理治疗，早在两千多年前，我国古代医学书籍中就有很多关于心理治疗的论述，如《黄帝内经》提出“告之以其败，语之以其善，导之以其所便，开之以其所苦”等心理治疗原则，就是要建立良好的医患关系，让病人了解病情，了解治疗过程以及治疗后的调整过程。

精神科常用的集中心理治疗：

（1）精神分析法；

（2）行为治疗；

（3）认知治疗；

（4）森田疗法；

（5）中医心理治疗。

## 四、其他疗法

（1）电抽搐治疗；
（2）工娱疗法；
（3）胰岛素治疗；
（4）精神外科治疗；
（5）针灸治疗；
（6）激光治疗；
（7）气功疗法。

目前，精神疾病的病因、病理均不十分清楚，治疗只是对症而非对病因治疗。临床上常见的精神疾病，如精神分裂症、情感障碍等疗效仍不满意，复发率较高，将西医的治疗优势与中医的治疗优势互相结合，互相补充，一定会使精神疾病的治疗效果更好。

# 【精神障碍的预防】

## 一、西医预防

### （一）一级预防主要包括以下几项内容

1. 加强精神卫生保健工作；
2. 心理咨询；
3. 加强基础理论研究；
4. 开展定期的精神障碍流行病学调查；
5. 明析病因、积极治疗。

### （二）二级预防

1. 早期发现、早期诊断、早期治疗、防止复发；
2. 积极、深入并有计划地向群众宣传精神障碍的有关知识，提高人们早期识别精神障碍的能力；
3. 对确诊或者可疑的精神障碍者，指导患者及家属及时就诊，明确诊断，积极治疗，争取使疾病达到完全缓解。

### （三）三级预防

1. 防止病残；
2. 防止疾病恶化；
3. 做好康复工作；
4. 调整出院病人的生活环境；
5. 积极谋求各级政府部门对精神疾患的重视和防治工作的支持。

## 二、中医预防

在中医的医疗体系中也有“治未病”的思想即“未病先防，既病防变”。
（1）避免情志刺激；
（2）以情胜情；

(3)文娱怡情;
(4)音乐调神。

## 【精神障碍疾病研究面临的问题】

对病因研究出现的问题
1. 有些疾病的病因、病理机制仍然无法确定;
2. 多年来,很多病因研究的结果不尽一致;
3. 病因研究的结果在患者中无法重复;
4. 各个病因之间的关系又是怎样,又怎样指导治疗无法定义。

## 【精神障碍疾病面临的任务和发展方向】

1. 精神卫生知识的普及和研究;
2. 社区康复的研究;
3. 加强基础研究;
4. 多学科的综合研究;
5. 儿童精神病学的研究;
6. 老年精神病学的研究;
7. 医院诊疗系统的不断完善。

## 【参考文献】

[1] 张宏耕. 中西医结合精神病学[M]. 北京: 中国中医药出版社,2005.
[2] 孙学礼. 精神病学[M]. 第2版. 北京: 高等教育出版社,2008.
[3] 美国精神医学学会. 精神障碍诊断与统计手册[M]. 第5版. 张道龙,译. 北京: 北京大学出版社,2014.
[4] 黄悦勤. 我国精神障碍流行病学研究现状[J]. 中国预防医学杂志,2008,9(5): 445-446.
[5] 廖震华,丁丽君,温程. 我国60年精神障碍流行病学调查研究现状[J]. 中国全科医学,2012,15(4): 1160-1163.
[6] 中华医学会精神病学分会. 中国精神障碍分类与诊断标准[M]. 第3版. 中华精神科杂志,2001,34(3): 184-188.
[7] 郝伟. 精神病学[M]. 第5版. 北京: 人民卫生出版社,2004.
[8] 江开达. 精神病学[M]. 北京: 人民卫生出版社,2005.
[9] 郝伟. 精神病学[M]. 第7版. 北京: 人民卫生出版社,2014.
[10] 沈渔邨. 精神病学[M]. 第5版. 北京: 人民卫生出版社,2009.

(邹 伟)

# 第二节　抑　郁　症

## 【概述】

抑郁症（major depressive disorder，MDD），是一种常见的精神障碍，以显著而持久的心境低落为主要临床特征。临床表现情绪低落，兴趣和愉快感减退或丧失，可伴有思维迟缓、意志活动减退、睡眠障碍、躯体症状等。本病任何年龄段都有可能发生，女性发病率约为男性的两倍。

中医学认为抑郁症属中医神志病中“郁病”范畴。散见于中医古籍中惊悸、怔忡、健忘、不寐、脏躁病、梅核气、百合病、奔豚、狐惑病、癫狂等病中。郁即忧郁不畅，是以胸闷胁胀，善太息，或不思饮食，失眠多梦，易怒善哭，甚至出现自杀倾向等症为主要临床表现的一类病症。《素问·六元正纪大论》中论述了木郁、火郁、土郁、金郁、水郁的“五郁”概念。元代《丹溪心法·六郁》首出“六郁”学说，“气血冲和，万病不生，一有怫郁，诸病生焉。故人身诸病，多生于郁”。明代虞抟《医学正传》则首先采用“郁病”作为病证名称。《景岳全书》着重论述了怒郁、思郁、忧郁三种郁证的证治。

## 【病因病机】

### 一、西医病因、发病机制

本病病因和发病机制尚不清楚，多数学者认为抑郁与心理社会因素、神经生物学因素、遗传因素等有密切联系。

1. 心理社会因素　①应激性相关事件：调查表明6个月内有重大生活事件，抑郁发作的危险率增高6倍，常见负性生活事件也可导致抑郁发作。常见的应激事件生活事件包括：婚姻不和谐、失业、严重躯体疾病、家庭成员病故等。女性应付应激能力低于男性，更易患此病。②心理学理论：包括认知理论、学习理论、精神分析理论、精神动力学理论等。认知理论认为抑郁症患者存在一些认知误区，对生活经历存在消极扭曲的体验，消极的自我评价。

2. 神经生物学因素

（1）5-羟色胺（5-HT）假说：假说认为5-HT直接或间接参与心境调节，5-HT活动功能降低与抑郁症患者的抑郁心境、食欲减退、失眠、昼夜节律紊乱、内分泌功能紊乱性功能障碍、焦虑不安、不能对付应激、活动减少等密切相关。阻滞5-HT回收的药物、抑制5-HT降解的药物、5-HT前体均具有抗抑郁作用；而选择性或非选择性5-HT耗竭剂可逆转三环类抗抑郁药和单胺氧化酶（MAOI）的抗抑郁效应，可导致和加重抑郁。近年研究发现，抑郁症患者脑脊液中5-HT代谢物浓度越低，抑郁程度越重。

（2）去甲肾上腺素（NE）假说：假说认为抑郁症是由NE活动功能降低所致。阻滞NE回收的药物可抗抑郁，酪氨酸羟化酶（NE合成限速酶）可引起轻度抑郁。抑郁症患者中枢NE浓度降低，NE代谢产物MHPG浓度增加，尿中MHPG明显降低。

（3）多巴胺（DA）假说：假说认为抑郁症与DA功能降低有关。阻滞DA回收的药物、多巴胺受体激动剂、多巴胺前体可抗抑郁。

（4）神经内分泌因素假说：抑郁症患者神经内分泌异常相当常见，是由下丘脑—垂体—肾上腺轴（HPA）、下丘脑—垂体—甲状腺轴（HPT）、下丘脑—垂体—生长素轴（HPGH）引起，尤其是HPA。部分抑郁症患者存在HPA功能亢进，血浆皮质醇分泌节律异常，昼夜浓度普遍升高，地塞米松不能抑制其分泌。有研究提示，抑郁症HPA功能异常是由促皮质激素释放激素（CRH）分泌增多所致。

3. 遗传因素 抑郁症的发病与遗传因素密切相关。家系研究发现亲属同病率远高于一般人群，血缘越近发病一致率越高，父母、兄弟、子女发病一致率为12%~24%，堂兄弟姐妹则为2.5%；双生子研究发现，双卵双生发病一致率为12%~38%，单卵双生为69%~95%；寄生子研究发现，病人的亲生父母患病率为31%，养父母仅为12%，提示遗传因素起重要作用。研究人员们认为遗传方式有：①单基因常染色体显性遗传，不完全外显；②伴性遗传，X染色体显性遗传；③多基因遗传。目前多倾向于多基因遗传。

4. 其他因素

（1）睡眠脑电图改变：绝大多数抑郁症患者都有睡眠障碍，多表现为夜间易醒、早醒以及较少见的入睡困难。睡眠脑电图显示快动眼（REM）睡眠潜伏期缩短，慢波睡眠消失，REM睡眠密度增高。

（2）脑影像改变：CT和MRI均显示侧脑室扩大，额叶和颞叶皮质萎缩，海马及基底节萎缩。通过功能磁共振成像发现，患者海马、杏仁核以及前额叶皮质萎缩，表现为体积的缩小、血流量以及氨基酸和糖代谢异常。

## 二、中医病因病机

中医认为情志内伤是抑郁症常见的致病原因，主要责之于肝、心、脾三脏。而抑郁症最终发病与机体本身状况也有着极为密切的关系，《杂病源流犀烛·诸郁源流》谓“诸郁，脏气病也，其原本于思虑过深，更兼脏气弱”，说明“脏气弱”是发病的内在关键因素。肝主疏泄，性喜条达，情志过极则可使肝失条达，疏泄失司，气机不畅，而致肝气郁结，表现为情志抑郁、悲观厌世、善太息等症状。病久则由气及血，影响五脏。基本病机为肝失疏泄，致脾失健运，心失所养以及脏腑阴阳气血失调。病变起初以气滞为主，多可见兼血瘀、痰凝，多属实证；病程日久，则可虚实夹杂，形成心、脾、肝、肾亏虚的不同病变。

进入新世纪以来，基于古代医家关于郁证病因病机的论述，广大中医工作者通过大量的临床实践和理论探索研究，对郁证的病因病机系统、创新提出了以下几个具有代表性的理论学术观点：

周绍华认为郁证的发生是由于情志所伤，肝气郁结，逐渐引起五脏气机不和所致。气机郁滞为其主要的病机。初病因气滞而夹湿痰、食积、热郁者，则多属实证；久病由气及血，由实转虚，如久郁伤神，心脾俱亏，阴虚火旺者均属虚证。郁证的各个证候都在不同程度上表现为心情抑郁、情绪不宁、焦虑紧张等肝气郁结，胆郁不舒，气机郁滞的症状，因此疏肝解郁法是郁证治疗的根本法则。

郝万山认为本病的病机是心、胆阳虚、气虚，脑神失养，肝气郁结，神窍痰蒙。中医理论认为心主神志，肝主谋虑，胆主决断，三脏和脑神关系至为密切。因此，忧郁不乐、思维迟钝、记忆减退、头晕头痛、失眠多梦等神窍不明之象当与心与肝胆的阳与气不足，脑神失温失养有关。阳气不足则疏泄无力，气机郁结，情志不爽。阳不足者浊阴必乘，气郁结者痰浊必生。痰浊乘虚上扰清窍，神窍因此迷蒙，故见忧郁不乐、思维迟钝等。

## 【临床表现】

抑郁症的典型症状可见情绪低落、思维迟缓、意志行为减退，被称为“三低症状”，但并不一定出现在所有抑郁症患者中。而情绪低落是核心症状，可呈晨重暮轻。多数患者呈缓慢起病，表现为单次或反复发作，病程迁延。约3/4患者有终生复发风险，发作间歇期有不同程度的残留症状。

1. 情绪低落　患者自觉情绪低沉、忧伤苦恼、悲观绝望，有度日如年、生不如死之感，表现为无精打采，郁郁寡欢。在情绪低落的基础上，绝大多数患者常可见自我评价和自信心降低。

2. 兴趣下降及愉快感缺乏　患者对自己的工作、学习和生活提不起兴趣，对以前喜爱的活动的兴趣显著下降或丧失，也不能从中获得乐趣，毫无快乐而言。

3. “三无症状”　即无望、无助和无价值。无望是指患者对于自己现在及以后都持消极态度，内心绝望；无助是指患者常有孤立无援的感受，即使周围人关心、帮助，对于患者而言也无济于事；无价值是指患者自认为自己一无是处，甚至自己的存在对家庭、对社会无意义。

4. 思维迟缓及意志活动减少　患者思维联想速度缓慢，表现为主动言语减少，反应迟钝，说话缓慢，语音低沉。与正常躯体活动相比，患者意志活动呈显著而持久的抑制，表现为行动缓慢，生活懒散，不愿意活动和与人交流。严重时，不修边幅，甚至不语、不食、不动，呈木僵状态，即“抑郁性木僵”。

5. 自杀观念和行为　患者自觉生活了无意义，常常有主动结束自己生命的想法，但又考虑到自己对于家庭的责任和不舍，下不了决心，这种情况称为“自杀观念”。部分严重抑郁症患者可有自杀计划和行动，反复寻求自杀。

6. 精神运动性改变　抑郁症患者常常可见焦虑症状，表现为莫名其妙的紧张、担心甚至恐惧。运动性迟滞或激越在抑郁症患者表现得较为明显，迟滞表现为活动减少，动作缓慢，工作效率明显降低，严重时可表现为木僵状态；激越患者则相反，头脑中反复思考一些没有目的的事物，思维过程无条理，大脑处于持续紧张状态，由于无法集中注意力思考一个中心问题，思维效率下降，行为上表现为烦躁不安，紧张激越，有时难以控制自己的动作。

7. 其他症状　多数病人食欲下降、性欲减退、精力不足；可有睡眠障碍，多表现为早醒；还可伴有其他躯体不适。小部分患者可有幻觉及妄想。

## 【诊断】

### 一、西医诊断要点

1. 症状标准　抑郁症以显著而持久的心境低落为主要特征，且持续至少2周，除此之外，还至少有以下4项常见症状：兴趣下降及愉快感缺失；精力不济；精神性运动迟滞或激越；自我评价过低，自责，内疚；思维迟缓；自杀观念或自杀行为；失眠，或早醒，或睡眠过多；食欲不振，体重减轻，性欲降低等。

严重程度标准精神障碍至少造成下述情况之一：①社会功能受损；②给本人造成痛苦

或不良后果。

2. 排除标准 ①不符合脑器质性精神障碍,躯体疾病与精神活性物质和非依赖性物质所致精神障碍; ②可存在某些分裂性症状,但不符合精神分裂的诊断标准。

## 二、中医诊断要点

1. 忧郁不畅,精神不振,胸闷胁胀,善太息;

2. 或不思饮食,失眠多梦,易怒善哭,甚至出现自杀倾向等症;

3. 有忧郁、多虑、悲哀、忧愁等情志所伤史;

4. 经各系统检查和实验室检查可排除器质性疾病。

## 三、中医主要证候类型

1. 肝郁气滞证 精神抑郁,情绪不宁,焦虑烦躁,胸部满闷,胸胁胀痛,脘闷嗳气,苔薄白,脉弦。辨证要点: 精神抑郁,焦虑烦躁,胸胁胀痛,舌苔薄白,脉弦。

2. 肝郁脾虚证 情绪低落,多愁善感,悲观厌世,善太息,虚烦不安,胸胁胀满,不思饮食,身倦乏力,腹痛腹泻,舌淡红,苔薄白,脉沉细。辨证要点: 情绪低落,善太息,不思饮食,身倦乏力,舌淡红,苔薄白,脉沉细。

3. 心脾两虚证 心境低落,多思善疑,心悸易惊,头晕神疲,失眠健忘,纳差便溏,面色不华,舌淡,苔薄白,脉细。辨证要点: 多思善疑,心悸易惊,头晕神疲,健忘纳差,面色不华,舌淡,苔薄白,脉细。

4. 肾虚肝郁证 情绪低落,精神萎靡,健忘失眠,胸胁胀满,腰膝酸软,舌红,苔薄白,脉弦细或数。辨证要点: 精神萎靡,胸胁胀满,腰膝酸软,舌红,苔薄白,脉弦细或数。

5. 肝胆湿热证 情绪低落,烦躁易怒,胁肋胀痛,胁下痞块,身目黄染,色明如橘,口苦纳差,腹胀便溏,舌红,苔黄腻,脉弦数或弦滑。辨证要点: 情绪低落,烦躁易怒,身目黄染,色明如橘,舌红,苔黄腻,脉弦数或弦滑。

## 【鉴别诊断】

1. 脑器质性疾病 有时老年痴呆早期与抑郁症很难鉴别,无论是血管性痴呆还是Alzheimer病均有抑郁的表现,但是随着病程不断发展,老年痴呆的慢性脑病综合征越来越明显,逐渐有痴呆的人格改变,除此之外,老年痴呆影像学检查可见脑皮质萎缩等易与抑郁症相鉴别。

2. 精神分裂症 抑郁症状作为精神分裂症的一部分,一般认为精神分裂起病前三个月有抑郁症状。抑郁症是以心境低落为原发症状,精神症状为继发的,精神分裂症以思维障碍为原发症状,而情感症状是继发的; 精神分裂症患者精神活动不协调,抑郁症患者则是协调的。

## 【治疗】

## 一、西医治疗

### (一)药物治疗

用药原则: ①根据病人病情特点、身体状况,进行个体化合理用药。②剂量需逐步递增,尽可能采取最小有效剂量，将不良反应降至最低。停药时也需逐渐减量，不能骤停，避免出现撤药综合征。小剂量无疗效时，可根据不良反应和耐受情况，增至足量（有效药物上限）和足疗程（>6周），如无效，则需考虑换用不同作用机制的另一类抗忧郁药物。③尽可能单一用药，足量、足疗程治疗。在足量和足疗程治疗和换药无效的情况下方可考虑两种抗抑郁药联合应用。一般不主张联用两种以上抗抑郁药物。④治疗期间密切观察病情变化及不良反应并及时处理。⑤在药物治疗上辅以心理治疗，效果更佳。⑥积极治疗与抑郁共病的其他躯体疾病和物质依赖。

药物治疗策略：抑郁症为高复发疾病，目前鼓励全程治疗。抑郁的全程治疗可分为急性期治疗、巩固期治疗和维持期治疗。首次发作的抑郁症50%~85%会有第二次发作，因此需维持治疗以防止复发。①急性期治疗：目的为控制症状，尽量达到临床痊愈，通常以汉密顿抑郁量表（Hamilton Depression Scale，HAMD）为标准，HAMD-17总分=7分或蒙哥马利和阿斯伯格抑郁症等级量表（Montgomery and Asberg Depression Rating Scale，MADRS），MADRS=12作为痊愈标准）。一般药物治疗2~4周后开始起效。如果用药足量6~8周无效，则换用另一种作用机制抗抑郁药物可能有效，或者加一种另一种作用机制的药物，但要注意不良反应。②巩固期治疗：目的是防止症状重新加重。巩固治疗只是4~6个月，在此期间，患者病情不稳，病情复燃风险较大。③维持期治疗：目的是防止病情复发。维持治疗结束后，若病情稳定可逐渐减量至终止治疗（需缓慢减量，至少持续4~8周）。关于维持治疗时间目前还没有完全达到共识，多数主张首次抑郁发作维持治疗为3~4个月；如果出现2次或2次以上发作，其维持治疗时间至少2~3年；多次复发需长期维持治疗。有研究表明，以急性期治疗剂量作为维持治疗的剂量，能更有效防止复发。

常见抗抑郁药物：

1. 三环类抗抑郁药（TCAs类） 为经典的抗抑郁药，常用药物包括丙米嗪、阿米替林、多塞平、氯米帕明及马普替林等。主要药理作用为突触前摄取抑制，是突触间隙M和5-HT升高而达到治疗目的。适用于各种类型及不同严重程度的抑郁症。有严重心肝肾病者及孕妇、老年人慎用。TCAs过敏者禁用，禁止与MAOIs联用。此类药物具有抗胆碱能及心血管等副作用，宜从小剂量开始缓慢增加至通常有效剂量。药物起效时间一般为2~4周。

2. 选择性5-HT再摄取抑制剂（SSRIs类） 常用药物为氟西汀、帕罗西汀、舍曲林、氟伏沙明及西酞普兰。SSRIs类副作用较三环类药轻，安全性高。主要药理作用为高效而选择性地抑制5-HT的再摄取。对SSRIs过敏者及严重心肝肾疾病者慎用；禁与MAOIs、氯米帕明、色氨酸联用；慎与锂盐、抗心律失常药及降糖药联用。

3. 选择性5-HT和去甲肾上腺素再摄取抑制剂（SNRIs类） 常用药物为米氮平、文拉法辛、度洛西汀。由于此类药物可对5-HT和NE两类中枢神经介质及受体产生作用，临床观察普遍认为此类药物具有较强抗抑郁作用，又没有TCAs类药物明显的不良反应，因此被认为未来将有相较其他药物更广泛的应用前景。

4. 其他抗抑郁药物 有曲唑酮、奈法唑酮、瑞波西汀、噻奈普汀、L-色氨酸及圣约翰草。

伴有明显激越的抑郁症可选择：镇静作用的抗抑郁剂；伴有强迫症状的抑郁症可优先选用SSRIs或氯米帕明；非典型抑郁可选用SSRIs；精神病性抑郁不宜选用安非他酮。

### （二）心理治疗

适用于轻度抑郁症及严重抑郁症的恢复期。通常采用解释、劝慰及环境安排等方法。

认知疗法是国外近年来流行的精神疗法。目前认为心理治疗可以达到以下目标：减轻和缓解症状；恢复正常社会功能；预防复发；改善对服药的依从性；矫正因抑郁所产生的继发后果(如婚姻不和、自卑)。精神动力学的一系列短期疗法可用于治疗抑郁症的某些症状：认知行为治疗通过纠正病人错误的自身观念而缓解病人的情感压力，改善行为应对能力，矫正不良的认知偏见，以及降低抑郁症的复发率；人际交往心理治疗能够有效缓解急性期症状，改善病人人际关系，提高社会适应能力；婚姻治疗和家庭治疗可改善抑郁症患者的家庭关系，减少家庭环境对疾病复发的影响。

**(三)物理治疗**

1. 电抽搐治疗或改良电抽搐治疗　电抽搐治疗(electric convulsive therapy，ECT)或改良电抽搐治疗对于严重消极自杀言行或抑郁性木僵的患者可作为首选；对抗抑郁药物疗效不佳的抑郁症及伴有精神病性症状的抑郁症均有效。电抽搐治疗疗效好，见效快，并且有利于药物及心理治疗的继续实施。

2. 重复经颅磁刺激治疗　重复经颅磁刺激(repetitive transcranial magnetic stimulation，rTMS)是20世纪90年代初应用于精神科临床研究的物理治疗方法，基本原理为应用脉冲磁场作用于脑组织，利用磁场脉冲诱发出一定强度的感应电流，引起神经元的去极化，兴奋水平走向的连接神经元，产生兴奋性突触后电位总和，无抑制性后电位产生，使皮质间的兴奋抑制联系失去平衡。高频刺激(15~25Hz)可导致局部代谢水平提高，亦提示rTMS对抑郁症的潜在治疗价值。rTMS的刺激部位一般为右利患者的左前额叶皮质，有研究发现rTMS能明显延长抑郁症患者快速眼动睡眠和非REM至REM周期，提示rTMS可通过调节患者睡眠节律从而达到抗抑郁疗效。

rTMS属于一种新的技术，有可能相对于电抽搐治疗更安全、更无依赖性，但其在刺激参数、副作用、安全性等方面仍需进一步探讨。

3. 脑深部电刺激　脑深部电刺激(deep brain stimulation，DBS)是一种神经外科手术疗法，是将刺激器植入基底神经核区、或背侧丘脑、或底丘脑核区，以高频电刺激打断异常神经活动。国外有将DBS应用于抑郁症研究中，但其治疗机制仍需进一步阐明，其安全性和安全性有待循证医学证据。

## 二、中医治疗

**(一)辨证论治**

1. 肝郁气滞证

治法：疏肝健脾，化痰散结。

代表方：柴胡疏肝散合二陈汤。

常用药：柴胡、白芍、枳壳、炙甘草、川芎、陈皮、茯苓、香附、半夏、橘红。

加减：胸胁胀满，加郁金、青皮、佛手；嗳气频作，加旋覆花、代赭石、半夏；胸胁刺痛，加当归、丹参、红花。

2. 肝郁脾虚证

治法：疏肝和胃，理气解郁。

代表方：逍遥散合痛泻要方。

常用药：柴胡、当归、白芍、白术、茯苓、生姜、薄荷、防风、炙甘草。

加减：食滞腹胀，加神曲、山楂、鸡内金；胸胁胀痛，加当归、红花。

3. 心脾两虚证

治法：健脾养心，补益气血。

代表方：归脾汤。

常用药：党参、黄芪、白术、茯苓、酸枣仁、龙眼肉、木香、远志、当归、生姜、大枣、炙甘草。

加减：忧郁神伤，加郁金、合欢花。

4. 肾虚肝郁证

治法：益肾调气，解郁安神。

代表方：六味地黄汤合四逆散。

常用药：熟地黄、山茱萸、山药、牡丹皮、茯苓、泽泻、柴胡、白芍、枳壳、炙甘草。

加减：腰膝酸软，加知母、黄柏、龟板、杜仲、桑寄生、狗脊；头目昏花，加枸杞、菊花、青葙子、决明子。

5. 肝胆湿热证

治法：清肝利胆，宁心安神。

代表方：龙胆泻肝丸合安神定志丸。

常用药：龙胆草、栀子、黄芩、柴胡、生地、车前子、泽泻、木通、炙甘草、当归、远志、石菖蒲、茯苓、茯神、朱砂、龙齿、党参。

加减：湿热偏重，加黄连、茵陈、猪苓、连翘；烦躁易怒加郁金、合欢花、八月札。

### （二）中成药

口服药

柴胡舒肝丸：疏肝理气，消胀止痛。适合于抑郁肝郁气滞证。

归脾丸：益气健脾，养血安神。适合于抑郁心脾两虚证。

逍遥丸：疏肝解郁，健脾和胃。适用于抑郁肝郁脾虚证。

乌灵胶囊：补肾健脑，养心安神。适用于抑郁心肾不交证。

疏肝解郁颗粒：疏肝解郁，化痰宁神。适用于抑郁症肝郁痰阻证。

### （三）专病专方

舒肝解郁胶囊：傅锦华等研究发现舒肝解郁胶囊可显著增加抑郁模型大鼠mPFC和海马CA3区的P-CREB和BDNF的表达，促进抑郁大鼠海马CA3区神经细胞损伤的修复和（或）新生，其机制可能与抑制神经细胞外大量$Ca^{2+}$内流，阻止$Ca^{2+}$超载，下调脑内caspase-3蛋白表达有关。该胶囊可改善抑郁模型大鼠mPFC和海马组织DA、5-HT、Glu及GABA递质系统功能，通过重新调节上述神经递质水平而达到抗抑郁作用。

刺五加胶囊：黎功炳等研究发现刺五加胶囊能降低大鼠逃避潜伏期（EL）时间，提高大鼠空间探索时间（SET）。其机制可能是刺五加提升抑郁大鼠海马中的BDNF表达，从而促进抑郁大鼠海马损伤神经元的修复，提高其学习记忆能力。

### （四）针灸及其他

1. 针灸　针灸治疗本病有独特的优越性，与药物治疗相比，安全性高，副作用小，患者容易接受，而且治疗效果满意。针灸治疗抑郁症以脏腑和经络理论为指导，以健脑提神、疏肝解郁、调畅情志为原则，毫针刺用平补平泻法或泻法。治疗方法也由传统的毫针向多种疗法综合应用，如电针、灸法、穴位埋线、穴位按摩、耳穴、火罐、磁穴疗法、穴位贴敷、穴位注射等。

2. 推拿 早期推拿可以拉伸肌肉，使僵直的肌肉放松，以推法、按法为主。胸背部施术推、揉、按、拨等按摩手法，可以起到行气通络，开胸化郁的功效。按压每个穴位时，患者要有酸、麻、胀、重或触电样感觉，即“得气”。

3. 心理疗法

（1）移情易性疗法：移情易性式心理疗法即转移患者注意力或改变其性情的心理治疗方法。为中医心理疗法之一。“移情”即转移情思，分散病人对疾病的注意力，使注意中心从病所转移于他处；或改变其周围环境，使患者脱离与不良刺激因素的接触；或改变病人内心焦虑状态，使其从某种情感纠葛中解脱出来，转移于另外的人或事物上。“易性”即改变患者的某些不良的性情状态，如急躁、冲动、消极、动摇、悲观、忧郁及某些不良生活习惯等。“移情易性”可以消除可能是病因的不良心理状态，也可以纠正可能是病症的不良心理状态。心理状态的改善，不仅对于心身性疾患，而且对于一般疾患都有积极的疗愈作用。移情易性的具体治法很多，应根据病人的不同病情、不同心理状态和不同环境条件等，采取不同措施。

（2）情境疗法：中医主张“天人相应”的整体观，故可通过改变外界环境来达到改善、消除异常的情绪变化。对抑郁情绪多采用清洁、热烈、欢快的环境治疗。

## 【诊疗热点】

### 一、药物基因组学与抗抑郁药物疗效的相关性

临床上单一抗抑郁药物治疗抑郁障碍仅30%~45%的患者获得临床缓解；且症状缓解存在延迟反应；另有10%的患者对任何种类的抗抑郁药物治疗均无效。遗传学的差异是导致个体疗效差异的重要原因之一。其中药物代谢酶、转运蛋白、受体和其他药物作用靶点的基因多态性是引起药物效应和毒性个体差异的重要原因。目前抗抑郁药物基因组学的研究提供了一些候选基因，同时涉及药物代谢动力学及药效学，但不少的研究结果不一致。未来的研究可能会在全基因组关联分析的基础上，对敏感位点进行多位点的合并分析，并结合生物学特征、影像学特征和临床特征，如此将会进一步明确两者关系，从而指导临床药物应用。

### 二、RS-fMRI 下的抑郁患者脑活动状态与抑郁症的发病

静息态功能磁共振成像（RS-fMRI）能够反映基础状态下大脑功能的病理生理变化，更好地体现抑郁症本身的脑功能变化特点，已用于抑郁症的发病机制、临床诊断、疗效评估、预后预测等方面的研究，是目前脑研究的热点领域。静息态下抑郁症局部脑区、脑区间、不同网络内或网络间的功能活动异常。非任务状态下，抑郁症患者脑功能存在广泛异常，这些功能异常脑区主要位于额叶、颞叶、扣带回、边缘叶、基底核区域及小脑，表明抑郁症是一种累及多脑区、多系统的精神障碍，支持抑郁症神经病理环路，即皮质—边缘—纹状体—苍白球—丘脑情绪调节环路（即皮质—边缘神经环路）的假说。

大量研究发现抑郁症的异常活动脑区与默认网络有关。默认网络活动异常可能是抑郁症的一个特质标志。该网络主要包括扣带回、内侧前额叶、海马、背侧丘脑、楔前叶、内侧颞叶等脑区。由于抑郁症存在多个脑区结构和功能的异常，近年来通过复杂脑网络的分析方

法如图论（graph theory）也证实了人脑具有多种重要的网络属性。目前该领域研究仍处于起始阶段，但有学者对静息态脑网络的功能连接研究证实了神经血流动力学网络基础，脑网络分析有可能发展成为评价抑郁症脑影像特征的指标之一。

### 三、经典抗抑郁药物与新型抗抑郁药物之争

抑郁症发病机制复杂，到目前为止，现有的抗抑郁药物仍然不能满足抑郁症治疗的需要。经典抗抑郁药物（包括SSRI、MAOIs、TCAs）虽然可在数小时内迅速提高突触间隙5-HT水平，但同时激活5-$HT_{1A}$自身受体产生负反馈抑制作用，引起5-HT神经元放电减少，继而抑制甚至取消皮层、海马等投射区域5-HT水平升高，这种5-$HT_{1A}$自身受体激活引起的负反馈抑制作用被认为在抗抑郁药物起效延迟过程中发挥关键作用。给药2~3周后，5-$HT_{1A}$自身受体脱敏，5-HT神经元恢复正常放电，从而产生抗抑郁作用。近年来，靶向5-$HT_{1A}$受体的药物研发逐渐引起了人们的关注，主要作用于神经营养因子、第二信使系统等药物也在不断的研发中。另外生长抑素、甲状腺素、G蛋白、高同型半胱氨酸、突触素和维生素$B_{12}$等也在不同的研究中证实与抑郁症的病因有关，其在治疗方面的作用正在研究中。

## 【中西医结合思路】

西药效果显著，但治疗时间长存在依赖性、反跳性、毒性、戒断反应等缺陷。中医药治疗以调理治本为主，通过作用全身的多靶点、多环节，使中医中药、针刺等疗法在其治疗中显现出较好的优势且无副作用。因此中西医结合起到增强治疗作用，减轻副作用的效果，对抑郁症的治疗显示出极大的潜力。

### 一、中西医结合对MDD快速起效

抗抑郁药起效时间太长，临床症状常常需要几周甚至几个月才能缓解，因此开发快速起效的药物很关键，目前研究的作用于兴奋或抑制性氨基酸系统、肽能系统的药物，有加速抑郁起效的作用。同时大量研究表明针灸、电针等中医疗法合并西药治疗抑郁症比单纯使用西药疗效更好、起效更快，不良反应少而轻。表明采用中西医结合方法治疗抑郁症起效更快，疗效更佳。

### 二、MDD的分期论治

河南中医药研究院范军铭主任医师认为抑郁症应抓主症，分期论治。早期气证居多，病位在肝，多因肝气郁结、失于疏泄所致，用逍遥散加减。中期以痰证、瘀证多见，偏于痰者，用温胆汤加减。偏于瘀者，用血府逐瘀汤加减。晚期因迁延日久，气血脏腑亏虚，临床多见虚证，用归脾汤加减。

### 三、中药对MDD递质的调节作用有望提高MDD的治疗效果

现研究发现具有抗抑郁作用的中草药主要有贯叶连翘、柴胡、石菖蒲、巴戟天、阔叶缬草、银杏叶、合欢花、积雪草、罗布麻、槟榔、刺五加、人参等。从远志中提取的抗抑郁活性成分如3，6’—二芥子酰基蔗糖（DISS）、乌头中提取的附子多糖-1（FPS）、胡椒碱、皂苷类等均有

不同程度的抗抑郁作用。郭克峰等研究发现，银杏叶提取物可以通过增加大脑微循环，从而使5-HT自身合成增加，抑郁症患者体液中存在氧自由基浓度的升高，银杏叶提取物可以通过消除患者体内异常增多的氧自由基起到对抑郁症的治疗作用。

近年研究表明，中药的黄酮成分如甘草黄酮、合欢花黄酮、酸枣仁总黄酮、罗布麻叶总黄酮、杨梅叶总黄酮、金丝桃类黄酮、黄芩黄酮以及葛根异黄酮的黄酮成分对抑郁有很好治疗效果，其机制可能与调节血清皮质酮水平、5-HT能神经功能、海马组织、AchE活性、AchE含量和多巴胺能系统有关。

## 【研究展望】

### 一、抗 MDD 治疗的新靶点研究

随着对抑郁症研究的深入开展，许多抗抑郁治疗的新靶点得以发现，包括单胺类受体、非单胺类受体、神经肽受体和激素系统等。目前研究表明三重重摄取抑制剂的化合物抗抑郁活性并且其安全性和耐受性均较好；5-HT受体介导调控5-HT含量，可能与精神疾病的发病有关；长期服用抗抑郁药的患者$GABA_B$受体功能增强，并可伴有其数目增加；脑内孤啡肽信号传导途径参与抑郁症的中枢神经递质相互作用；Ebner K等发现$NK_1$、$NK_2$、$NK_3$在大脑内部与压力机制、情绪调控、脑部情绪的处理有密切的关系等。

近年研究还发现，对神经起营养作用的BDNF减少时可损伤海马等情绪中枢的突触可塑性。BDNF水平的改善或许是治疗抑郁症的新方向，可以为抗抑郁药物的研发提供新的思路。另外临床上也发现，接受细胞因子治疗的患者常出现抑郁样症状，抑郁症时炎症应答系统激活，释放大量的前炎性细胞因子，这就提示了致炎因子与抑郁症的发生可能存在关联。在细胞因子研究方面，研究较多的是白细胞介素、肿瘤坏死因子和干扰素。

### 二、抗抑郁药透皮给药研究

透皮给药技术是一种将药物经局部皮肤导入体内的技术，可以应用于治疗全身性疾病和皮肤局部疾病。El-Nabarawi等试验结果表明，与口服给药相比，帕罗西汀脂质体透皮给药药物生物利用度提高，且药物作用时间延长，同时不良反应减少。由于受到药物分子量、亲水/亲油性和溶点等因素的影响，透皮给药技术的应用研究受到一定限制。2006年，美国FDA批准的司来吉兰透皮释药系统Emsam为首个用于治疗成人严重抑郁障碍的透皮贴片，也是目前唯一上市的抗抑郁药透皮制剂。患者接受透皮给药可避免肝脏首过效应与胃肠道对活性药物的灭活，极大地降低了患者用药成本，患者用药依从性也会大大增加。

### 三、治疗展望

更多医务工作者认识到本病的危害性，尤其对脑卒中、肿瘤、围绝经期妇女、产后妇女、青春期少年等人群。由于抑郁症的病因、病理中医和西医至今尚不明确，因此治疗效果也不尽如人意，复发率高，治疗依从性差。且中医各家观点繁多、辨证各异、方药不同，为本病规范化治疗带来困难。中西医结合治疗抑郁症疗效确切，不良反应少，性价比高而得到广泛肯定。

## 【参考文献】

[1] 贯春节. 郝万山教授治疗精神抑郁症的思路与经验[J]. 光明杂志,2001,16(94): 54-55.

[2] 洪霞,毛丽君,周绍华. 周绍华中医药治疗抑郁证经验[J]. 中西医结合心脑血管杂志,2010,8(5): 624-625.

[3] 傅锦华. 新型抗抑郁中药舒肝解郁胶囊对抑郁模型大鼠的作用机制研究[D]. 中南大学,2014 : 55.

[4] 黎功炳,雷宁,龙军,等. 刺五加胶囊改善抑郁大鼠学习记忆能力及对海马BDNF表达的影响[J]. 现代生物医学进展,2012,12(6): 1078-1080.

[5] 王秀丽,黄晓琦,龚启勇. 抑郁症静息态脑功能磁共振成像研究进展[J]. 华西医学,2015,30(4): 773-778.

[6] 梁廷营,刘华,任中万. 范军铭主任医师治疗抑郁症临床经验[J]. 中医研究,2010,23(3): 59-60.

[7] 郭克峰,郭珊,闫凯麟. 帕罗西汀加银杏叶提取物治疗抑郁症的疗效[J]. 中国行为医学科学,2006,15(8): 704-706.

[8] 王真真,张有志,宫泽辉,等. 抑郁症治疗的新靶点和新策略[J]. 中国药理学与毒理学杂志,2010,24(5): 364-370.

[9] 罗静,罗华菲,王浩. 抗抑郁药透皮给药系统研究进展[J]. 世界临床药物,2014,35(10): 65-68.

（邹　伟）

# 第三节　焦　虑　症

## 【概述】

焦虑症(anxiety),又称焦虑性神经症(anxiety neurosis),以原因不明,无固定对象的焦虑、紧张不安,注意力不集中,容易激惹为主要表现。临床分为广泛和持久性的焦虑或反复发作的惊恐不安,即广泛性焦虑(generalized anxiety disorders, GAD)和惊恐障碍(panic disorders, PD)。我国1982年流行病学调查显示焦虑性神经症患病率为1.48‰,国外报告为5‰左右。已经核实各项调查均显示焦虑症女性的患病率是男性的2~3倍,发病年龄大多在20~40岁。

本病属中医“烦躁”范畴,临床主要表现为烦躁不安、躁扰不宁、卧则频频转侧、烦闷不舒,急躁易怒、大便干燥、舌红苔薄黄。始见于《素问·至真要大论》篇中“少阳之复,大热将至……心热烦躁……:”,对烦躁的病因明确提出为热邪所引起。金代刘完素将烦躁称为“躁扰”,《河间六书·躁扰》中说“躁扰将动,烦热扰乱而不宁,热甚于外则肢体躁扰,热甚于内则神志躁动”,指出了躁扰之证皆因火热之邪作祟,充斥内外之故。

## 【病因病机】

### 一、西医病因、发病机制

1. 遗传因素　本病的遗传学研究已涉及许多方面,在家系调查中,Crowe、Harris、Crow等(1983)分别发现惊恐障碍先证者的一级亲属中,本病的发病风险率分别为24.7%、

20%和17.3%；而正常对照组一级亲属的发病风险率则分别为2.3%、4.8%和1.8%，显示本病具有家族聚集性。有研究表明，双卵双生子的同病率为2.5%，而单卵双生子为50%。亦有人认为，焦虑障碍是环境因素通过易感素质共同作用的结果，而易感素质又是由遗传决定的。

2. 神经生物因素　焦虑反应的生理学基础是交感和副交感神经系统活动的普遍亢进，常有肾上腺素和去甲肾上腺素的过度释放。乳酸钠和育亨宾易诱发惊恐发作，惊恐发作时患者出现的心悸、颤抖、多汗等症状，都是β肾上腺素能受体大量兴奋的征象。一些临床观察发现，β肾上腺素能受体阻滞药，如普萘洛尔，有减轻惊恐发作和焦虑的作用；5-HT系统在焦虑症中扮演着重要角色，抗抑郁药对焦虑症的疗效证实了这一点。

3. 心理因素　儿童和成人期经历创伤性事件或负性生活事件与焦虑症的形成明显相关，焦虑症的患者对创伤应激更敏感，特别是涉及分离和依恋关系破裂的事件，提示儿童期与父母依恋关系的破裂与成年后惊恐障碍发作有关。最近的创伤应激可以在促发焦虑症中发挥作用，生活事件应激和遗传易感性的相互作用，是成年人焦虑症的根本原因。

本病的发病机制至今尚未明了，主要有神经递质假说和神经内分泌功能紊乱假说，前者主要包括5-羟色胺（5-HT）系统功能亢进、去甲肾上腺素（NE）系统功能亢进、γ-氨基丁酸功能不足等假说；后者主要有下丘脑—垂体—肾上腺（HPA）轴、下丘脑—垂体—性腺（HPG）轴活动异常，如促肾上腺皮质激素与皮质醇分泌亢进、地塞米松抑制实验（DST）脱抑制、催乳素（PRL）水平升高等。

## 二、中医病因病机

中医认为烦躁的发生主要是由于素体气、血、阴液不足，脏腑阴阳失调，心神失养；或由于外感六淫之邪，或内伤七情，气滞血瘀，痰火上扰心神而引起神志不安，坐卧不宁；亦可继发于大病、久病，或因感受外邪治疗失当导致余邪内伏，心神被扰而出现烦躁不宁，病位主要归属于肝、心、脾、肾、胆。本病的病机重点主要是本虚标实，虚者多为肝肾阴虚、心脾两虚、气血亏虚，实者多见七情不畅，忧思气结而至无形之气化生有形之邪。标本联系密切，正虚邪恋、虚实互见。烦躁证在临床上归属情志疾病范畴，故凡情志失调，怒、忧、思、悲、恐、惊均可诱发或加重病情。

进入新世纪以来，基于古代医家关于烦躁病因病机的论述，广大的中医医务工作者通过大量的临床实践和理论探索研究，对烦躁的病因病机系统、创新性提出了以下几个具有代表性的理论学术观点：

沈家骥认为，肝藏血，性喜条达，主疏泄，关系着全身气机活动。肝藏魂，而魂与精神情绪的调节有关，使之勿太过或不及。经过长期对该病证的治疗经验中发现，焦虑症患者多精神敏感，屡因情志不悦有关。发病源于脑，表现于肝。因此从肝论治是其辨证论病的重要着手点。其用自拟方龙牡柴调汤为基础方加减进行治疗在临床上取得良好疗效。

王彦恒认为治疗焦虑症首先要明确其病因病机，要想把握焦虑症的病因病机必须将焦虑症的核心症状和《黄帝内经》的相关神志理论学说密切结合。其认为焦虑症的核心症状为恐惧、担忧，恐惧又是担忧产生的基础。因此，焦虑最核心的症状为恐惧。中医认为恐为肾志，也就是外界而来的各种刺激所产生的恐惧状态为肾所主之。因此从肾论治是其辨证论治的特点，其临床中常常运用"益肾平虑法"来治疗焦虑症，并且取得了良好的临床疗效。

## 【临床表现】

### 一、广泛性焦虑症

广泛性焦虑症占焦虑症的57%左右，常缓慢起病，其主要临床特点是经常或持续存在无明确对象的焦虑，包括紧张、害怕、过分担心等。伴有交感神经功能活动过度的表现，如口干、出汗、心悸、气急、尿频、尿急与运动性不安等。

广泛性焦虑的病人常同时合并其他症状，常见的是睡眠障碍、抑郁、疲劳、强迫、恐惧、人格解体等症状。不过，这些症状不是主要临床表现，多继发于焦虑情绪。

### 二、惊恐障碍

该疾病临床上并不少见，占焦虑的41%左右。主要表现是突然感到一种突如其来莫名的惊恐体验，且常常伴有濒死感，或失控感，以及严重的自主神经功能紊乱症状。病人自觉死期将至，表现为惊恐不安，神志奔走、惊叫、四处呼救；有胸闷、心悸、心动过速、呼吸困难，或过度换气；或头痛头昏、眩晕、四肢麻木和感觉异常；常有出汗、肉跳、全身发抖或全身无力等自主神经症状。通常起病急骤，突起突止，一般历时5~20分钟，很少持续1个小时；可反复发作，发作期间始终意识清晰，发作后警觉性增高，心有余悸。可产生长期性焦虑，担心再次发作时无法控制而精神失常，不过此时焦虑的体验不再突出，表现为急躁无力，若干天后恢复。60%的病人由于担心发病时得不到帮助而产生回避行为，如不敢单独出门，不敢到人多热闹的场所，表现为场所恐惧症，有些病人一生中只发作一次，多数呈反复发作病程。

## 【诊断】

### 一、西医诊断要点（CCMD-3诊断标准）

1. 广泛性焦虑

（1）符合神经症的诊断标准。

（2）以持续性的原发性焦虑症状为主，并符合以下两项：①经常或持续的无明确对象和固定内容的恐惧或提心吊胆；②伴有自主神经症状和运动性不安。

（3）社会功能受损，病人因难以忍受却又无法解脱而感到痛苦。

（4）符合症状标准至少6个月。

（5）排除：甲状腺功能亢进、高血压、冠心病等躯体疾病继发的焦虑；兴奋药物过量和药物依赖戒断后伴发的焦虑；其他类型精神疾病或神经症伴发的焦虑。

2. 惊恐障碍

（1）符合神经症的诊断标准。

（2）惊恐发作需符合以下四项：①发作无明显诱因、无相关的特定情境，发作不可预测；②在发作间歇期，除害怕再发作外，无明显症状；③发作时表现强烈的恐惧、焦虑及明显的自主神经症状，并常有人格解体、现实解体、濒死恐惧，或失控等痛苦体验；④发作突然，并迅速达到高峰，发作时意识清晰，事后能回忆。

(3)病人因难以忍受却又无法解脱,因而感到痛苦。

### 二、中医诊断要点

1. 各类精神或躯体疾病中,凡出现烦躁不安,躁扰不宁者;
2. 坐卧不安,卧则频频转侧,烦闷不舒;
3. 不眠,乱走动,甚则心中如火烧,急躁易怒,大声喊叫;
4. 大便干燥,舌红苔薄黄;

### 三、中医主要证候类型

1. 阳明实热,热蒸脑神证 壮热烦躁,汗出气粗,大便不通或热结旁流,腹满硬痛或脐周疼痛,拒按,或见谵语,舌苔黄燥,甚或焦黑生芒刺,脉洪大或沉实。辨证要点:壮热烦躁,心烦不寐,大便不畅,舌质红,苔黄燥或焦黑,脉洪大。

2. 热入营血,犯脑灼髓证 身热夜甚,烦躁不寐,甚或发狂,斑疹透露,吐血衄血,或尿血便血,舌红,脉细数。辨证要点:身热夜甚,烦躁不寐,吐血衄血,舌红,脉细数。

3. 痰火内扰,上犯脑窍证 发热面赤,气急烦闷,躁扰不宁,痰黄黏稠,大便秘结,小便短赤,舌质红,苔黄腻,脉滑数。辨证要点:胸闷不舒,躁扰不宁,痰黄黏稠,舌红苔黄厚腻,脉滑数。

4. 瘀血冲心,脑气失舒证 心烦躁扰,面唇青紫,眼窝黯黑,心胸刺痛,或少腹硬满疼痛,小便自利,大便色黑易解,舌质紫黯,有瘀点,脉沉实或结代。辨证要点:心烦躁扰,面唇青紫,眼窝黯黑,舌质紫黯,有瘀点,脉沉实或结代。

5. 阴虚火旺,髓海耗损证 虚烦不寐,躁扰不宁,心悸怔忡,健忘多梦,腰膝酸软,颧红唇赤,手足心热,潮热盗汗,咽干口燥,尿黄便干,舌红少苔,脉细数。辨证要点:虚烦燥热,手足心热,潮热盗汗,舌红少苔,脉细数。

## 【鉴别诊断】

1. 躯体疾病伴发的焦虑 许多躯体疾病可以伴发焦虑症状,如甲状腺疾病、心脏疾病及某些神经系统疾病(如脑炎、脑血管病、系统性红斑狼疮)等。对初诊、年龄大、无心理应激因素、病前个性素质良好的病人,要警惕焦虑是否继发于躯体疾病。鉴别要点包括详细的病史、体格检查、精神状况检查及必要的实验室检查。

2. 药源性焦虑 长期使用某些药物以及突然停用或撤药过程中会出现焦虑情绪。如某些拟交感药物;苯丙胺、可卡因、咖啡因及阿片类物质;长期应用激素、镇静催眠药、抗精神病药物等。根据服药史可资鉴别。

3. 精神障碍伴发的焦虑 有许多精神障碍,如精神分裂症、心境障碍、疑病性神经症、强迫症、恐惧症、创伤后应激障碍等常可伴发焦虑或惊恐发作。若诊断为精神分裂症,原则上不再诊断焦虑症;抑郁和焦虑经常有共病的现象。当抑郁与焦虑严重程度主次分不清时,应先考虑抑郁症的诊断,以免耽误抑郁症的治疗;其他神经症伴发焦虑时,焦虑症状在这些疾病中常是次要或继发的临床表现。

## 【治疗】

### 一、西医治疗

#### (一)药物治疗

1. 抗焦虑剂 苯二氮革类药是临床上最常用的抗焦虑药,抗焦虑作用强,起效快,安全,很少有药物间的相互不良作用。其药理作用是缓解焦虑、松弛肌肉、镇静、镇痛及催眠。发作性焦虑一般选用短程作用药物;持续性焦虑则多选用中、长程作用药物。治疗时一般从小剂量开始,逐渐加至最佳有效治疗量,维持2~6周后逐渐减少药量。停药过程不应短于2周,以防症状反跳。

非苯二氮革类抗焦虑剂,如丁螺环酮等虽较苯二氮革类药起效慢,但疗效肯定且不产生依赖性,适宜长期使用。

2. β-肾上腺素能受体阻滞剂 最常用普萘洛尔(心得安)。这类药物对于减轻焦虑症病人的自主神经功能亢进所致的躯体症状,如心悸、心动过速、震颤、多汗、气短或窒息感等有较好的疗效,但对减轻精神焦虑和防止惊恐发作效果不明显。临床上一般与苯二氮革类药物合用。有哮喘史者禁用。

3. 联合用药 由于三环类抗抑郁剂多塞平、选择性5-羟色胺再摄取抑制剂帕罗西汀等无成瘾性,但起效慢,对某些焦虑病人有良效。故临床上多采用苯二氮革类药起效快的特点,在早期与抗抑郁类药物合用,然后逐渐停用苯二氮革类药物,用抗抑郁维持治疗。

#### (二)手术治疗

有文献报道通过MRI导向下立体定向双侧内囊前支毁损术定位治疗难治性焦虑症有良好的疗效。

#### (三)心理行为治疗

一般性心理治疗常采用解释、鼓励的方法,使病人了解疾病的性质以消除疑虑,掌握应对方式,改变不良认知方式和不良生活习惯等。认知治疗主要是改变病人的错误认知,如过高估计负性事件出现的可能性,过分戏剧化或灾难化地想象事件结果。行为治疗主要是针对焦虑引起的肌肉紧张、自主神经功能紊乱而给予放松训练。我国本土化的道家认知治疗对焦虑症有较好的疗效,临床上可以选用。

### 二、中医治疗

#### (一)辨证论治

1. 阳明实热,热蒸脑神证

治法:急下存津,泻火清脑。

代表方:大承气汤合白虎汤。

常用药:生大黄、炒厚朴、炒枳实、芒硝、生石膏、知母、甘草、粳米。

加减:口渴咽干,加石斛、麦冬;心烦焦虑,加栀子、豆豉。

2. 热入营血,犯脑灼髓证

治法:透营凉血,清热醒脑。

代表方:清营汤合犀角地黄汤。

常用药: 水牛角、玄参、麦冬、连翘、生地黄、黄连、金银花、竹叶卷心、白芍、丹皮。

加减: 热重阴伤,加桑椹、石斛; 心烦不寐,加酸枣仁、夜交藤。

3. 痰火内扰,上犯脑窍证

治法: 清化热痰,泻火宁神。

代表方: 温胆汤加味。

常用药: 黄连、黄芩、半夏、陈皮、枳实、竹茹、茯苓、甘草、生姜、大枣。

加减: 胸闷不舒,加柴胡、郁金; 心烦不宁,加远志、柏子仁。

4. 瘀血冲心,脑气失舒证

治法: 活血祛瘀,通调脑气。

代表方: 血府逐瘀汤。

常用药: 桃仁、红花、当归、生地黄、川芎、赤芍、柴胡、枳壳、甘草、桔梗、牛膝。

加减: 气滞血瘀,加黄芪、水蛭、地龙; 神识昏蒙,加石菖蒲、麝香。

5. 阴虚火旺,髓海耗损证

治法: 滋阴降火,宁神养髓。

代表方: 知柏地黄丸。

常用药: 熟地黄、山茱萸、山药、丹皮、茯苓、泽泻、知母、黄柏。

加减: 腰膝酸软,加墨旱莲、女贞子、麦冬; 虚烦不寐,加麦冬、天冬、桑椹。

**(二)中成药**

1. 口服药

朱砂安神丸: 重镇安神,清心泻火。适用于肝肾阴虚所致的焦虑,表现为惊恐不安,入睡困难,多梦易醒,午后面红,易出汗,四肢弱,眩晕耳鸣,五心烦热,急易怒,舌红少津,脉细弱。

2. 注射液

刺五加注射液: 滋补肝肾、补益气血。适用于烦躁久病而见肝肾不足证者。

**(三)针灸疗法**

针灸治疗本病在临床上有很好的疗效,本病多为本虚标实之证,治疗主张补虚泻实,调神安神。治疗的方法不仅仅只限于传统的针灸手法,而且头针在治疗焦虑症有很好的疗效,其可以刺激头部的经气运行,头为诸阳之会,脑髓所藏之所,并与十四经脉直接相通应,调节全身的气血阴阳,使气血周流不息,从而改善患者的症状。临床治疗以头针为主,也可配合相应的体针等。

电针在临床中用于治疗焦虑症越来越受到重视,其可以提高针刺方法的刺激度,增强调和气血、疏通经络和调整督脉的作用。有研究报道,在针刺过程中可以结合音乐疗法、推拿等放松疗法,效果更加显著。

**(四)气功治疗(放松功)**

1. 调气训练　通过肢体震颤,静气调息和肢体升降开合,调整呼吸达到细匀深长。

2. 松弛训练　通过意念诱导,使机体处于松弛状态。

3. 意守丹田训练　通过意守丹田和腹式呼吸,达到凝神、聚气和宁静大脑的目的。

## 【诊疗热点】

### 一、重复经颅磁刺激对焦虑障碍的治疗

重复经颅磁刺激(repetitive transcranial magnetic stimulation, rTMS)是一种非创伤性的大脑刺激技术。是由Barke于1985年创立的一项神经电生理技术,该技术的基本原理是应用脉冲磁场作用于脑组织,使皮质表层产生继发性电流,此电流可影响脑细胞的代谢和功能。通常高频刺激(>5Hz)可以易化局部神经元活动,提高大脑皮质的可兴奋性;而低频刺激(<1Hz)可以抑制局部神经元活动,降低大脑皮质的可兴奋性。对于惊恐障碍,目前大多数研究以高频rTMS刺激左侧DLPEC区和低频rTMS刺激右侧DLPFC区为主。

### 二、神经影像学在焦虑症中的应用

杏仁核是位于大脑底部边缘系统的杏仁状结构,是调节动物情绪的核心区域。越来越多的研究表明,杏仁核脑区在焦虑症的发生过程中起到了决定性的作用。恐惧学习和记忆伴随了杏仁核区域突触传递效能的增强,同时逆转这种突触效能的变化可促进恐惧记忆的消退。除了杏仁核,岛叶和前扣带皮质也是至关重要的,这三个结构连接被称为"恐惧网络"。神经影像学表明创伤后应激障碍杏仁核区兴奋性增高,而内侧前额叶和前扣带回兴奋性降低,同时有证据表明海马区兴奋性也降低。杏仁核区高兴奋性对恐惧反应的持续性增高,前额区的低兴奋性表明对恐惧及恐惧消退的自上而下的调节潜能降低,而海马保存的环境相关的信息与分辨安全的环境困难有关,在神经影像学上不仅显示上述区域(海马、杏仁核、内侧前额叶和前扣带回)的功能异常,也发现结构的改变。

### 三、中医该如何看待焦虑症

中医的病名中并无"焦虑症"之名,从临床症状看,属于情志病范畴,可能与"郁证""惊""恐""惊悸""心悸""怔忡""不寐""脏躁""百合病""灯笼病"等病证有关。中医在治疗焦虑症时有其自身独特的优越性,在临床治疗中,中医药的治疗方法均展现出"因人、因时、因地辨证论治"和人体自身的整体性以及人与自然、人与社会相统一的天人合一的思想,具有疗效好、副作用小、疗效持久、依从性好等优势,但目前研究仍存在以下不足:①病名概念众多,且多以症状命名、以经典条文解释条文,自身含糊不清;②辨证分型多样,多从各医家经验来总结归纳证型,主观性强,缺乏系统分析;③临床研究多以观察药物疗效为主,缺乏深入的药物机制的探索,缺乏客观实验支持;④其他疗法如中医情志干预疗法、五行音乐疗法、中医运动疗法(气功及太极拳)等的研究尚有待发掘。

## 【中西医结合思路】

1. 中医的证与西医的病相结合　历代的中医书籍中都没有明确的提出"焦虑症"这个名词,但从患者的症状类型,我们不难将焦虑症归属于中医的某些病证的范畴。其实临床不必拘泥于专病、专证、专方,有是证用是方即可。因为中医中的同一证型可以见于不同的疾病。所以,在临床时只要诊断患者为焦虑症,就可用辨证论治的方法辨出证型,选择合适的中药方剂即可。

2. 中药为主，适时恰当的加入及去除西药 焦虑症是一种无客观原因的精神类疾病，患者莫名的产生焦虑不安，烦躁不宁等不自主的负面情绪。而中医的病因七情中的怒、忧、思、恐、惊均可产生以焦虑为主的不适情绪。而且历代中医大家对于情志致病尤为重视，历来强调"怡情养性，恬淡虚无"。对于此类情志类疾病，中医拥有庞大而完善的理论体系，而在中药治疗上更是凸显出中医对情志病的特色。相对于西药，中药具有的最大特点是毒副作用较小，药物依赖性较小而作用疗效持久。所以在临床如果焦虑症的患者病情较轻时，我们可以只采取中药治疗，而不用西药。若患者症状较重时，我们可以采用中西医药的联合治疗，通过中医的辨证选择适当的方剂及根据患者目前的症状选择合适类型的西药，一般为苯二氮䓬类（阿普唑仑、地西泮、艾司唑仑、氯硝西泮、劳拉西泮），当病情得到改善时，可是适时去除西药，以免长期口服西药对机体产生不可恢复性损伤。

3. 中西医结合的三联疗法 所谓中西医结合的三联疗法是中药、西药及针灸疗法。有文献报道，针灸疗法在治疗焦虑障碍中占有重要的地位，其特点为操作方便，取效快捷。《素问·脏气法时论》篇："肝病者，两胁下痛引少腹，令人善怒；虚则目无所见，耳无所闻，善恐，如人将捕之，取其经，厥阴与少阳。"三联疗法不仅体现了中医对情志病的"从脑论治""从心论治"及脏腑辨证论治，而且与西医学相结合，运用西药可以改善异常的神经递质和受体的功能，从而缓解焦虑的情绪。

## 【研究展望】

### 一、BDNF-TrkB 信号通路和焦虑障碍产生的关系

脑源性神经营养因子（brain-derived neurotrophic factor，BDNF）—酪氨酸激酶受体B（tyrosine kinase receptor B，TrkB）信号通路（BDNF-TrkB信号通路）与焦虑障碍的发生、发展有非常密切的关系，并能联合其他通路产生焦虑，如BDNF对基底杏仁核中5-羟色胺2（5-hydroxytryptamine-2，5-HT2）介导γ-氨基丁酸（γ-aminobutyric acid，GABA）的产生能对谷氨酸的传输产生影响而引起焦虑。

BDNF主要通过磷脂酰肌醇-3激酶（phosphatidyl inositol-3-kinase，PI3K）途径和Ras-有丝分裂原活化蛋白激酶（mitogen-activated protein kinase，MAPK）途径调节神经元的再生、凋亡及重建，从而控制情绪，改善认知功能，加强记忆。PI3K通路中，PI3K具有脂类激酶活性，其产物磷脂酰肌醇3磷酸（phosphatidylinostiol-3-phosphate，PIP3）能调节一系列蛋白激酶活性，促使蛋白激酶B（protein kinase B，PKB）完全活化，可使下游的诸多靶蛋白如糖原合成酶激酶-3B（glycogen synthase kinase-3B，GSK-3B）磷酸化，从而介导其生物学活性。BDNF基因66位上的单核苷酸多态性（single nucleotide polymorphism，SNP）（Val66Met）——甲硫氨酸（Met）取代了缬氨酸（Val），被认为是焦虑障碍的关键遗传因素。另一方面，焦虑障碍的产生与BDNF表达量的变化也有密切联系，有研究表明，血清中BDNF含量的降低可能是焦虑障碍产生的生化标志。

酪氨酸激酶受体B（TrkB）是BDNF特异性受体，由一条单跨膜肽链组成，具有1个富含亮氨酸区、2个富含半胱氨酸区，包括胞外配体结合域（由30~50个络氨酸残基组成类似免疫球蛋白IG的结构区）、胞内酪氨酸激酶结构和跨膜域等3个结构域。当BDNF与TrkB结合时，诱导或活化受体二聚体化，激活受体酪氨酸激酶区域的酪氨酸（Y）自动磷酸化，触发SHC、

PTB区域蛋白接合子和磷酸酯酶C-r（phospholipaseC-r，PLC-r）蛋白与受体结合，使信号下传至Ras-MAPK通路、PI3K-Akt通路和已激活的PLC-r通路而发挥作用。研究表明，BDNF/TrkB信号通路对成年动物海马新生神经元成活和整合具有重要意义，这些神经元对调节动物焦虑状态起着关键性作用，当这些新生神经元缺少TrkB受体，可增加焦虑样行为的发生。

## 二、焦虑障碍的神经生化学研究

1. 苯二氮䓬类（Benzodiazepines）与γ-氨基丁酸（gamma-amino butyric acid，GABA）系统　苯二氮䓬类药物是目前治疗焦虑谱系障碍中最常用的精神科药物之一，能够增强及延长抑制性神经递质GABA突触电位，降低神经元细胞兴奋性，从而产生镇静催眠、抗焦虑、抗惊厥、肌肉松弛和遗忘作用。

2. 五羟色胺（5-hydroxytryptamine，5-HT，又称serotonin）系统　大脑中释放的5-HT的主要来源是中缝核神经元，其轴突释放的神经递质几乎能够达到CNS中的任意部位。将动物暴露于不同种类的应激原，包括点击、夹捏和约束等都使得5-HT分泌在内侧前额叶皮质、伏隔核、杏仁核及外侧下丘脑分泌增多，以条件恐惧（conditional fear）阶段内侧前额叶皮质分泌增多明显，说明5-HT与焦虑和恐惧情绪有关。

3. 谷氨酸（glutamic acid）通路　谷氨酸通路是CNS调节应激反应的重要通路。谷氨酸在CNS中的含量丰富且广泛存在，以大脑皮质含量最高，其次为小脑和纹状体，再次为延髓和桥脑。在焦虑和抑郁动物模型中，长期给予N-甲基-D-天冬氨酸（glutamatergic ionotropic N-methyl-D-aspartate，NMDA）拮抗剂和甘氨酸-B部分激动剂会减少行为缺陷。健康人类被试的研究表明NMDA拮抗剂会导致在识别及感知方面出现紊乱，类似分离现象。NMDA拮抗剂可以防止恐惧的条件反射形成，有直接的抗焦虑活性。

4. 神经活性类固醇（neuroactive steroids，NAS）　NAS包括孕烯醇酮和脱氢雄甾酮（DHEA）及其硫酸盐和代谢物。研究发现惊恐障碍患者DHEA-S-皮质醇比值明显升高。有研究表明，上调皮质边缘神经元四羟孕酮生物合成可能提供一个颠覆传统的药物治疗靶点：选择性脑甾体生成刺激物，可治疗焦虑、抑郁及PTSD的新型有效非镇静抗焦虑药物。

除与以上神经生化因素有关外，还与去甲肾上腺素（norepinephrine，NE）系统、神经肽（neuropeptide）如胆囊收缩素（cholecystokinin，CCK）、促肾上腺皮质激素释放因子（corticotrophin releasing factor，CRF）、神经肽-Y（neuropeptide Y，NPY）、快激肽（tachykinins）等有关。

## 三、神经回路假设

冯国平在2007年《自然》上提出神经回路假设，指出“皮质—纹状体—丘脑—皮质回路”出现信息传导不畅是产生焦虑、强迫的病理原因。研究表明是一种叫*SAPAP3*的特殊基因缺失，该基因编码的是一种能够帮助脑细胞通过谷氨酸化学信使系统进行交流的蛋白质。SAPAP家族蛋白质中唯一在纹状体中“任职”的一位。它缺位时一些信息传导会出现“一边倒”。

## 【参考文献】

[1] 何思陈,周道友. 焦虑症中医药进展[J]. 新中医,2013,45(12):173-175.

[2] 林玉,张瑞桐,兰明,等. BDNF-TrkB信号通路与焦虑障碍的产生[J]. 生命的化学,2013,33(6):668-672.

[3] 杨小洁,沈家骥. 沈家骥老师治疗焦虑症经验[J]. 云南中医中药杂志,2013,34(12):12-13.

[4] 贾晓,康玉春,尹冬青. 王彦恒益肾平虑法治疗焦虑症的临床经验探讨[J]. 中华中医药杂志,2014,29(7):2243-2246.

[5] 秦丽娜,谢颖桢,张龙生. 针灸治疗焦虑障碍的研究进展[J]. 北京中医药大学学报,2012,19(2):16-18.

[6] 吴卉,李春波. 焦虑障碍的神经生化学研究[J]. 精神医学杂志,2013,26(1):72-74.

[7] 刘志强,徐丽君,肖新兰. 神经影像学在焦虑症中的应用研究进展[E]. 功能与分子医学影像学(电子版),2013,2(4):303-306.

(邹 伟)